D1754178

H. Steiner (Hrsg.)

K.T.M. Schneider (Hrsg.)

Dopplersonographie in Geburtshilfe und Gynäkologie

2., vollständig überarbeitete Auflage

H. Steiner (Hrsg.)
K.T.M. Schneider (Hrsg.)

Dopplersonographie in Geburtshilfe und Gynäkologie

2., vollständig überarbeitete Auflage

Mit 298 Abbildungen und 46 Tabellen

Springer

Univ.-Doz. Dr. med. Horst Steiner
Universitätsklinik für Frauenheilkunde und Geburtshilfe
Paracelsus Medizinische Privatuniversität
Müllner Hauptstraße 48
5020 Salzburg
Österreich

Prof. Dr. med. Karl-Theo M. Schneider
Frauenklinik und Poliklinik
Technische Universität München
Klinikum rechts der Isar
Ismaninger Straße 22
81675 München

ISBN 978-3-540-72370-7 Springer Medizin Verlag Heidelberg

Bibliografische Information der Deutschen Nationalbibliothek
Die Deutsche Nationalbibliothek verzeichnet diese Publikation in der Deutschen Nationalbibliografie;
detaillierte bibliografische Daten sind im Internet über http://dnb.d-nb.de abrufbar.

Dieses Werk ist urheberrechtlich geschützt. Die dadurch begründeten Rechte, insbesondere die der Übersetzung, des Nachdrucks, des Vortrags, der Entnahme von Abbildungen und Tabellen, der Funksendung, der Mikroverfilmung oder der Vervielfältigung auf anderen Wegen und der Speicherung in Datenverarbeitungsanlagen, bleiben, auch bei nur auszugsweiser Verwertung, vorbehalten. Eine Vervielfältigung dieses Werkes oder von Teilen dieses Werkes ist auch im Einzelfall nur in den Grenzen der gesetzlichen Bestimmungen des Urheberrechtsgesetzes der Bundesrepublik Deutschland vom 9. September 1965 in der jeweils geltenden Fassung zulässig. Sie ist grundsätzlich vergütungspflichtig. Zuwiderhandlungen unterliegen den Strafbestimmungen des Urheberrechtsgesetzes.

Springer Medizin Verlag
springer.de
© Springer Medizin Verlag Heidelberg 2008

Die Wiedergabe von Gebrauchsnamen, Warenbezeichnungen usw. in diesem Werk berechtigt auch ohne besondere Kennzeichnung nicht zu der Annahme, dass solche Namen im Sinne der Warenzeichen- und Markenschutzgesetzgebung als frei zu betrachten wären und daher von jedermann benutzt werden dürften.

Produkthaftung: Für Angaben über Dosierungsanweisungen und Applikationsformen kann vom Verlag keine Gewähr übernommen werden. Derartige Angaben müssen vom jeweiligen Anwender im Einzelfall anhand anderer Literaturstellen auf ihre Richtigkeit überprüft werden.

Planung: Dr. sc. hum. Sabine Höschele, Heidelberg
Projektmanagement: Dipl.-Biol. Ute Meyer-Krauß, Heidelberg
Layout und Einbandgestaltung: deblik Berlin
Satz: TypoStudio Tobias Schaedla, Heidelberg

SPIN: 11587293

Gedruckt auf säurefreiem Papier   2111 – 5 4 3 2 1 0

Geleitwort zur zweiten Auflage

Unter der Devise »Wissen erwerben – Wissen anwenden – Wissen vermitteln« reichen die beiden Herausgeber dieses Buches ihre praxisbezogenen Kenntnisse in international anerkannten Kursen weiter.

Die Anzahl aussagekräftiger, einfach zu handhabender diagnostischer Methoden, die auch noch Leben retten, ist nicht sehr hoch. Umso faszinierender ist die klinische Eignung und Wertigkeit der Dopplersonographie im Fachbereich »Geburtshilfe/Gynäkologie« geworden. Vor allem im Bereich der Geburtshilfe haben wir damit ein lang ersehntes Werkzeug zur frühen Erkennung fetaler Gefahrenzustände gewonnen, welches in der Zwischenzeit praktisch zu einem unentbehrlichen Alltagsinstrument geworden ist. Ohne Frage handelt es sich dabei auch nicht um ein spezielles Instrument für einzelne, spezifisch geschulte Personen, sondern es besteht unweigerlich der Bedarf, alle geburtshilflich tätigen Ärzte in der Anwendung dieser Methode, aber auch in ihrer Interpretation zu schulen und das Verfahren dadurch in den klinischen Alltag einzubauen.

Das vorliegende Buch ist somit als ein konzentriertes Extrakt jahrzehntelanger Erfahrung von zwei Kliniken zu sehen. Es beschreibt umfassend den gesamten aktuellen Anwendungsbereich der Dopplersonographie im Fachbereich. Die Symbiose der rein technisch exzellent aufgearbeiteten Aspekte der Methode mit der klinischen Interpretation zeichnet dieses Buch in seiner Praxisnähe aus.

Eine überdurchschnittlich große Anzahl qualitativ hochwertiger und in jedem einzelnen Fall typischer Bilder erleichtert es den Lesern wesentlich, zusätzlich zu den präzisen, didaktisch hervorragend formulierten Texten, Verständnis für die Methode zu erwerben. Eine logische, sehr prägnant abgegrenzte und damit leicht verwaltbare Gliederung der einzelnen Kapitel, ein ausreichendes, aber die Leser nicht belastendes, kausalitätsbezogenes Literaturverzeichnis und die Ergänzung durch klare, aussagekräftige Grafiken und Tabellen machen dieses Buch zu einem Meilenstein im Gesamtaspekt der Fachliteratur.

Ich bin überzeugt, dass meine Begeisterung für diese hervorragende zweite Auflage von allen wirklich geburtshilflich interessierten Lesern nachvollzogen werden wird.

Prim. Univ.-Prof. Dr. Alfons Staudach
Vorstand der Universitätsklinik für Frauenheilkunde und Geburtshilfe
Salzburger Landeskliniken

Geleitwort zur ersten Auflage

Der vorliegende Band ist das erste Originalbuch über Dopplersonographie in Geburtshilfe und Gynäkologie in deutscher Sprache. Vor mehr als 150 Jahren beschrieb Christian Doppler, der große Landsmann einer der Herausgeber, das physikalische Prinzip, welches heute seinen Namen trägt. Obwohl Doppler ein brillianter Wissenschaftler war, konnte er nicht voraussehen, welchen Einfluß der »Doppler-Effekt« bei seiner Anwendung im Bereich des diagnostischen Ultraschalls haben würde. Vor allem in der Geburtshilfe, wo der Einsatz von nicht-invasiven Methoden gefordert wird um die Gesundheit des Feten nicht zu gefährden, eröffnete die Einführung der Dopplersonographie neue Möglichkeiten um die fetoplazentare Zirkulation in utero zu untersuchen. Viele neue Daten über die Physiologie und Pathophysiologie der menschlichen fetalen Zirkulation wurden gesammelt, die unser Verständnis verschiedener pathologischer Prozesse in der Schwangerschaft gefördert haben. In vielen klinischen Studien wurde überzeugend dargelegt, daß die typischen Veränderungen der Blutflußkurven der Nabelarterie mit der Entwicklung einer intrauterinen Hypoxie assoziiert sind und daß die Methode zur Überwachung fetalen Wohlbefindens in Risikoschwangerschaften angewandt werden kann. In der Tat wurde die Dopplersonographie der Nabelarterie zu einem wertvollen und unentbehrlichen Instrument für das Management von Schwangerschaften mit intrauteriner Wachstumsrestriktion.

Die rapide technische Entwicklung der Ultraschallsysteme unter Einbau und Verwendung fortgeschrittener Computer-Technologie brachten für den Untersucher neue Doppler-Modes – Farb-Doppler- und Power-Doppler-Darstellung, beides sowohl zwei- als auch dreidimensional. Die modernen Techniken ermöglichen eine Darstellung und detaillierte Untersuchung komplexer Gefäßstrukturen des weiblichen Genitaltraktes. Weiter erleichtert es die Anwendung der Doppler-Ultraschallsysteme. Ein gutes Verständnis des Untersuchers für die physikalischen und technischen Grundlagen der Dopplersonographie ist jedoch Voraussetzung um mögliche Fehler zu vermeiden. Unter unglücklichen Umständen könnte eine falsche Interpretation von Signalen mit Artefakten gravierende negative Konsequenzen für den Patienten haben. Das vorliegende Buch wurde von Klinikern verfaßt, welche die Dopplersonographie aktiv in der geburtshilflichen und gynäkologischen Praxis anwenden; dies garantiert dem Leser, daß die relevante Information in verständlicher Weise präsentiert wird, auch wenn viele die Doppler-Physik und -Technik als schwierig zu meistern ansehen.

Das Buch präsentiert systematisch die verschiedenen Anwendungsgebiete der Dopplersonographie im Bereich der Geburtshilfe und Gynäkologie. Neben der fetalen Überwachung, wie schon oben erwähnt, wird eine weitere gut etablierte Applikation der Dopplersonographie in der Schwangerschaft beschrieben, die fetale Echokardiographie. Die Untersuchung der zentralen Hämodynamik kann dem Kliniker Wegweiser beim Management von Feten mit strukturellen und funktionellen Anomalien des Herzens sein. In der Gynäkologie kann die Information über die Gefäßversorgung der Gebärmutter und der Adnexen sowohl in der Reproduktionsmedizin als auch bei der Evaluierung von gynäkologischen Tumoren wertvoll sein. Die Untersuchung der weiblichen Brust ist ein anderes rasch expandierendes Feld der Anwendung der Dopplersonographie im diagnostischen Bereich.

Bei der Konzentration auf die praktische Anwendung der Dopplersonographie in Geburtshilfe und Gynäkologie hat das vorliegende Buch die besten Voraussetzungen eine wichtige Hilfe für alle Gynäkologen zu werden, die diagnostischen Ultraschall entweder im niedergelassenen Bereich oder in den Ultraschallabteilungen der Krankenhäuser anwenden. Ohne Zweifel wird ein besseres Wissen und Verständnis des Potentials und der Grenzen der Dopplersonographie die Qualität der Untersuchung verbessern, die diagnostischen Möglichkeiten vergrößern und so ein Vorteil für die Patienten sein. Dieses Ziel war der führende Stern der Herausgeber und der Autoren der Kapitel dieses Buches, wobei ich das Vergnügen habe es all jenen zu empfehlen, die in die Betreuung von geburtshilflichen und gynäkologischen Patienten involviert sind.

Prof. Dr. K. MARSAL

Vorwort zur zweiten Auflage

Die Dopplersonographie hat im Fachbereich der Geburtshilfe und Gynäkologie inzwischen einen wichtigen klinischen Stellenwert eingenommen. Seit den neunziger Jahren des letzten Jahrhunderts verpflichtet die Datenlage in der Geburtsmedizin bei entsprechender Indikation zu einem nicht nur gerechtfertigten, sondern geradezu erforderlichen Einsatz. Prospektiv randomisierte Studien zeigen bei Risikoschwangerschaften, neben anderen perinatalen Indikatoren, eine signifikante Reduktion der perinatalen Mortalität, während dies für die im deutschsprachigen Raum häufig angewandte antepartale Überwachungsmethode, das Kardiotokogramm, nicht erwiesen ist. Für häufige Komplikationen von Schwangerschaften, wie die intrauterine Wachstumsrestriktion und die Präeklampsie, liegen sowohl für das anamnestische als auch für das befundete Risiko Dopplersonographie-Indikationen vor. Neben der Risikogeburtsmedizin wird die Dopplersonographie in der Gynäkologie, etwa bei der Abklärung von Adnex-/ Uterustumoren oder in der Mammadiagnostik eingesetzt. Ihre Wertigkeit bei diesen Fragestellungen ist zu aktualisieren.

Die zunehmende Verbreitung der Dopplersonographie über die Pränatalzentren hinaus in die Krankenhäuser der Standardversorgung und in die Praxen erforderte theoretische und praktische Kurse für jene Kolleginnen und Kollegen, die nicht Gelegenheit hatten, im Rahmen ihrer Aus- und Weiterbildung in der Dopplersonographie unterwiesen zu werden. Die Zulassung zur Anwendung und Honorierung der Methode wurde durch die Richtlinien der Kassenärztlichen Vereinigung in Deutschland geregelt. Basierend auf der enormen Nachfrage halten die Arbeitsgruppen der Frauenkliniken im Klinikum Rechts der Isar der Technischen Universität München und der Landeskrankenanstalten Salzburg seit 1991 regelmäßig gemeinsame Ausbildungskurse ab. Diese Kurse wurden entsprechend den Richtlinien der KV Deutschlands ausgerichtet und von der Deutschen und Österreichischen Ultraschallgesellschaft DEGUM und ÖGUM anerkannt.

Dem Fazit dieser Kurse folgt die Notwendigkeit einer zusammenfassenden Darstellung der Dopplersonographie von den »basics to the state of the art«. Nicht zuletzt ist auch die Anzahl der Publikationen für nicht auf diesem Gebiet Forschende in der Zwischenzeit kaum mehr überschaubar. Das primär spärliche Buchangebot auf diesem Sektor – nicht nur in deutscher, sondern auch in englischer Sprache - bewegte uns zur Weiterentwicklung unseres Kurssystems zu einem abgerundeten, praktisch orientierten Konzept, welches wir hiermit in der grundlegend überarbeiteten zweiten Auflage gerne vorlegen. Wir verstehen das Buch nicht als auszufernde Diskussionsvorlage, in der die einzelnen Fragestellungen in extenso mit allen möglichen Pro- und Kontrapositionen erörtert werden, sondern als Aus- und Weiterbildungsunterlage sowie als ein einfach zu handhabendes klinisches Nachschlagewerk mit der Gelegenheit einer weiteren Vertiefung anhand der Literaturangaben. Es beinhaltet für die gängigen Indikationen Grundlagen, physiologische und pathophysiologische Hintergründe sowie Handlungsleitlinien. Praktische Hinweise und Richtlinien sollen helfen, die Dopplersonographie adäquat und effizient anzuwenden. Für die klinische Anwendung wurden Normkurven und Dokumentationsblätter beigefügt. Für jene Leserinnen und Leser, die sich auf die Prüfung bei der KV vorbereiten, wurde das Buch durch einen Prüfungskatalog ergänzt.

Die Beitragsautoren sind überwiegend Referenten unserer gemeinsamen Kurse. Darüber hinaus haben weitere namhafte Experten auf dem Gebiet der Dopplersonographie Beiträge geliefert. Ihnen allen gilt der Dank der Hausgeber. Nicht unerwähnt sollen an dieser Stelle die Klinikvorstände und jene Mitarbeiter der Frauenkliniken in München und Salzburg bleiben, die die klinischen Forschungsprojekte und die Durchführung der Kurse unterstützt haben.

Unser besonderer Dank gilt dem Verlag, vor allem Frau Dr. Sabine Hoeschele und Frau Ute Meyer-Krauß, die die Fertigstellung des Bandes zügig vorangetrieben haben.

Die Herausgeber hoffen, dass die *Dopplersonographie in Geburtshilfe und Gynäkologie* den Vorstellungen möglichst vieler Kolleginnen und Kollegen entspricht und das Buch dadurch reichlich Verwendung in Klinik und Praxis finden möge.

München und Salzburg, im Herbst 2007

Univ.-Doz. Dr. H. Steiner
Univ.-Prof. Dr. K.T.M. Schneider

Vorwort zur ersten Auflage

Im Fachbereich der Geburtshilfe und Gynäkologie hat die Forschungstätigkeit auf dem Gebiet der Dopplersonographie in den 80er Jahren enorm zugenommen. Die Evaluierung dieser Methode wurde für den Bereich der pränatalen Überwachung, was die diagnostische und die klinische Wertigkeit anbelangt, weltweit in einem intensiven und qualitativen Ausmaß vorangetrieben, wie sie bislang bei keinem anderen Überwachungsverfahren, allen voran das Kardiotokogramm, erreicht wurde. Für wichtige Probleme der maternofetalen Medizin, wie die intrauterine Wachstumsretardierung oder die Präeklampsie, liegen ausreichende Daten vor, die im Risikokollektiv den Einsatz der Dopplersonographie nicht nur rechtfertigen, sondern erfordern. Diese Tatsache hat ihren Niederschlag auch in der Verankerung der Dopplersonographie in den Deutschen Mutterschaftsrichtlinien unter definierten Indikationen gefunden. Diese Indikationsliste ist mit jener von der Arbeitsgemeinschaft für Dopplersonographie und Maternofetale Medizin in der Deutschen Gesellschaft für Gynäkologie und Geburtshilfe erarbeiteten weitestgehend deckungsgleich. Darüber hinaus hat sich die Forschungstätigkeit auch auf das Gebiet der Gynäkologie ausgeweitet. Die Methode wurde auf ihre Wertigkeit bei Pathologie des Uterus und der Adnexe sowie der Brust untersucht. Hier hat der Stand der Forschung noch nicht jenen der geburtshilflichen Applikationen erreicht.

Die zunehmende Verbreitung der Dopplersonographie über die Pränatalzentren hinaus in die Krankenhäuser der Standardversorgung und in die Praxen erforderte theoretische und praktische Kurse für jene Kolleginnen und Kollegen, die nicht Gelegenheit hatten, im Rahmen ihrer Aus- und Weiterbildung in der Dopplersonographie unterwiesen zu werden. Die Zulassung zur Anwendung und Honorierung der Methode wurde durch die Richtlinien der Kassenärztlichen Vereinigung in Deutschland geregelt. Basierend auf der enormen Nachfrage halten die Arbeitsgruppen der Frauenkliniken im Klinikum Rechts der Isar der Technischen Universität München und der Landeskrankenanstalten Salzburg seit 1991 regelmäßig gemeinsame Ausbildungskurse ab. Diese Kurse wurden entsprechend den Richtlinien der KV Deutschlands ausgerichtet und von der Deutschen und Österreichischen Ultraschallgesellschaft DEGUM und ÖGUM anerkannt.

Aus der Abhaltung dieser Kurse hat sich die Notwendigkeit einer zusammenfassenden Darstellung der Dopplersonographie von den „basics to the state of the art" ergeben. Nicht zuletzt ist auch die Anzahl der Publikationen für nicht auf diesem Gebiet Forschende in der Zwischenzeit kaum mehr überschaubar. Das spärliche Buchangebot auf diesem Sektor nicht nur in deutscher sondern auch in englischer Sprache veranlaßte uns zur Weiterentwicklung unseres Kurssyllabus zu einem abgerundeten, praktisch orientierten Konzept, welches wir hiermit vorlegen. Wir verstehen das vorliegende Buch nicht als ausufernde Diskussionsvorlage, in der die einzelnen Fragestellungen in extenso mit allen möglichen Pro- und Kontrapositionen erörtert werden, sondern als Aus- und Weiterbildungsunterlage sowie als einfach zu handhabendes klinisches Nachschlagewerk mit der Möglichkeit einer weiteren Vertiefung anhand der Literaturangaben. Es beinhaltet für die gängigen Indikationen Grundlagen, physiologische und pathophysiologische Hintergründe. Praktische Hinweise und Richtlinien sollen helfen, die Dopplersonographie adäquat und effizient anzuwenden. Für die klinische Anwendung wurden dem Buch auch Normkurven und Dokumentationsblätter beigefügt. Für jene Leserinnen und Leser, die sich auf die Prüfung bei der KV vorbereiten, wurde das Buch durch einen Prüfungskatalog ergänzt.

Die Autoren der Beiträge setzen sich überwiegend aus den Referenten unserer gemeinsamen Kurse zusammen. Darüber hinaus haben weitere namhafte Experten auf dem Gebiet der Dopplersonographie Beiträge geliefert. Nicht unerwähnt sollen an dieser Stelle die Klinikvorstände und jene Mitarbeiter der Frauenkliniken in München und Salzburg bleiben, die die klinischen Forschungsprojekte und die Abhaltung der Kurse unterstützt haben.

Unser besonderer Dank gilt dem Verlag, vor allem Frau Dr. Carol Bacchus, die spontan an dem Projekt interessiert war und Frau Dr. Annette Zimpelmann, die die Fertigstellung des Bandes zügig vorangetrieben hat.

Die Herausgeber hoffen, daß das vorliegende Buch den Vorstellungen möglichst vieler Kolleginnen und Kollegen entsprechen und es dadurch reichlich Verwendung in Klinik und Praxis finden möge.

München und Salzburg, im September 1999
Univ.-Doz. Dr. H. Steiner
Univ.-Prof. Dr. K.T.M. Schneider

Inhaltsverzeichnis

Teil I Grundlagen

1 Morphologie, Physiologie und Pathologie des maternoplazentaren, fetoplazentaren und fetalen Kreislaufs ... 3
A.-H. Graf

1.1 Einleitung ... 3
1.2 Morphologie ... 3
1.2.1 Anatomie und Histologie der Plazenta ... 3
1.2.2 Maternoplazentarer Kreislauf ... 5
1.2.3 Fetoplazentarer Kreislauf ... 6
1.2.4 Fetaler Kreislauf ... 6
1.3 Physiologie und Pathologie ... 8
1.3.1 Maternoplazentare, fetoplazentare und fetale Durchblutung ... 8
1.3.2 Bedeutung des Blutflusses ... 9
1.3.3 Parameter der Plazentafunktion ... 9
1.3.4 Morphologie der Plazentainsuffizienz ... 9

2 Physikalische und technische Grundlagen der Dopplersonographie ... 13
M. Schelling

2.1 Erzeugung und Empfang von Ultraschallwellen ... 13
2.2 Prinzip der Dopplersonographie ... 15
2.3 Dopplerverfahren ... 16
2.3.1 Kontinuierlicher Doppler (CW-Doppler) ... 16
2.3.2 Gepulster Doppler (PW-Doppler) ... 17
2.3.3 Farbdoppler ... 18
2.3.4 Powerdoppler ... 19

3 Analyse des Blutflussmusters ... 21
H. Schaffer und H. Steiner

3.1 Grundlagen ... 21
3.2 Quantitative Signalanalyse ... 23
3.3 Qualitative Signalanalyse ... 23
3.3.1 Resistance-Index ... 23
3.3.2 A/B-Ratio ... 24
3.3.3 Pulsatility-Index ... 24
3.3.4 Vergleich von A/B-Ratio, RI und PI ... 25
3.3.5 Weitere Indizes ... 26
3.3.6 Blutflussklassen ... 26
3.3.7 Qualitative Signalanalyse des venösen Dopplersignals ... 26
3.3.8 Vergleich arterieller und venöser Indizes ... 26

4 Technik der Blutflussmessung in der Geburtshilfe ... 29
H. Schaffer und H. Steiner

4.1 Einleitung ... 29
4.2 Arteria umbilicalis ... 29
4.2.1 Technik ... 29
4.3 Arteria uterina bzw. Arteria arcuata ... 29
4.3.1 Technik ... 30
4.4 Fetale Aorta ... 31
4.4.1 Technik ... 32
4.5 Fetale Arteria cerebri media ... 32
4.5.1 Technik ... 33
4.6 Ductus venosus ... 34
4.6.1 Technik ... 35
4.7 Fetale Vena cava inferior ... 35
4.7.1 Technik ... 35
4.8 Venae hepaticae ... 35
4.8.1 Technik ... 35
4.9 Vena umbilicalis ... 35
4.9.1 Technik ... 35

5 Normale Flussmuster in den uteroplazentaren und fetalen Gefäßen ... 39
G. Hasenöhrl

5.1 Grundlagen ... 39
5.2 Arterielle Gefäße ... 41
5.2.1 A. umbilicalis ... 41
5.2.2 A. cerebri media ... 42
5.2.3 A. uterina ... 42
5.2.4 Aorta ... 43
5.3 Venöse Gefäße ... 43
5.3.1 V. umbilicalis ... 44
5.3.2 Ductus venosus ... 44
5.3.3 V. cava inferior ... 45

6 Fehlerquellen und Reproduzierbarkeit ... 47
H. Schaffer und H. Steiner

6.1 Einleitung ... 47
6.2 Reproduzierbarkeit des Dopplersignals ... 47
6.3 Einfallswinkel des Dopplerschalls (Schallwinkel) ... 47
6.3.1 Einfluss des Schallwinkels auf die quantitative Signalanalyse ... 48
6.3.2 Einfluss des Schallwinkels auf die qualitative Signalanalyse ... 49
6.4 Empfangsverstärkung (Receiver-Gain) ... 50
6.5 Wall-Motion-Filter (Wandfilter, High-Pass-Filter) ... 50
6.6 Fetale Atembewegungen ... 50

6.7	Fetale Herzfrequenz	50
6.8	Einfluss des Dopplerfensters (Gate, Sample-Volume) auf das Frequenz-spektrum des Dopplersignals	50
6.9	Einfluss des Dopplerfensters auf die qualitative Signalanalyse	50
6.10	Zusammenhang zwischen maximal messbarer Geschwindigkeit und Puls-repetitionsfrequenz	54
6.11	Zusammenhang zwischen Gefäßtiefe und maximal messbarer Geschwindigkeit und Pulsrepetitionsfrequenz	54
6.12	Informationsverlust des Frequenzspektrums bei hohen Geschwindigkeiten durch Aliasing	54
6.13	Pitfalls	55
6.13.1	Nullfluss der A. umbilicalis durch kleineres Lumen der 2. Arterie	55
6.13.2	Reverse-Flow der A. cerebri media durch erhöhten Schallkopfdruck	56
6.13.3	Extrasystolen und fetaler Singultus	57

7 Sicherheitsaspekte 59
K. T. M. Schneider

7.1	Einführung	59
7.2	Messparameter für die Ultraschallexposition	59
7.2.1	Schalldruck	59
7.2.2	Schallwellengeschwindigkeit	60
7.2.3	Wellenlänge	60
7.2.4	Abschwächung der Schallausbreitung	60
7.2.5	Schallfenster	60
7.2.6	»Pulsed-Mode«	61
7.2.7	Ausgangsleistung und Intensität	61
7.3	Messung von Bioeffekten	62
7.3.1	Intensitätsgrößen	62
7.3.2	Thermische Messgrößen	62
7.3.3	Mechanische Messgrößen	62
7.4	Akustischer Output moderner Ultraschall-verfahren	63
7.5	Bioeffekte und mögliche Auswirkungen auf den Feten	64
7.5.1	Thermische Beeinflussung	64
7.5.2	Kavitationswirkung	65
7.5.3	Teratogenität und Mutagenität	65
7.6	Untersuchungen zur Beeinträchtigung der fetalen Entwicklung nach Ultraschall-exposition	66
7.7	Sicherheitsempfehlungen von Ultraschall-organisationen und »Watchdog-Gruppen«	66
7.7.1	Gerätetechnik	67
7.7.2	Anwenderempfehlungen	68
7.7.3	Empfehlungen zur Geräteeinstellung und anwenderspezifische Hinweise zur Reduktion applizierter Ultraschallenergie	68
7.8	Schlussfolgerung	68

Teil II Diagnostischer und klinischer Einsatz der Dopplersonographie in der Geburtsmedizin

8 Der SGA-Fetus – die intrauterine Wachstumsrestriktion 73
K. T. M. Schneider und H. Steiner

8.1	Einleitung	73
8.2	Definition von SGA und IUGR	73
8.3	Ätiologie	74
8.4	Diagnostik des SGA-Feten	75
8.5	Diagnostik beim IUGR-Feten	77
8.6	Zusammenfassung	80

9 Schwangerschaftsinduzierte Hypertonie und Präeklampsie 83
H. Steiner

9.1	Einleitung	83
9.2	Morphologie, Physiologie und Pathophysiologie	83
9.3	Indikationen und Gefäßauswahl	84
9.3.1	Symptomatische Patientinnen – bestehende SIH bzw. Präeklampsie	85
9.3.2	Prädiktion von schweren Verlaufsformen der SIH und Präeklampsie bei anamnestischer Indikation – Screening	86
9.3.3	Dopplerscreening ergänzt durch Serumscreening	88
9.3.4	Screeningkonzept im 2. Trimenon	88

10 Zerebrale Durchblutung und doppler-sonographische Befunde 91
H. Steiner, A. Lederer und H. Schaffer

10.1	Einleitung	91
10.2	Indikationen	91
10.3	Einflussfaktoren auf die zerebralen Flussmuster	92
10.4	Termineffekt	92
10.5	Blutumverteilung – »Brain-Sparing«	93
10.6	Brain-Sparing und Fetal-Outcome	94
10.7	Dezentralisation – Reredistribution	96
10.8	Wertigkeit von zerebralen Doppleruntersuchungen um den Geburtstermin und bei Übertragung	96
10.9	Weitere Indikationen und Krankheitsbilder	98
10.10	Zerebrale Venen	98

11 Mehrlingsschwangerschaften und Dopplersonographie 101
K. Vetter und Ö. Kilavuz

11.1	Einführung	101
11.2	Mutterschaftsrichtlinien	101
11.3	Studien zur Dopplersonographie bei Mehrlingen	102
11.4	Theoretische Überlegungen	104

11.4.1	Was konnte erwartet werden?	104	**14**	**Anämie – Blutgruppensensibilisierung ... 133**
11.5	Besonderheiten von Zwillingsschwangerschaften im Licht der Dopplersonographie	104		*H. Steiner und H. Schaffer*
			14.1	Einleitung ... 133
11.5.1	Acardius acranius und TRAP	104	14.2	Physiologie und Pathophysiologie ... 133
11.5.2	Gekreuzte Nabelschnurumschlingungen	104	14.3	Indikationen ... 133
11.5.3	Insertio velamentosa und Vasa prävia	105	14.4	Untersuchungstechnik und Gefäßauswahl ... 134
11.5.4	Monochoriale Mehrlinge mit Störungen der Kreislaufkommunikation	105	14.5	Diagnostische Wertigkeit und Konsequenzen ... 135
11.5.5	Polyhydramnion-Oligohydramnion-Sequenz	105	14.5.1	Diagnostische Wertigkeit der Messungen an verschiedenen Gefäßen ... 135
11.5.6	Fetofetales Transfusionsyndrom	105	14.5.2	Hydrops ... 136
11.5.7	Exkurs: hämodynamische Konsequenzen eines FFTS	106	14.5.3	Intrauterine Transfusion ... 137
11.6	Zusammenfassung	109	14.5.4	Praktische Anwendung ... 137
			14.6	Zusammenfassung ... 138

12 Dopplersonographie in der Frühschwangerschaft ... 113
E. Ostermayer

15 Dopplersonographie des venösen fetalen Kreislaufsystems ... 139
K. Hecher und W. Diehl

12.1	Frühes 1. Trimenon	113
12.1.1	Physiologische Implantation – Trophoblastzellinvasion – intervillöse Zirkulation	113
12.1.2	Dopplermessungen	114
12.1.3	Gestörte intrauterine Schwangerschaft	115
12.1.4	Trophoblasterkrankung	115
12.2	Spätes 1. Trimenon	116
12.2.1	Morphologische Veränderungen – Trophoblastinvasion der Spiralarterien	116
12.2.2	Doppler der A. uterina im späten 1. Trimenon (10.–14. SSW)	116
12.2.3	Risiko für Präeklampsie und Wachstumsretardierung (Doppler 11.–14. SSW)	116
12.3	Dopplersonographie des Embryos im späten 1. Trimenon (11.–14. SSW)	120
12.3.1	Ductus venosus (DV)	120
12.3.2	Blutflussmuster über der Trikuspidalklappe	123
12.3.3	Farbdopplersonographie embryonaler Strukturen	124

15.1	Anatomie und Physiologie	139
15.2	Pathologie	142
15.3	Klinischer Einsatz bei intrauteriner Wachstumsretardierung	143
15.4	Hydrops fetalis und Herzerkrankungen	144
15.5	Schlussfolgerungen	145

16 Farbdopplersonographie in der Diagnostik von fetalen Fehlbildungen ... 147
R. Chaoui

16.1	Einleitung	147
16.2	Gepulste Dopplersonographie bei fetalen Fehlbildungen	147
16.2.1	Doppler bei der Differenzialdiagnose des Oligohydramnions	148
16.2.2	Doppler bei Chromosomenanomalien	148
16.2.3	Doppler bei der Differenzialdiagnose des immunologischen und nicht-immunologischen Hydrops fetalis (NIHF)	148
16.3	Farbdopplersonographie bei fetalen Fehlbildungen	148
16.3.1	Plazenta und Nabelschnur	149
16.3.2	Nieren	151
16.3.3	Gehirn	151
16.3.4	Thorax	152
16.3.5	Abdomen	153
16.3.6	Tumore	153
16.3.7	Flüssigkeitsbewegungen im Farbdoppler	154
16.4	Schlussfolgerungen	154

13 Dopplersonographie am Termin und bei Übertragung ... 127
C. S. von Kaisenberg und K. T. M. Schneider

13.1	Fetale Risiken um den Termin und bei Übertragung	127
13.2	Physiologische und pathophysiologische Veränderungen	127
13.3	Termineffekt	128
13.4	Dopplersonographie am Termin	129
13.5	Dopplersonographie sub partu	129
13.6	Dopplersonographie nach dem Termin und in der Übertragung (13.–17. Tag)	130
13.7	Dopplersonographie als Vorhersagemöglichkeit einer Spontangeburt	130
13.8	Bedeutung der Dopplersonographie für das geburtshilfliche Management um den Termin und bei Übertragung	130
13.9	Zusammenfassung	131

17 Intrapartale Dopplersonographie ... 155
J. Gnirs und K. T. M. Schneider

17.1	Einleitung	155
17.2	Pathophysiologische Grundlagen	156
17.3	Diagnostischer Wert dopplersonographischer Befunde sub partu	156

17.4	Treffsicherheit der Überwachungsmethoden (CTG, FBA, Dopplersonographie) 158				
17.5	Methodenvergleich 159				
17.6	Stellenwert intrapartaler Dopplerbefunde 160				
17.7	Farbdopplersonographie......161				

18 Wertigkeit der Dopplersonographie im Vergleich zu anderen Überwachungsverfahren 163
J. Gnirs

18.1	Einleitung 163
18.2	Pathophysiologie 163
18.3	Biophysikalische Überwachungsmethoden 164
18.3.1	Kardiotokographie 164
18.3.2	Fetale Bewegungsaktivität und Verhaltenszustände 165
18.3.3	Fetale Belastungstests 166
18.3.4	Vibroakustischer Stimulationstest 167
18.3.5	Das fetale Bewegungsprofil 167
18.3.6	Computerisierte CTG-Überwachung 170
18.3.7	Ultraschalldiagnostik 172
18.3.8	Dopplersonographie 174
18.3.9	Hormonelle Schwangerschaftsüberwachung 176
18.4	Schlussfolgerungen 176

19 Integration der Dopplersonographie in das klinische Management 179
K. T. M. Schneider

19.1	Einführung 179
19.2	Historie der Einführung der Dopplersonographie in die Klinik 179
19.3	Dopplersonographie bei wem und bei welchen Indikationen? 180
19.3.1	Screening im Niedrigrisikokollektiv 180
19.3.2	Screening im Hochrisikokollektiv 180
19.4	Dopplersonographie in welchen Gefäßen? 181
19.4.1	Uterines Gefäßsystem 181
19.4.2	A. umbilicalis und das arterielle fetale Gefäßsystem 182
19.4.3	V. umbilicalis und das venöse fetale Gefäßsystem 182
19.5	Bedeutung pathologischer Blutströmungsmuster 182
19.5.1	Uterine Widerstandserhöhung (Notch) 182
19.5.2	Brain-Sparing- und Termineffekt 182
19.5.3	Zero- und Reverse-Flow in der A. umbilicalis bzw. Aorta fetalis 183
19.5.4	V. umbilicalis, venöses fetales Gefäßsystem 183
19.6	Dopplersonographie – wann und in welchen Abständen? 183
19.7	Die Rolle der Dopplersonographie bei exspektativem Vorgehen 185
19.8	Die Rolle der Dopplersonographie bei der Optimierung des Entbindungszeitpunktes 185
19.9	Zusammenfassung 187

Teil III Dopplersonographie am fetalen Herz

20 Normale Flussmuster am fetalen Herzen 193
G. Tulzer

20.1	Einleitung 193
20.2	Grundlagen 193
20.2.1	Untersuchungszeitpunkt 193
20.2.2	Geräteeinstellung 194
20.3	Doppleruntersuchung des fetalen Herzens 195
20.3.1	Präkordiale Venen 195
20.3.2	Foramen ovale 196
20.3.3	Atrioventrikularklappen (Mitral- und Trikuspidalklappe) 196
20.3.4	Semilunarklappen (Aorten- und Pulmonalklappe) 199
20.3.5	Ductus Botalli und Aortenbogen 201
20.4	Zusammenfassung 201

21 Evaluierung des Cardiac-Outputs und der kardialen Dekompensation 203
G. Tulzer und J. C. Huhta

21.1	Einleitung 203
21.2	Ursachen einer fetalen Herzinsuffizienz 203
21.3	Besonderheiten des fetalen Herzens 204
21.4	Cardiac-Output: Physiologie 204
21.5	Diagnostik der Herzinsuffizienz 204
21.5.1	Definition der Herzinsuffizienz beim Feten 204
21.5.2	Direkte Bestimmung des Cardiac-Outputs mittels Dopplerechokardiographie 204
21.5.3	Diagnose der fetalen Herzinsuffizienz 205
21.5.4	Herzinsuffizienz-Score 205
21.6	Zusammenfassung 209

22 Dopplerechokardiographie bei fetalen Arrhythmien 211
U. Gembruch

22.1	Einleitung 211
22.2	Differenzierung fetaler Arrhythmien 211
22.3	Dopplerechokardiographische Befunde im Rahmen fetaler Arrhythmien 213
22.3.1	Extrasystolie 213
22.3.2	Bradyarrhythmie 215
22.3.3	Tachyarrhythmie 218
22.4	Zusammenfassung 223

23 Farbdopplersonographie bei fetalen Herzfehlern 227
R. Chaoui

23.1	Technische Voraussetzungen 227
23.1.1	Fetale Dopplerechokardiographie: Spektral- und Farbdoppler 227

23.1.2	Optimale Einstellung: Erst B-Bild dann Farbdoppler 227	25	Untersuchungsgang, Normalbefunde und Fehlerquellen in der gynäkologischen Dopplersonographie 247	
23.2	Die Beurteilung des unauffälligen fetalen Herzens mit der Farbdopplersonographie 228		*G. Bogner*	
		25.1	Einleitung........................247	
23.3	Dopplerechokardiographische Befunde bei ausgesuchten fetalen Herzfehlern..........229	25.2	Grundlagen 247	
		25.2.1	Einstellung des Ultraschallgeräts 247	
23.3.1	Trikuspidalatresie (TA).................229	25.2.2	Möglichkeiten der Darstellung..................248	
23.3.2	Trikuspidalklappen- (TK-) Dysplasie, Ebstein-Anomalie 229	25.2.3	Fehlerquellen 248	
		25.3	Anwendungsgebiete................249	
23.3.3	Pulmonalatresie (PA) mit intaktem Ventrikelseptum (IVS) 230	25.4	Uterusdurchblutung................249	
		25.4.1	Arteria uterina 249	
23.3.4	Pulmonalstenose (PS) 230	25.4.2	Color-Flow-Mapping des Uterus 251	
23.3.5	Aortenstenose 231	25.5	Ovarielle Durchblutung.................251	
23.3.6	Hypoplastisches Linksherzsyndrom (HLHS) 231	25.5.1	Arteria ovarica 251	
23.3.7	Fehlbildungen des Aortenbogens 231	25.5.2	Color-Flow-Mapping des Ovars und dessen zyklische Veränderungen des Blutflusses.........252	
23.3.8	Ventrikelseptumdefekt (VSD) 232			
23.3.9	Atrioventrikulärer Septumdefekt (AVSD) 232	25.5.3	Corpus luteum 252	
23.3.10	Fallot-Tetralogie....................233	25.6	Dopplersonographische Befunde in der Frühschwangerschaft 252	
23.3.11	Double-Outlet-Right-Ventricle (DORV)...........233			
23.3.12	Truncus arteriosus communis 233	25.6.1	Normalbefund 254	
23.3.13	Komplette Transposition der großen Gefäße (d-TGA) 233	25.6.2	Anwendungsmöglichkeiten bei Schwangerschaftspathologie.........................254	
23.3.14	Anomalien des Körper- und Lungenvenenrückflusses........................234	25.7	Postmenopause.................255	
		25.8	Perspektiven für die zukünftige Entwicklung.....256	
23.4	Schlussfolgerungen 234			
		26	**Diagnostischer Einsatz bei Adnextumoren........................... 259**	
	Teil IV Dopplersonographie in der Gynäkologie			
			G. Bogner	
		26.1	Einleitung.......................259	
		26.2	Grundlagen.....................259	
		26.2.1	Pathophysiologie 259	
24	**Blutversorgung, Physiologie und Neoangiogenese des inneren Genitales................................ 237**	26.2.2	Untersuchung und Dopplereigenschaften von Ovarialtumoren 260	
	R. Gruber	26.2.3	Fehlerquellen 261	
24.1	Kurzüberblick....................237	26.3	Auswertung.....................261	
24.2	Blutversorgung des Uterus und der Adnexe 237	26.3.1	Farbdoppler 261	
		26.3.2	Indikationen zur Dopplersonographie in Abhängigkeit von der Sonomorphologie 263	
24.2.1	Uterus 237			
24.2.2	Tube und Ovarien 238	26.3.3	Klinische Anwendung der Dopplersonographie 264	
24.3	Physiologischer Zyklus des inneren weiblichen Genitales 239			
		26.4	Fallbeispiele 265	
24.4	Neoangiogenese im Bereich des inneren weiblichen Genitale 240	26.5	Praktische Hinweise 266	
		26.6	Powerdoppler und 3-D-Doppler 267	
24.4.1	Definition......................240	26.7	Andere Adnexerkrankungen......................267	
24.4.2	Historischer Rückblick.................240			
24.4.3	Formen der Neoangiogenese.................241	**27**	**Diagnostischer Einsatz bei anderen gynäkologischen Erkrankungen............ 271**	
24.4.4	Pathophysiologie der (Neo-) Angiogenese 241			
24.4.5	Auswirkungen der Angiogenese auf Gefäßmorphologie und Funktion................244		*G. Bogner und R. Gruber*	
		27.1	Pathologie im ersten Trimenon der Schwangerschaft........................271	
24.4.6	Therapeutische Ansatzpunkte 244			
		27.1.1	Extrauteringravidität 272	
		27.1.2	Abortus........................275	
		27.1.3	Trophoblasttumoren 277	

27.2	Einsatzmöglichkeiten der transvaginalen Farbdopplersonographie bei Pathologien des Uterus ..278	
27.2.1	Gutartige Endometriumsveränderungen........279	
27.2.2	Leiomyom und Adenomyom 280	
27.2.3	Malignome des Uterus 281	

A2	Häufige Prüfungsfragen bei der KV-Prüfung (fetomaternales Gefäßsystem) 321
A3	Dokumentationsbogen 323
A4	Referenzkurven 325
	Stichwortverzeichnis 329

Teil V Dopplersonographie in der Reproduktionsmedizin

28 Dopplersonographie in der Reproduktionsmedizin 289
D. Grab
28.1 Einleitung..289
28.2 Tubenfaktor.....................................290
28.3 Ovarielle Perfusion 290
28.4 Uterine Perfusion 293
28.5 Dopplersonographie zur Optimierung der assistierten Reproduktion 299

Teil VI Dopplersonographie in der Mammadiagnostik

29 Dopplersonographie in der Mammadiagnostik 305
M. Schelling und H. Madjar
29.1 Einleitung 305
29.2 Pathophysiologischer Hintergrund 306
29.3 Apparative Voraussetzungen, Messtechnik, diagnostische Kriterien, Kontrastmittel..........306
29.4 Sonographische und dopplersonographische Dignitätsbeurteilung 307
29.5 Ausblick 312
29.6 Zusammenfassung..............................315

Anhang

A1 Empfehlungen zu den Inhalten der Kolloquien zur Dopplersonographie und zur fetalen Echokardiographie 319
T. Schramm
1 Duplexsonographie des fetomaternalen Gefäßsystems...................................319
2 Duplexsonographie des weiblichen Genitalsystems.................................320
3 Fetale Echokardiographie 320

Autorenverzeichnis

Bogner, Gerhard, Dr. med.
Klinikum Kreuzschwestern Wels
Abt. für Gynäkologie und Geburtshilfe
Grieskirchenerstraße 42
4600 Wels
Österreich

Chaoui, Rahib, Prof. Dr. med.
Praxis für Pränataldiagnostik und
Humangenetik
Friedrichstraße 147
10117 Berlin

Diehl, Werner, Dr. med.
Klinik für Geburtshilfe und
Pränatalmedizin
Universitätsklinikum Hamburg-
Eppendorf
Martinistraße 52
20246 Hamburg

Gembruch, Ulrich, Prof. Dr. med.
Universitätsklinikum Bonn
Zentrum für Geburtshilfe und
Frauenheilkunde
Abt. für Geburtshilfe und pränatale
Medizin
Sigmund-Freud-Straße 25
53105 Bonn

Gnirs, Joachim, Prof. Dr. med.
Frauenklinik Bogenhausen
Röntgenstraße 15
81769 München

Grab, Dieter, Prof. Dr. med.
Städtisches Klinikum München
Klinikum Harlaching
Frauenklinik
Sanatoriumsplatz 2
81545 München

Graf, Anton-H., Univ.-Doz. Dr. med. univ. Dr. phil.
Lasserstr. 37
5020 Salzburg
Österreich

Gruber, Robert, Dr. med.
Universitätsklinik für Frauen-
heilkunde und Geburtshilfe
Müllner Hauptstraße 48
5020 Salzburg
Österreich

Hasenöhrl, Gottfried, Prim. Dr. med.
A.ö. Krankenhaus St. Josef Braunau
Ringstraße 60
5280 Braunau am Inn
Österreich

Hecher, Kurt, Prof. Dr. med.
Klinik für Geburtshilfe und
Pränatalmedizin
Universitätsklinikum Hamburg-
Eppendorf
Martinistraße 52
20246 Hamburg

Huhta, James C., MD
Professor of Pediatrics
Pediatric Cardiology
Tampa Medical Tower, STE 800
2727 W. Martin L. King, Jr BLVD
Tampa, Florida, USA

Kaisenberg von, Constantin S., Priv.-Doz. Dr. med.
Universitätsklinikum Schleswig-
Holstein
Campus Kiel
Klinik für Gynäkologie und
Geburtshilfe
Michaelisstraße 16
24105 Kiel

Kilavuz, Ömer, Dr. med.
Vivantes Klinikum Neukölln
Klinik für Geburtsmedizin
Perinatalzentrum
Rudower Straße 48
12051 Berlin

Lederer, Andrea, Dr. med.
Universitätsklinik für Frauenheilkunde
und Geburtshilfe
Paracelsus Medizinische Privat-
universität
Müllner Hauptstraße 48
5020 Salzburg
Österreich

Madjar, Helmut, Prof. Dr. med.
Deutsche Klinik für Diagnostik
Brustzentrum
Aukammallee 33
65191 Wiesbaden

Ostermayer, Eva, Dr. med.
Frauenklinik und Poliklinik
Technische Universität München
Klinikum rechts der Isar
Ismaninger Straße 22
81675 München

Schaffer, Heinz, Dr. med.
Praxis für Frauenheilkunde und
Geburtshilfe
Neutorstraße 61
5020 Salzburg
Österreich

Schelling, Marcus, Priv.-Doz. Dr. med.
Praxis für pränatale Diagnostik
Tegernseer Platz 5
81541 München

Schneider, Karl-Theo M., Prof. Dr. med.
Frauenklinik und Poliklinik
Technische Universität München
Klinikum rechts der Isar
Ismaninger Straße 22
81675 München

Steiner, Horst, Univ.-Doz. Dr. med.
Universitätsklinik für Frauenheilkunde
und Geburtshilfe
Paracelsus Medizinische Privat-
universität
Müllner Hauptstraße 48
5020 Salzburg
Österreich

Tulzer, Gerald, Univ.-Doz. Dr. med.
Landeskinderklinik Linz
Department für Kinderkardiologie
Krankenhausstraße 26-30
4020 Linz
Österreich

Vetter, Klaus, Prof. Dr. med.
Vivantes Klinikum Neukölln
Klinik für Geburtsmedizin
Perinatalzentrum
Rudower Straße 48
12351 Berlin

Teil I Grundlagen

Kapitel 1 Morphologie, Physiologie und Pathologie des maternoplazentaren, fetoplazentaren und fetalen Kreislaufs – 3

Kapitel 2 Physikalische und technische Grundlagen der
Dopplersonographie – 13

Kapitel 3 Analyse des Blutflussmusters – 21

Kapitel 4 Technik der Blutflussmessung in der Geburtshilfe – 29

Kapitel 5 Normale Flussmuster in den uteroplazentaren
und fetalen Gefäßen – 39

Kapitel 6 Fehlerquellen und Reproduzierbarkeit – 47

Kapitel 7 Sicherheitsaspekte – 59

Morphologie, Physiologie und Pathologie des maternoplazentaren, fetoplazentaren und fetalen Kreislaufs

A.-H. Graf

1.1 Einleitung – 3

1.2 Morphologie – 3
1.2.1 Anatomie und Histologie der Plazenta – 3
1.2.2 Maternoplazentarer Kreislauf – 5
1.2.3 Fetoplazentarer Kreislauf – 6
1.2.4 Fetaler Kreislauf – 6

1.3 Physiologie und Pathologie – 8
1.3.1 Maternoplazentare, fetoplazentare und fetale Durchblutung – 8
1.3.2 Bedeutung des Blutflusses – 9
1.3.3 Parameter der Plazentafunktion – 9
1.3.4 Morphologie der Plazentainsuffizienz – 9

1.1 Einleitung

Die regelrechte Ausbildung und Entwicklung des maternoplazentaren und des fetoplazentaren Kreislaufs sind entscheidende Bedingungen für eine ausreichende Sauerstoff- und Nährstoffversorgung des Feten. Störungen der materno- bzw. der fetoplazentaren Durchblutung können zu intrauteriner Wachstumsretardierung, einer der wichtigsten Ursachen perinataler Morbidität und Mortalität, führen. Mit der Dopplersonographie steht eine effiziente Methode zur Erfassung der maternoplazentaren, fetoplazentaren und fetalen Durchblutung zur Verfügung. Für die gültige Erhebung und Interpretation dopplersonographischer Befunde stellt das Wissen um Morphologie, Physiologie und Pathologie des maternoplazentaren und des fetoplazentaren sowie des fetalen Kreislaufs eine wichtige Grundvoraussetzung dar.

1.2 Morphologie

1.2.1 Anatomie und Histologie der Plazenta

Die reife Plazenta entwickelt sich während des 3. bis 6. Schwangerschaftsmonats. Sie dient dem Austausch von Blutgasen und Metaboliten zwischen dem embryonalen bzw. dem fetalen und dem maternalen Kreislauf. Die Plazenta ist aber auch ein endokrines Organ, das in Arbeitsteilung mit dem maternalen und dem fetalen Organismus als sog. maternofetoplazentare Einheit Steroidhormone (Östrogene und Progesteron) sowie Proteohormone (HCG, HPL und HCT) produziert.

Die reife Plazenta ist ein scheibenförmiges Organ mit einem Durchmesser von 15–20 cm, einer Dicke von 2–4 cm und einem Gewicht von ca. 500 g. Die Plazenta umfasst 3 Hauptanteile: die fetale Chorionplatte (Chorion frondosum), das aus dem fetalen Zottenwerk (58%) und dem Zwischenzottenraum (42%) bestehende Plazentaparenchym, und die – überwiegend maternale – deziduale Basalplatte (Decidua basalis) mit den davon ausgehenden dezidualen Septen (Deziduasepten) (Abb. 1.1). Die Deziduasepten unterteilen den großen Zwischenzottenraum in 40–70 kleinere intervillöse Räume. In jeden dieser intervillösen Räume ragt ein von der Chorionplatte ausgehender Zottenbaum (fetaler Kotyledon), der jeweils aus einem Zottenstamm und zahlreichen Zotten (Chorionzotten) besteht. Die meisten Chorionzotten sind sog. Endzotten, die in die intervillösen Räume ragen und dort gleichsam schwebend im maternalen Blutstrom schwimmen. Zusätzlich gibt es aber auch sog. **Haftzotten**, die an der Decidua basalis bzw. an der davon ausgehenden Deziduasepten befestigt sind und so immer wieder Verbindungen der Chorionplatte mit der Basalplatte herstellen. Es können Stammzotten I., II. und III. Ordnung einschließlich Haftzotten, Zwischenzotten des zentralen (unreifen) Typs und Zwischenzotten des peripheren (reifen) Typs sowie Endzotten unterschieden werden (Abb. 1.2 u. Abb. 1.3). Durch diese korallenstockähnliche Struktur der Zottenbäume beträgt die Gesamtoberfläche der Zotten, also die Austauschfläche zwischen fetaler und maternaler Blutbahn am Termin zwischen 10 und 15 m^2.

Bis zum Ende des 4. Schwangerschaftsmonats (SSM) sind die Chorionzotten von 2 einzelnen Schichten bedeckt. Die äußere Schicht heißt **Synzytiotrophoblast**, weil sie später zum Synzytium, einer kernreichen Zytoplasmamasse ohne Zellgrenzen, verschmilzt. Die innere Schicht ist der aus kubischen Zellen aufgebaute **Zytotrophoblast (Langhans-Zellschicht)**.

Während der 2. Schwangerschaftshälfte entstehen in der Langhans-Zellschicht zahlreiche Lücken bzw. Spalten, wodurch es zu einer Verminderung der Diffusionsstrecke zwischen maternalem und fetalem Blut kommt. Der Kern der Chorionzotten ist aus Bindegewebe (extraembryonales Mesenchym) aufgebaut und wird von Kapillaren durchwachsen.

Das **fetale Blut** fließt über die beiden **Umbilikalarterien** in die Plazenta und zirkuliert dann durch die Ka-

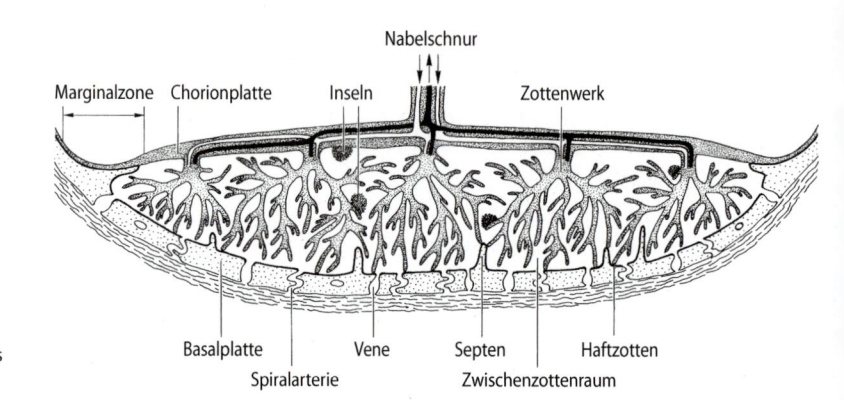

Abb. 1.1. Schematische Darstellung des Aufbaus der Plazenta. (Aus Vogel 1992)

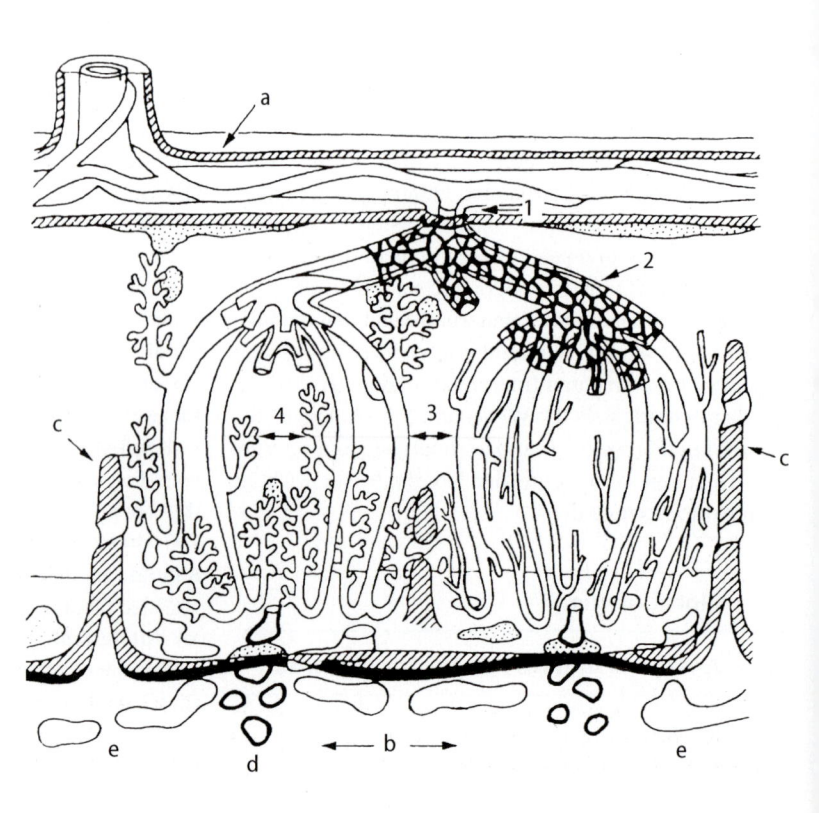

Abb. 1.2. Schematische Darstellung eines Kotyledon mit 2 Subkotyledonen (*a* Chorionplatte, *b* Basalplatte, *c* Deziduasepten, *d* Spiralarterien, *e* Venen. *1* Stammzotte I. Ordnung, *2* Stammzotte II. Ordnung mit paravaskulären Kapillaren, *3* Stammzotte III. Ordnung, *4* Zwischenzotten und Endzotten). (Aus Vogel 1992)

1.2 · Morphologie

pillaren der Chorionzotten, um die Plazenta wieder über die Umbilikalvene zu verlassen. Das mütterliche Blut kommt über die relativ zentral mündenden Spiralarterien in die intervillösen Räume, umspült die Chorionzotten und fließt peripher über sinusartige Venen in den Deziduasepten sowie über die Randsinusoide im Bereich des Plazentarandes wieder ab.

Am Rand der Plazenta sind auch die Eihäute fixiert, die den Fruchtsack bilden und damit den Embryo bzw. den Fetus umgeben. Die Eihäute bestehen aus 2 Schichten, dem inneren Amnion und dem äußeren Chorion. Das zottenfreie Chorion laeve ist mit der Decidua capsularis und der – mit dieser im 3. SSM verschmolzenen – Decidua parietalis verwachsen. An der fetalen Seite der Plazenta bzw. an der von Amnionepithel bedeckten Chorionplatte entspringt die Nabelschnur, die am Termin zwischen 25 und 140 cm lang sein kann, meist aber 50–60 cm misst. Die reife Nabelschnur ist ebenfalls von einschichtigem Amnionepithel bedeckt und enthält 2 muskelstarke Nabelarterien und eine dünnwandige, weite Nabelvene. Die Muskularis der Nabelschnurgefäße ist nicht weiter geschichtet, eine Elastika und auch Nerven fehlen. Die Nabelschnurgefäße sind in eine gelatinöse Substanz, die sog. Wharton-Sulze, ein primitives Bindegewebe, eingebettet.

1.2.2 Maternoplazentarer Kreislauf

Die Aa. uterinae entspringen den Aa. iliacae internae und teilen sich in Höhe des inneren Muttermundes jeweils in einen R. ascendens und einen R. descendens. Der R. ascendens zieht stark geschlängelt in Richtung des Tubenwinkels, wo er mit der A. ovarica anastomosiert.

Die entlang der Uterusseitenkante aus dem R. ascendens entspringenden ca. 8 Arkaden- oder Kranzarterien (Aa. arcuatae) bilden zwischen äußerem und mittlerem Drittel des Myometriums (Stratum vasculare) ein Gefäßnetz, das über Anastomosen mit den korrespondierenden Gefäßen der Gegenseite verbunden ist. Die aus dem Netzwerk der Aa. arcuatae hervorgehenden Radialarterien (Aa. radiales) durchqueren das Myometrium senkrecht in Richtung Endometrium und teilen sich am Übergang zu diesem bzw. zur Dezidua in Basalarterien und Spiralarterien. Die Basalarterien (Aa. basales) verlaufen horizontal in der innersten Schicht des Myometriums und in der basalen Schicht des Endometriums (Lamina basalis) bzw. der Dezidua. Die Spiralarterien (Aa. spirales) treten senkrecht vom Myometrium ins Endometrium bzw. in die deziduale Basalplatte über. Sie werden während der Implantation am 7. bis 12. Tag post conceptionem (p. c.) durch Zellen des Trophoblasten eröffnet, wobei diese die Endothelzellen teilweise ersetzen.

Während der »2. Invasion« in der 14. bis 20. Schwangerschaftswoche (SSW) werden die Spiralarterien umgebaut, indem die elastische Media durch einwachsende Trophoblastenzellen zerstört und schließlich durch Fibrin ersetzt wird. Durch diese Umbauvorgänge kommt es zu einer trichterförmigen Dilatation des Lumens der Spiralarterien vor ihrer Einmündung in die intervillösen Räume. Auf diese Weise können relativ große Blutmengen ohne hohen Gefäßwiderstand von den mütterlichen Gefäßen in die Zwischenzottenräume gelangen. Störungen der beschriebenen Umbauvorgänge der Spiralarterien werden bei Präklampsie (EPH-Gestose) und intrauteriner Wachstumsretardierung gefunden (▶ Kap. 2.1 u. 2.2).

Der maternoplazentare Kreislauf ist zur Sicherung der fetalen Versorgung durch zahlreiche Gefäßanastomosen besonders abgesichert. Bereits erwähnt wurden die Verbindungen zwischen R. ascendens der A. uterina und Ästen der gleichseitigen A. ovarica sowie die Kurzschlüsse im myometranen Gefäßnetz der Aa. arcuatae beider Seiten. Daneben gibt es aber auch Anastomosen zwischen dem uterinen und dem extragenitalen Kreislauf im Bereich der Aa. mesentericae inferiores, der Aa. epigastricae inferiores und der A. sacralis mediana. Außerdem existieren auch im venösen Schenkel des uteroplazentaren Kreislaufs Shunts, so z. B. zwischen den Vv. uterinae und den Vv. ovaricae.

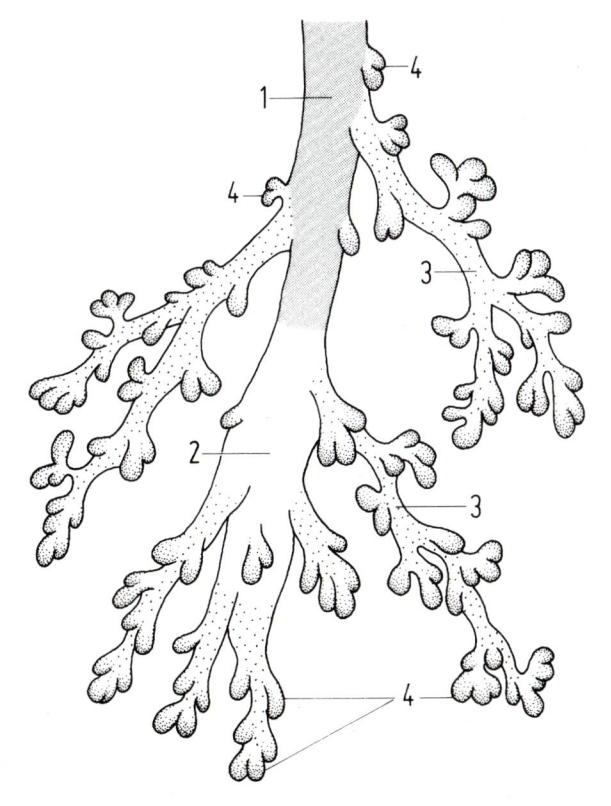

Abb. 1.3. Gliederung des peripheren Zottenbaums (*1* Stammzotte, *2* Zwischenzotte des zentralen (unreifen) Typs, *3* Zwischenzotte des peripheren (reifen) Typs, *4* Endzotte). (Aus Vogel 1992)

1.2.3 Fetoplazentarer Kreislauf

In der Plazenta teilen sich die beiden Nabelarterien in Segment- und Subsegmentarterien, aus denen die Stammzottenarterien hervorgehen (Abb. 1.4). Die Stammzottenarterien teilen sich in Zottenarterien I., II. und III. Ordnung sowie in Zottenkapillaren (intravillöse Kapillaren).

Die Summe der kapillären Räume zwischen den Zotten wird als Zwischenzottenraum (intervillöser Raum) bezeichnet. Er enthält ein Blutvolumen von 160–250 ml. Dabei bilden maternale und fetale Strömungsgebiete Funktionseinheiten, die sog. Plazentone. Einem fetalen Kotyledon entspricht jeweils das Versorgungsgebiet einer Spiralarterie, wobei die Spiralarterien zentral münden und die Venen peripher entspringen.

Im Laufe der Zottenreifung bzw. Plazentareifung kommt es zu einer Zunahme der Zottenzahl und zu einer Abnahme des Zottendurchmessers bei gleichzeitiger Zunahme der Zottenvaskularisation. Diese 3 Veränderungen führen insgesamt zu einer deutlichen Vergrößerung der plazentaren Austauschfläche (Abb. 1.5). Daneben kommt es zu einer Abnahme des Anteils an Zottenstroma und zu einer Abnahme der Breite des Trophoblastensaums; beide Veränderungen haben eine Verminderung der Diffusionsstrecke zur Folge.

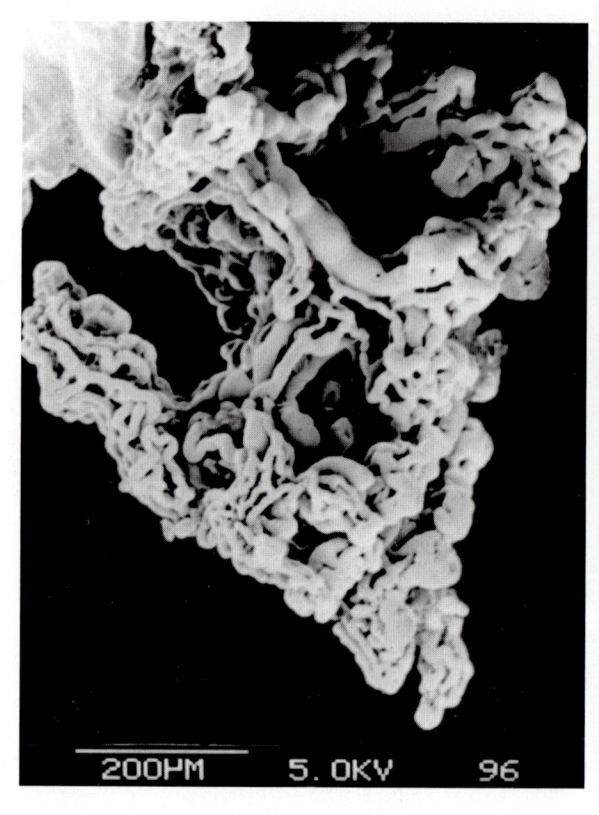

Abb. 1.4. Ausgusspräparat der Zottengefäße eines fetalen Kotyledons. Rasterelektronenmikroskopische Aufnahme nach Korrosionspräparation. (Nach Aigner, Graf und Lametschwandtner, Salzburg)

1.2.4 Fetaler Kreislauf

Der fetale Kreislauf entspricht den funktionellen Anforderungen des intrauterinen Lebens und kann nach der Geburt rasch auf die des extrauterinen Lebens umgestellt werden. Intrauterin fließt das oxygenierte Blut von der Plazenta über die V. umbilicalis der Nabelschnur in den Körper des Feten (Abb. 1.6). An der Rückseite der Leber teilt sich die Nabelvene in den Sinus portae und den Ductus venosus. Dabei fließen ca. 50% des Blutes über den Sinus portae in die Pfortader und somit durch die Leber, die andere Hälfte fließt über den Ductus venosus Arantii (1. Kurzschluss) an der Leber vorbei in die V. cava inferior. Die Durchblutung des Ductus venosus wird durch einen muskulären Sphinkter reguliert. Dieser Sphinkter ist gleich nach dem Abgang des Ductus venosus gelegen und bewirkt je nach Kontraktionszustand, dass mehr oder weniger Blut an der Leber vorbei oder durch sie hindurch geleitet wird.

Eine frühere Annahme war, dass es im proximalen Anteil der unteren Hohlvene zu einer Mischung des Blutes aus Ductus venosus mit Blut aus dem distalen Anteil der unteren Hohlvene kommt. Neuere Untersuchungen ergaben, dass sich die beiden Blutströme dort großteils kreuzen (Abb. 1.7 u. 1.8). Demnach wird das gut oxygenierte Blut aus dem Ductus venosus in das

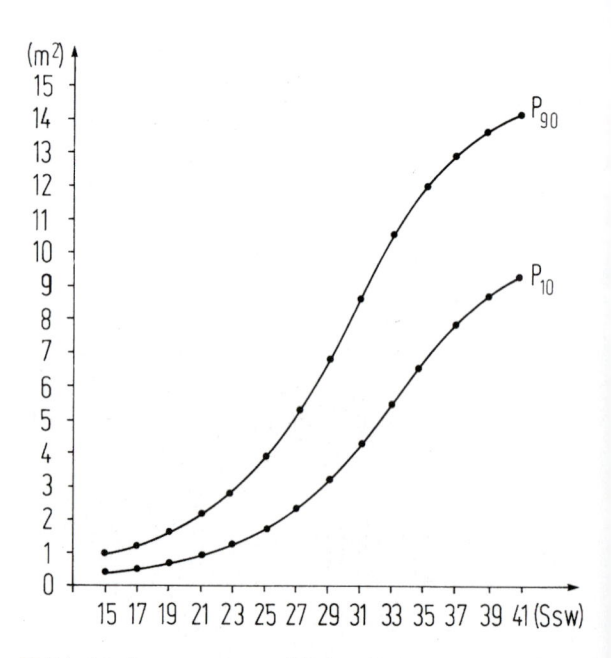

Abb. 1.5. Plazentare Austauschfläche (absolute Zottenoberfläche) in m^2 bei 735 eutrophen Feten und Neugeborenen der 15.–41. SSW (P_{10} 10. Perzentile, P_{90} 90. Perzentile). (Aus Vogel 1992)

1.2 · Morphologie

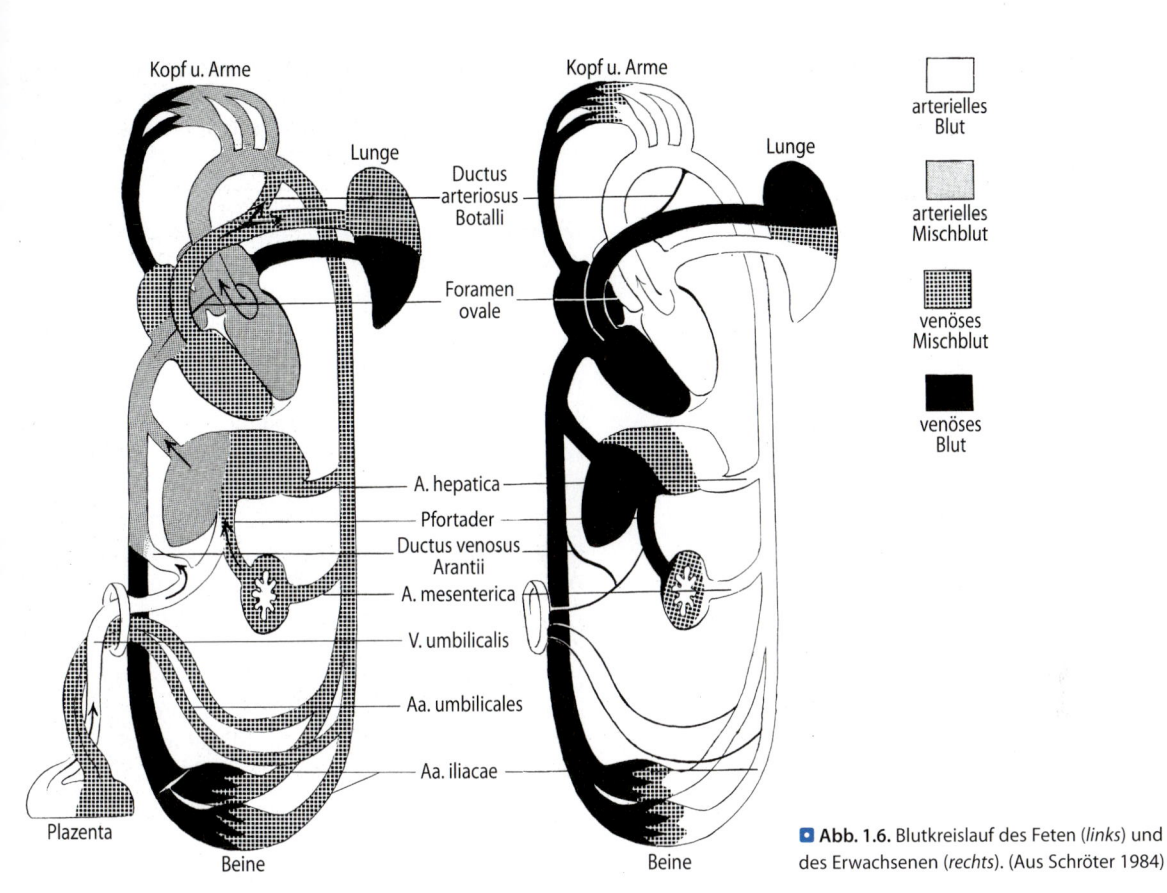

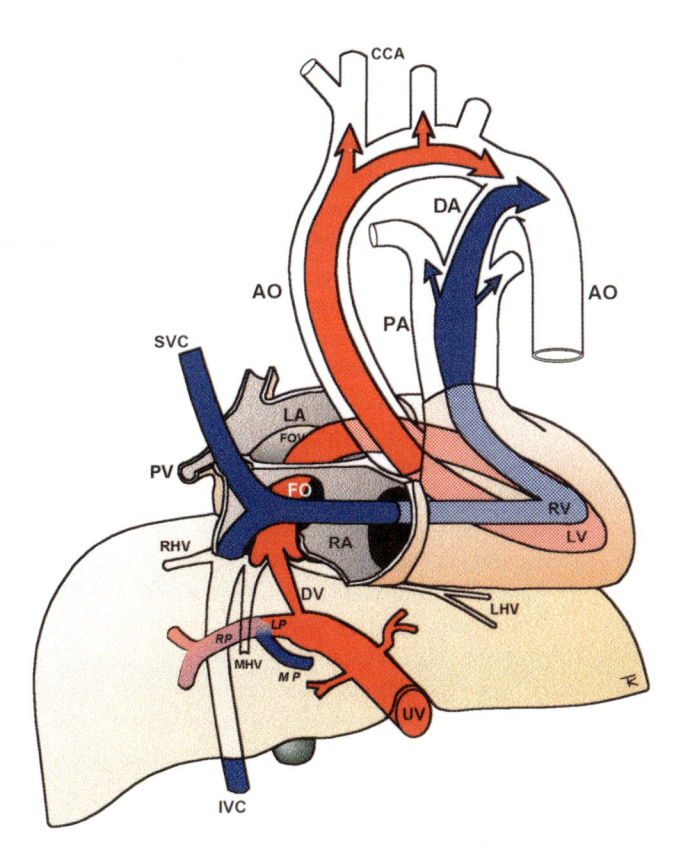

Abb. 1.6. Blutkreislauf des Feten (*links*) und des Erwachsenen (*rechts*). (Aus Schröter 1984)

arterielles Blut
arterielles Mischblut
venöses Mischblut
venöses Blut

Kopf u. Arme
Lunge
Ductus arteriosus Botalli
Foramen ovale
A. hepatica
Pfortader
Ductus venosus Arantii
A. mesenterica
V. umbilicalis
Aa. umbilicales
Aa. iliacae
Plazenta
Beine

Abb. 1.7. Blutzirkulation durch die Leber und das Herz des Feten. (*UV* V. umbilicalis, *LP* linker Ast der V. portae, *MP* Hauptstamm der V. portae, *RP* rechter Ast der V. portae, *DV* Ductus venosus, *FOV* Valvula des Foramen ovale, *FO* Foramen ovale, *LA* linkes Atrium, *PV* Vv. pulmonales, *LV* linker Ventrikel, *AO* Aorta, *CCA* Aa. carotides communes, *IVC* V. cava inferior, *LHV* linke V. hepatica, *MHV* mittlere V. hepatica, *RHV* rechte V. hepatica, *SVC* V. cava superior, *RA* rechtes Atrium, *RV* rechter Ventrikel, *PA* Aa. pulmonales, *DA* Ductus arteriosus). (T. Kiserud, mit persönlicher Genehmigung)

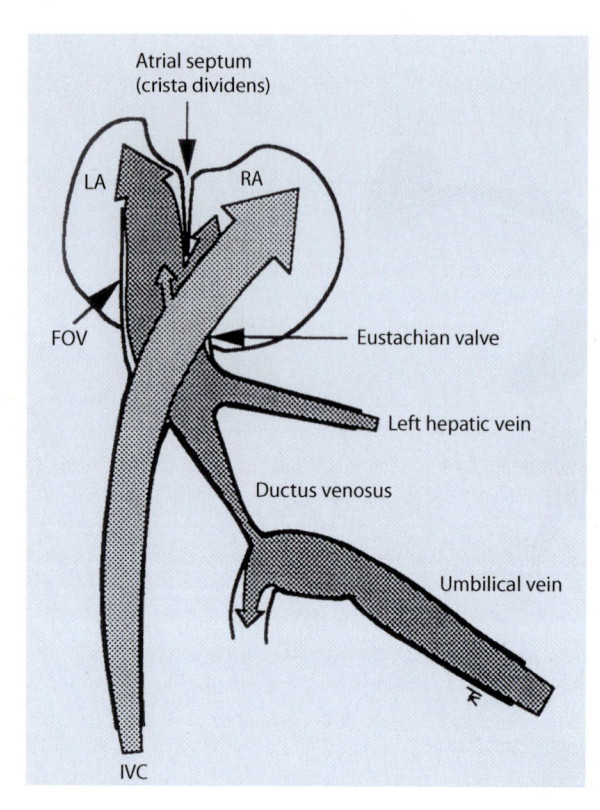

Abb. 1.8. Kreuzung und Mischung der Blutströme im proximalen Anteil der unteren Hohlvene (Ansicht von dorsal), (*IVC* V. cava inferior, *RA* rechtes Atrium, *LA* linkes Atrium, *FOV* Valvula des Foramen ovale). (Aus Kiserud u. Eik-Nes 1997)

1.3 Physiologie und Pathologie

1.3.1 Maternoplazentare, fetoplazentare und fetale Durchblutung

Die **uterine Durchblutung** beträgt am Beginn der Schwangerschaft ca. 50 ml/min. Um den Termin fließen 10–15% des maternalen Herzminutenvolumens (HMV), das sind ca. 500–750 ml/min, in die Aa. uterinae. Im intervillösen Raum beträgt die Durchblutung ca. 375–550 ml/min. Diesen Anteil des maternalen HMV bezeichnet man als maternales Plazentaminutenvolumen (PMV). Der Rest von ca. 25% fließt durch maternale (uterine) Shunts am intervillösen Raum vorbei.

Die **treibende Kraft der maternoplazentaren Durchblutung** ist der maternale Blutdruck. Er beträgt in den Aa. uterinae ca. 110/65 mmHg, in den Aa. basales ca. 70–80 mmHg, in den Aa. spirales ca. 10–30 mmHg und im intervillösen Raum nur mehr ca. 6–10 mmHg.

50–60% des fetalen HMV (ca. 250–400 ml/min) fließen in die Aa. umbilicales. In den intravillösen Kapillaren beträgt die Durchblutung ca. 200–300 ml/min. Diesen Anteil des fetalen HMV bezeichnet man als fetales PMV. Der Rest von ca. 25% fließt durch paravaskuläre Kapillaren, die fetale (plazentare) Shunts darstellen, an den intravillösen Kapillaren vorbei. Die **treibende Kraft der fetoplazentaren Durchblutung** ist der fetale Blutdruck. Er beträgt in der fetalen Aorta ca. 65 mmHg, in den Aa. umbilicales ca. 53 mmHg, in den intravillösen Kapillaren ca. 35 mmHg und in der V. umbilicalis noch ca. 20 mmHg.

Die **uterinen Gefäße** sind grundsätzlich maximal dilatiert, d. h. eine Steigerung der uterinen Durchblutung durch weitere Vasodilatation ist nicht mehr möglich. Andererseits reagieren die uterinen Gefäße bei maternaler Zentralisation wie die übrige maternale Peripherie, sodass es durch Vasokonstriktion zu einer Verminderung der uterinen Durchblutung kommt. Die uterinen Gefäße unterliegen nicht der Autoregulation, d. h. Hypoxie führt nicht zu einer Vasodilatation.

Die **fetalen Gefäße** unterliegen einer nervalen und hormonellen Regulation. Bei Hypoxie kommt es zur fetalen Zentralisation, also zu einer Umverteilung des Blutes zugunsten von Herz, Gehirn und Nebennieren. Bei leichter Hypoxie werden dafür die Haut und die Lungen, bei schwerer Hypoxie mit Azidose zusätzlich auch noch die Nieren und der Darm schlechter durchblutet.

Die **plazentaren Gefäße** unterliegen einer hormonellen Regulation, wobei die paravaskulären Kapillaren des Zottenstamms als Shunts wirken. Bei chronischer Hypoxie – also einem länger dauernden Absinken des pO_2 – reagieren die Zottengefäße mit Endothelproliferation, der sog. kompensatorischen Angiose.

Die **maternoplazentare Durchblutung** hängt vom Perfusionsdruck, also dem Blutdruck (genauer der Diffe-

linksseitig gelegene, weitere Kompartment der unteren Hohlvene und von dort direkt auf das **Foramen ovale (2. Kurzschluss)** zu und durch dieses hindurch in den linken Vorhof geleitet (**Via sinistra**). Das schlecht oxygenierte Blut aus der unteren Körperhälfte hingegen gelangt großteils in den rechten Vorhof (**Via dextra**), wo es sich mit dem Blut aus der oberen Körperhälfte mischt und dann in den rechten Ventrikel gepumpt wird. Durch diese Kreuzung der Blutströme gelangt das gut oxygenierte Blut aus der Plazenta über den Ductus venosus auf kürzestem Weg in die wichtigen Koronar- und Zerbralarterien.

Das Blut aus dem rechten Ventrikel fließt zunächst in den Truncus pulmonalis, von wo jedoch nur ca. 10% auch wirklich über die Pulmonalarterien in die Lungen gelangen. Hingegen fließen ungefähr 90% des Blutes über den **Ductus arteriosus Botalli (3. Kurzschluss)**, eine Verbindung zwischen Truncus pulmonalis und Aortenbogen, unter Umgehung der Lungen direkt in die Aorta. Schließlich strömt das Blut über die beiden **Aa. umbilicales**, Äste der Aa. iliacae internae, wieder vom Fetus in die Plazenta.

renz der Mitteldrücke), vom Gefäßwiderstand, d. h. dem Strombahnquerschnitt, und von der Blutviskosität ab. Faktoren wie ein starker Blutdruckabfall, z. B. im Schock, und Veränderungen des Gefäßtonus wie Druck und Zug bei Wehen, aber auch Gefäßveränderungen wie die akute Atherosklerose, die hyperplastische Arterio- bzw. Arteriolopathie oder Plazentainfarkte, intervillöse Thrombosen und Plazentahämatome können die maternoplazentare Durchblutung beeinträchtigen.

Auch die **fetoplazentare Durchblutung** ist vom Perfusionsdruck, vom Gefäßwiderstand und von der Blutviskosität abhängig. Auch hier können Druck und Zug bei Wehen den Strombahnquerschnitt einengen und damit den Gefäßwiderstand erhöhen und so den Blutfluss einschränken. Schließlich beeinflussen auch der Reifungsgrad der Zotten und pathologische Veränderungen wie eine Zottenstromablutung, eine Zottenstromafibrose oder eine Thrombose die fetale Durchblutung.

1.3.2 Bedeutung des Blutflusses

> Der Blutfluss (Flow) in der Nabelarterie ist ein Maß für die Größe des durchbluteten fetoplazentaren Gefäßbaums. Je größer der Gefäßbaum ist, desto geringer wird der Gefäßwiderstand, d. h. desto größer wird der Blutfluss. Die Größe des fetoplazentaren Gefäßbaums (fetales intravillöses Blutvolumen) ist das Produkt aus Zottenvaskularisation und Plazentagewicht bzw. -volumen.

Ein **normaler Blutfluss** in der Nabelarterie kann demnach auf verschiedene Weise zustande kommen. So finden sich bei normaler Plazentahistologie (Gefäßbaum und Zotten) und normalem Plazentagewicht in der Nabelarterie normale Blutflussmuster, falls nicht zusätzlich Faktoren vorliegen, die die Perfusion beeinträchtigen, wie z. B. eine Kompression der Nabelschnur. Aber auch bei verschiedenen pathologischen Konstellationen können sich in der Nabelarterie normale Blutflussmuster finden, wie z. B. bei einem pathologisch kleinen Gefäßbaum, bei dem die Zotten aber eine kompensatorische Angiose aufweisen, oder etwa bei einer schweren Plazenta, bei der der Gefäßbaum jedoch nur unzureichend ausgebildet ist.

Pathologische Blutflussmuster in der Nabelarterie wiederum können sich nicht nur bei untergewichtigen, sondern auch bei normalgewichtigen Plazenten finden. So finden sich pathologische Flussmuster sowohl bei niedrigem Plazentagewicht und pathologisch verändertem Gefäßbaum, als auch bei normalem Plazentagewicht und verminderter Zottenzahl. Aber auch bei pathologisch verändertem Gefäßbaum und Zotten ohne kompensatorische Angiose sind die Blutflussmuster pathologisch.

> Zusammenfassend ist der Blutfluss in der A. umbilicalis ein Maß für die fetoplazentare Hämodynamik, während der Blutfluss in der A. uterina bzw. in der A. arcuata ein Maß für die maternoplazentare Hämodynamik darstellt. Die Flows in der fetalen Aorta und in der fetalen A. cerebri media schließlich sind Maße für die fetale Hämodynamik.

1.3.3 Parameter der Plazentafunktion

In der Vergangenheit wurden verschiedene Parameter **(Gewichte, Maße und Quotienten)** erarbeitet, um die Funktion der Plazenta zu erfassen. So wurden neben dem Plazentagewicht vor allem die Größe der Basalfläche als Maß für die Plazentafunktion herangezogen. An Quotienten bewährten sich neben dem **Plazentagewicht-Basalflächen-Quotient** (1,6–2,0:1) vor allem der **Plazentagewicht-Geburtsgewichts-Quotient**, der sog. **Plazentaquotient** (1:5–7).

Alle diese Parameter konnten jedoch die Funktion der Plazenta nur sehr unbefriedigend widerspiegeln. Wesentlich aussagekräftiger erwies sich hingegen die **systematische pathologisch-anatomische Untersuchung** von Plazenta, Nabelschnur und Eihäuten. Dabei wird neben der Bestimmung von Maßen und Gewicht eine genaue **makroskopische Untersuchung** mit Inspektion aller Oberflächen und verschiedener Schnittflächen durchgeführt. Anschließend werden Gewebeproben aus makroskopisch unauffälligen, aber für das Gesamtorgan charakteristischen Stellen sowie aus makroskopisch auffälligen Abschnitten zur **histologischen Untersuchung** entnommen und aufbereitet. In der Routine kommen dabei neben den konventionellen Färbemethoden (Hämatoxylin-Eosin) noch Bindegewebefärbungen (z. B. Masson-Goldner) zum Einsatz.

Verschiedene **immunhistochemische Methoden** bleiben speziellen, insbesondere wissenschaftlichen, Fragestellungen vorbehalten. Neben der konventionellen Lichtmikroskopie kommt aber auch der Phasenkontrastmikroskopie ein wichtiger Stellenwert in der histologischen Untersuchung der Plazenta zu, wobei vor allem die Ausbildung des Gefäß- bzw. Zottenbaums und der Reifungsgrad der Zotten sowie pathologische Veränderungen als Hauptkriterien für die Beurteilung der Plazentafunktion gelten.

1.3.4 Morphologie der Plazentainsuffizienz

Die **Plazentainsuffizienz**, also eine Einschränkung der Plazentafunktion, findet sich bei den verschiedensten Krankheitsbildern, die durch charakteristische morphologische Veränderungen gekennzeichnet sind. So findet man morphologisch bei der Präeklampsie (EPH-Gestose), der

Rhesusinkompatibilität und dem Diabetes mellitus Bilder, die die klinische Plazentainsuffizienz erklären. Aber auch bei der intrauterinen Mangelentwicklung und der Frühgeburtlichkeit zeigen sich Veränderungen, die morphologische Korrelate der Plazentainsuffizienz darstellen.

Bei der Präeklampsie (EPH-Gestose) unterbleibt, wie bereits beschrieben, während der 14. bis 20. SSW die »2. Invasion« der Spiralarterien durch Zellen des Trophoblasten. Dadurch kommt es nicht zur – hämodynamisch so wichtigen – trichterförmigen Dilatation der Mündung der Spiralarterien in den intervillösen Raum, und somit zu einer Abnahme der uteroplazentaren Durchblutung. Makroskopisch zeigen sich in solchen Plazenten Infarkte und retroplazentare Hämatome. Mikroskopisch finden sich intervillöse Thrombosen, plumpe Zotten und ein breiter Trophoblastensaum sowie wenige, enge, intravillöse Kapillaren. Die Folgen dieser Veränderungen sind eine Abnahme der Austauschfläche und eine Zunahme der Diffusionsstrecke, was zu einer Zunahme des Gefäßwiderstands und damit zu einer Abnahme des Blutflusses führt.

Bei der Rhesusinkompatibilität sind die Plazenten groß, schwer und ödematös, es bietet sich makroskopisch das Bild des sog. Hydrops placentae. Bei der histologischen Untersuchung zeigen sich plumpe Zotten, ein breiter Trophoblastensaum und ein ödematöses Zottenstroma sowie enge intravillöse Kapillaren. Die Folgen dieser Veränderungen sind wieder eine Abnahme der Austauschfläche und eine Zunahme der Diffusionsstrecke, was wieder zu einer Zunahme des Gefäßwiderstands und damit zu einer Abnahme des Blutflusses führt.

Beim Diabetes mellitus sind die Plazenten ebenfalls groß, schwer und ödematös. Bei dystrophen Feten zeigen die Plazenten mikroskopisch eine geringe Zottenzahl und einen geringen Zottendurchmesser, eine geringe Zottenvaskularisation und ein breites Zottenstroma sowie einen breiten Trophoblastensaum. Außerdem finden sich Veränderungen im Sinne einer proliferativen Endarteriitis sowie fibrinoide Zottennekrosen. Die Auswirkungen auf die Austauschfläche und die Diffusionsstrecke, und somit wieder auf den Gefäßwiderstand und den Blutfluss wurden bereits oben beschrieben. Beim Diabetes mellitus mit eutrophen oder makrosomen Feten hingegen sind die Gefäße weit, was zu normalen qualitativen Strömungsparametern und einer – dem jeweiligen fetalen Gewicht entsprechenden – Steigerung der Volumenströmung führt.

Bei intrauteriner Mangelentwicklung findet sich in 20% der Fälle eine kleine Plazenta mit normaler Histologie. Sonst ergeben die histologischen Untersuchungen häufig Wachstums-, Durchblutungs- und Zottenreifungsstörungen. Außerdem zeigen sich oft Befunde einer Zottenstromafibrose, einer Endangiopathia obliterans oder einer Perivillitis bzw. Villitis. Die hämodynamischen und dopplersonographischen Auswirkungen entsprechen wieder den bereits oben mehrfach beschriebenen.

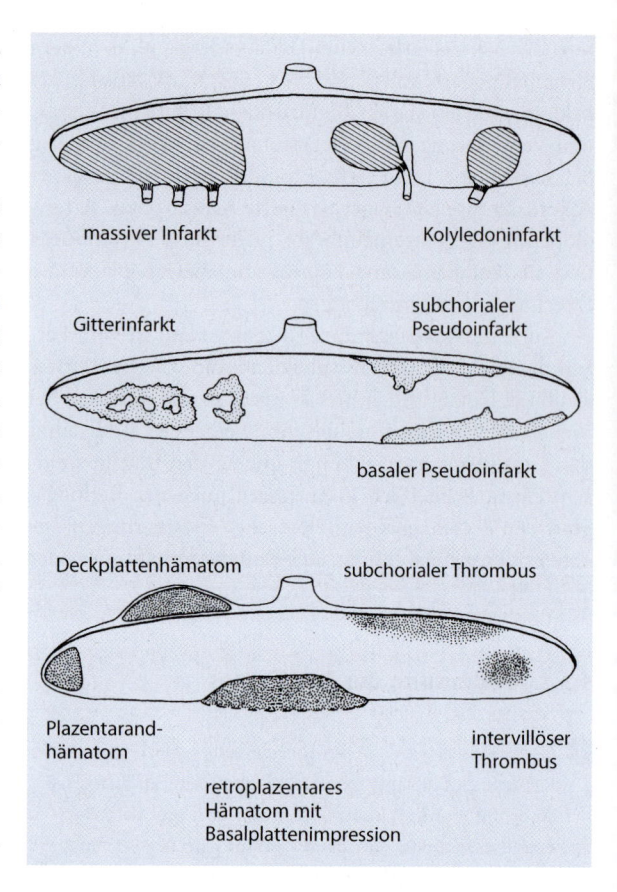

Abb. 1.9. Schematische Darstellung makroskopisch sichtbarer Durchblutungsstörungen der Plazenta. (Aus Vogel 1992)

Bei den plazentaren Durchblutungsstörungen kann zwischen maternoplazentaren und fetoplazentaren Durchblutungsstörungen unterschieden werden (Abb. 1.9). Zu den maternoplazentaren Durchblutungsstörungen zählen der Plazentainfarkt (sog. massiver Infarkt, Kotyledoneninfarkt), der Gitterinfarkt, der Pseudoinfarkt, die intervillöse Thrombose und das Plazentahämatom. Zu den fetoplazentaren Durchblutungsstörungen gehören die Zottenstromablutung, die Zottenstromafibrose und die fetale Thrombose.

Literatur

Aharinejad SH, Lametschwandtner A (1992) Microvascular corrosion casting in scanning electron microscopy. Springer, Berlin Heidelberg New York

Baergen R (2005) Manual of Benirschke and Kaufmann's Pathology of the Human Placenta. Springer, Berlin Heidelberg New York

Becker V, Röckelein G (1989) Pathologie der Plazenta und des Abortes. Springer, Berlin Heidelberg New York

Benirschke K, Kaufmann P, Baergen R. (2006) Pathology of the human placenta. 5th ed. Springer, Berlin Heidelberg New York

Literatur

Graf A-H, Hütter W, Hacker GW, Steiner H, Anderson V, Staudach A, Dietze O (1996) Localisation and distribution of vasoactive neuropeptides in the human placenta. Placenta 17: 413–421

Itskovitz-Eldor J (1997) Fetal and maternal cardiovascular physiology. In: Maulik D (ed) Doppler ultrasound in obstetrics and gynecology, pp 107–128

Maulik D, Zalud I (2005) Doppler Ultrasound in obstetrics and gynecology. 2nd rev. and enlarged ed. Springer, Berlin Heidelberg New York

Kauffmann P, Luckhardt M, Schweikhart G, Cantle SJ (1987) Cross-sectional features and three-dimensional structure of human placental villi. Placenta 8: 235–247

Kiserud T, Eik-Nes SH (1997) Doppler velocimetry of the ductus venosus. In: Maulik D (ed) Doppler ultrasound in obstetrics and gynecology. Springer, Berlin Heidelberg New York, pp 403–422

Kiserud T, Rasmussen S, Skulstad SM (2000) Blood flow and degree of shunting through the ductus venosus in the human fetus. American Journal of Obstetrics and Gynecology 182: 147–153

Kiserud T (2003) Fetal venous circulation. Fetal and Maternal Medicine Reviev 14: 57–95

Moore KL, Persaud TVN (1996) Embryologie. Lehrbuch und Atlas der Entwicklungsgeschichte des Menschen. 4., überarb. und erw. Aufl. Schattauer, Stuttgart

Remmele W (Hrsg) (1997) Pathologie 4 Weibliches Genitale – Mamma – Pathologie der Schwangerschaft, der Plazenta und des Neugeborenen – Infektionskrankheiten des Fetus und des Neugeborenen, Tumoren des Kindesalters – Endokrine Organe. 2., neubearb. Aufl. Springer, Berlin Heidelberg New York

Schröter W (1984) Physiologie der Perinatalzeit. In: von Harnack G-A (Hrsg) Kinderheilkunde. Springer, Berlin Heidelberg New York

Speer CP (2004) Physiologie der Perinatalzeit. In: Koletzko B (Hrsg) Kinderheilkunde und Jugendmedizin. Springer, Berlin Heidelberg New York

Vetter K (1991) Dopplersonographie in der Schwangerschaft. VCH, Weinheim

Vogel M (1992) Atlas der morphologischen Plazentadiagnostik. Springer, Berlin Heidelberg New York

Vogel M (1996) Atlas der morphologischen Plazentadiagnostik. 2. Aufl. Springer, Berlin Heidelberg New York

Physikalische und technische Grundlagen der Dopplersonographie

M. Schelling

2.1 Erzeugung und Empfang von Ultraschallwellen – 13

2.2 Prinzip der Dopplersonographie – 15

2.3 Dopplerverfahren – 16
2.3.1 Kontinuierlicher Doppler (CW-Doppler) – 16
2.3.2 Gepulster Doppler (PW-Doppler) – 17
2.3.3 Farbdoppler – 18
2.3.4 Powerdoppler – 19

2.1 Erzeugung und Empfang von Ultraschallwellen

Ultraschall ist definiert als hochfrequente Schallwellen, die mehr als 20.000 Zyklen/s beinhalten und damit über der Hörgrenze liegen. Die Frequenz des Schalls entspricht der Anzahl der Wellen, die einen bestimmten Punkt pro Zeiteinheit durchlaufen und wird in Hertz (Hz=1 Schwingung/s) ausgedrückt. Sie entspricht im hörbaren Bereich der Tonhöhe. Die in der medizinischen Ultraschalldiagnostik eingesetzten Geräte arbeiten im Megahertz-Bereich (MHz=1.000.000 Schwingungen/s) i. Allg. mit Frequenzen von 2–16 MHz. Je höher die Frequenz des abgestrahlten Schalls ist, desto besser die Auflösung des erhaltenen Bildes. Die Eindringtiefe des Schalls nimmt dagegen mit zunehmender Frequenz ab.

Die Schallintensität I (Schwingungsenergie E × medienspezifische Schallausbreitungsgeschwindigkeit c) resultiert aus dem Schwingungshub des Schallerzeugers und bestimmt im hörbaren Bereich die Lautstärke eines Tons. Diese Schallintensität wird in W/cm^2 angegeben. Die Ausbreitungsgeschwindigkeit von Ultraschallwellen liegt im Körpergewebe bei durchschnittlich 1540 m/s, eine Ausnahme bilden lediglich feste Gewebe (z. B. Knochen bis 3600 m/s) und lufthaltige Areale (z. B. Lunge 650 m/s). Die in der Geburtshilfe und Gynäkologie gängigen Abdominalschallköpfe arbeiten mit Frequenzen von 3,5–5,0 MHz, während die Transvaginalsonden in der Regel 7,5 MHz bieten.

Die Ausbreitung von Schallwellen im Körper wird im Gewebe und an den Grenzflächen zweier Medien oder Gewebearten von verschiedenen physikalischen Effekten beeinflusst. Die Dämpfung oder Absorption beschreibt die Schwächung der Schallwelle beim Durchlaufen eines Mediums infolge von Reibungsverlusten. Bei der Passage von Luft beispielsweise erfolgt eine starke Absorption, während Flüssigkeiten den Schall nur gering abschwächen. Das Ausmaß der Dämpfung ist dabei frequenzabhängig. Bei hohen Frequenzen nimmt die Penetrationsfähigkeit des Schalls ab, die Eindringtiefe wird dadurch geringer.

Die Impedanz beschreibt das Verhältnis zwischen dem Schalldruck und der daraus resultierenden Molekülbewegung. Gewebe mit hoher Dichte (hohe Impedanz) stellen für die den Körper durchlaufende Schallwelle im Gegensatz zu Geweben mit geringer Dichte (niedrige Impedanz) einen wesentlich größeren Widerstand dar. Der Übergang von Medien mit unterschiedlicher Dichte geht mit einer sprunghaften Änderung der Impedanz einher (Impedanzsprung), die Schallwelle wird von ihrem geradlinigen Weg abgelenkt und z. T. an der Grenzfläche reflektiert.

Die **Reflexion** einer Schallwelle an der Grenzfläche zwischen 2 Medien ist abhängig von der Gewebedichte der Medien und dem Einfallswinkel der Schallwelle. Je höher der Dichteunterschied und damit der Impedanzsprung ist, desto größer ist der Anteil der Reflexion der Schallwelle. Beim Übergang von Gewebe zu Luft beispielsweise wird nahezu der gesamte Schall reflektiert. Trifft die Schallwelle nicht senkrecht, sondern tangential auf eine Grenzfläche, so wird der Schall nach dem Reflexionsgesetz (Einfallswinkel = Ausfallswinkel) reflektiert, ein Teil der eingestrahlten Schallwelle geht damit als Echosignal verloren. Bei Unregelmäßigkeiten der akustischen Grenzfläche kommt es zum Effekt der **Streuung**, der Schallstrahl wird breitwinklig und diffus reflektiert.

Das Phänomen der **Brechung** tritt ebenfalls bei schrägem Auftreffen des Schallstrahls auf eine Grenzfläche auf. Der Schallstrahl wird beim Eintritt in das 2. Medium von seiner ursprünglichen Richtung abgelenkt. Je spitzer der Einfallswinkel und je größer der Unterschied der spezifischen Schallgeschwindigkeiten im jeweiligen Medium, desto ausgeprägter ist auch die Brechung. Da sich die Schallgeschwindigkeiten in biologischem Gewebe bis auf wenige Ausnahmen nur geringfügig unterscheiden, ist die Abweichung der Schallrichtung durch Brechung nur gering.

Alle Verfahren zur Erzeugung von hochfrequentem Schall basieren auf dem piezoelektrischen Effekt (Curie u. Curie 1880). Dieser beschreibt die Verformung von Kristallen durch das Anlegen einer elektrischen Spannung (reziproker Piezoeffekt – entspricht dem Sender) und umgekehrt die Konvertierung von mechanischer Verformung in eine elektrische Spannung (direkter Piezoeffekt – entspricht dem Empfänger). Bei den in der bildgebenden Sonographie üblichen Schallköpfen liegen bis zu 200 oder mehr solcher Piezokristalle nebeneinander. Die von diesen Kristallen in kurzen Impulsen erzeugten Schallwellen breiten sich im Körpergewebe aus, die reflektierten Schallwellen werden in den Sendepausen empfangen und über entsprechende Verstärker der Bilderzeugung zugeführt. Aus der Laufzeit vom Sender bis zur reflektierenden Grenzfläche und zurück kann auf die Entfernung bzw. die Tiefe des Reflektors geschlossen werden.

Technische Fortschritte in der apparativen Ausstattung haben zu einer drastischen Verbesserung in der Bilderzeugung und Bildauflösung geführt. Der Bildaufbau des Ultraschalls ist weit schneller als das zeitliche Auflösungsvermögen des menschlichen Auges, sodass das Untersuchungsobjekt im Echtzeitmodus (Real-Time) abgebildet werden kann.

Das **A-(Amplituden)-Mode-Verfahren** ist das einfachste Ultraschallprinzip. Hierbei führt das reflektierte Schallecho zur Auslenkung eines Elektronenstrahls, die Höhe der Auslenkung ist dabei proportional zur Intensität des reflektierten Schalls. Dieses Verfahren wird heute jedoch nur noch in wenigen Gebieten eingesetzt (z. B. Nebenhöhlen-, Augen-, Orbitadiagnostik).

Das **M-(Motion)-Mode-Verfahren** dient der quantitativen Erfassung eines Bewegungsvorgangs. Die von den Grenzflächen ausgelösten Reflexe führen bei Bewegung dieser Grenzfläche zu einer entsprechenden Signaländerung, damit wird in Echtzeit die Positionsveränderung der Grenzfläche registriert. Dieses Verfahren kommt vor allem in der Kardiologie (Herzklappendiagnostik) zum Einsatz, aber auch in der Geburtshilfe kann damit die Bewegung des fetalen Herzens und damit die Vitalität des Feten dokumentiert werden.

Die »Real-time-Darstellung« des **B-(Brightness)-Mode-Verfahrens** tastet das Untersuchungsgebiet mit einer hohen Bildrate automatisch ab. Die dabei eingesetzten Sonden bestehen aus nebeneinander liegenden Piezokristallen, die durch das Impulsverfahren sowohl als Sender als auch als Empfänger dienen. Jedes Echo kommt entsprechend der Entfernung des reflektierenden Objekts und davon abhängig des zeitlichen Eintreffens am Empfänger auf einer vertikalen Bildzeile in Form eines weißen Punktes zur Darstellung. Die verschiedenen Amplituden der reflektierten Echos werden dabei verschiedenen Helligkeitsstufen zugeordnet (Grauwertdarstellung). Je nach Art der Schalleinstrahlung wird unterschieden zwischen:
- Linearscannern (parallele Einstrahlung, plane Kontaktfläche, z. B. Mammasonde),
- Konvexscannern (divergente Einstrahlung, Radius der Kontaktfläche >20 mm, z. B. geburtshilfliche Abdominalsonde) und
- Sektorscannern (divergente Einstrahlung, Radius der Kontaktfläche <20 mm, z. B. Transvaginalsonde).

Beim **dreidimensionalen (3-D-)Ultraschall** kann die Akquisition des sonographischen Datensatzes durch verschiedene Methoden erfolgen. Die derzeit am Markt erhältlichen Ultraschallsysteme basieren auf der systematischen Aufnahme (methodischer Scan) einer Anzahl von Schnitten. Der 3-D-Bildaufbau resultiert aus parallel verschobenen, zweidimensionalen (2-D-)Schnitten (Parallelscan) oder aus fächerförmig angeordneten Schnitten (Fächer- oder Sweep-Scan). Die Präsentation der Ultraschalldaten erfolgt primär durch simultane Darstellung dreier aufeinander senkrecht stehender Ebenen. Durch Translation und Rotation in allen Freiheitsgraden (x-, y- und z-Achse) können beliebig viele, nachträglich wählbare Ebenen dargestellt werden. Zur Oberflächen- und Durchsichtsdarstellung muss der Datensatz weiter bearbeitet werden. Ein weiterer technischer Schritt ist die 3-D-Darstellung im Real-time-Bild (sog. 4-D-Darstellung).

2.2 Prinzip der Dopplersonographie

Mit seiner Schrift »Über das farbige Licht der Doppelsterne« beschrieb Christian Johann Doppler 1842 erstmals das physikalische Prinzip, das der Dopplersonographie zugrunde liegt (Doppler 1907). Seine Beobachtung, dass Himmelskörper längerwelliges Licht ausstrahlen, wenn sie sich von der Erde wegbewegen und kürzerwelliges Licht abgeben bei Annäherung an die Erde, ist auch auf die Akustik übertragbar.

Bewegt sich ein Schallerzeuger auf den Empfänger zu, registriert dieser Empfänger eine höhere Frequenz als die tatsächlich vom Sender abgestrahlte. Bei Bewegung vom Empfänger weg resultiert eine Frequenzerniedrigung. Dieses Phänomen ist aus dem Alltag bekannt. Ein Fahrzeug, das sich nähert, erzeugt beim unbewegten Beobachter einen höheren Ton, bei Entfernung vom Beobachter dagegen einen niedrigeren Ton, obwohl die Tonfrequenz die vom Fahrzeug generiert wird, dieselbe bleibt.

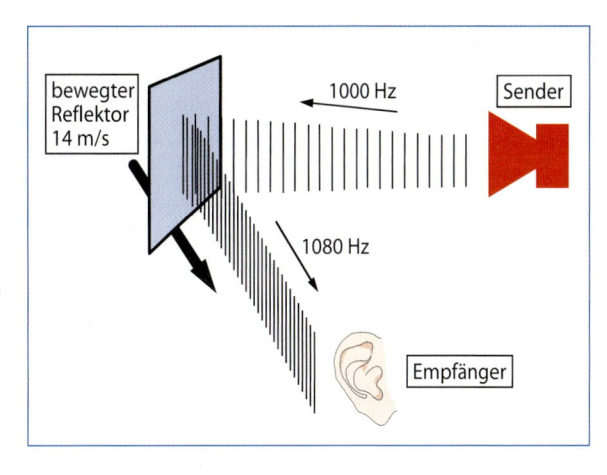

Abb. 2.1. Schematische Darstellung des Dopplereffekts mit Sender, beispielhafter Sendefrequenz (1000 Hz), bewegtem Reflektor (14 m/s), entsprechender Shiftfrequenz (1080 Hz) und Empfänger. Bei Bewegung des Reflektors auf den Empfänger zu erhöht sich die Shiftfrequenz, bei Bewegung vom Empfänger weg sinkt die Shiftfrequenz im Vergleich zur Sendefrequenz ab

> **Die vereinfachte Formel zur Errechnung dieser Frequenzänderung lautet:**
>
> $Fd = (F0 \times v)/c$;
>
> dabei gilt:
> - v = Geschwindigkeit des Schallerzeugers (m/s),
> - Fd = Frequenzdifferenz zwischen emittiertem und empfangenem Ultraschall (Hz),
> - c = Konstante für Schallgeschwindigkeit im durchschallten Medium (m/s) und
> - F0 = emittierte Ultraschallfrequenz (Hz).

> **Die Blutflussgeschwindigkeit** wird nach folgender Formel berechnet:
>
> $v = (Fd \times c)/(F0 \times 2 \times \cos\alpha)$
>
> dabei gilt:
> - v = Geschwindigkeit der Blutsäule (m/s),
> - Fd = Frequenzdifferenz zwischen emittiertem und reflektiertem Ultraschall (Hz),
> - c = Konstante für Schallgeschwindigkeit im durchschallten Medium (m/s, im Mittel 1540 m/s),
> - F = emittierte Ultraschallfrequenz (Hz) und
> - α = Winkel zwischen emittiertem Ultraschallstrahl und Gefäßachse.

Ebenso ändert sich die Schallfrequenz, wenn es sich bei dem »Schallerzeuger« um einen sich bewegenden Schallreflektor handelt (Abb. 2.1). Dabei ist die Frequenzänderung proportional zur Geschwindigkeit des Schallerzeugers oder Reflektors. Da sich sowohl beim Auftreffen des Schalls auf den sich bewegenden Reflektor als auch beim Abstrahlen von dessen Oberfläche eine gleichsinnige Frequenzänderung ergibt, addieren sich diese Effekte, und es resultiert eine doppelte Frequenzverschiebung. Die Formel zur Errechnung dieser Frequenzänderung lautet daher:

$$FD = (F0 \times v \times 2)/c$$

Bei der Dopplersonographie resultiert die Frequenzänderung der abgestrahlten und an den korpuskulären Blutbestandteilen reflektierten Schallwellen aus der Bewegung (Fluss) der Reflektoren (v. a. Erythrozyten). Die Änderung der reflektierten Frequenz (Dopplershiftfrequenz) ist dabei proportional zur Geschwindigkeit der Blutsäule. Damit kann aus der Frequenzverschiebung die Flussgeschwindigkeit der korpuskulären Blutbestandteile ermittelt werden.

Physikalisch bedingt ändert sich die reflektierte Frequenz jedoch nur, wenn eine eindeutige Bewegung auf den Empfänger zu oder vom Empfänger weg vorliegt. Bewegt sich der Reflektor senkrecht zum Sender und Empfänger, zeigt sich keine Frequenzverschiebung. Diese Tatsache ist in der Formel für die Berechnung der Stromgeschwindigkeit als cos α (Kosinus des Winkels zwischen emittiertem Schallstrahl und Reflektorbewegung, also der Gefäßachse) enthalten. Bei einem Insonationswinkel (Winkel zwischen Schallstrahl und Gefäßachse) von 90° ergibt sich ein cos α von null, womit die resultierende Strömungsgeschwindigkeit ebenfalls null betragen würde. Je steiler also der Insonationswinkel ist, desto höher liegt die resultierende Frequenzverschiebung (Dopplershiftfrequenz). Für eine verlässliche Registrierung der Blutflussgeschwindigkeit sollte daher ein Insonationswinkel von unter 60° gewählt werden.

Da in einem Blutgefäß laminare Strömungsverhältnisse vorliegen, werden zu einem bestimmten Zeitpunkt verschiedene Geschwindigkeiten erfasst (von der Maximalgeschwindigkeit der zentralen Blutsäule bis zu niedrigen Geschwindigkeiten randständiger Erythrozyten). Diese verschiedenen Geschwindigkeiten können durch die sog. Spektralanalyse des Dopplergeräts aufgeschlüsselt und durch unterschiedliche Signalzusammensetzungen und Signalintensitäten angezeigt werden (◘ Abb. 2.2). Unterschiedliche Geschwindigkeiten werden durch unterschiedliche Positionen der Bildpunkte angezeigt. Je mehr Erythrozyten sich mit derselben Geschwindigkeit bewegen, desto intenser (heller) wird das Signal in dem entsprechenden Geschwindigkeitsbereich.

Das Dopplerspektrum zeigt somit bei adäquaten Untersuchungsbedingungen den zeitlichen Verlauf der verschiedenen Blutströmungsgeschwindigkeiten in einem untersuchten Gefäßabschnitt. Die Hüllkurve des Dopplerspektrums zeigt dabei die Maximalgeschwindigkeit in dem untersuchten Gefäßquerschnitt an und kann für die quantitativen Auswertungen verwendet werden (herzzyklusabhängige Maximalgeschwindigkeiten, Indexberechnungen).

Alle Frequenzverschiebungen innerhalb des Messbereichs können gleichzeitig auch in hörbare Signale konvertiert werden, sodass zur optischen Darstellung des Dopplersignals zusätzlich eine akustische Anzeige erfolgt. Die Blutflussgeschwindigkeit wird dabei in Tonhöhe kodiert, die Verteilung der einzelnen Strömungsgeschwindigkeiten im gemessenen Gefäß bestimmt die Rauschqualität (Frequenzspektrum), und die Anzahl der identischen Frequenzverschiebungen wird durch die Lautstärke der einzelnen Tonfrequenzbereiche charakterisiert. Bereits am akustischen Signal kann somit die Dopplersignalqualität abgeschätzt werden.

2.3 Dopplerverfahren

2.3.1 Kontinuierlicher Doppler (CW-Doppler)

Beim kontinuierlichen Doppler (Continous Wave) arbeiten Sende- und Empfangskristalle getrennt, jedoch gleichzeitig und kontinuierlich (◘ Abb. 2.3). Es erfolgt eine ständige Registrierung der durch Strömungen im untersuchten Gebiet auftretenden Frequenzverschiebungen. Damit kann der CW-Doppler auch hohe Dopplershiftfrequenzen bei schneller Strömungsgeschwindigkeit ohne Einschränkung erfassen.

Beim direktionalen CW-Doppler wird die Frequenzverschiebung, abhängig von Frequenzerhöhung oder Frequenzerniedrigung, verarbeitet und in positive Spektren (bei Strömung zum Schallkopf hin) oder negative Spektren (bei Strömung vom Schallkopf weg) transformiert. Damit beinhaltet diese Signalverarbeitung eine Richtungsinformation. Beim nichtdirektionalen CW-Doppler wird lediglich der Betrag der Frequenzverschiebung verarbeitet, damit ist keine Aussage über die Richtung der Blutströmung möglich.

Eine Selektion spezifischer Messbereiche (Tiefenselektion) ist mit dem CW-Doppler allerdings nicht möglich. Es wird die Summation aller Frequenzverschiebungen im Untersuchungsgebiet registriert. Bei mehreren Gefäßen im Verlauf des Schallstrahles entsteht daher ein nicht mehr verwertbares Mischsignal.

Weiterhin ist die gleichzeitige B-Bildgebung beim CW-Doppler durch die ausnahmslose Verarbeitung des Signals bezüglich der Frequenzshifts nicht möglich. Damit können die zu untersuchenden Gefäße nicht visuell aufgesucht werden. Auch der für die Qualität des Dopplersignals

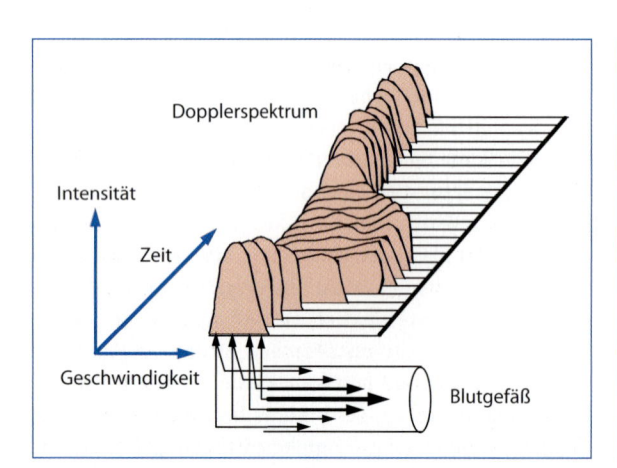

◘ **Abb. 2.2.** Auflösung des Dopplerspektrums nach den Qualitäten Geschwindigkeit, Verteilung der Geschwindigkeiten im Gefäß (Intensität) und nach zeitabhängiger Änderung der Strömungsgeschwindigkeiten (Zeit). Durch die laminare Strömung im Blutgefäß resultieren zu einem bestimmten Zeitpunkt unterschiedliche Geschwindigkeiten

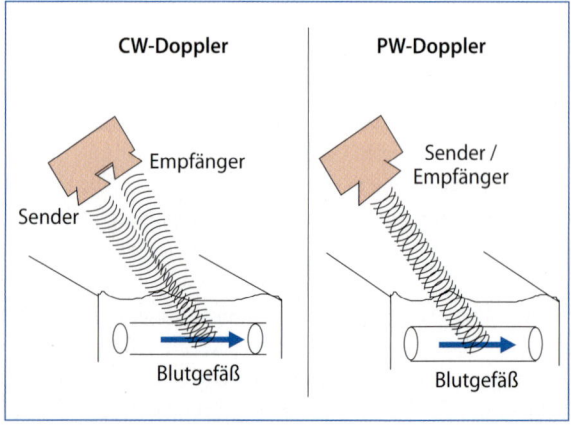

◘ **Abb. 2.3.** Prinzip des CW-Dopplers (Sende- und Empfangskristalle sind getrennt angeordnet, dadurch wird eine kontinuierliche Signalverarbeitung möglich) und des PW-Dopplers (zum Senden und Empfangen wird dieselbe Kristallgruppe eingesetzt, die reflektierten Schallechos werden zwischen den einzelnen Schallpulsen empfangen)

bedeutsame Winkel zwischen Schallstrahl und Gefäßachse kann somit nicht ermittelt werden. Die Schallbedingungen müssen daher allein am Dopplersignal bewertet werden.

Dadurch ist der klinische Einsatz des CW-Dopplers limitiert und beschränkt sich mittlerweile auf die vorwiegend wissenschaftliche Anwendung bei wenigen Gefäßen mit hohen Geschwindigkeiten (z. B. Herzdiagnostik).

2.3.2 Gepulster Doppler (PW-Doppler)

Beim gepulsten Doppler (Pulsed Wave) wird dieselbe Kristallgruppe zum Senden und Empfangen der Signale genutzt (Abb. 2.3). Zwischen den einzelnen kurzen Schallpulsen dienen die Kristallgruppen dem Empfang des reflektierten Schallstrahls. In den Sendepausen werden die reflektierten Schallsignale sowohl für die Frequenzanalyse als auch für die B-Bildverarbeitung empfangen und verarbeitet. Durch diese intermittierende Verarbeitung der Signale ist die gleichzeitige Erzeugung eines Real-time-Bilds möglich (Duplexscanner), wenn auch mit reduzierter zeitlicher Auflösung. Damit können die im Dopplerverfahren zu untersuchenden Blutgefäße selektiv anhand der Sonomorphologie visualisiert werden.

Da die emittierten Schallwellen, je nach Tiefe des Reflexionsortes, unterschiedliche Laufzeiten aufweisen, kann durch die Selektion bestimmter Empfangszeiten mittels Zeittor ein Echofenster, das sog. Sample Volume definiert werden (Abb. 2.4). Damit werden nur die aus einer definierten Tiefe reflektierten Schallwellen registriert. Die zeitlich vorher oder nachher eintreffenden Schallwellen werden ignoriert und nicht weiter verarbeitet. Durch Änderung der Empfangszeiten kann auch die räumliche Ausdehnung des Echofensters variiert und unterschiedlichen Gefäßquerschnitten angepasst werden. Damit ist es bei zusätzlichem Einsatz der B-Bildgebung (Duplexverfahren) möglich, die Blutströmung gezielt aus dem gesamten Querschnitt des interessierenden Gefäßes zu registrieren (Abb. 2.4).

Durch die Selektion einzelner Kristallgruppen des Schallkopfes für die Verarbeitung des Dopplerverfahrens ist es weiterhin möglich, den Insonationswinkel (Winkel zwischen Schallstrahl und Gefäßachse) bis zu einem gewissen Maß zu variieren und damit zu optimieren.

Die Häufigkeit, mit der die einzelnen Ultraschallimpulse entsendet werden, wird als Pulsrepetitionsfrequenz (PRF) bezeichnet. Zwischen diesen einzelnen Schallpulsen, die in der Regel mit einer PRF von 2–8 kHz entsendet werden, werden das reflektierte Schallecho und das Signal für die B-Bildgebung empfangen. Die gepulste Technik empfängt also nicht ein kontinuierliches Signal sondern einzelne Signalsegmente, aus denen die Dopplerkurve rekonstruiert wird (Abb. 2.4).

Die Pulsrepetitionsfrequenz ist dabei der Tiefe des zu messenden Gefäßes und der zu registrierenden Blutflussgeschwindigkeit anzupassen. Bei weit vom Schallkopf entfernten Gefäßen muss die PRF aufgrund der längeren Laufzeiten der Schallwellen niedriger gewählt werden, damit die empfangenen Signale dem gesendeten Signal noch richtig zugeordnet werden können. Andererseits verlangen hohe Blutströmungsgeschwindigkeiten mit entsprechend hohen Shiftfrequenzen eine hohe PRF, um die Rekonstruktion der Dopplerkurve aus den einzelnen Empfangssegmenten noch zuverlässig zu ermöglichen.

Physikalisch bedingt sind mit dem gepulsten Verfahren aber nur Dopplerfrequenzen bis zur sog. Nyquist-Frequenz (=½ PRF) eindeutig zuzuordnen. Das bedeutet, dass die Pulsrepetitionsfrequenz mindestens doppelt so hoch sein muss, wie die maximal zu messende Dopplerfrequenz.

Wird diese Nyquist-Frequenz (Nyquist-Limit) bei sehr hohen Strömungsgeschwindigkeiten (wie z. B im Herzen) oder bei sehr tiefliegenden Gefäßen (aufgrund der notwendigen niedrigen PRF) überschritten, stehen nicht genügend Einzelimpulse zur Rekonstruktion der Dopplerkurve zur Verfügung. Es werden die höchsten Frequenzen verkannt, dem Rückwärtskanal zugeordnet und damit als retrograde Strömung angezeigt (sog. Aliasing-Phänomen) (Abb. 2.5). Eine quantitative Auswertung der Hüllkurve wird damit unmöglich. Tritt dieses Aliasing-Phänomen auf, muss entweder die PRF weiter erhöht werden, oder – falls dies aufgrund der physikalischen Gegebenheiten nicht möglich ist – der Insonationswinkel vergrößert werden, womit sich die Dopplershiftfrequenz konsekutiv verringert. Für die Registrierung eines verlässlichen Dopplerspektrums sollte allerdings, wie erwähnt, der Insonationswinkel maximal 60° betragen.

Bewegungen im Untersuchungsgebiet resultieren in Frequenzverschiebungen. Da die Bewegung der Ge-

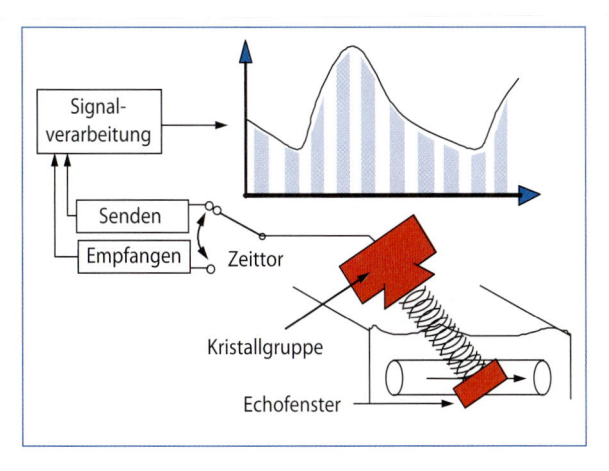

Abb. 2.4. Signalverarbeitung beim PW-Doppler: Durch das elektronische Zeittor werden die empfangenen Signale anhand der Laufgeschwindigkeit einem bestimmten Tiefenbereich zugeordnet. Hierdurch entsteht das sog. Echofenster, das die tiefenselektive Registrierung von Blutfluss erlaubt

Abb. 2.5. Aliasing-Phänomen bei hoher Strömungsgeschwindigkeit und bzw. oder tiefliegendem Gefäß: Die schnellen Geschwindigkeiten werden zunächst dem Rückwärtskanal und bei weiterer Steigerung erneut dem Vorwärtskanal zugeordnet. Vergleichbar ist der Effekt mit einem sich zunehmend schneller drehenden Speichenrad, das dem Betrachter bei Überschreitung des zeitlichen Auflösungsvermögens des Auges wechselseitig Vorwärtsdrehung, Rückwärtsdrehung und erneut Vorwärtsdrehung vermittelt

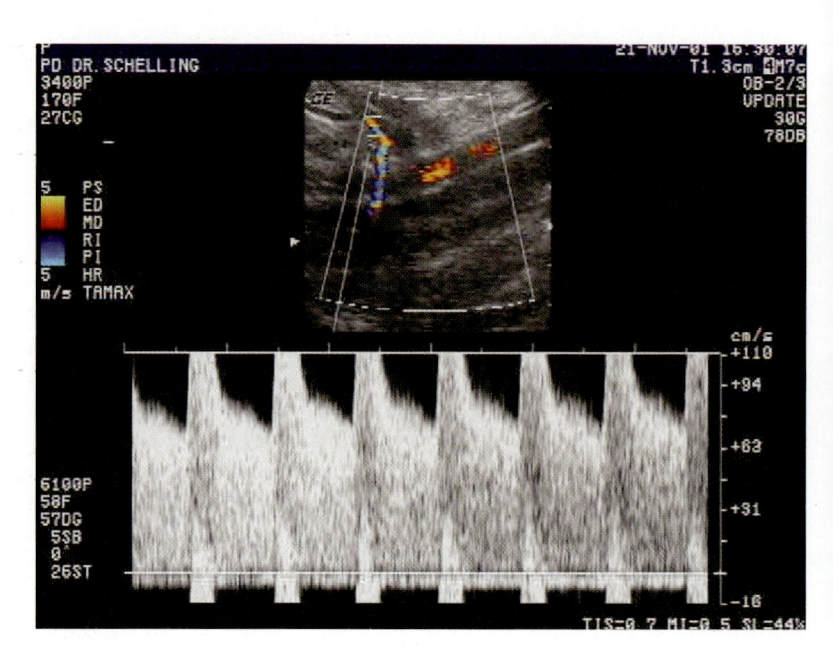

fäßwand ebenfalls ein zwar niederfrequentes (langsame Bewegung), aber hochintenses (Gefäßwanddicke) Signal erzeugt, wird zur Unterdrückung dieses Musters ein sog. Hochpassfilter (Wall-motion-Filter) eingesetzt. Dieser eliminiert die niederfrequenten Gefäßwandsignale. Da eine selektive Filterung allerdings nicht möglich ist, werden auch die Signale der niedrigen Flussgeschwindigkeiten von korpuskulären Blutbestandteilen eliminiert. Dies führt einerseits zu einer Überschätzung der mittleren Strömungsgeschwindigkeit, andererseits können bei Einsatz eines starken Hochpassfilters auch niedrige enddiastolische Maximalgeschwindigkeiten herausgefiltert und somit artifizielle Nullflüsse produziert werden. Daher sollten lediglich Hochpassfilter bis maximal 100 Hz eingesetzt werden (bei der Detektion langsamer Flussgeschwindigkeiten besser bis 50 Hz).

2.3.3 Farbdoppler

Bei der farbkodierten Dopplersonographie werden die von einem interessierenden Areal empfangenen Shiftfrequenzen in Farbe umkodiert. Da der Farbdoppler eine Vielzahl von Echofenstern verwendet, resultiert eine flächenhafte Darstellung der verschiedenen Blutflussgeschwindigkeiten im Messbereich. Eine Erhöhung der Shiftfrequenz (Blutströmung auf den Schallkopf zu) erhält dabei konventionsgemäß die Farbe rot, eine erniedrigte Shiftfrequenz (Blutströmung vom Schallkopf weg) die Farbe blau. Da sich bei einem Auftreffen des Schallstrahls im 90°-Winkel auf das Gefäß keine Shiftfrequenz ergibt, wird dieser Bereich farblos, also vermeintlich ohne Fluss dargestellt (Abb. 2.6).

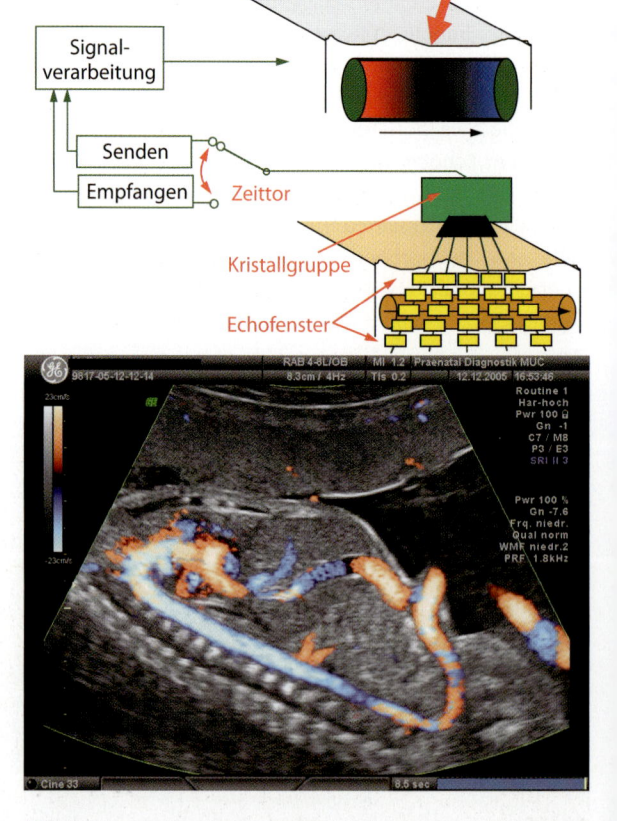

Abb. 2.6. Signalverarbeitung beim Farbdoppler: Die aus der Vielzahl von Echofenstern erhaltenen Flussgeschwindigkeiten werden in Farbe umkodiert, wobei die Farbhelligkeit der registrierten Geschwindigkeit entspricht. Beim senkrechten Auftreffen des Schallstrahls auf die Gefäßachse resultiert keine Frequenzverschiebung; damit ist der registrierte Fluss vermeintlich Null und die Farbkodierung schwarz (jeweils *roter Pfeil*)

Hohe Geschwindigkeiten werden bei der Farbkodierung durch hellere Farbtöne, langsamere Geschwindigkeiten durch dunklere Farbtöne angezeigt. Turbulenzen, bei denen eine eindeutige Flussrichtung nicht festzulegen ist, werden grün kodiert. Bei hohen Geschwindigkeiten bewirkt das Aliasing-Phänomen einen Farbumschlag.

Die Farbkodierung erlaubt durch die flächenhafte Visualisierung von Strömung bei unterlegtem B-Bild die Identifizierung und gezielte Untersuchung auch von sehr kleinen Gefäßen mit langsamer Strömungsgeschwindigkeit. Dabei ist allerdings eine Aussage über die absoluten Geschwindigkeiten nicht möglich. Hierzu muss das gepulste Verfahren mit Spektralanalyse angewendet werden.

Da sich mit Zunahme der eingesetzten Echofenster die Zeitintervalle von Puls zu Puls verlängern, resultiert bei Einsatz des Farbdopplers ein verlangsamter Bildaufbau mit konsekutiv verschlechtertem zeitlichem Auflösungsvermögen. Dieser Effekt ist sehr ausgeprägt beim Einsatz des sog. Triplex-Mode, d. h., wenn die pulsatil emittierten und reflektierten Schallwellen gleichzeitig für die Erzeugung des B-Bildes, des Farbdopplersignals und auch des Flussspektrums verarbeitet werden. Daher sollte als optimierter Untersuchungsgang das interessierende Gefäßgebiet zunächst im B-Bild aufgesucht werden, anschließend im farbkodierten Doppler die Gefäßstrukturen identifiziert werden und zuletzt nach Positionierung des Echofensters über dem zu messendem Blutgefäß ausschließlich das Pulsdopplersignal abgeleitet werden. Damit wird die zur Verfügung stehende PRF ausschließlich für den momentan eingesetzten Modus verwendet.

2.3.4 Powerdoppler

Neben Geschwindigkeit und Richtung kann auch die Amplitudenfläche des Schallsignals farbkodiert dargestellt werden. Diese Amplitude wird durch die Menge der korpuskulären Blutbestandteile definiert und ist unabhängig von der Strömungsrichtung und damit dem Insonationswinkel. Damit ist die komplette flächenhafte Erfassung von Strömungen in der farbkodierten Darstellung möglich (einheitliche Farbe), auch wenn diese Strömungen senkrecht zum Schallstrahl verlaufen. Auf eine Richtungs- und Geschwindigkeitsinformation muss dabei zunächst allerdings verzichtet werden. Da das Amplitudensignal rauschärmer als die Frequenzverschiebung ist, gelingt auch die Erfassung von sehr langsamen Geschwindigkeiten. Daher kommt dieses Verfahren bevorzugt zur Darstellung kleinster Gefäße zum Einsatz, wobei eine Darstellung von Flussgeschwindigkeiten bis ca. 0,03 cm/s möglich erscheint. Durch die Mischung der konventionellen Farbdopplersonographie mit der Powerdopplersonographie ist der Vorteil der sensitiven Erfassung niedriger Geschwindigkeiten und dennoch einer Richtungsinformation gegeben (sog. bidirektionaler Powerdoppler). Kommen diese Methoden im Rahmen der 3-D-Sonographie zum Einsatz, ist die transparente Darstellung ganzer Gefäßversorgungsgebiete möglich (Abb. 2.7).

Literatur

Curie I, Curie P (1880) Développement par pression de l'éctricité polaire dans les cristaux hémièdres faces inclinées. CR 91:294

Doppler C (1907) Über das farbige Licht der Doppelsterne (1842). Ostwalds Klassiker, Prag Leipzig

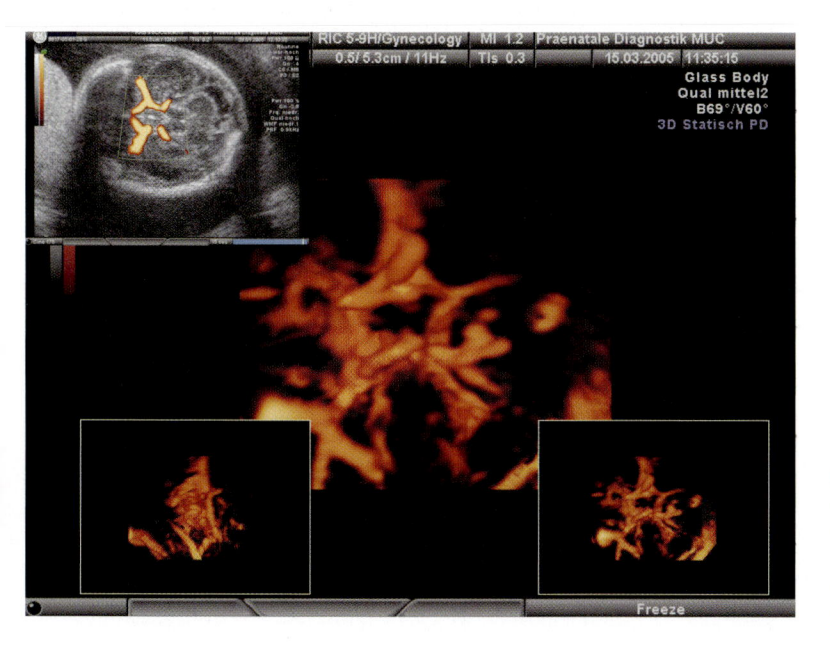

Abb. 2.7. Konventionelle zweidimensionale (*oben links*) und dreidimensionale Darstellung des Circulus Willisii im Powerdopplermodus. Durch Drehung des Volumens sind unterschiedliche Ansichten des Gefäßgebietes möglich (*unten*)

Analyse des Blutflussmusters

H. Schaffer und H. Steiner

3.1　Grundlagen　– 21

3.2　Quantitative Signalanalyse　– 23

3.3　Qualitative Signalanalyse　– 23
3.3.1　Resistance-Index　– 23
3.3.2　A/B-Ratio　– 24
3.3.3　Pulsatility-Index　– 24
3.3.4　Vergleich von A/B-Ratio, RI und PI　– 25
3.3.5　Weitere Indizes　– 26
3.3.6　Blutflussklassen　– 26
3.3.7　Qualitative Signalanalyse des venösen Dopplersignals　– 26
3.3.8　Vergleich arterieller und venöser Indizes　– 26

3.1　Grundlagen

Die Blutströmung der zu untersuchenden Gefäße wird am Ultraschallmonitor in der üblichen zweidimensionalen (2-D-) Darstellung (x-Achse: Zeit; y-Achse: Frequenzspektrum) wiedergegeben (Abb. 3.1). Die Verschiebung der reflektierten Ultraschallfrequenzen gegenüber den Sendefrequenzen (Dopplershiftfrequenz) repräsentiert, schallwinkelabhängig, die Geschwindigkeit des zu messenden Objekts (Erythrozyten). Die Frequenzdichte (Geschwindigkeitsprofil) wird als Größe in der 3. Ebene (z-Achse), am Monitor durch die Intensität der Leuchtpunkte dargestellt (Abb. 3.2).

Durch ein Histogramm lässt sich die Frequenzdichte zu jedem beliebigen Zeitpunkt darstellen (Anzahl der randständigen, langsameren und der zentralen schnelleren Erythrozyten). Halbiert man zu einem beliebigen Zeitpunkt (t) die Fläche unter der Kurve im Histogramm so, dass sich links und rechts von der Teilungslinie gleich große Flächen ($A_1 = A_2$) ergeben, dann erhält man die mittlere Geschwindigkeit (v_{mitt}, spatial average velocity = SAV). Die Fläche unter dieser Kurve ergibt die über einen Herzzyklus gemittelte Geschwindigkeit der mittleren Geschwindigkeiten ($v_{mean\ mitt}$, time average of spatial average velocity=TASAV). Die Summe der Maximalgeschwindigkeiten (v_{max}, maximum velocity = MV) ergibt die einhüllende Kurve des Dopplersignals, die Fläche unter dieser Kurve ergibt die über einen Herzzyklus gemittelte Geschwindigkeit der Maximalgeschwindigkeit ($v_{mean\ max}$, time average of maximum velocity = TAMV). Der höchste Punkt (F) im Spektralfenster (E) zum Zeitpunkt (t) ergibt jeweils die niedrigste Geschwindigkeit (v_{min}) im Dopplerspektrum (wandständige, langsamere Erythrozyten). Je größer das Spektralfenster ist, desto uniformer sind die Geschwindigkeiten der Erythrozyten, z. B. bei fetaler Anämie durch die Viskositätsabnahme des Blutes (Bilardo et al. 1987; Rightmire et al. 1986; Schaffer et al. 1992; Steiner et al. 1995; Vetter et al. 1985).

Der systolische Strompuls (S) wird durch die Herzaktivität bestimmt. Bei hoch pulsatilen Signalen haben wir in der Systole hauptsächlich einen »Plug-Flow«, d. h. die randständigen und die zentralen Erythrozyten sind annähernd gleich schnell. Der diastolische Strompuls (D) wird durch die Abflussgeschwindigkeit des Blutes bestimmt, beeinflusst durch die Compliance (Dehnbarkeit des Gefäßes) und den Gefäßwiderstand. In der Diastole haben wir vorwiegend einen Profil-Flow, d. h. die randständigen Erythrozyten fließen deutlich langsamer als die zentralen Erythrozyten. Die Anstiegssteilheit des Signals spiegelt die Kontraktilität des Myokards wider.

Kapitel 3 · Analyse des Blutflussmusters

C	...	maximale Geschwindigkeit (v_{max}) zum Zeitpunkt t
M	...	mittlere Geschwindigkeit (v_{mitt}) zum Zeitpunkt t
F	...	minimale Geschwindigkeit (v_{min}) zum Zeitpunkt t, ist gleich der höchste Punkt im Spektralfenster
$v_{mean\,max}$	...	die über einen Herzzyklus gemittelte Geschwindigkeit der Maximalgeschwindigkeiten
$v_{mean\,mitt}$	...	die über einen Herzzyklus gemittelte Geschwindigkeit der mittleren Geschwindigkeiten

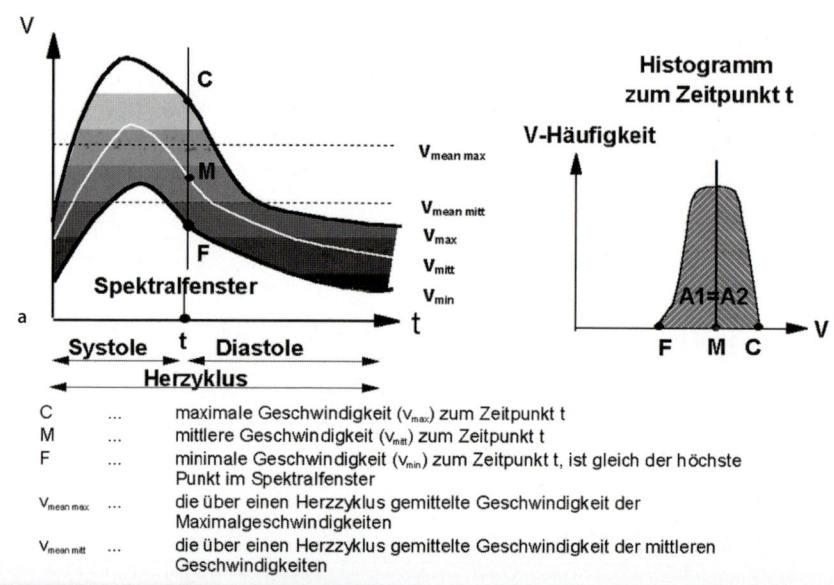

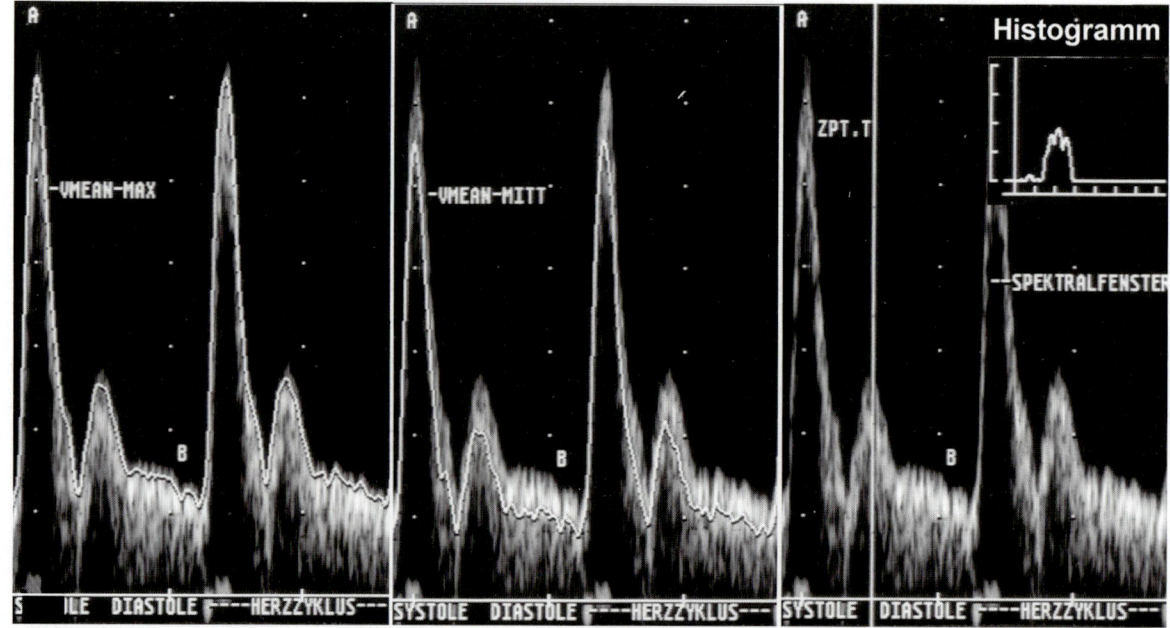

Abb. 3.1 a,b. Dopplersignal in der üblichen 2-D-Darstellung (*x-Achse*: Zeit und *y-Achse*: Frequenzspektrum) (**a**). Dopplersignal mit Darstellung von $v_{mean\,max}$, $v_{mean\,mitt}$ und Geschwindigkeitsverteilung in einem Histogramm in der Diastole zum Zeitpunkt (t) (**b**)

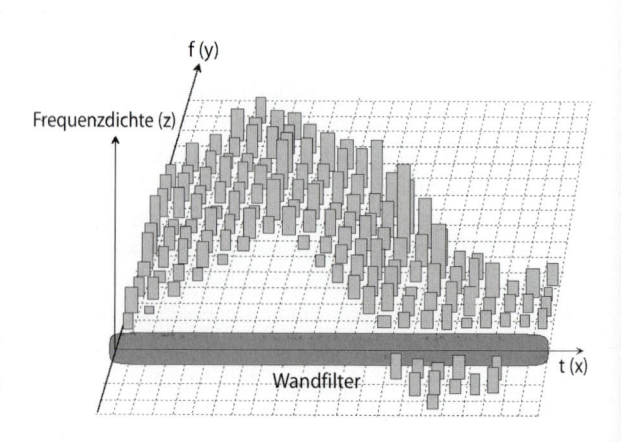

Abb. 3.2. Darstellung der Frequenzdichte im Dopplerspektrum in der 3. Ebene (*z-Achse*)

3.2 Quantitative Signalanalyse

In der quantitativen Signalanalyse wird das zirkulierende Blutflussvolumen (Q) wie folgt berechnet (Erskine u. Ritchie 1985):

> **Berechnung des zirkulierenden Blutflussvolumens:**
>
> $Q = v_{mean\ mitt} \times A;\ A = (d_m/2)^2;\ dm = (d_S + 2d_D)/3$
>
> **Es gilt:**
> Q = Blutflussvolumen pro Zeiteinheit (cm³/s),
> $v_{mean\ mitt}$ = die über einen Herzzyklus gemittelte Blutflussgeschwindigkeit der mittleren Geschwindigkeiten (cm/s),
> d_m = mittlerer Gefäßdurchmesser (cm) bei pulsatilen Gefäßen.

Bei der Berechnung des Blutflusses geht der Gefäßdurchmesser (Abb. 3.3a) mit dem Quadrat in die Gleichung ein, daher nimmt auch der Messfehler eines falsch gemessenen Durchmessers mit dem Quadrat zu (Abb. 3.3b).

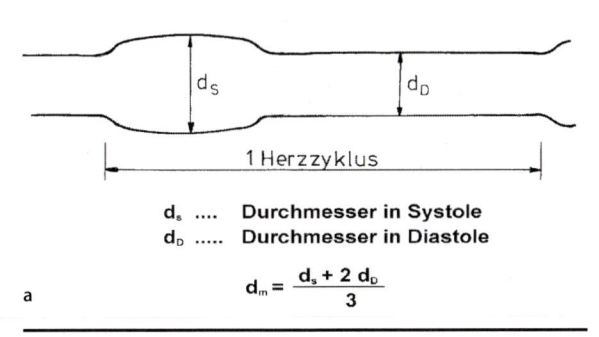

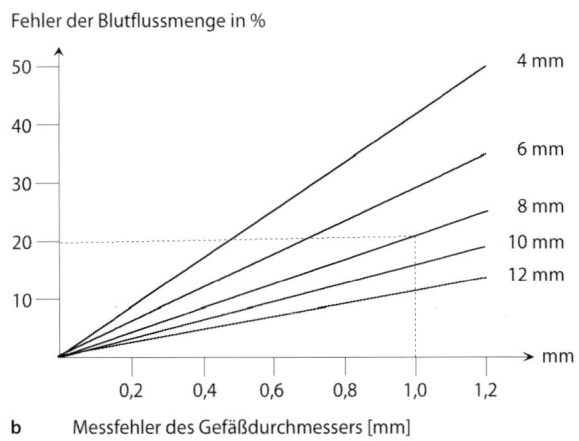

Abb. 3.3 a,b. Berechnung des mittleren Gefäßdurchmessers (d_m) (a). Diagramm mit prozentuellen Fehlern von Blutflussberechnungen in Abhängigkeit von falsch gemessenen Gefäßdurchmessern bei unterschiedlicher Gefäßdicke (b)

Um die reale Blutflussgeschwindigkeit ($v_R = v_{eff}/\cos \alpha$) bei der quantitative Signalanalyse zu berechnen, ist es notwendig, den Winkel (α) zwischen Gefäßlängsachse und Dopplerstrahl zu kennen. Aus anatomischen Gründen ist es bei den meisten Gefäßen jedoch schwierig bis unmöglich, die Längsachse des Gefäßes für die Winkelmessung darzustellen. Bei einem falsch gemessenen Schallwinkel nimmt der Messfehler der Geschwindigkeit exponentiell mit der Vergrößerung des Schallwinkels zu (▶ Kap. 6, Abb. 6.2). Aufgrund der angesprochenen Schwierigkeiten und der Potenzierung der vielen Fehlerquellen (Fendel et al. 1983; Hildebrandt et al. 1986) beschränkt man sich in der klinischen Routine derzeit in der Regel auf die qualitative Signalanalyse (Schaffer et al. 1989).

3.3 Qualitative Signalanalyse

Die qualitative Signalanalyse ist eine die Signalform beschreibende und daher weitgehend winkelunabhängige Messform. In Abb. 3.4 sieht man, dass bei unterschiedlichen Schallwinkeln die Verhältniszahlen gleich bleiben ($A/B = A_1/B_1 = A_2/B_2$). Die wichtigsten Messgrößen (Abb. 3.5) sind das systolische Maximum (A), das enddiastolische Maximum (B) und die über einen Herzzyklus gemittelte Geschwindigkeit der maximalen Geschwindigkeiten ($v_{mean\ max}$), diese entspricht der Fläche (Integral) der einhüllenden Kurve. Die Zeitdauer (Acceleration-Time) vom Beginn der Systole bis zum systolischen Maximum ist Ausdruck der Herzleistung.

3.3.1 Resistance-Index

Der Resistance-Index (RI) (Pourcelot 1974) ist eine Verhältniszahl. Er beschreibt, um wie viel das enddiastolische

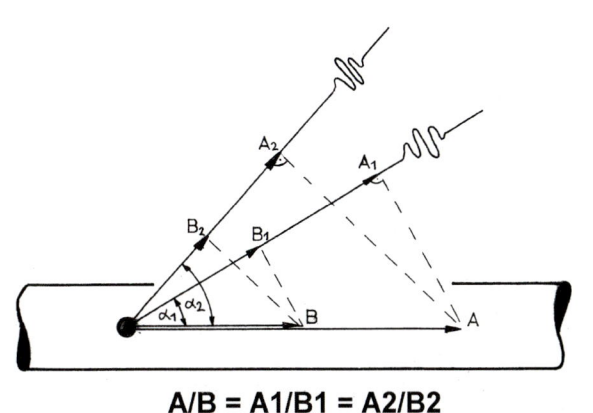

Abb. 3.4. Darstellung verschiedener Schallwinkel. Das Verhältnis der Geschwindigkeiten ($A/B = A_1/B_1 = A_2/B_2$) bleibt gleich

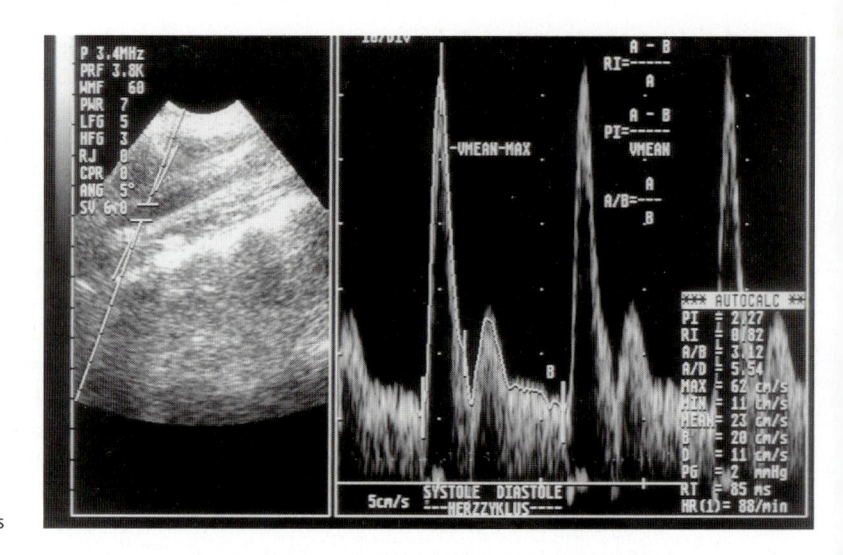

Abb. 3.5. Dopplersignal und die wichtigsten Indexgrößen über einen Herzzyklus

Maximum (B) gegenüber dem systolischen Maximum (A) abnimmt:

$$RI = (A-B)/A$$

Da der diastolische Blutfluss zu einem großen Teil vom peripheren Gefäßwiderstand abhängt, ist der RI somit ein direktes Maß für den peripheren Gefäßwiderstand. Je höher der Gefäßwiderstand wird, desto kleiner wird das enddiastolische Maximum, umso größer wird der RI und umgekehrt.

3.3.2 A/B-Ratio

Die A/B-Ratio (Stuart et al. 1980) ist das Verhältnis des systolischen Maximums (A) zum enddiastolischen Maximum (B):

$$A/B\text{-Ratio} = A/B$$

Es werden die gleichen Indexgrößen wie beim RI verwendet, somit haben beide Indizes auch dieselbe Aussagekraft. Es obliegt dem Anwender, ob er eine lineare Größe von 0–1 (beim sog. Reverse-Flow auch >1) wie beim RI, oder exponentielle Werte von 0–∞ wie bei der A/B-Ratio bevorzugt (Abb. 3.6). Die Resultate der Indizes sind untereinander umrechenbar:

$$RI = 1-1/(A/B); \quad A/B = 1/(1-RI).$$

3.3.3 Pulsatility-Index

Der Pulsatility-Index (PI) (Gosling u. King 1974) berechnet sich durch Subtraktion aus höchster und niedrigster

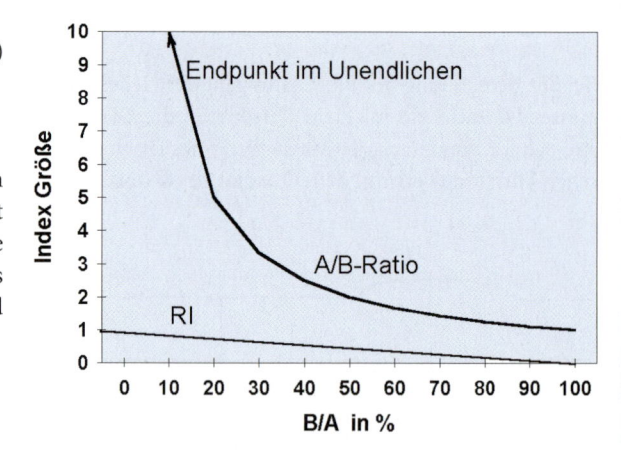

Abb. 3.6. Vergleich der Indexwerte von RI und A/B; RI ist eine lineare Größe von 0–1 (bei Reverse-Flow auch >1) und die A/B-Ratio eine exponentielle Größe von 1–∞

Geschwindigkeit der Hüllkurve, geteilt durch die mittlere Blutflussgeschwindigkeit ($v_{mean\,max}$):

$$PI = (A-B)/v_{mean}$$

Der Einfachheit halber wird jedoch in der Geburtshilfe als kleinster Wert die enddiastolische Maximalgeschwindigkeit (B) verwendet. Somit ergibt sich für den Zähler der gleiche Wert wie beim RI. Der PI beschreibt also das Verhältnis von peripherem Widerstand (A–B) zu Blutflussgeschwindigkeit bzw. Blutflussmenge ($v_{mean\,max}$ ist proportional Q). Je höher der Gefäßwiderstand und je geringer der Blutfluss ist, umso höher ist der PI und umgekehrt.

Von manchen Autoren wird bei der Berechnung des PI anstelle der gemittelten Blutflussgeschwindigkeit der maximalen Geschwindigkeiten die intensitätsgewichtete mittlere Geschwindigkeit verwendet (Arabin et al. 1987; Jouppila u. Kirkinen 1986).

3.3.4 Vergleich von A/B-Ratio, RI und PI

Bei den normalen Gefäßwiderständen besteht kein Unterschied zwischen der einfach errechenbaren A/B-Ratio bzw. dem RI und dem aufwändiger errechenbaren PI. Bei einem Vergleich von 415 Messungen der A. umbilicalis bestand eine ausgezeichnete Korrelation (r=0,94) zwischen RI und PI (◘ Abb. 3.7). Durch die größere Verteilung der Punktwolke bei den hohen Widerständen erkennt man in diesem Bereich eine deutlich schlechtere Korrelation. Bei geringen Widerstandsänderungen obliegt es also dem Anwender, ob er den RI (bzw. A/B-Ratio) oder den mathematisch etwas schwieriger errechenbaren PI verwendet. Bei hochpathologischen Dopplersignalen mit diastolischem Nullfluss können weitere Flussverminderungen (enddiastolischer Block gegenüber frühdiastolischem Block) nicht mehr mit dem RI (in beiden Fällen RI=1) erfasst werden (◘ Abb. 3.8a), hierfür ist der PI geeignet. Blutflussveränderungen, die sich durch unterschiedliche Hüllkurvenverläufe ($v_{mean\ max}$), z. B. durch eine spätsystolische Inzisur unterscheiden, aber keinen Einfluss auf die maximal systolische und maximale enddiastolische Blutflussgeschwindigkeit haben, können ebenfalls nur durch den PI erfasst werden (◘ Abb. 3.8b). Bei der A/B-Ratio (◘ Abb. 3.9a) nimmt anfangs der Index linear mit dem Gefäßwiderstand zu. Bei hohen Gefäßwiderständen genügen jedoch schon kleine Widerstandsänderungen, um große Indexänderungen zu verursachen (exponentieller Verlauf). Auch beim RI (◘ Abb. 3.8b) ist der Verlauf zwischen Index und Gefäßwiderstand anfangs linear, bei

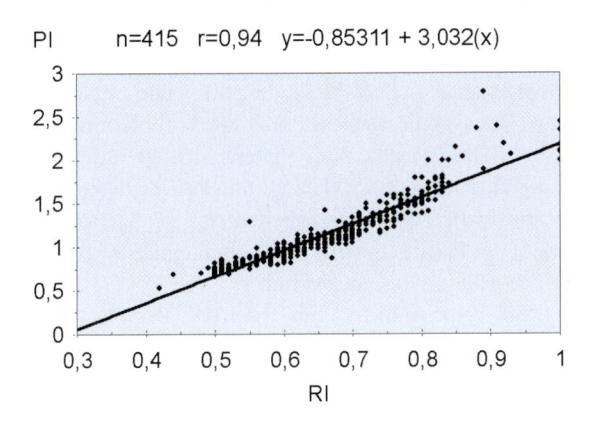

◘ **Abb. 3.7.** Korrelationsgerade (r=0,94) von RI und PI bei 415 Messungen an der A. umbilicalis. Durch die größere Verteilung der Punktwolke bei den hohen Widerständen erkennt man in diesem Bereich eine deutlich schlechtere Korrelation

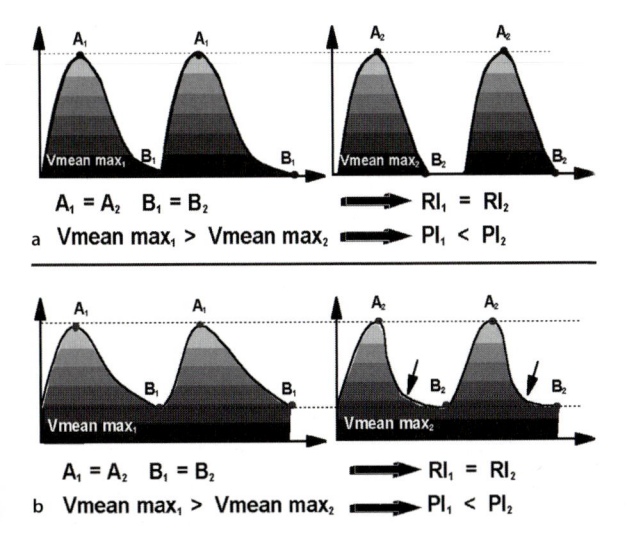

◘ **Abb. 3.8 a,b.** RI und PI bei enddiastolischem und frühdiastolischem Block (**a**). RI und PI bei unterschiedlichen Hüllkurven ($v_{mean\ max}$) aber beim gleichen maximalen systolischen und gleichen maximalen enddiastolischen Fluss (**b**)

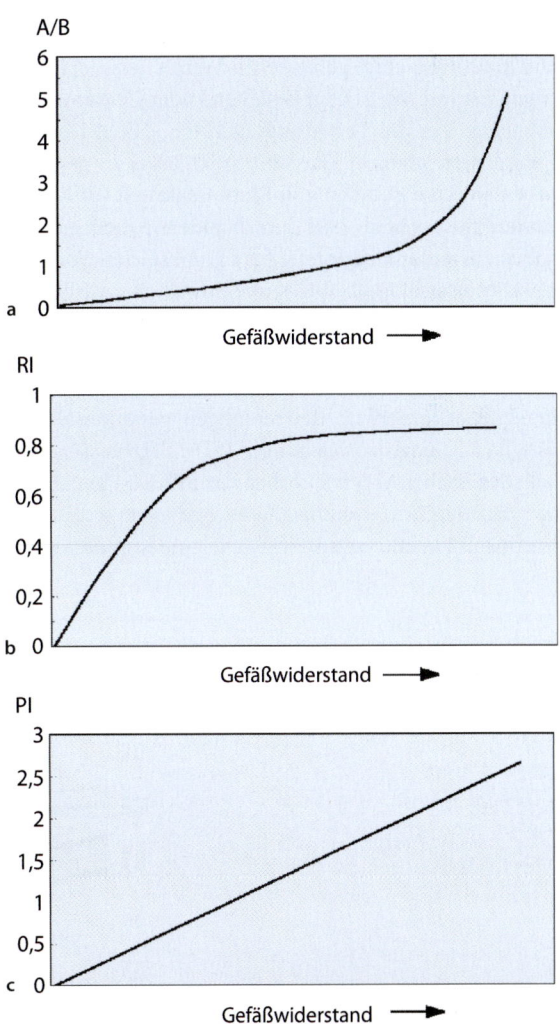

◘ **Abb. 3.9 a–c.** Korrelation von Gefäßwiderstand und A/B-Ratio (**a**). Korrelation von Gefäßwiderstand und RI (**b**). Korrelation von Gefäßwiderstand und PI (**c**)

hohen Widerständen wirken sich jedoch Änderungen im Gefäßwiderstand nur minimal auf den RI aus. Beim PI (◘ Abb. 3.9c) besteht durchgehend bis zu den pathologischen Gefäßwiderständen eine linearer Zusammenhang.

3.3.5 Weitere Indizes

Weitere Indizes, wie z. B. Rising-Slope (RS) nach Stuart et al. (1980) und Descending-Slope (DS) nach Lingman u. Marsal (1986), Schwerelinie (CL) nach Gonser (1986), relative Spektrumsfläche (RSA) nach Marhold u. Leodolter (1989)und das 4-Messpunkt-Modell (4-MPM) nach Vetter (1991) haben sich im alltäglichen Gebrauch nicht durchgesetzt und sind bei Bedarf in der entsprechenden Literatur nachzulesen.

3.3.6 Blutflussklassen

Die Bedeutung eines gemessenen Wertes, ausgedrückt in einem der Indizes, ist vom Gefäß und vom Gestationsalter abhängig. Um die Bewertung auch für »Nicht-Dopplerspezialisten« einfach, klar und praktikabel zu gestalten, haben wir eine Einteilung in Blutflussklassen (BFKL) getroffen (Steiner et al. 1991). Auch andere Arbeitsgruppen haben aus dieser Überlegung heraus ein solches Vorgehen gewählt (Marsal et al. 1987). Die Einteilung in BFKL erfolgt anhand der Standardabweichungskurven. Die Darstellung einer derartigen Normkurve für die A. umbilicalis sehen Sie in ◘ Abb. 3.10. Die BFKL1–3 entsprechen den Ergebnissen innerhalb der jeweiligen gestationsalterabhängigen Standardabweichungen (SD). Ergebnisse außerhalb der 3fachen SD entsprechen der BFKL4. Flow-Profile mit diastolischem Nullfluss bezeichnen wir als BFKL5, solche mit Rückfluss als BFKL6. Die gute Korrelation von Dopplerergebnissen analysiert anhand der Blutflussklassen mit den zu messenden geburtshilflichen Parametern und dem outcome konnte gezeigt werden (Steiner et al., 1994). Anhand der BFKL ist es möglich, eine Leitlinie für ein abgestuftes klinisches Management zu erstellen.

3.3.7 Qualitative Signalanalyse des venösen Dopplersignals

Das venöse Dopplersignal (◘ Abb. 3.11) besteht aus der S-Welle, sie ist oft die höchste Geschwindigkeit des venösen Dopplersignals und entsteht durch die Vorhoffüllung während der Kammersystole. Nach einer kleinen Inzisur folgt die D-Welle, sie ist meist kleiner als die S-Welle und ist Ausdruck der passiven Kammerfüllung in der frühen Diastole. Die niedrigste Geschwindigkeit des venösen Dopplersignals ist die a-Welle, die positiv und negativ sein kann. Die a-Welle entsteht durch die Vorhofkontraktion in der späten Diastole. Eine weitere wichtige Indexgröße ist die über einen Herzzyklus gemittelte Geschwindigkeit der maximalen Geschwindigkeiten ($v_{mean\,max}$). Diese entspricht der Fläche (Integral) der einhüllenden Kurve.

Die wichtigsten Indizes sind:
- Peak-Velocity-Index für venöse Dopplersignale: PVIV=(S−a)/D,
- PI für venöse Dopplersignale: PIV=(S−a)/$v_{mean\,max}$.

3.3.8 Vergleich arterieller und venöser Indizes

Die Formel des arteriellen PI=(A−B)/$v_{mean\,max}$ entspricht der des venösen PIV=(S−a)/$v_{mean\,max}$. Es erfolgt eine Subtraktion des niedrigsten Punkts (B bzw. a) vom höchsten Punkt im Signal (A bzw. S), geteilt durch die Fläche unter der Kurve $v_{mean\,max}$. Die Formel des arte-

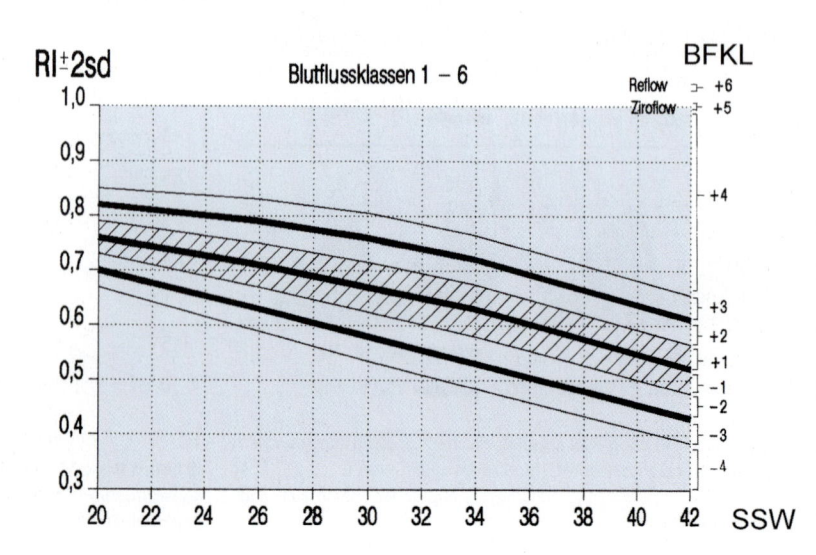

◘ Abb. 3.10. Blutflussklassen (BFKL)-Normkurve für die A. umbilicalis

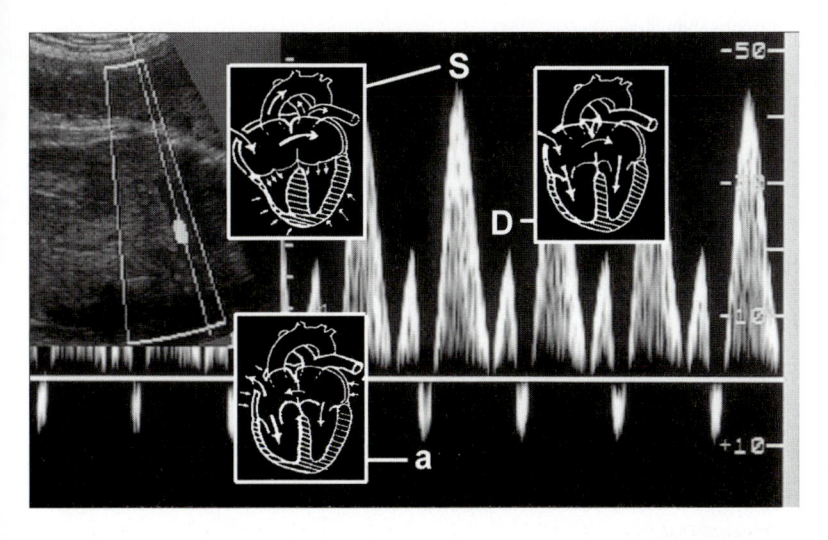

Abb. 3.11. Venöses Dopplersignal mit Kammersystole (*S-Welle*), der frühen Diastole (*D-Welle*) und der späten Diastole (*A-Welle*)

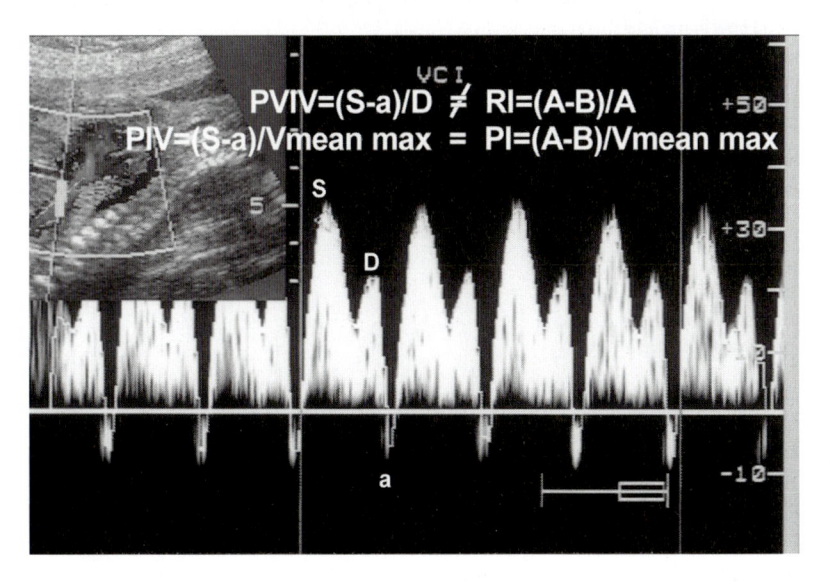

Abb. 3.12. Autokalkulation am venösen Dopplersignal. Der PIV wird richtig berechnet, der berechnete PVIV kann nicht verwendet werden

riellen $RI=(A-B)/A$ entspricht nicht der des venösen $PVIV=(S-a)/D$, denn die D-Welle ist meist kleiner als die S-Welle. Daher ist, wenn man die Formel des arteriellen RI beim venösen Signal anwendet, das Ergebnis kleiner als für den PVIV. Die logische Konsequenz ist, dass mit der Autokalkulation der Ultraschallgeräte, die derzeit für den arteriellen Doppler ausgerichtet sind, der PIV berechnet werden kann (Abb. 3.12). Beim PVIV werden dagegen falsch niedrigere Ergebnisse errechnet. Daher können nur die Ergebnisse der S-Welle, die dem systolischen Maximum (A) entsprechen, der a-Welle, die dem enddiastolischen Maximum (B) entsprechen und die über einen Herzzyklus gemittelte Geschwindigkeiten der Maximalgeschwindigkeit ($v_{mean\,max}$) verwendet werden. Der Wert der D-Welle muss manuell durch den Curser abgegriffen und dann mittels Formel der PVIV berechnet werden.

Literatur

Arabin B, Bergmann PL, Saling E (1987) Qualitative Analyse von Blutflussspektren uteroplazentarer Gefäße, der Nabelarterie, der fetalen Aorta und der fetalen Arteria carotis communis in normaler Schwangerschaft. Ultraschall Klin Prax 2:114–119

Bilardo CM, Nicolaides KH, Soothill PW (1987) Fetal blood flow velocities in rhesus isoimmunization. In: Sheldon CD, Evans DH, Salvage JR (eds) Obstetric and neonatal blood flow. Biol Eng Soc Conf Proc 2:52–55

Erskine RLA, Ritchie JWK (1985) Quantitative measurement of fetal blood flow using Doppler ultrasound. Br J Obstet Gynecol 92:600–660

Fendel H, Fendel M, Warnking R (1983) Fehlermöglichkeiten der gepulsten Dopplermethode zur Blutflussmessung am Feten. Z Geburtshilfe Perinat 18:83–87

Gonser M (1986) Ein neues Verfahren zur Formbewertung von Pulswellenkurven in der Geburtshilfe – mathematische Herleitung und pathophysiologische Bedeutung. Ultraschall Klin Prax 1[Suppl]:95

Gosling RG, King DH (1974) Arterial assessment by Doppler shift ultrasound. Proc Roy Soc Med 67:447–449

Hecher K, Campbell S, Snijders R, Nicolaides K (1994) Reference ranges for fetal venous and atrioventricular blood flow parameters. Ultrasound Obstet Gynecol 4:381–390

Hildebrandt J, Großmann H, Kuttke P, Schuhmann B (1986) Laborexperimentelle Untersuchungen zur quantitativen Blutflussmessung mit dem CW-Ultraschalldopplerverfahren. I. Transducerbeurteilung. Ultraschall 7:94–97

Hildebrandt J , Kuttke P , Großmann H (1986) Laborexperimentelle Untersuchungen zur quantitativen Blutflussmessung mit dem CW-Ultraschalldopplerverfahren. II. Flussmessungen. Ultraschall 7:98–102

Jouppila P, Kirkinen P (1986) Blood velocity waveforms in the fetal aorta in normal and hypertensive pregnancies. Obstet Gynecol 67:856–860

Lingman G, Marsal K (1986) Fetal central blood circulation in the third trimester of normal pregnancy – a longitudinal study. II. Aortic blood velocity waveform. Early Hum Dev 13:151–159

Marhold W, Leodolter S (1989) Perinatale Doppler-Ultraschall-Diagnostik. Enke, Stuttgart

Marsal K, Laurin J, Lindblad A, Lingman G (1987) Blood flow in the fetal descending aorta. Seminar Perinatol 11:322–334

Pourcelot L (1974) Applications cliniques de l'examen Doppler transcutane. In: Peronneau P, ed. Velocimetrie ultrasonore Doppler. INSERM 34:213–240

Rightmire DA, Nicolaides KH, Rodeck C, Campbell S (1986) Fetal blood velocities in Rh isoimmunization: relationship to gestational age and to fetal hematocrit. Obstet Gynecol 68:233–236

Schaffer H, Laßmann R, Staudach A, Steiner H (1989) Aussagewert qualitativer Doppler-Untersuchungen in der Schwangerschaft. Ultraschall Klin Prax 4:8–15

Schaffer H, Steiner H, Batka M, Staudach A (1992) Ist die Maximalgeschwindigkeit der Aorta ein Praediktor der fetalen Anämie? Ultraschall Klin Prax 7:121

Steiner H, Schaffer H, Lassmann R, Staudach A, Spitzer D (1991) Einteilung von Doppler-Befunden in Blutflussklassen: Ein Beitrag zur Verbesserung der Praktikabilität der Doppler-Untersuchung im klinischen Alltag. Gyn Comp 3:101–102

Steiner H, Schaffer H, Spitzer D, Staudach A (1994) Umbilical artery Doppler velocimetry classes and fetal outcome. J Matern Fetal Invest 4:163-166

Steiner H, Schaffer H, Spitzer D, Batka M, Staudach A (1995) The relationship between peak velocity of fetal aorta and red blood count in Rhesus isoimmunization. Obstet Gynecol 85:659–662

Stuart B, Drumm J, FitzGerald DE, Duignan NM (1980) Fetal blood velocity waveforms in normal pregnancy. Br J Obstet Gynecol 87:780–785

Vetter K, Baer S, Fallenstein F, Huch R, Huch A (1985) Ultrasonographische Blutflussbestimmung bei fetaler Anämie durch Blutgruppeninkompatibilität. Arch Gynecol 238:195–196

Vetter K (1991) Dopplersonographie in der Schwangerschaft. VCH, Weinheim Basel Cambridge New York

Technik der Blutflussmessung in der Geburtshilfe

H. Schaffer und H. Steiner

4.1 Einleitung – 29

4.2 Arteria umbilicalis – 29
4.2.1 Technik – 29

4.3 Arteria uterina bzw. Arteria arcuata – 29
4.3.1 Technik – 30

4.4 Fetale Aorta – 31
4.4.1 Technik – 32

4.5 Fetale Arteria cerebri media – 32
4.5.1 Technik – 33

4.6 Ductus venosus – 34
4.6.1 Technik – 35

4.7 Fetale Vena cava inferior – 35
4.7.1 Technik – 35

4.8 Venae hepaticae – 35
4.8.1 Technik – 35

4.9 Vena umbilicalis – 35
4.9.1 Technik – 35

4.1 Einleitung

Erhebliche Faktoren in der Entwicklung der intrauterinen Wachstumsretardierungen stellen Veränderungen der Hämodynamik, sowohl utero- wie auch fetoplazentar, dar. Mit Hilfe der Dopplersonographie lassen sich hämodynamische von nichthämodynamischen Problemen unterscheiden und die Lokalisation der Störung bestimmen. Dies kann speziell klinisch für die Prognosestellung und die Therapieplanung von Nutzen sein. Dazu ist es notwendig, zu wissen, welche Gefäße untersucht werden können, wo sie gemessen werden und wie deren normale Flussmuster aussehen.

4.2 Arteria umbilicalis

Die A. umbilicalis ist ein Maß für die fetoplazentaren Strömungsverhältnisse (Arabin et al. 1987; Giles et al. 1982; Schaffer et al. 1989; Schulmann et al. 1984; Standardkommission 1996; Trudinger et al. 1985; Trudinger 1987). Die Nabelschnur zeigt ein eher schwach pulsatiles Dopplersignal (◘ Abb. 4.1a), wobei das enddiastolische Maximum in der 20. SSW um die 30% des systolischen Maximums ausmacht und dann zum Geburtstermin auf 50% ansteigt (s. ◘ Abb. 4.7). Die Nabelschnur ist leicht im Ultraschall-B-Bild aufzufinden. Der Gefäßwiderstand und somit auch die Indizes sind fetusnahe etwas höher, dies ist jedoch klinisch nicht von Relevanz. Daher muss auf die Lokalisation des Dopplerfensters fetus- oder plazentanah bei der Dopplerunterschung nicht geachtet werden.

4.2.1 Technik

Mittels Ultraschall wird ein im Fruchtwasser flottierendes Nabelschnurkonvolut aufgesucht. Man soll dabei bemüht sein, einen auf- oder absteigenden Anteil der Arterie darzustellen (◘ Abb. 4.1b). Anschließend wird in einem möglichst guten (kleinen) Schallwinkel das Dopplergate mit einer Weite von ca. 10 mm gefäßdeckend positioniert. Neben der optischen Kontrolle kann auch akustisch, durch ein immer lauter werdendes Signal, ein guter Schallwinkel erkannt werden.

4.3 Arteria uterina bzw. Arteria arcuata

Die A. uterina ist ein Maß für die maternoplazentaren Strömungsverhältnisse (Arabin et al. 1987; Campbell et al. 1987; Deutinger et al. 1988; Rudelstorfer et al. 1987; Schaffer et al. 1989; Standardkommission 1996; Trudinger et al. 1985). Sie hat ein schwach pulsatiles Dopplersignal (Abb. 4.1c), wobei das enddiastolische Maximum zwischen der 20. und 40. SSW um die 50% des systolischen Maximums ausmacht (Abb. 4.7). Der diastolische Fluss ist auf der plazentaren Seite größer als auf der nichtplazentaren. Die A. uterina ist ein direkter Ast der A. iliaca interna und überkreuzt medial, ca. 5 cm peripher der Aufzweigung der A. iliaca communis von dorsokaudal nach ventrokranial ziehend die A. iliaca externa (Abb. 4.2a,b). Aus der A. uterina entspringen dann die Arkadengefäße, die geschlängelt mit zahlreichen Anastomosen das Myometrium durchsetzen und prinzipiell an jeder beliebigen Stelle am Uterus gemessen werden können.

4.3.1 Technik

Aufgesucht wird die A. uterina, indem man den Schallkopf in der Inguinalgegend parallel zur Längsachse der Patientin ankoppelt. Man bemüht sich, die großen Ge-

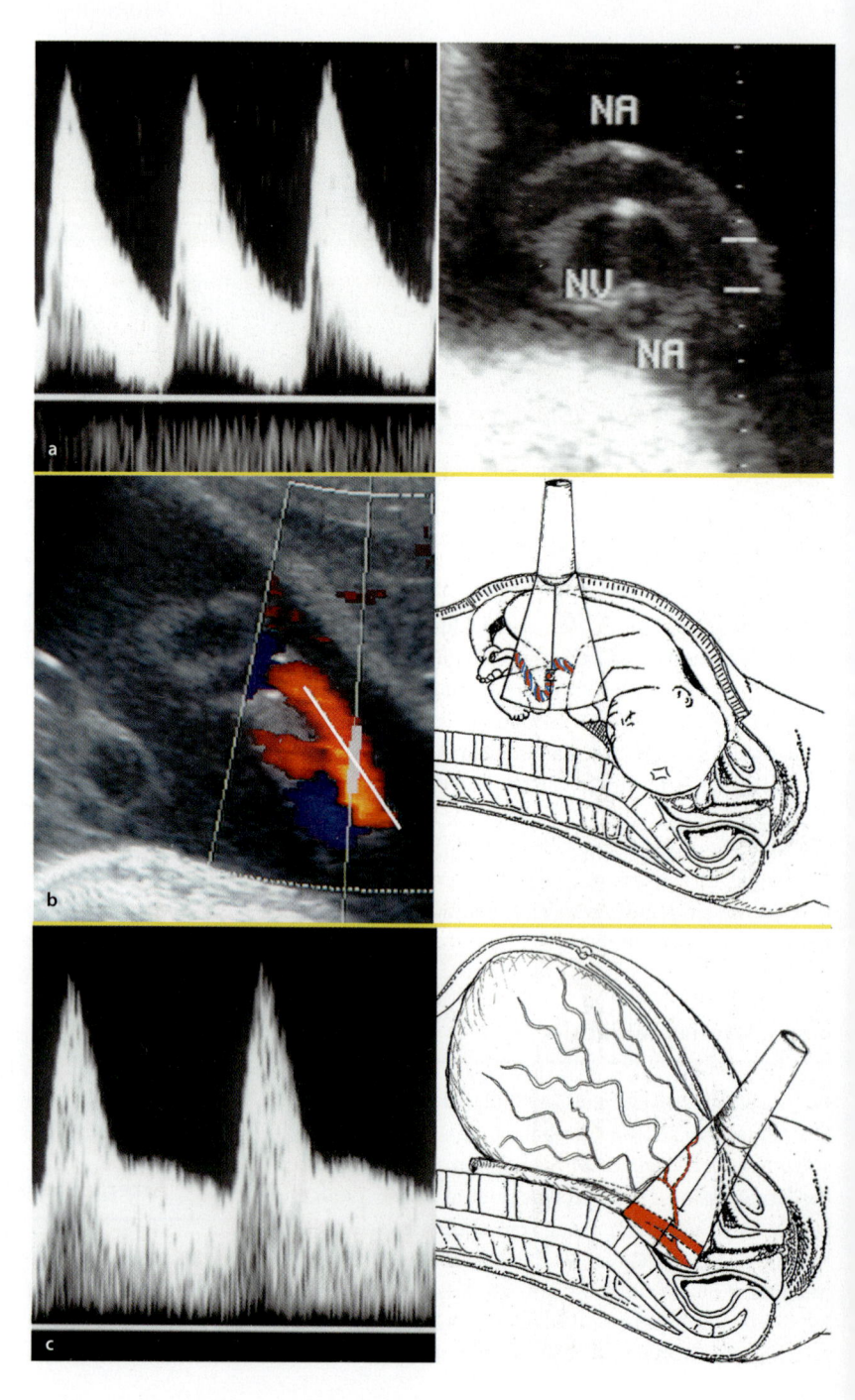

Abb. 4.1 a–c. Dopplersignal der A. umbilicalis und aufsteigender Anteil der im Fruchtwasser frei flottierenden Nabelaterie *(NA)* (Nabelvene: *NV*) (**a**). Farbdopplersonographie mit gutem Schallwinkel zu einer aufsteigenden Schlinge der Nabelarterie und Doppleruntersuchung der A. umbilicalis (**b**). Dopplersignal und Doppleruntersuchung der A. uterina (**c**)

fäße darzustellen, verfolgt dann die A. iliaca externa vom Abgang aus der A. iliaca communis ca. 5 cm nach kaudal, anschließend kippt man den Schallkopf leicht nach medial. Nun sieht man die A. uterina von dorsokaudal nach ventrokranial ziehen. Man positioniert nun knapp oberhalb der A. iliaca externa das Dopplergate mit einem Dopplerfenster von ca. 10 mm über die A. uterina. Der Schallwinkel ist in den meisten Fällen 30–45°. Da die Signale der rechten und linken A. uterina unterschiedlich sein können, sollten beide Aa. uterinae gemessen werden, wobei das Vorgehen auf beiden Seiten identisch ist. Diese Technik ist übrigens in der Praxis nicht so kompliziert, wie sich das theoretisch anhört.

4.4 Fetale Aorta

Die fetale Aorta ist einerseits ein Maß für die fetale Hämodynamik (Arabin et al. 1987; Lingmann u. Marsal 1986; Marsal et al. 1987; Molendijk et al. 1997; Schaffer et

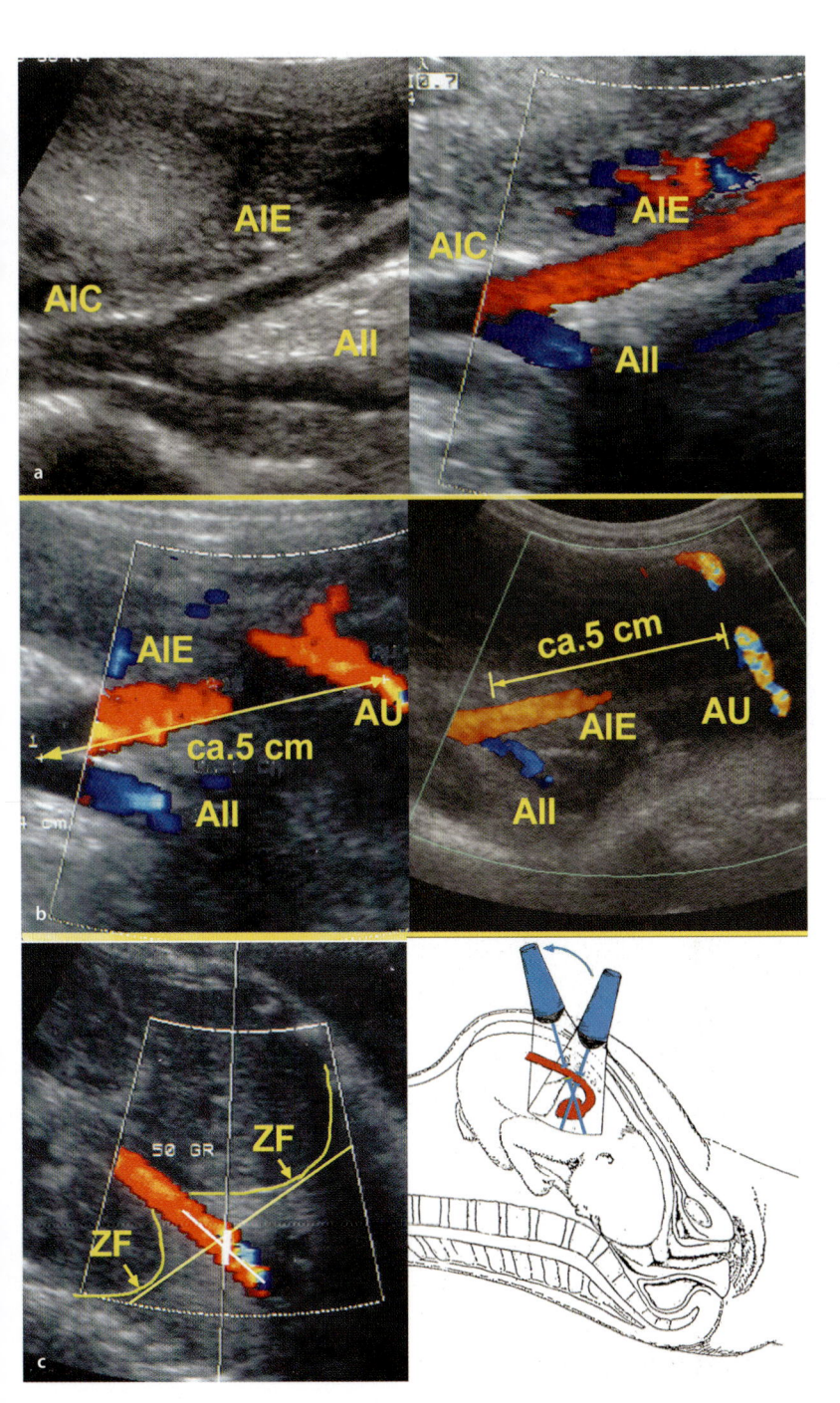

Abb. 4.2 a–c. B-Bild- und farbdopplersonographische Darstellung der mütterlichen A. iliaca communis (*AIC*), externa (*AIE*) und interna (*AII*) (**a**). Darstellung der A. uterina (*AU*); sie ist ein direkter Ast der A. iliaca interna (*AII*) und überkreuzt medial, ca. 5 cm peripher der Aufzweigung der A. iliaca comunis, von dorsokaudal nach ventrokranial ziehend die A. iliaca externa (*AIE*) (**b**). Farbdopplersonographische Darstellung der fetalen Aorta in Höhe des Zwerchfells (*ZF*). Durch Bewegung des Schallkopfs zum Fundus hin und Abkippen nach kaudal kann die fetale Aorta meist in einem Schallwinkel <60° dargestellt werden (**c**)

al. 1989; Standardkommission 1996), andererseits, da das Blutvolumen zu 2/3 in die Plazenta gelangt, auch ein Maß für die fetoplazentaren Strömungsverhältnisse. Ihr Dopplersignal ist hoch pulsatil (Abb. 4.3a), wobei das enddiastolische Maximum zwischen der 20. und 40. SSW um die 20% des systolischen Maximums ausmacht (Abb. 4.7). Die fetale Aorta liegt links neben der Median-Sagittal-Ebene ventral der fetalen Wirbelsäule und verläuft parallel zu dieser. Bei dorsoanteriorer Lage kann es jedoch durch die Schallabschwächung der fetalen Wirbelsäule schwierig sein, die Aorta ausreichend gut darzustellen. Eine Seitenlagerung der Schwangeren nach rechts bei Schädellage und nach links bei Beckenendlage kann helfen, die Darstellbarkeit zu verbessern. Die Messung sollte in Höhe des Zwerchfells erfolgen (Abb. 4.2c).

4.4.1 Technik

Im Ultraschallbild ist die fetale Aorta im Verlauf leicht in einem Paramedian-Sagittal-Schnitt aufzufinden. Da die fetale Aorta aber meist parallel zur mütterlichen Bauchdecke verläuft, ist der Schallwinkel meist größer als 60°.

Dem kann abgeholfen werden, indem man den Schallkopf in Richtung Fundus uteri bewegt, ohne die fetale Aorta aus dem Ultraschallbild zu verlieren und dann den Schallkopf nach kaudal abkippt. Jetzt kann das Dopplergate in Höhe des Zwerchfells mit einer Gateweite von ca. 10 mm positioniert werden. Der Schallwinkel stellt sich jetzt meist kleiner als 60° dar (Abb. 4.2c). Es sollte streng darauf geachtet werden, dass die fetale Aorta immer an der gleichen Stelle abgenommen wird, da die abdominale Aorta weniger pulsatil ist als die thorakale und daher die Indexgrößen kleiner sind (Lingman 1985).

4.5 Fetale Arteria cerebri media

Die fetale A. cerebri media ist ein Maß für die fetale Hämodynamik (Kirkinen et al. 1987; Molendijk et al. 1997; Standardkommission 1996; Wladimiroff et al. 1986; Wladimiroff u. VanBel 1987). Sie hat ein hoch pulsatiles Dopplersignal (Abb. 4.3b), wobei das enddiastolische Maximum zwischen der 20. und 40. SSW um die 20% des systolischen Maximums ausmacht (Abb. 4.7). Am Ende der Schwangerschaft kann es physiologischer Weise zu einer diasto-

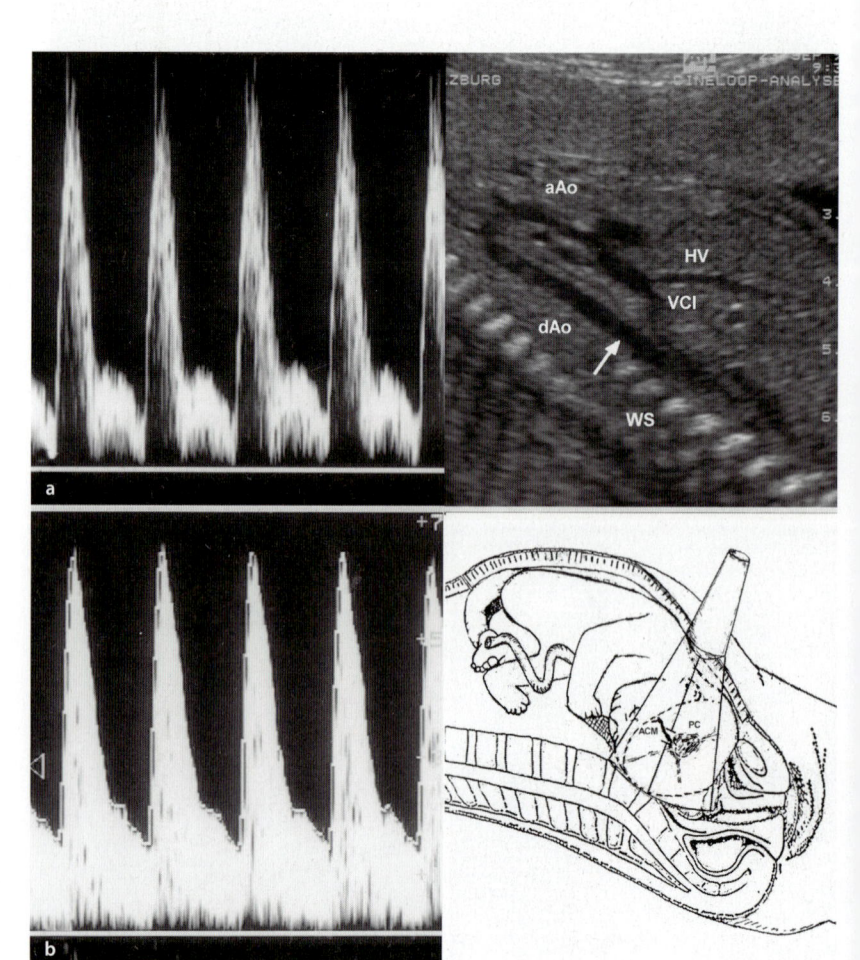

Abb. 4.3 a,b. Dopplersignal und sonographische Darstellung der absteigenden fetalen Aorta (*dAo*), die parallel zur fetalen Wirbelsäule (*WS*) verläuft (*aAo* aufsteigende fetale Aorta, *VCI* V. cava inferior, *VH* V. hepatica) (a). Dopplersignal und Doppleruntersuchung der A. cerebri media (b)

4.5 · Fetale Arteria cerebri media

lischen Flusssteigerung kommen, was als »Termineffekt« bezeichnet wird. Die A. cerebri media ist ein direkter Ast der A. carotis interna und zieht im Bereich der Schädelbasis ventral der Pedunculi cerebri entlang dem Keilbein nach lateral (◘ Abb. 4.4a). Gegen Ende der Schwangerschaft kann es durch die Echogenität der Schädeldecke zu Schallauslöschungen im Inneren des Schädels kommen. Die Fonticuli sphenoidalis und mastoideus knapp über der Schädelbasis ergeben ein günstiges Schallfenster, um die intrazerebralen Strukturen gut zu erkennen (Staudach 1986).

4.5.1 Technik

Zuerst wird der fetale Schädel analog der Messung des biparietalen Durchmessers im Horizontalschnitt eingestellt (Staudach 1986). Anschließend wird der Schallkopf in Richtung Schädelbasis gekippt, dort lassen sich die herzförmigen Pedunculi cerebri darstellen, ventrolateral davon sieht man jetzt entlang dem Keilbein die A. cerebri media laufen. Üblicherweise wird in der dem Schallkopf zugewandten Hemisphäre das Dopplergate gefäßdeckend

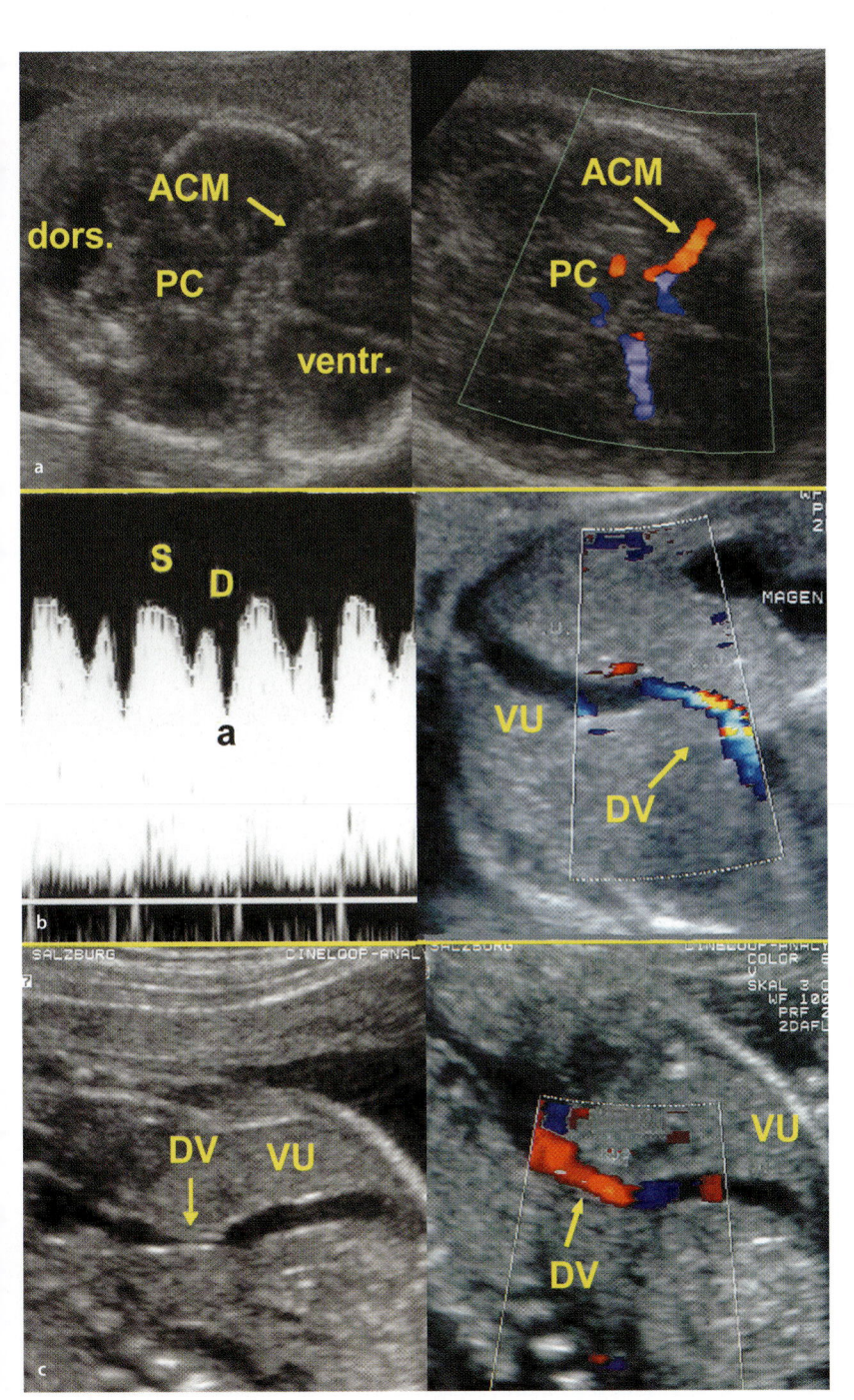

◘ **Abb. 4.4 a–c.** B-Bild- und farbdopplersonographische Darstellung der A. cerebri media (*ACM*), die im Transversalschnitt des fetalen Schädels ventrolateral der Pedunculi cerebri (*PC*) entlang dem Keilbein verläuft (*dors.* dorsal, *ventr.* ventral)(**a**). Dopplersignal und farbdopplersonographische Darstellung des Ductus venosus (*DV*), der leicht durch den Aliasing-Effekt erkennbar ist (S-, D- und a-Welle, V. umbilicalis *VU*) (**b**). B-Bild- und farbdopplersonographische Darstellung des Ductus venosus (*DV*) im sagittalen Schnitt, der kaudal der Vv. hepaticae in die V. cava inferior mündet (**c**)

mit einer Weite zwischen 5–10 mm positioniert. Der Schallwinkel ist problemlos meist kleiner als 30°.

4.6 Ductus venosus

Der Ductus venosus (Hecher et al. 1994; Kiserud et al. 1991) ist ein Maß für die fetale Hämodynamik und dient zur erweiterten Asphyxiediagnostik bei Plazentainsuffizienz, aber auch bei Herzerkrankungen kommt die Untersuchung des Ductus venosus zum Einsatz. Die Indizes des venösen Dopplersignals (Peak-Velocity-Index=PVIV, Pulsatility-Index=PI, ▶ Kap. 3) nehmen mit zunehmendem Gestationsalter ab. Die Indexgrößen (S-, D- und a-Welle) sind im Normalfall immer positiv. Zu beachten ist, dass beim Ductus venosus (◘ Abb. 4.4b) die S- und D-Wellen nahezu gleich groß sind. In der Pathologie bleiben die S- und D-Welle unverändert. Die a-Welle kann jedoch negativ werden. Die Inzisur nach der S-Welle ist nur gering ausgeprägt. Den Ductus venosus findet man im sagittalen (◘ Abb. 4.4c) oder im transversalen Schnitt (◘ Abb. 4.5c) kaudal der Vv. hepaticae.

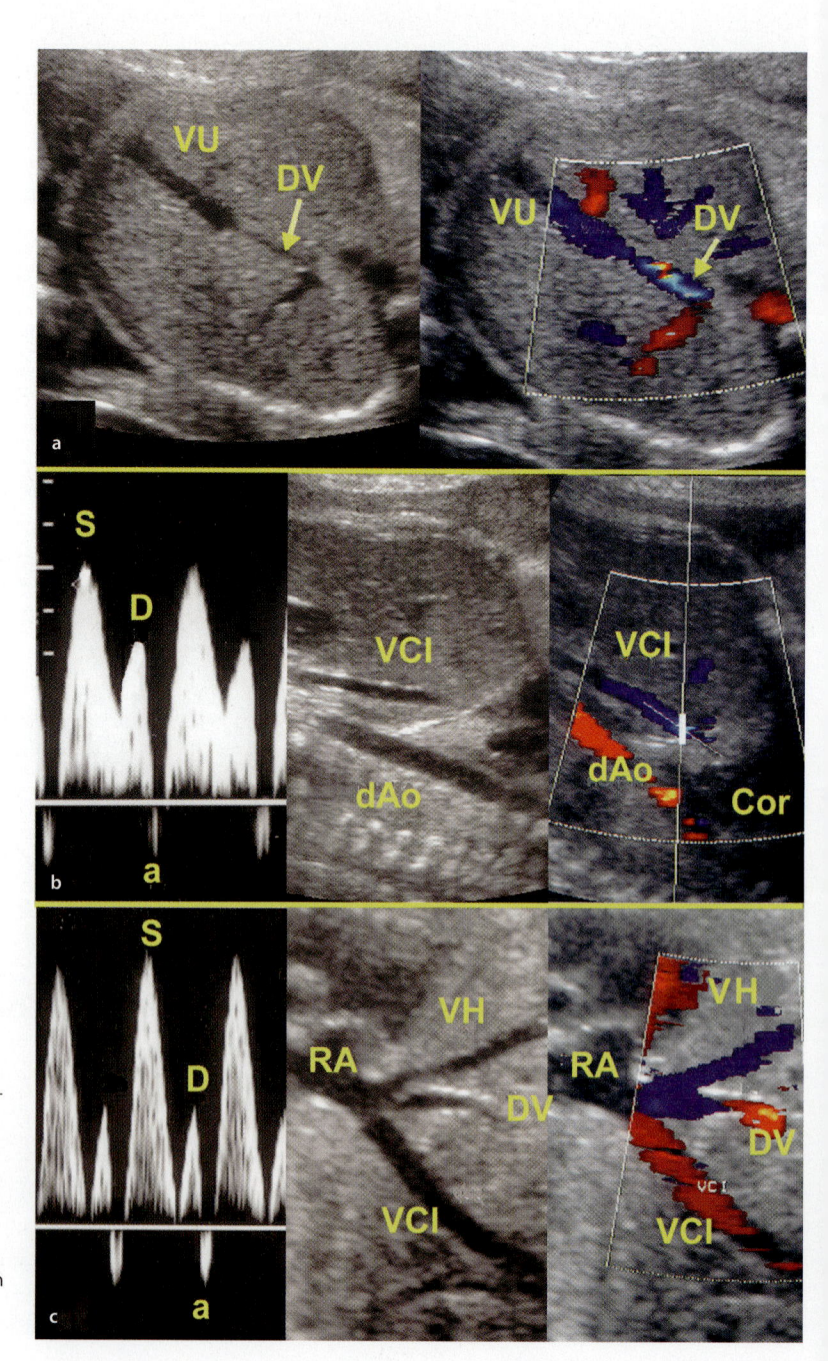

◘ **Abb. 4.5 a–c.** B-Bild- und farbdopplersonographische Darstellung des Ductus venosus (*DV*) im transversalen Schnitt (*VU* V. umbilicalis) (**a**). Dopplersignal und sagittaler Schnitt der V. cava inferior (*VCI*), die in einem spitzen Winkel zur deszendierenden fetalen Aorta (*dAo*) verläuft und in den rechten Vorhof mündet (B-Bild- und farbdopplersonographische Darstellung, S-, D- und a-Welle) (**b**). Dopplersignal und sagittaler Schnitt der Vv. hepaticae (*VH*), die kranial vom Ductus venosus (*DV*) in den subdiaphragmalen venösen Einmündungskomplex in die fetale V. cava inferior (*VCI*) münden (B-Bild- und farbdopplersonographische Darstellung, *RA* rechter Vorhof) (**c**)

4.6.1 Technik

Am Besten ist der Ductus venosus in seinem ganzen Verlauf im sagittalen Schnitt bei dorsoposteriorer Lage des Feten darzustellen. Die V. umbilicalis zieht in einem konvexen Bogen nach kranial, um anschließend als Ductus venosus in einem konkaven Bogen in die V. cava inferior zu münden. Das Dopplergate wird dort positioniert, wo sich die hohen Geschwindigkeiten im Farbdoppler meist durch ein Aliasing darstellen. Im Transversalschnitt findet man den Ductus venosus, indem man sich die Referenzebene der Thoraxbiometrie einstellt (Staudach 1986) und dann den Schallkopf nach kranial abkippt, wobei der Schallkopf so aufgesetzt werden soll, dass die ventrale Seite des Feten dem Schallkopf zugewandt ist. Jetzt stellt sich die V. umbilicalis mit Ductus venosus im Verlauf dar. Das Dopplergate wird nun gefäßdeckend (Dopplergate 5–10 mm) in einem guten Winkel an der Aliasingstelle des Ductus venosus angebracht.

4.7 Fetale Vena cava inferior

Das Flussprofil der fetalen V. cava inferior (Hecher et al. 1994) ist ebenfalls ein Maß für die fetale Hämodynamik. Die Indizes des venösen Dopplersignals nehmen mit Zunehmen des Gestationsalters ab. Die Indexgrößen (S- und D-Welle) sind immer positiv. Die a-Welle ist im 1. und 2. Trimenon negativ und wird mit zunehmendem Gestationsalter positiv. Die D-Welle ist kleiner als die S-Welle, die Inzisur ausgeprägt. Die V. cava inferior ist im Sagittalschnitt aufzufinden und bildet mit der fetalen Aorta einen spitzen Winkel um anschließend in den rechten Vorhof des Herzens zu münden (Abb. 4.5b).

4.7.1 Technik

Im Ultraschallbild ist die V. cava inferior in einem Paramedian-Sagittal-Schnitt leicht aufzufinden. Wie bei der fetalen Aorta verläuft die V. cava inferior meist parallel zur mütterlichen Bauchdecke. Auch hier gilt es, den Schallkopf in Richtung Fundus uteri zu bewegen, ohne die V. cava inferior aus dem Ultraschallbild zu verlieren und dann den Schallkopf nach kaudal abkippen. Jetzt kann das Dopplergate ebenfalls in Höhe des Zwerchfells mit einem Dopplergate von ca. 10 mm zwischen Abgang der Lebervenen und Nierenvenen positioniert werden, der Schallwinkel stellt sich jetzt meist kleiner als 60° dar.

4.8 Venae hepaticae

Die Vv. hepaticae (Hecher et al. 1994) sind ebenfalls ein Maß für die fetale Hämodynamik. Bei den Indizes des venösen Dopplersignals ist der PVIV unabhängig vom Gestationsalter, der PIV nimmt mit dem Gestationsalter ab. Die Indexgrößen (S-, und D-Welle) sind immer positiv, die a-Welle bleibt negativ und nimmt mit dem Gestationsalter zur Nulllinie ab. Die D-Welle ist deutlich kleiner als die S-Welle, die Inzisur nach der S-Welle ausgeprägt. Die Vv. hepaticae findet man im sagittalen oder im transversalen Schnitt kranial vom Ductus venosus (Abb. 4.5c).

4.8.1 Technik

Wie beim Ductus venosus ist die Untersuchung leichter, wenn der Fetus in einer dorsoposterioren Lage liegt. Es werden nun das Herz, die V. cava inferior und der Ductus venosus dargestellt. Kranial des Ductus venosus münden nun die Vv. hepaticae in den subdiaphragmalen venösen Einmündungskomplex, je nachdem, ob man mehr von links, vorne oder rechts kommt, lässt sich die entsprechende V. hepatica einstellen. Das Dopplergate wir nun distal dem venösen Einmündungskomplex positioniert.

4.9 Vena umbilicalis

Die V. umbilicalis ist in ihrem Dopplerflussmuster ein kontinuierliches Signal. In der zeitlichen Abfolge der zunehmenden Hypoxie bzw. Asphyxie wird das Blutflussmuster als letztes pathologisch und stellt damit das äußerste Alarmzeichen dar (Arduini et al. 1993; Giles et al. 1982). In der quantitativen Signalanalyse kann mit der V. umbilicalis das Herzminutenvolumen berechnet werden. Sie ist im Ultraschall-B-Bild als frei flottierende Nabelschnur leicht im Fruchtwasser auffindbar, und es ist unabhängig, ob plazenta- oder fetusnah untersucht wird. Des Weiteren kann die V. umbilicalis auch intraabdominal, wie bei der Untersuchung des Ductus venosus im sagittalen (Abb. 4.4c) oder transversalen Schnitt (Abb. 4.5a) dargestellt werden.

4.9.1 Technik

Die V. umbilicalis wird als freie flottierende Nabelschnur wie die A. umbilicalis, intraabdominal in der Schnittebene wie der Ductus venosus aufgesucht (Abb. 4.6 u. 4.7).

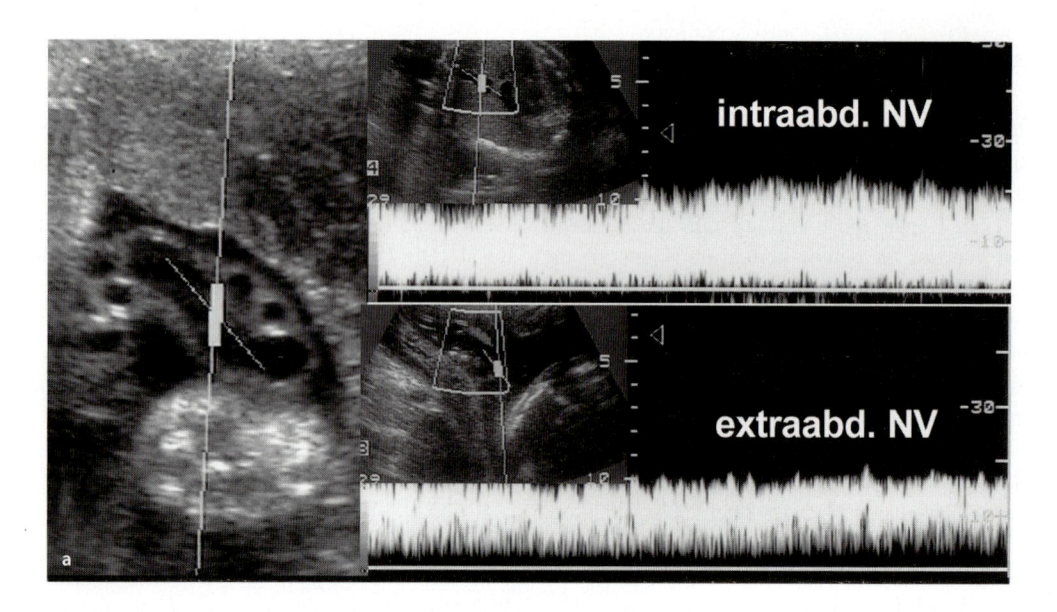

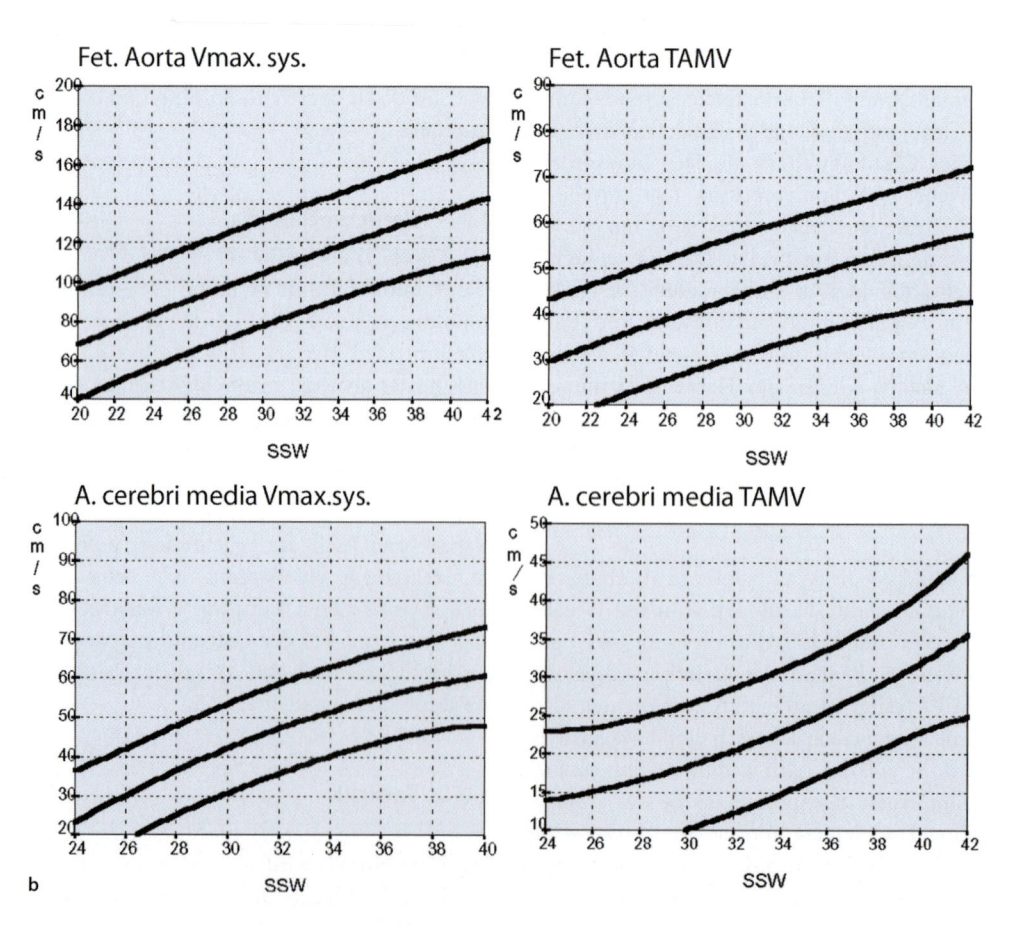

Abb. 4.6 a,b. Im Fruchtwasser frei flottierende V. umbilicalis, sowie abgeleitetes intra- und extraabdominales Dopplersignal (**a**). Referenzkurven mit 95%-Konfidenzintervall der maximalen systolischen Blutflussgeschwindigkeit ($v_{max\,sys}$) und die über einen Herzzyklus gemittelte Geschwindigkeit der Maximalgeschwindigkeit ($v_{mean\,max}$) von fetaler Aorta und A. cerebri media in Abhängigkeit vom Gestationsalter (*NV* Nabelvene) (**b**)

4.9 · Vena umbilicalis

Pränatalmedizin

Referenzkurven 95 % Konfidenzintervall (n = 318)
von H. Schaffer
LFK-Sbg. Vorstand: Prim. Univ. Prof. Dr. A. Staudach

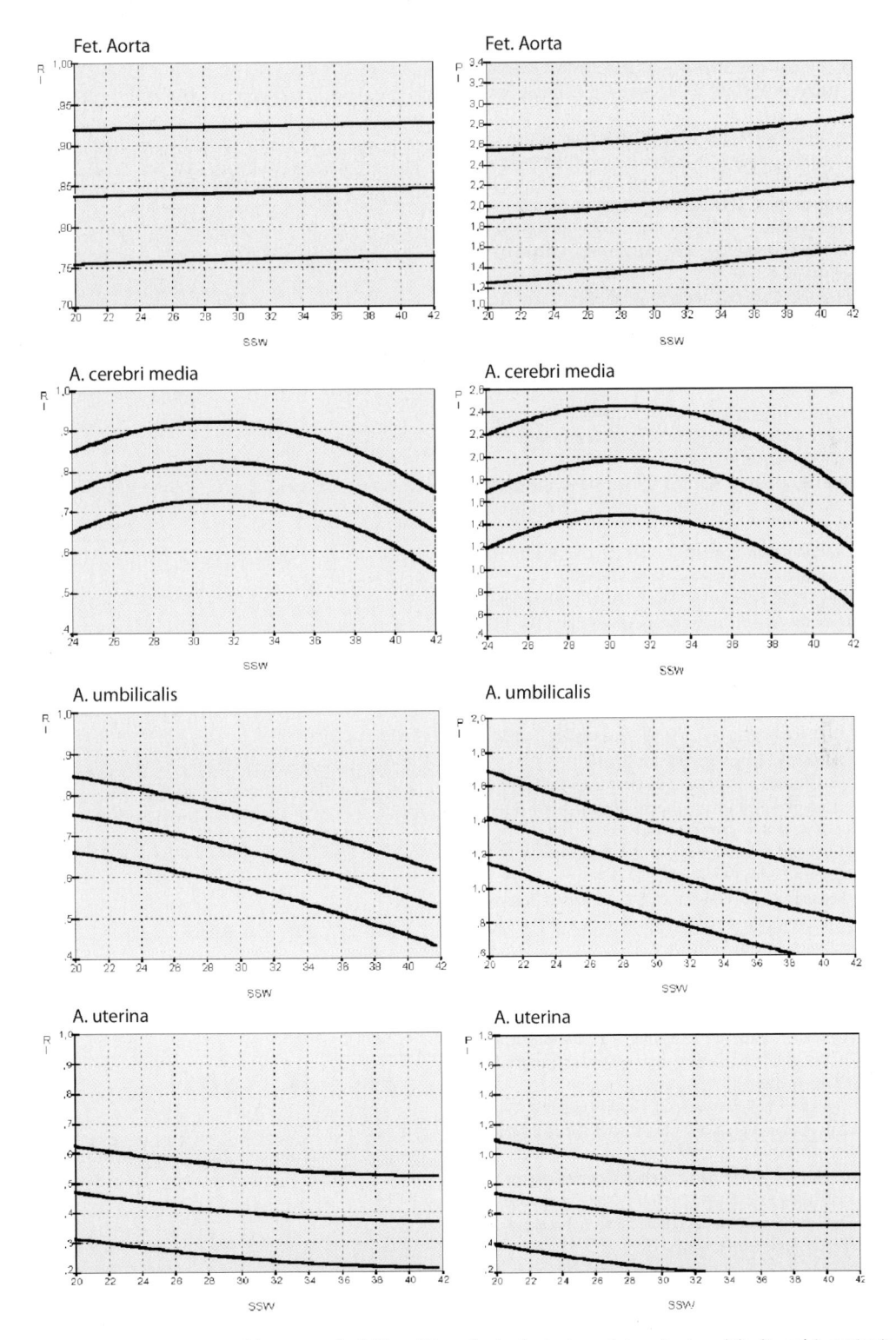

Abb. 4.7. Referenzkurven mit 95%-Konfidenzintervall mit RI und PI von fetaler Aorta, A. cerebri media, A. umbilicalis und A. uterina in Abhängigkeit vom Gestationsalter

Literatur

Arabin B, Bergmann PL, Saling E (1987) Qualitative Analyse von Blutflussspektren uteroplazentarer Gefäße, der Nabelaterie, der fetalen Aorta und der fetalen A. carotis communis in normaler Schwangerschaft. Ultraschall Klin Prax 2:114–119

Arduini D, Rizzo G, Romanini C (1993) The development of abnormal heart rate patterns after absent end-diastolic velocity in umbilical artery: Analysis of risk factors. Am J Obstet Gynecol 168:43–50

Campbell S, Bewley S, Cohen-Overbeek T (1987) Investigation of the uteroplacental circulation by Doppler ultrasound. Semin Perinatol 11:362–368

Deutinger J, Rudelstorfer R, Bernaschek G (1988) Vaginosonographische Strömungsmessungen in der Art. uterina: Normwerte und Vergleich mit Messungen in einer Art. Arcuata. Ultraschall Klin Prax [Suppl] 1:153

Giles WB, Trudinger BJ, Cook CM (1982) Fetal umbilical artery velocity waveforms. J Ultrasound Med 1:98

Gudmundsson S, Huhta J, Wood J et al (1991) Venosus Doppler ultrasonography in the fetus with nonimmune Hydrops. Am J Obstet Gynecol 164:33–37

Hecher K, Campbell S, Snijders R, Nicolaides K (1994) Reference ranges for fetal venous and atrioventricular blood flow parameters. Ultrasound Obstet Gynecol 4:381–390

Kirkinen P, Müller R, Huch R, Huch A (1987) Blood flow velocity waveforms in human fetal intracranial arteries. Obstet Gynaecol 10:617–621

Kirkinen P, Müller R, Baumann H, Mieth D, Duc G, Huch R, Huch A (1987) Fetal cerebral vascular resistance. Lancet II:392–393

Kiserud T, Eik-Nes SH, Blaas HG, Hellevik LR (1991) Ultrasonographic velocimetry of the fetal ductus venosus. Lancet 338:1412–1414

Lingman G (1985) Human fetal haemodynamics. Ultrasonic assessment in normal pregnancy and in fetal cardiac arrhythmia. Thesis, Malmö

Lingman G, Marsal K (1986) Fetal central blood circulation in the third trimester of normal pregnancy – a longitudinal study. I. Aortic and umbilical blood flow. Early Hum Dev 13:137–150

Lingman G, Marsal K (1986) Fetal central blood circulation in the third trimester of normal pregnancy – a longitudinal study. II. Aortic blood velocity waveform. Early Hum Dev 13:151–159

Marsal K, Laurin J, Lindblad A, Lingman G (1987) Blood flow in the fetal descending aorta. Semin Perinatol 11:322–334

Molendijk LW, Kesdogan J, Kopecky P (1997) Farbkodierte Dopplersonographie – Normwerte des Widerstandsindex in Abhängigkeit vom Gestationsalter. Perinat Med 9:49–53

Rudelstorfer R, Deutinger J, Bernaschek G (1987) Vaginosonographische Darstellung der A. uterina zur Doppler-Blutflussmessung während der Schwangerschaft. Ultraschall Klin Prax 1 [Suppl]:41

Schaffer H, Laßmann R, Staudach A, Steiner H (1989) Aussagewert qualitativer Doppler-Untersuchungen in der Schwangerschaft. Ultraschall Klin Prax 4:8–15

Schulman H, Fleischer A, Stern W et al (1984) Umbilical velocity wave ratios in human pregnancy. Am J Obstet Gynecol 148:985–990

Standardkommission der Arbeitsgemeinschaft Doppler-Sonographie und materno-fetale Medizin (AGDMFM) (1996) Standards in der Perinatalmedizin – Dopplersonographie in der Schwangerschaft. Geburtshilfe Frauenheilkd 56:69–73

Staudach A (1986) Fetale Anatomie im Ultraschall. Springer, Berlin Heidelberg New York

Trudinger BJ, Giles WB, Cook CM (1985) Flow velocity waveforms in the maternal uteroplacental and fetal umbilical placental circulations. Am J Obstet Gynecol 152:15

Trudinger BJ (1987) The umbilical circulation. Semin Perinatol 11:311–321

Wladimiroff JW, Tonge HM, Stewart PA (1986) Doppler ultrasound assessment of cerebral blood flow in the human fetus. Br J Obstet Gynecol 93:471–475

Wladimiroff JW, VanBel F (1987) Fetal and neonatal cerebral blood flow. Semin Perinatol 11:335–346

Normale Flussmuster in den uteroplazentaren und fetalen Gefäßen

G. Hasenöhrl

5.1 Grundlagen – 39

5.2 Arterielle Gefäße – 41
5.2.1 A. umbilicalis – 41
5.2.2 A. cerebri media – 42
5.2.3 A. uterina – 42
5.2.4 Aorta – 43

5.3 Venöse Gefäße – 43
5.3.1 V. umbilicalis – 44
5.3.2 Ductus venosus – 44
5.3.3 V. cava inferior – 45

5.1 Grundlagen

Wer die Doppleruntersuchung für die klinische Praxis sinnvoll einsetzen möchte, muss die Normalbefunde der aussagekräftigen Gefäße in hinreichender Präzision darstellen können, ihre Kurvenverläufe kennen, um sie dann klar und deutlich von den pathologischen Befunden unterscheiden zu können.

Von den arteriellen Gefäßen spielen die A. umbilicalis, die A. cerebri media und die Aa. uterinae in der Praxis die bedeutendsten Rollen. Im venösen Kompartiment sind dies die V. umbilicalis, der Ductus venosus und mit Abstrichen die inferiore V. cava.

Die arteriellen Flussverläufe entstehen durch Fortleitung der korpuskulären Elemente des Blutes während des Herzzyklus und Fortleitung und Reflexion der Wandwelle der Gefäße.

Im Normalfall ist somit im arteriellen Gefäßsystem eine biphasische Welle ableitbar. Während der Systole kommt es zu einer Beschleunigung des Blutes, während in der Diastole durch die Windkesselwirkung der Aorta die Vorwärtsbewegung zwar noch positiv ist, jedoch deutlich abnimmt. Am Ende der Diastole ist unter physiologischen Bedingungen während der Schwangerschaft im gesamten arteriellen Gefäßsystem die Geschwindigkeit noch deutlich positiv, wenn auch die Ausprägung der Vorwärtsbewegung starke regionale Unterschiede aufweist. Im aortalen Kurvenverlauf ist zum Beispiel nur ein geringer enddiastolischer Fluss (EDF) ableitbar, während in der Nabelarterie und der A. cerebri media (ACM) der EDF deutlich höher ist und im Laufe der Schwangerschaft auch stärker zunimmt.

> Die arterielle Form der Welle ist abhängig von der Pumpfunktion des Herzens, der Viskosität des Blutes, der Elastizität und insbesondere vom Gesamtgefäßquerschnitt des nachgeschalteten Gefäßsystems. Letzterer ist in den Uterina-Arterien eine Funktion der Ausbildung des Gefäßsystems in der frühen Schwangerschaft und der Trophoblastinvasion, wodurch im Lauf der Schwangerschaft ein Abbau der Muskelschicht der Gefäße zu einer Widerstandsverringerung und folglich zu einer Erhöhung des enddiastolischen Flusses führt. Bleibt dieser Gefäßumbau aus, so ist mit einer erhöhten Rate an Präeklampsie und fetaler Wachstumsretardierung zu rechnen, welche wiederum im Dopplerspektrum mit einer postsystolischen Inzisur (Notching) oder erhöhten Widerstandsindizes einhergehen können (Abb. 5.1). Auf fetaler Seite wird im Umbilikalgefäß durch erhöhten Widerstand und durch mangelhafte Ausbildung des plazentaren Gefäßsystems eine Reduktion des EDF bewirkt, die durch Reflexion der Pulswelle sogar in einem diastolischen Stopp (Nullfluss) oder Rückfluss (Reverse-Flow) resultieren kann.

Für die gute Beurteilung der Kurvenverläufe sind wichtige Qualitätskriterien einzuhalten.

Die Zyklen müssen über das gesamte Fenster gleich hohe diastolische und systolische Maxima aufweisen. Besonders wichtig sind eine gute Hüllkurve und ein »gutes Dopplerspektrum«, die dann erreicht sind, wenn ein Überwiegen der Abbildung der schnellen zentralen Erythrozyten im Spektrum vorliegt. Darüber hinaus muss das Dopplerspektrum mehr als zwei Drittel der Höhe des Spektrogramms ausfüllen (Abb. 5.2).

Um normale Flussmuster in ausreichender Qualität darstellen zu können, muss erstens Normokardie (FHF 120-160) vorliegen. Fetale Atembewegungen verändern die Flusskurven ebenfalls beträchtlich und müssen deshalb ausgeschlossen werden. Fetale Arrhythmie und Singultus müssen davon abgegrenzt werden. Das Sample-Volume (Gate) muss gefäßdeckend platziert sein, und der Einfallswinkel soll möglichst niedrig sein, jedenfalls 60° nicht überschreiten. Schließlich muss die PRF so gewählt werden, dass kein Aliasing vorliegt und der Wall-motion-Filter soll so niedrig gewählt werden, dass die diastolischen Flüsse gut angezeigt werden – in der Praxis kleiner als es der Herzfrequenz entspricht.

Durch suffiziente Darstellung des Flussmusters kann der Widerstand anhand verschiedener Indizes abgeschätzt werden. Im arteriellen Gefäßsystem sind hierzu

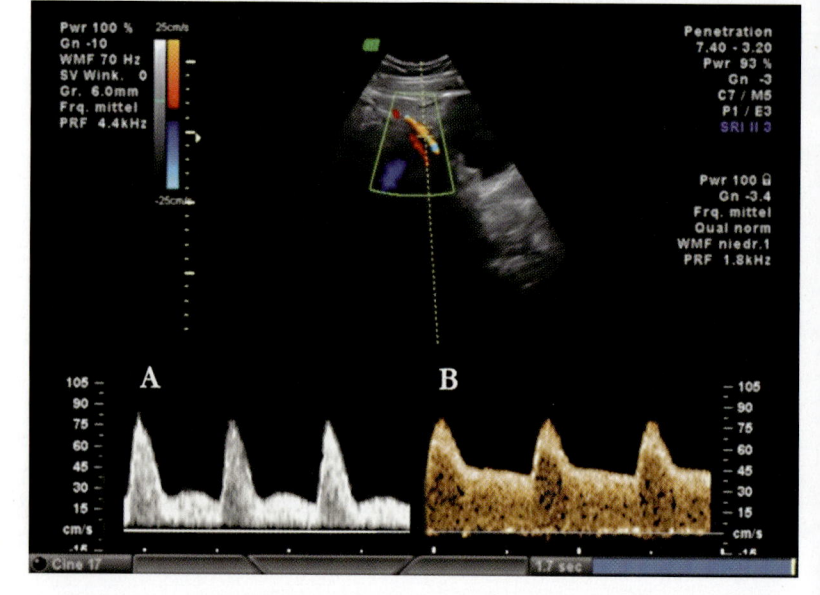

 Abb. 5.1. Die normalen Kurvenverläufe der Arteria uterina. (A) Der Verlauf bis zur 20. SSW mit postsytolischer Einziehung (Notch) und niedrigem diastolischem Fluss (B) Der Verlauf nach der 24. SSW bis zum Termin mit relativ erhöhtem endiastolischem Fluss. Im Vergleich zu den fetalen Gefäßen sind die absoluten Geschwindigkeiten höher und der Anteil der Diastole am Herzzyklus länger

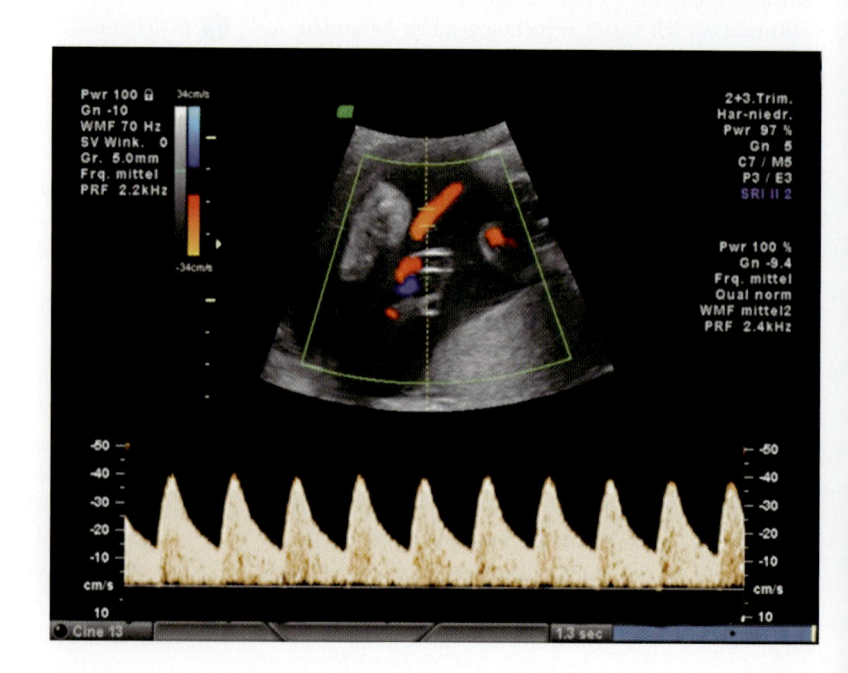

 Abb. 5.2. Die normale arterielle Flusskurve weist gleich hohe sytolische und enddiastolische Maxima auf und hat eine gute Hüllkurve

der Resistance-Index (RI) oder der Pulsatility-Index (PI) gebräuchlich, im venösen System der PIV oder der PVIV (▶ Kap. 3.3).

Sämtliche Indizes erfahren Änderungen während des Fortgangs der Schwangerschaft. Deshalb können die gemessenen Werte nur entsprechend den Normalbefunden des jeweiligen Gestationsalters beurteilt werden.

Alle arteriellen Gefäße weisen analog zum Herzzyklus monophasische Verläufe auf, welche durch ein systolisches Maximum und ein diastolisches Minimum gekennzeichnet sind. Die venösen Gefäße hingegen zeigen, je nach ihrer anatomischen Lage und folglich auf sie unterschiedlichen Auswirkungen des kardialen Zyklus, entsprechend abweichende Flussformen: Sie können kontinuierlich (V. umbilicalis), monophasisch (Milzvene), biphasisch bzw. triphasisch (Ductus venosus, V. cava inferior) sein.

Im Folgenden sollen die einzelnen normalen Flussformen je nach Gefäß beschrieben und deren klinische Wertigkeit kurz angesprochen werden.

5.2 Arterielle Gefäße

5.2.1 A. umbilicalis

Experimentell wurde zuerst ab der 7. SSW ein Fluss in der Nabelarterie gefunden. Danach nimmt der systolische Maximalfluss ständig zu, während anfänglich enddiastolisch kein Fluss ableitbar ist (Makikallio et al. 1999). Letzterer ist erst zwischen 12 und 14 SSW darstellbar, danach jedoch ständig vorhanden. Reverse-Flow im ersten Trimenon kann ein Hinweiszeichen für ein schlechtes fetales Outcome sein (Borrell et al. 2001). Der Pulsatility-Index nimmt im 1. Trimenon ständig ab.

Im weiteren Verlauf entwickelt sich der Gefäßbaum der tertiären Zotten ständig, sodass der periphere Widerstand kontinuierlich abnimmt. Folglich nehmen die enddiastolischen Flüsse der Nabelarterie im Verhältnis zur Systole zu und die Widerstandsindices (RI, PI) fallen kontinuierlich (◘ Abb. 5.3).

Die Umblikalarterie ist das zumeist am einfachsten darstellbare Gefäß. Es ist in der Praxis unerheblich, an welcher Stelle der Nabelschnur gemessen wird, solange ein optimales Signal abgeleitet wird. Der Kurvenverlauf ist schwach pulsatil. Während der Systole kommt es zu einem steilen Anstieg der Geschwindigkeit, die während der Diastole etwas weniger steil abfällt und im Normalfall noch vor Erreichen des Nullpunktes mit Einfallen der nächsten Systole wieder ansteigt. Es weist folglich eine »sägezahnartige« monophasische Form auf, wobei im Vergleich zu anderen arteriellen Gefäßen eine breite Systole typisch ist.

Pathologische Werte werden solche ab der 90. Perzentile definiert. Werte unter der 10. Perzentile gehen nicht mit einem schlechteren Outcome des Feten einher (Olofsson et al. 2004). Im Fall von pathologischen Werten sollte kurzfristig eine Wiederholung unter optimierten Bedingungen stattfinden. Zu beachten ist, dass es in Einzelfällen zu deutlich unterschiedlichen Widerständen durch unterschiedliche Lumina in den beiden Nabelarterien kommen kann. Man richtet sich dann nach dem günstigeren Messwert.

Im pathologischen Fall der reduzierten Plazentaperfusion – z. B. durch Infarkte, kleine Plazentaanlagen, Fibrosen – und eines daraus resultierenden erhöhten umbilika-

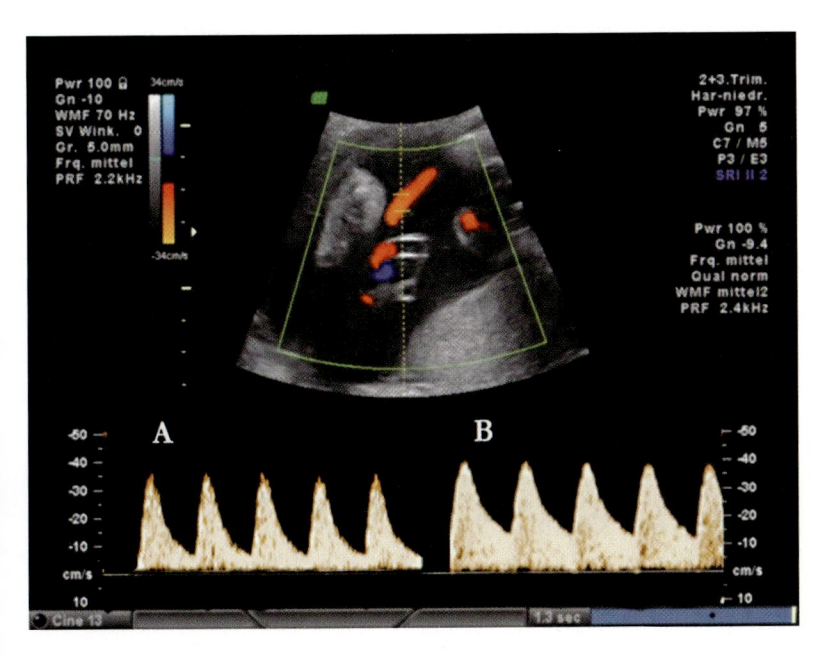

◘ Abb. 5.3. Die normale A. umbilicalis weist in frühen Wochen einen niedrigen enddiastolischen Fluss auf (*A*), der im Laufe der Schwangerschaft zunimmt (*B*)

len Widerstandes kommt es zu einer Abnahme des enddiastolischen Flusses bis zum Nullfluss (Absent-Flow) und schließlich zu einer Rückwärtsbewegung der Blutsäule in der Diastole, dem Umkehrfluss (Reverse-Flow). Letztere Befunde gehen immer mit einer erhöhten Gefährdung des Feten einher.

5.2.2 A. cerebri media

Die Flusskurven der A. cerebri media (ACM) geben Hinweise auf die fetale Hämodynamik.

Der Fluss der ACM wird durch den Sauerstoffpartialdruck mittels Autoregulation gesteuert. Die A. cerebri media weist normalerweise ein hoch pulsatiles Signal auf. Dies ist darauf zurückzuführen, dass die Gefäße enggestellt sind und somit ein hoher Widerstand resultiert. Wie schon Saling (1966) beschrieben hat, kommt es pathophysiologisch unter hypoxämischen Bedingungen zu einer Ausschaltung wenig relevanter Organbezirke (»Sparschaltung«) unter Optimierung der Perfusion von lebenswichtigen Organsystemen wie dem Gehirn, somit zu einer Zentralisation. Dies geschieht durch Senkung des Widerstandes, die zu einer Erhöhung des enddiastolischen Flusses führt. Dieses Phänomen ist unter dem Begriff »Brain-Sparing« bekannt geworden.

Der diastolische Fluss ist ab dem klinisch wichtigen Zeitraum der 22.-24. SSW bis etwa zur 30.-32. SSW praktisch konstant unter 20% des systolischen Flusses und steigt erst gegen Ende der Schwangerschaft bis zu 40% an. Dies wird »Termineffekt« genannt (◘ Abb. 5.4). Als pathologisch sind Werte einzustufen, die eine Widerstandsverringerung anzeigen und unter der 10. Perzentile liegen. Werte, die über der 90. Perzentile liegen, haben keine klinische Bedeutung.

Der maximale systolische Fluss (PSV) der ACM ist im Verhältnis zur Aorta oder Nabelarterie geringer.

> Zu beachten ist, dass ein erhöhter Schallkopfdruck schwache Flüsse in der Diastole beeinträchtigen kann und folglich einen diastolischen Null- bzw. Reverse-Fluss erzeugen kann. Dies bedeutet keinesfalls eine Pathologie wie in der Nabelarterie und kann durch eine optimierte Einstellung behoben werden. Somit ist – eine verwertbare Hüllkurve vorausgesetzt – eine Fehlmessung im Sinne falsch pathologischer Werte wie bei der Nabelarterie praktisch nicht möglich.

5.2.3 A. uterina

Die Flussverhältnisse der A. uterina stellen ein Maß für die uteroplazentaren Strömungsverhältnisse dar.

Der Widerstand im 1. Trimenon ist hoch, es resultiert ein stark pulsatiles Flussmuster. In diesem Zeitraum steigt die Absolutgeschwindigkeit dieser Gefäße kontinuierlich. Schließlich nimmt auch das Flussvolumen im Laufe der Schwangerschaft um das rund 10fache zu. Der Widerstand nimmt im gesamten uterinen Gefäßbett jedoch schon im 1. Trimenon rasch ab und sinkt dann durch die bekannte Trophoblastinvasion der Spiralarterien mit Abbau der endomuskulären Anteile bis zur 20. SSW stetig. Danach sinken die Widerstände nur mehr geringfügig. Folglich weist die A. uterina im geburtshilflich relevanten Zeitraum ca. ab dem 3. Trimenon ein schwach pulsatiles Flussmuster auf, das durch deutlich erhöhte absolute und

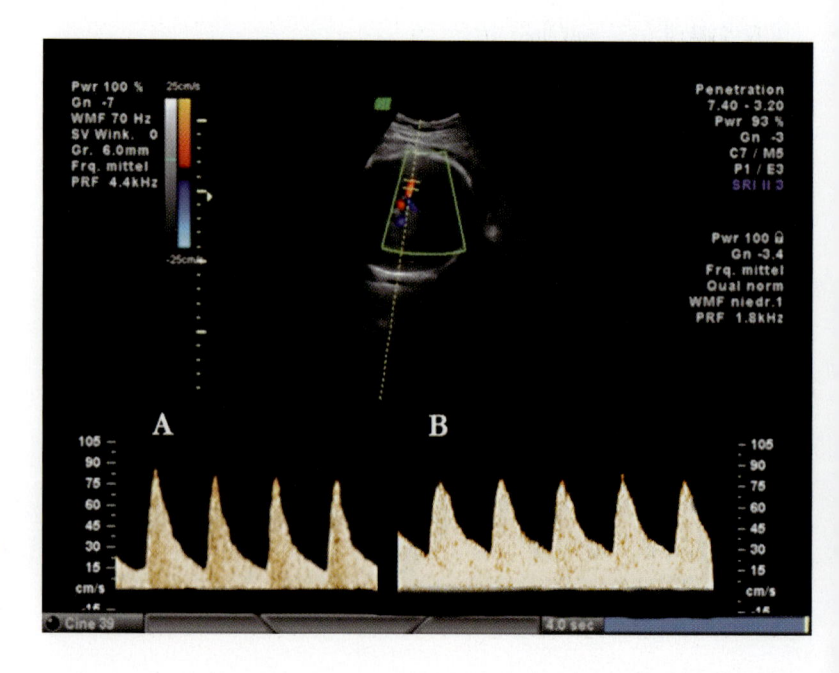

◘ Abb. 5.4. Die A. cerebri media weist bis etwa zur 35. SSW einen hohen Widerstand auf (*A*), um dann um den Termin deutlich höhere enddiastolische Flüsse zu zeigen (»Termineffekt«) (*B*)

im Vergleich zu den fetalen Gefäßen relativ erhöhte diastolische Geschwindigkeiten zur Systole gekennzeichnet ist. Die Hüllkurve zeigt einen relativ kurzen systolischen Peak und anschließend eine breite und hohe diastolische Komponente. Nach der 24. SSW beträgt der EDF über 50% des systolischen Flusses (Abb. 5.1).

Die Darstellung der A. uterina gelingt am einfachsten mit dem Farbdoppler durch Aufsuchen der A. iliaca externa ca. 5 cm distal des Abgangs der A. iliaca interna, Schwenken des Schallkopfes nach medial und gleichzeitiger Rotation des Schallkopfes nach kaudal solchermaßen, dass das schräg von kaudal nach kranial verlaufende und die Iliaca unterkreuzende Uterinagefäß in einem möglichst kleinen Winkel erfasst werden kann.

Werte bis zur 90. Perzentile gelten als Normalbefunde, Werte unter der 10. Perzentile haben keine klinische Relevanz.

Vor der 20. SSW an ist eine postsystolischer Einziehung (Notch) der Flusskurve, die durch die reflektierte Welle des uteroplazentaren Gefäßbetts hervorgerufen wird, physiologisch, während sie zwischen 20.-24. SSW nur mehr in der Hälfte der Fälle darstellbar ist und danach in der Regel völlig verschwindet (Abb. 5.1). Persistierende bilaterale Notches sind mit erhöhten Raten an Präeklampsie oder Wachstumsretardierung vergesellschaftet.

5.2.4 Aorta

Der Fluss der fetalen Aorta ist ein Parameter für die fetale Hämodynamik, da ein beträchtlicher Anteil (ca. zwei Drittel) des fetalen Herz-Minuten-Volumens an die Plazenta geht und die Aorta passiert.

Die Aorta ist ein hoch pulsatiles Gefäß. Der Widerstand und die entsprechenden Indizes sind im Laufe der Schwangerschaft weitgehend konstant.

Darzustellen ist das Gefäß am besten in einem sagittalen Längsschnitt, indem man den Schallkopf zum Fundus bewegt und abkippt, sodass der Einfallswinkel kleiner als 60° beträgt und das Doppler-Gate in Höhe des Zwerchfells setzt. Dies erklärt, warum die Ableitung des aortalen Flussmusters im Vergleich zur Nabelarterie deutlich erschwert ist (Abb. 5.5). Im Rahmen einer Zentralisation des Feten kommt es zu einer Erhöhung des Widerstandes auch in der Aorta, sodass ein Nullfluss oder gar Reverse-Flow auftreten kann. Somit stellt die Aorta eine Funktion der fetalen peripheren Widerstandsverhältnisse dar. In Fällen erhöhten aortalen Widerstandes ist die A. umbilicalis ebenfalls verändert, hingegen ist die Aorta nicht in allen Fällen pathologischen Umbilicalis-Flows ebenfalls pathologisch.

Durch die fehlende zusätzliche Aussagekraft zur Nabelarterie und die verhältnismäßig erschwerte Darstellbarkeit des Gefäßes ist die klinische Wertigkeit des Aortenflusses zur Beurteilung der Plazentafunktion begrenzt.

Flussmuster der A. renalis und A. hepatica wurden ebenfalls beschrieben, spielen aber in der klinischen Praxis kaum eine Rolle.

5.3 Venöse Gefäße

Die normalen Flussmuster der wichtigsten venösen Gefäße sind abhängig von der kardialen Compliance, Kontraktilität und der Nachlast. Deshalb können – im

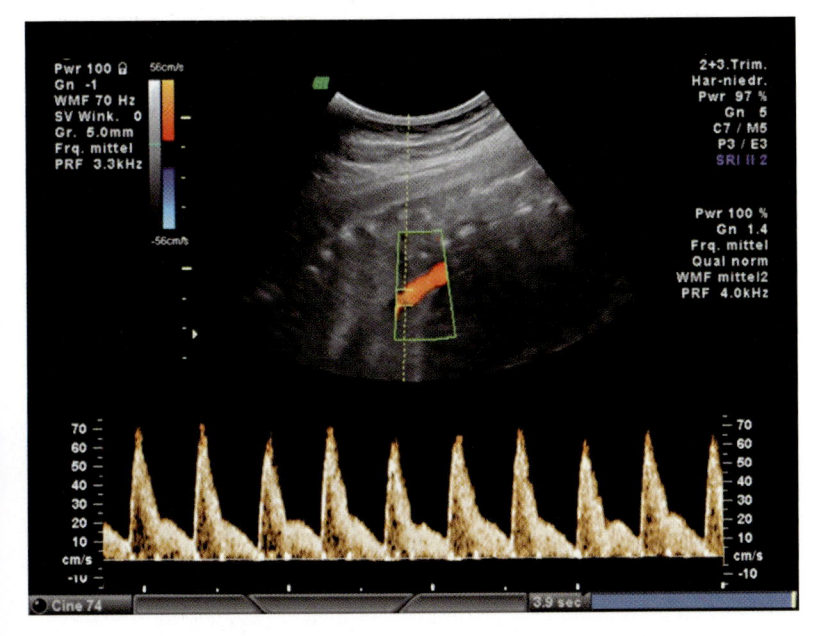

Abb. 5.5. Die Aorta weist ein hoch pulsatiles Gefäß während der gesamten Schwangerschaft auf

Gegensatz zum arteriellen Schenkel – komplexe venöse Flussmuster entstehen.

Analog zu den Arterien wurden im venösen System diverse Indizes beschrieben. Für den Ductus und die V. cava inferior haben sich der PIV und der PVIV (▶ Kap. 3.3) etabliert. Auch ein Preload-Index wurde beschrieben (v). Da die Herzleistung normalerweise während der gesamten Schwangerschaft zunimmt, kommt es auch zu einer stetigen Abnahme der venösen Dopplerindizes.

Flusskurven vieler venöser Gefäße, wie V. cava superior und inferior, V. hepatica, Kopf- und Halsvenen sowie Lungenvenen wurden beschrieben, in praxi haben bis dato der Ductus venosus und die V. umbilicalis die größte Bedeutung erreicht.

5.3.1 V. umbilicalis

Der Fluss der V. umbilicalis zeigt normalerweise einen kontinuierlichen herzwärts gerichteten Flow. Er ist sehr einfach an der Nabelschnur ableitbar. Darüber hinaus kann auch ein Fluss im intraabdominalen Abschnitt abgeleitet werden. Der kontinuierliche Fluss der Nabelvene ist durch eine klappenähnliche Funktion des nachgeschalteten Ductus venosus bedingt, sodass die Druckänderungen durch den Herzzyklus in der Nabelvene praktisch nicht ableitbar sind (◘ Abb. 5.6A). Postsystolische Pulsationen sind dennoch in der freien Nabelvene physiologischerweise in bis zu 20% der Fälle nach der 12. SSW zu finden. (Splunder et al. 1994).

Im Falle schwerer fetaler Beeinträchtigung kann es zu enddiastolischen oder mehrphasigen Pulsationen kommen. (Baschat u. Harman 2006; Gudmundsson et al. 1996).

5.3.2 Ductus venosus

Das Flussmuster des klinisch wichtigen Gefäßes, des Ductus venosus unterscheidet sich von der V. umbilicalis beträchtlich, denn es wird durch seine Nähe zum Herzen deutlicher vom Herzzyklus, von der kardialen Kontraktilität, Compliance und der Nachlast bestimmt. Die Flusskurve des Ductus venosus ist biphasisch

Man findet den Ductus entweder im Horizontal- oder im Längsschnitt. Horizontal verfolgt man den intraabdominalen Teil der Nabelvene mittels Farbdarstellungsmodus zentralwärts und findet eine Rechtsabbiegung des Gefäßes im zentralen Abschnitt. Hier beginnt der Ductus (◘ Abb. 5.6B). Durch die Verjüngung des Gefäßquerschnitts kommt es zu einer signifikanten Geschwindigkeitserhöhung, die in der Farbdarstellung meist als Farbumschlag im Sinne eines Aliasings erkennbar ist. An dieser Stelle ist der Ductus zu messen. Schwieriger gelingt die Darstellung im Längsschnitt. Man sucht die V. cava inferior vorhofnahe auf und findet den Ductus meist knapp distal der V. hepatica in die Cava einmünden. Wichtig für die verwertbare Ableitung ist der Ausschluss fetaler Atembewegungen.

Während der Systole kommt es zur raschen Beschleunigung des Vorwärtsstroms aus der abdominellen V. umbilicalis durch den Ductus venosus in den rechten Vorhof. Dies ist Ausdruck des größten Druckgradienten, der durch die geschlossene und sich herzspitzenwärts bewegenden Klappenebene entsteht und somit einen Unterdruck im Vorhof aufbaut und quasi einen »Sog« auf den Ductus ausübt. Es entsteht die sog. S-Welle. Danach führt die Erschlaffung des Ventrikels und der Anstieg der Klappenebene zu einer Druckerhöhung im Vorhof

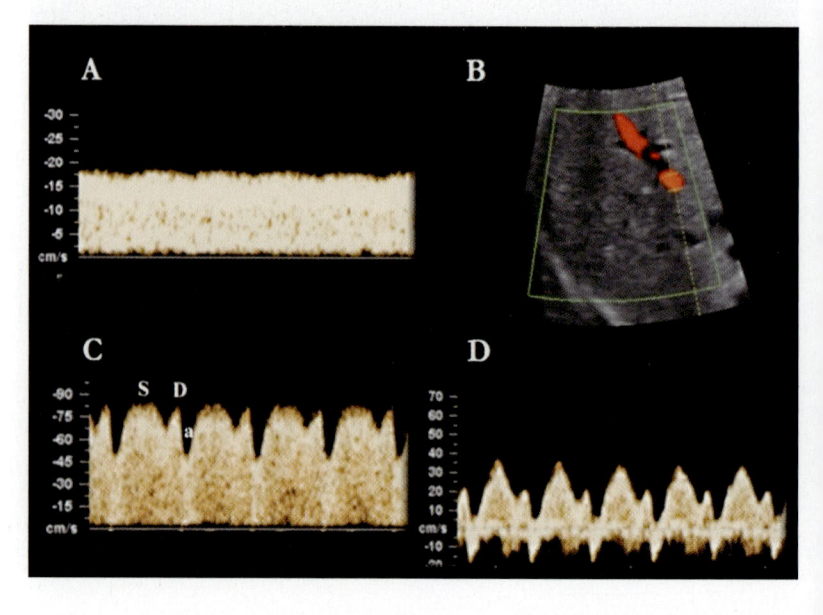

◘ **Abb. 5.6.** Die venösen Gefäße. **A** Die V. umbilicalis zeigt einen kontinuierlichen Fluss. **B** Den Ductus venosus sucht man im Querschnitt in Verlängerung der V. umbilicalis auf. **C** Der Ductus venosus weist ein biphasisches Flussmuster auf: »S-Welle« während der Systole, »D-Welle« während der passiven Ventrikelfüllung in der frühen Diastole und »a-Welle« während der atrialen Kontraktion der späten Diastole; zu jeder Zeit ist die Flussrichtung herzwärts gerichtet und die Ableitung somit positiv. **D** Die V. cava inferior weist ein triphasisches Muster auf; die a-Welle ist zumeist physiologisch negativ

und somit zu einer Verringerung der Geschwindigkeit im Ductus venosus. Erst nach Öffnung der Trikuspidalis entsteht ein erneuter beschleunigter Vorwärtsstrom in der ersten Phase der Diastole (D-Welle). Danach folgt die atriale Kontraktion, wodurch es zu einer Erhöhung des Druckes im Vorhof kommt und folglich zu einer Abnahme des Druckgradienten im Ductus mit einer einhergehenden Verringerung des Flusses (a-Welle). Im Normalfall ist dieser Fluss auch während der atrialen Kontraktion herzwärts gerichtet und somit positiv (◘ Abb. 5.6C).

Im pathologischen Fall kommt es durch verringerte kardiale Kontraktilität oder mangelnde Compliance, durch erhöhte Nachlast oder eine Kombination dieser Faktoren zu einem reduzierten diastolischen Rückfluss, der sich am deutlichsten in einer Abnahme, einem Nullfluss oder Reverse-Fluss der a-Welle zeigt. Die Form des Ductusflusses hängt auch von den atrialen Druckverhältnissen ab, sodass im pathologischen Fall neben einer Analyse der arteriellen Flussverhältnisse eine sorgfältige Evaluierung der kardialen Anatomie und Funktion erforderlich ist.

Die Messungen des Ductus sind somit sowohl in der Diagnostik des fetalen Zustandes, z. B. im Rahmen einer Plazentainsuffizienz als spätes Zeichen einer beträchtlichen Beeinträchtigung des fetalen Zustandes und im Falle kardialer Anomalien von Bedeutung und können auch im 1. Trimenon zur Einschätzung des Risikos einer chromosomalen Anomalie eingesetzt werden (Bilardo et al. 2001).

5.3.3 V. cava inferior

Obwohl es Arbeiten hinsichtlich der Aussagekraft dieses Gefäßes gibt, ist der klinische Einsatz nicht zuletzt wegen seiner Darstellbarkeit bis dato limitiert.

Die Flusskurven werden im Längsschnitt distal der Einmündung des Ductus venosus abgenommen.

Die Form der Kurve ähnelt sehr dem Ductus venosus mit folgenden Abweichungen: Während beim Ductus im physiologischen Fall ein stetiger Vorwärtsfluss festzustellen ist, somit auch die a-Welle positiv ist, kann sich eine negative a-Welle in der V. cava inferior finden (◘ Abb. 5.6D). Darüber hinaus ist die Differenz zwischen S- und D-Welle ausgeprägter als beim Ductus. Dies kann in Ergänzung zur optimalen topographischen Darstellung der Ableitungsstelle ein Unterscheidungsmerkmal zum pathologischen DV mit negativer a-Welle sein.

Flussmuster der V. hepatica, V. portae, Vv. pulmonales und der zerebralen Sinus wurden ebenfalls beschrieben, spielen aber in der klinischen Praxis derzeit kaum eine Rolle.

Literatur

Baschat AA, Harman CR (2006) Venous Doppler in the assessment of fetal cardiovascular status. Curr Opin Obstet Gynecol 18 (2): 156-63

Bilardo CM, Muller MA, Zikulnig L, et al. (2001) Ductus venosus studies in fetuses at high risk for chromosomal or heart abnormalities: relationship with nuchal translucency measurement and fetal outcome. Ultrasound Obstet Gynecol 17 (4): 288-94

Borrell A, Martinez JM, Farre MT, et al. (2001) Reversed end-diastolic flow in first-trimester umbilical artery: an ominous new sign for fetal outcome. Am J Obstet Gynecol 185(1): 204-7

Gudmundsson S, Tulzer G, Huhta JC, et al. (1996) Venous Doppler in the fetus with absent end-diastolic flow in the umbilical artery. Ultrasound Obstet Gynecol 7 (4): 262-7

Makikallio K, Tekay A, Jouppila P (1999) Yolk sac and umbilicoplacental hemodynamics during early human embryonic development. Ultrasound Obstet Gynecol (3): 175-9

Olofsson P, Olofsson H, Molin J, et al. (2004) Low umbilical artery vascular flow resistance and fetal outcome. Acta Obstet Gynecol Scand 83(5): 440-2

Saling E (1966) Die Sauerstoff-Sparschaltung des fetalen Kreislaufes. Geburtshilfe Frauenheilkd 4: 413–419

Splunder van IP, Huisman TW, Stijnen T, Wladimiroff JW (1994) Presence of pulsations and reproducibility of waveform recording in the umbilical and left portal vein in normal pregnancies. Ultrasound Obstet Gynecol 4: 49–53

Fehlerquellen und Reproduzierbarkeit

H. Schaffer und H. Steiner

6.1 Einleitung – 47

6.2 Reproduzierbarkeit des Dopplersignals – 47

6.3 Einfallswinkel des Dopplerschalls (Schallwinkel) – 47
6.3.1 Einfluss des Schallwinkels auf die quantitative Signalanalyse – 48
6.3.2 Einfluss des Schallwinkels auf die qualitative Signalanalyse – 49

6.4 Empfangsverstärkung (Receiver-Gain) – 50

6.5 Wall-Motion-Filter (Wandfilter, High-Pass-Filter) – 50

6.6 Fetale Atembewegungen – 50

6.7 Fetale Herzfrequenz – 50

6.8 Einfluss des Dopplerfensters (Gate, Sample-Volume) auf das Frequenzspektrum des Dopplersignals – 50

6.9 Einfluss des Dopplerfensters auf die qualitative Signalanalyse – 50

6.10 Zusammenhang zwischen maximal messbarer Geschwindigkeit und Pulsrepetitionsfrequenz – 54

6.11 Zusammenhang zwischen Gefäßtiefe und maximal messbarer Geschwindigkeit und Pulsrepetitionsfrequenz – 54

6.12 Informationsverlust des Frequenzspektrums bei hohen Geschwindigkeiten durch Aliasing – 54

6.13 Pitfalls – 55
6.13.1 Nullfluss der A. umbilicalis durch kleineres Lumen der 2. Arterie – 55
6.13.2 Reverse-Flow der A. cerebri media durch erhöhten Schallkopfdruck – 56
6.13.3 Extrasystolen und fetaler Singultus – 57

6.1 Einleitung

Für den erfahrenen Untersucher ist die Dopplersonographie ein wertvolles Hilfsmittel um mit hoher Sensitivität eine fetale Gefährdung frühzeitig zu erkennen und dementsprechend das geburtshilfliche Management danach auszurichten. Ein unerfahrener Untersucher, der ein qualitativ schlechtes Dopplersignal ableitet, überschätzt meist die fetale Gefährdung, wodurch die Schwangere und der betreuende Arzt unnötig verunsichert werden. Es besteht die Gefahr, dass das Potenzial das der Dopplersonographie bei Risikoschwangerschaften zukommt nicht ausgeschöpft wird. Daher ist vom Untersucher zu fordern, über physikalische Grundlagen der Dopplersonographie, Einflussfaktoren und Fehlerquellen informiert und in der Handhabung geübt zu sein.

6.2 Reproduzierbarkeit des Dopplersignals

Damit ein Dopplersignal ausgewertet werden kann, müssen folgende Vorraussetzungen erfüllt sein: Normofrequenz des fetalen Herzens (110–160 Schläge/min), Abwesenheit fetaler Atembewegungen, Wall-Motion-Filtereinstellung ≥150 Hz, gefäßdeckend positioniertes »Sample-Volume« und Schallwinkeleinstellung kleiner als 60°. Zusätzlich soll die Pulsrepititionsfrequenz so eingestellt werden, dass kein Aliasing stattfindet und doch das gesamte Dopplerspektrogramm ausgenützt wird. Das Dopplersignal muss gewissen Qualitätskriterien entsprechen (Abb. 6.1a), um Reproduzierbarkeit zu gewährleisten. Es soll über mehrere Zyklen ein identes Aussehen (gleich hohe systolische und enddiastolische Maxima) haben, und das Signal soll sich über das ganze zur Verfügung stehende Spektrum erstrecken. Weiter sollen scharfe systolische Peaks vorhanden sein. Als wichtigstes Kriterium muss es ein gutes Dopplerspektrum haben, d. h. die schnellen zentralen Erythrozyten (einhüllende Kurve der Maximalgeschwindigkeiten) sollen gegenüber langsameren randständigen Erythrozyten an Intensität (Dichte der Leuchtpunkte) überwiegen. Wie das Dopplersignal durch falsche Einstellungen beeinflusst werden kann, wird im Folgenden im Detail besprochen.

6.3 Einfallswinkel des Dopplerschalls (Schallwinkel)

Die Dopplereinrichtung (Fendel et al. 1983) misst die auf den Dopplerstrahl projizierte Effektivgeschwindigkeit (v_{eff}) und nicht die reale Geschwindigkeit der Erythrozyten (v_R).

Diese Größe ist eine Funktion des Kosinus (◘ Abb. 6.1b). Je größer der Winkel zwischen Schall- und der Blutflussrichtung (Längsachse des Gefäßes) ist, desto kleiner wird der Messwert der Effektivgeschwindigkeit (◘ Abb. 6.1c).

> **Dopplergleichung:**
> $f_D = (V_R \times \cos \alpha \times 2f)/c$; $V_{eff} = V_R \times \cos \alpha$
> Hierbei gilt:
> c = Schallgeschwindigkeit bei einem cos α von 90° wird $v_R \cos \alpha = 0$; daraus folgt: $f_D = 0$.

Dopplermessungen mit einem Schallwinkel <60° führen zu guten Messergebnissen. Signale, bei denen der Schallwinkel >60° ist, sollten nicht verwertet werden, da hier die Messungenauigkeit zu groß ist (Gill 1985; Griffin et al. 1983).

6.3.1 Einfluss des Schallwinkels auf die quantitative Signalanalyse

Bei der quantitativen Signalanalyse ist die Messung des Schallwinkels notwendig für die Berechnung der realen Blutflussgeschwindigkeit ($v_R = v_{eff}/\cos \alpha$). Bei einem

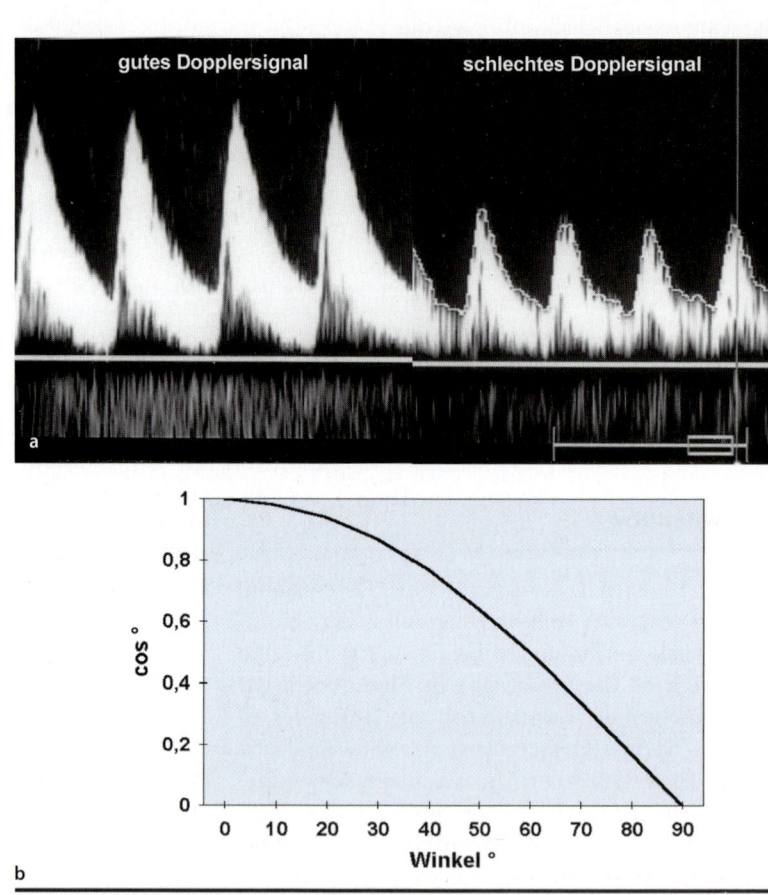

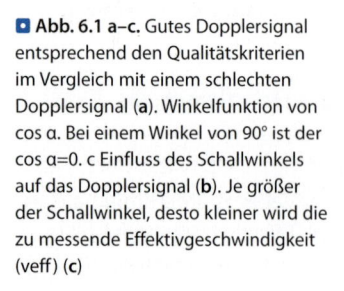

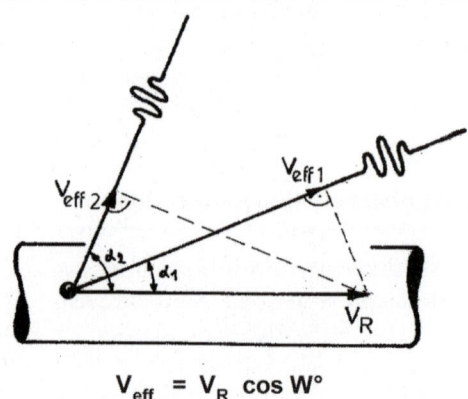

◘ **Abb. 6.1 a–c.** Gutes Dopplersignal entsprechend den Qualitätskriterien im Vergleich mit einem schlechten Dopplersignal (**a**). Winkelfunktion von cos α. Bei einem Winkel von 90° ist der cos α=0. c Einfluss des Schallwinkels auf das Dopplersignal (**b**). Je größer der Schallwinkel, desto kleiner wird die zu messende Effektivgeschwindigkeit (veff) (**c**)

6.3 · Einfallswinkel des Dopplerschalls (Schallwinkel)

falsch gemessenen Schallwinkel nimmt der Messfehler der Geschwindigkeit exponentiell mit der Vergrößerung des Schallwinkels zu. Beispiel: Bei einem Schallwinkel von 60° und einem Winkelmessfehler von nur +5° beträgt der Messfehler der Geschwindigkeit ca. 20% (◘ Abb. 6.2a).

6.3.2 Einfluss des Schallwinkels auf die qualitative Signalanalyse

Theoretisch beeinflusst der Schallwinkel die qualitative Signalanalyse nicht (▶ Kap. 3, ◘ Abb. 3.4), weil das relative Verhältnis beim Pulsatility- (PI) und Resistance-Index (RI) gleich bleibt. Bei einem schlechten Schallwinkel (>60°) wird jedoch der auswertbare Anteil vom Nutzsignal zum Störsignal kleiner, die Hüllkurve des Dopplersignals wird flacher und die Pulsatilität des Signals wird geringer (◘ Abb. 6.2b). Es gilt daher auch in der qualitativen Signalanalyse die Empfehlung, Messergebnisse nur bei einem Schallwinkel <60° zu verwenden, da sonst die Validität dieser Messmethode negativ beeinflusst wird.

Von der Arbeitsgemeinschaft »Dopplersonographie in der Geburtshilfe« der Deutschen Gesellschaft für Gynäkologie und Geburtshilfe wurde speziell für den

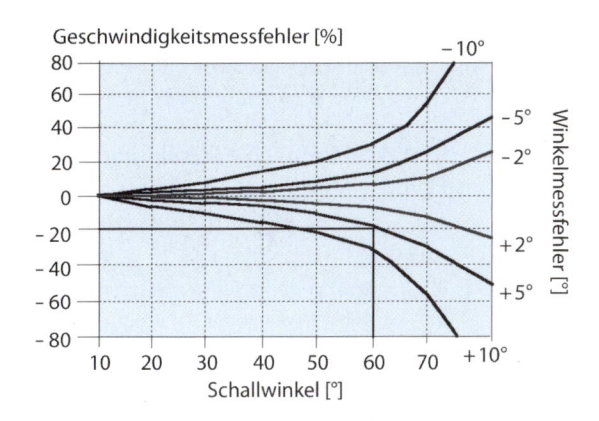

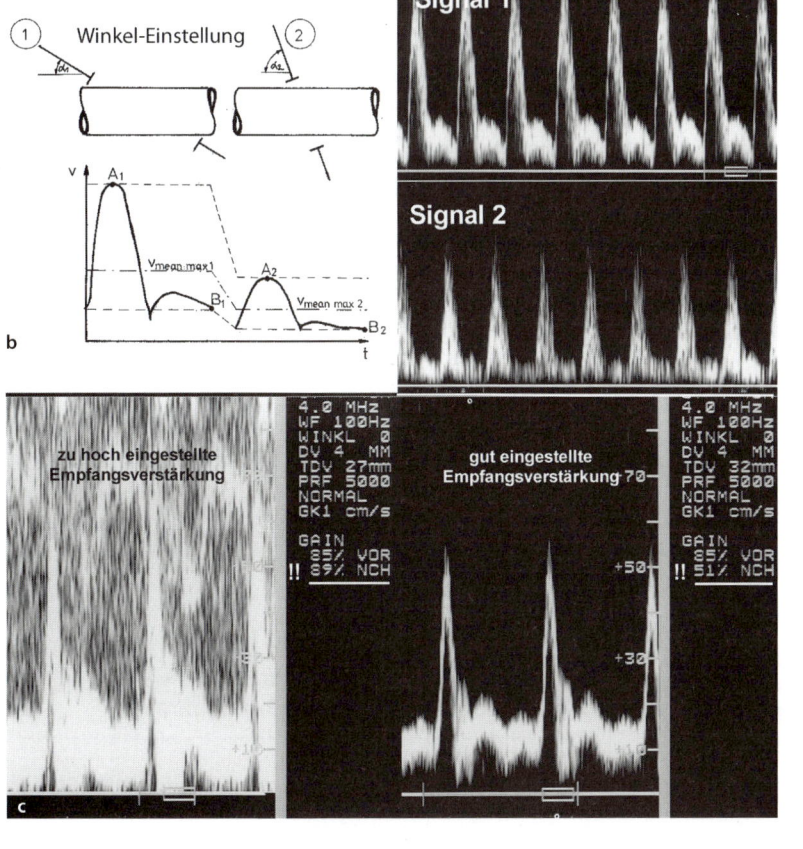

◘ **Abb. 6.2 a–c.** Messfehler der Geschwindigkeit in Abhängigkeit des Schallwinkels. Beispiel: Bei einem Schallwinkel von 60° und einem Winkelmessfehler von nur +5° beträgt der Messfehler der Geschwindigkeit ca. 20% (**a**). Einfluss des Schallwinkels auf die qualitative Signalanalyse (**b**). Dopplersignal bei zu hoch eingestellter und gut eingestellter Empfangsverstärkung (**c**)

diastolischen Flussverlust empfohlen Signale nur dann zur Auswertung heranzuziehen, wenn die in der Systole aufgezeichnete maximale Frequenzverschiebung mindestens ein Kilohertz beträgt (Standardkommission 1996).

6.4 Empfangsverstärkung (Receiver-Gain)

Die Signal-Empfangs-Verstärkung hat Einfluss auf das Signal-Rausch-Verhältnis und beeinflusst somit die Beurteilung des Frequenzspektrums. Bei zu hoch eingestelltem Gain werden höhere Frequenzen übermäßig verstärkt und Rauschsignale im hohen Frequenzbereich werden sichtbar (Abb. 6.2c). Für eine optimale Empfangsverstärkung soll das Gain so hoch wie notwendig (gutes Dopplerspektrum) und so niedrig wie möglich (schwarzer Hintergrund) eingestellt werden.

6.5 Wall-Motion-Filter (Wandfilter, High-Pass-Filter)

Der Wall-Motion-Filter (WF) ist notwendig, um niedrige Störfrequenzen, die durch Bewegungen der Gefäßwände entstehen, zu dämpfen (Eik-Nes 1984). Der Einstellungsbereich bei den meisten Geräten liegt bei 50–1000 Hz. Die Filterfrequenz soll jedoch nicht höher eingestellt werden als die Frequenz des pulsierenden Gefäßes (Hassler 1987), da durch den Filter ein Informationsverlust im niedrigen Frequenzbereich entsteht (Abb. 6.3a,b).

Ist der WF zu hoch eingestellt, kann es bei geringen diastolischen Flussgeschwindigkeiten zu einem »scheinbaren Flowverlust« führen. In der Geburtshilfe wird empfohlen: WF≤100 Hz zumindest jedoch kleiner als die fetale Herzfrequenz. Ein zu hoch eingestellter WF (Abb. 6.3c) führt in der quantitativen Signalanalyse zur Überschätzung der mittleren Blutflussgeschwindigkeit ($v_{mean\,mitt}$) und damit zur falschen Volumenbestimmung (Eik-Nes 1984).

6.6 Fetale Atembewegungen

Während der fetalen Atembewegungen nimmt bei der Inspiration die systolische und die diastolische Flussgeschwindigkeit in den Arterien ab, bei der Exspiration nimmt sie zu (Abb. 6.4a). Wahrscheinlich wird dieser Effekt dadurch verursacht, dass bei der Inspiration das Aortenschlagvolumen um das eröffnete pulmonale Gefäßbett reduziert wird (Marsal et al. 1984; Trudinger 1987). Ein so abgeleitetes Dopplersignal ist nicht verwertbar.

6.7 Fetale Herzfrequenz

Die fetale Herzfrequenz (FHR) ist indirekt proportional dem RI (Mires et al. 1987). Die kürzere Diastole bei der Frequenzzunahme verursacht eine geringere Abnahme der diastolischen Flussgeschwindigkeit. Der berechnete RI wird kleiner, der Gefäßwiderstand nimmt daher »scheinbar« ab (Abb. 6.4b). Umgekehrt verringert sich die Herzfrequenz wird der RI dadurch größer. Daher hat man sich darauf geeinigt, Messergebnisse für den RI nur im normofrequenten Bereich (110–150/min) als vergleichbare Werte zu tolerieren. Messwerte von Herzfrequenzen außerhalb des erlaubten Bereichs können jedoch mit einer Korrekturformel (Hassler 1982) den Ergebnissen im normofrequenten Bereich angeglichen werden (nur beschränkt anwendbar).

> **Korrekturformel für RI bei unterschiedlicher FHR:**
>
> $RI_{korr} = 1-1/\,[1/(1-RI_{gem})-0{,}014(140-FHR)]$;
> dabei gilt:
> RI_{korr} = korrigierter RI für Herzfrequenz von 140,
> RI_{gem} = RI bei gemessener Herzfrequenz (FHR).

In Abb. 6.4c werden Signale einer A. umbilicalis dargestellt: 1. Signal mit einer FHR_1=96 und einem RI_1=0,70, 2. Signal bei der gleichen Patientin 2 min später mit einer FHR_2=153 und einem RI_2=0,61. Nimmt man an, dass sich der Gefäßwiderstand nicht relevant verändert hat, ergibt sich für das 1. Signal bei niederer FHR_1 ein höherer RI_1. Korrigiert man mit der Näherungsformel den Messwert des 1. Signals, ergibt sich ein annähernd gleicher Wert (Ri_{1korr}=0,63) für den Gefäßwiderstand.

6.8 Einfluss des Dopplerfensters (Gate, Sample-Volume) auf das Frequenzspektrum des Dopplersignals

Wird das Dopplerfenster nicht gefäßdeckend positioniert, z. B. außerhalb der Gefäßmitte oder bei zu klein gewähltem Gate (Abb. 6.5a), führt das unvollständige Frequenzspektrum zu einem falschen Bild des Geschwindigkeitsprofils mit einer zu hoch eingeschätzten mittleren Blutflussgeschwindigkeit ($v_{mean\,mitt}$).

6.9 Einfluss des Dopplerfensters auf die qualitative Signalanalyse

Bei hoch pulsatilen Gefäßen finden wir in der Systole einen Plugflow und in der Diastole einen Profilflow. Wird

6.9 · Einfluss des Dopplerfensters auf die qualitative Signalanalyse

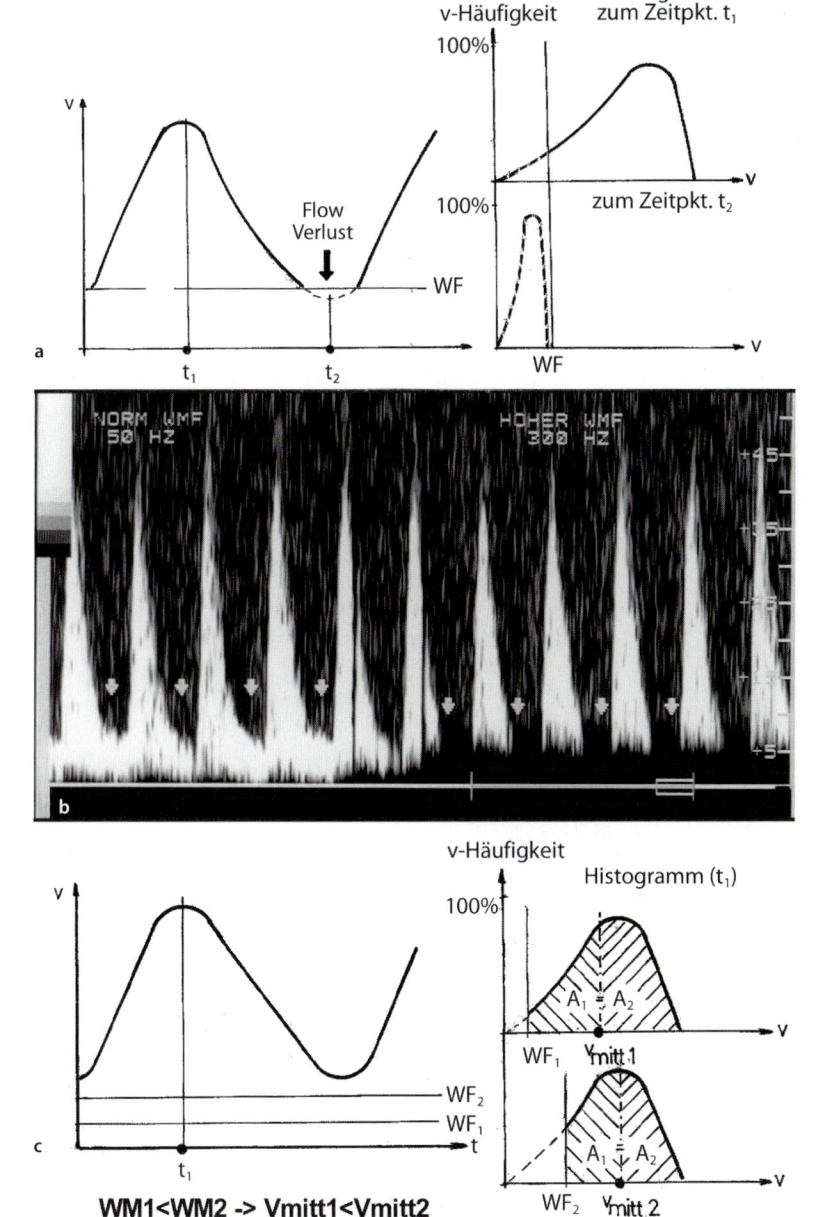

Abb. 6.3 a–c. Scheinbarer diastolischer Flussverlust bei zu hohem WF (**a**). Signal der fetalen Aorta in der 23. SSW mit WF=50 Hz und normalen diastolischen Fluss und anschließend mit erhöhtem WF=300 Hz und scheinbarem diastolischen Flussverlust (**b**). Bei der quantitativen Signalanalyse führt ein zu hoch eingestellter WF zur Überschätzung der mittleren Blutflussgeschwindigkeit und damit zur falschen Volumenbestimmung (**c**)

bei der Dopplermessung das Sample-Volume nicht gefäßdeckend, sondern zu klein und außerhalb der Gefäßachse positioniert (◘ Abb. 6.5b), können die zentralen Flussgeschwindigkeiten nicht erfasst werden. Es entsteht eine falsche Hüllkurve der Maximalgeschwindigkeiten, vor allem im Bereich der Diastole werden die Geschwindigkeiten zu klein dargestellt, für RI und PI ergeben sich falsch höhere Indizes (◘ Abb. 6.4d).

In ◘ Abb. 6.5c sieht man ein Dopplersignal der A. umbilicalis mit gutem Dopplerspektrum (zentrale schnellere Erythrozyten sind häufiger vertreten als die langsameren, randständigen Erythrozyten). Das Dopplergate wurde gefäßdeckend positioniert, der diastolische Anteil beträgt ca. 20%, das ergibt einen RI von 0,80. Bei der gleichen Patientin 1 min später ist an derselben Nabelschnurstelle das Dopplergate nicht gefäßdeckend positioniert, sodass eher die randständigen Erythrozyten erfasst wurden. Die Qualität des abgeleiteten Dopplerspektrums ist schlecht, die schnelleren Erythrozyten überwiegen nicht an Intensität. Der diastolische Fluss ist nahezu ein Nullfluss. Mit diesem Beispiel soll deutlich werden, dass man im Falle einer unkritischen Durchführung der Untersuchung aus einem unauffälligen Befund eine schwere Pathologie erzeugen kann.

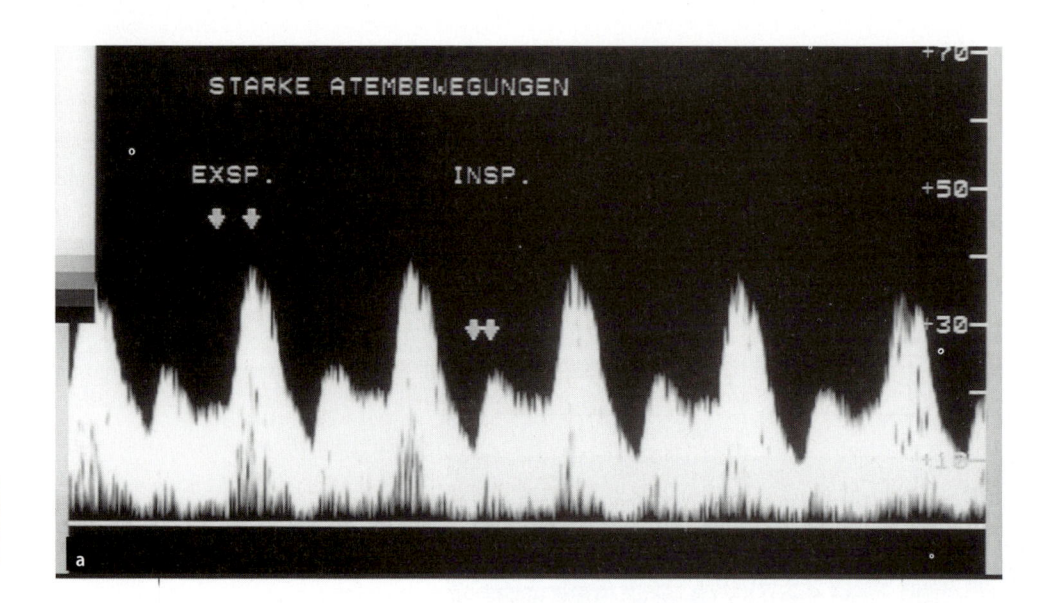

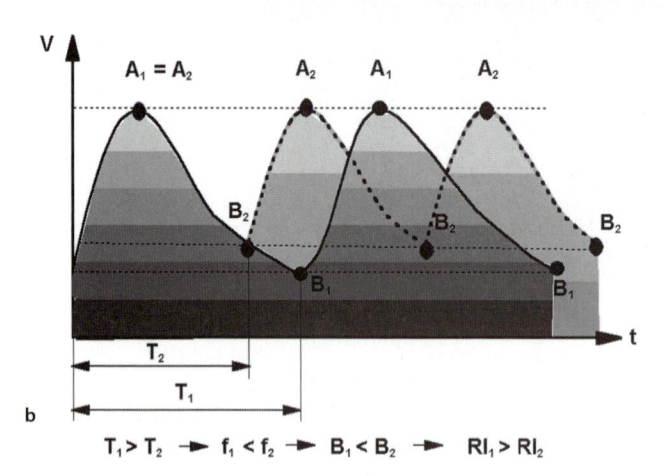

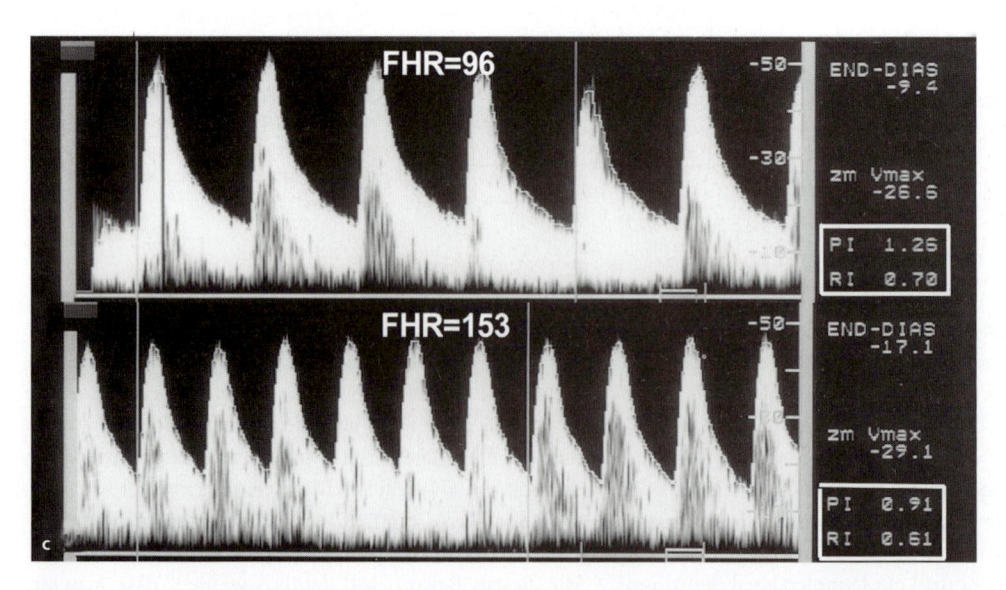

Abb. 6.4 a–c. Dopplersignal von A. umbilicalis bei starken fetalen Atembewegungen mit unterschiedlichen Flussgeschwindigkeiten in Inspiration und Exspiration (*Pfeil*) (**a**). Mit zunehmender Herzfrequenz wird der RI kleiner (**b**). A. umbilicalis: RI=0,70 bei FHR=96; A. umbilicalis 2 min später: RI=0,61 bei FHR=153 (**c**)

6.9 · Einfluss des Dopplerfensters auf die qualitative Signalanalyse

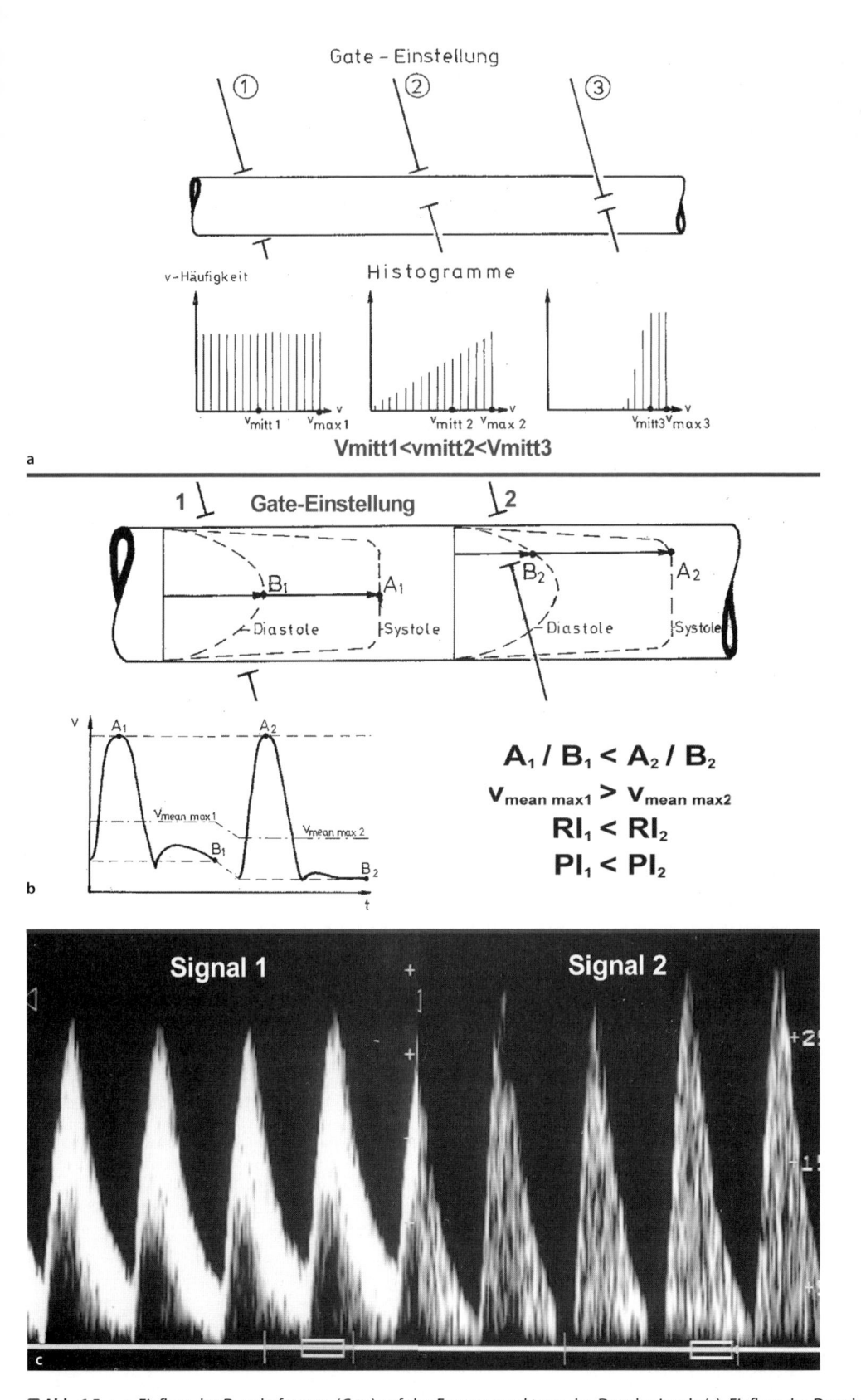

$V_{mitt1} < v_{mitt2} < V_{mitt3}$

$A_1 / B_1 < A_2 / B_2$
$V_{mean\,max1} > V_{mean\,max2}$
$RI_1 < RI_2$
$PI_1 < PI_2$

Abb. 6.5 a–c. Einfluss des Dopplerfensters (*Gate*) auf das Frequenzspektrum des Dopplersignals (a). Einfluss des Dopplerfensters bei hoch pulsatilen Gefäßen auf den RI und PI (b). Gutes Dopplersignal der A. umbilicalis mit gefäßdeckenden Dopplergate und guten Dopplerspektrum (*Signal 1*) und gleiche Patientin 1 min später mit hochpathologischem Dopplersignal der A. umbilicalis mit schlecht positioniertem Dopplergate und unvollständigem Dopplerspektrum (*Signal 2*) (c)

6.10 Zusammenhang zwischen maximal messbarer Geschwindigkeit und Pulsrepetitionsfrequenz

Aufgrund des Nyquist-Limits (s. unten) muss mit Zunahme der zu messenden Blutflussgeschwindigkeit auch die Pulsrepetitionsfrequenz (PRF) erhöht werden (Abb. 6.6a). Mit einer niedrigeren Dopplersendefrequenz (z. B. $f_R=2$ MHz) lassen sich höhere Geschwindigkeiten messen als mit einer höheren Dopplerfrequenz (z. B. $f_R=4$ MHz).

6.11 Zusammenhang zwischen Gefäßtiefe und maximal messbarer Geschwindigkeit und Pulsrepetitionsfrequenz

Mit Zunahme der Gefäßtiefe (s) muss die PRF abnehmen (Abb. 6.6b), weil die Laufzeit (T) der Impulswelle sich erhöht. Denn erst wenn die Pulswelle wieder empfangen wird, kann der nächste Impuls ausgesandt werden. Je niedriger jedoch die PRF wird, umso niedriger wird auch die messbare Geschwindigkeit. Bei gleich bleibender Gefäßtiefe lassen sich mit niedrigen Dopplerfrequenzen höhere Geschwindigkeiten messen (Abb. 6.6c):

> **Es gilt:**
> PRF = 1/T;
> C = 2 s/T;
> PRF = c/2 s wenn s ↑ muss PRF ↓ (c = Schallgeschwindigkeit, T = Abtastzeit).

6.12 Informationsverlust des Frequenzspektrums bei hohen Geschwindigkeiten durch Aliasing

Lässt sich bei hohen Geschwindigkeiten aufgrund der Gefäßtiefe die PRF nicht erhöhen und überschreiten die entsprechenden Shiftfrequenzen das Nyquist-Limit, so erscheinen Vorflussanteile des Signals im Rückflussanteil (Abb. 6.7a). Diesen Effekt bezeichnet man als Aliasing-Effekt (Gill 1987; Graf et al. 1985; Taylor et al. 1988).
Maximal messbare Dopplershiftfrequenz (Nyquist-Limit):

$$f_{D\,max} \leq PRF/2$$

Das Nyquist-Limit besagt, dass eine Wellenlänge mindestens 2-mal abgetastet werden muss, um die richtige Dopplershiftfrequenz zu erkennen. Ist diese Bedingung nicht erfüllt (Abb. 6.6b), wird die Frequenz (f_D) nicht eindeutig ermittelt und zwangsläufig eine niedrigere Dopplershiftfrequenz (f_N) (Geschwindigkeit) vorgetäuscht (Aliasing-Effekt). Die PRF soll so hoch eingestellt werden, dass kein Aliasing entsteht, jedoch das Signal das ganze zur Verfügung stehende Dopplerspektrogramm ausnützt (Abb. 6.7c).

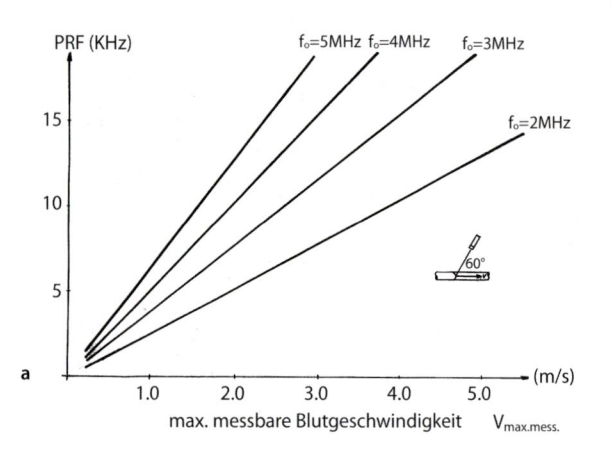

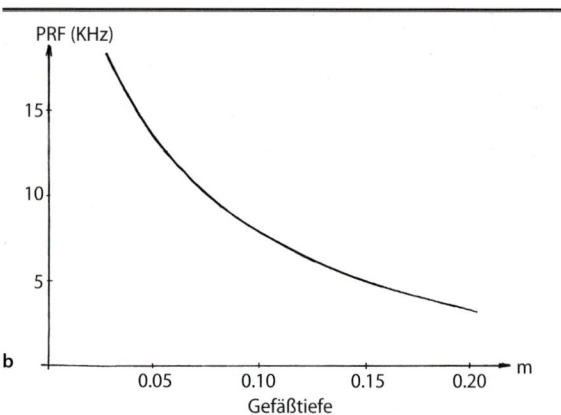

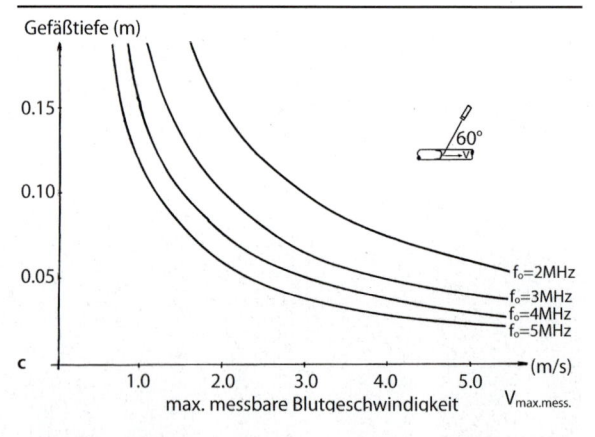

Abb. 6.6 a–c. Abhängigkeit der maximal messbaren Geschwindigkeit von der PRF und den unterschiedlichen Dopplerfrequenzen (**a**). Zusammenhang von Pulsrepetitionsfrequenz und Gefäßtiefe (**b**). Abhängigkeit der max. messbaren Geschwindigkeit von Gefäßtiefe bei unterschiedlichen Dopplerfrequenzen (**c**)

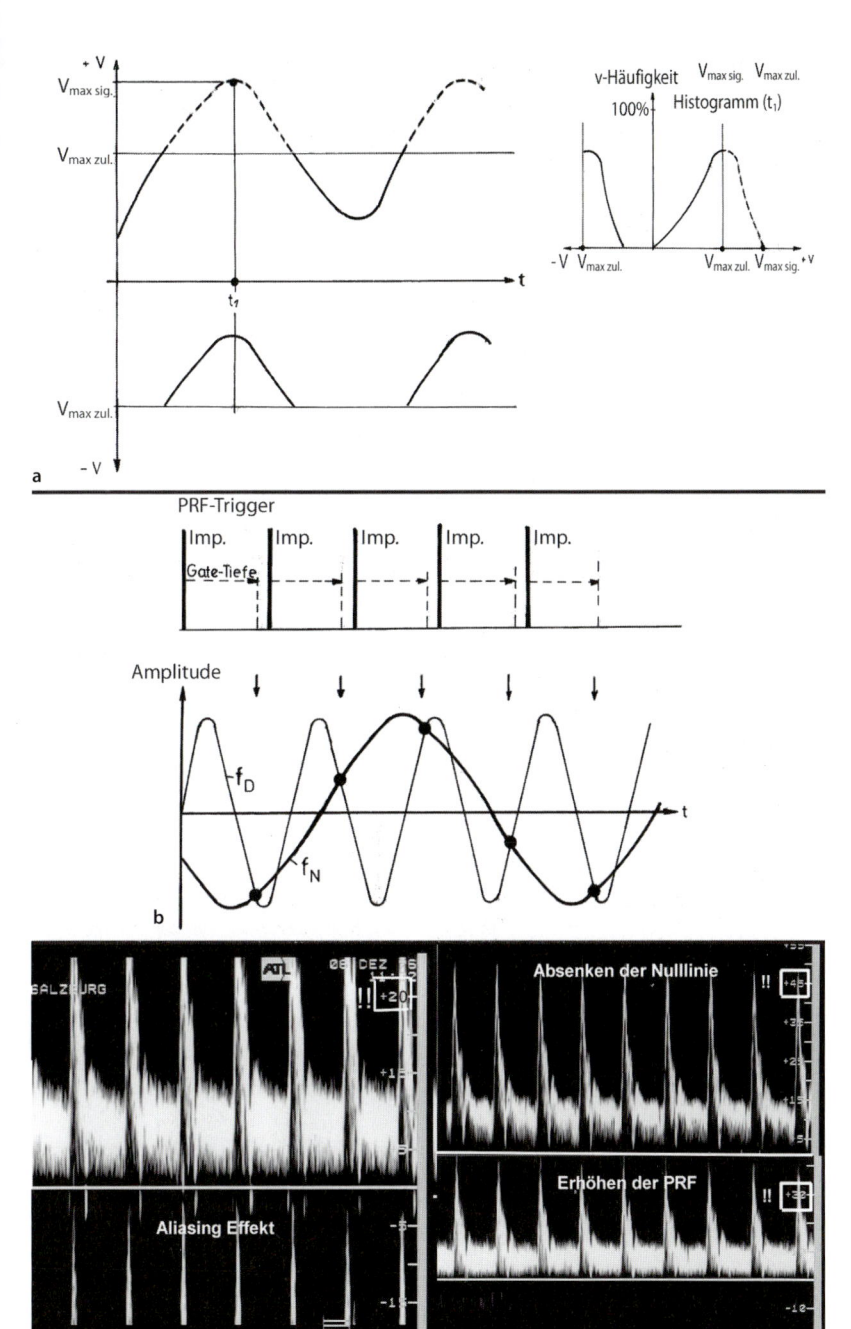

Abb. 6.7 a–c. Aliasing-Effekt. Die Vorflussanteile des Dopplersignals werden im Rückflussanteil sichtbar (a). Anstelle der tatsächlichen Shiftfrequenz (f_D) wird eine niedrigere Frequenz (f_N) vorgetäuscht (b). Durch Absenken der Nulllinie bzw. Erhöhen der PRF können die Rückflussanteile der hohen Geschwindigkeiten wieder im Vorfluss dargestellt werden (c)

6.13 Pitfalls

6.13.1 Nullfluss der A. umbilicalis durch kleineres Lumen der 2. Arterie

Durch auch physiologisch vorkommende unterschiedliche Lumina der 2 Nabelarterien (Abb. 6.8a) können durch den höheren Gefäßwiderstand des kleineren Lumens auch 2 unterschiedliche Widerstandsindizes gemessen werden. Dies kann sogar soweit führen, dass man ein Signal mit einem Nullfluss in der Diastole erhält (Abb. 6.8b). Das Dopplersignal der A. umbilicalis mit dem größeren Lumen ergab einen völlig unauffälligen Index, passend zur Klinik des Feten (Abb. 6.8c). Daher ist es wichtig, mehrmals und an verschiedenen Stellen gleiche, reproduzierbare Dopplersignale zu bekommen, um nicht voreilig falsche Schlüsse zu ziehen.

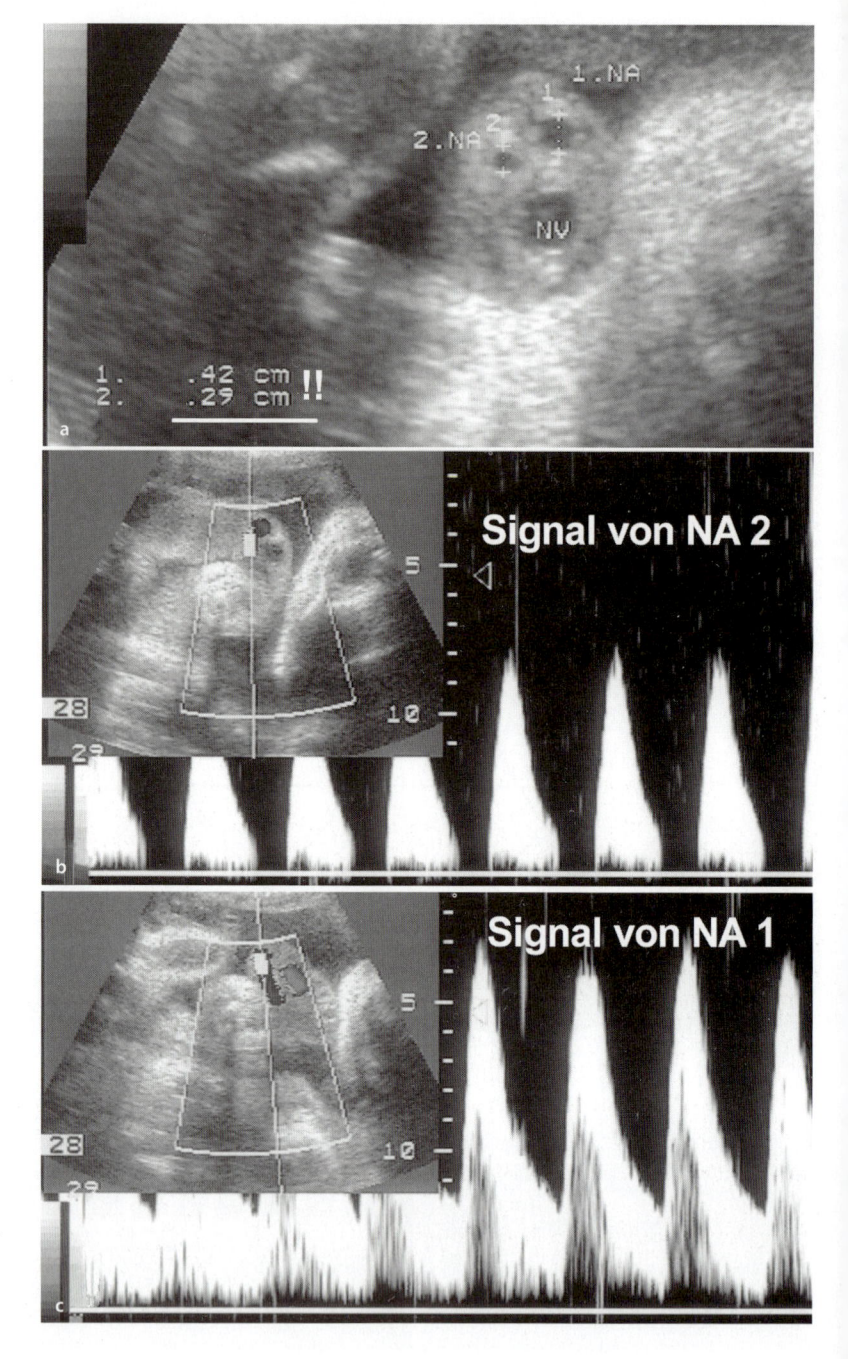

Abb. 6.8 a–c. Nabelschnur mit 2 unterschiedlichen Lumina der Nabelarterien (**a**). Dopplersignal der abgeleiteten A. umbilicalis (*NA 2*) mit kleinerem Lumen und dadurch höherem Gefäßwiderstand, täuscht schwere Pathologie vor (**b**). Dopplersignal der A. umbilicalis (*NA 1*) mit dem größeren Lumen ergab einen völlig unauffälligen Index passend zur Klinik des Feten (**c**)

6.13.2 Reverse-Flow der A. cerebri media durch erhöhten Schallkopfdruck

Wenn man bei der Untersuchung der A. cerebri media den Schallkopf zu fest anpresst und dadurch einen erhöhten intrazerebralen Druck erzeugt, kann bei der dopplersonographischen Messung desselben Gefäßes ein diastolischer Reverse-Flow der A. cerebri media erzeugt werden (Abb. 6.9a). Dieses Phänomen hat aber kein pathologisches Korrelat und ist als normal einzustufen. Wenn man den Schallkopf nun mit weniger Druck an der mütterlichen Bauchwand ankoppelt, ist dieses Phänomen in aller Regel reversibel. So kann auch eine Blutumverteilung mit Zunahme des diastolischen Flusses in der A. cerebri media durch erhöhten Schallkopfdruck wieder in ein scheinbar normales Flussmuster gebracht werden (Vyas 1990).

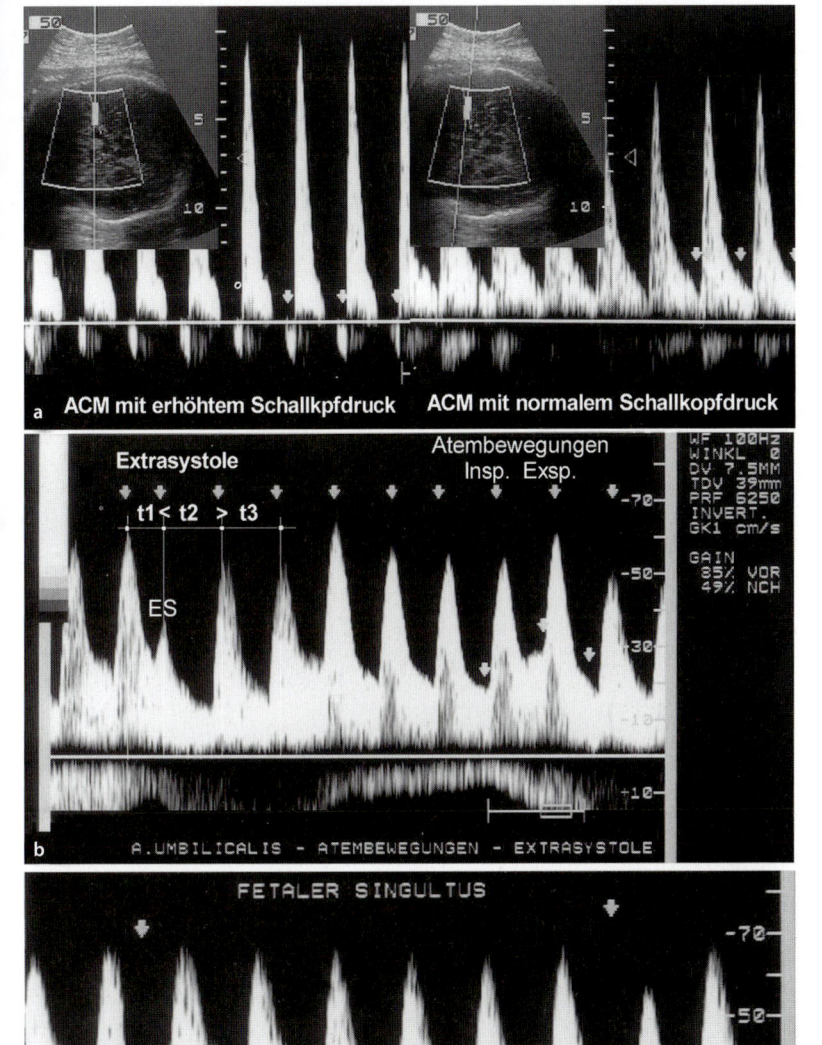

Abb. 6.9 a–c. A. cerebri media: Durch einen erhöhten Schallkopfdruck kann es zu einer erhöhten intrazerebralen Drucksteigerung kommen, was einen diastolischen Reversfluss in der Diastole zur Folge haben kann (**a**). Dopplersignal der A. umbilicalis mit fetaler Extrasystole und fetalen Atembewegungen (**b**). Dopplersignal der A. umbilicalis mit fetalem Singultus (**c**)

6.13.3 Extrasystolen und fetaler Singultus

Extrasystolen (ES) können von fetalen Atembewegungen leicht durch die verlängerte Refraktärzeit nach der ES unterschieden werden (Abb. 6.9b). Der fetale Singultus (Abb. 6.9c) ist gekennzeichnet durch immer wiederkehrende Inzisuren im Dopplersignal bis hin zum Reverse-Flow, unabhängig von Systole bzw. Diastole und soll mit einer fetalen Arrhythmie nicht verwechselt werden.

Literatur

Eik-Nes SH, Marsal K, Kristofferson K (1984) Methodology and basic problems related to blood flow studies in the human fetus. Ultrasound Med Biol 10:329–337

Fendel H, Fendel M, Warnking R (1983) Fehlermöglichkeiten der gepulsten Dopplermethode zur Blutflussmessungen am Feten. Z Geburtshilfe Perinatol 187:83–87

Gill RW (1985) Measurement of blood flow by ultrasound: Accuracy and sources of error. Ultrasound Med Biol 11:625–641

Gill RW (1987) Doppler ultrasound – physical aspects. Semin Perinatol 11:292–299

Graf HP, Kosa WA, Kurz CS, Schillinger H (1985) Der Einfluss des »aliasing« und des »Filters« auf die quantitative Bestimmung der mittleren Flussgeschwindigkeit und des Flussvolumens pro Zeiteinheit bei der gepulsten Ultraschall-Doppler-Methode. Ultraschall 6:237–244

Griffin D, Cohen-Overbeck T, Campbell S (1983) Fetal and utero-placental blood flow. Clin Obstet Gynecol 10:565–602

Hassler D (1982) Messung der Blutgeschwindigkeit, des Blutvolumenstroms und der Aderquerschnittsfläche nach der integralen Ultraschall-Dopplermethode – Vergleich und Synthese zweier Lösungen. Ultraschall 3:24–29

Hassler D (1987) Beitrag zur Systemtheorie der Ultraschall-Puls-Doppler-Technik zur Blutströmungsmessung – I. Teil. Ultraschall 8:102–107

Hassler D (1987) Beitrag zur Systemtheorie der Ultraschall-Puls-Doppler-Technik zur Blutströmungsmessung – II. Teil. Ultraschall 8:152–154

Hassler D (1987) Beitrag zur Systemtheorie der Ultraschall-Puls-Doppler-Technik zur Blutströmungsmessung – III. Teil. Ultraschall 8:192–196

Marsal K, Lindblad A, Lingman G, Eik-Nes SH (1984) Blood flow in the fetal descending aorta; intrinsic factors affecting fetal blood flow, i. e. fetal breathing movements and cardiac arrhythmia. Ultrasound Med Biol 10:339–348

Mires G, Dempster J, Patel NB, Crowford JW (1987) The effect of fetal heart rate on umbilical artery flow velocity waveforms. Br J Obstet Gynecol 94:665–669

Standardkommission der Arbeitsgemeinschaft Doppler-Sonographie und materno-fetale Medizin (AGDMFM) (1996) Standards in der Perinatalmedizin – Dopplersonographie in der Schwangerschaft. Geburtshilfe Frauenheilkd 56:69–73

Taylor KJW, Burns PN, Wells PNT (1988) Clinical application of Doppler ultrasound. Raven Press, New York

Trudinger BJ (1987) The umbilical circulation. Semin Perinatol 11:311–321

Vyas S, Campbell S, Bower S, Nicolaides KH (1990) Maternal abdominal pressure alters fetal cerebral blood flow. Br J Obstet Gynecol 97:740–747

Sicherheitsaspekte

K. T. M. Schneider

7.1 Einführung – 59

7.2 Messparameter für die Ultraschallexposition – 59
7.2.1 Schalldruck – 59
7.2.2 Schallwellengeschwindigkeit – 60
7.2.3 Wellenlänge – 60
7.2.4 Abschwächung der Schallausbreitung – 60
7.2.5 Schallfenster – 60
7.2.6 »Pulsed-Mode« – 61
7.2.7 Ausgangsleistung und Intensität – 61

7.3 Messung von Bioeffekten – 62
7.3.1 Intensitätsgrößen – 62
7.3.2 Thermische Messgrößen – 62
7.3.3 Mechanische Messgrößen – 62

7.4 Akustischer Output moderner Ultraschallverfahren – 63

7.5 Bioeffekte und mögliche Auswirkungen auf den Feten – 64
7.5.1 Thermische Beeinflussung – 64
7.5.2 Kavitationswirkung – 65
7.5.3 Teratogenität und Mutagenität – 65

7.6 Untersuchungen zur Beeinträchtigung der fetalen Entwicklung nach Ultraschallexposition – 66

7.7 Sicherheitsempfehlungen von Ultraschallorganisationen und »Watchdog-Gruppen« – 66
7.7.1 Gerätetechnik – 67
7.7.2 Anwenderempfehlungen – 68
7.7.3 Empfehlungen zur Geräteeinstellung und anwenderspezifische Hinweise zur Reduktion applizierter Ultraschallenergie – 68

7.8 Schlussfolgerung – 68

7.1 Einführung

Seit Ende der 1960er Jahre gilt der Ultraschall mit der nichtinvasiven Möglichkeit der Bildgebung als Meilenstein des Fortschritts in der Medizin und besitzt, ausgehend von der Bearbeitung geburtshilflicher Fragestellungen, mittlerweile in nahezu allen Fachdisziplinen eine Schlüsselstellung in der Diagnostik. Seit der gleichen Zeitspanne greift die kontinuierliche externe elektronische Herzfrequenzregistrierung erstmals in breitem klinischem Einsatz auf das in den vorherigen Kapiteln bereits dargestellte Continuous-wave-Dopplerprinzip zurück. Seit Ende der 1970er Jahre wurden der gepulste Doppler zur Erfassung von Blutströmungsgeschwindigkeiten und seit Mitte der 1980er Jahre die Farbkodierung eingeführt.

Die Entwicklung immer leistungsfähiger Ultraschallscanner mit immer neuen Darstellungsmöglichkeiten des Blutströmungsverhaltens, der Einsatz neuer Sondenarchitektur und die simultane multimodale Darstellung (B-, M-Mode, Color-Flow-Mapping, gepulster Doppler) können akustische Energien freisetzen, wie sie bisher noch nicht im diagnostischen Bereich in der Schwangerschaft zum Einsatz kamen. Allgemein zeigt sich in den letzten 20 Jahren ein deutlicher Anstieg der durchschnittlich im geburtshilflichen Bereich applizierten Ultraschallenergie (Duck u. Martin 1992; Duck u. Henderson 1998). Diese Energien können messbare Effekte in biologischem Gewebe erzeugen. Bisher konnte allerdings noch kein wissenschaftlicher Nachweis geführt werden, dass durch derartige Bioeffekte ein Schaden am Embryo bzw. Fetus entstanden wäre. Dennoch muss eine exakte Risiko-Nutzen-Überlegung, insbesondere beim Einsatz des gepulsten Ultraschalldopplerverfahrens, getroffen werden.

7.2 Messparameter für die Ultraschallexposition

Trotz der unterschiedlichen Einsatzformen von Ultraschall genügen einige wenige Parameter, um die möglichen Bioeffekte zu beschreiben. Im Folgenden soll weniger versucht werden, komplizierte physikalische Zusammenhänge darzustellen, als vielmehr ein Allgemeinverständnis für Bioeffekte beim diagnostischen Einsatz von Ultraschall zu wecken.

7.2.1 Schalldruck

Ultraschall ist die oszillierende Ausbreitung von Schallwellen, die in der Lage ist, mit unterschiedlichen Schalldrücken Gewebe zu durchqueren, wobei mechanische Energie freigesetzt wird. Bei dieser Interaktion zwischen Ultraschall und Gewebe können **schalldruckbedingte Vibrationen** ausgelöst werden, die in Megapascal (MPa) angegeben werden, sog. Kavitationseffekte. Geräte für den diagnostischen Ultraschall können Schalldrücke von 0,5 bis >5 MPa generieren. Dagegen beträgt der atmosphärische Druck nur 0,1 MPa. Der Schalldruck kann dabei sowohl in Ausbreitungsrichtung der Ultraschallwellen als auch im rechten Winkel davon wirken (Scherwellen). Flüssigkeiten und Weichteilgewebe lassen sich durch longitudinale Schalldruckwellen nur schwer, dagegen leichter durch Querwellen komprimieren. Hartes Gewebe, wie Knochen, unterstützt dagegen die Schallwellenausbreitung in beiden Richtungen (Henderson et al. 1995; Kossoff 1998, Bly et. al. 2005).

7.2.2 Schallwellengeschwindigkeit

Die Geschwindigkeit der longitudinalen Schallwellenausbreitung in Flüssigkeit beträgt unabhängig von der Schallfrequenz 1540 m/s. Sie ist in Weichteilgewebe um ca. 1–2%, in Fettgewebe um 10% niedriger; dagegen beträgt sie in Knochen 3000–3500 m/s.

7.2.3 Wellenlänge

Die Wellenlänge ist in der Diagnostik für die Bildauflösung maßgeblich. Sie ergibt sich aus dem Quotienten von Schallgeschwindigkeit und der Frequenz des Transducers. Je nach Leistungsfähigkeit ergeben sich axiale Auflösungen zwischen 1 und 2 mm und laterale Auflösungen zwischen 1,5 und 5 mm.

7.2.4 Abschwächung der Schallausbreitung

Bei der Schalldurchquerung von Gewebe kommt es zu einer progressiven Schallabschwächung. Diese sind zurückzuführen auf:
- Schallabsorption durch Verlust bzw. Umwandlung von mechanischer Energie in Wärme,
- Schallstreuung durch Ablenkung der Schallenergie aus der Hauptschallrichtung.

Die Schallabschwächung ist proportional der Schallfrequenz und wird in Dezibel (dB) pro cm und pro MHz angegeben. Verschiedene Körpergewebe besitzen unterschiedliche Schallabsorptions- und -Reflexionseigenschaften. Diese sind von der akustischen Impedanz des beschallten Mediums abhängig, die das Produkt aus Gewebedichte und Schallgeschwindigkeit im beschallten Medium ist. Die Schallwellen werden an den Trennflächen zwischen Medien unterschiedlicher akustischer Impedanz reflektiert. Je stärker sich der Insonationswinkel von 90° entfernt und null annähert, desto größer wird der Anteil reflektierter Schallwellen. Körperflüssigkeiten und Knorpel sind nichtreflektierende Gewebe, in denen die Ausbreitung der Ultraschallwellen longitudinal erfolgt. Knochen und Gase sind stark reflektierende Strukturen mit einem hohen Anteil transversaler Ultraschallwellenausbreitung. Lebergewebe schwächt z. B. den Ultraschall um 0,45 dB/cm und MHz d. h., dass eine Wegstrecke durch 6 cm Leber bei Anwendung eines 5-MHz-Schallkopfes die Schallenergie um 0,45·65=13,5 dB verringert. Der Energieverlust wird vorteilhaft logarithmisch angegeben. Dabei bedeutet eine Abschwächung des Ultraschallstrahls um 10 dB einen Energieverlust um das 10fache, eine Abschwächung um 20 dB einen Energieverlust um das 100fache und eine Abschwächung um 30 dB einen Energieverlust um das 100fache.

Die Abschwächung wurde früher in Wassermodellen, heutzutage in »In-situ-Gewebemodellen« gemessen. Bei dem am meisten verwendeten standardisierten »Durchschnittsgewebemodell« wird davon ausgegangen, dass der Ultraschallstrahl uniform um 0,3 dB/cm/MHz durchschallten Gewebes abgeschwächt wird. Im Knochenmodell wird die Hauptenergie nahe am Transducer abgegeben. Im Ersttrimestermodell muss der kaum Energie abschwächenden Wasservorlaufstrecke durch die Blase Rechnung getragen werden.
- Körperflüssigkeiten führen kaum zu einer Abschwächung oder Ablenkung des Ultraschallstrahls. Erst bei Schallfrequenzen >10 MHz wird eine Schallabschwächung auch in Flüssigkeiten registrierbar, da die Schallabschwächung proportional dem Quadrat der verwendeten Schallfrequenz ist.
- Weichteilgewebe führt zu einer bedeutenden Absorption, aber nur zu einer geringfügigen Ablenkung der Schallwellen.
- Knochen absorbiert und streut Schallenergie signifikant bereits beim Auftreffen auf die Knochenoberfläche.

7.2.5 Schallfenster

Das von der Breite des Transducers und der Frequenz bestimmte Schallfenster spielt bei Dosisüberlegungen eine Rolle, da die Energieabgabe innerhalb dieses Fensters erfolgt. Das Nahfeld ist proportional dem Quadrat des Transducer-Durchmessers und umgekehrt proportional der Frequenz. Jenseits des Nahfelds divergiert der Ultraschallstrahl. Ein Fokussieren des Ultraschallstrahls kann nur im Nahfeld erfolgen.

7.2.6 »Pulsed-Mode«

Die Mehrzahl der Ultraschallgeräte funktioniert in einem gepulsten Verfahren. Die Schallenergie wird dabei nur kurzzeitig abgegeben, die meiste Zeit arbeiten die Geräte im Empfangsmodus um die gewonnenen Signale weiterzuverarbeiten (Abb. 7.1).

Abbildung 7.1 illustriert eine typische Wellenform, wie sie im B-Mode und Color-Doppler angetroffen wird. Die Frequenz ist definiert als Dauer des längsten Zyklus der Welle. Der maximale Druck wird bei p+ erreicht. Der Abstand zwischen 2 Pulsen wird als Pulsrepetitionsfrequenz bezeichnet und in Millisekunden angegeben.

Während der positiven Druckwelle wird das durchquerte Gewebe komprimiert und verdichtet, sodass die Ausbreitung der Ultraschallwelle beschleunigt, während in der Retraktionsphase der Welle die Dichte des durchquerten Mediums verringert und die Ausbreitungsgeschwindigkeit der Ultraschallwelle herabgesetzt wird. Bei entsprechend hohem Druck kann dieser Effekt zu einer Distorsion der Welle mit einem bis zu 3fach höheren Anteil positiven Druckes (»Schockwelle«) führen. Eine solche Schockwelle kann wegen der Abschwächung kaum bei der Durchquerung von Weichteilgewebe, am ehesten bei der Durchquerung von Flüssigkeiten entstehen. Dies wäre z. B. denkbar bei der Beschallung des Feten durch eine uringefüllte mütterliche Harnblase.

7.2.7 Ausgangsleistung und Intensität

Die Ausgangsleistung (Power) ist definiert als die Rate um die die Schallenergie in eine andere Energieform (z. B. Wärmeenergie) transformiert wird. Diese Größe wird in Watt angegeben, die Maßeinheit für die abgegebene Energie ist Joule. Die Power ist daher eine maßgebliche Größe für die Fähigkeit des Ultraschallstrahls, Gewebe zu erwärmen.

Als Intensität wird die räumliche Zuordnung der Power definiert: Intensität=Power/Fläche (mW/cm^2). Dies drückt aus, dass die Schallintensität proportional dem Quadrat des Druckes der Ultraschallwelle ist. Die Intensität kann daher berechnet werden, wenn der Schalldruck bekannt ist; sie ist allerdings auch eine zeitabhängige Größe.

Die durchschnittliche Intensität (Average-Intensity) ist die Intensität, die man bei der Division der Power durch die Fläche, die den Ultraschallstrahl einschließt, erhält. In Schallkopfnähe ist die Fläche des Ultraschallstrahls identisch mit dem Diameter des Transducers. In weiterer Entfernung vom Transducer ändert sich der Schallstrahl, die Verteilung der Ultraschallenergie konzentriert sich mehr entlang der Mittelachse des Ultraschallstrahls (Fokus). Diese axiale Intensität ist 3- bis 5fach höher als die Durchschnittsintensität, sodass die axiale Intensität für die Entstehung von Bioeffekten die wichtigere Messgröße ist.

Die räumliche Spitzenintensität (Peak-Spatial-Intensity) ist die maximal messbare Intensität innerhalb des Ultraschallstrahls. In Wasser entspricht dieser Wert der axialen Intensität im Bereich des Fokus. Im Gewebe wird durch die Abschwächung dieser Wert mehr in Transducernähe erreicht.

Die maximale Intensität (I_m) ist der Intensitätsgehalt innerhalb des höchsten Pulswellenabschnitts (Integral unter p+ in Abb. 7.1).

Die räumliche und zeitliche Spitzenintensität (Spatial-Peak-Time-Peak=I_{SPTP}) ist der Spitzenintensitätswert in der Ultraschallwelle (s. p+ in Abb. 7.1).

Die räumliche durchschnittliche Spitzenpulsintensität (Spatial-Peak-Pulse-Average-Intensity=I_{SPPA}) ist der Intensitätsgehalt des gesamten Ultraschallpulses und die räumlichen Spitzen und zeitliche Durchschnittsintensität (Spatial-Peak-Temporal-Intensity=I_{SPTA}) ist die I_{SPPA} dividiert durch den Quotienten aus der Pulsrepetitionszeit und der Länge eines Pulszyklus.

Die Dosis ist die die Intensität der Schallwellen über den Zeitraum der Exposition. Sie wird durch Gewebeunterschiede und unterschiedliche Schallbedingungen unkalkulierbar beeinflusst, sodass genaue Berechnungen der Dosis, z. B. einer sonographischen Gesamtuntersuchung des Feten, bisher nicht möglich sind (Barnett u. Kossoff 1998; Granberg 1996; Gröger u. Gembruch 1997; Henderson et al. 1995; Hershkovitz et al. 2002; Huch et al. 1993; Kossoff 1998; Stone et al. 1992; Williams 1991).

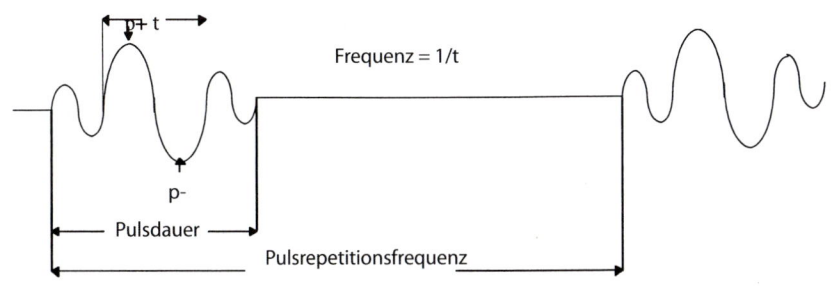

Abb. 7.1. Ultraschalldruckpulse, Pulswellendauer und Pulsrepetitionsfrequenz. *P+* kennzeichnet den maximalen positiven, *p−* den maximalen negativen Spitzendruck

7.3 Messung von Bioeffekten

7.3.1 Intensitätsgrößen

Zur Messung von Bioeffekten gelangten bislang verschiedene akustische Messparameter zur Anwendung, beispielsweise die frühere Empfehlung des »American Institute of Ultrasound in Medicine« (AIUM) mit einer Empfehlung, die Durchschnittsintensität auf maximal 100 mW/cm² zu begrenzen. Genauere Messmethoden erlaubten die Messung des Ultraschalldruckes an verschiedenen Stellen der Ultraschallwelle. Hierdurch konnten spezifische Grenzwerte für spezifische Gewebe, z. B. Gefäße, Augen, Fetus durch die »American Food and Drug Administration« (FDA) angegeben werden. Dabei kamen im Wesentlichen 3 Intensitätsparameter I_{SPTA}, I_{SPPA} und I_m zur Anwendung (AIUM 1994; Barnett u. Kossoff 1998; EFSUMB 1998; FDA 1992). Mit der Zeit wurde erkannt, dass diese 3 Intensitätsbeschreibungen keine Vergleichsmöglichkeit unterschiedlicher Ultraschallgeräte und Ausbreitungsformen des Ultraschallstrahls im Hinblick auf mögliche Bioeffekte erlauben. Stattdessen wurde von der AIUM angeregt, nichtakustische Indizes zu verwenden, die online am Bildschirm der Ultraschallgeräte über die vom Gerät abgegebene thermische bzw. mechanische Energie Auskunft geben. Diese Indizes benötigen jedoch die Messung der akustischen Power und des maximalen negativen Spitzendruckes der Ultraschallwelle, sodass ein Grundverständis für die akustischen Messparameter weiterhin von Vorteil ist (AIUM 1994).

Die International Electrotechnical Commission (IEC) setzt für den diagnostischen Einsatz von Ultraschallgeräten in ihren neuesten Empfehlungen für die Ultraschallexposition keine oberen Grenzen mehr. Stattdessen werden in den Geräten der neueren Generation Sicherheitsindizes online angezeigt, die den Anwender über mögliche mechanische oder thermische Bioeffekte informieren (Duck 2006). Der Anwender übernimmt selbst die Verantwortung und Selbstregulierung der applizierten Ultraschallenergie. Hierdurch erlaubt die FDA eine bis zu 8fach höhere akustische Intensität für die Beschallung von Fetus bzw. Embryo als unter einer reinen Beachtung von Grenzwerten! Allerdings erfordert diese Regelung neben einer guten Ausbildung des Anwenders über mögliche Sicherheitsrisiken von dessen Seite eine adäquate Nutzen-Risiko-Einschätzung bei jeder indizierten und durchgeführten Ultraschalluntersuchung (Barnett et al. 2000, 2001).

7.3.2 Thermische Messgrößen

Die Fähigkeit des Ultraschallstrahls, Gewebe zu erwärmen und so Bioeffekte zu erzeugen, wird im Wesentlichen durch die akustische Power des Geräts und durch die I_{SPTA} bestimmt. Dabei ist zu realisieren, dass durch die Messung beider Parameter der aktuelle Temperaturanstieg im Gewebe nicht ermittelt werden kann. Hierfür ist es notwendig, Schallfensterbreite, Ultraschallfrequenz und die physikalischen Eigenschaften des beschallten Gewebes hinsichtlich Perfusion und Abschwächung des Ultraschallstrahls zu kennen.

Die **Power** moderner Ultraschallgeräte variiert zwischen 1 und 500 mW. Hierdurch wird auf ein in Flüssigkeit eingebettetes Beschallungsobjekt ein Druck von 0,07–0,03 g ausgeübt. Im M-Mode und im gepulsten Doppler wird im Gegensatz zum B-Mode bzw. »Color-Flow-Mapping« ein stationärer Ultraschallstrahl definiert auf das Beschallungsobjekt gerichtet und hierdurch die Power pro Gewebeeinheit deutlich erhöht. Bei der Berechnung der Gewebeerwärmung wird davon ausgegangen, dass 1 cm vom Messort entfernt durch die Gewebeperfusion keine nennenswerte Temperaturerhöhung durch die Insonation zustande kommt.

Die I_{SPTA} wird mittels kleinster (0,5 mm) kalibrierter Hydrophone in verschiedenen Gewebetiefen entlang der Ultraschallachse und im Bereich des Fokus gemessen. Die I_{SPTA} wird durch Multiplikation mit der Pulsdauer dividiert durch die Pulsrepetitionszeit errechnet. Bei dem nichtstationären sondern gescannten Ultraschallverfahren muss ferner die Bildwiederholfrequenz (10–30/s) berücksichtigt werden.

Das Ausmaß einer möglichen Temperaturerhöhung ist proportional dem Produkt der Amplitude der Ultraschallwelle, der Länge des Ultraschallpulses und der Pulsrepetitionsfrequenz. Ultraschallgeräte mit kontinuierlicher Leistungsabgabe benötigen niedrigere Pulsamplituden (Barnett u. Kossoff 1998; Kossoff 1998).

Als neue Messgröße erscheint am Bildschirm des Ultraschallgerätes »Output-Display« der sog. Thermalindex (TI). Dieser ist definiert als die Ultraschallenergie, die in der Lage ist, die Kerntemperatur des beschallten Gewebes um 1°C zu erwärmen. Solange der angegebene Messwert >1 liegt, ist der oben angegebene Bioeffekt nicht zu erwarten, d. h., die Untersuchung darf fortgesetzt werden (Barnett et al. 2001; Nyborg 2001, Bly et al. 2005; Duck 2006).

7.3.3 Mechanische Messgrößen

Die I_{SPPA} und der **negative Spitzendruck** (p−) beschreiben den Intensitätsgehalt und den Spitzendruckwert der transmittierten Ultraschallwelle und damit die Fähigkeit, mit einer Bläschenbildung, z. B. in Flüssigkeiten (Kavitationseffekt), Bioeffekte zu erzeugen. Ob allerdings tatsächlich Kavitationen auftreten, lässt sich mit diesen Angaben nicht voraussagen, da es bisher in biologischem Gewebe nicht möglich war, das Auftreten von Kavitation formulativ zu beschreiben.

Die I_{SPPA} wird, wie bereits erwähnt, zur Berechnung der I_{SPTA} benötigt. Sie beschreibt die gesamte Intensität innerhalb eines Ultraschallpulses. Das Entstehen von Kavitationen ist sowohl von der räumlichen als auch von der zeitlichen Konzentration der Intensität abhängig. Es bestehen aber noch große Lücken im Verständnis um die Entstehung von Kavitationseffekten in biologischem Gewebe, sodass dieser Parameter in der Zukunft u. U. durch andere ergänzt bzw. ersetzt werden könnte.

Der p– ist dagegen ein anerkannter Parameter für die Beschreibung von Kavitationseffekten. Dies rührt daher, dass positive Druckwellen mit höheren Frequenzen durch beschalltes Gewebe abgeschwächt und ihre Amplitude durch die unterschiedliche Abschwächung schwer messbar sind. Bei Auftreten von »Schockwellen« kann der positive Spitzendruck bis zu 3-mal größer werden als der negative, sodass hieraus eine Distorsion der Ultraschallwelle zu Kavitationseffekten führen könnte. Allerdings besteht Unsicherheit, ob in Weichteilgeweben überhaupt bzw. bis zu welchem Ausmaß Schockwellen auftreten können.

Dennoch besteht eine generelle Übereinstimmung darin, dass es mithilfe der oben genannten 4 Parameter gelingt, den akustischen Output unterschiedlicher Ultraschallgeräte hinsichtlich ihres möglichen Bioeffekts zu beschreiben und so Vergleichsmöglichkeiten zu schaffen (Bly et al. 2005; Duck 2006).

7.4 Akustischer Output moderner Ultraschallverfahren

Beim **B-Mode, 3-D-Ultraschall** sowie beim **CW-Doppler** sind die verwendeten Leistungen und die I_{SPTA} so gering, dass die durch Absorption entstehende Temperaturerhöhung vernachlässigt werden kann. Eine Kavitationsgefahr ist bei diesen Verfahren nicht zu erwarten.

Ein ebenfalls nur geringes Risiko der Gewebeüberwärmung besteht beim **Farbdopplerverfahren** (Color-Flow-Mapping), da trotz gepulstem Dopplerverfahren die Schallimpulse stärker gestreut werden (Scanmodus) und nur eine niedrige Pulsrepetitionsfrequenz eingesetzt wird (Duck 2006). Auch Kavitationseffekte sind im Rahmen dieses Verfahrens nicht zu erwarten.

Im **M-Mode** werden kurze Pulse zur Erzielung einer guten lateralen Auflösung bei relativ niedriger Pulsrepetitionsfrequenz abgegeben. Dadurch bleibt der Einsatz dieser Methode außerhalb eines möglichen Gefährdungsbereichs durch Kavitation.

Der **gepulste Doppler** benutzt relativ lange Pulse, um eine gute spektrale Auflösung und eine hohe Pulsrepetitionsfrequenz zu erreichen, um einem »Aliasing« vorzubeugen. Moderne Geräte reduzieren deshalb automatisch die Pulsamplitude bei hoher Pulsrepetitionsfrequenz. Die I_{SPTA} bei gepulstem Dopplerbetrieb kann von 1–10 Wcm^2 betragen (Duck u. Henderson 1998; Duck 2006). Das Risiko der Erwärmung ist durch die längeren Ultraschallpulse, die höhere Pulsrepetitionsfrequenz und der Energiekonzentration auf ein schmales Fenster erhöht. Potenziell bestünde nur bei diesem Verfahren das Risiko der Kavitation. M-Mode und gepulster Doppler sind stationäre Ultraschalluntersuchungstechniken, im Gegensatz zu den Scantechniken im B-Bild und »Color-Flow-Mapping«.

Die verwendeten **Ultraschalltransducer** können zum Aufbau eines B-Bildes, eines kontinuierlichen Dopplermonitorings fetaler Herztöne bzw. als gepulster Doppler bei der Messung von Blutströmungsgeschwindigkeiten eingesetzt werden. Sie können selbst zur Wärmeentwicklung beitragen. Daher sollte auf Abschaltung der Sonden im Freeze-Modus Wert gelegt werden. Darüber hinaus können **transvaginale bzw. transabdominale Sonden** zum Einsatz kommen. Bei Vaginalsonden fallen mütterliche Gewebeabsorptionen weg, sodass höhere Schallintensitäten an den Feten appliziert werden als bei transabdominellen Sonden. Allerdings kann ihre Ausgangsleistung gering gehalten werden, da die geringer gedämpfte Reflexion der Ultraschallwellen dennoch eine gute Bildgebung erlaubt. Dieser Vorteil wird allerdings durch die Verwendung von Sonden mit höherer Schallfrequenz teilweise wieder aufgehoben.

Am niedrigsten ist die I_{SPTA} in fetalen Herzfrequenzmonitoren, gefolgt von B-Mode, M-Mode, »Color-Doppler-Imaging« und gepulstem Doppler. Der I_{SPTA}-Anstieg zwischen den genannten Modi beträgt ca. jeweils das 3fache (Abb. 7.2):

- I_{SPTA}=fetale Herzfrequenz < B-Mode < M-Mode < Color-Flow-Mapping < gepulster Doppler.

Die Testdurchführung der kommerziell verfügbaren Geräte erfolgte unter »Worst-case-Bedingungen«. Unter normalem Einsatz sind insbesondere die dargestellten Höchstwerte in den Streubereichen nicht realistisch. Dennoch erscheint es wichtig, sich mit den Leistungsdaten des eigenen Geräts vertraut zu machen (Tabelle 7.1).

Eine Umfrage zu Beginn der 1990er Jahre zeigte in den deutschsprachigen Ländern, dass über die Hälfte der Dopplersonographieanwender nicht oder nur ungenügend über die Leistungsdaten der von ihnen verwendeten Geräte informiert waren. Die benötigte Untersuchungsdauer nimmt mit zunehmendem Training ab und ist niedriger bei leicht in gutem Winkel einstellbaren Gefäßen (z. B. A. umbilicalis) als z. B. in schwerer darzustellenden Gefäßen (Aa. arcuatae) (Gröger u. Gembruch 1997; Hershkovitz et al. 2002; Huch et al. 1993; Kossoff 1998; Rott 1998; Schneider u. Lippert 1991).

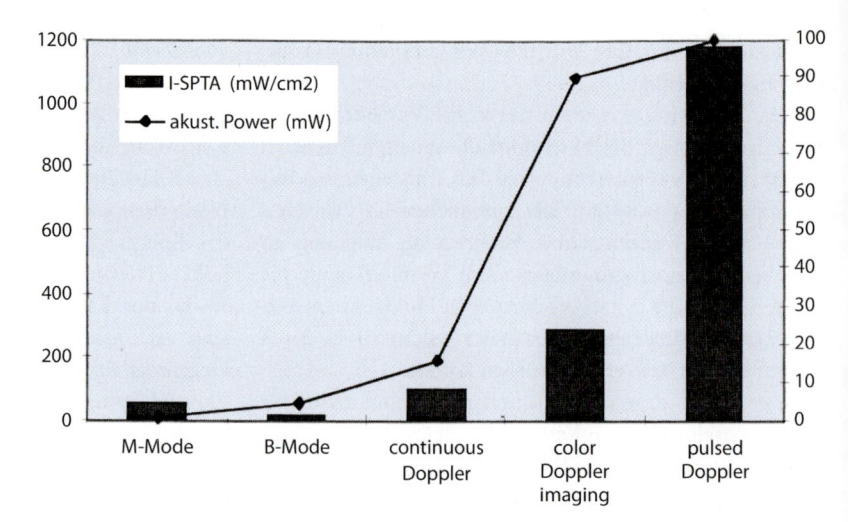

Abb. 7.2. Angaben zur Leistungsabgabe auf dem Markt befindlicher Geräte der für die Gewebeerwärmung maßgeblichen Messgrößen I_{SPTA} und akustische Ausgangsleistung (Power) für verschiedene Ultraschallverfahren. (Nach Duck u. Henderson 1998; Gröger u. Gembruch 1997)

Tab. 7.1. Relevante Messgrößen von Ultraschallenergie bei Freifeldultraschallexposition in Wasser (k.A.=keine Angabe) (Duck u. Martin 1992; Duck u. Henderson 1998; Gröger u. Gembruch 1997)

Ultraschall modus	Power [mW]		I_{SPTA} [mW/cm²]		p– [MPa]	
	Range	Median	Range	Median	Range	Median
B-Mode	0,6–22	4,6	0,8–284	18,8	0,6–4,3	k.A.
M-Mode	0,35–2,8	0,8	2,0–210	55,7	k.A.	k.A.
CW-Doppler	2,3–90	16	8,5–850	99	0,018–0,6	0,54
Color-Doppler	15–440	90	21–2050	290	0,46–4,25	2,4
Pulsed-Doppler	10–440	100	173–9080	1180	0,67–5,32	2,1

7.5 Bioeffekte und mögliche Auswirkungen auf den Feten

Abhängig von Intensität, Frequenz und Beschallungsdauer kann Ultraschall Gewebe mechanisch beeinflussen. Dies kann einerseits ein gewollter therapeutischer Effekt sein, z. B. bei der Ultraschallithotrypsie von Gallen- oder Nierensteinen. Im diagnostischen Bereich sind derartige Effekte aber unerwünscht. Die potenziellen biologischen Wechselwirkungen beruhen auf physikalisch-mechanischen **Primärwirkungen** wie Wärmeentwicklung, Kavitation und Pseudokavitation sowie **Sekundärwirkungen** wie Mutationen (Tierexperiment) oder chemischen Reaktionen wie Redoxreaktionen und Polymerisation bzw. Bewegung von Flüssigkeiten (Mikrostreaming).

Mögliche gesundheitsschädliche Folgen von Kavitationseffekten können unspezifische Gewebeläsionen mit Hämorrhagie bzw. eine thermische Belastung der Gewebenekrosen sein. In einzelnen In-situ- bzw. tierexperimentellen Untersuchungen lassen sich auch elektronenmikroskopisch nachweisbare ultrastrukturelle Veränderungen an Mitochondrien, Membranen und anderen Zellstrukturen nachweisen, die wiederum potenzielle Folgen, wie Punktmutationen, Schwesternchromatidaustausch (SCE) oder immunologische Effekte zur Folge haben können (Barnett 2001; Merrit et al. 1992; Newnham 1998; Rott 1998; Duck 2006).

7.5.1 Thermische Beeinflussung

Wie bereits eingangs erwähnt, besitzt fetales Gewebe unterschiedliche Schallabsorptions- und Reflexionseigenschaften. Urin bzw. Fruchtwasser absorbieren praktisch keine Schallenergie. Knochen resorbiert den Ultraschall um den Faktor 40 stärker als z. B. Fett (AIUM 1994). Die absorbierte Schallenergie wird im Gewebe in Wärme umgewandelt. Das Ausmaß der Erwärmung hängt im Wesentlichen ab von (Huch et al. 1993; Stone et al. 1992; Williams 1991; Duck 2006):
- Ultraschallexposition (I_{SPTA}, Power, Zeit)
- Gewebezusammensetzung (Dichte, Perfusion)
- Gewebeempfindlichkeit (z. B. neuronale Strukturen)
- Art der klinischen Anwendung (z. B. gepulster Doppler)

An Grenzflächen von niedriger zu hoher Schallimpedanz (z. B. Schall durch die gefüllte Harnblase auf Knochengewebe), durch vermehrtes Auftreten von Transversalwellen bei schrägem Insonationswinkel, bei kurzer Wellenlänge und hoher Ultraschallfrequenz in einem engen Schallfenster kommt es zu einer erhöhten Schallabsorption und entsprechender Erwärmung. Das Risiko einer Erwärmung ist demnach im 2. und 3. Trimenon wegen der zunehmenden Ossifizierung, insbesondere bei tranzerebraler Messung, erhöht. Die Schallabsorption ist dabei direkt proportional zur verwendeten Ultraschallfrequenz (AIUM 1994). Zusätzliche Einflussfaktoren, die bei »Worst-case-Betrachtungen« nicht berücksichtigt werden, sind die Wärmekapazität des Gewebes und der Wärmeabtransport durch die Gewebeperfusion. Ein biologisch signifikanter Temperaturanstieg um 1°C kann bei Durchschallung von Knochen mit gepulstem Doppler innerhalb von 20 s auftreten. Im Tierexperiment konnten hinter dem Schädelknochen im fetalen Gehirn Temperaturanstiege bis 6°C festgestellt werden (Barnett u. Kossoff 1998; Kossoff u. Barnett et al. 2001).

Als Kenngröße für die thermische Belastung (thermischer Index) gilt die Intensität, die benötigt wird, um die Körpertemperatur um 1°C zu erhöhen. Im diagnostischen Ultraschallroutinescreening im B- oder M-Mode-Verfahren wird der Fetus regionär um weniger als 1°C erwärmt. Temperaturerhöhungen bis 38,5°C gelten als unbedenklich. In der Embryonalperiode sind bei stärkerer Überwärmung jedoch teratogene Effekte möglich. In tierexperimentellen Untersuchungen mit kultivierten Embryonen bzw. infolge uteriner Temperaturerhöhung durch mütterliche Überwärmung konnte nachgewiesen werden, dass bei einer Erhöhung der mütterlichen Kerntemperatur über 2°C vermehrt Neuralrohrdefekte, Mikrozephalie, Mikrophtalmie und Enzephalozelen beobachtet werden (Barnett et al. 2000; Barnett et al. 2001; Stone et al. 1992; Tarantal 1998). Eine Temperaturerhöhung um 4°C länger als 5 min, d. h. auf 41°C, muss für den Embryo und den Feten als gefährlich eingestuft werden, dabei steigt das Risiko mit der Dauer der Exposition. Das gepulste Ultraschalldopplerverfahren kann unter bestimmten Bedingungen zu derart relevanten Temperaturerhöhungen führen (Huch et al. 1993; Barnett et al. 2001; Rott 1997, 1998; Duck 2006). Mit zunehmender Knochenkalzifizierung steigt longitudinal zur Schwangerschaftsdauer das Schallabsorptions- und damit das Erwärmungsrisiko an der Knochengrenzfläche an. Wegen der zunehmenden Ossifikation des Schädelknochens können daher thermische Effekte im 2. und 3. Trimenon leichter induziert werden als im 1. Trimenon (Barnett et al. 2001). Darüber hinaus haben Gewebe mit geringer Wärmekonversion bzw. schlechter Perfusion ein erhöhtes Erwärmungsrisiko. Mütterliches Fieber sollte daher zumindest physikalisch behandelt werden und eine Kontraindikation, insbesondere für die transosseale gepulste Dopplerunterschung in der A. cerebri media, darstellen.

7.5.2 Kavitationswirkung

Bei der Insonation von gasfreien Flüssigkeiten kann es in der Unterdruckphase der Ultraschallwelle zur Bildung flüssigkeitsleerer Hohlräume (Kavitationen) kommen, die in der nachfolgenden Druckphase wieder kollabieren. Analog können im Gewebe Mikrobläschen (Pseudokavitation) entstehen, die durch Größenveränderung bzw. Schwingungen gewebeschädigend wirken können. Für das Auftreten derartiger – in In-vitro-Versuchen festgestellter – kavitationsbedingter Gewebeschäden sind jedoch Ultraschallintensitäten Voraussetzung, wie sie im diagnostischen Bereich praktisch nicht vorkommen. Abgesehen von der erforderlichen Schwellenintensität scheinen für das Auftreten von Kavitationen bereits existierende Gasbläschen (Kavitationskeime) erforderlich zu sein, die sich im fetalen Gewebe bisher nicht nachweisen ließen.

Ultraschallkontrastmittel zur besseren Visualisierung der Perfusion sind zwar funktionelle Kavitationskerne, es ist jedoch experimentell ein mindestens 8fach erhöhter negativer Spitzendruck nötig, um Kavitationsbioeffekte zu erzeugen. Bisher konnte in keiner Studie bei Menschen ein Kavitationseffekt nachgewiesen werden (AIUM 1994; Barnett et al. 2001). Damit entfällt auch die Basis für mögliche chemische Reaktionen mit der Bildung freier Radikale infolge Entladung elektrischer Potenzialdifferenzen bzw. infolge von Druckauswirkung und extremer lokaler Temperaturerhöhung nach der Implosion von Kavitationen. Nur im Tierexperiment bisher feststellbare pulmonale Hämorrhagien konnten erst bei negativen Spitzendrücken ≥2 MPa nachgewiesen werden und sind im Rahmen klinischer Untersuchungen beim Menschen bisher nicht bestätigt worden.

Das Auftreten von Kavitationen korreliert mit dem p– und der I_{SSPA}.

7.5.3 Teratogenität und Mutagenität

Unabhängig von der Art des eingesetzten Ultraschallverfahrens ergeben sich bisher weder im Tierexperiment noch beim Menschen Hinweise auf eine Fruchtschädigung. Selbst beim Versuch durch Dauerultraschallexposition (0,5–1 W/cm²) Aborte zu provozieren, konnte bei 150 Schwangeren mit geplantem Schwangerschaftsabbruch keine Abortbestrebung ausgelöst werden. Zwei Schwangere, die sich im Nachhinein gegen den Schwangerschaftsabbruch entschieden, gebaren morphologisch unauffällige Kinder (Gröger u. Gembruch 1997).

Während im Tierexperiment durch Dauerbeschallung bei einigen Insektenarten Mutationen ausgelöst werden konnten, ließen sich wegen der zur Kavitationsbildung begünstigenden Insektenanatomie diese Ergebnisse nicht auf den Menschen übertragen. Bei Energiedosen <50 mW, wie sie häufig im diagnostischen Ultraschall Verwendung finden, wurden bisher keine DNA-Brüche oder Chromosomenaberrationen beobachtet. Die in vitro in einzelnen Studien nachgewiesenen DNA-Brüche bzw. Schwesternchromatinaustausche wurden bei viel höheren Intensitäten (z. B. bis 1000 mW/cm^2) beobachtet, wobei sich auch diese Ergebnisse wegen der protektiven Funktion der in vivo in Proteinkomplexe eingebundenen DNA nicht ohne Weiteres übertragen lassen. In Review-Arbeiten konnte gezeigt werden, dass seit Einführung der antepartalen Sonographie keine Zunahme an chromosomalen bzw. strukturellen Fehlbildungen oder gar Malignomen festzustellen ist (Huch et al. 1993; Rott 1997; Tarantal 1998; Bly et al. 2005).

7.6 Untersuchungen zur Beeinträchtigung der fetalen Entwicklung nach Ultraschallexposition

Wegen des geringeren Bias wird in Tabelle 7.2 nur auf die Ergebnisse prospektiver bzw. randomisierter Untersuchungen verwiesen. Bezüglich der Doppleruntersuchung fanden Moore et al. (1988) in der Studiengruppe geringere Geburtsgewichte um 116 g. Allerdings war ihre Kontrollgruppe nicht adäquat gematcht; die Indikation für die Untersuchung war nicht angegeben. Es ist daher möglich, dass die Indikation für die Untersuchungsgruppe eben gerade der Verdacht auf ein »Small-for-gestational-age-Fetus« war. Des Weiteren waren in dieser Untersuchung die Schwangerschaftswochen (SSW) zwischen Untersuchungs- und Kontrollgruppe nicht vergleichbar. Eine exaktere Nachanalyse dieser Daten durch Stark et al. (1984) erbrachte keine signifikanten Gewichtsdifferenzen zwischen beiden Gruppen. In der einzigen Studie mit mehr als 2 Doppleruntersuchungen konnten Newnham et al. (1993) bei 5 CW-Doppleruntersuchungen um die 18., 24., 28., 34. und 38. SSW einen höheren Anteil wachstumsretardierter Kinder feststellen. Das im Median um 25 g niedrigere mittlere Geburtsgewicht in der dopplersonographisch verfolgten Gruppe unterschied sich allerdings nicht signifikant von der Kontrollgruppe. Im Alter von 1 Jahr war dieser Unterschied nicht mehr statistisch relevant; es ließ sich sogar ein statistisch höherer Gewichtszuwachs in der dopplersonographisch überwachten Gruppe feststellen. In einer nur B-Bild-überwachten randomisierten Untersuchungsgruppe ließ sich sogar ein höheres Geburtsgewicht feststellen, was u. U. auf den Rauchverzicht zurückzuführen war (Waldenström et al. 1988). Die im Rahmen einer Fall-Kontroll-Studie festgestellte Zunahme von Herzvitien in der Dopplergruppe konnte im Rahmen von logistischen Regressionsanalysen nicht kausal mit dem Einsatz der Methode verknüpft werden. Es zeigte sich vielmehr, dass sich in dieser Gruppe signifikant mehr iatrogen induzierte Aborte wegen Herzvitien verbargen. Die in der norwegischen Studie von Salvesen u. Eik-Nes (1995) festgestellte häufigere Linkshändigkeit (Odds-Ratio 1,32) wurde anhand eines an die Mutter versandten Fragebogens ermittelt. Eine subjektive wie auch zufällige Entstehung dieses Ergebnisses schließen die Autoren anhand ihrer eigenen Hypothesen nicht aus (Newnham 1998; Williams 1991).

Im Rahmen von epidemiologischen Untersuchungen an nahezu 0,5 Mio. ultraschallexponierter Feten konnte im Kindesalter bislang keine Schädigung festgestellt werden; allerdings fehlen bislang groß angelegte epidemiologische Studien zur Frage der Sicherheit beim Einsatz der Dopplersonographie (Huch et al. 1993; Rott 1997; Williams 1991; Nyborg 2001; Hershkovitz 2002). Wenngleich die meisten der vorliegenden validen Studien (Tabelle. 7.2) keine Unterschiede im ultraschallexponierten Kollektiv gegenüber der nichtexponierten Kontrollgruppe erkennen lassen, muss dennoch die Indikationsausweitung, verbunden mit einer häufigeren Untersuchungsanzahl mit Geräten, die eine zunehmende Schallenergieabgabe aufweisen, Anlass geben, durch neue valide Studien diese Thematik weiter zu bearbeiten. Insbesondere lassen sich selten auftretende Schädigungen nur mit extrem hohen Studienfallzahlen nachweisen.

7.7 Sicherheitsempfehlungen von Ultraschallorganisationen und »Watchdog-Gruppen«

Bezüglich der Sicherheitserwägungen sind die auf der kritischen Analyse wissenschaftlicher prospektiver Forschungsergebnisse beruhender Stellungnahmen von Ultraschallfachverbänden hilfreich. Neben der erwähnten AIUM ist hier vor allem die US-amerikanische Food and Drug Administration (FDA), die World Federation of Ultrasound in Medicine and Biology (WFUMB) sowie das European Comitee for Ultrasound Radiation Safety (EFSUMB) als sog. »Watchdog-Gruppen« tätig, um regelmäßig alle wissenschaftlichen Neupublikationen zum Thema »Ultraschall und Patientensicherheit« in einem Expertenkomitee zu beurteilen (AIUM 1994; EFSUMB 1998; FDA 1992; Gröger u. Gembruch 1997; Rott 1998, Barnett et al. 2000, 2001; Abramowicz et al. 2003; Bly et al. 2005; Duck 2006). Die nationalen US-Dachorganisationen schließen sich in der Regel diesen Empfehlungen an.

Die WFUMB formuliert zum Einsatz der Dopplersonographie allgemein: »Experimentell konnte gezeigt werden, dass einige im diagnostischen Einsatz befindliche Dopplergeräte am unperfundierten Gewebe potenziell bi-

Tab. 7.2. Prospektive Studien zum Einfluss verschiedener Ultraschalldopplerverfahren auf die kindliche Entwicklung. (Mod. nach Newnham 1998), (n.s. nicht signifikant)

Autor	Jahr	Ultraschall-modus	Studien-gruppe	Kontrolle	Untersuchte Parameter	Ergebnis
Stark et al.	1984	PW-Doppler	n=425, exponiert	n=381, exponiert	Neurologische Entwicklung, IQ, Geburtsgewicht 10. bis 12. Lebensjahr	n.s.
Smith et al.	1984	PW-Doppler	n=315, exponiert	n=270, nicht exponiert	Geburtsgewicht	n.s.
Moore et al.	1988	PW-Doppler	n=1598, exponiert	n=944, nicht exponiert	Geburtsgewicht	Exponiert geringeres Geburtsgewicht
Hofmeyr et al.[a]	1991	CW-Doppler	n=438, exponiert	n=459, nicht exponiert	Geburtsgewicht, Outcome	n.s.
Davies et al.[a]	1992	CW-Doppler	n=1246, exponiert	n=1229, nicht exponiert	Hospitalisierung, Geburtsgewicht	n.s.
Almström et al.[a]	1992	PW-Doppler	n=214, exponiert	n=212, nicht exponiert	Geburtsgewicht, Outcome	n.s.
Tikkanen et al.	1992	PW-Doppler	n=406, exponiert	n=756, nicht exponiert	Malformation	Exponiert mehr Herzvitien
Salvesen et al.	1993	PW-Doppler	n=1115, exponiert	n=1046, nicht exponiert	Neurologische Entwicklung, 8. bis 9. Lebensjahr	Exponiert mehr Links-händer
Mason et al.[a]	1993	CW-Doppler	n=1015, 80% exponiert	n=1001, 4% exponiert	Geburtsgewicht, Outcome	n.s.
Johnstone et al.[a]	1993	CW-Doppler	n=1114, exponiert	n=1175, nicht exponiert	Geburtsgewicht, Outcome	n.s.
Newnham et al.	1993	5mal CW-Doppler-B-Mode	n=1415, exponiert	n=1419, nicht exponiert	Geburtsgewicht, Outcome	Exponiert mehr IUGR, Geburtsgewicht 25 g
Grisso et al.	1994	PW-Doppler	n=940, exponiert	n=3749, nicht exponiert	Geburtsgewicht	n.s.
Newnham et al.	2004	PW-Doppler	n=490	n=1477	Neurologische	n.s.
			n=940, exponiert	n=3749, nicht exponiert	Geburtsgewicht	n.s.

[a] Prospektiv randomisierte, klinisch kontrollierte Studien.

ologisch signifikante Temperaturanstiege insbesondere an Knochen bzw. Gewebegrenzflächen hervorrufen können. Diese Temperaturanstiege können durch Kurzzeitexposition des gepulsten Dopplerstrahles minimiert werden. Wenn die Geräte-Ausgangsleistung geregelt werden kann, sollte die niedrigste Leistung, die zum Erzielen einer diagnostisch relevanten Information ausreicht, zur Anwendung kommen« (Barnett 2001; Duck 2006).

Da im Gegensatz, z. B. zu Röntgenstrahlen, biologisches Gewebe unterhalb gewisser Schwellenwerte weder durch Erwärmung noch durch Kavitation geschädigt zu werden scheint, werden durch die oben genannten Institutionen Sicherheitsbereiche, innerhalb derer eine solche Schädigung nicht zu erwarten ist, angegeben.

7.7.1 Gerätetechnik

Von Seiten der AIUM gilt bei diagnostisch angewendetem Ultraschall eine klinische Unbedenklichkeit im CW- und PW-Dopplerverfahren bei einer I_{SPTA} von <100 mW/cm^2 bzw. <94 mW/cm^2 (FDA) bei Beschallungszeiten <500 s bzw. für das Produkt aus Intensität und Beschallungszeit <50 J/cm^2.

Der p– sollte unter –10 MPa (<3300 W/cm^2) betragen. Die handelsüblichen Geräte liegen in der Regel unter –3 MPa (Duck 2006).

7.7.2 Anwenderempfehlungen

Über die Indikationsstellung (Kosten-Nutzen-Risikoabwägung) und die technische Durchführung (Art und Dauer der Exposition) liegt die Hauptverantwortung beim klinischen Anwender.

Grundsätzlich wird empfohlen, bei niedrig gewählter Ausgangsleistung des Geräts, insbesondere die Expositionszeit bei gepulstem Doppler, möglichst niedrig zu halten nach dem ALARA- (»as low as reasonably achievable«) Prinzip. Wegen der möglichen Schädigung zerebraler Strukturen bei relevanter Temperaturerhöhung wird von Seiten der EFSUMB empfohlen, dopplersonographische Untersuchungen auf die 2. Schwangerschaftshälfte zu beschränken. In den Mutterschaftsrichtlinien wurde diese Anregung eingearbeitet und mit einem Indikationskatalog der Einsatz der Dopplersonographie auf folgende Indikationen begrenzt:
— Verdacht auf SGA (»small for gestational age«) bzw. IUGR (Intrauterine-Growth-Restriction) bzw. entsprechende Anamnese,
— hypertensive Schwangerschaftserkrankung bzw. entsprechende Anamnese,
— Mehrlingsschwangerschaften, insbesondere bei Wachstumsdiskordanz,
— Verdacht auf fetale Fehlbildung bzw. Erkrankung,
— suspektes fetales Herzfrequenzmuster.

Auch ein gerätetechnisch möglicher kombinierter Einsatz verschiedener Ultraschallverfahren, z. B. in Form des Triple-Modes (B-Bild, Color-Flow-Mapping, gepulster Doppler), kann die abgegebene Schallenergieapplikation vergrößern. Allerdings muss hierbei eingeräumt werden, dass die beiden erstgenannten Verfahren sowohl hinsichtlich thermischer als auch kavitationsbedingter Einflüsse weitgehend zu vernachlässigen sind, durch ihren Einsatz aber infolge der rascheren Gefäßvisualisierung die Gesamtmesszeit signifikant abgekürzt werden kann.

7.7.3 Empfehlungen zur Geräteeinstellung und anwenderspezifische Hinweise zur Reduktion applizierter Ultraschallenergie

Indikation
— Geburtshilflich diagnostischer Ultraschall bzw. Doppler sollte nur eingesetzt werden, wenn der medizinische Nutzen die potenziellen Risiken überwiegt (Evidenzlevel (EL) IIa)
— Geburtshilflich diagnostischer Ultraschall sollte nicht aus nichtmedizinischen Gründen (z. B. Geschlechtsbestimmung, Babyfotos oder zu kommerziellen Zwecke durchgeführt werden (EL IIIb)

Ultraschallgeräteeinstellung
— Ausgangsleistung (Power, Output-Intensity) gering halten bei hoher Empfangsverstärkung (Receiver-Gain) (EL IIa)
— Niedrige Pulsrepetitionsfrequenz (dadurch niedrige I_{SPTA})
— Kurze Pulslänge (dadurch niedrige I_{SPTA})
— Niederfrequenter Transducer bei größeren Eindringtiefen

Messung
— Ultraschallexposition so kurz wie nötig halten (ALARA–Prinzip) unter Beachtung des thermischen und mechanischen Index (EL IIa)
— Dopplermodus erst einschalten, wenn das Gefäß im B-Mode visualisiert ist
— Begrenzte Gewebebeschallung mit PW-Doppler (z. B. A. cerebri media nur in schallkopfnaher Hemisphäre, Vermeidung pulmonaler Strukturen)
— Kurzzeitexposition, insbesondere bei Knochenbeschallung (z. B. Gehirn) <20 s, anschließend 20 s Pause (Cave: mütterliches Fieber)
— Ausnutzen von Postprocessing und Videoaufzeichnung statt Expositionsverlängerung

7.8 Schlussfolgerung

Mit zunehmendem technologischem Fortschritt hat sich die im diagnostischen Bereich am Feten eingesetzte Ultraschallenergie in den letzten 15 Jahren ca. verdrei- bis verachtfacht (Duck 2006). Zwar belegen keine der bisher publizierten Studien einen gesundheitlichen Schaden des Feten, mit der Zunahme der applizierten Energie steigt allerdings das potenzielle Risiko nicht identifizierter gesundheitlicher Schäden (Granberg 1996; Newnham 1998). Minimale, mit Zeitversetzung auftretende, schädigende Einflüsse und sehr selten auftretende Schädigungen lassen sich nur schwer nachweisen. Eine erhebliche thermische Beeinflussung sensitiven embryonalen bzw. fetalen Gewebes wird aber vermutlich weit häufiger durch mütterliche Anstrengung bzw. nicht therapiertes mütterliches Fieber verursacht als durch dopplersonographische Untersuchungen bei sachgerechtem, indiziertem Vorgehen. Offen bleibt dabei auch die Frage, inwieweit – unabhängig von der Art des eingesetzten diagnostischen Verfahrens – sich falsch-positive Befunde mit entsprechenden Konsequenzen wie der iatrogen induzierten Frühgeburt graduell weit schädlicher auswirken mögen als die potenzielle Auswirkung des Diagnoseverfahrens auf fetales Gewebe. Auch wenn mit weiter differenzierten Messverfahren bei der jetzt zur Anwendung kommenden Schallenergie in Zukunft messbare Bioeffekte festgestellt werden könnten, überwiegt vor dem Hintergrund des bisher fehlenden Nachweises gravierender Schäden der durch zahlreiche Studien nachgewiesene erhebliche Nutzen des Einsatzes der Dopplersonographie bei Weitem. Grundsätzlich muss aber eine sorgfältige Kosten-Nutzen-Risikorelation, insbesondere bei der Indikation der gepulsten Dopplersonographie, erfolgen. Der Anwender sollte dabei die von modernen Geräten während der Untersuchung freigesetzte **mechanische** (I_{SPP} und negativer Spitzendruck) und **thermische** (I_{SPTA} und Ausgangsleistung) **Ultraschallenergie** in die Kosten-Nutzen-Risikoüberlegung der von ihm indizierten Untersuchung einbeziehen (Abramowicz et al. 2003).

Literatur

Abramowicz JS, Kossoff G, Marsal K, Ter Haar G. (2003) Safety Statement, 2000 (reconfirmed 2003) International Society of Ultrasound in Obstetrics and Gynecology (ISUOG) Ultrasound Obstet Gynecol 21: 100

AIUM (1994) Medical ultrasound safety, vol. 1–3. Techn Bull 1994

Barnett SB, Kossoff G (1998) Can diagnostic ultrasound heat tissue and cause biological effects? In: Barnett SB, Kossoff G (eds) Safety of diagnostic ultrasound. The Parthenon Publishing Group, New York London, pp 27–38

Barnett SB, Ter Haar GR, Ziskin MC, Rott HD, Duck FA, Maeda K (2000) International recommendations and guidelines for the safe use of diagnostic ultrasound in medicine. Ultrasound Med Biol. 26(3):355-66.

Barnett SB, Maulik D;International Perinatal Doppler Society (2001) Guidelines and recommendations for safe use of Doppler ultrasound in perinatal applications. J Matern Fetal Med. 10(2):75-84

Bly S, Van den Hof MC (2005) Diagnostic Imaging Committee, Society of Obstetricians and Gynaecologists of Canada: Obstetric ultrasound biological effects and safety. Obstet Gynaecol Can. 27(6):572-80.

Duck FA, Martin K (1992) Exposure values for medical devices. In: Ziskin M, Lewin P (eds) Ultrasonic exposimetry. CRC Press, Boca Raton, pp 315–344

Duck FA, Henderson J (1998) Acoustic output of modern ultrasound equipment: is it increasing? In: Barnett SB, Kossoff G (eds) Safety of diagnostic ultrasound. The Parthenon Publishing Group, New York London, pp 15–25

Duck FA (2006) Medical and non-medical protection standards for ultrasound and infrasound. Prog Biophys Mol Biol. 2006 Aug 4.

EFSUMB (1998) Newsletter. EFSUMB 11:8–14

FDA (1992) Guide for measuring and reporting acoustic output of diagnostic ultrasound. Food and Drug Administration, Center for Devices and Radiological Health. Techn Bull 1992

Granberg S (1996) Gibt es unerwünschte Nebenwirkungen des Ultraschalls. Frauenarzt 37:689–669

Gröger S, Gembruch U (1997) Sicherheitsaspekte und biologische Wirkung fetaler Echokardiographie. Gynäkologe 30:270–276

Henderson J, Willson K, Jago JR, Whittingham TA (1995) A survey of the acoustic outputs of diagnostic ultrasound equipment in current clinical use in the Northern Region. Ultrasound Med Biol 21:699–705

Hershkovitz R, Sheiner E, Mazor M. (2002) Ultrasound in obstetrics: a review of safety. Eur J Obstet Gynecol Reprod Biol. 101(1):15-8.

Huch R, Schneider KTM, Rott HD (1993) Sicherheitsaspekte der Ultraschall- und Ultraschalldoppler-Sonographie in der Schwangerschaft. Frauenarzt 34:261–263

Kossoff G (1998) Acoustic parameters used to describe diagnostic ultrasound exposure. In: Barnett SB, Kossoff G (eds) Safety of diagnostic ultrasound. The Parthenon Publishing Group, New York London, pp 3–14

Kossoff G, Barnett SB (1998) Take-home messages. In: Barnett SB, G Kossoff (eds) Safety of diagnostic ultrasound. The Parthenon Publishing Group, New York London, pp 133–139

Merrit CRB, Kremkau FW, Hobbins JC (1992) Diagnostic ultrasound: bioeffects and safety. Ultraound Obstet Gynecol 2:366–374

Newnham JP (1998) Studies of ultrasound safety in humans: clinical benefit vs. risk. In: Barnett SB, Kossoff G (eds) Safety of diagnostic ultrasound. The Parthenon Publishing Group, New York London, pp 99–112

Nyborg WL. (2001) Biological effects of ultrasound: development of safety guidelines. Part II: general review. Ultrasound Med Biol 27(3): 301-33

Rott HD (1997) Zur Epidemiologie diagnostischer pränataler Ultraschallexposition. Hautnah Gynäkol Geburtshilfe 5:212–214

Rott HD (1998) EFSUMB: Watchdog Berichte 1997. Ultraschall Med 19:47–50

Schneider KTM, Lippert A (1991) Der derzeitige Stand der Dopplersonographie. Umfrage an 253 Kliniken in West- und Ostdeutschland, der Schweiz und Österreich. Frauenarzt 33:873–874

Stone P, Ross I, Pringle K, Flower J (1992) Tissue heating effect of pulsed Doppler ultrasound in the live fetal lamb brain. Fetal Diagn Ther 7:26–30

Tarantal AF (1998) Effects of ultrasound exposure on fetal development in animal models. In: Barnett SB, Kossoff G (eds) Safety of diagnostic ultrasound. The Parthenon Publishing Group, New York London, pp 39–51

Waldenström U, Axelsson O, Nilsson S, Ekklund G, Fall O, Linderberg S, Sjodin Y (1988) Effects of routine one-stage ultrasound screening in pregnancy: a randomised controlled trial. Lancet 2:585–588

Williams A (1991) A critical evaluation of bioeffect reports and epidemiological surveys. In: Docker M, Duck F (eds) The safe use of diagnostic ultrasound. British Institute of Radiology, London, pp 30–32

Teil II Diagnostischer und klinischer Einsatz der Dopplersonographie in der Geburtsmedizin

Kapitel 8   Der SGA-Fetus – die intrauterine Wachstumsrestriktion   – 73

Kapitel 9   Schwangerschaftsinduzierte Hypertonie und Präeklampsie   – 83

Kapitel 10 Zerebrale Durchblutung und dopplersonographische Befunde   – 91

Kapitel 11 Mehrlingsschwangerschaften und Dopplersonographie   – 101

Kapitel 12 Dopplersonographie in der Frühschwangerschaft   – 113

Kapitel 13 Dopplersonographie am Termin und bei Übertragung   – 127

Kapitel 14 Anämie – Blutgruppensensibilisierung   – 133

Kapitel 15 Dopplersonographie des venösen fetalen Kreislaufsystems   – 139

Kapitel 16 Farbdopplersonographie in der Diagnostik von fetalen Fehlbildungen   – 147

Kapitel 17 Intrapartale Dopplersonographie   – 155

Kapitel 18 Wertigkeit der Dopplersonographie im Vergleich zu anderen Überwachungsverfahren   – 163

Kapitel 19 Integration der Dopplersonographie in das klinische Management   – 179

Der SGA-Fetus – die intrauterine Wachstumsrestriktion

K. T. M. Schneider und H. Steiner

8.1 Einleitung – 73

8.2 Definition von SGA und IUGR – 73

8.3 Ätiologie – 74

8.4 Diagnostik des SGA-Feten – 75

8.5 Diagnostik beim IUGR-Feten – 77

8.6 Zusammenfassung – 80

8.1 Einleitung

Das Geburtsgewicht ist die wichtigste Determinante für die perinatale Morbidität und Mortalität. Bei gleichem Gestationsalter sind niedrige Fetalgewichte mit einer 4- bis 8fach höheren perinatalen Mortalität korreliert (Schneider 1993). Die »Intrauterine-Growth-Restriction« (IUGR) macht mehr als 20% der intrauterinen Fruchttode aus (Haram et al. 2006). Die Tatsache, dass unter Frühgeburten ein höherer Anteil an IUGR-Feten zu finden ist (20% bei Einlingen, 30% bei Gemini) als unter Reifgeborenen weist darauf hin, dass durch die plazentare Insuffizienz Frühgeburtlichkeit induziert wird. Darüber hinaus ist das relative Risiko dieser Feten bezüglich Asphyxie, Mekoniumaspiration, Hypoglykämie und Hyperviskosität als Zeichen chronischer Hypoxämie um ein Vielfaches erhöht. Wachstumsretardierte Kinder zeigen zudem vermehrt Störungen in ihrer neurologischen Langzeitentwicklung (Clark 1992; Wienerrhoiter 2001; Haram et al. 2006). Das Risiko einer Chromosomenstörung bei Verdacht auf IUGR wird mit 2–8% angegeben. Da Fehlbildungen nahezu jedes fetalen Organs mit einer intrauterinen Wachstumsretardierung assoziiert sein können, sollte neben einer genetischen Abklärung intensiv nach derartigen Fehlbildungen gefahndet werden (Khoury et al. 1988; Harkness u. Mari 2004). All diese Faktoren machen deutlich, dass der Diagnostik und der Fürsorge für SGA- bzw. IUGR-Feten eine zentrale Bedeutung in der Schwangerenbetreuung zukommt.

8.2 Definition von SGA und IUGR

Bei Anwendung von Gewichtsperzentilen für das ultrasonographisch ermittelte fetale Schätzgewicht wird ein Unterschreiten der 10. Perzentile mehrheitlich als Grenzwert für einen untergewichtigen Feten angesehen. Demzufolge wären definitionsgemäß 10% der Feten, je Gestationsalter, untergewichtig, d. h. »small for gestational age« (SGA). Für die Bundesrepublik Deutschland bedeutet dies bei einer Geburtenrate von z. B. 740.000 im Jahr 2006 74.000 Fälle. Bei niedriger angesetzten Schwellenwerten, wie der 3. bzw. 5. Gewichtsperzentile, steigt zwar der relative Anteil intrauterin gefährdeter Feten (Spezifität) an, es entgeht jedoch auch ein größerer Prozentsatz potenziell gefährdeter Feten der Diagnostik (erniedrigte Sensitivität) und damit der intensivierten Betreuung. Zum Termin gelangt nur ein Drittel aller SGA-Feten! Bei zwei Drittel der Fälle führen Frühgeburtsbestrebungen oder die iatrogen induzierte Geburt zu einer vorzeitigen Entbindung (Wladimiroff 1991; Haram et al. 2006).

Die Feststellung eines für das Gestationsalter untergewichtigen Kindes beinhaltet grundsätzlich noch keine Aussage über dessen Gefährdungsgrad. Ein SGA-Fetus kann z. B. genetischer Ausdruck kleiner Eltern sein. So ist das mütterliche Ausgangsgewicht direkt mit dem kindlichen Gewicht korreliert (Gardosi et al. 1992; Voigt et al. 1997). Genetisch kleine Feten weisen in der Regel ein kontinuierliches Wachstum auf niedrigem Perzentilenniveau auf. Das für das Gestationsalter untergewichtige SGA-Kind ist demnach nicht zwangsläufig auch intrauterin gefährdet. Eine Teilmenge der SGA-Feten ist untergewichtig, da aufgrund endogener wie exogener Einflussfaktoren das vorgegebene Wachstumspotenzial nicht beibehalten werden kann. Diese Gruppe, die knapp die Hälfte der SGA-Feten ausmacht, wird als intrauterin wachstumsretardiert bezeichnet und stellt das eigentlich gefährdete Kollektiv dar (IUGR). Die nutritive Deprivation beinhaltet auch die Gefahren der Hypoxämie und bleibender neurologischer Schäden (Bilardo et al. 1990; Zimmer u. Divon 1992; Wienerroither et al. 2001; Kutschera et al. 2002; Thornton et al. 2004).

8.3 Ätiologie

Das fetale Wachstum läuft normalerweise in 3 chronologischen Phasen ab: Innerhalb der ersten 16 Schwangerschaftswochen (SSW) ist es in erster Linie von einer Vermehrung der Zellzahl bestimmt. Von der 16. bis zur 32. SSW erstreckt sich die Phase der Zellhyperplasie und -hypertrophie. Die 3. Phase zwischen der 32. SSW und dem Termin ist v. a. nur noch durch eine Zunahme der Zellgröße geprägt. Je nachdem, in welcher Phase ein schädigendes Agens auf das kindliche Wachstum einwirkt, kommt es in den ersten 16 Wochen zu einer gleichmäßigen Beeinträchtigung der Zellzahl und damit zu einer symmetrischen Ausprägung der Wachstumsretardierung. **Symmetrisch wachstumsretardierte Feten** weisen perinatal gewöhnlich keine Hypoxiezeichen auf, haben jedoch wegen der verminderten zerebralen Zellzahl ein erhöhtes Risiko bezüglich eines späteren intellektuellen Defizits. Die symmetrische IUGR findet sich gehäuft bei Karyotypanomalien, aber auch bei Nikotin- bzw. Drogenabusus und viralen Infektionen (Galan et al. 2002;

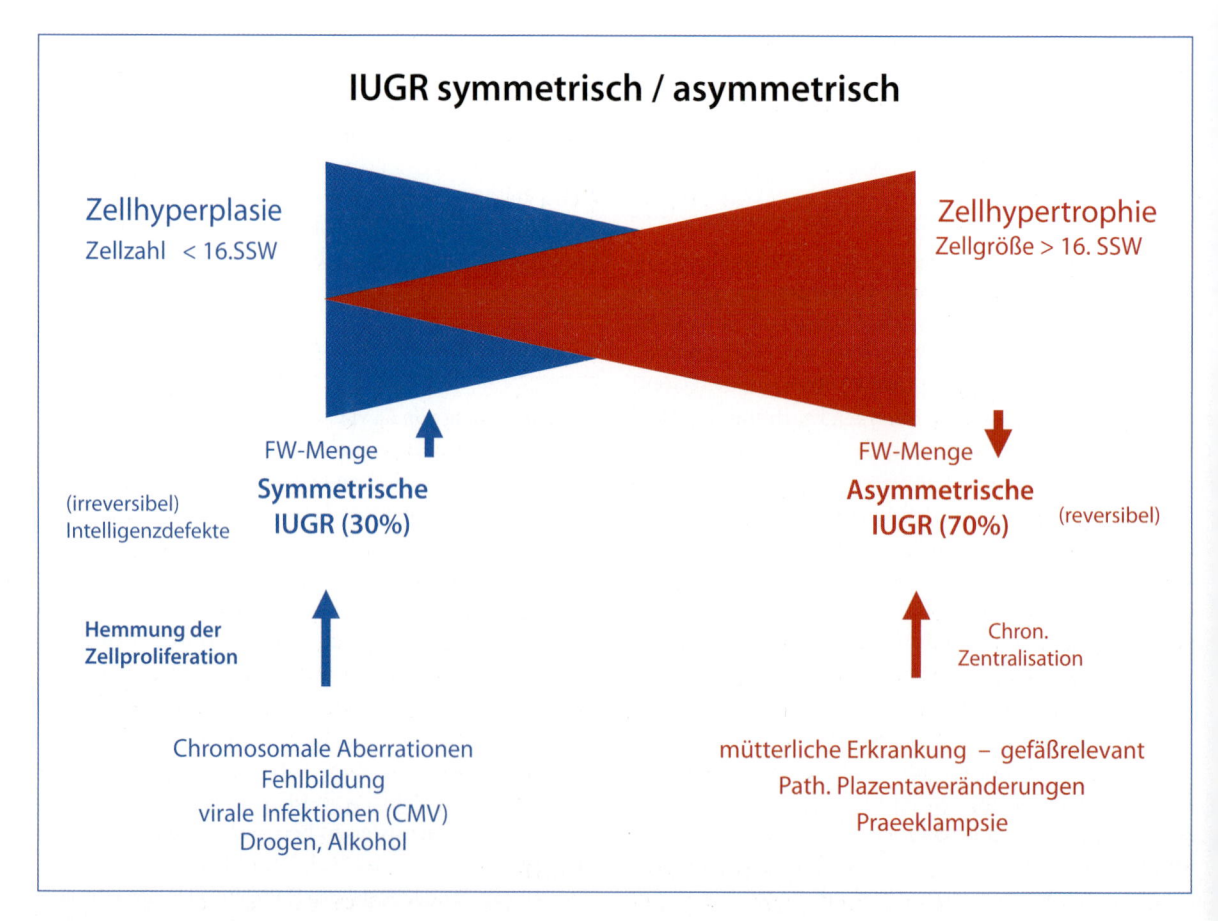

Abb. 8.1. Von unten nach oben: Ursachen, Folgen und klinische Ausprägung der symmetrischen und asymmetrischen intrauterinen Wachstumsretardierung in Abhängigkeit vom Schwangerschaftsalter

Haram et al. 2006). Treten zu einem späteren Zeitpunkt in der Schwangerschaft Störeinflüsse auf das fetale Wachstum auf, kommt es durch zentralnervöse Steuerungsmechanismen, v. a. durch Triggerung der Chemorezeptoren im Aortenbogen zu einer Blutumverteilung zugunsten lebenswichtiger Organe wie Herz, Gehirn und Nebennieren (vgl. ▶ Kap. 10). Aufgrund der Utilisierung der Glykogenreserven in der Leber bleibt der Abdominalumfang im Wachstum zurück, dagegen kann das Wachstum des Kopfes durch eine gesteigerte Perfusion des Gehirns beibehalten werden. Es resultiert ein **asymmetrisches Wachstum.** Da diese Wachstumsform ca. 70% der Retardierungen ausmacht (Schneider 1993; Galan et al. 2002), ist die Determinierung des kindlichen Schätzgewichts auf die kombinierte Betrachtung von Kopf- und Abdomendurchmesser bzw. -umfang angewiesen (Beattie u. Dornan 1989; Kay et al. 1991; Larsen et al. 1992; Sarmandal 1990; Galan et al. 2002).

8.4 Diagnostik des SGA-Feten

Zunächst einmal beschränkt sich die Diagnostik auf die Feststellung des SGA-Feten. Grundvoraussetzung für diese Diagnose ist die exakte Bestimmung des Gestationsalters. Bei Unkenntnis der Regel- bzw. Konzeptionsanamnese ist zur Festlegung des Entbindungstermins insbesondere die Scheitel-Steiß-Längenmessung im 1. Ultraschallscreening (9.–12. SSW) geeignet (Genauigkeit ±4 Tage).

Die **klinische Untersuchung** (Symphysen-Fundus-Messung) bietet entgegen ihrer weltweiten Verbreitung nach den Ergebnissen prospektiver, klinisch kontrollierter Studien nur eine unzureichende Hilfestellung bei der Erkennung des SGA-Feten (Lindhard et al. 1990; Schneider 1993; Secher et al. 1991). Auch hormonellen Messgrößen kommt keine Bedeutung mehr zu. Wesentlich hilfreicher als E3 (Östriol) und HPL (Human-Placental-Lactogen) scheint zur Erkennung schwerer uteroplazentarer Pathologie neben dem »Insulin-like Growth-Factor« (IGF) und dem »Pregnancy-associated Placentaproteine A« die Bestimmung des α-Fetoproteins (AFP) zu sein. Mit Nachweis eines erhöhten Wertes steigt das Risiko einer intrauterinen Mangelentwicklung um das 5- bis 10fache an. Auch diese Methoden sind jedoch der Ultraschallbiometrie in der Erkennung des SGA-Feten unterlegen (Beley et al. 1992; Pfeiffer 1990; Schneider 1993; Thorpe-Beeston 1992; Harkness u. Mari 2004; Haram 2006).

Die pränatale Diagnostik des SGA-Feten gelingt am zuverlässigsten mit der fetalen Gewichtschätzung unter Zuhilfenahme **ultrasonographisch** gewonnener biometrischer Messdaten. In den neuen Mutterschaftsrichtlinien ist hierfür der 2. und 3. Screeningzeitpunkt (um die 20. bzw. 30. SSW) vorgesehen (Mutterschaftsrichtlinien 1995). Auf die Notwendigkeit des genau zu ermittelnden Gestationsalters wurde bereits hingewiesen. Mit ultrasonographischen Abgriffen von Kopf- (biparietaler, frontookzipitaler Durchmesser, Kopfumfang) und Körpermaßen (Thoraxquer, a.-p., Abdominalumfang) sowie der Messung der langen Röhrenknochen (z. B. Femur) können bis zu 89% der SGA-Feten entdeckt werden. Weitere Maße, wie z. B. der Durchmesser des Zerebellums korrelieren bis zur 24. SSW gut mit dem Gestationsalter. Der additive Stellenwert der Zerebellummessung bei der Beurteilung des SGA-Feten ist allerdings noch unklar. Als singulärer Prädiktor des fetalen Wachstums scheint der Abdominalumfang am besten geeignet zu sein, wenngleich er auch schlechter reproduzierbar ist als der Kopfumfang (Chang et al. 1992; Schneider 1993). Zur exakten Messung des Abdomenumfangs ist es sinnvoll, den manuellen Druck auf den Ultraschalltransducer zurückzunehmen, um eine iatrogene Kompression des Thorax zu vermeiden. Eine unterhalb von 10 mm liegende Zunahme des Abdominalumfangs innerhalb zweier Messungen im Abstand von 2 Wochen ist hochgradig sensitiv für die Entwicklung eines untergewichtigen Feten.

Für die **fetale Gewichtsschätzung** führt die kombinierte Messung von Kopf- und Abdomenumfängen zu den besten Ergebnissen. Bei der Verwendung von Standardwachstumskurven (z. B. Normkurven von Merz) ist weiterhin zu beachten, dass die ethnische Herkunft, der sozioökonomische Status, das mütterliche Ausgangsgewicht, die mütterliche Körperlänge und das kindliche Geschlecht (Mädchen haben durchschnittlich ein geringeres Geburtsgewicht als Knaben) erhebliche Einflussgrößen darstellen und für mehr als 500 g Schätzgewichtsunterschiede verantwortlich sein können (Divon et al. 1988; Schneider 1993; Voigt et al. 1996, 1997). Die Grenzziehung der 10. Gewichtsperzentile beschreibt darüber hinaus das eigentlich gesuchte Kollektiv nur unvollständig. Es besteht die Möglichkeit der Fehlklassifikation eines normal ernährten aber konstitutionell kleinen Feten als IUGR-Fetus. Umgekehrt kann ein schlanker aber langer Fetus über der 10. Gewichtsperzentile liegen und damit als normalgewichtig für das Gestationsalter eingestuft werden, obwohl er in Wirklichkeit unterernährt und gefährdet ist. Mit der Bestimmung des sog. »Ponderal-Index« (=[Geburtsgewicht (g)/Geburtslänge (cm)]^2), der unabhängig von Rasse und Geschlecht ist, lassen sich solche Fehlinterpretationen postpartal einschränken (Sarmandal 1990). Auch ein stark nachlassendes Wachstumspotenzial, das aber immer noch Schätzgewichte über der 10. Gewichtsperzentile ergibt, weist u. U. auf ein größeres Gefährdungsmoment hin, im Vergleich zu einem Feten, der kontinuierlich knapp unterhalb der 10. Perzentile weiterwächst.

Da aber insgesamt ca. 12% der zeitgerecht entwickelten Feten fälschlicherweise als untergewichtig eingestuft werden, kommt man bei einer Metaanalyse der vorliegenden prospektiven Studien nur zu einer richtigen Vorhersage eines niedrigen Geburtsgewichts von durchschnittlich 45%. Nur 2 Parameter, nämlich das Oligohydramnion und ein Unterschreiten der 10. Perzentile, insbesondere des Abdomenumfangs, besitzen einen positiven Vorhersagewert von über 50% (Thacker u. Berkelman 1986). Wesentlich schlechtere Prädiktoren sind andere Parameter, wie z. B. die Plazentatextur (Grading). Eine stark verkalkte Typ-III-Plazenta korreliert in Terminnähe besser mit einer vorhandenen Lungenreife als mit einem erniedrigten Geburtsgewicht. Auch unter Ausnutzung der prädiktivsten Parameter wie Kopf-Abdomen-Umfang und der pathologisch verminderten Fruchtwassermenge bleiben nach einer Analyse prospektiver Studien 25–50% aller SGA-Feten jedoch nach wie vor unentdeckt. Bemerkenswert ist aber, dass ca. 75% der Patientinnen mit SGA-Feten leicht zu diagnostizierende **prädisponierende Risiken** wie eine belastete Anamnese, eine schwangerschaftsinduzierte Hypertonie, einen fortgeschrittenen Diabetes mellitus, einen starken Nikotinabusus oder eine unzureichende Gewichtszunahme im letzten Trimenon aufweisen (Carlson 1988; Harkness et al. 2004; Haram et al. 2006). In einem derart präselektionierten Kollektiv, insbesondere bei nachgewiesener Hypertonie, führt dann das Ultraschallscreening zu deutlich besseren Ergebnissen (Divon et al. 1992, 1988; Larsen et al. 1992). Wichtig sind dabei serielle Verlaufsbeobachtungen, wobei ein Mindestabstand von 10–14 Tagen zwischen 2 Messungen sinnvoll ist.

Die Erkennungsrate des SGA-Feten mittels **Dopplersonographie** variiert von Studie zu Studie erheblich. Dies mag durch unterschiedliche Definitionen für SGA wie auch für die Definition pathologischer Flussmuster bedingt sein. Dennoch zeigt die Mehrzahl der Studien, dass eine höhere Wahrscheinlichkeit besteht, einen SGA-Feten zu gebären, wenn das Dopplerflussmuster in mütterlichen bzw. fetalen Gefäßen pathologisch ist (Anyaegbunam et al. 1991; Arduini et al. 1987; Haram et al. 2006). Dabei steigt die durchschnittliche Sensitivität mit Zunahme der Begleitpathologie, wie z. B. bei gleichzeitigem Vorliegen einer schwangerschaftsinduzierten Hypertonie signifikant an.

In einer eigenen Studie an einem gemischten Kollektiv zeigte sich, dass der dopplersonographische Befund der Nabelarterie mit der SGA-Frequenz korreliert (Steiner et al. 1994). Während bei normalem Dopplerbefund die SGA- bzw. IUGR-Rate (Geburtsgewicht <10. Perzentile) 18% betrug, stieg sie bei Zunahme der Dopplerpathologie anhand der Blutflussklassen (BFK) bei BFK 3 auf 63%, bei BFK 4 auf 73% und bei BFK 5 (ARED-Flow) auf 89%.

Die dopplersonographische Messung mütterlicher Gefäße mit den Zielgrößen IUGR bzw. Präeklampsie im Rahmen eines **Routinescreenings** (im unausgewählten Niedrigrisikokollektiv) hat mit relativ niedrigen Sensitivitäten die Erwartungen nicht erfüllt (Campbell et al. 1986; Schneider et al. 1991). Dies wird auch in einer Multicenterscreeningstudie deutlich, weshalb diese exemplarisch detaillierter diskutiert werden sollte (Todros et al. 1995). Es wurde im Low-risk-Kollektiv bei Untersuchung der A. uterina zwischen der 19. und 24. SSW eine Sensitivität in Hinblick auf die SGA von lediglich 11,4% erreicht, was natürlich nicht ausreichend ist, ein generelles Screening zu empfehlen. Wenn dieselbe Untersuchung zwischen der 26. und 31. SSW durchgeführt wird, steigt die Sensitivität auf 58%, allerdings ist der »Screeningeffekt« zu diesem relativ späten Zeitpunkt relativiert. Wenn zu denselben Zeitpunkten die Nabelarterie als Screeningparameter herangezogen wird, betragen die Detektionsraten 46 bzw. 43%, die entsprechenden positiven Vorhersagewerte liegen allerdings jeweils unter 10%; d. h. letztlich auch, dass zu viele falsch-positive Ergebnisse die angehenden Mütter und die Geburtshelfer/Innen beunruhigen und das Potenzial zu nicht indizierten Interventionen in sich bergen. Noch enttäuschender wird die Dopplersonographie als Screeningmethode für SGA jedoch, wenn man die hier wiedergegeben Zahlen demaskiert, indem man das Studienendesign in Hinblick auf die tägliche Routine analysiert. Als Grenzwerte für die Errechnung der prädiktiven Werte wurden nämlich die mittels »Receiver-Operator-Characteristics (ROC)-Kurven optimalen »Cut-Offs« für die S/D-Ratio herangezogen, die, je nach Prüfungskriterium [Screening nach schwangerschaftsinduzierter Hypertonie (SIH), SGA, SGA mit schlechtem Outcome oder SIH mit Notwendigkeit zur frühzeitigen Entbindung] und Gestationsalter, variieren. Diese unterschiedlichen Grenzwerte erscheinen kein klinisch praktikabler Weg zu sein, zumal beim Screeningansatz beide genannten Schwangerschaftskomplikationen SGA und SIH relevant und häufig sind, sodass es problematisch erscheint, von vornherein einen Screeningendpunkt auszuwählen. Im Übrigen ist dies nicht einfach zu handhaben. Werden nun als Grenzwerte die üblichen publizierten fixierten Grenzwerte herangezogen, so bleiben die Werte für die Sensitivität sowohl für die A. uterina als auch A. umbilicalis zwischen 10 und 20%. Daraus wird deutlich, dass ein dopplersonographisches Screening zur Erfassung der SGA-Feten in Low-risk-Kollektiven aus heutiger Sicht nicht sinnvoll erscheint.

In einer weiteren prospektiven Untersuchung an 2097 Einlingsschwangerschaften überprüften Beattie und Dornan (1989) den Gefäßwiderstand in der A. umbilicalis in der 28., 34. und 38. SSW. Bei einer Prävalenz von 20% (High-Risk) betrug die Sensitivität in der Erkennung des SGA-Feten abhängig vom Gestationsalter und gewähltem Widerstandsindex maximal 43%. Andere Studien berichten über eine Sensitivität für die SGA-Erkennung von nur 17–22% (Bates et al. 1996; Gaudoin 1992; Schneider 1993; Harkness et al. 2004; Haram et al. 2006).

Bei Zusammenfassung der Ergebnisse aller prospektiven Studien im **unselektionierten Kollektiv** ist die Dopplersonographie der Ultraschallbiometrie, die wesentlich direkter das fetale Wachstum erfasst, unterlegen. Der kombinierte Einsatz von Real-time-Ultraschall und Doppler zeigt, dass der beste Prädikator für SGA das fetale Ultraschallschätzgewicht ist, das 87% der SGA-Feten detektierte. Eine erhöhte A/B-Ratio in der A. umbilicalis >3,0 wurde dagegen nur in 49% dieser Feten festgestellt (Gnirs 1995; Jacobson et al. 1990, Galan et al. 2002; Haram et al. 2006).

8.5 Diagnostik beim IUGR-Feten

Fetale Wachstumsmuster, die unterhalb der Norm liegen, reflektieren nicht notwendigerweise eine fetale Gefährdung. Nach erhobenem Verdacht auf SGA (Klinik und Ultraschallbiometrie) muss nach weiterführender Ursachenfahndung (Ausschluss gefäßrelevanter mütterlicher Erkrankungen, Suche nach Fehlbildungen, ggf. Karyotypisierung und fetale Infektabklärung) eine Diagnostik und Überwachung des eigentlich hypoxiegefährdeten IUGR-Kollektivs erfolgen.

Bei Analysen von fehlgebildeten Kindern finden sich in 22% intrauterine Wachstumsretardierungen. Anders ausgedrückt: Bei Malformationen steigt die Wahrscheinlichkeit bzw. das relative Risiko des gleichzeitigen Vorliegens einer intrauterinen Wachstumsretardierung um das 2,6fache an. Bei Mehrfachmalformationen steigt die IUGR-Wahrscheinlichkeit von 1 im Vergleich zu >9 Defekten von 20 auf 60% signifikant an (Khoury et al. 1988). Als Ursachen lassen sich 3 verschiedene Mechanismen diskutieren: Die IUGR kann eine sekundäre Folge einer Malformation sein, sie kann auch als prädispositioneller Faktor für eine Malformation in Frage kommen und letztlich wegen gemeinsamer ätiologischer Faktoren koexistent sein. Bei Feten mit strukturellen (chromosomalen) Anomalien wird in aller Regel keine Blutumverteilung zum Gehirn beobachtet, sodass gerade bei einer Wachstumsretardierung ohne pathologischen Dopplerbefund an eine Karyotypisierung zu denken ist (Wladimiroff 1991; Haram et al. 2006).

Chordozenteseergebnisse bei IUGR-Feten zeigen im Vergleich zu zeitgerecht entwickelten Feten in 40–60% eine Hypoxämie (Nicolaides et al. 1989; Bilardo et al. 1990; Weiner u. Williamson 1991; Meizner u. Glezerman 1992; Steiner et al. 1995). Dabei ist zu beachten, dass sowohl die pH- wie auch die pO_2-Werte in frühen SSW gegenüber dem Zeitpunkt um den Termin deutlich höher liegen. Die Fetalblutanalyse aus der Nabelschnur erlaubt eine rasche Karyotypisierung innerhalb von 72 h, eine Beurteilung der Blutgase, wichtiger Infektionen (wie z. B. Zytomegalie, Toxoplasmose) und gibt Einblick in den fetalen Metabolismus (Bilardo et al. 1990; Kurjak 1992; Meizner u. Glezerman 1992; Nicolaides et al. 1989; Weiner u. Williamson 1989; Van Vugt 1991; Haram et al. 2006). Gerade bei IUGR-Feten werden jedoch gehäuft bei versehentlicher Punktion der Arterien ein Vasospasmus und in 10% fetale Bradykardien beobachtet, sodass für die Karyotypisierung die Plazentazentese vorzuziehen ist. Die prozentuale Verlustrate bei der Nabelschnurpunktion an IUGR-Feten wird in geübten Händen zwischen 0,3 und 1,9% angegeben (Meizner u. Glezerman 1992).

Bei der Bestimmung der Fruchtwassermenge hat der sog. »Amniotic-Fluid-Index« (AFI) eine weitreichende klinische Akzeptanz gefunden. Bei einem AFI<15 cm gilt die Fruchtwassermenge als vermindert. AFI-Indizes <5 cm (Oligohydramnion) zeigen eine gute Korrelation mit der fetalen Gefährdung. Erniedrigte AFI-Indizes findet man in ca. 70% der IUGR-Feten, 30% weisen deutlich erniedrigte Werte im Sinne eines Oligohydramnions auf (Arduini 1991; Nicolaides et al. 1990). Im Vergleich zu dopplersonographischen Untersuchungen zeigt sich auch eine gute Korrelation zu den bei IUGR-Feten erhöht gefundenen Gefäßwiderständen: Je niedriger der AFI, desto höher sind die gemessenen Gefäßwiderstände, desto geringer die uteroplazentare Perfusion. Dieser Zusammenhang spielt gerade auch bei der Überwachung des Feten vor und über dem Geburtstermin ein Rolle (Arduini 1991; Kwon et al. 2006). Im Rahmen von Hypoxämien kommt es durch eine verminderte Nierenperfusion zu einer Reduktion der fetalen Urinproduktion bei IUGR-Feten. Diese lässt sich indirekt über eine Erhöhung der Gefäßwiderstände in den Aa. renales feststellen. Die stündliche Urinproduktion ist bei IUGR-Feten signifikant geringer als bei normosomen Kindern, sie korreliert allerdings nicht direkt mit dem Ausmaß der Hypoxie (Nicolaides et. al. 1990).

Die Erhöhung von Gefäßwiderständen im prä- bzw. postplazentaren Kreislauf sowie die in der 2. Schwangerschaftshälfte bei stärkerer Versorgungseinschränkung zu beobachtende Blutumverteilung in fetalen Organen sind mithilfe der Dopplersonographie diagnostizierbar. Eine durch Querschnittsverbreiterung der Strombahn mit Zunahme der tertiären Stammzotten bedingte Widerstandsabnahme führt im uterinen Strombett zu einer kontinuierlichen Zunahme der enddiastolischen Blutflussgeschwindigkeiten. Eine Ausbleiben der Zunahme bzw. eine spätsystolische Absenkung der maximalen Blutflussgeschwindigkeit (Notch) kann zu einem späteren Zeitpunkt eine intrauterine Wachstumsretardierung (häufig assoziiert mit einer SIH) zur Folge haben (Divon et al. 1988; Kay et al. 1991; Gagnon et al. 2003).

Uteroplazentare Perfusionsstörungen spielen bei der Ätiologie der IUGR eine wesentliche Rolle. Dabei können plazentare Vaskularisationsstörungen bestehen, ohne dass es zur fetalen Hypoxie kommt. Bis zur 20. SSW ist ein diastolischer Nullfluss in den Aa. umbilicales wegen der noch nicht abgeschlossenen 2. Trophoblastinvasion durchaus physiologisch. Danach sinkt in diesem Gefäß ebenfalls der Widerstand ab, während er in der Aorta durch zentralnervöse Mechanismen reguliert weitgehend konstant bleibt. Die Flussverhältnisse in der fetalen Aorta und in den Aa. umbilicales lassen Rückschlüsse auf Störungen der plazentaren Perfusion zu. In einer Metaanalyse von 17 prospektiven Studien an 4759 Patienten konnten Divon et al. (1992) mit einer durchschnittlichen Odds-Ratio von 8,8 ein deutliches Risiko für die IUGR-Entwicklung ableiten, wenn der Gefäßwiderstand in der A. umbilicalis erhöht war. Dabei gibt es offenbar in der Aussagekraft der 3 gebräuchlichsten Gefäßwiderstandsindizes (A/B-Ratio, Pulsatilitätsindex und Resistance-Index) keine signifikanten Unterschiede.

Ein erhöhter Widerstandsindex in der Nabelarterie ist also prädiktiv für die IUGR (Schneider et al. 2003, Update der Leitlinie durch die DGGG 2006). Noch deutlicher assoziiert mit einer Erhöhung des Widerstands ist die operative Entbindungsfrequenz als Ausdruck der **Hypoxiegefährdung** des IUGR-Feten (Gudmundsson u. Marsal 1991; Laurin et al. 1987; Steiner et al. 1994; Haram et al. 2006; vgl. ▶ Kap. 2.3). Die Dopplersonographie ist damit nach Diagnostik der SGA-Situation der sekundäre Test für die Voraussage der **assoziierten Morbidität**. In einer Vergleichsuntersuchung von Soothill u. Campbell (1993) war wiederum die Sonographie (Abdominalumfang) der beste diagnostische Test für die Erkennung des SGA-Feten (<2,5. Perzentile) gefolgt von der Dopplersonographie (Nabelarterien-PI). Dem biophysikalischen Profil (BPP) und dem CTG kam auch in dieser Untersuchung keine diagnostische Bedeutung zu. Desgleichen war nur die Dopplersonographie prädiktiv für hypoxische Morbidität bei den SGA-Kindern (Notfallsectio wegen »Fetal-Distress«, Nabelvenen-ph <7,15, 5-min-APGAR-Score <7 oder Neonatologietransfer). Diese Zusammenhänge beeinflussen unser davon abzuleitendes klinisches Management (▶ Kap. 19).

Im Gehirn ist der diastolische Flussanteil zu jedem Gestationsalter niedriger als in den Aa. umbilicales (Arbeille 1991; Arduini et al. 1987). Widerstandserniedrigungen in der A. cerebri media weisen auf eine **Blutumverteilung** hin; diese ist eine Vasomotorenantwort (Vasodilatation) auf eine Hypoxie (Piazze et al. 2005). Bei IUGR-Feten mit ausgeprägtem Brain-sparing-Effekt fanden sich bei Nachuntersuchungen im Alter von 3 und 6 Jahren bereits leichte neurologische Auffälligkeiten (Kutschera et al. 2002). Es fehlen allerdings – schwer zu konzipierende – Studien, die Auskunft darüber geben, wie lange eine Sparschaltung bestehen muss, um in den unterschiedlichen Organsystemen zu bleibenden Schäden zu führen. Arduini (1991) propagiert eine Sauerstoffapplikation via Mutter und Messung des zerebralen fetalen Gefäßwiderstands als Test für die Reagibilität des fetalen Kreislaufs bzw. des gestörten Plazentatransfers. Nimmt bei Feten mit Brain-sparing-Effekt der Gefäßwiderstand im Gehirn nicht zu, stellte man mit einer Sensitivität von 70% fetale Azidosen fest. In Terminnähe und im Bereich der Übertragung finden sich diese Blutumverteilungsvorgänge in etwa 20%. Sie korrelieren hier ebenfalls mit einem schlechteren perinatalen Ergebnis. Allerdings ist die Erwartungswahrscheinlichkeit eines deprimierten Feten weit geringer als bei einem Brain-sparing-Effekt in früherem Gestationsalter (▶ Kap. 13). Allerdings bieten die dopplersonographisch erfassten Blutströmungsverhältnisse in den umbilikalen und fetalen Gefäßen sowohl vor der 20. SSW wie auch in Terminnähe und im Bereich der Übertragung bei unauffälligen Gefäßwiderständen eine Rückversicherung bezüglich einer ungestörten Perfusion. Die Verhältnisbildung (Ratio) von Gefäßwiderstand in der Peripherie und im Gehirn ist weitgehend unabhängig von der fetalen Herzfrequenz (Arabin et al. 1994; Arbeille 1991). Ansonsten führt ein Anstieg der fetalen Herzfrequenz zu einer Verkürzung der diastolischen Füllungszeit und dadurch zum scheinbaren Anstieg der diastolischen Flussgeschwindigkeiten. Eine detailliertere Diskussion der Blutumverteilung als Kompensationsmechanismus bei IUGR-Feten kann ▶ Kap. 10 entnommen werden.

Bei einer eigenen Analyse von über 600 in der Literatur publizierten Fällen von **diastolischem Flussverlust bzw. diastolischer Flussumkehr** (ARED) als pathologischste Dopplerflussmuster liegt diesen Mustern in 83% der Fälle eine intrauterine Wachstumsretardierung und in knapp der Hälfte der Fälle eine schwangerschaftsinduzierte Hypertonie zugrunde. Aus Fetalblutanalysen wird beim diastolischen Flussverlust in ca. 80% der Fälle eine Hypoxie und in ca. der Hälfte der Fälle eine Azidose erwartet. Umgekehrt konnte gezeigt werden, dass bei normalem dopplersonographischem Flussmuster auch keine Pathologie in der Fetalblutanalyse zu erwarten ist (Schneider 1993). Bei der Flussumkehr weisen nahezu alle Feten eine Hypoxie bzw. Azidose auf (Steiner et al. 1995). Die IUGR-Feten mit diesem Flussmuster entwickeln in der Folge zu 35% ein schweres neurologisches Handicap vs. 0% in der Gruppe mit unauffälligem Dopplerflussmuster (Schneider 1993; Villar u. Belizan 1986). Das durchschnittliche Zeitintervall, bevor herkömmliche Überwachungsverfahren wie das CTG Pathologie anzeigen, beträgt durchschnittlich 12 Tage, im Einzelfall aber auch mehrere Wochen. In über zwei Drittel der Fälle erfolgt die Entbindung noch im Bereich der Frühgeburtlichkeit durch Sectio wegen drohender kindlicher Asphyxie. In einer prospektiven Multicenterstudie wurde eine Overall-Letalität bei 204 Fällen mit diastolischem Flussverlust bzw. diastolischem Rückfluss (ARED-Flow) mit 28% errechnet. Verglichen mit gestationsaltersgleichen Feten war die Rate der perinatalen Letalität in der Gruppe mit fehlendem diastolischem Fluss mit 4,0 (Odds-Ratio), bei »Reversed-Enddiastolic-Flow« um das 10,6fache (Odds-Ratio) erhöht (Karsdorp 1994). Bei ARED-Flow steigt die Notwendigkeit einer Verlegung auf die Kinderintensivstation und die Rate der Hypoglykämie und der Hirnblutungen signifikant an. Diese Zahlen

8.5 · Diagnostik beim IUGR-Feten

unterstreichen die pathognomonische Bedeutung dieser Flussmuster. Die falsch-positiv Rate eines diastolischen Flussverlusts bezüglich Hypoxie bzw. Azidose ist mit 1% gegenüber der bis zu 60% betragenden falsch-positiv Rate des CTG extrem gering (Flynn et al. 1982; Nicolaides et al. 1989; Weiner u. Williamson 1989). Die Rate der chromosomalen Aberrationen von durchschnittlich 8% bei dopplersonographisch nachgewiesenem diastolischem Flussverlust muss zur intensiven Fehlbildungssuche und weiteren diagnostischen Abklärung Anlass geben.

Widerstandserhöhungen im venösen Gefäßsystem, insbesondere im Ductus venosus weisen auf eine drohende Rechtsherzinsuffizienz hin. Zahlreiche Autoren konnten nachweisen, dass bei IUGR-Feten derartige Veränderungen eine noch höhere Wahrscheinlichkeit einer postpartalen Asphyxie erwarten lassen als bei Auftreten eines Nullflusses in der A. umbilicalis (Ferazzi et al. 2002; Baschat 2005). Dies erlaubt einerseits eine differenziertere Beurteilung des fetalen Zustandes, andererseits müssen Studien (TRUFFLE-Studie) noch belegen, inwieweit dieser Parameter, der nicht konsequent bei einer Verschlechterung des fetalen Zustands auftritt, auch für das klinische Management sinnvoll, d. h. ohne Zunahme der Spätmorbidität, genutzt werden kann (Lees u. Baumgartner 2005).

Der Frage, inwieweit die weitere Überwachung von SGA-Feten (nicht IUGR-Feten) durch die Dopplersonographie klinischen Benefit bringt, sind wir im Rahmen einer prospektiv randomisierten Studie nachgegangen. Bei vergleichbaren Kollektiven erhielten 500 Schwangere wiederholte Doppleruntersuchungen in der Schwangerschaft. Das randomisierte Kontrollkollektiv wurde konsequent nicht dopplersonographisch untersucht. Der Anteil von IUGR-Feten war mit 10% in beiden Kollektiven vergleichbar. Im perinatalen Ergebnis zeigte die dopplersonographisch verfolgte Gruppe eine signifikant niedrigere IUGR-spezifische Morbidität wie Asphyxie, Hypoglykämie bzw. Polyzythämie ebenso wie eine niedrigere Rate von neonatologischer Intensiv- und Beatmungspflichtigkeit (Schneider 1993).

Das vorgeschlagene Konzept zur Einbindung der Dopplersonographie in der Diagnostik und Überwachung des SGA- bzw. IUGR-Feten ist in den Leitlinien der Deutschen Gesellschaft für Gynäkologie und Geburtshilfe (Schneider et al. 2003) und in ◘ Abb. 8.1 dargestellt. Die

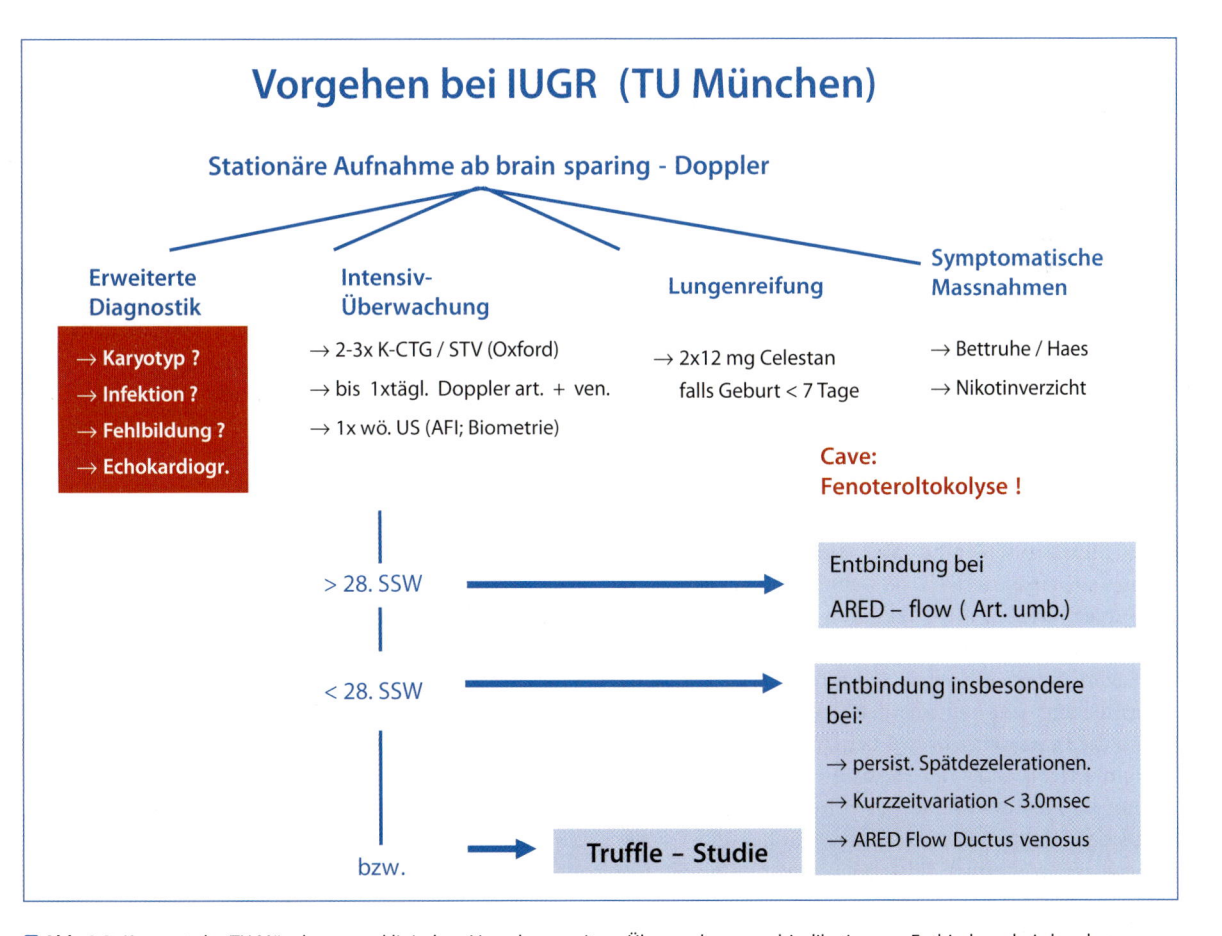

Abb. 8.2. Konzept der TU München zum klinischen Vorgehen, weitere Überwachung und Indikation zur Entbindung bei dopplersonographisch festgestellter IUGR-Situation

Vorgehen bei IUGR (TU München)

Stationäre Aufnahme ab brain sparing - Doppler

Erweiterte Diagnostik
- → Karyotyp?
- → Infektion?
- → Fehlbildung?
- → Echokardiogr.

Intensiv-Überwachung
- → 2-3x K-CTG / STV (Oxford)
- → bis 1xtägl. Doppler art. + ven.
- → 1x wö. US (AFI; Biometrie)

Lungenreifung
- → 2x12 mg Celestan falls Geburt < 7 Tage

Symptomatische Massnahmen
- → Bettruhe / Haes
- → Nikotinverzicht

Cave: Fenoteroltokolyse!

> 28. SSW → **Entbindung bei ARED – flow (Art. umb.)**

< 28. SSW → **Entbindung insbesondere bei:**
- → persist. Spätdezelerationen.
- → Kurzzeitvariation < 3.0msec
- → ARED Flow Ductus venosus

bzw. → **Truffle – Studie**

Einstiegsdiagnostik basiert auf der Ultraschalluntersuchung. Legen wir uns nach der Ausschlussdiagnostik und nach Ausschluss klinischer Schwangerschaftskomplikationen auf ein SGA-Kind fest, wird die weitere Betreuung zu einem wesentlichen Teil von der Dopplersonographie beeinflusst. Ist diese normal, kann weiter kontrolliert werden, sofern keine neuen Aspekte hinzutreten. Der ambulante Betreuungsmodus bei Schwangerschaften mit SGA-Feten und unauffälliger Dopplersonographie wird auch durch Ergebnisse randomisierter klinischer Studien unterstützt (Nienhuis et al. 1997). Sollte die Blutströmungsmessung in der Uterin- oder Nabelarterie pathologische Ergebnisse liefern, müssen auch die fetalen Gefäße untersucht werden. Dementsprechend sollte die weitere Betreuung modifiziert werden. Bei primär koexistenten Schwangerschaftskomplikationen oder schweren Retardierungen sollte stationär intensiviert überwacht werden. Das detailliertere Managementkonzept ist im ▶ Kap. 19 dargelegt.

In der sog. GRIT-Studie (Thornton et al. 2004) wurde erstmals im Rahmen einer Management-Studie zu schwerer Wachstumsretardierung bei klinischer Unsicherheit geklärt, ob die sofortige oder die verzögerte Entbindung bei hochpathologischem artiellem Doppler die sinnvollere Maßnahme ist und in diese beiden Gruppen randomisiert. Der zeitliche Unterschied zwischen Randomisierung und Entbindung lag zwischen beiden Gruppen nur bei ca. 4 Tagen. Dieser konnte zur Durchführung der Lungenreifung in der verzögert entbundenen Gruppe genutzt werden, ohne statistisch signifikante Nachteile gegenüber der sofort entbundenen Gruppe (▶ Kap. 19).

Die Indikation »**Zustand nach IUGR und nach intrauterinem Fruchttod (IUFT)**« wurde bisher nur in wenigen Studien untersucht. Trotzdem erscheint diese Indikation aufgrund der hohen negativen Vorhersagewerte der Dopplersonographie auch aus Screeningstudien für den Ausschluss von IUGR und Präeklampsie als Ursache für intrauterine Fruchttode sinnvoll (Todros et al. 1995). Praktikabel erscheint bei dieser Indikation das 20-Wochen-Ultraschallscreening um eine Doppleruntersuchung der Uterinarterien zu erweitern und entsprechend dem Ergebnis das weitere Vorgehen festzulegen. Da sich unter dieser Indikation aber sehr heterogene Ätiologien verbergen, ist ein einfaches »Kochrezept« der weiteren Überwachung im individuellen Fall mit dem hohen Risiko der Unangemessenheit behaftet. Eine konsequent kombinierte Therapie mit Heparin und ASS bei Patienten mit Z.n. Antiphospholipidsyndrom bringt z. B. eine deutliche Reduktion der sonst extrem hohen IUFT-Rate. Ein fehlender uteriner bilateraler Notch schließt bereits zwischen der 12.-15. SSW eine nachfolgende IUGR – Entwicklung zu mehr als 92% aus (Bats et al. 2004)

8.6 Zusammenfassung

Bei Verwendung der 10. Perzentile sind definitionsgemäß 10% aller Feten, bezogen auf das Gestationsalter, untergewichtig (SGA); jedoch nur knapp die Hälfte dieser Feten ist aufgrund extrinsischer oder intrinsischer Einflüsse mangelversorgt und damit gefährdet. Zunächst gilt es, die SGA-Feten, unter denen sich auch genetisch kleine und ungefährdete Feten befinden, zu erfassen.

Die Diagnostik des SGA-Feten wird am verlässlichsten durch die Messung des Abdomenumfangs (in Kombination mit anderen Messparametern) ermittelt. Da diese Parameter sich im Laufe der Schwangerschaft verändern, ist eine exakte Kenntnis des Gestationsalters eine absolute Voraussetzung für eine adäquate Diagnostik. Im 1. Trimenon ist die Erkennung des SGA-Feten unbefriedigend, da in dieser Phase ein symmetrischer Wachstumsrückstand meist nur als Korrekturhinweis für das Gestationsalter interpretiert wird. Wegen einer größeren Streuung in den Randperzentilbereichen gelingt es mit höherer Treffsicherheit, das normosome Kind (hohe Spezifität) als das retardierte Kind (relativ niedrige Sensitivität) zu erkennen. Insgesamt wird auch heute noch jeder 3. bis 4. SGA-Fetus nicht als solcher entdeckt und damit auch keiner intensivierten Überwachung zugeführt. Eine prospektive Schwangerschaftsvorsorge und Geburtsleitung erfordert jedoch eine möglichst frühe und suffiziente Diagnostik. Ein generelles Ultraschallscreening in Hinblick auf SGA scheint aber nur in präselektionierten Kollektiven, d.h. zum Beispiel bei nachgewiesener Hypertonie zu einer Verbesserung der Diagnostik zu führen. Individuelle Wachstumskurven, die wesentliche Determinanten des Fetalgewichts wie kindliches Geschlecht und mütterliches Ausgangsgewicht mitberücksichtigen, können dazu beitragen, sowohl die falsch-positiv als auch die falsch-negativ Rate bei der fetalen Gewichtsschätzung zu senken.

Die Dopplersonographie ist in der Diagnostik des SGA-Feten der Ultraschallbiometrie unterlegen. Die Differenzierung zwischen dem genetisch kleinen, nicht gefährdeten und dem intrauterin wachstumsretardierten, nutritiv minderversorgten und damit gefährdeten IUGR-Feten gelingt dagegen mit Hilfe der Dopplersonographie am frühzeitigsten und zuverlässigsten. Der Nachweis einer chronischen Plazentainsuffizienz und die Abschätzung des Asphyxierisikos kann durch charakteristische Blutströmungsveränderungen in der A. umbilicalis und der A. cerebri media treffsicherer gestellt werden als durch CTG-basierte oder andere antenatale Testverfahren. Die Messung des Gefäßwiderstandes im Ductus venosus kann in sehr frühen Gestationswochen (<28) zusätzliche wertvolle Hinweise liefern. Es muss jedoch davor gewarnt werden, in jedem Fall auf das Auftreten eines Zero- bzw. Reverse-Flow im Ductus venosus zu warten, da derartige Veränderungen vor dem Absterben eines Feten nicht regelhaft auftreten und Studien über die Langzeitmorbidität bei hochpathologischem venösen Flussmuster derzeit noch nicht abgeschlossen sind (TRUFFLE-Studie 2005, ▶ Kap. 19). Frühzeitige Hinweise auf eine fetale Gefährdung – wenn auch mit einem etwas schlechteren Vorwarneffekt – können allerdings auch aus einer über das Kinetokardiotokogramm ableitbaren Verkürzung der Kindsbewegungsdauer oder einer deutlichen Reduktion der Fruchtwassermenge gewonnen werden.

Literatur

Anyaegbunam A, Brustman L, Langer O (1991) A longitudinal evaluation of the efficacy of umbilical Doppler velocimetry in the diagnosis of intrauterine growth retardation. Int J Gynecol Obstet 34:121–125

Arabin B, Mohnhaupt A, Vollert W, Weitzel HK (1994) Prediction of fetal distress and poor outcome in prolonged pregnancy using Doppler ultrasound and fetal heart rate monitoring combined with stress tests (II). Fetal Diagn Ther 9:1–6

Arbeille P (1991) Cerebral Doppler in the assessment of IUGR and the fetal hypoxia. J Matern Fetal Invest 1:51–56

Arduini D (1991) Fetal renal artery velocity waveforms and amniotic fluid volume in growth-retarded and post-term fetuses. Obstet Gynecol 77:370–373

Arduini D, Romanini C, Mancuso S (1987) Fetal blood flow velocity wave forms as predictors of growth retardation. Obstet Gynecol 70:7–10

Baschat AA (2005) Arterial and venous Doppler in the diagnosis and management of early onset fetal growth restriction. Early Hum Dev. 81(11): 877-87.

Bates JA, Evans JA, Mason G (1996) Differentiation of growth retarded from normally grown fetuses and prediction of intrauterine growth retardation using Doppler ultrasound. Br J Obstet Gynecol 103:670–675

Bats AS, Lejeune V, Cynober E, Safar E, Gonzales M, Milliez J, Carbonne B (2004) Antiphospholipid syndrome and second- or third-trimester fetal death: follow-up in the next pregnancy. Eur J Obstet Gynecol Reprod Biol. 15;114(2):125-9

Beattie RB, Dornan JC (1989) Antenatal screening for intrauterine growth retardation with umbilical artery Doppler ultrasonography. Br Med J 298:631–635

Beley S, Chard, Grudzinskas G, Cooper D, Campbell S (1992) Early prediction of uteroplacental complications of pregnancy using Doppler ultrasound, placental function tests and combinating testing. Ultrasound Obstet Gynecol 2:333–337

Bilardo CM, Nicolaides KH, Campbell S (1990) Doppler measurements of fetal and uteroplacental circulations: relationship with umbilical venous blood gases measured at cordocentesis. Am J Obstet Gynecol 162:115–120

Burke G, Stuart B, Crowley P, Scanaill S, Drumm J (1990) Is intrauterine growth retardation with normal umbilical artery blood flow a benign condition? Br Med J 300:1044–1045

Campbell S, Pearce JM, Hackett G, Cohen-Overbeck T, Hernandez C (1986) Qualitative assessment of uteroplacental blood flow: early screening test for high-risk pregnancies. Obstet Gynecol 68:649–653

Carlson DE (1988) Maternal diseases associated with intrauterine growth retardation. Semin Perinatol 12:17–22

Chang TC, Boys RJ, Spencer JA (1992) Prediction of the small for gestational age infant: which ultrasonic measurement is best? Obstet Gynecol 80:1030–1038

Clark SL (1992) Patterns of intrauterine growth retardation: case examples. Clin Obstet Gynecol 35:194–201

Divon MY (1992) Maternal and fetal blood flow velocity waveforms in intrauterine growth retardation. Am J Obstet Gynecol 35:156–171

Divon MY, Guidetti DA, Braverman JJ (1988) Intrauterine growth retardation: a prospective study of the diagnostic value of real-time sonography combined with umbilical artery flow velocimetry. Obstet Gynecol 72:611–614

Divon MY, Hsu HW, Katz NT. Henderson CE (1992) A Meta-Analysis of umbilical artery Doppler velocimetry for the diagnosis of IUGR in high risk pregnancies. Soc Gynecol Invest 131

Ferrazzi E, Bozzo M, Rigano S, Bellotti M, Morabito A, Pardi G, Battaglia FC, Galan HL (2002) Temporal sequence of abnormal Doppler changes in the peripheral and central circulatory systems of the severely growth-restricted fetus. Ultrasound Obstet Gynecol. 2002 19(2):140-6.

Flynn AM, Kelly J, Matthews K, O'Conor M, Viegas O (1982) Predictive value of, and observer variablity in, several ways of reporting antepartum cardiotocographs. Br J Obstet Gynaecol 89:434–440

Gagnon R, Van den Hof M; Diagnostic Imaging Committee, Executive and Council of the Society of Obstetricians and Gynaecologists of Canada (2003) The use of fetal Doppler in obstetrics J Obstet Gynaecol Can. 25(7):601-14

Galan HL, Ferrazzi E, Hobbins JC (2002) Intrauterine growth restriction (IUGR): biometric and Doppler assessment. Prenat Diagn. 22(4):331-7.

Gardosi J, Chang A, Kalyan B, Sahota D, Symonds EM (1992) Customised antenatal growth charts. Lancet 339: 283–287

Gaudoin MR (1992) Cardiotocography and Doppler velocimetry for surveillance of small-for-gestational-age fetuses. Lancet 340:1348–1349

Gnirs J (1995) Kineto-Kardiotokographie – automatische Detektion der fetalen Bewegungsaktivität als integraler Bestandteil antepartualer CTG - Registrierungen und ihre Bedeutung für die fetale Zustandsdiagnostik. Habilitationsschrift, TU München

Gudmundsson S, Marsal K (1991) Blood velocity waveforms in the fetal aorta and umbilical artery as predictors of fetal outcome: a comparison. Am J Perinatol 8:1–6

Haram K, Softeland E, Bukowski R (2006) Intrauterine growth restriction. Int J Gynaecol Obstet. 93(1):5-12

Harkness UF, Mari G (2004) Diagnosis and management of intrauterine growth restriction. Clin Perinatol. 31(4):743-64

Jacobson SL, Imhof R, Manning N, Mannion V, Little D, Rey E, Redman C (1990) The value of Doppler assessment of the uteroplacental circulation in predicting preeclampsia or intrauterine growth retardation. Am J Obstet Gynecol 162:110–114

Karsdorp VHM, van Geijn HP, Kostense PJ, Arduini D, Montenegro N, Todros T (1994) Clinical significance of absent or reversed end diastolic velocity waveforms (ARED flow) in the umbilical artery: results of a multicenter European study. Lancet 344:1664–1667

Kay HH, Dahmus M, Killam AP (1991). Sonographic measurements with umbilical and uterine artery Doppler analysis in suspected intrauterine growth retardation. J Reprod Med 36:65–68

Khoury MJ, Errickson JD, Cordero JF, McCarthy BJ (1988) Congenital malformations and intrauterine growth retardation: a population study. Pediatrics 82:83–90

Kurjak A (1992) Antepartum and intrapartum management of the growth-retarded fetus. Clin Obstet Gynecol 35:185–193

Kutschera J, Tomaselli J, Urlesberger B et al (2002) Absent or reversed enddiastolic blood flow in the umbilical artery and abnormal Doppler cerebroplacental ratio--cognitive, neurological and somatic development at 3 to 6 years. Early Hum Dev. 69(1-2):47-56.

Kwon JY, Kwon HS, Kim YH, Park YW (2006) Abnormal Doppler velocimetry is related to adverse perinatal outcome for borderline amniotic fluid index during third trimester. J Obstet Gynaecol Res. 32(6):545-9

Larsen T, Petersen S, Greisen G (1992) Detection of small-for-gestational-age fetuses by ultrasound screening in a high risk population: a randomized controlled study. Br J Obstet Gynaecol 99:469–474

Laurin J, Marsal K, Persson PH, Lingman G (1987) Ultrasound measurement of fetal blood flow in predicting fetal outcome. Br J Obstet Gynecol 94:940–948

Lees C, Baumgartner H (2005) The TRUFFLE study--a collaborative publicly funded project from concept to reality: how to negotiate an ethical, administrative and funding obstacle course in the European Union. Ultrasound Obstet Gynecol 25(2):105-7

Lindhard A, Nielsen PV, Mouritsen LA, Zachariassen A, Sörensen HU, Rosenö H (1990) The implications of introducing the symphyseal-fundal height-measurement. A prospective randomized controlled trial. Br J Obstet Gynaecol 97:675–680

Meizner I, Glezerman M (1992) Cordocentesis in the evaluation of the growth-retarded fetus. Clin Obstet Gynecol 35:126–137

Mutterschaftsrichtlinien (1995) Ultraschall-Doppler. Deutsches Ärzteblatt 92:233–235

Nicolaides KH, Vyas S, Rabinowitz R, Rosen DJD, Campbell S (1990) Relation of rate of urine production to oxygen tension in small-for-gestational-age fetuses. Am J Obstet Gynecol 162:387–391

Nicolaides KH, Economides DL, Soothill PW (1989) Blood gases, pH, and lactate in appropriate- and small-for-gestational-age fetuses. Am J Obstet Gynecol 161:996–1001

Nienhuis SJ, Vles JS, Gerver WJ, Hoogland HJ (1997) Doppler ultrasonography in suspected intrauterine growth retardation: a randomized clinical trial. Ultrasound Obstet Gynecol 9:6–13

Pfeiffer KH (1990) Die Erfassung der fetalen Wachstumsretardierung durch apparative und biochemische Überwachungsmethoden. Z Geburtshilfe Perinatol 194:99–103

Piazze J, Padula F, Cerekja A, Cosmi EV, Anceschi MM (2005) Prognostic value of umbilical-middle cerebral artery pulsatility index ratio in fetuses with growth restriction. Int J Gynaecol Obstet 91(3):233-7

Sarmandal P (1990) Effectiveness of ultrasound determination of fetal abdominal circumference and fetal ponderal index in the diagnosis of asymmetrical growth retardation. Br J Obstet Gynaecol 97:118–123

Schneider KTM (1993) IUGR-Probleme der Diagnostik. In: Schmidt W (Hrsg) Jahrbuch der Gynäkologie und Geburtshilfe 1992/93. Biermann, Zülpich, S. 113–123

Schneider KTM (2003) Standards in der Perinatalmedizin – Dopplersonographie in der Schwangerschaft. Geburtshilfe Frauenheilkd 63:21–25

Schneider KTM, Amberg-Wendland D, Renz S, Fürstenau U (1991) Prospektiv randomisierte Untersuchung zum klinischen Wert der Dopplersonographie als Screeningverfahren. Gynakol Geburtshilfliche Rundsch 31:139–140

Secher NJ, Lundbye-Christensen S, Qvist I, Bagger P (1991) An evaluation of clinical estimation of fetal weight and symphysis fundal distance for detection of SGA infants. Eur J Obstet Gynecol Reprod Biol 38:91–96

Soothill PW, Campbell S (1993) Predicition of morbidity in small and normally grown fetuses by fetal heart rate variability, biophysical profile score and umbilical artery Doppler studies. Br J Obstet Gynaecol 100:742–745

Steiner H, Schaffer H, Spitzer D, Staudach A (1994) Umbilical artery Doppler velocimetry classes and fetal outcome. J Matern Fetal Invest 4:163–166

Steiner H, Staudach A, Spitzer D, Schaffer H, Gregg A, Weiner CP (1995) Growth deficient fetuses with absent or reversed umbilical artery end-diastolic flow are metabolically compromised. Early Hum Dev 41:1–9

Thacker SB, Berkelman RL (1986) Assessing the diagnostic accuracy and efficacy of selected fetal surveillance techniques. Obstet Gynecol Surv 41:121–141

Thorpe-Beeston JG (1992) Serum prolactin concentration in normal and small for gestational age fetuses. Br J Obstet Gynaecol 99:981–984

Thornton JG, Hornbuckle J, Vail A, Spiegelhalter DJ, Levene M; GRIT study group (2004) Infant wellbeing at 2 years of age in the Growth Restriction Intervention Trial (GRIT): multicentred randomised controlled trial. Lancet. 364(9433):513-20.

Todros T, Ferrazzi E, Arduini D et al (1995) Performance of Doppler ultrasonography as a screening test in low risk pregnancies: Results of a multicenter study. J Ultrasound Med 14:343–348

Van Vugt JMG (1991) Validity of umbilical artery blood velocimetry in the prediction of intrauterine growth retardation and fetal compromise. J Perinat Med 19:15–20

Vintzileos AM, Rodis JF, McLean DA, Fleming AD, Scorza WE (1991) The relationship between fetal biophysical assessment, umbilical artery velocimetry, and fetal acidosis. Obstet Gynecol 77:622–626

Villar J, Belizan JM (1986) The evaluation of methods used in the diagnosis of intrauterine growth retardation. Obstet. Gynecol Surv 41: 187-99

Voigt M, Schneider KTM, Jährig K (1996) Analyse des Geburtengutes des Jahrgangs 1992 der Bundesrepublik Deutschland. Teil 1: Neue Perzentilmaße für die Körpergewichte Neugeborener. Geburtshilfe Frauenheilkd 56: 550–258

Voigt M, Schneider KTM, Jährig K (1997) Analyse des Geburtengutes des Jahrgangs 1992 der Bundesrepublik Deutschland. Teil 2: Mehrdimensionale Zusammenhänge zwischen Alter, Körpergewicht und Körperhöhe der Mutter und dem Geburtsgewicht. Geburtshilfe Frauenheilkd 57:246–255

Wienerroither H, Steiner H, Tomaselli J, Lobendanz M, Thun-Hohenstein L (2001) Intrauterine blood flow and long-term intellectual, neurologic, and social development. Obstet Gynecol 97(3):449-53

Weiner CP, Williamson RA (1989) Evaluation of severe growth retardation using cordocentesis: hematologic and metabolic alterations by etiology. Obstet Gynecol 73:225–229

Wladimiroff JW (1991) A review of the etiology, diagnostic techniques and management of IUGR, and the clinical application of Doppler in the assessment of placental blood flow. J Perinat Med 19:11–13

Zimmer EZ, Divon MY (1992) Sonographic diagnosis of IUGR – Macrosomia. Clin Obstet Gynecol 35:172–184

Schwangerschaftsinduzierte Hypertonie und Präeklampsie

H. Steiner

9.1 Einleitung – 83

9.2 Morphologie, Physiologie und Pathophysiologie – 83

9.3 Indikationen und Gefäßauswahl – 84
9.3.1 Symptomatische Patientinnen – bestehende SIH bzw. Präeklampsie – 85
9.3.2 Prädiktion von schweren Verlaufsformen der SIH und Präeklampsie bei anamnestischer Indikation – Screening – 86
9.3.3 Dopplerscreening ergänzt durch Serumscreening – 88
9.3.4 Screeningkonzept im 2. Trimenon – 88

9.1 Einleitung

Die schwangerschaftsinduzierte Hypertonie (SIH) und Präeklampsie stellen für die Schwangerschaft ein relevantes Risiko dar. Mittels Dopplersonographie ist eine Risikoeinschätzung (Screening) für das Auftreten – oder besser noch – den Ausschluss von schweren Verlaufsformen von SIH und Präeklampsien durch die Untersuchung der Uterinarterien im 2. Trimenon in Risikokollektiven möglich. Im Fall der klinisch manifesten Hypertonie, SIH und Präeklampsie (PE) ermöglicht eine dopplersonographische Untersuchung des uteroplazentaren und umbilikalen bzw. fetalen Gefäßgebiets einen Einblick in die aktuelle Hämodynamik und erlaubt damit ein optimiertes Management. Aus diesen Gründen ist sowohl bei anamnestischem Risiko (Zustand nach Präeklampsie und Eklampsie) als auch bei bestehender SIH und Präeklampsie eine Indikation zur dopplersonographischen Untersuchung gegeben und in den Mutterschaftsrichtlinien festgelegt [Standardkommission der Arbeitsgemeinschaft Dopplersonographie und maternofetale Medizin (AGDMFM) 1996].

9.2 Morphologie, Physiologie und Pathophysiologie

Für die Anwendung der Dopplersonographie bei der Hypertonie sind Kenntnisse über Physiologie und Pathophysiologie der uteroplazentaren Zirkulation wichtig. Der Umbau oder aber die mangelnde Adaptation der Spiralarterien in der Schwangerschaft spiegelt sich in den Flussmustern der A. uterina oder der A. arcuata wider. Physiologischerweise wird im 2. Trimenon, v. a. in der 14.–22. SSW, das Endothel der intramyometranen Segmente der Spiralarterien durch Zytotrophoblastzellen ersetzt, letztere invadieren weiter in die Tiefe der Gefäßwand, zerstören das muskuloelastische Gewebe der Media und ersetzen es durch fibrinoides Material (Brosens et al. 1967; Pijnenborg et al. 1983). Durch diesen Umbau der Gefäßwände und die dramatische Ausweitung des nachgeschalteten Gefäßgebiets findet man 2 dopplersonographisch nachweisbare Effekte in den uteroplazentaren Gefäßen:

1. Das Verschwinden der postsystolischen Inzisur (in der A. uterina bis zur 24., spätestens 26. SSW)
2. Ausgeprägt mit Beginn des 2. Trimenons eine Zunahme der Blutströmung v.a. im diastolischen Flussanteil (Abb. 9.1)

Diese Veränderung des Flussprofils spiegelt die Impedanzabnahme wider und wird an der Abnahme der Widerstandsindizes (RI, PI, A/B-Ratio) messbar (Schaffer et al. 1989). Im 3. Trimenon ist der Plazentationsprozess weitgehend abgeschlossen, und es lassen sich am Dopplersonogramm der uteroplazentaren Gefäße keine wesentlichen Veränderungen mehr nachweisen.

Eine **abnorme Plazentation** zeigt sich morphologisch in einer unvollständigen Zytotrophoblasteninvasion und fehlender Gefäßdilatation im beschriebenen Gefäßgebiet. Damit sind häufig Zottenunreife, Zottenfibrose, Plazentainfarkte, partielle Plazentalösungen (PL), aber auch zu kleine Plazenten mit verminderter Austauschfläche assoziiert (Brosens et al. 1972; Födisch 1977; Giles et al. 1985; Wallenberg et al. 1973). Basierend auf diesen morphologischen Veränderungen ist eine abnorme uteroplazentare Zirkulation, typischerweise durch eine Persistenz der **postsystolischen Inzisur (Notch)** und **hohe Widerstandsindizes**, gekennzeichnet (Bewley et al. 1991; Fleischer et al. 1986; Gudmundsson u. Marsal 1988; Steel et al. 1990; Thaler et al. 1992; Trudinger u. Cook 1990; Trudinger et al. 1985). Dies ist Ausdruck des Ausbleibens der zuvor beschriebenen physiologischen Veränderungen. Ein Notch ist somit ein dopplersonographisches Zeichen der reflektierten Welle eines uteroplazentaren Gefäßbettes mit hohem vaskulärem Widerstand.

Eine abnorme Plazentaentwicklung im Rahmen einer hypertensiven Erkrankung in der Schwangerschaft zeigt auch Auswirkungen auf das Dopplersonogramm der **Nabelarterien** im Sinne erhöhter Widerstandsindizes bis hin zur diastolischen Flussumkehr. Im weiteren Prozess kann in Analogie zur intrauterinen Wachstumsrestriktion (▶ Kap. 8) auch die fetale Hämodynamik gestört sein. Bezüglich der dann entsprechenden Vorgangsweise verweisen wir dorthin. Dieses Kapitel soll jedoch auf die typischen Veränderungen an den uteroplazentaren Gefäßen und am Rande an der Nabelarterie fokussiert bleiben.

9.3 Indikationen und Gefäßauswahl

Die Untersuchung der uteroplazentaren Strömungsverhältnisse erfolgt an den Uterin- oder, weniger aussagekräftig, an den Arkadenarterien.

Cave
Bei der Beurteilung der Dopplersonogramme der uteroplazentaren Gefäße ist der Plazentasitz mit einzubeziehen

Eine stark lateralisierte Plazenta kann auf der kontralateralen Seite die Plazentationsauswirkungen nicht widerspiegeln, und somit können auch bei unauffälligem Schwangerschaftsverlauf höhere Werte für die Widerstandsindizes gefunden werden (Arabin 1990; Campbell et al. 1986; Chambers et al. 1988; Grab et al. 1992; Pearce et al. 1988; Schulmann et al. 1987). Bei der exakten Lokalisation der Ableitung der uteroplazentaren Flusskurven retroplazentar, am Rande der Plazenta, oder entfernt von der Plazenta fand Arabin (1990) signifikante Unterschiede der Pulsatilitätsindizes. Es ist nahe liegend, dass diese Faktoren allein schon potenzielle Fehlerquellen in der Messtechnik bei nicht exakter Bestimmung der topographischen Verhältnisse der Plazentation darstellen. Daneben sind im Falle einer Hinterwandplazenta die Arkadenarterien ebenfalls lagebedingt nicht repräsentativ abzuleiten. Auch eine potenziell unterschiedliche Morphologie verschiedener Kotyledonen einer Plazenta wirft die Frage der Repräsentativität einzelner abgeleiteter Dopplersonogramme auf. Aus diesen Gründen ist die diagnostische Aussagekraft bei der Messung von Arkadenarterien jenen der Uterinarterien unterlegen.

Die Messung an den uteroplazentaren Gefäßen ist prinzipiell, sowohl mittels Continous-Wave- (CW-) als auch mit gepulster Dopplertechnik, möglich. Die zusätzliche Anwendung des Farbdopplers erleichtert die Untersuchung der A. uterina vor allem bei ungünstigen Untersuchungsbedingungen beträchtlich und hilft, die Untersuchungsdauer zu verkürzen und durch die exakte Lokalisation des Gefäßes Messfehler zu eliminieren.

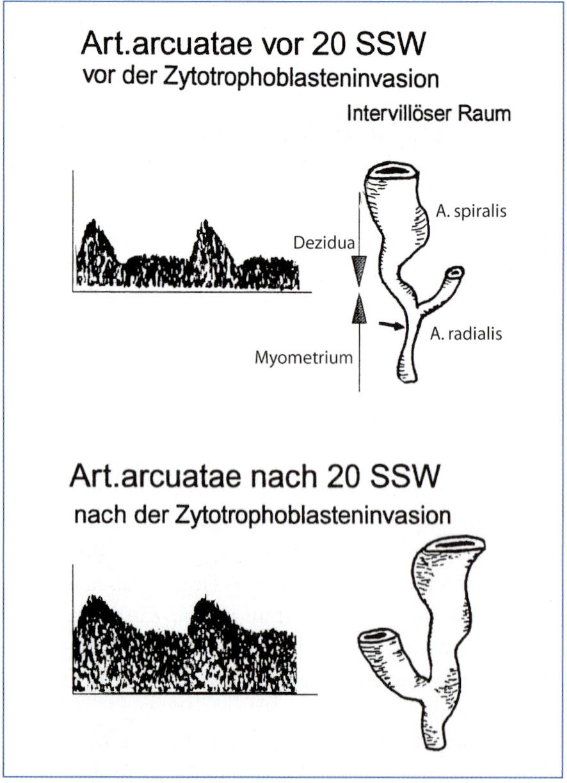

Abb. 9.1. Veränderungen der Dopplersonogramme der uteroplazentaren Gefäße in Abhängigkeit von den physiologischen Veränderungen. (In Anlehnung an Brosens et al. 1977)

9.3 · Indikationen und Gefäßauswahl

Indikationen für die Dopplersonographie
- bei hypertensiven Schwangerschaftserkrankungen
- als Screeningtest bei anamnestischem Risiko für Hypertonie und Präeklampsie

> ❗ Große Übereinstimmung besteht also in der Literatur darüber, dass die Prädiktionswerte der Dopplersonographie umso besser sind, je schwerer das Krankheitsbild ist (Ausmaß der Hypertonie, Proteinurie, Höhe des Gestoseindex, Vorhandensein intrauteriner Wachstumsrestriktion).

9.3.1 Symptomatische Patientinnen – bestehende SIH bzw. Präeklampsie

Bei Patientinnen mit SIH und Präeklampsie findet man mit zunehmendem Schweregrad des klinischen Krankheitsbildes eine korrelierende Pathologie in den uteroplazentaren und umbilikalen Flusskurven, im typischen Fall einen Notch im uteroplazentar abgeleiteten Dopplersonogramm und erhöhte Indizes in den uteroplazentaren Gefäßen, evtl. auch in der Nabelarterie (◘ Abb. 9.2 u. ◘ Abb. 9.3). Es gilt die Assoziation: je ausgeprägter der Schweregrad der Präeklampsie, desto höher der RI und umgekehrt (Schaffer et al. 1989). In Risikokollektiven mit SIH und Präeklampsie werden in der Literatur für uteroplazentare Gefäße in der Erkennung von Risikofaktoren für die Schwangerschaft (intrauterine Wachstumsrestriktion IUGR, intrauteriner Fruchttod, Fetal-Distress) Werte für Sensitivität und Spezifität um 80% und darüber angegeben (◘ Tabelle 9.1).

Fleischer et al. (1986) konnten zeigen, dass die S/D-Ratio der Uterinarterien nicht nur bei typischen SIH-Patientinnen, sondern auch bei »chronischer Hypertension« (Patientinnen mit präexistenter Hypertonie und Hypertonie bereits im 2. Trimenon) die Kollektive in Bezug auf die Entwicklung schwerer Verlaufsformen der Gestose und Präeklampsie ganz klar in 2 Gruppen unterteilt. So fand er bei normaler S/D-Ratio kaum je klinisch Präeklampsien, wohingegen bei erhöhter S/D-Ratio in nahezu allen Fällen die Präeklampsie eintritt.

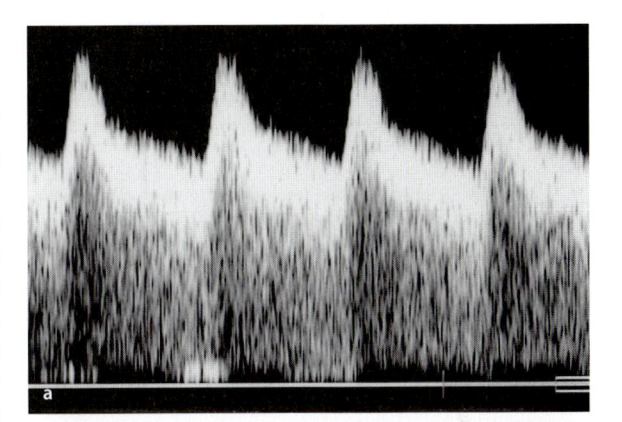

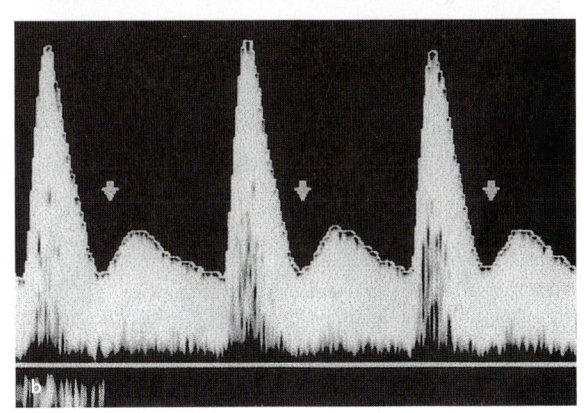

◘ **Abb. 9.2. a** Unauffälliges und **b** pathologisches Dopplersonogramm der A. uterina im 3. Trimenon. **Beachte** bei **b** die deutliche Reduktion der systolischen Frequenzen und die Inzisur (Notch, s. Pfeil)

◘ **Tab. 9.1.** Diagnostische Wertigkeit der Dopplersonographie bei SIH und Präeklampsie in der Literatur (n.s. nicht signifikant)

Erstautor	n	Kollektiv	Gefäß	Dopplerkriterium	Outcome-Variable	Sensitivität [%]	Spezifität [%]	PPW [%]	NPW [%]
Fleischer et al. (1986)	71	SIH	A. uterina	1. AB-Ratio >2,6	IUGR/IUFT	81	90	86	86
				2. Notch		87	95	93	91
Arduini et al. (1987)	60	High-Risk	A. arcuata	–	SIH	64	84	70	80
Fendel (1992)	60	SIH, PE	A. uterina	–	IUGR	90	57	76	80
Gudmundsson u. Marsal (1988)	58	High-Risk	A arcuata	PI>2 SD	IUGR, fetal disstress	[a]	–	–	–
			Nabelarterie	PI>2 SD	IUGR, fetal disstress	n.s.	–	–	–

[a] Jeweils signifikante/nicht signifikante Beziehung zwischen Dopplerbefund und Kriterium.

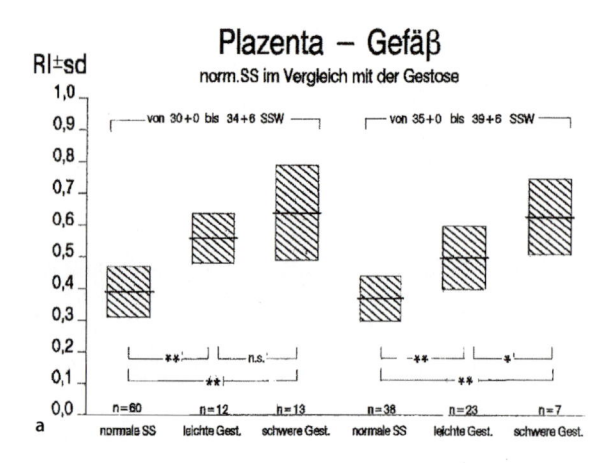

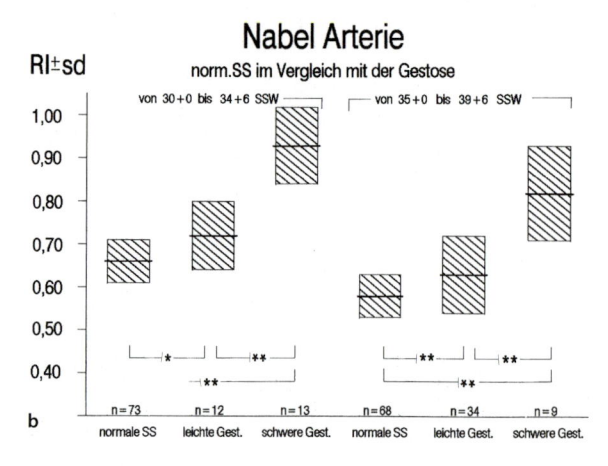

Abb. 9.3. a Mittelwert + Standardabweichung des RI des uteroplazentaren Gefäßes (Plazentagefäß) und der Nabelarterie b bei unauffälligen Schwangerschaften, leichter Gestose (RR>140/90, aber <160/110 mmHg, Proteinurie+, aber <5 g/l/Tag=+++) und schwerer Gestose (RR>160/110 mmHg, Proteinurie++ oder >5 g/l/Tag, Oligurie <400 ml/Tag) (Schaffer et al. 1989)

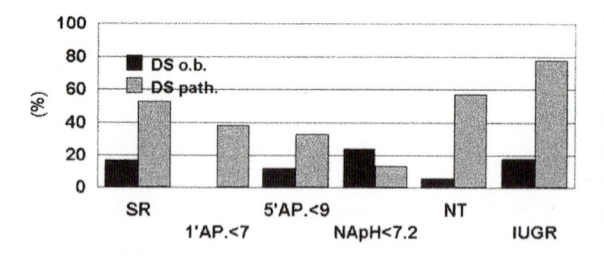

	SR	1'AP.<7	5'AP.<9	NApH<7.2	NT	IUGR
DS o.b.	17	0	12	24	6	18
DS path	53	38	33	13	57	78

Abb. 9.4. Sectiorate (SR), APGAR-Scores nach 1 und 5 min, Azidoserate (Nabelarterien-pH <7,20), Transferrate an die Neonatologie (NT) und IUGR-Rate in Abhängigkeit vom Dopplerbefund bei Gestosepatientinnen (DS o.b. unauffälliges Ergebnis der Dopplersonographie, DS path. abnormes Ergebnis der Dopplersonographie jeweils an den uteroplazentaren und umbilikalen Gefäßen)

Worin liegt nun die Bedeutung der Dopplersonographie bei klinisch zweifelsfrei diagnostizierter Erkrankung? Die Dopplersonographie hilft, die Betreuung der Schwangerschaft zu optimieren! Wie aus ◘ Abb. 9.4 ersichtlich, ist bei klinischer Symptomatik, jedoch unauffälligen dopplersonographischen Befunden das Schwangerschaftsoutcome deutlich besser als bei pathologischen Befunden. Daraus folgt, dass die Kontrollintervalle bei unauffälliger Dopplersonographie gelockert werden können, wohingegen bei pathologischen Ergebnissen in Abhängigkeit von den klinischen Befunden (Gestationsalter, Gestosescore, zugrunde liegende mütterliche Erkrankungen, wie z. B. Antiphospholipidsyndrom oder SLE) die Betreuung intensiviert (ambulant-stationär) werden muss. Allgemeingültige Managementvorschläge können aufgrund der fehlenden Vorhersagekriterien in Bezug auf den Zeitpunkt der Dekompensation der maternoplazentaren Erkrankung nicht vorgelegt werden. Da bei SIH bzw. Präklampsie eine enge Verflechtung mit dem Problem der IUGR besteht, sei bezüglich dopplersonographischer Diagnostik und Management auch auf das entsprechende Kapitel verwiesen (► Kap. 8).

9.3.2 Prädiktion von schweren Verlaufsformen der SIH und Präklampsie bei anamnestischer Indikation – Screening

Die Voraussage einer Entwicklung von schweren Verlaufsformen von SIH und Präklampsie bei **asymptomatischen Schwangeren** ist durch die Untersuchung der uteroplazentaren Gefäße mit den im Weiteren gegebenen prädiktiven Werten möglich (◘ Tabelle 9.2). Basierend auf den Studienergebnissen ist die Frage eines generellen Screenings zu diskutieren. Für den geburtshilflich tätigen Arzt bieten diese Erfahrungen die Möglichkeit, die Betreuung einer Standpunktbestimmung zu unterziehen und individuell zu entscheiden. Die Standardkommission der Arbeitsgemeinschaft Dopplersonographie und maternofetale Medizin für den deutschsprachigen Raum hat diese Untersuchungsmodalität auf anamnestische Indikationen beschränkt (AGDMFM 1996). In den deutschen Mutterschaftsrichtlinien sind die Indikationen diesbezüglich ebenso festgelegt.

Der Zeitpunkt der Untersuchung bestimmt den prädiktiven Wert

Eine Prädiktion von schweren Krankheitsverläufen bei SIH und Präklampsie ist durch eine Untersuchung der uteroplazentaren Gefäße im 2. Trimenon (16.–24. SSW) möglich. Je später der Untersuchungszeitpunkt, desto besser kann die Schwangerschaftskomplikation ausgeschlossen werden, desto geringer ist aber auch der »prädiktive« Effekt. Findet man beispielsweise in der 21. SSW einen

Tab. 9.2. Diagnostische Wertigkeit der Dopplersonographie im Screening für SIH und assoziierte Faktoren. (*CW* Continuous-Wave, *PW* Pulsed-Wave, *FD* Farbdoppler, *ODFD* operative Entbindung wegen Fetal-Distress, *n.s.* nicht signifikant)

Erstautor	n	Gefäß	Zeitpunkt der US (SSW)	Technik	Doppler-kriterium	Outcome-Variable	Sensitivität [%]	Spezifität [%]	PPW [%]	NPW [%]
Steel et al. (1990)	1.094	A. arcuata	18+24 (Test resultat)	CW	RI>0,8 (min. 1 pathologische Seite)	SIH	39	91	25	–
						Proteinurie	63	89	10	–
						IUGR	100	90	13	–
Bewley et al. (1991)	925	A. arcuata, A. uterina jeweils beidseits	16–24	CW	AVRI (avg von 4 RI >95. Perzentile (Pz)	1. IUGR, SIH, IUFT, Blutung, ODFD	13	97	67	72
						2. IUGR 3. Pz SIH+ Proteinurie, Vorz. PL, IUFT	21	95	25	94
Bower et al. (1993)	2.058	A. uterina	1, 18–22	CW	Notch (RI>95 Pz) (min. 1 Seite)	SIH (ohne Proteinurie)	16	85	7	93
			2, 24	FD	Notch (min. 1 Seite)	PE SIH (ohne Proteinurie)	82 5	87 95	12 6	99,5 94
Todros et al. (1995)	916	A. uterina beidseits	19–24	CW+PW	Mean A/B-Ratio (rechts+links) ROC	SIH	59	69	2	98
			(26–31)			SIH+Indikation zur Entbindung	100	69	2	100
Hanretty et al. (1989)	543	Uteroplazentar	26–30	CW	A/B-Ratio >95. Pz	IUGR	n.s.			
		Nabelarterie	34–36	CW	A/B-Ratio >95. Pz	Fetal-Distress IUGR	n.s.			

RI im unteren Referenzbereich und keine Inzisur, ist von einer normalen Plazentation auszugehen und eine Präeklampsie mit einer Wahrscheinlichkeit von 90–100% auszuschließen. Findet man zu diesem Zeitpunkt aber einen pathologischen Wert und einen Notch, ist die Untersuchung in der 24.–26. SSW zu wiederholen, da die Plazentation noch nicht abgeschlossen sein kann und sich in Folge davon die Flusskurve noch normalisiert. Ist bei der Kontrolluntersuchung das Ergebnis unauffällig, so geht der negative Voraussagewert, also die Ausschlussdiagnostik für eine Präeklampsie, die eine vorzeitige Entbindung erfordern würde, an die 100%. Die Ausschlussdiagnostik ist also mit sehr hoher Sicherheit möglich. Ist das Ergebnis pathologisch, so besteht wiederum ein hohes Risiko für die Entwicklung der genannten Schwangerschaftskomplikationen (Tabelle 9.2).

Die in Abhängigkeit vom Untersuchungszeitpunkt in der Literatur ermittelten Werte für uteroplazentare Gefäße für Sensitivität und Spezifität zur Erfassung von klinisch schweren Verlaufsformen von SIH sind in Tabelle 9.2 zusammengefasst (Bewley et al. 1991; Bower et al. 1993; Hanretty et al. 1989; Steel et al. 1990; Todros et al. 1995). Die Sensitivität für eine unkomplizierte SIH ist gering, die klinisch relevanten komplizierten Verlaufsformen und die Präeklampsie werden dagegen mit einer Sensitivität von 80–100% vorausgesagt.

Auswahl der Dopplerparameter

Prinzipiell stehen die Widerstandsindizes und das Notching zu Diskussion. Interessant erscheint, dass ein Notch in der A. uterina als einfache qualitative Beschreibung der Hüllkurve als besserer singulärer Prädiktor für schlechtes fetales Outcome gefunden wurde als die Widerstandsindizes (Bower et al. 1993; Thaler et al. 1992). Insgesamt wurde aber in einer Untersuchung von Aquilina et al. (2000) die **Kombination aus beidseitigem Notch und erhöhtem gemitteltem RI** (beider Seiten) als bester prädiktiver Parameter für die Präeklampsie gefunden. Damit kann unter Screeningbedingungen bei einer falsch-positiv Rate von 17% eine Sensitivität von knapp 90% bei einer Spezifität von über 80% erreicht werden.

Screening nach Präeklampsie und Wachstumsrestriktion

Ideal wäre der Doppler als Screeninginstrument, wenn er gleichermaßen die Präeklampsie und die intrauterine Wachstumsrestriktion voraussagen könnte. Großteils übereinstimmend ist die Studienlage dahingehend, dass der Uterina-Doppler für das Präeklampsiescreening deutlich besser geeignet ist als für die intrauterine Wachstumsrestriktion (◘ Tabelle 9.3).

> Für die **Praxis** ist daraus abgeleitet wichtig, dass rund ein Viertel bis ein Drittel aller Patientinnen mit pathologischem Dopplersonogramm der Uterinarterie eine schwere Verlaufsform der SIH oder Präeklampsie im Verlauf der Schwangerschaft entwickeln werden, sodass die Betreuung der Schwangeren entsprechend intensiviert werden muss (Bower et al. 1993; Grab 1994). Dagegen kann bei unauffälligem Befund in diesem Gefäß (unter Beachtung des Gestationsalters) mit einem negativen prädiktiven Wert zwischen deutlich >90 und 100% die Schwangere begründet beruhigt und die Kontrollintervalle verlängert werden.

Screening am Übergang erstes zum zweiten Trimenon

In rezenten Untersuchungen wurde der Frage nachgegangen, ob ein dopplersonographisches Screening auch zum Zeitpunkt des 11- bis 14-Wochen-Screenings möglich ist. In einer Untersuchung von Martin et al. (2001) wurde das Uterina-Screening mittels Farbdoppler transabdominal zu diesem Zeitpunkt durchgeführt. Die Sensitivität ist sowohl für die Abschätzung des Präeklampsierisikos als auch für die IUGR-Risiko deutlich geringer. Ob die Sensitivität für die Vorhersage schwerer Verlaufsformen von Präeklampsie im Allgemeinkollektiv ausreicht, um ein generelles Screening vorzuschlagen, wird kontrovers diskutiert. Eine etwaige Acetylsalicylsäure-Behandlung bei pathologischem 1.-Trimenon-Dopplerscreening im Risikokollektiv könnte sich als effektiv erweisen (Vainio et al. 2002).

9.3.3 Dopplerscreening ergänzt durch Serumscreening

Studien zum Dopplerscreening mit ergänzendem Serumscreening der Schwangeren wurden ebenfalls durchgeführt. Aquilinia et al. (2001) führten ein kombiniertes Screening mittels Inhibin A aus dem mütterlichen Serum zwischen der 15. und 19. SSW durch, mit anschließendem Uterina-Dopplerscreening in der 20. SSW (Notch, gemittelter Resistance-Index). Damit konnte zwar eine gewisse Steigerung der prädiktiven Werte erreicht werden, den Durchbruch hat das kombinierte Screening mittels Inhibin A jedoch nicht gebracht. Es bleibt abzuwarten, ob andere Serumparameter, möglicherweise zu einem früheren Zeitpunkt bestimmt, bessere Ergebnisse liefern.

9.3.4 Screeningkonzept im 2. Trimenon

Als Vorschlag für die **Durchführung der prädiktiven dopplersonographischen Untersuchung** sei folgendes **Konzept** empfohlen (◘ Abb. 9.5): Die Untersuchung beider Uterinarterien findet um die 20. SSW statt. Dies sollte im Rahmen der Mutter-Pass- bzw. Mutter-Kind-Pass-Konzepte der deutschsprachigen Länder gut praktikabel sein: Es folgt die Überprüfung der Flusskurven auf das **Vorhandensein einer Inzisur** und die Bestimmung des **RI- oder PI-Mittelwerts beider Uterinarterien** (bester Prädiktor des Outcomes; Hofstaetter et al. 1996). Beim pathologischen Befund (ein- oder beidseitiger Notch, pathologischer mittlerer RI/PI oder pathologischer RI/PI der Uterinarterie der ipsilateralen Seite bei deutlich lateralisierter Plazenta) findet die Kontrolle in der 24. spätestens aber 26. SSW statt. Weitere Betreuung der Schwangerschaft erfolgt in Abhängigkeit vom Ergebnis dieser Untersuchung.

◘ **Tab. 9.3.** Sensitivität des Uterina-Dopplers für einfache und schwere Verlaufsformen mit Notwendigkeit zur vorzeitigen Entbindung (VE) der Präeklampsie (PE) und intrauterinen Wachstumsrestriktion (IUGR) nach verschiedenen Studien

Erstautor	Screening positiv [%]	Sens. [%] PE	Sens. [%] PE+VE	Sens. [%] IUGR	Sens. [%] IUGR+VE
Albaiges et al. (2000)	5,1	35	80 (<34 SSW)	21 (10. Pz)	70 (10. Pz, <34 SSW)
Kurdi et al. (1998)	12,4 (PE) 22,8 (IUGR)	62	88 (<37 SSW)	47 (5. Pz)	100 (5. Pz, <37 SSW)
Harrington et al. (1996)	9,1	55	81 (<35 SSW)	22 (10. Pz)	58 (10. Pz, <35 SSW)
Bewley et al. (1991)	5,7	–	–	15 (10. Pz)	
Bower et al. (1993)	6,1	–	–	37 (10. Pz)	
Steel et al. (1990)	11,6	–	–	33 (10. Pz)	
Papageorghiou et al. (2001)	5,1	41	81 (<34 SSW)	16 (10. Pz)	64 (10. Pz, <34 SSW)

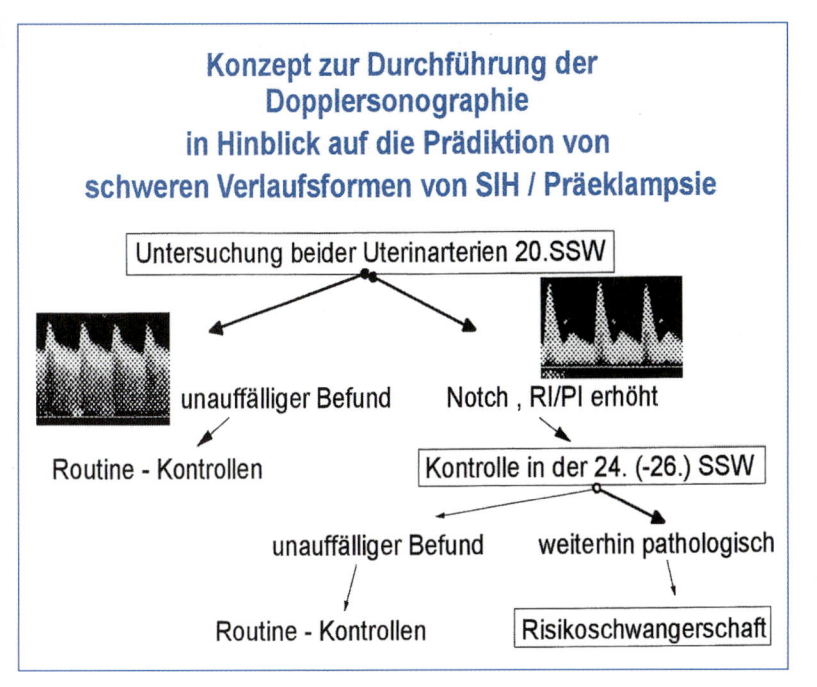

Abb. 9.5. Konzept zur Durchführung der Dopplersonographie in Hinblick auf die Prädiktion von schweren Verlaufsformen von SIH bzw. Präeklampsie

Fehlerquellen

Fehlerquellen in der Anwendung der Methode ergeben sich unserer Erfahrung nach aus fehlerhafter Messtechnik, fehlerhafter Befundinterpretation und falschem Messzeitpunkt aufgrund der Missachtung der Physiologie der Plazentaentwicklung.

Eine fehlerhafte Messtechnik besteht in der Ableitung von **falsch zugeordneten Sonogrammen**. Ein falsch-positiver Messwert kann entstehen, wenn ein Uterinasignal abgeleitet und als Arkadensignal interpretiert wird oder wenn ein Signal von der A. iliaca externa abgeleitet und als Uterinasignal interpretiert wird. Es werden also die jeweils physiologischerweise höheren RI-, PI- oder A/B-Ratio-Werte eines Gefäßes einem solchen mit physiologischerweise niedrigeren Indexwerten zugeordnet. Hier kann im Zweifelsfall nur die exakte anatomische Zuordnung mittels B-Bild bzw. PW-Doppler, sicherer jedoch mittels Farbdoppler, das Problem lösen. Die Zuhilfenahme des Farbdopplers ist zwar an höhere finanzielle Mittel gebunden, allerdings verbessert er nachweislich die prädiktiven Werte im Hinblick auf das vorauszusagende Ereignis, sodass die zunehmende Verbreitung solcher Geräte zu einer Verbesserung der Diagnostik und damit auch zu einer Renaissance der Dopplersonographie der uteroplazentaren Gefäße geführt hat (Hofstaetter et al. 1996).
Die Fehlerquelle durch **fälschliche Befundinterpretation** besteht bei der Untersuchung der Arkadenarterien darin, dass nur der niedrigste Widerstandsindexwert herangezogen wird. Es ist fraglich, ob diese niedrigen Werte, ganz abgesehen von der generellen Frage der Repräsentativität von Messwerten aus Arkadenarterien, die Endstrombahn widerspiegeln, sodass sich hier die Gefahr der falsch-negativen Befunde ergibt. Die Empfehlung bei diesem Problem ist wiederum die Ableitung der Uterinasignale. Letztendlich können sich Fehlerquellen durch **verfrühte und nicht kontrollierte Untersuchungen vor Ende des 2. Trimenons** ergeben, hierbei besteht die Gefahr falsch-positiver Befunde und damit unnötiger Kontrollen und unnötiger Verunsicherung der Schwangeren.

Literatur

Albaiges G, Missfelder-Lobos H, Lees C, Parra M, Nicolaides KH (2000) One-stage screening for pregnancy complications by color Doppler assessment of the uterine arteries at 23 weeks' gestation. Obstet Gynecol. 96(4):559-64.

Aquilina J, Barnett A, Thompson O, Harrington K (2000) Comprehensive analysis of uterine artery flow velocity waveforms for the prediction of pre-eclampsia. Ultrasound Obstet Gynecol. 16:163-70

Aquilina J, Thompson O, Thilaganathan B, Harrington K (2001) Improved early prediction of pre-eclampsia by combining second-trimester maternal serum inhibin-A and uterine artery Doppler. Ultrasound Obstet Gynecol. 17(6):477-84.

Arabin B (1990) Doppler flow measurements in uertoplacental and fetal vessels. Pathophysiologal and clinical significance. Springer, Berlin Heidelberg New York

Arduini D, Rizzo G, Romanini C, Mancuso S (1987) Utero-placental blood flow velocity waveforms as predictors of pregnancy-induced hypertension. Eur J Obstet Gynecol Reprod Biol 26:335–341

Bewley S, Cooper D, Campbell S (1991) Doppler investigation of uteroplacental blood flow resistance in the second trimester: a screening study for preeclampsia and intrauterine growth retardation. Br J Obstet Gynecol 98:871–879

Bower S, Bewley S, Cambell S (1993) Improved prediction of preeclampsia by two-stage screening of uterine arteries using the early diastolic notch and color Doppler imaging. Obstet Gynecol 82:78–83

Brosens IA (1977) Morphological changes in the utero-placental bed in pregnancy hypertension. Clin Obstet Gynaecol 4:573–593

Brosens I, Robertson WB, Dixon HG (1967) The physiological response of the vessels of the placental bed to normal pregnancy. J Pathol Bacteriol 93:569

Brosens IA, Robertson WB, Dixon HG (1972) The role of the spiral arteries in the pathogenesis of preeclampsia. Obstet Gynecol Ann 1:177–191

Campbell S, Pearce JMF, Hackett G, Cohen-Overbeck T, Hernandez J (1986) Qualitative assessment of uteroplacental blood flow: Early screening test for high-risk pregnancies. Obstet Gynecol 68:649–653

Chambers SE, Johnstone FD, Muir BB, Hoskins P, Haddad NG, McDicken WN (1988) The effects of placental site on the arcuate artery flow velocity waveform. J Ultrasound Med 7:671–673

Fendel H, Jörn H, Fendel M, Scheffen I, Funk A (1992) Doppler-Flussprofile bei hypertensiven Erkrankungen und Diabetes mellitus in der Schwangerschaft. Gynäkologe 25:297–305

Fleischer A, Schulman H, Farmakides G, Bracero L, Grunfeld L, Rochelson B, Koenigsberg M (1986) Uterine artery Doppler velocimetry in pregnant women with hypertension. Am J Obstet Gynecol 154:806–813

Födisch HJ (1977) Neue Erkenntnisse über die Orthologie und Pathologie der Plazenta. Enke, Stuttgart

Giles WB, Trudinger BJ, Baird PJ (1985) Fetal umbilical artery flow velocity waveforms and placental resistance: pathological correlation. Br J Obstet Gynecol 92:31–38

Grab D (1994) Dopplersonographie. In: Risikofaktoren der kindlichen Entwicklung: Klinik und Perspektiven. Steinkopff, Darmstadt

Grab D, Hütter W, Sterzik K, Terinde R (1992) Reference values for resistance index and pulsatility index of uteroplacental Doppler flow velocity waveforms based on 612 uneventful pregnancies. Gynecol Obstet Invest 34:82–87

Gudmundsson S, Marsal K (1988) Ultrasound Doppler evaluation of uteroplacental and fetoplacental circulation in pre-eclampsia. Arch Gynecol Obstet 243:199–206

Hanretty KP, Primrose MH, Neilson JP, Whittle M (1989) Pregnancy screening by Doppler uteroplacental and umbilical artery waveforms. Br J Obstet Gynecol 96:1163–1167

Hanretty KP, Whittle MJ, Rubin PC (1988) Doppler uteroplacental waveforms in pregnancy-induced hypertension: a re-appraisal. Lancet I:850–852

Harrington K, Cooper D, Lees C, Hecher K, Campbell S (1996) Doppler ultrasound of the uterine arteries: the importance of bilateral notching in the prediction of pre-eclampsia, placental abruption or delivery of a small-for-gestational-age baby. Ultrasound Obstet Gynecol. 7(3):182-8.

Hofstaetter C, Dubiel M, Gudmundsson S, Marsal K (1996) Uterine artery color Doppler assisted velocimetry and perinatal outcome. Acta Obstet Gynecol Scand 75:612–619

Kurdi W, Campbell S, Aquilina J, England P, Harrington K (1998) The role of color Doppler imaging of the uterine arteries at 20 weeks' gestation in stratifying antenatal care. Ultrasound Obstet Gynecol. 12(5):339-45.

Martin AM, Bindra R, Curcio P, Cicero S, Nicolaides KH (2001) Screening for pre-eclampsia and fetal growth restriction by uterine artery Doppler at 11-14 weeks of gestation. Ultrasound Obstet Gynecol. 18(6):583-6

Papageorghiou AT, Yu CK, Bindra R, Pandis G, Nicolaides KH (2001) Multicenter screening for pre-eclampsia and fetal growth restriction by transvaginal uterine artery Doppler at 23 weeks of gestation. Ultrasound Obstet Gynecol. 18(5):441-9.

Pearce JMF, Campbell S, Cohen-Overbeck T, Hackett G, Hernandez J, Roysten JP (1988) References, ranges and sources of variation for indices of pulsed Doppler flow velocity waveforms from the uertoplacental and fetal circulation. Br J Obstet Gynecol 95:248–256

Pijnenborg R, Bland JM, Robertson WB, Brosens I (1983) Uteroplacental arterial changes related to interstitial trophoblast migration in early pregnancy. Placenta 4:397–414

Schaffer H, Lassmann R, Staudach A, Steiner H (1989) Aussagewert qualitativer Doppler-Untersuchungen in der Schwangerschaft. Ultraschall Klin Prax 4:8–15

Schulman H, Ducey J, Farmakides G, Guzman E, Winter D, Penny B, Chi-Lee BS (1987) Uterine artery Doppler velocimetry: The significance of divergent systolic/diastolic ratios. Am J Obstet Gynecol 157:1539–1542

Standardkommission der Arbeitsgemeinschaft Dopplersonographie und maternofetale Medizin (AGDMFM) (1996) Standards in der Perinatalmedizin – Doppler-Sonographie in der Schwangerschaft. Geburtshilfe Frauenheilkd 56:69–73

Steel SA, Pearce JM, McParland P, Chamberlain GV (1990) Early Doppler ultrasound screening in prediction of hypertensive disorders or pregnancy. Lancet 335:1548–1551

Thaler I, Weiner Z, Itskovitz J (1992) Systolic or diastolic notch in uterine artery blood flow velocity waveforms in hypertensive pregnant patients: relationship to outcome. Obstet Gynecol 80:277–282

Todros T, Ferrazzi E, Arduini D et al (1995) Performance of Doppler Ultrasonography as a screening test in low risk pregnancies: Results of a multicenter study. J Ultrasound Med 14:343–348

Trudinger BJ, Cook CM (1990) Doppler umbilical and uterine flow waveforms in severe pregnancy hypertension. Br J Obstet Gynecol 97:142–148

Trudinger BJ, Giles WB, Cook CM (1985) Uteroplacental blood flow velocity-time waveforms in normal and complicated pregnancy. Br J Obstet Gynecol 92:39–45

Vainio M, Kujansuu E, Iso-Mustarjarvi M, Maenpaa J (2002) Low dose acetylsalicylic acid in prevention of pregnancy-induced hypertension and intrauterine growth retardation in women with bilateral uterine artery notches. BJOG. 109(2):161-7.

Wallenberg HCS, Hutchinson DL, Schuler HM, Stolte LA, Janssens J (1973) The pathogenesis of placental infarction. Am J Obstet Gynecol 117:841–846

Zerebrale Durchblutung und dopplersonographische Befunde

H. Steiner, A. Lederer und H. Schaffer

10.1 Einleitung – 91

10.2 Indikationen – 91

10.3 Einflussfaktoren auf die zerebralen Flussmuster – 92

10.4 Termineffekt – 92

10.5 Blutumverteilung – »Brain-Sparing« – 93

10.6 Brain-Sparing und Fetal-Outcome – 94

10.7 Dezentralisation – Reredistribution – 96

10.8 Wertigkeit von zerebralen Dopplervonuntersuchungen um den Geburtstermin und bei Übertragung – 96

10.9 Weitere Indikationen und Krankheitsbilder – 98

10.10 Zerebrale Venen – 98

10.1 Einleitung

Die zerebrale Durchblutung des Feten ist in vielen Fällen von Interesse, weil dadurch physiologische Abläufe, Veränderungen im Sinne von adaptiven Regulationsmechanismen und natürlich auch Zeichen ablaufender Pathologie beobachtet werden können. Die Dopplersonogramme der zerebralen Gefäße können fast immer mit gepulstem Doppler am besten unter Zuhilfenahme des Farbdopplers zuverlässig abgeleitet werden. In der Mehrzahl der Indikationen erfolgt die Analyse mittels Indexbestimmung, also durch qualitative Signalanalyse. Bei manchen Indikationen ist auch eine quantitative Analyse erforderlich. Maximalgeschwindigkeiten oder über einen Herzzyklus gemittelte Maximalgeschwindigkeiten können – etwa bei der Frage der Anämiediagnostik, der Blutgruppensensibilisierungen, aber auch in ausgewählten Fällen bei Wachstumsrestriktion und bei der Frage der Blutumverteilung – diagnostisch relevante Ergebnisse liefern.

Bezüglich der Messtechnik und der normalen Flussmuster darf auf ▶ Kap. 4 u. 5 verwiesen werden. In der Praxis hat sich die Messung an der A. cerebri media (ACM) durchgesetzt, daneben können auch die A. carotis interna, A. carotis communis und A. cerebri anterior sowie posterior untersucht werden. Der Untersuchung der ACM ist der Vorzug zu geben, da sie aufgrund des meistens vorzufindenden guten Einstrahlwinkels leicht abzuleiten ist. Darüber hinaus sind die Messergebnisse im Gegensatz zu allen anderen Gefäßabschnitten weitgehend unabhängig von fetalen Verhaltenszuständen (Noordam et al. 1994).

10.2 Indikationen

Die Mehrzahl der Indikationen ergibt sich bei **auffälligem Dopplerbefund an der Nabelarterie und uteroplazentaren Gefäßen**, die wiederum auf der Indikationsliste der »Arbeitsgemeinschaft für Dopplersonographie und maternofetale Medizin« basieren sollten. Ein auffälliger Befund an der A. uterina beim Screening im 2. Trimenon stellt ohne weitere Pathologie primär keine Indikation zur Kontrolle der zerebralen Perfusion dar. Bei unauffälligen Befunden im uteroumbilicoplazentaren Gefäßbett bei den großen Indikationsgruppen, wie z. B. small for gestational age (SGA), schwangerschaftsinduzierter Hypertonie (SIH), Präklampsie und Zustand nach diesen Indikationen, besteht in aller Regel kein Grund zur Untersuchung der zerebralen Durchblutung. Bei pathologischen uteroumbilicoplazentaren Dopplerbefunden sind zerebrale

Strömungsmessungen jedoch wichtig, um das Vorhandensein bzw. das Ausmaß der Adaptationsvorgänge (Blutumverteilung) im Feten zu erfassen und Trends (Verbesserung, Verschlechterung) erkennen zu können.

Weitere Indikationen stellen sich bei der Anämiediagnostik bei Blutgruppensensibilisierung, fetalen Infektionen und fetomaternaler Transfusion. Darüber hinaus kann die Dopplersonographie bei auffälligen zerebralen Ultraschallbefunden (»Zysten«, echogene Strukturen) diagnostische Hinweise liefern. In ausgewählten Fällen können auch um den Termin zusätzliche Informationen aus der Dopplersonographie der zerebralen Gefäße gezogen werden. Diese Indikationen werden detailliert besprochen.

Abschließend wird festgestellt, dass auf die Sicherheitsaspekte bei der zerebralen Dopplersonographie besonderes Augenmerk gelegt werden muss (▶ Kap. 7). Untersuchungen im zerebralen Perfusionsgebiet sollen aus diesen Gründen erst ab oder kurz vor dem Interventionsalter erfolgen, d. h. erst dann, wenn die Messungen mögliche klinische Konsequenzen nach sich ziehen.

10.3 Einflussfaktoren auf die zerebralen Flussmuster

Verschiedene physiologische und pathologische sowie externe, artifizielle Einflüsse können das Dopplersonogramm verändern. Primär beeinflusst das **Gestationsalter** sehr wesentlich das Dopplersonogramm. Während zu Beginn der 2. Schwangerschaftshälfte die Indexmessungen (RI, PI, A/B-Ratio) einen leichten Anstieg zu verzeichnen haben, sinken die Impedanz- bzw. Widerstandswerte im 3. Trimenon gleichbedeutend mit einer Zunahme der diastolischen Frequenzen. Ursächlich dafür dürfte die Ausweitung des zerebralen Stromgebiets durch das Wachstum, v. a. des Großhirns sein. Hin zum Termin ist dieser Anstieg der diastolischen Shiftfrequenzen noch markanter (**Termineffekt**), darauf wird noch gesondert eingegangen. Ein bereits erwähnter physiologischer Einflussfaktor sind die fetalen Verhaltenszustände, die sich jedoch nicht auf das Stromgebiet der ACM (Neozerebrum) auswirken. Desgleichen sind hier fetale **Atembewegungen** zu erwähnen, weswegen in Analogie zu anderen Gefäßbereichen Flusskurven nur in deren Absenz verwertet werden sollten.

Druck auf das Gefäß durch den Schallkopf ist ein praktisch relevanter Einflussfaktor. Vyas et al. (1990) konnten zeigen, dass mit Zunahme des Druckes auf das mütterliche Abdomen die mittlere Blutflussgeschwindigkeit in der ACM abnimmt und der Pulsatilitätsindex (PI) zunimmt. Das heißt: Durch zu hohe Druckaufwendung bei einem Flussmuster mit normalem enddiastolischem Fluss kann ein »Reverse-Flow« artifiziell erzeugt werden.

Es ist aber von Bedeutung, wenn bei erhöhten diastolischen Frequenzen ein niedriger Wert vorgetäuscht wird. Dadurch kann eine Blutumverteilung übersehen werden. Keinen Einfluss hingegen hat der **Zugangsweg** zur Messung. Lewinsky et al. (1991) fanden eine gute Korrelation zwischen transabdominal und transvaginal gemessenem PI in der ACM sowohl bei unauffälligen als auch bei wachstumsretardierten Feten. Auf die weiteren Einflussfaktoren soll detaillierter eingegangen werden.

10.4 Termineffekt

Vetter (1991) wies auf das Absinken der Widerstandsindizes der Zerebralarterien um den Termin hin. Im eigenen Kollektiv zeigt sich im Gegensatz zur fetalen Aorta und Nierenarterie sowie Nabelarterie, die um den Termin keine Veränderungen zeigen, eine signifikante und zunehmende Abnahme des Resistance-Index (RI) ab der 39. Woche (◘ Abb. 10.1). Der physiologische oder pathophysiologische Hintergrund dieser hämodynamischen Veränderungen ist noch unklar. Hypothetisiert könnte dahingehend werden, dass dies durch eine »physiologische« Insuffizienz der Plazenta am Ende der Gestationszeit bedingt ist. Möglicherweise besteht auch ein Zusammenhang mit der Geburts- und Wehenauslösung. Letzteres wird durch Verlaufsbeobachtungen unterstützt, die eine konstante Abnahme des RI in der ACM bis hin zur Geburt nach spontanem Wehenbeginn (Spontangeburt) zeigen (◘ Tabelle 10.1). Damit kann auch die Wahrscheinlichkeit einer »Spontangeburt« und eines spontanen Wehenstarts abgeschätzt werden (◘ Tabelle 10.2). Beispielsweise beträgt die Wahrscheinlichkeit einer »Spontangeburt« innerhalb der nächsten 10 Tage bei einem RI in der ACM<0,66 95%, beim gleichen Grenz-

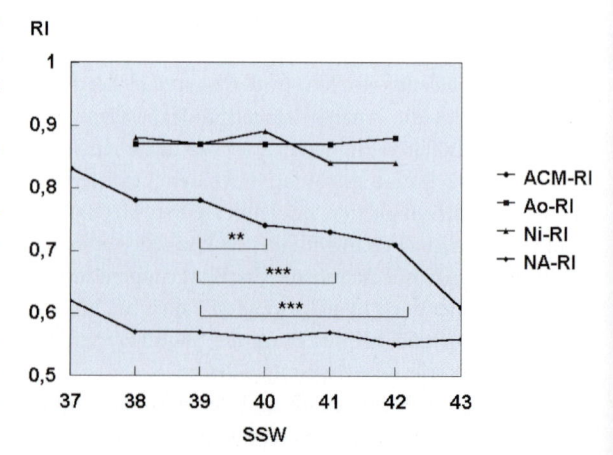

◘ Abb. 10.1. Dopplersonographie um den Termin. Resistance-Indizes (*RI*) der A. cerebri media (*ACM*), fetalen Aorta (*Ao*), Nabelarterie (*NA*) und Nierenarterie (*Ni*) in Abhängigkeit vom Gestationsalter in Schwangerschaftswochen (*SSW*)

10.5 · Blutumverteilung – »Brain-Sparing«

wert (RI<0,66) innerhalb der nächsten 4 Tage 55%. Diese Zahlen gelten nur für den Zeitraum zwischen der 37. und 42. Woche. Von praktischem Nutzen können diese Messungen der ACM sein, wenn eine relative Indikation zur Zervixreifung und Geburtseinleitung gesehen wird, weil dadurch möglicherweise die Zahl der Interventionen verringert werden kann, wenn die Wahrscheinlichkeit eines spontanen Wehenbeginns hoch ist. Einschränkend muss hinzugefügt werden, dass von longitudinalen Messungen allerdings auch bekannt ist, dass nicht immer ein kontinuierlicher RI-Abfall beobachtet wird, sondern dass es im Einzelfall auch zu einem Anstieg des RI vor der »Spontangeburt« kommen kann (Abb. 10.2).

Im Gegensatz zum RI findet sich in unseren Untersuchungen bei den **quantitativen** Messungen (Geschwindigkeiten) an der ACM kein Termineffekt. Weder die Maximalgeschwindigkeit noch die über einen Herzzyklus gemittelte Geschwindigkeit zeigen um den Termin eine Veränderung. Dasselbe gilt für die quantitativen Messungen an der fetalen Aorta und der Nierenarterie. Es ist offensichtlich, dass weiterhin Erklärungsbedarf und damit Forschungsbedarf in Hinblick auf die zugrunde liegenden physiologischen Mechanismen besteht.

10.5 Blutumverteilung – »Brain-Sparing«

Dem Feten stehen **Regulationsmechanismen** des Herz-Kreislauf-Systems zur Adaptation auf Hypoxie zur Verfügung (Abb. 10.3). Einerseits erfolgt die Adaptation vornehmlich über die Regulation der Herzfrequenz (die Adaptation des Herzschlagvolumens hat beim Feten nicht den Stellenwert wie etwa beim Erwachsenen), andererseits über die Blutumverteilung. Die Blutumverteilung zum Gehirn wird auch als »Sparschaltung« oder Brain-sparing-Effekt bezeichnet (Saling 1966). Sie kann dopplersonographisch als Erniedrigung des RI bzw. PI in den zerebralen Arterien unter die 5. Perzentile oder als Erhöhung der quantitativ gemessenen Geschwindigkeiten über den Normbereich nachgewiesen werden. Natürlich ist nicht jede Veränderung, wie eben beschrieben, als Brain-sparing-Effekt zu interpretieren, da auch andere ursächliche pathophysiologische Veränderungen, wie z. B. die Adaptation auf eine fetale Anämie, diese

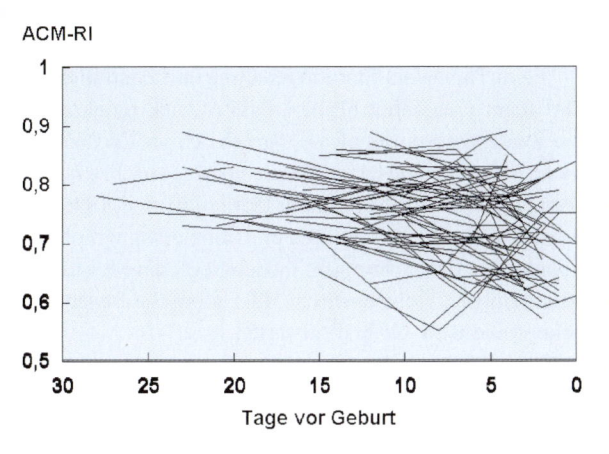

 Abb. 10.2. Dopplersonographie um den Termin. Longitudinale Untersuchung der Resistance-Indizes (*RI*) der A. cerebri media (*ACM*) in Abhängigkeit von den Tagen vor der »Spontangeburt« (*n*=67)

 Tab. 10.1. Dopplersonographie um den Termin. Verlaufsuntersuchungen der *RI* der A. cerebri media (*ACM*) in Abhängigkeit vom Zeitintervall zwischen Dopplersonographie und Geburt nach spontanem Einsetzen der Wehen (*Spontangeburt*), Geburten nach Priming und nach Einleitung (Vergleich der Mittelwerte ± Standardabweichung)

ACM-RI [Tage vor Geburt]	≥11 Tage	10–4 Tage	3–0 Tage
Spontangeburt	0,78±0,06 (n=61)	0,75±0,08 (n=98)	0,72±0,08 (n=76)
Priming	0,84±0,03 (n=0,03)	0,90±0,11 (n=5)	0,73±0,02 (n=4)
Einleitung	0,81±0,02 (n=5)	0,70±0,10 (n=7)	0,66±0,07 (n=7)

 Tab. 10.2. Dopplersonographie um den Termin. Verlaufsuntersuchungen der Resistance-Indizes (*RI*) der A. cerebri media (*ACM*) und Berechnung der Wahrscheinlichkeit einer Geburt nach spontanem Einsetzen der Wehen (*n*=325)

ACM-RI	>10 Tage vor Partus [%]	10–0 Tage vor Partus [%]	3–0 Tage vor Partus [%]
<0,66	5	95	55
0,66–0,70	9	91	44
0,71–0,75	33	67	30
0,76–0,80	30	70	27
>0,80	39	61	18

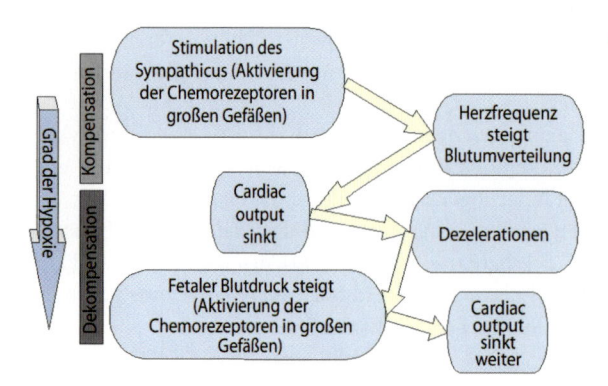

Abb. 10.3. Regulationsmechanismen des fetalen Herz-Kreislauf-Systems auf Hypoxie

dopplersonographischen Effekte an den Zerebralarterien zeigen können. Jedoch fehlt bei letzterem Beispiel der »Spareffekt« im übrigen fetalen Kreislauf, d. h., die Abnahme des Blutflussvolumens. Im Gegensatz dazu finden sich bei Anämie, zerebral wie zentral (Aorta), die Befunde des hyperdynamischen Kreislaufs. Aus diesen Gründen ist es sinnvoll, zur Diagnose der Blutumverteilung auch die Blutströmung an der fetalen Aorta und bzw. oder der Nabelarterie (NA) zu messen. Durch eine Ratio aus RI bzw. PI der ACM/Aorta, ACM/NA, NA/ACM oder Aorta/ACM kann sich die Blutumverteilung zuverlässig nachweisen und quantifizieren lassen (Abb. 10.4). Letzteres dient dazu, Trends zu verfolgen. Diese Trends können dann in das Gesamtbild der verschiedenen Befunde und Überwachungsergebnisse einer Schwangerschaft einfließen.

Zur Frage, ob das Ergebnis der zerebralen Durchblutungsmessung besser in Relation zur fetalen Aorta oder zur Nabelarterie gesetzt werden sollte, d. h., welche **Ratio** verwendet werden sollte, ist zu sagen, dass die Messung der fetalen Aorta die hämodynamischen Veränderungen des Feten natürlich besser widerspiegelt als die der Nabelarterie, die nur indirekt über den erhöhten plazentaren Widerstand als Ursache für eine fetale Hypoxie eine Aussage über den Adapationsmechanismus geben kann. Für die Verwendung der Nabelarterie spricht die oftmals beobachtete sehr schlechte Qualität des aortalen Dopplersignals, da bei Längslage des Feten mit den heute üblichen Curved-Array-Scannern häufig bei schlechten Einstrahlwinkeln gearbeitet werden muss. Demgegenüber ist die Messung der Nabelarterie einfacher und gut reproduzierbar. Zudem sollte eine chronisch progrediente Adaptation, die üblicherweise plazentar bedingt ist oder mit einer plazentaren Perfusionsstörung einhergeht, in der Ratio mit der Nabelarterie früher messbar sein als in einer der aortalen Rationes. Denn der Bereich der Pathologie ist hier sehr eng (RI>0,9), und daher spielt der potenzielle Messfehler eine erhebliche Rolle.

> Prinzipiell ist eine Ratio aus ACM und Aorta zu bevorzugen, um die Zentralisation des Feten nachzuweisen. Unter bestimmten Umständen (s. oben) kann es sinnvoll sein, eine Ratio aus ACM und Nabelarterie zur Diagnostik heranzuziehen.

Der Brain-sparing-Effekt ist als Adaptationsmechanismus des wachstumsretardierten Feten dopplersonographisch seit Langem nachgewiesen (Wladimiroff et al. 1987). Die typischen dopplersonographischen Befunde sind die Erhöhung des PI in der Nabelarterie bzw. die Erniedrigung an der Carotis interna (ICA) sowie – als direktes Maß für die Blutumverteilung – die Erhöhung des PI für die NA/ICA-Ratio. Eine Vielzahl von Studien, auch unter Einbeziehung der ACM und der fetalen Aorta wurden zu diesem Thema mit gleichlautenden Ergebnissen publiziert.

Beim Thema der Blutumverteilung und Zentralisation darf nicht unerwähnt bleiben, dass es auch möglich ist, die Zentralisation dopplersonographisch an der Nebenniere, Milz und am Herzen (Heart-Sparing) nachzuweisen (Abuhamad et al. 1995; Chaoui 1996; Mari et al. 1996). Es handelt sich um physiologisch und dopplersonographisch interessante Beobachtungen. Inwieweit diesen Messungen in Zukunft eine diagnostische oder klinische Bedeutung zukommen wird, bleibt abzuwarten.

10.6 Brain-Sparing und Fetal-Outcome

Da es sich bei der Blutumverteilung um einen Adaptationsmechanismus auf eine ablaufende Pathologie (Hypoxie, plazentare Insuffizienz, IUGR) handelt, ist es nicht verwunderlich, dass mit Diagnosestellung auch ein **Risikokollektiv** identifiziert wird. So waren in einer Untersuchung von Huber (1995) bei einem erniedrigten RI in der ACM<10. Perzentile und einem erhöhten RI in der NA oder Aorta fetalis>90. Perzentile die Befundrisiken (Präeklampsie, IUGR, Oligohydramnie und vorzeitige Wehentätigkeit) signifikant häufiger als im Kontrollkollektiv. In derselben Studie fanden sich im Brain-sparing-Kollektiv eine Abnahme der Häufigkeit von Spontanentbindungen und eine Zunahme der Gesamtsektiorate, die v.a. auf Kosten der Zunahme der primären Schnittentbindungen geht (die sekundären Schnittentbindungen waren nicht vermehrt). Da die Dopplerbefunde den Klinikern bekannt waren und kein standardisiertes Vorgehen im Studienprotokoll vereinbart war, liegt hier ein möglicher Bias. Hingegen konnten diese Umstände keinen relevanten Einfluss auf das Fetal-Outcome haben: Das schlechtere Outcome war in der Brain-sparing-Gruppe zu finden, nämlich eine Zunahme der Geburtsgewichte unter der 10. Perzentile und der unreifen Neugeborenen, der Neonatologieverlegungs-, Beatmungs- und Intubationsfrequenz sowie eine gehäufte Frequenz angeborener Fehlbildungen. Letzteres

10.6 · Brain-Sparing und Fetal-Outcome

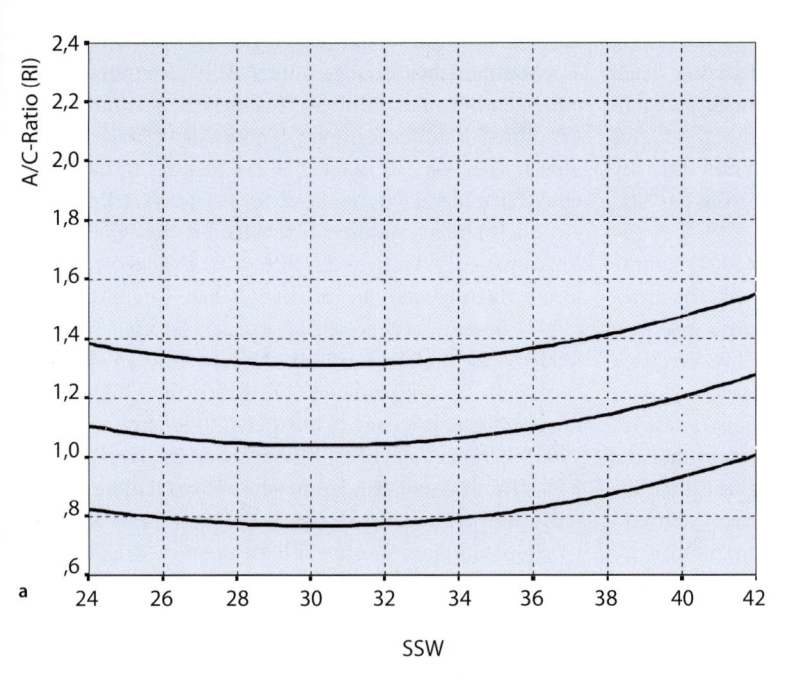

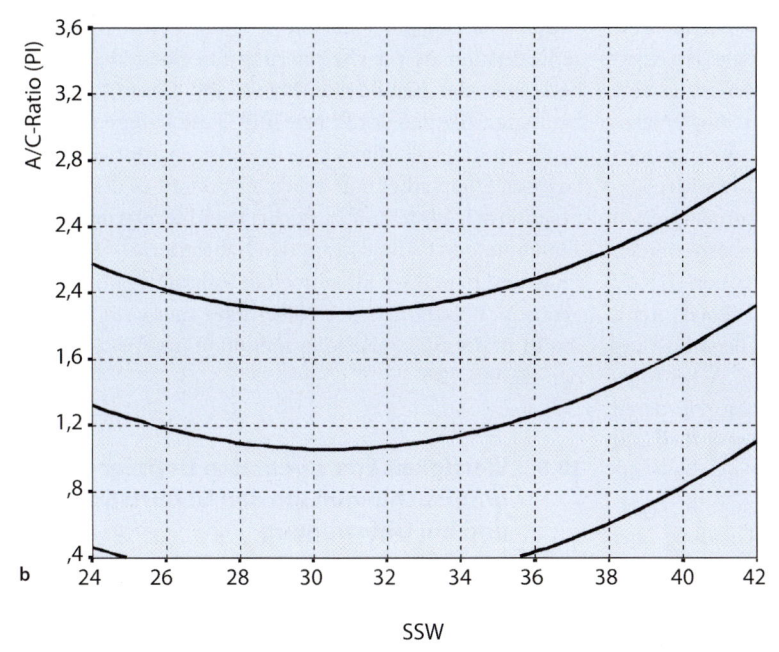

Abb. 10.4 a,b. A/C- (Aorta/A. cerebri media) Ratio für Resistance-Index (*RI*) (**a**) und Pulsatility-Index (*PI*) (**b**) nach H. Schaffer. 95-%-Konfidenzintervall (*n*=422). Erhöhungen über die 95,7-Perzentile zeigen Blutumverteilung an

konnte bereits für den dopplersonographischen Befund des ARED-Flows in der Nabelarterie beobachtet werden.

Auch Gramellini et al. (1992) fanden, dass eine Erniedrigung der MCA/NA-Ratio als Ausdruck der Blutumverteilung mit einem schlechten perinatalen Outcome einherging. Sie fanden eine Verschlechterung in Bezug auf das Gestationsalter und der Frequenz an SGA-Kindern zum Zeitpunkt der Geburt, in Bezug auf die Sectiofrequenz wegen »Fetal-Distress«, Nabelvenen-pH, 5-min-APGAR-Scores, Neonatologietransferraten und Aufenthaltsdauer sowie neonatalen Komplikationen. Zu ähnlichen Ergebnissen kamen auch Scherjon et al. (1993) bei sehr kleinen Frühgeborenen, was das unmittelbare Fetal-Outcome (Geburtsgewicht, Nabelschnur-pH-Werte und APGAR-Scores) anbelangt. Hingegen konnte in dieser Studie keine Assoziation zwischen »Brain-Sparing« und intrakraniellen Blutungen, periventrikulären Echodensitäten oder dem Ergebnis der neurologischen Untersuchung nach Prechtl oder Touwen nach 6 bzw. 12 Monaten gefunden werden. In einer weiteren Studie aus dieser

Arbeitsgruppe konnten Sicco et al. (1998) nachweisen, dass die Redistribution auch mittel- bis langfristig (nach 3 Jahren) keinen Einfluss auf die neurologische Entwicklung (Untersuchung nach Hempel) der Kinder hat. Aus diesen Ergebnissen schlussfolgern die Autoren, dass der Brain-sparing-Effekt ein Adaptionsmechanismus zur Verhinderung von schweren Hirnschäden ist.

Eine Untersuchung von Dubiel et al. (2002) konnte weiter zeigen, dass Brain-Sparing in der Arteria cerebri anterior (ACA) gemessen, den häufigsten positiven Vorhersagewert für perinatale Mortalität im Vergleich zu den beiden anderen großen Gehirnarterien (MCA, PCA) aufweist. Als Ursache wird angenommen, dass im Falle chronischer Hypoxie die Redistribution primär die Frontallappen betreffe, welche eine große Rolle für das intelligente und gefühlsbetonte Verhalten spielen, während die von der MCA versorgten Areale vor allem motorische und sensorische Funktionen erfüllen. Weitere Untersuchungen stehen hier aus.

Können aus einem schlechteren Fetal-Outcome bei Brain-Sparing Richtlinien für die weitere Betreuung der Schwangerschaft abgeleitet werden? Da mit der Blutumverteilung eine Zunahme der Befundrisiken und ein negatives Fetal- und Neonatal-Outcome verbunden ist, ist eine engmaschige Überwachung obligat. Es ist empfehlenswert, dies üblicherweise unter stationären Bedingungen zumindest zu beginnen. Des Weiteren liegt das Managementproblem darin, dass die Zeitdauer der kompensierten Adaptation (Blutumverteilung) nicht abgeschätzt werden kann. Sie ist abhängig von der klinischen Situation (IUGR, Präklampsie, HELLP-Syndrom, andere Risikofaktoren), vom Gestationsalter, von der möglichen Beeinflussung durch Nikotinkarenz, Herausnahme aus dem Arbeitsprozess, Bettruhe und sicherlich auch von Faktoren, deren Zusammenhang noch nicht oder nur ungenügend bekannt ist (z. B. vorzeitige Wehentätigkeit). Wichtig ist hier die Beobachtung und Dokumentation des Trends hin zu einer eventuellen Verschlechterung. Die Entscheidung über eine eventuelle vorzeitige Entbindung muss im klinischen Gesamtzusammenhang abhängig von dem Vorliegen einer IUGR, einer IUGR und Wachstumsstopp ≥2 Wochen, einer Präklampsie, den übrigen Dopplerbefunden und dem CTG getroffen werden. An dieser Stelle muss auf ▶ Kap. 19 verwiesen werden. Abschließend kann festgestellt werden, dass Brain-Sparing allein keine Entbindungsindikation darstellt und dass auch zu dieser Frage keine prospektivrandomisierten Studien vorliegen.

10.7 Dezentralisation – Reredistribution

Vyas et al. (1990) wiesen darauf hin, dass der zerebrale Adaptationsmechanismus (Redistribution) auf Hypoxie Grenzen hat. So wurde die maximale Reduktion des PI an der ACM bei einem fetalen pO_2 (Kordozentese) von 2–4 Standardabweichungen unter dem gestationsalterabhängigen normalen Mittelwert gemessen. Wenn das Sauerstoffdefizit weiter zunimmt, tendiert der PI dazu, wieder anzusteigen, was als mögliches Zeichen der Entwicklung eines Hirnödems interpretiert wurde (Reredistribution).

Auch andere Autoren beschäftigten sich mit diesem Phänomen des Anstiegs des RI bzw. PI in den Zerebralarterien als mögliches terminales Zeichen. Chandran et al. (1991) beschrieben diesen terminalen Anstieg vor dem fetalen Tod in einer Kasuistik. Andere Autoren sprachen in diesem Zusammenhang von »präfinaler« oder »ominöser« Normalisierung (Chitrit et al. 1995; Erz u. Gonser 1995). Ulrich et al. (1995) beobachteten in einem kleinen Kollektiv, dass jene Kinder, welche präpartal diese Dezentralisation zeigten, im Vergleich mit einer Brain-sparing-Gruppe und einer Gruppe mit konstant niedrigem RI in der ACM die höchste Rate an neurologischen Defiziten zum Zeitpunkt der Entlassung aufwiesen.

Aufgrund der bisherigen Evidenz stellt die Dezentralisation ein schlechtes prognostisches Zeichen dar, welches es zu vermeiden gilt. Wie unterscheidet man aber die Dezentralisation als Verschlechterung von einem durch Verbesserung der hämodynamischen und Gesamtsituation bedingten Anstieg des PI bzw. RI? Diese Differenzierung kann nur unter Zuhilfenahme der übrigen arteriellen und venösen Dopplerbefunde erfolgen. Kommt es dopplersonographisch insgesamt zu einer Verschlechterung (z. B. Zunahme der Pathologie in der Nabelarterie – Reverse-Flow und bzw. oder Zunahme der Pulsatilität im Ductus venosus, Pulsationen der Nabelvene) muss ein Anstieg des PI in der ACM als Dezentralisation interpretiert werden (◘ Abb. 10.5).

10.8 Wertigkeit von zerebralen Dopplleruntersuchungen um den Geburtstermin und bei Übertragung

In Ergänzung zu den physiologischen Veränderungen und Beobachtungen im Zusammenhang mit dem spontanen Wehenbeginn stellt sich die Frage, inwieweit eine Erniedrigung des RI in der ACM – vor der 36. Woche als Kompensationsmechanismus und Risikofaktor interpretiert – eine fetale Gefährdung anzeigen kann. Aus eigenen bisherigen Untersuchungen an einem risikoselektionierten Normalkollektiv muss schlussgefolgert werden, dass eine Erniedrigung des RI in der ACM keinen Hinweis auf ein erhöhtes Azidoserisiko, einen schlechten APGAR-Score, ein niedriges Geburtsgewicht, die Häufigkeit vaginal-operativer Entbindungen oder die Notwendigkeit neonatologischer Transferierungen gibt (◘ Abb. 10.6), d. h., dass damit kein erhöhtes peripartales Risiko vergesellschaft zu sein scheint.

10.8 · Wertigkeit von zerebralen Doppleruntersuchungen um den Geburtstermin und bei Übertragung

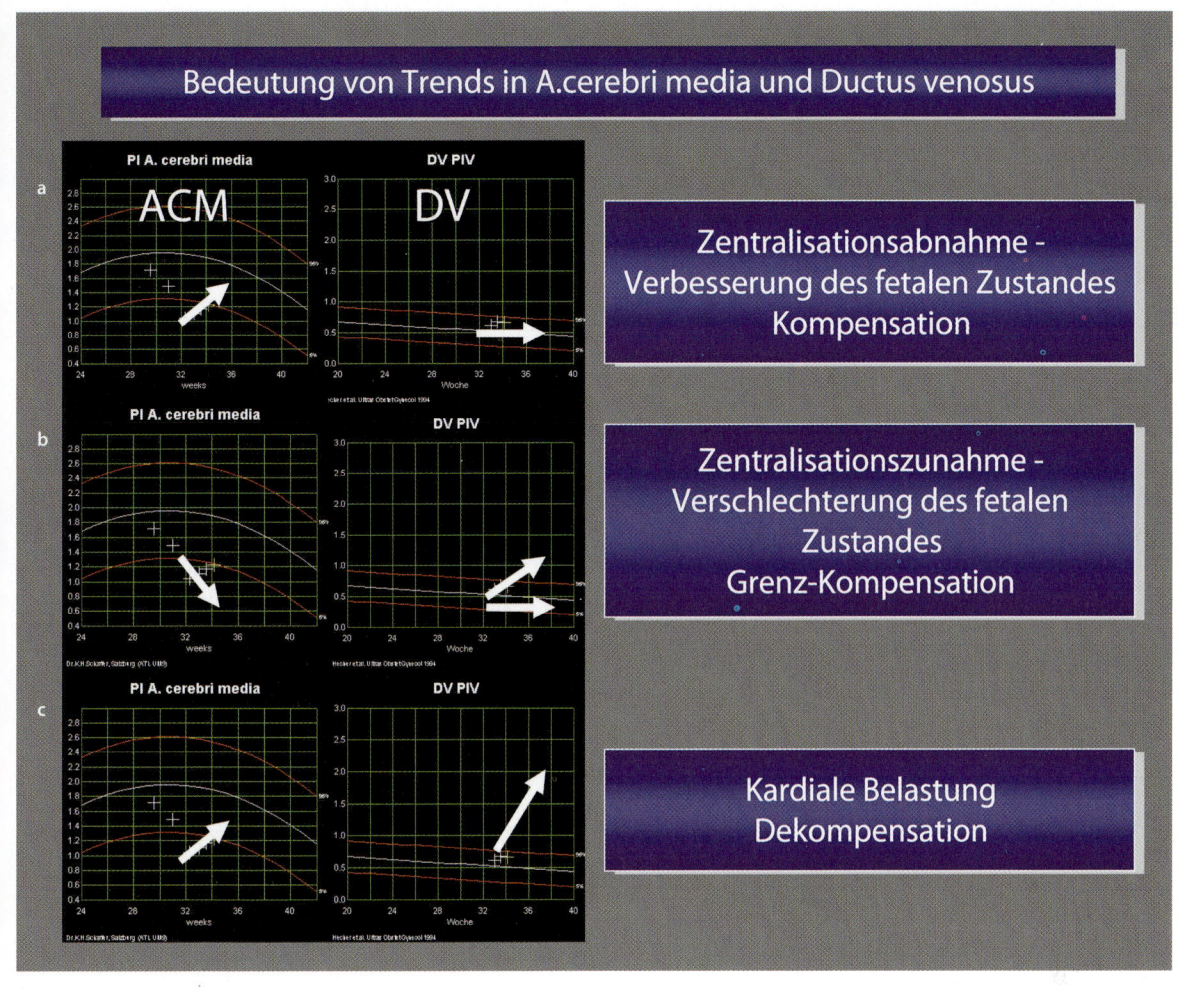

Abb. 10.5 a–c. Zentralisationsabnahme – Verbesserung des fetalen Zustandes – Kompensation (**a**) Zentralisationszunahme – Verschlechterung des fetalen Zustandes – Grenz-Kompensation (**b**) Kardiale Belastung – Dekompensation (**c**)

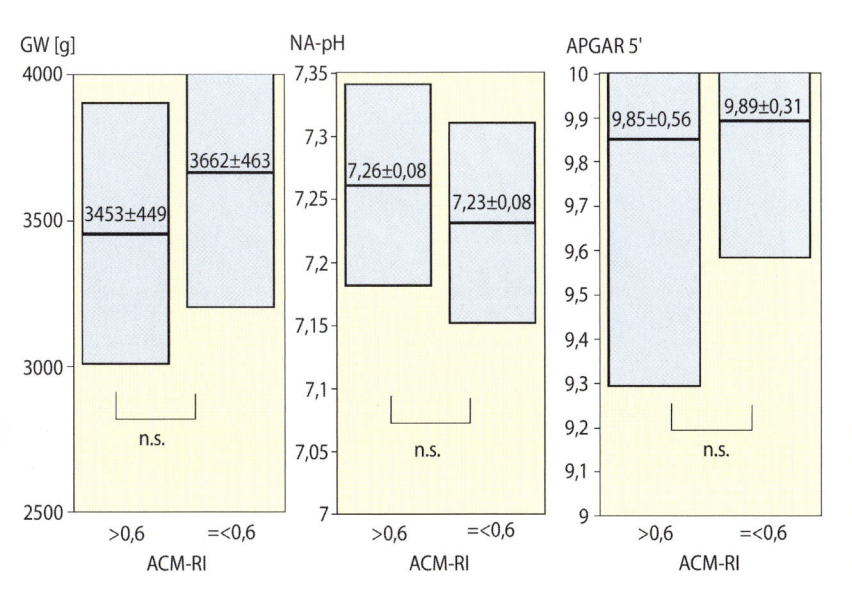

Abb. 10.6. Geburtsgewicht, Nabelarterien (*NA*)-pH und 5-min-APGAR in Abhängigkeit vom Resistance-Index (*RI*) der A. cerebri media (*ACM*). Vergleich der Mittelwerte ± Standardabweichung (*n*=124), *n.s.* nicht signifikant

Auch Arabin et al. (1993) fanden im Methodenvergleich bei **Übertragung** zur Voraussage der drohenden Hypoxie anhand der »Receiver-Operator-Characteristics- (ROC-) Kurven« keinen Vorteil bei der Anwendung der Dopplersonographie. Hier war das konventionelle CTG (Fischer-Score) sowohl der Dopplersonographie (Ratio aus RI – A. carotis communis/Nabelarterie) als auch dem Oxytocinbelastungstest und vibroakustischen Stimulationstest überlegen.

> Um den Geburtstermin und bei Übertragung erscheint **im risikoselektionierten Kollektiv** der zerebralen Dopplersonographie keine wesentliche Bedeutung beizumessen zu sein

10.9 Weitere Indikationen und Krankheitsbilder

Bezüglich der Untersuchung der zerebralen Perfusion in Hinblick auf die **Anämiediagnostik** bei Blutgruppensensibilisierung, fetalen Infektionen und fetomaternalen Transfusionen darf auf ▶ Kap. 13 verwiesen werden.

Daneben können auffällige zerebrale Dopplersonogramme durch **intrazerebrale Pathologien** bedingt sein, bzw. für solche indikativ sein. Wir beobachteten bei einem Feten in der 34. Woche ausgeprägte Rückwärtsflussanteile in der ACM, was durch den intrazerebralen Druckanstieg bei intrakranieller Blutung verursacht wurde. Auch Ben-Chetrit et al. (1991) berichten über einen Fall mit »Reverse-Flow« in der ACM bei fetalem Subduralhämatom. Zystische intrazerebrale Strukturen sollten auch mittels Farb- und ggf. gepulstem Doppler untersucht werden, da nur dadurch die Diagnose oder der Ausschluss einer AV-Fistel oder eines Aneurysmas, z. B. der V. Galeni möglich ist (Abb. 10.7).

Hier findet man niedrigpulsatile bis venöse Flusskurven. Voigt (1995) beschrieb auch einen Zusammenhang zwischen Dopplersonogramm und Perfusionsdruck bei fetalem Hydrozephalus. Die Anwendung der Dopplersonographie hierbei als Prognostikum hat bislang keine allgemeine Verbreitung gefunden.

10.10 Zerebrale Venen

Es gibt einige Publikationen über die zerebrale venöse Perfusion (Cheema et al. 2004; Laurichesse-Delmas et al. 1999; Li et al. 2004; Senat et al. 2000). Die gestationsalterabhängigen Referenzkurven, die für verschiedene Zerebralvenen erstellt wurden, zeigen eine erhebliche Variabilität zwischen den einzelnen Beobachtungen. Die diagnostische und klinische Bedeutung dieser Messungen muss daher noch geklärt werden.

Literatur

Abuhamad AZ, Mari G, Bagdan D, Evans AT (1995) Doppler flow velocimetry of the splenic artery in the human fetus: is it a marker of chronic hypoxia? Am J Obstet Gynecol 172:820–825

Arabin B, Snyders R, Nicolaides KH, Versmold HK, Weitzel HK, Giffei J, Saling E (1993) Systematische antepartuale fetale Erhebung (»Safe«). Ein Konzept für die fetale Funktionsdiagnostik bei drohender Hypoxie. Geburtshilfe Frauenheilkd 53:835–842

Ben-Chetrit A, Anteby E, Lavy Y, Zacut D, Yagel S (1991) Increased middle cerebral artery blood flow impedance in fetal subdural hematoma. Ultrasound Obstet Gynecol 1:357–358

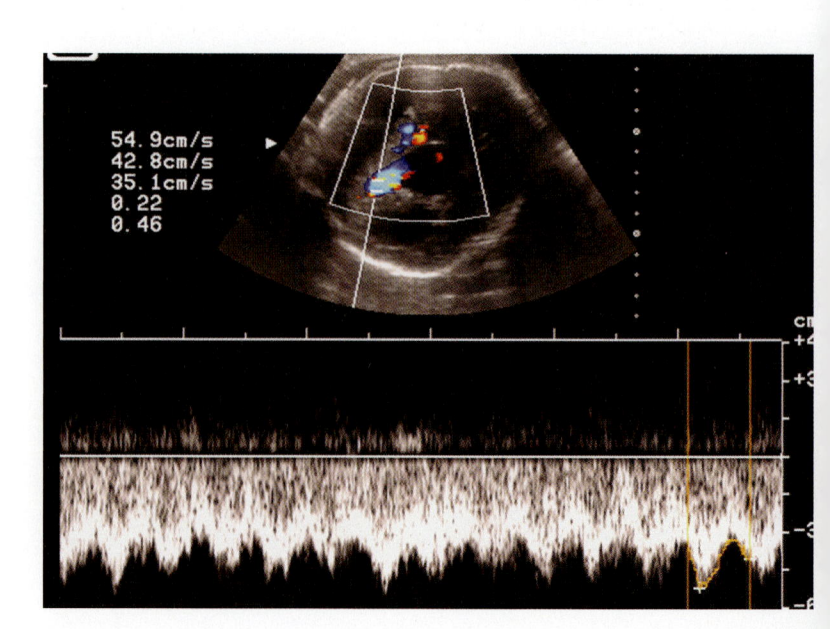

Abb. 10.7. Farbdopplerdiagnostik eines V.-Galeni-Aneurysmas mit Ableitung des Dopplersonogrammes. Niedrigpulsatiles Perfusionsmuster, reichliche Perfusion

Literatur

Chandran R, Serra Serra V, Sellers SM, Redman CWG (1991) Fetal middle cerebral artery flow velocity waveforms – a terminal pattern. Case report. Br J Obstet Gyecol 98:937–938

Chaoui R (1996) The fetal »heart-sparing effect« detected by the assessment of coronary blood flow: a further ominous sign of fetal compromise. Ultrasound Obstet Gynecol 7:5–9

Cheema R, Dubiel M, Breborowicz G, Gudmundsson S (2004) Fetal cerebral venous Doppler velocimetry in normal and high-risk pregnancy. Ultrasound Obstet Gynecol 24:147-153

Chitrit Y, Zorn B, Filidori M, Bucourt M, Chasseray JE, Caubel P (1995) Ominous normalization of middle cerebral artery flow velocity waveforms preceeding fetal death: case report. Fetal Diagn Ther 10:106–110

Dubiel M, Gunnarsson GÖ, Gudmundsson S (2002) Blood redistribution in the fetal brain during chronic hypoxia. Ultrasound Obstet Gynecol 20:117-121

Erz W, Gonser M (1995) Dopplersonographie der A. cerebri media: Präfinale Normalisierung des cerebralen Blutflusses? Geburtshilfe Frauenheilkd 55:407–410

Gramellini D, Folli MC, Raboni S, Vadora E, Merialdi A (1992) Cerebral-umbilical Doppler ratio as a predictor of adverse perinatal outcome. Obstet Gynecol 79:416–420

Huber A (1995) Brain-Sparing Effekt. Dissertation, Technische Universität München

Laurichesse-Delmas H, Grimaud O, Moscoso G, Ville Y (1999). Color Doppler study of the venous circulation in the fetal brain and hemodynamic study of the cerebral transverse sinus. Ultrasound Obstet Gynecol 13:34-42.

Lewinsky RM, Farine D, Ritchie JWK (1991) Transvaginal Doppler assessment of the fetal cerebral circulation. Obstet Gynecol 78:637–640

Li H, Gudmundsson S, Olofsson P (2004) Acute changes of cerebral venous blood flow in growth-restricted human fetuses in response to uterine contractions. Ultrasound Obstet Gynecol 24:516-521

Mari G, Uerpairojkit B, Abuhamad AZ, Copel JA (1996) Adrenal artery velocity waveforms in the appropriate and small-for-gestational-age fetus. Ultrasound Obstet Gynecol 8:82–86

Noordam MJ, Hoekstra FME, Hop WCJ, Wladimiroff JW (1994) Doppler colour flow imaging of fetal intracerebral arteries relative to fetal behavioural states in normal pregnancies. Early Hum Dev 39:49–56

Saling E (1966) Die Sauerstoff-Sparschaltung des fetalen Kreislaufes. Geburtshilfe Frauenheilkd 4:413–419

Scherjon SA, Smolders-DeHaas H, Kok JH, Zondervan HA (1993) The »brain-sparing« effect: Antenatal cerebral Doppler findings in relation to neurologic outcome in very preterm infants. Am J Obstet Gynecol 169:169–175

Senat MV, Schwärzler P, Alcais A, Ville Y (2000) Longitudinal changes in the ductus nenosus, cerebral transverse sinus and cardiotocogram in fetal growth restriction. Ultrasound Obstet Gynecol 16:19-24

Sicco A, Scherjon SA, Oosting H, Smolder-DeHaas H, Zodervan HA, Kok JH (1998) Neurodevelopmental outcome at three years of age after fetal »brain-sparing«. Early Hum Dev 52:67-79

Ulrich S, Weiss E, Kalder M, Hitschold T, Berle P (1996) Dopplersonographische Verlaufsmessungen der A. cerebri media bei enddiastolischem Nullflow in den Nabelarterien in Relation zum fetalen outcome. Z Geburtshilfe Neonatol 200:21–24

Vetter K (1991) Dopplersonographie in der Schwangerschaft. Edition Medizin, VCH, Weinheim

Voigt HJ (1995) Diagnostisch-therapeutisches Konzept bei Hydrocephalus. Gynäkologe 28:346–355

Vyas S, Campbell S, Bower S, Nicolaides KH (1990) Maternal abdominal pressure alters fetal cerebral blood flow. Br J Obstet Gynecol 97:740–742

Vyas S, Nicolaides KH, Bower S, Campbell S (1990) Middle cerebral artery flow velocity waveforms in fetal hypoxaemia. Br J Obstet Gynecol 97:797–803

Wladimiroff JW, Wijngaard v. d. JAGW, Degani S, Noordam MJ, v. Eyck J, Tonge HM (1987) Cerebral and umbilical arterial blood flow velocity waveforms in normal and growth-retarded pregnancies. Obstet Gynecol 69:705–709

Mehrlingsschwangerschaften und Dopplersonographie

K. Vetter und Ö. Kilavuz

11.1 Einführung – 101

11.2 Mutterschaftsrichtlinien – 101

11.3 Studien zur Dopplersonographie bei Mehrlingen – 102

11.4 Theoretische Überlegungen – 104
11.4.1 Was konnte erwartet werden? – 104

11.5 Besonderheiten von Zwillingsschwangerschaften im Licht der Dopplersonographie – 104
11.5.1 Acardius acranius und TRAP – 104
11.5.2 Gekreuzte Nabelschnurumschlingungen – 104
11.5.3 Insertio velamentosa und Vasa prävia – 105
11.5.4 Monochoriale Mehrlinge mit Störungen der Kreislaufkommunikation – 105
11.5.5 Polyhydramnion-Oligohydramnion-Sequenz – 105
11.5.6 Fetofetales Transfusionssyndrom – 105
11.5.7 Exkurs: hämodynamische Konsequenzen eines FFTS – 106

11.6 Zusammenfassung – 109

11.1 Einführung

Mehrlingsschwangerschaften stellen eine Domäne der Dopplersonographie in der Schwangerschaft dar. Dies kommt u. a. dadurch zum Ausdruck, dass zumindest die Schwangerschaft mit diskordantem Wachstum der Kinder eine Indikation zur Dopplersonographie entsprechend den Mutterschaftsrichtlinien darstellt.

Bei Mehrlingsschwangerschaften versagen die bei Einlingen mit Erfolg eingesetzten einfachen Überwachungsmethoden, wie Inspektion, Palpation, Fundusstand, Bauchumfang, um Aussagen über ein einzelnes Mehrlingskind zu machen. Aus diesem Grund sind ultraschallabhängige Methoden wie CTG, Sonographie, Dopplersonographie und Farbdopplersonographie unverzichtbare Hilfsmittel bei der Überwachung von Mehrlingsschwangerschaften.

Je enger die Verwandtschaft von Mehrlingen, desto wichtiger ist der Einsatz der biophysikalischen Untersuchungsmethoden. Während bei den dichorialen Mehrlingen insbesondere selektive Versorgungsengpässe mit dem Effekt gestörten bzw. diskordanten Wachstums einzelner Feten im Vordergrund stehen, kommen bei den monochorialen Mehrlingen noch Probleme der Kommunikation zwischen den Feten, wie das fetofetale Transfusionssyndrom (FFTS) und die Twin-Reverse-Arterial-Perfusion- (TRAP-) Sequenz hinzu. Bei monoamnioten Mehrlingen spielen gegenseitige Verwicklungen eine nicht unerhebliche Rolle. Auf die speziellen morphologischen und funktionellen Probleme unvollständig getrennter Mehrlinge wird lediglich hingewiesen.

11.2 Mutterschaftsrichtlinien

In den aktuellen Mutterschaftsrichtlinien der Kassenärztlichen Bundesvereinigung in Deutschland ist die Dopplersonographie als indizierte Untersuchung bei Risikoschwangerschaften in der 2. Schwangerschaftshälfte gemäß einem Risikokatalog vorgesehen. Neben den Risiken, die bei Einlingsschwangerschaften auftreten können, ist das diskordante Wachstum ein Spezifikum der Mehrlingsschwangerschaft. Nach Meinung der Autoren – und dies wird am Ende des Kapitels deutlich sein – sollte jede Zwillingsschwangerschaft, insbesondere aber jede monochoriale Zwillingsschwangerschaft per se als Indikation für die Durchführung dopplersonographischer Untersuchungen gelten.

11.3 Studien zur Dopplersonographie bei Mehrlingen

Schon relativ früh versprach man sich einen Gewinn durch die Resultate der Dopplersonographie bei der Überwachung von Mehrlingsschwangerschaften. Die selektive Erfassung hämodynamischer Parameter ist hier besonders willkommen, da die einfachen Methoden, die bei Einlingen die Basis der Erfassung von Risiken ist, bei Mehrlingen leicht versagen.

Entsprechend finden sich schon in den 1980er Jahren einige Arbeiten, die zum Sinn der Doppleruntersuchung als Screeninguntersuchung, aber auch bei schon festgestellten Risiken Stellung beziehen. Einschränkend muss aber auch festgehalten werden, dass sich bei der Risikoselektion in der letzten Zeit insbesondere die Eihautdiagnostik zur Feststellung der Chorionizität bewährt hat, die in den vorgestellten Arbeiten noch nicht im heutigen Ausmaß zur Verfügung stand.

1985 publizierten Giles u. Trudinger die erste größere Studie zur Dopplersonographie bei insgesamt 76 Mehrlingen. Sie untersuchten die S/D-Ratio (das Verhältnis zwischen Maximum S und diastolischen Minimum D der Hüllkurve) in den Nabelschnurarterien. Eine abnorme Erhöhung der S/D-Ratio identifizierte in 26 von 33 Fällen Feten mit Wachstumsretardierung, während in allen 32 Schwangerschaften mit normalgroßen Kindern normale Werte gefunden wurden. Die Sensitivität betrug 0,79, die Spezifität 1,0. Die ersten Resultate im Zusammenhang mit diskordantem Wachstum und vermutetem fetofetalem Transfusionssyndrom waren dagegen eher anekdotischer Natur.

Die Frage, ob eine Wachstumsstörung eher präplazentarer oder plazentarer Natur ist, wurde durch Giles et al. (1993) bearbeitet. Er konnte zeigen, dass in Fällen mit auffälligem Dopplerbefund eines Zwillings und diskordantem Wachstum eine selektive Plazentapathologie vorliegen kann, die in diesen Fällen nicht für das Konzept einer präplazentaren Störung spricht, die bei Einlingen mit pathologischen Dopplerbefunden in den Aa. uterinae gern angenommen wird.

1987 publizierten Nimrod et al. (1987) eine Studie an 30 Zwillingsschwangerschaften, die mit dem Ziel durchgeführt worden war, Hinweise für einen ungünstigen Schwangerschaftsverlauf zu finden. Bestimmt wurde die S/D-Ratio in den Nabelschnurarterien und in der A. descendens, außerdem der Pulsatilitätsindex (PI) und zusätzlich Strömungsmengen in der Aorta. Summarisch ergaben sowohl einige der Einzelwerte als auch die Indizes, insbesondere aber die Strömungsmengen fast identische Vorhersagewerte für einen ungünstigen Schwangerschaftsausgang mit einer Sensitivität um 0,50 und einer Spezifität um 0,89. Die Dopplersonographie wurde als viel versprechend eingestuft.

Mit dem Ziel, diskordantes Wachstum von Zwillingen möglichst frühzeitig zu erkennen, war die Studie von Gerson et al. (1987) an 52 Zwillingspaaren und 4 Drillingsschwangerschaften durchgeführt worden. Das Ergebnis war eine recht gute Vorhersage, die mit anderen Methoden nicht möglich war mit einer Sensitivität von 0,82, einer Spezifität von 0,98 und einem mit 0,82 recht hohen κ-Index.

Einen eher komplizierten Ansatz wählten Saldana et al. (1987). Sie versuchten, durch paarweise Unterschiede in der S/D-Ratio ≥0,4 bei 69 Zwillingsschwangerschaften eine Gewichtsdifferenz von ≥350 g im 3. Trimenon zu entdecken. Mit einem Vorhersagewert von 0,42 war das Ergebnis enttäuschend. Dafür war der Vorhersagewert für einen normalen Gewichtsbefund bei einem Unterschied der S/D-Ratio <0,4 mit 0,91 erheblich günstiger.

Die erste, in gleicher Weise an 43 Zwillingsschwangerschaften durchgeführte Untersuchung stammte von Farmakides et al. (1985). Er hatte allerdings eine Sensitivität von 0,73 und eine Spezifität von 0,82 errechnet. Grundsätzlich stellt sich bei beiden Untersuchungen die Frage, ob der gewählte Ansatz einer paarweisen Differenzbildung sinnvoll ist.

Den Einfluss einer Dopplersonographie der Nabelschnurarterien zwischen 28. und 30. SSW auf das klinische Management und die perinatalen Daten analysierte die Arbeitsgruppe von Giles (1988). Die Bekanntgabe der Dopplerresultate an die behandelnden Ärzte, nachdem von einer »Kontrollgruppe« Dopplerdaten lediglich blind gesammelt worden waren, ergab eine signifikante Absenkung der perinatalen Mortalität, der fetalen Todesfälle und der Inanspruchnahme neonatologischer Intensivpflege.

Dieselbe Arbeitsgruppe kam zu ähnlich überzeugenden Ergebnissen bei Drillingsschwangerschaften (Giles et al. 1993) mit einem engen Zusammenhang zwischen Veränderungen in den Sonogrammen der Nabelschnurarterien und Entwicklungsstörungen einzelner Drillinge.

Hastie et al. (1989) konnten der Dopplersonographie weniger diagnostisches Gewicht zusprechen. Sie hatten bei 89 konsekutiven Zwillingsschwangerschaften monatlich einmal die Aa. umbilicales untersucht und bezüglich einer Wachstumsretardierung eine Sensitivität von 0,29 bei einem positiven Vorhersagewert von 0,34 gefunden.

Divon et al. (1989) untersuchten 58 Zwillingsschwangerschaften im 3. Trimenon und stellten fest, dass die Entdeckung der 18 diskordanten Feten mit keiner der angewandten Methoden, auch nicht mit der Dopplersonographie der Nabelschnurarterien, in allen Fällen gelang. Lediglich eine Kombination von Biometrie und Dopplersonographie führte zu einem positiven Vorhersagewert von 0,73 und einem negativen Vorhersagewert von 0,90.

Gaziano et al. (1991) kamen aufgrund der Untersuchung von 94 Zwillings- und 7 Drillingsschwangerschaften zu der Auffassung, dass die Dopplersonographie einen wertvollen Beitrag zur Überwachung von Mehrlingsschwangerschaften leisten kann.

In einer prospektiven longitudinalen Untersuchung, bei der neben der A. umbilicalis auch die A. carotis interna untersucht wurde, stellten Degani et al. (1988, 1990) die Nützlichkeit dieser Untersuchung zur frühen Feststellung von Risiken fest. Bei einem PI (Pulsatility-Index nach Gosling) der A. carotis interna ≤1,2 waren die Werte Erfolg versprechend mit einer Sensitivität von 0,83, einer Spezifität von 0,95, einem positiven Vorhersagewert von 0.91 und einem negativen Vorhersagewert von 0,91. Später berechnete er die mittlere Zeit eines diagnostischen Vorsprungs vor der Biometrie zur Feststellung einer Wachstumsstörung mit 3,7 Wochen (Degani et al. 1992). Allerdings war die Trefferquote insgesamt nicht perfekt mit einer Sensitivität von 0,58 und einem positiven Vorhersagewert von 0,71. Eine Steigerung der Sensitivität ließ sich auch hier durch die Kombination mit der Biometrie erreichen (Sensitivität=0,84).

Kurmanavicius et al. (1992) untersuchten 32 Zwillingspaare im Hinblick auf Wachstumsretardierung und diskordantes Wachstum. Eine Veränderung des Resistance-Index (RI nach Pourcelot) um 0,1 hatte eine Sensitivität von 0,78, eine Spezifität von 0,96, einen positiven Voraussagewert von 0,88 und einen negativen Voraussagewert von 0,92. Aufgrund dieser Ergebnisse wurde empfohlen, die Dopplersonographie in das Management von Mehrlingsschwangerschaften einzubauen.

Doppleruntersuchungen bei Zwillingen eine Woche vor der Geburt wiesen laut Jensen (1992) mit einem erhöhten RI auf plazentare Versorgungsstörungen hin und zwar sowohl nutritive mit konsekutiv niedrigem Geburtsgewicht als auch respiratorische mit späten Dezelerationen im CTG.

Jensen (1993) untersuchte außerdem Zusammenhänge zwischen den Resultaten der Dopplersonographie der Aa. umbilicales und der Differenz des pO_2 von Mehrlingen bei der Geburt >0,1 kPa. Bei einem RI>0,75 waren der positive Vorhersagewert 0,64 und die Spezifität 0,78.

Beim Vergleich der systolisch-diastolischen Variabilität der Strömungskurven der Aa. umbilicales bei normalen Einlingen und Zwillingen konnten Shah et al. (1992) nachweisen, dass bei Wachstumsstörung eines Zwillings dessen Indizes im Verlauf der Schwangerschaft ansteigen statt – wie üblich – abzufallen.

Bei 91 Zwillingsschwangerschaften untersuchten Grab et al. (1993) die Blutströmung in den uteroplazentaren wie auch in den fetoplazentaren Arterien im Hinblick auf die Entwicklung diskordanten Wachstums. Die Trefferquote war, auch wenn lediglich die letzten Messungen vor der Geburt herangezogen wurden, nur mäßig mit einer Sensitivität von 0,60, einer Spezifität von 0,66, einem positiven Vorhersagewert von 0,33 und einem negativen Vorhersagewert von 0,85.

Bisher wenig hilfreich war die Echokardiographie mit der Bestimmung von Geschwindigkeiten im Ein- und Ausstromtrakt des Herzens, möglicherweise wegen der unterschiedlichen Ursachen für eine Wachstumsstörung (Rizzo et al. 1994).

Weniger positiv klingen die Resultate von Faber et al. (1995), die den Wert eines Screenings bezüglich der geburtshilflichen Ergebnisse untersucht haben. Betrachtet wurden die Aa. uterinae für die uteroplazentare Zirkulation, die Aa. umbilicales für die fetoplazentare Zirkulation, sowie die A. descendens und die A. cerebri media für den Kreislauf des Feten. Es konnte gezeigt werden, dass sich die Werte nicht von denen bei Einlingsschwangerschaften unterscheiden. Nach Bildung von Scores, sowohl für die Dopplerbefunde als auch für die Kinder, wurden die Zusammenhänge untersucht. Bei einer Sensitivität von nur 0,25 und einer Spezifität von 0,63 wurde das Ergebnis als unzureichend für ein Screening beurteilt (Tabelle 11.1).

Zusammengefasst sprechen die meisten Ergebnisse der Dopplersonographie bei Mehrlingen dafür, dass insbesondere nutritive Störungen bei Zwillingen früher als mit anderen Methoden erkannt werden, und dass Risi-

Tab. 11.1. In der Literatur beschriebene Zusammenhänge zwischen dopplersonographischem Befund und klinischem Ergebnis (+ positiver Zusammenhang, − kein Zusammenhang, *Uterina* A. uterina, *NSA* A. umbilicalis, *ICA* A. carotis interna, *MCA* A. cerebri media, *PI-Hist* Plazentahistologie, *IUGR* intrauterine Wachstumsretardierung, *NICU* neonatologische Intensivabteilung)

	Uterina	NSA	Aorta	ICA	MCA	PI-Hist
Diskordantes Wachstum + IUGR	−	+				+
Ungünstiger Ausgang		+	+	+		
Intrauteriner Tod		+				
Aufenthalt in NICU		+				
Perinatale Mortalität		+				
Respiratorische Mangelversorgung (CTG)					+	

kosituationen durch den Einsatz der Dopplersonographie und entsprechendes Management reduziert bzw. entschärft werden können.

11.4 Theoretische Überlegungen

11.4.1 Was konnte erwartet werden?

Zunächst leuchtet ein, dass bei einer dichorialen wie bei einer monochorialen Situation eine uteroplazentare Versorgungsstörung zur Unterversorgung beider Feten führen kann, schwerlich jedoch zur selektiven Unterversorgung eines einzelnen Feten. Das bedeutet, dass die Frage nach diskordantem Wachstum nicht durch die Untersuchung der uteroplazentaren Blutströmung beantwortet werden kann. Eine Störung dieser uteroplazentaren Blutströmung kann bei Mehrlingen nur extrem selten festgestellt werden.

Eine Analyse der fetoplazentaren Blutströmung bei einer dichorialen Situation vermittelt das Bild der selektiven Versorgung eines Kindes. Damit sollten mit der Analyse der systolisch-diastolischen Variabilität der Aa. umbilicales diejenigen Feten erfassbar sein, deren Zottenzirkulation qualitativ beeinträchtigt ist. Auf diese Weise sind diejenigen nicht erfassbar, deren Plazentafläche bzw. -volumen klein ist und die deshalb ungenügend versorgt sind. Hierfür wäre es notwendig, quantitative Messungen der absoluten Geschwindigkeiten bzw. von Flussvolumina durchzuführen, was in den vorliegenden Studien nicht der Fall war.

Bei einer monochorialen Situation sind die fetoplazentaren Verhältnisse erheblich komplexer und selten mit Sicherheit zu beurteilen. Dies ist durch die nahezu obligat vorkommenden Anastomosen bedingt, die eine Beurteilung selektiver Versorgungseinheiten fast unmöglich machen.

Der Kreislauf des Feten bietet eine große Zahl an Möglichkeiten, die Versorgungslage bzw. die Reaktionen darauf zu analysieren. Im Zentrum stand ursprünglich die Aorta descendens, die einerseits die Herzauswurfleistung, andererseits die Peripherie des Feten, aber auch die der Plazenta repräsentiert. Erheblich einfacher zu interpretieren sind Gefäße, die nur eine Endstrombahn versorgen, wie die Hirngefäße, die Herzkranzgefäße oder die Nierenarterien. So ist von der A. cerebri media zu erwarten, dass sie insbesondere die Redistribution von Blut zugunsten des Hirns bei knappen respiratorischen Verhältnissen erkennen lässt. Leider zeigen sich dieselben Veränderungen – eine Erhöhung insbesondere der diastolischen Strömungsgeschwindigkeiten – auch bei Aktivität des Feten und um den Geburtstermin, sodass eine einfache Interpretation ohne Würdigung der aktuellen Situation nicht möglich ist.

Aufgrund dieser theoretischen Überlegungen ist es nicht erstaunlich, dass die Zusammenhänge zwischen Blutströmungsanalyse und Klinik nicht so eng sind, wie man es sich wünschen könnte. Doch gerade unter diesen Umständen dient die Dopplersonographie als Differenzialdiagnostikum. Die vorliegenden Resultate regen dazu an, sich zusätzlich wieder der quantitativen Strömungsbestimmung zuzuwenden.

11.5 Besonderheiten von Zwillingsschwangerschaften im Licht der Dopplersonographie

11.5.1 Acardius acranius und TRAP

Ein spezifisches Problem der Mehrlingsschwangerschaft ist die teilweise oder vollständige Versorgung einer Zwillingsanlage mit Acardius acranius durch einen gesunden Zwilling. Dabei kommt es zu einer Umkehr der umbilikalen Blutströmung TRAP (Twin-Reversed-Arterial-Perfusion). Das Herz des einen versorgt 2 Kreisläufe und entsprechend kommt es häufig relativ früh zur Dekompensation (Donnenfeld et al. 1991). Die Dopplersonographie mit Spektral- aber auch mit Farbdoppler spielt bei der Diagnose dieses Problems die entscheidende Rolle (Benson et al. 1998; Hecher et al. 1996; Ishimatsu et al. 1993; Kirkinen et al. 1989; Shalev et al. 1992). In Einzelfällen kann eine rudimentäre autonome Zirkulation nachgewiesen werden, die eine Dekompensation des gesunden Zwillings zu verhindern vermag (Pavlova et al. 1996).

11.5.2 Gekreuzte Nabelschnurumschlingungen

Ein weiteres Spezifikum der monoamnialen Schwangerschaft sind Nabelschnurumschlingungen, bei denen ein Fetus den anderen gefährdet. Auch wenn therapeutische Konsequenzen nicht eindeutig nützlich sind, so ist doch allein die sichere Feststellung Vorbedingung für entsprechende Überlegungen. Die Umschlingungen werden am einfachsten mit dem farbkodierten Doppler festgestellt.

Die Nabelschnurarterien weisen, dank Ihrer Länge und dem entsprechenden dämpfenden Strömungswiderstand, eine »glatte« Strömungskurve auf. Hindernisse, wie Nabelschnurknoten, vermögen dieses Bild zu stören, indem eine frühdiastolische Inzisur (Notch) sichtbar wird (Jakobi et al. 1994). Dies kann auch bei Mehrlingen mit gekreuzten Nabelschnurumschlingungen gefunden und als Hinweis auf eine Komplikation gewertet werden (Abuhamad et al. 1995).

Ein anderes Phänomen ist die Kompression der Nabelschnurvene, die im farbkodierten Doppler durch eine deutlich erhöhte Strömungsgeschwindigkeit sichtbar gemacht werden kann (Belfort et al. 1993).

11.5.3 Insertio velamentosa und Vasa prävia

Insertionsanomalien und Vasa prävia sind insbesondere bei monochorialen Mehrlingen häufiger anzutreffen als bei dichorialen Mehrlingen oder bei Einlingen und spielen deshalb eine größere Rolle, weshalb gezielt nach ihnen gesucht werden soll (Vogel 1995). Ihre Darstellung ist eine Domäne der farbkodierten Dopplersonographie (Raga et al. 1995).

11.5.4 Monochoriale Mehrlinge mit Störungen der Kreislaufkommunikation

Bei monochorialen Zwillingen ist es sehr wahrscheinlich, dass die Kreisläufe miteinander kommunizieren. Makroskopische oberflächliche Anastomosen auf der Chorialplatte können arterioarterielle, venovenöse oder sehr selten arteriovenöse (AV) sein. Die AV-Anastomosen sind gewöhnlich indirekte oder tiefe Verbindungen über kapillare Verbindungen in geteilten Kotyledonen, dem sog. »dritten Kreislauf«. Die Kombination einer arterioarteriellen Anastomose mit einem geteilten Kotyledon galt früher als einer der wichtigsten Kommunikationstypen (Arts u. Lohmann 1971). In den meisten Fällen sind die Verbindungen balanciert und bieten keine Probleme für die Kinder. In einigen Fällen können unabhängig davon Wachstumsunterschiede auftreten.

Bei einer Untersuchung von 23 monochorialen Plazenten konnten Anastomosen in 20 Fällen festgestellt werden. Davon hatten drei ein fetofetales Transfusionssyndrom. Insgesamt wurden in dieser Untersuchung 14 verschiedene Verbindungstypen beschrieben (Arts u. Lohmann 1971).

In einer anderen Untersuchung wurden 20 monochoriale Plazenten untersucht, von denen zehn die Basis eines fetofetalen Transfusionssyndroms waren. Im Vergleich fanden sich signifikant weniger Anastomosen in den Fällen mit Transfusionssyndrom; in 7 von 10 Fällen konnten lediglich tiefe AV-Anastomosen gesehen werden (Bajoria et al. 1995). Dies legte den Schluss nahe, dass ein Mangel an gegenregulierenden Anastomosen einer der Ausgangsfaktoren für ein fetofetales Transfusionssyndrom ist. Oberflächliche Anastomosen erlauben eine Blutströmung in beiden Richtungen und vermögen dadurch ein Ungleichgewicht auszugleichen, das durch tiefer liegende AV-Anastomosen bedingt ist. Die klinisch ungünstigsten Entwicklungen traten dann auf, wenn weder arterioarterielle, noch venovenöse Anastomosen existierten (Machin et al. 1996).

Die Anastomosen können schon seit längerem mittels bildgebendem und Dopplerultraschall sichtbar gemacht werden (Erskine et al. 1986). Seit der Einführung der farbkodierten Dopplersonographie ist dies um einiges leichter geworden (Donner et al. 1995; Hecher et al. 1995).

11.5.5 Polyhydramnion-Oligohydramnion-Sequenz

Die Polyhydramnion-Oligohydramnion-Sequenz ist ein beschreibender Überbegriff für Zwillinge mit diskordanten Befunden, deren Leitsymptom eine Ungleichheit der Fruchtwassermengen ist. Das Phänomen beschäftigt die Geburthelfer seit vielen Jahren, so Schatz (1882, 1900), und eine Lösung scheint gerade auch durch den Einsatz der Dopplersonographie immer näher zu rücken. Nicht in jedem Fall ist ein fetofetales Transfusionssyndrom die Ursache der Ungleichheit der Fruchtwassermengen. So hatten 6 von 33 konsekutiven Schwangerschaften mit einer Polyhydramnion-Oligohydramnion-Sequenz eine dichoriale Plazenta und damit keine Gefäßanastomosen und konnten somit auch kein fetofetales Transfusionssyndrom haben (Reisner et al. 1993). Über die Ursachen dieser Konstellation gibt es einige Spekulationen und immer wieder Vorschläge zur Lösung des differenzialdiagnostischen Dilemmas (Vetter 1993).

Bestechend ist der Vorschlag von Fouron (Lachapelle et al. 1997), durch Echokardiographie festzustellen, ob der kleinere Zwilling der Spender für das Transfusionssyndrom ist und deshalb Zeichen eines hyperdynamischen Kreislaufs aufweisen sollte oder ob er lediglich mangelversorgt ist und die gleichen Symptome aufweist wie ein Donor bei einem FFTS aber bezüglich des Kreislaufs auf »Sparflamme« gestellt ist. So ist die Differenzialdiagnose für den quasi trocken liegenden Zwilling (»Stuck-Twin«) ein renales Problem, wie renale Agenesie oder aber ein sekundär renales Problem im Rahmen einer Versorgungsstörung (Kuller et al. 1994).

11.5.6 Fetofetales Transfusionssyndrom

Da die Differenzialdiagnose nicht in allen Fällen der Literatur eindeutig geklärt ist, dürfte ein Teil der widersprüchlichen Mitteilungen auf diagnostischen Unklarheiten beruhen. Dennoch sollen einige Dopplerbefunde vorgestellt werden: Einige Autoren fanden diskordante Befunde (Blickstein 1990; Yamada et al. 1991); andere konnten Donor und Rezipient nicht anhand der dopplersonographischen Daten der Aa. umbilicales unterscheiden (Dickinson et al. 1995; Giles et al. 1990; Pretorius et al. 1988).

Ein großer Unterschied im PI der A. umbilicalis wurde vor dem Eintreten eines Hydrops fetalis gefunden. Der PI nahm mit einer Besserung des Befindens wieder ab (Ohno et al. 1994). In einigen Fällen können die Interferenzen der gemeinsamen Kreisläufe im Bereich AV-Anastomosen mit gegenläufigen interferierenden Wellen sichtbar gemacht werden (Hecher et al. 1994). Dopplersonographisch feststellbare Unterschiede in der Nierendurchblutung stehen in engem Zusammenhang mit einer unterschiedlichen Urinproduktion der Zwillinge (Mari et al. 1993).

Der klinische Verlauf und die Phasen der Dekompensation bzw. Rekompensation können dopplersonographisch verfolgt werden, insbesondere durch Beobachtung des zentralen Kreislaufs. Beim Donor können in den Aa. umbilicales ein frühdiastolischer Notch, ein diastolischer Block bis hin zum holodiastolischen Block oder gar Rückwärtsströmung auftreten. Pre- und Afterload sind beim Akzeptor in der Schlussphase erhöht. Die Zeichen einer Herzinsuffizienz auf der Basis einer dilatativen Trikuspidalinsuffizienz mit Regurgitation kann sichtbar gemacht werden (Zosmer et al. 1994). Die venösen Sonogramme weisen auf eine Erhöhung des zentralen Venendruckes hin (Hecher et al. 1995; Rizzo et al. 1994; Weiner u. Ludomirski 1994). Infolgedessen treten entsprechende Pulsationen in der V. umbilicalis auf. Auch beim Akzeptor können, insbesondere wenn sich ein Hydrops placentae entwickelt hat, pathologische Strömungsbefunde im fetoplazentaren Strombett gefunden werden. Wenn der Fetus überlebt, kann er schließlich eine pulmonale Hypertonie aufweisen, aber auch eine letale Kardiomyopathie mit Endokardfibroelastose (Zosmer et al. 1994). Andererseits kann es auch zu einer Remission eines Hydrops kommen (Achiron et al. 1992). Der Ausgang ist im Einzelfall schwer voraussagbar.

Nach dem intrauterinen Tod des einen ist der andere Zwilling stark gefährdet, da sein Widerpart nun fehlt. Es kommt zu den verschiedensten Reaktionen, z. B. eine Thromboemboliesequenz in ca. 25% der Fälle. Im Kreislauf ist es insbesondere eine Instabilität, die sich durch variable Strömungskurven auszeichnen kann (Lander et al. 1993), aber auch durch eine umgekehrte fetofetale Transfusion, bei der der überlebende Zwilling in kurzer Zeit sehr viel Blut in den anderen pumpen kann, ohne etwas davon zurückzubekommen (Jou et al. 1993).

11.5.7 Exkurs: hämodynamische Konsequenzen eines FFTS

> **Akzeptorin eines fetofetalen Transfusionssyndroms FFTS als Modell für eine hämodynamische Überlastung**
> - 34-jährige II. G, II. P, spontane monochoriale diamniale Gemini, 1. Zwilling Akzeptor mit Polyhydramnion, 2. Zwilling Donor mit Oligohydramnion
> - 14 Entlastungspunktionen, Digitalisierung der Patientin wegen der Herzinsuffizienz des Akzeptors zwischen 23 und 26 SSW
> ▼

> - Vorzeitiger Blasensprung des Akzeptors bei 26+5 SSW: Sectio caesarea
> - 1. Zwilling Mädchen, Akzeptor, 780g, APGAR 4/6/8, NA-pH 7.14, verstorben 3. Tag pp wegen Atemnotsyndrom
> - 2. Zwilling Mädchen, Donor, 615g, APGAR 7/6/9, NA-pH 7.30 verstorben am 8. Tag pp wegen Niereninsuffizienz

Die Messungen fanden 2 Wochen vor dem Ende der Schwangerschaft bei 24+3 und 24+4 SSW statt und illustrieren in der fiktiven Reihenfolge einer Untersuchung – beginnend mit der A. umbilicalis – die extreme Situation der Akzeptorin (◘ Abb. 11.1–11.7).

Zusammengefasst zeugen diese Befunde von einer erheblichen hämodynamischen Notlage der Akzeptorin eines FFTS. Die dargestellte Pathophysiologie ergibt modellhaft ein beängstigendes Bild von Problemen und Kompensationsversuchen der Akzeptorin:

- Die chronische Volumenüberlastung im Rahmen des FFTS ist Ausgangspunkt einer Dilatation im Bereich der **Trikuspidalklappe** (◘ Abb. 11.4). Damit kommt es im Herzen zu Pendelströmung und einer Erhöhung des zentralen Venendrucks.
- Dies ist die Basis für eine funktionelle Rechtsherzinsuffizienz mit konsekutiver systolischer Rückwärtsströmung, zunächst in den zentralen Venen, wie **V. hepatica** (◘ Abb. 11.7) und **D. venosus** (◘ Abb. 11.3); schließlich aber bis in die **Nabelvene** (◘ Abb. 11.2).
- Die intrahepatische Druckerhöhung führt zur Störung der Vorwärtsströmung von der V. umbilicalis durch die **V. portae sinistra** (◘ Abb. 11.6) bis hin zur Rückwärtsströmung in den Ductus venosus mit der Konsequenz, dass sauerstoffarmes Blut in die sauerstoffempfindlichen Präferenzorgane Herz und Hirn geraten kann.
- Die Erhöhung der Blutströmung durch die **A. hepatica communis** (◘ Abb. 11.5) kann sozusagen als Ersatzvornahme im Sinn der Leberdurchblutung angesehen werden, wenn das intrahepatische Niederdrucksystem durch Rückstau nicht mehr effizient funktioniert.
- Die Plazentaperfusion ist maximal gestört. Die chronische Afterloaderhöhung, sichtbar in der pandiastolischen Rückwärtsströmung der **A. umbilicalis** (◘ Abb. 11.1), trägt nicht unerheblich zu der durch Volumenüberlastung inaugurierten Herzinsuffizienz bei.

So ist es höchst erstaunlich, dass die Akzeptorin 2 Wochen später – weniger wegen ihrer hämodynamischen Notlage, sondern wegen der Folgen eines Blasensprungs – frühzeitig geboren wurde, allerdings mit erheblichen Anpassungsproblemen, die schließlich zum Tod führten.

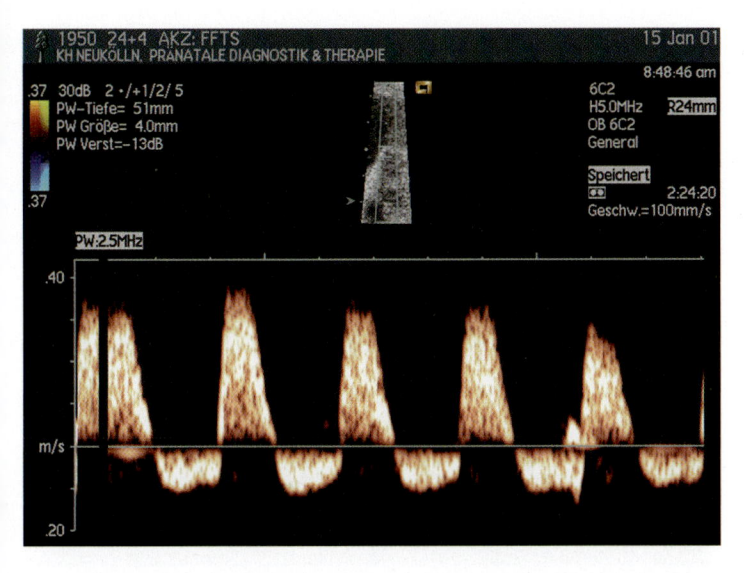

11.5 · Besonderheiten von Zwillingsschwangerschaften im Licht der Dopplersonographie

Abb. 11.1. Nabelarterien: Die Rückwärtsströmung während der gesamten Diastole illustriert die schwere Perfusionseinschränkung der Plazenta, wahrscheinlich im Rahmen eines plazentaren Ödems

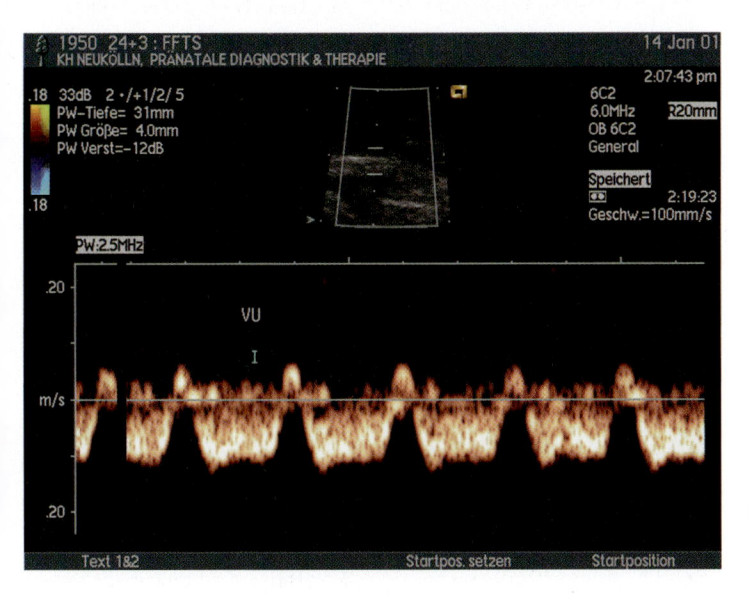

Abb. 11.2. Nabelvene: Pulssynchrone Pulsationen sind Zeichen einer Rechtsherzinsuffizienz und damit einer Notsituation der Akzeptorin (Kiserud 2001)

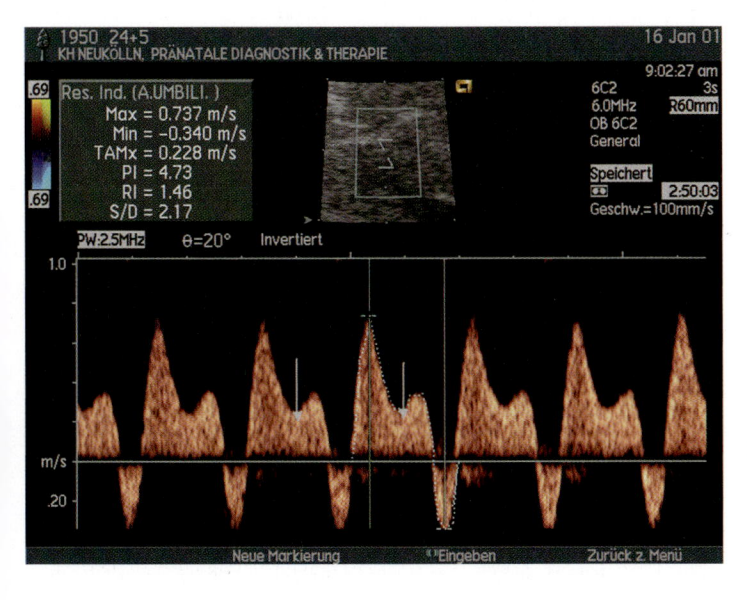

Abb. 11.3. Ductus venosus: maximale Pulsationen mit einer starken Rückwärtsströmung, die ebenfalls auf eine Rechtsherzinsuffizienz hinweist und damit das Pendant zu den Pulsationen in der Nabelvene darstellt (Kiserud 2001)

Abb. 11.4. Trikuspidalklappe: Die chronische Volumenüberlastung hat zu einer dilatativen Trikuspidalklappeninsuffizienz geführt, die durch eine holosystolische Rückwärtsströmung gekennzeichnet ist

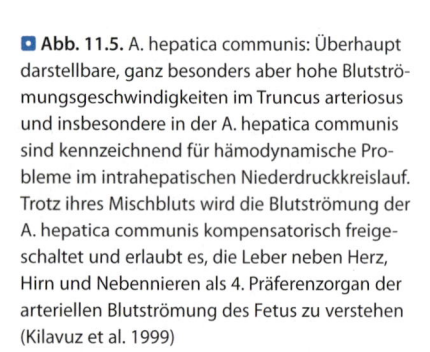

Abb. 11.5. A. hepatica communis: Überhaupt darstellbare, ganz besonders aber hohe Blutströmungsgeschwindigkeiten im Truncus arteriosus und insbesondere in der A. hepatica communis sind kennzeichnend für hämodynamische Probleme im intrahepatischen Niederdruckkreislauf. Trotz ihres Mischbluts wird die Blutströmung der A. hepatica communis kompensatorisch freigeschaltet und erlaubt es, die Leber neben Herz, Hirn und Nebennieren als 4. Präferenzorgan der arteriellen Blutströmung des Fetus zu verstehen (Kilavuz et al. 1999)

Abb. 11.6. V. portae sinistra: Die extremen Pulsationen in diesem Verbindungsgefäß, in dem normalerweise kontinuierlich sauerstoffreiches Blut nach rechts in die V. portae und damit zum rechten Leberlappen geleitet wird, zeigen, dass zeitweilig sauerstoffarmes Blut »rückwärts« zum Ductus venosus fließt. Das kann zur Folge haben, dass erstens der rechte Leberlappen auf normalem Weg nicht mehr mit Sauerstoff versorgt wird (siehe A. hepatica communis) und zweitens sauerstoffarmes Blut in den Ductus venosus gelangt und damit die Präferenzströmung in die Koronar- und Zerebralarterien partiell ad absurdum führt. (Kilavuz et al. 2003 ; Kiserud et al. 2003)

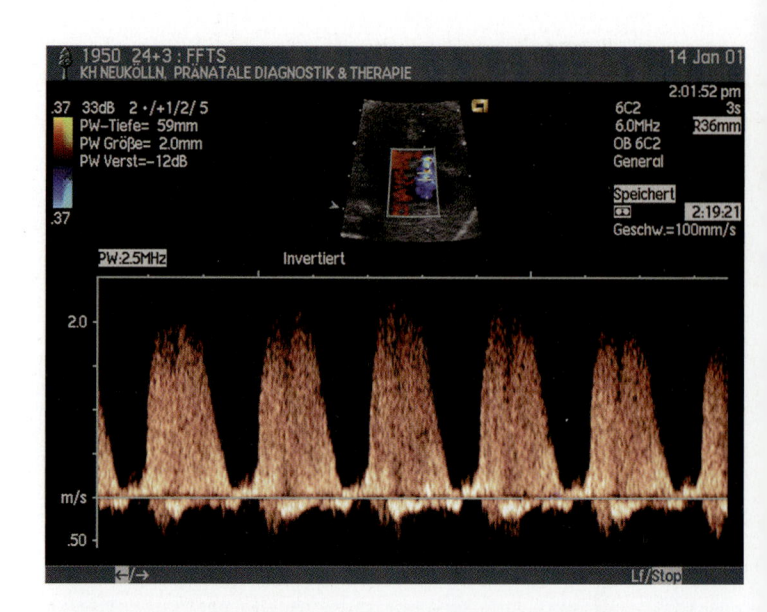

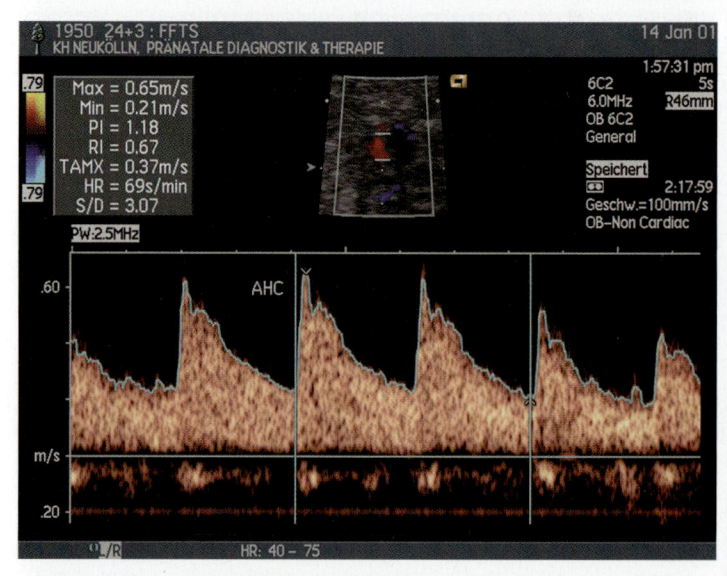

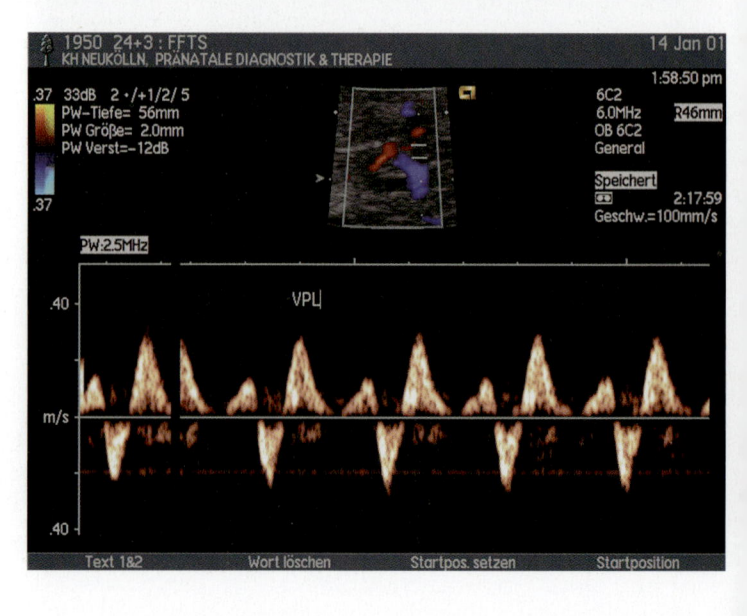

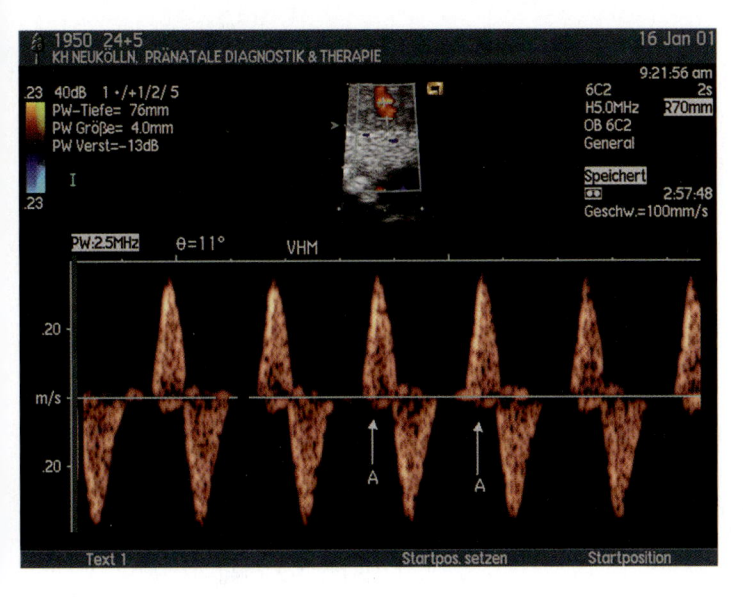

Abb. 11.7. V. hepatica: Die Anteile von Vorwärts- und Rückwärtsströmung sind nahezu identisch und weisen auf eine fast vollständige ineffiziente Pendelströmung hin

11.6 Zusammenfassung

Bildgebender Ultraschall und Dopplersonographie sind integrale Überwachungsmethoden für die Mehrlingsschwangerschaft. Unsere Empfehlungen zum Einsatz der sonographischen Diagnostik gehen vereinfacht aus den ▫ Abb. 11.1–11.7 hervor.

Die Dopplersonographie erlaubt, insbesondere bei der mit einfachen Mitteln schwer zu überwachenden Zwillingsschwangerschaft, einen Einblick in Physiologie und Pathophysiologie der nicht selten mit Problemen behafteten Schwangerschaft. Frühes Erkennen einer pathologischen Entwicklung ermöglicht eine Verbesserung der perinatalen Ergebnisse. Deshalb sollte der Einsatz der Dopplersonographie nicht auf die Zwillingsschwangerschaft mit diskordantem Wachstum beschränkt bleiben, da gerade ihre frühe Entdeckung eine Domäne dieser Methode ist.

»Given the limitations of present knowledge, serial assessment of twins beginning in the midtrimester with ultrasound observation, and adding combinations of Doppler velocimetry and nonstress testing in the third trimester, seems to represent the most reasonable current clinical approach to twin well-being.« (Devoe u. Ware 1995).

Literatur

Abuhamad AZ, Mari G, Copel JA, Cantwell CJ, Evans AT (1995) Umbilical artery flow velocity waveforms in monoamniotic twins with cord entanglement. Obstet Gynecol 86:674–677

Achiron R, Rabinovitz R, Aboulafia Y, Diamant Y, Glaser J (1992) Intrauterine assessment of high-output cardiac failure with spontaneous remission of hydrops fetalis in twin-twin transfusion syndrome: use of two-dimensional echocardiography, Doppler ultrasound, and color flow mapping. J Clin Ultrasound 20:271–277

Aisenbrey GA, Catanzarite VA, Hurley TJ, Spiegel JH, Schrimmer DB, Mendoza A (1995) Monoamniotic and pseudomonoamniotic twins: sonographic diagnosis, detection of cord entanglement, and obstetric management. Obstet Gynecol 86:218–222

Arts NFT, Lohmann AHM (1971) The vascular anatomy of monochorionic diamniotic twin placentas and the transfusion syndrome. Europ J Obstet Gynecol 3:83–93

Bajoria R, Wigglesworth J, Fisk NM (1995) Angioarchitecture of monochorionic placentas in relation to the twin-twin transfusion syndrome. Am J Obstet Gynecol 172:856–863

Belfort M, Moise K, Kirshon B, Saade G (1993) The use of color flow Doppler ultrasonography to diagnose umbilical cord entanglement in monoamniotic twin gestations. Am J Obstet Gynecol 168:601–604

Benson C, Bieber F, Genest D, Doubilet P (1989) Doppler demonstration of reversed umbilical blood flow in an acardiac twin. J Clin Ultrasound 17:291–295

Blickstein I (1990) The twin-twin transfusion syndrome. Obstet Gynecol 76:714–722

Degani S (1990) Fetal Doppler velocimetry in twins. Am J Obstet Gynecol 163:1100–1101

Degani S, Gonen R, Shapiro I, Paltiely Y, Sharf M (1992) Doppler flow velocity waveforms in fetal surveillance of twins: a prospective longitudinal study. J Ultrasound Med 11:537–541

Degani S, Paltiely J, Lewinsky R, Shapiro I, Sharf M (1988) Fetal internal carotid artery flow velocity time waveforms in twin pregnancies. J Perinat Med 16:405–409

Devoe L, Ware D (1995) Antenatal assessment of twin gestation. Semin Perinatol 19:413–423

Dickinson JE, Newnham JP, Phillips JM (1995) The role of Doppler ultrasound in the prediction of therapeutic success in twin-twin transfusion syndrome. J Matern Fetal Invest 5:39–43

Divon M, Girz B, Sklar A, Guidetti D, Langer O (1989) Discordant twins – a prospective study of the diagnostic value of real-time ultrasonography combined with umbilical artery velocimetry. Am J Obstet Gynecol 161:757–760

Donnenfeld A, van de Woestijne J, Craparo F, Smith C, Ludomirsky A, Weiner S (1991) The normal fetus of an acardiac twin pregnancy:

perinatal management based on echocardiographic and sonographic evaluation. Prenat Diagn 11:235–244

Donner C, Noel JC, Rypens F, Van Kerkem J, Avni F, Rodesch F (1995) Twin-twin transfusion syndrome – possible roles for Doppler ultrasound and amniocentesis. Prenat Diagn 15:60–63

Erskine RLA, Ritchie JWK, Murnaghan GA (1986) Antenatal diagnosis of placental anastomosis in a twin pregnancy using Doppler ultrasound. Br J Obstet Gynecol 93:955–959

Faber R, Viehweg B, Burkhardt U (1995) Prädiktive Wertigkeit dopplersonographischer Befunde bei Geminischwangerschaften. Zentralbl Gynaekol 117:353–357

Farmakides G, Schulman H, Saldana L, Bracero L, Fleischer A, Rochelson B (1985) Surveillance of twin pregnancy with umbilical arterial velocimetry. Am J Obstet Gynecol 153:789–792

Gaziano E, Knox G, Bendel R, Calvin S, Brandt D (1991) Is pulsed Doppler velocimetry useful in the management of multiple-gestation pregnancies? Am J Obstet Gynecol 164:1426–1431

Gerson A, Wallace D, Bridgens N, Ashmead G, Weiner S, Bolognese R (1987) Duplex Doppler ultrasound in the evaluation of growth in twin pregnancies. Obstet Gynecol 70:419–423

Giles WB, Trudinger BJ, Cook CM (1985) Fetal umbilical artery flow velocity-time waveforms in twin pregnancies. Br J Obstet Gynaecol 92:490–497

Giles W, Trudinger B, Cook C, Connelly A (1988) Umbilical artery flow velocity waveforms and twin pregnancy outcome. Obstet Gynecol 72:894–897

Giles W, Trudinger B, Cook C, Connelly A (1990) Doppler umbilical artery studies in the twin-twin transfusion syndrome. Obstet Gynecol 76:1097–1099

Giles W, Trudinger B, Cook C, Connelly A (1990) Umbilical artery waveforms in triplet pregnancy. Obstet Gynecol 75:813–816

Giles W, Trudinger B, Cook C, Connelly A (1993) Placental microvascular changes in twin pregnancies with abnormal umbilical artery waveforms. Obstet Gynecol 81:556–559

Grab D, Hütter W, Haller T, Sterzik K, Terinde R (1993) Diskordantes Wachstum bei Geminigravidität – Stellenwert der Dopplersonographie. Geburtshilfe Frauenheilkd 53:42–48

Hastie S, Danskin F, Neilson J, Whittle M (1989) Prediction of the small for gestational age twin fetus by Doppler umbilical artery waveform analysis. Obstet Gynecol 74:730–733

Hecher K, Jauniaux E, Campbell S, Deane C, Nicolaides K (1994) Artery-to-artery anastomosis in monochorionic twins. Am J Obstet Gynecol 171:570–572

Hecher K, Reinhold U, Gbur K, Hackelöer B (1996) Unterbrechung des umbilikalen Blutflusses bei einem akardischen Zwilling durch endoskopische Laserkoagulation. Geburtshilfe Frauenheilkd 56:97–100

Hecher K, Ville Y, Nicolaides K (1995) Color Doppler ultrasonography in the identification of communicating vessels in twin-twin transfusion syndrome and acardiac twins. J Ultrasound Med 14:37–40

Ishimatsu J, Nakanami H, Hamada T, Yakushiji M (1993) Color and pulsed Doppler ultrasonography of reversed umbilical blood flow in an acardiac twin. Asia Oceania J Obstet Gynaecol 19:271–275

Jakobi P, Weiner Z, Goren T, Thaler I (1994) Systolic notch in umbilical artery flow velocity waveforms associated with a tight true knot of the cord. J Matern Fetal Invest 4:119–121

Jensen O (1992) Doppler velocimetry in twin pregnancy. Eur J Obstet Gynecol Reprod Biol 45:9–12

Jensen O (1993) Doppler velocimetry and umbilical cord blood gas assessment of twins. Eur J Obstet Gynecol Reprod Biol 49:155–159

Jou H, Ng K, Teng R, Hsieh F (1993) Doppler sonographic detection of reverse twin-twin transfusion after intrauterine death of the donor. J Ultrasound Med 12:307–309

Kilavuz Ö, Vetter K (1999) Is the liver of the fetus the 4th preferential organ for arterial blood supply besides brain, heart, and adrenal glands? J Perinat Med 27:103-106.

Kilavuz Ö, Vetter K, Kiserud T, Vetter P (2003) The left portal vein is the watershed of the fetal venous system. J Perinat Med. 31: 184-187.

Kirkinen P, Herva R, Rasanen J, Airaksinen J, Ikaheimo M (1989) Documentation of paradoxical umbilical blood supply of an acardiac twin in the antepartum state. J Perinat Med 17:63–65

Kiserud T (2001) The Ductus venosus. Semin Perinatol 25: 11-20

Kiserud T, Kilavuz O, Hellevik LR (2003) Venous pulsation in the fetal left portal branch: the effect of pulse and flow direction. Ultrasound Obstet Gynecol 21:359-364.

Kuller JA, Coulson CC, McCoy MC, Altman GC, Thorp JM, Katz VL (1994) Prenatal diagnosis of renal agenesis in a twin gestation. Prenatal Diagn 14:1090–1092

Kurmanavicius J, Hebisch G, Huch R, Huch A (1992) Umbilical artery blood flow velocity waveforms in twin pregnancies. J Perinat Med 20:307–312

Lachapelle M, Leduc L, Cote J, Grignon A, Fouron J (1997) Potential value of fetal echocardiography in the differential diagnosis of twin pregnancy with presence of polyhydramnios-oligohydramnios syndrome. Am J Obstet Gynecol 177:388–394

Lander M, Oosterhof H, Aarnoudse J (1993) Death of one twin followed by extremely variable flow velocity waveforms in the surviving fetus. Gynecol Obstet Invest 36:127–128

Machin G, Still K, Lalani T (1996) Correlations of placental vascular anatomy and clinical outcomes in 69 monochorionic twin pregnancies. Am J Med Genet 61:229–236

Mari G, Kirshon B, Abuhamad A (1993) Fetal renal artery flow velocity waveforms in normal pregnancies and pregnancies complicated by polyhydramnios and oligohydramnios. Obstet Gynecol 81:560–564

Nimrod C, Davies D, Harder J, Dempster C, Dodd G, McDicken N, Nicholson S (1987) Doppler ultrasound prediction of fetal outcome in twin pregnancies. Am J Obstet Gynecol 156:402–406

Ohno Y, Ando H, Tanamura A, Kurauchi O, Mizutani S, Tomoda Y (1994) The value of Doppler ultrasound in the diagnosis and management of twin-to-twin transfusion syndrome. Arch Gynecol Obstet 255:37–42

Pavlova M, Fouron J, Proulx F, Lessard M (1996) Importance of intrauterine diagnosis of rudimentary autonomic circulation in an acardiac twin. Arch Mal Coeur Vaiss 89:629–632

Peek M, McCarthy A, Kyle P, Sepulveda W, Fisk N (1997) Medical amnioreduction with sulindac to reduce cord complications in monoamniotic twins. Am J Obstet Gynecol 176:334–336

Pretorius D, Manchester D, Barkin S, Parker S, Nelson T (1988) Doppler ultrasound of twin transfusion syndrome. J Ultrasound Med 7:117–124

Raga F, Ballester M, Osborne N, Bonilla-Musoles F (1995) Role of color flow Doppler ultrasonography in diagnosing velamentous insertion of the umbilical cord and vasa previa. A report of two cases. J Reprod Med 40:804–808

Reisner DP, Mahony BS, Petty CN et al (1993) Stuck twin syndrome: Outcome in thirty-seven consecutive cases. Am J Obstet Gynecol 169:991–995

Rizzo G, Arduini D, Romanini C (1994) Cardiac and extracardiac flows in discordant twins. Am J Obstet Gynecol 170:1321–1327

Saldana L, Eads M, Schaefer T (1987) Umbilical blood waveforms in fetal surveillance of twins. Am J Obstet Gynecol 157:712–715

Schatz F (1882) Zur Frage über die Quelle des Fruchtwassers und über Embryones papyracei. Arch Gynaekol 19:329

Schatz F (1900) Die Gefäßverbindungen der Plazentakreisläufe einiiger Zwillinge, ihre Entwicklung und ihre Folgen. Arch Gynaekol 60:201, 559–584

Shah Y, Gragg L, Moodley S, Williams G (1992) Doppler velocimetry in concordant and discordant twin gestations. Obstet Gynecol 80:272–276

Shalev E, Zalel Y, Ben-Ami M, Weiner E (1992) First-trimester ultrasonic diagnosis of twin reversed arterial perfusion sequence. Prenat Diagn 12:219–222

Vetter K (1993) Considerations on growth discordant twins. J Perinat Med 21:267–272

Vogel M (1995) Atlas der morpholgischen Plazentadiagnostik. 2 Aufl. Springer, Berlin

Weiner CP, Ludomirski A (1994) Diagnosis, pathophysiology, and treatment of chronic twin-to-twin transfusion syndrome. Fetal Diagn Ther 9:283–290

Yamada A, Kasugai M, Ohno Y, Ishizuka T, Mizutani S, Tomoda Y (1991) Antenatal diagnosis of twin-twin transfusion syndrome by Doppler ultrasound. Obstet Gynecol 78:1058–1061

Zosmer N, Bajoria R, Weiner E, Rigby M, Vaughan J, Fisk N (1994) Clinical and echographic features of in utero cardiac dysfunction in the recipient twin in twin-twin transfusion syndrome. Br Heart J 72:74–79

Dopplersonographie in der Frühschwangerschaft

E. Ostermayer

12.1 Frühes 1. Trimenon – 113
12.1.1 Physiologische Implantation – Trophoblastzellinvasion – intervillöse Zirkulation – 113
12.1.2 Dopplermessungen – 114
12.1.3 Gestörte intrauterine Schwangerschaft – 115
12.1.4 Trophoblasterkrankung – 115

12.2 Spätes 1. Trimenon – 116
12.2.1 Morphologische Veränderungen – Trophoblastinvasion der Spiralarterien – 116
12.2.2 Doppler der A. uterina im späten 1. Trimenon (10.–14. SSW) – 116
12.2.3 Risiko für Präeklampsie und Wachstumsretardierung (Doppler 11.–14. SSW) – 116

12.3 Dopplersonographie des Embryos im späten 1. Trimenon (11.–14. SSW) – 120
12.3.1 Ductus venosus (DV) – 120
12.3.2 Blutflussmuster über der Trikuspidalklappe – 123
12.3.3 Farbdopplersonographie embryonaler Strukturen – 124

> **Cave**
> In der Frühschwangerschaft, speziell vor dem Abschluss der Organogenese, muss besonders verantwortungsvoll mit der Anwendung der verschiedenen Dopplermodalitäten umgegangen werden. Der mögliche Thermaleffekt (▶ Kap. 7) auf den sich entwickelnden Embryo (insbesondere vor der 10. SSW) muss beachtet werden (Campbell 1999; Carvalho 2004).

Wie in ▶ Kap. 1.1 beschrieben, erfolgt die arterielle Versorgung des Uterus in erster Linie über die A. uterinae. Diese verzweigen sich in die zirkulär verlaufenden Aa. arcuatae, aus denen die Aa. radiales entspringen, welche tief ins Myometrium eindringen und dort in die Spiralarterien münden. Diese entsprechen dem Endstromgebiet des uterinen Gefäßbettes und versorgen das innere Myometrium, das Endometrium, bzw. während der Schwangerschaft die Dezidua.

12.1 Frühes 1. Trimenon

12.1.1 Physiologische Implantation – Trophoblastzellinvasion – intervillöse Zirkulation

In Vorbereitung auf die Trophoblastinvasion findet als erstes die Dezidualisierung der uterinen Mukosa statt. Der Trophoblast differenziert sich in 2 Richtungen: Der villöse Trophoblast bildet den Chorionzottenbaum, der im intervillösen Spalt später von mütterlichem Blut umspült wird. Der extravillöse Trophoblast umfasst alle invasiven Subpopulationen des Trophoblasten. Während der frühen Implantationsphase bildet dieser vorerst eine schalenähnliche Zytotrophoblastzellschicht, durch welche die distalen Enden der in die Dezidua mündenden Spiralarterien – großteils durch Pfropfbildung – verschlossen werden (Plugging). Dies findet in den ersten 2–3 Schwangerschaftswochen statt.

Im weiteren Verlauf beginnt von dieser Zytotrophoblastschicht aus die Migration des Trophoblasten in die Dezidua. Einerseits wandern die Zellen ins Interstitium, andererseits von den Pfropfen aus retrograd entlang des Lumens der Spiralarterien (endovaskuläre Trophoblastzellen). Diese erste Phase der Invasion ist bis zur ca. 8.–10. SSW abgeschlossen (Hamilton u. Boyd 1966; Pijnenborg et al. 1983; Kam et al. 1999).

Ab der 10.–12. SSW kommt es, beginnend in der Peripherie des Chorion frondosum, zur langsamen Öffnung der verschlossenen distalen Enden der Spiralarterien; gleichzeitig dringt der Trophoblast entlang der Spiralarterien bis ins innere Drittel des Myometriums vor (Robertson et al. 1975; Pijnenborg et al. 1983). Inwieweit es sich wirklich um 2 Wellen der Migration handelt oder ob ein kontinuierlicher Prozess vorliegt, ist bisher noch nicht endgültig geklärt (Pijnenborg et al. 2006) (◘ Abb. 12.1).

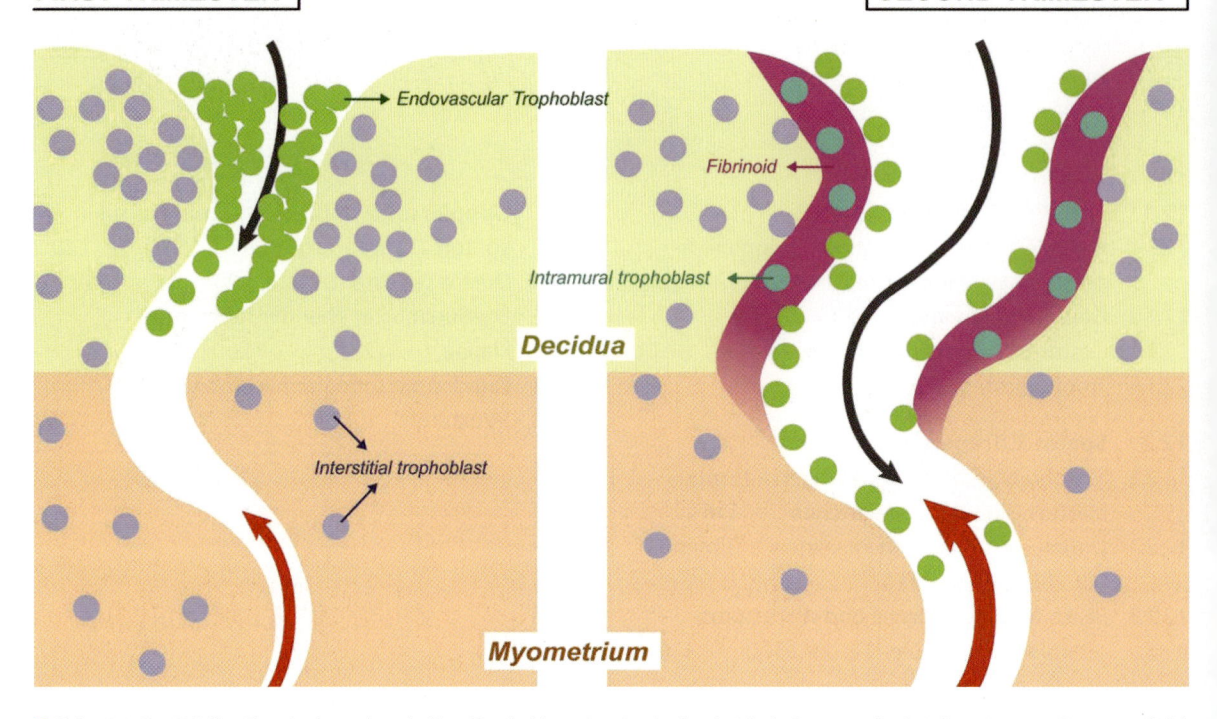

Abb. 12.1. Zwei-Wellen-Theorie der endovaskulären Trophoblastmigration in das deziduale Segment der Spiralarterien im 1. Trimenon (*links*) und in das myometrane Segment im frühen 2. Trimenon. *Roter Pfeil*: Richtung des Blutflusses, *schwarzer Pfeil*: Richtung der endovaskulären Trophoblastinvasion (Pijnenborg et al. 2006)

Es wird angenommen, dass nach zumindest teilweiser Versiegelung der Spiralarterien durch den Zytotrophoblasten in den ersten 2–3 Schwangerschaftswochen (früher Gestationssack) der Sauerstoff-Fluss von der mütterlichen zur fetalen Zirkulation minimiert wird. Diese Situation der geringen Sauerstoffversorgung während eines Großteils des 1. Trimenons schützt den sich entwickelnden frühen Embryo vor oxidativem Stress. Durch den verminderten aeroben Metabolismus ist die Bildung von freien Radikalen sehr gering, sodass die aufgrund ihrer extensiven Zellteilung extrem empfindlich Trophoblastzellen geschont werden (Burton et al. 2003; Jauniaux et al. 2005; Pijnenborg et al. 2006). Mit der Eröffnung der Spiralarterien kommt es zur sukzessiven Zunahme der Zirkulation von mütterlichem Blut im intervillösen Spalt (Jauniaux 2003) und damit zu einer Zunahme des pO_2 im intervillösen Spalt.

12.1.2 Dopplermessungen

Intervillöser Raum

Verschiedene morphologische, hysteroskopische und Doppleruntersuchungen ergaben, dass, ausgehend von der Peripherie, ab der 8.–9. SSW und erst ab der 10. SSW im Zentrum der Plazenta durch Auflösung der »Plugs« ein signifikanter intervillöser Fluss besteht (Burton et al. 1999; Jaffe u. Woods 2004; Jauniaux et al. 2005). Mit höher auflösenden Farbdopplergeräten kann dieser im intervillösen Raum nachgewiesen werden. Kurjak, Valentien und Merce konnten im intervillösen Raum schon ab der 6. SSW Blutflusssignale darstellen, was darauf hinweisen kann, dass durch teilweise unvollständige Pfropfbildung schon früher eine geringe Zirkulation stattfindet (Merz 2002).

Dottersack

Der Dottersack stellt das früheste vaskuläre und hämatopoetische Organ des Feten dar. Das Gefäßsystem in den Wänden des Dottersackes entwickelt sich 2 Wochen post conceptionem. Die Blutflusssignale (gepulster und Farbdoppler) des Dottersackes konnten in der 5. bzw. 6. SSW dargestellt werden, mit maximaler Nachweisbarkeit zwischen der 7. bzw. 8. SSW. In allen Fällen zeigte sich ein charakteristisches Flussprofil (niedrige Flussgeschwindigkeit mit fehlendem diastolischem Fluss).

Bei Schwangerschaften mit nachfolgendem Abort wurden unregelmäßige Durchblutungsmuster des Dottersackes und abnorme Gefäßausbildung im Haftstiel beobachtet (Merz 2002).

Embryo

Zum besseren Verständnis der hämodynamischen Zusammenhänge wurden auch Dopplermessungen der wichtigsten embryonalen Gefäße durchgeführt sowie die Flussmuster über den Herzklappen untersucht. Da sich derzeit hieraus keine klinischen Konsequenzen ergeben, sollten Dopplersuchungen des frühen Embryos in seiner vulnerablen Phase nur wissenschaftlichen Fragestellungen vorbehalten werden.

12.1.3 Gestörte intrauterine Schwangerschaft

Bei zwei Dritteln der fehlangelegten Schwangerschaften findet sich histopathologisch eine **defekte Plazentation**, charakterisiert hauptsächlich durch eine dünnere, fragmentierte Trophoblastzellschicht und eine verminderte Zytotrophoblastinvasion mit fehlerhaftem Verschluss der distalen Enden der Spiralarterien (Hustin 1990) (Abb. 12.2b). Dies ist in der Folge assoziiert mit einem verfrühten Beginn der maternalen Zirkulation durch die Plazenta (Jauniaux et al. 2003). Der exzessive Eintritt des mütterlichen Blutes in den intervillösen Raum hat direkten mechanischen Einfluss auf das Zottengewebe, und indirekt resultiert daraus oxidativer Stress bzw. ein Ungleichgewicht von freien Radikalen. Diese können mitbeteiligt sein an Zelldysfunktion und/oder Zellschaden im Bereich der Plazenta (Jauniaux et al. 2005).

Die verfrüht einsetzende massive Durchblutung des **intervillösen Spaltes** konnte in 70 bzw. 80% von fehlangelegten Schwangerschaften farbdopplersonographisch dargestellt werden (Jauniaux et al. 2003; Greenwold et al. 2003).

Nach Schwärzler (1999) scheint die Möglichkeit eines kompletten Abortgeschehens 4fach erhöht, wenn sich bei fehlangelegter Schwangerschaft im intervillösen Spalt farbdopplersonographisch ein Blutfluss nachweisen lässt. Ein abwartendes Verhalten scheint in diesen Fällen möglich, um evtl. eine Kürettage vermeiden zu können.

Bei später als Abort endenden Schwangerschaften konnten keine Auffälligkeiten der **Dopplerindizes der uteroplazentaren Zirkulation (A. uterina, A. arcuata)** nachgewiesen werden (Makikallio 2001; Alcazar 2000).

12.1.4 Trophoblasterkrankung

Trophoblasterkrankungen sind unter anderem charakterisiert durch abnorme Vaskularisation (Neoangiogenese) und erhöhte Blutzufuhr. Histopathologisch konnte v.a. bei hydatiformer, kompletter Molenbildung eine eindeutige Verminderung der endovaskulären dezidualen Trophoblastinvasion und der fast vollständig **fehlende Verschluss der Spiralarterien** durch Pfropfbildung nach-

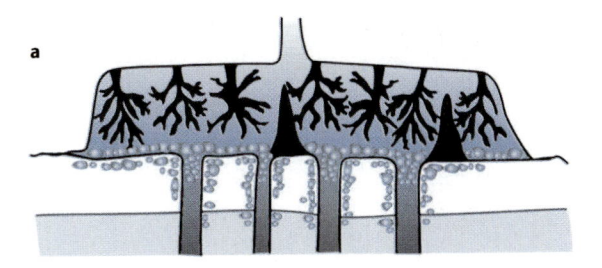

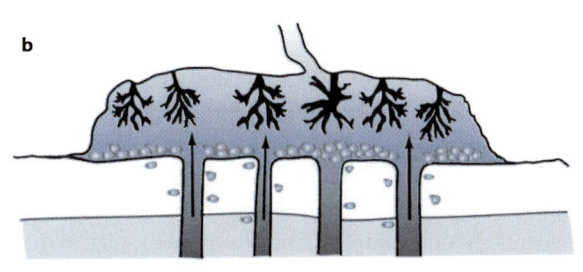

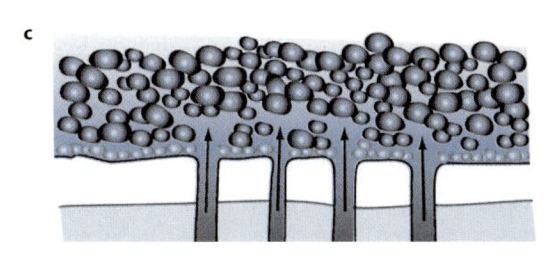

Abb. 12.2. **a** Plazentation in ungestörter Schwangerschaft mit kontinuierlich ausgebildeter »Trophoblastschale«, Pfropfen (Plugs) in den Lumen der Spiralarterien und interstitieller Migration des extravillösen Trophoblasten durch die Dezidua bis ins obere Myometrium; **b** Plazentation in gestörter Frühschwangerschaft mit unterbrochener »Trophoblastschale«, fehlenden »Plugs« und verminderter Migration der extravillösen Trophoblastzellen; **c** Komplette hydatidiforme Molenbildung mit fehlenden »Trophoblast-Plugs« und interstitieller Migration (Jauniaux et al. 2005)

gewiesen werden (Sebire et al. 2001; Abb. 12.2c Jauniaux et al. 2005).

Die durch die fehlende Pfropfbildung resultierende übermäßige Durchblutung des intervillösen Raumes kann die **signifikant erniedrigten Widerstandindizes** der uteroplazentaren Gefäße (v.a. A. uterina) erklären, wobei sich die niedrigsten Werte beim Chorionkarzinom fanden (Zhou et al. 2005; Kurjak et al. 1994; Long et al. 1990). Ebenso tragen die durch **Neoangiogenese** zusätzlich entstandenen Blutgefäße, typisiert durch hohe Flussgeschwindigkeit und niedrigen Widerstand, dazu bei.

Bei invasiven Molen und Chorionkarzinom kommen farbdopplersonographisch kräftig farbkodierte Areale, die die **myometrane Trophoblastinvasion** anzeigen, zur Darstellung. Diese Infiltrationsbezirke können schon im Frühstadium, vor der Darstellbarkeit im B-Bild, farbdopplersonographisch durch vermehrte Durchblutung auffallen.

Unter **Chemotherapie** verschwinden diese Neovaskularisationsareale. Mit fallenden ß-HCG-Werten konnten steigende Widerstandsindizes der uteroplazentaren Gefäße nachgewiesen werden. Nach dem erfolgreichen Ende der Chemotherapie lagen diese wieder im Normbereich (Zhou et al. 2005).

12.2 Spätes 1. Trimenon

12.2.1 Morphologische Veränderungen – Trophoblastinvasion der Spiralarterien

Im Rahmen der weiteren physiologischen Plazentation dringt der extravillöse Trophoblast bis in das innere Drittel des Myometriums vor. Sukzessive wird hierbei das Endothel und die glatte Muskulatur der Spiralarterien verdrängt und teilweise ersetzt (endovaskulärer Trophoblast). Durch diese Umformung (Remodelling) kommt es zu einem fortschreitenden Verlust der Elastizität mit Erweiterung in dilatierte, sackähnliche, nicht kontraktile Gefäße, die nicht mehr auf vasokonstriktorische Reize reagieren können. Somit ist der für die weitere Entwicklung erforderliche konstante und um ein vielfaches vermehrte Blutfluss zum intervillösen Bereich gewährleistet. (Brosens et al. 1967; Pijnenborg et al. 1983; Kaufmann et al. 2003; Kam et al. 1999).

12.2.3 Doppler der A. uterina im späten 1. Trimenon (10.–14. SSW)

Dopplerindizes und Flussmuster

Durch den oben beschriebenen, abnehmenden Widerstand im uteroplazentaren Gefäßbett kommt es in den vorgeschalteten Aa. uterinae zu Veränderungen der Dopplerindizes und der Flusskurve: Der Widerstand nimmt kontinuierlich ab, und der frühdiastolische Notch (Schluss der Aortenklappen) verschwindet (◘ Abb. 12.4a).

In **histopathologischen Untersuchungen** konnte das **Ausmaß der Trophoblastzellinvasion** mit den **Blutflussveränderungen** in **Zusammenhang** gebracht werden. Im Kollektiv mit erniedrigtem Widerstand (RI) und fehlendem Notch fanden sich gegenüber dem Hochwiderstandskollektiv signifikant mehr Gefäße mit dezidualer, endovaskulärer Trophoblastinvasion (Prefumo et al. 2004).

Es scheint, dass der **RI** (Ausdruck des Widerstandes des zu perfundierenden Gefäßbettes) und der **frühdiastolische Notch** (Ausdruck der Gefäßcompliance) voneinander **unabhängige Parameter** sind (Hollis et al. 2003; Lees 2000).

Während der 3 Wochen zwischen der 11+0 und 13+6 SSW zeigt sich für den RI und PI kein signifikanter Unterschied bezogen auf das Schwangerschaftsalter, sodass sich für diesen Zeitraum folgende Werte ergeben (◘ Tabelle 12.1).

Technik

Die Dopplerflussmessung wird in Höhe des inneren Muttermundes, vor der Aufzweigung in die Aa. arcuatae vorgenommen; dies ist technisch in einem hohen Prozentsatz (96%) möglich. Die bisher durchgeführten Studien wurden sowohl von transvaginal, als auch von transabdominal, ungefähr in gleicher Häufigkeit, durchgeführt. Für den transabdominalen Zugang konnte gezeigt werden, dass von den verschiedenen quantitativen Dopplerindizes nur für den **Resistance-Index** eine **hohe Inter- als auch Intraobserver-Übereinstimmung** vorlag; eine gute Übereinstimmung ergab sich auch für die qualitative Beurteilung des **Notch.** Dieser wird als eindeutige frühdiastolische Aufwärtsbewegung der Geschwindigkeit nach spätsystolischer Abwärtsbewegung der Kurve definiert (Hollis et al. 2001; Martin et al. 2001; Dugoff et al. 2005) (◘ Abb. 12.3 u. 12.4).

12.2.3 Risiko für Präeklampsie und Wachstumsretardierung (Doppler 11.–14. SSW)

Fehlerhafte Plazentation und Trophoblastinvasion mit in der Folge fehlender Umformung der Spiralarterien wird als einer der Hauptfaktoren für die Entwicklung einer Präeklampsie (PE) und intrauterinen Wachstumsretardierung (SGA bzw. IUGR) angesehen (Brosens et al.

◘ Tab. 12.1. Resistance-Index (RI) und Pulsatility-Index (PI) der A. uterina 11+0 – 13+6 SSW

	5. Perzentile (Pz)	50. Perzentile	95. Perzentile
Resistance-Index (RI) Hollis (2003) n=265 Dugoff (2005) n=1005	0,53	0,71 0,59	0,85 0,81
Pulsatility-Index (PI) Martin (2001) n=3324			2,35

1972; Robertson et al. 1975; Kaufmann 2003; Pijnenborg et al. 2006). Entsprechend fand sich im 2. Trimenon ein positiver Zusammenhang zwischen pathologischen Dopplerbefunden der A. uterina und dem Risiko für Präeklampsie und IUGR (Papageorghiou et al. 2001; Harrington et al. 2004; Yu et al. 2005)

Da die Trophoblastinvasion schon im 1. Trimenon beginnt (1. »Welle« bis zur 10. SSW, s. oben), stellte sich die Frage, ob auch schon zu diesem Zeitpunkt eine Korrelation zwischen Dopplerindizes und Schwangerschaften mit uteroplazentar bedingten Komplikationen, wie Präeklampsie (PE), schwangerschaftsinduzierter Hypertonie (SIH), vorzeitige Lösung und Wachstumsretardierung (SGA bzw. IUGR) besteht. Harrington berichtete 1997, dass in der 12.-16. SSW abnorme Dopplerwerte mit Entwicklung einer Präeklampsie und Wachstumsretardierung assoziiert waren. In den letzten Jahren konnte dies für frühere Wochen bestätigt werden, wobei die meisten Studien im Rahmen des 1.-Trimester-Screenings (11+0 – 13+6 SSW) durchgeführt wurden (◘ Tabelle 12.2).

Geburtsgewicht

Ein signifikant geringeres Geburtsgewicht fand sich bei erhöhtem mittlerem RI (Hollis et al. 2003) bzw. PI (Martin et al. 2001) der A. uterina. Lag der RI über der 75. Perzentile, so lag bei zwei Dritteln der Patientinnen das Geburtsgewicht <10. Perzentile (Dugoff et al. 2005).

Etwas different sind die Ergebnisse bezüglich der Bedeutung des Notches. Möglicherweise zum Teil auch

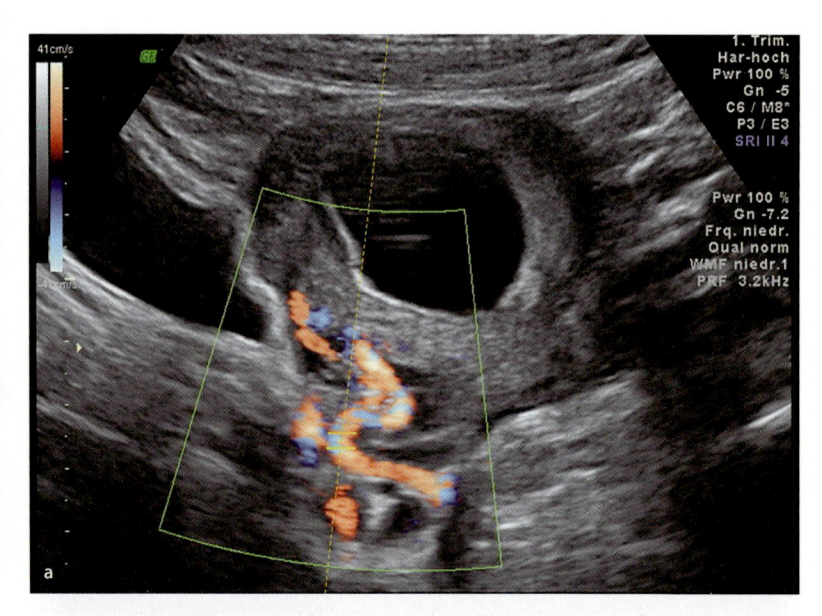

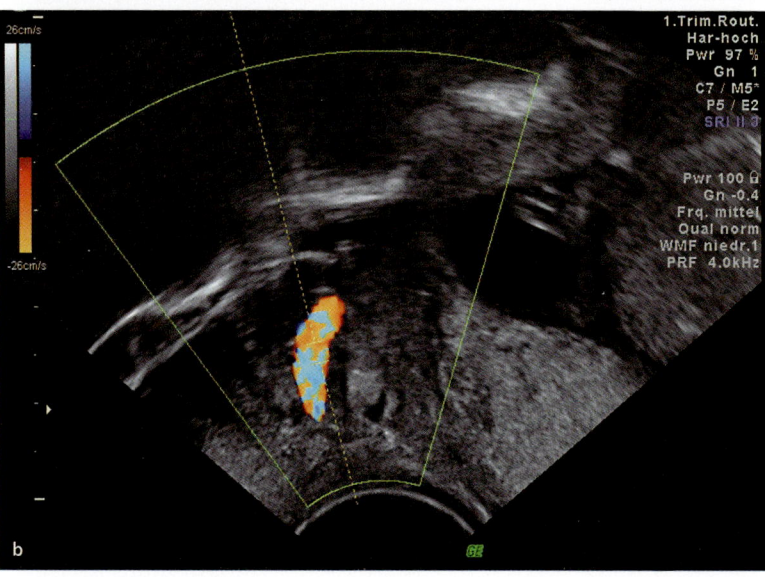

◘ **Abb. 12.3.** Die Dopplermessung wird in Höhe des inneren Muttermundes vorgenommen. Die A. uterina stellt sich durch hohe Geschwindigkeit (Aliasing) eindeutig dar. Der Einfallswinkel soll möglichst gering sein. **a** transabdominale Dopplermessung, **b** transvaginaler Zugang

dadurch verursacht, dass die Definition des Notches von Arbeitsgruppe zu Arbeitsgruppe variiert (Lees 2000). Von Hollis (2001) und Dugoff (2005) wurde er als eindeutige frühdiastolische Aufwärtsbewegung nach spätsystolischer Abwärtsbewegung der Kurve definiert (s. oben).

War bereits im 1. Trimenon kein Notch mehr nachweisbar, dann zeigte sich ein signifikant höheres Geburtsgewicht als bei »Normalisierung« erst im 2. Trimenon oder bei Fortbestehen des Notches (Prefumo et al. 2004; Campbell et al. 2000; Hollis et al. 2003; Carbillon et al. 2004; Carbillon et al. 2006)

Präeklampsie, SIH, vorzeitige Plazentalösung
Schwangerschaften mit Präeklampsie, SIH, vorzeitiger Plazentalösung und Wachstumsretardierung zeigten einen **signifikant höheren mittleren PI** (Martin et al. 2001) und eine höhere Prävalenz von **bilateralen Notches** im Vergleich zum Normalkollektiv (Gomez et al. 2005).

Auf eine **schwere Präeklampsie mit Entbindungsnotwendigkeit vor der 32. SSW** war ein **PI der A. uterina >95. Perzentile** mit einer Sensitivität von 60% hinweisend, bei leichteren Präeklampsien mit späterem Entbindungszeitpunkt (vor der 36. SSW) lag die Sensitivität um einiges niedriger (40%). Ähnliches fand sich für die Entwicklung einer Wachstumsretardierung (Martin 2001).

Carbillon (2003, 2004) analysierte für vaskulär bedingte Komplikationen (PE, Eklampsie, SIH, vorzeitige Lösung, IUFT, IUGR) die **qualitative Veränderung (Notch)** des Dopplerflusses in der 12.-14. SSW und 22.-24. SSW Das Risiko hing signifikant vom **Zeitpunkt des Verschwindens des Notches** (frühzeitig <14. SSW, verzögert oder einseitig, oder gar nicht bis 22.-24. SSW) ab.

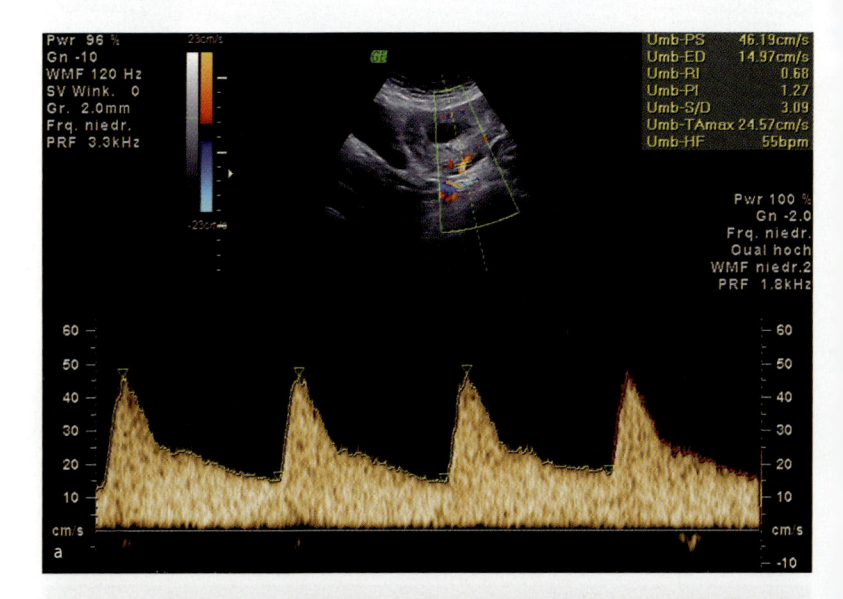

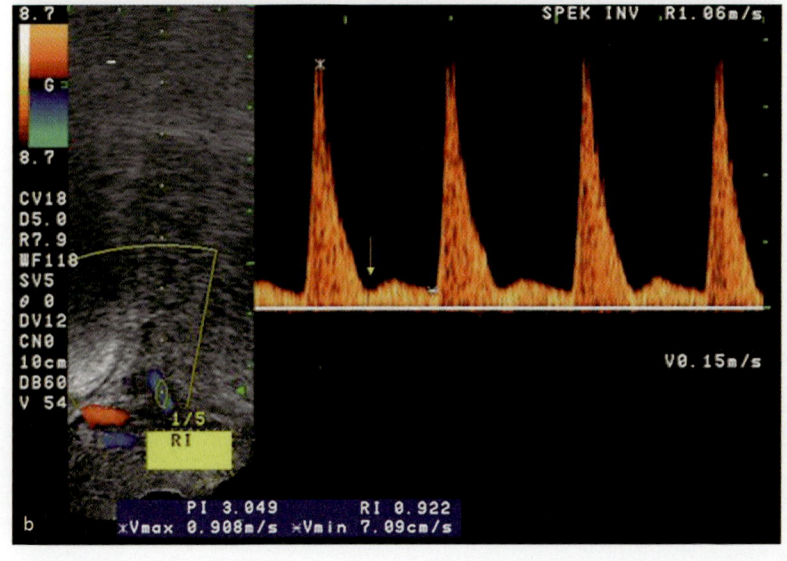

Abb. 12.4. a Doppler der A. uterina in der 12. SSW. Widerstand (RI) im mittleren Perzentilenbereich, kein Notch (transabdominale Messung). **b** Doppler der A. uterina in der 12. SSW mit hohem Widerstand (>95. Perzentile) und Notch (Pfeil). Die Patientin wurde in 28. SSW wegen HELLP-Syndrom entbunden

Doppler der A. uterina als Screeningparameter im 1. Trimenon?

Schwere bzw. sehr schwere Präeklampsien, die unter anderem eine vorzeitige Entbindung (<36. SSW, respektive <32. SSW) zur Folge haben, sind mit einer signifikanten Steigerung der mütterlichen und perinatalen Morbidität und Mortalität verknüpft. Wir wissen, dass allein durch **intensivere Überwachung** dieses Risikokollektives Morbidität und Mortalität gesenkt werden können. Die Gabe von **ASS 100** scheint zur Reduzie-

Tab. 12.2. Doppler der A. uterina: Studienergebnisse aus prospektiv randomisierten Untersuchungen. Zusammenhang zwischen erhöhtem Widerstand bzw. Notch der A. uterina und PE, SIH, IUGR/SGA und IUFT

Erstautor	Art der Studie Kollektiv	N	Kriterium	Dopplerkriterium A. uterina		Ergebnis
				Quantitativ	Qualitativ Notch +/− +: vorhanden −: nicht vorhanden	
Harrington et al. (1997)	Prospektiv 12–16. SSW Norm-/High-Risk	652	PE SGA	RI ↑	Bilateral	Sign. ↑ Risiko
Martin et al. (2001)	Prospektiv unselektiert 11–14. SSW	3324	PE IUGR	PI ↑ >95.Perz.		Entbindung <32. SSW Sensitivität für PE 60% für IUGR 28%
Hollis et al. (2003)	Prospektiv unselektiert 11–14. SSW	265	Geburtsgewicht	RI ↑	Notch + bilateral	Geburtsgewicht sign. ↓
Carbillon et al. (2003)	Prospektiv longitudinal unselektiert 12. SSW 22. SSW	171	PE / SIH vorz. Lösung IUFT IUGR		Notch +/−	NPW 12. SSW 94% PPW 22. SSW 84% kein Notch (1/3 der Fälle): IUGR, Plazentalösung, SIH signifikant ↓
Carbillon et al. (2004)	Prospektiv longitudinal unselektiert 12–14. SSW 22–24. SSW	263	PE/SIH vorzeitige Lösung IUFT IUGR		Notchpersistenz beidseitig / einseitig Späte Normalisierung	PE, SIH, vorz. Lösung sign. ↑ Geburtsgewicht sign. ↓
						späte / einseitige Normalisierung: mittleres Risiko
Prefumo et al. (2004)	Prospektiv longitudinal 11–14. SSW 18–23. SSW PE ausgeschlossen	662	IUGR		Notch +	Geburtsgewicht sign. ↓
					Kein Notch Bilateraler Notch nur 12. SSW Bilateraler Notch persistierend	Verschwinden des Notch signifik. korreliert mit GGW
Dugoff et al. (2005)	Prospektiv 10–14. SSW unselektiert FASTER-Trial	1008	IUGR	RI ↑	Notch +	5,5-fach ↑ Risiko für IUGR (RI >75. Perz.) Steigender RI: Risiko ↑ Notch: keine Signifikanz
Gomez et al. (2005)	Prospektiv unselektiert 11–14. SSW	1091	PE/SIH vorz. Lösung SGA	PI ↑ >95. Perz.	Notch + Bilateral	PI ↑: Sign. ↑ Risiko Notch: ↑ Prävalenz
Vainio et al. (2005)	Prospektiv Hochrisikokollektiv 12–14. SSW	120	PE / SIH		Notch + bilateral	Risiko sign. ↑

rung, Milderung der Verläufe oder Verzögerung einer Präeklampsie beizutragen (Vainio 2002). Wird dieses angewendet, so soll es bei entsprechender Vorgeschichte mit Beginn der Schwangerschaft, bei auffälligem Doppler möglichst vor der 2. Trophoblastzellinvasion, spätestens bevor die Umformung der Spiralarterien im wesentlichen abgeschlossen ist (ca. 18. SSW), eingenommen werden, um noch einen positiven Effekt auf die Plazentation zu erreichen.

Durch die bisher vorliegenden Untersuchungen ist evident, dass durch Dopplersuchung der A. uterina im späten 1. Trimenon in einem hohen Prozentsatz Schwangere, die später eine Präeklampsie und bzw. oder intrauterine Wachstumsretardierung entwickeln, identifiziert werden können. Da die Untersuchung, wird sie von transabdominal durchgeführt, für die Patientin wenig belastend ist, und als effektive und reproduzierbare Methode beschrieben wurde (Hollis et al. 2001; Martin et al. 2001), könnte sie im Rahmen des 1.-Trimester-Screenings ohne große Kosten und Mehraufwand zusätzlich angewendet werden (Campbell 2005). Obwohl die Sensitivität für die Voraussage von PE und SGA bzw. IUGR im 2. Trimenon (Papageorghiu et al. 2001) höher ist als im 1. Trimenon (Martin et al. 2001), kann zum früheren Zeitpunkt ggf. therapeutisch interveniert und die Schwangere intensiver überwacht werden (s.oben). Für sehr schwere Verläufe (Entbindungsnotwendigkeit <32. SSW) ergab sich bei einer falsch-positiven Rate von 5% (dieser Wert wird üblicherweise zur Beurteilung des Down-Syndrom-Screening angewandt) eine Sensitivität von 60% (Martin et al. 2001). Inwieweit diese Werte ausreichend zur Rechtfertigung eines Screenings sind, wird different diskutiert. Campbell (2005) schlägt vor, die Dopplersuchung der A. uterina im Rahmen des 1.-Trimester-Screenings mit einzuführen, wodurch ohne wesentlichen Mehraufwand Schwangere mit Risiko für die Entwicklung einer PE identifiziert werden könnten und so eine frühzeitige Therapie, bzw. intensivere Überwachung, welche sich als effektiv erwiesen hat, begonnen werden kann.

Im **Risikokollektiv** kann das individuelle Risiko der laufenden Schwangerschaft abgeschätzt werden.

Inwieweit neben dem RI und Notch der A. uterina noch **zusätzliche Serumparameter** zur Verbesserung der Risikoabschätzung für PE führen, wird derzeit noch überprüft (Papageorghiou u. Campbell 2006). Für **PAPP-A**, das im Rahmen des 1.-Trimester-Screenings bestimmt wird, konnten signifikant erniedrigte Werte bei Schwangerschaften, die im Verlauf durch Präeklampsie oder IUGR kompliziert waren, nachgewiesen werden (Spencer 2005). Durch die Kombination von Serum-**Plazenta-Protein 13 (PP-13)** mit dem uterinem Doppler konnten bei einer falsch-positiven Rate von 9% bis zu 90% der schweren Präeklampsien (Entbindungsnotwendigkeit vor 34. SSW) identifiziert werden (Nicolaides et al. 2006).

> **Doppler A. uterina – Präeklampsie bzw. IUGR**
> - A. uterina:
>   - **Widerstandsindizes (RI / PI)** → positive Korrelation mit Trophoblastinvasion
>   - **Notch** → positive Korrelation mit Trophoblastinvasion
> - **Erhöhtes Risiko für PE / SIH / SGA-IUGR / vorzeitige Lösung / IUFT**
>   - Bei erhöhtem RI / PI
>   - Bei persistierendem Notch / verzögerter / nur einseitiger Normalisierung
> - Je früher der uterine Widerstand »normalisiert«, desto höher das **Geburtsgewicht**.
> - **Sensitivität für schwere Präeklampsie** im 2. Trimenon höher als im 1. Trimenon 5% FPR), aber im 1. Trimenon frühere und damit effektivere therapeutische Intervention / Überwachung
> - **ASS 100** frühzeitig → Milderung des Krankheitsverlaufes und Manifestationzeitpunktes einer PE.
> - **Bei niedrigem Widerstand (RI <75. Perzentile) und fehlendem Notch: Entwarnung**

12.3 Dopplersonographie des Embryos im späten 1. Trimenon (11.–14. SSW)

> **Cave**
> Da durch Anwendung des Farbdopplers in Kombination mit gepulstem Doppler höhere Energien entstehen, sollten diese Dopplersuchungen nur bei eindeutiger Indikation und so kurz wie möglich von geübten Untersuchern vorgenommen werden (▶ Kap. 7)

Im Rahmen des 1.-Trimester-Screenings zur Risikokalkulation für Trisomie 21 (T 21) wurde die Bedeutung des Blutflusses im Ductus venosus (DV) sowie des Flusses über den AV-Klappen evaluiert. Hierbei zeigten sich signifikante Assoziationen zwischen veränderten Flussmustern und Chromosomenaberrationen sowie Herzfehlern.

12.3.1 Ductus venosus (DV)

Der Ductus venosus verbindet als dünnes, kurzes Gefäß die V. umbilicalis mit der V. cava inferior. Am Abgang aus der V. umbilicalis (Isthmus) ist er sehr eng (0,5 mm – ca. ¼ des Durchmessers der V. umbilicalis) und wird dann bis zur Einmündung in die V. cava trompetenförmig etwas weiter. Am Isthmus entsteht so die **höchste Blutfluss-**

12.3 · Dopplersonographie des Embryos im späten 1. Trimenon (11.–14. SSW)

geschwindigkeit im venösen System. Die extrem hohe Geschwindigkeit bewirkt ein Aliasing in der Farbdopplersonographie. Hierdurch lässt sich der DV, der in direkter Verlängerung der V. umbilicalis zur V. cava inferior an ihrer Einmündungsstelle in den rechten Vorhof zieht, eindeutig darstellen (Kiserud 2001). Die Dopplermessung soll im isthmischen Abschnitt im Bereich des Aliasing vorgenommen werden (◘ Abb. 12.5).

Die zweigipflige Dopplerkurve ist charakterisiert durch den 1. Gipfel (S) während der systolischen Ausweitung der Vorhöfe und den 2. Gipfel (D) in der frühen Diastole, der dem AV-Einfluss entspricht. Während der späten Diastole zum Zeitpunkt der Vorhofkontraktion erreicht die Flussgeschwindigkeit den niedrigsten Wert (A-Wave) (► Kap. 15). Diese ist im Normalfall positiv (Vorwärtsfluss) (◘ Abb. 12.6a).

In den nur wenige Millimeter entfernten hepatischen Venen ist die A-Wave immer negativ, in der V. cava inferior kommen neben positiven auch negative Flussmuster vor. Eine Überlagerung mit diesen Gefäßen kann daher eine negative A-Wave des DV vortäuschen.

Anders als andere venöse Gefäße kann der DV seinen Gefäßdurchmesser aktiv verändern und reagiert auf adrenerge Substanzen, sowie NO und Prostaglandine.

Ein weiteres Problem in der Beurteilung der A-Wave liegt darin, dass in der Frühschwangerschaft neben positiven auch negative Flüsse physiologischerweise auftreten, verursacht durch vorübergehende Veränderungen des Flussprofils (◘ Abb. 12.7). Diese Veränderungen sind abhängig von Geschwindigkeit, Gefäßdurchmesser, Viskosität und Herzfrequenz. Insofern hängen die Studienergebnisse in der Frühschwangerschaft von der Definition

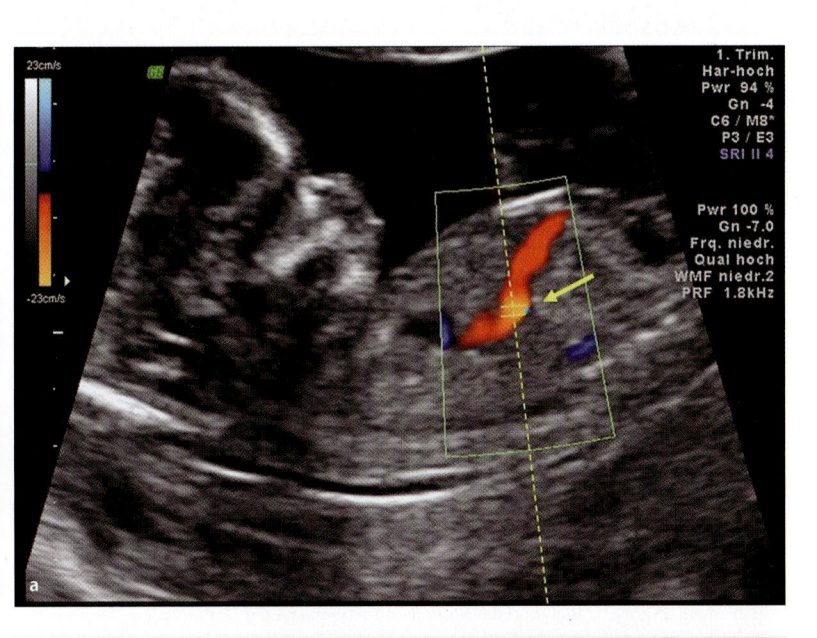

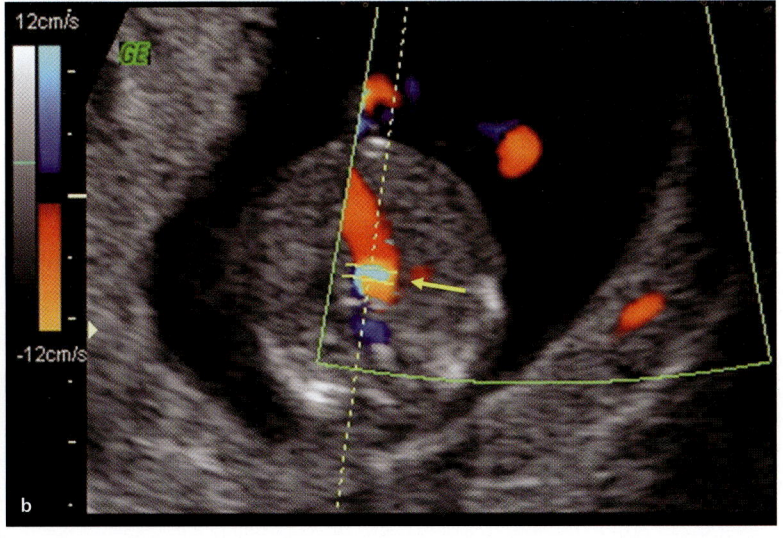

◘ **Abb. 12.5.** Darstellung des Ductus venosus mittels farbkodierter Dopplersonographie. Das Sample-Volume ist in den Bereich des Aliasing (*Pfeil*) gelegt, welches eindeutig den Abgang des Ductus venosus aus der Vena umbilicalis identifiziert; **a** Sagittalschnitt, **b** Querschnitt

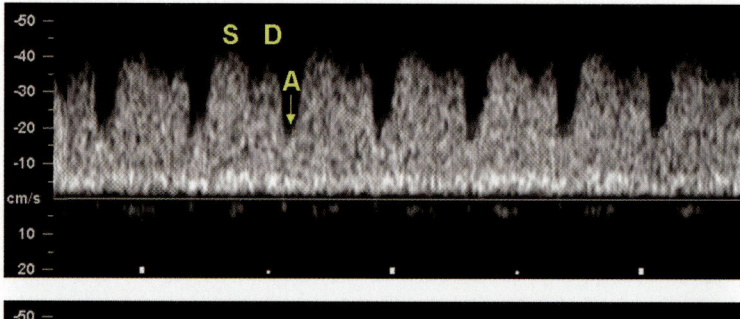

Abb. 12.6 a,b. Dopplermessung des Ductus venosus (11+0 – 13+6 SSW). Vorwärtsgerichteter Fluss zum Zeitpunkt der Vorhofkontraktion (A-Wave positiv) (*Pfeil*) (**a**). Ductus venosus mit pathologischem Flussmuster in 12. SSW. Eindeutig retrograd gerichteter Fluss während der Vorhofkontraktion (A-Wave negativ) (*Pfeil*) (**b**)

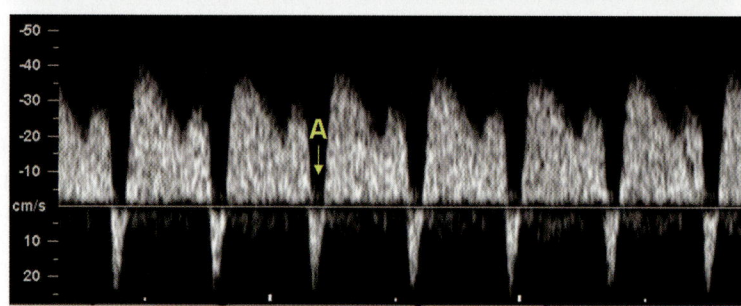

einer eindeutig negativen A-Wave, bzw. der Höhe der minimalen Geschwindigkeit ab (Kiserud 2005).

Ein **pathologischer DV-Fluss** (negative A-Wave oder Reverse-Flow) wird in der Regel (2. Trimenon) verursacht durch einen erhöhtem Druck im rechten Vorhof und weist grundsätzlich auf eine veränderte kardiale Funktion, z. B. bei hämodynamisch kompromittierten Feten, hin.

In mehreren Studien (1. Trimenon) wurde ein **negativer oder reverser Fluss im DV** (Abb. 12.6b) signifikant häufiger bei **Trisomie 21, Trisomie 13 und Trisomie 18** als bei normalem Chromosomensatz sowie bei **Herzfehlern** nachgewiesen (Matias et al. 1998; Bilardo et al. 2001; Gembruch et al. 2003; Haak et al. 2003; Borell 2004). Diese Zusammenhänge waren unabhängig von dem Vorliegen einer Trikuspidalinsuffizienz und unabhängig von der kardialen Funktion (Huggon et al. 2004). Ebenso konnte gezeigt werden, dass DV-Flussmuster und Nackenfaltendicke voneinander unabhängige Parameter sind (Borrell 1998). Es wird postuliert, dass somit eine DV-Veränderung nicht durch kardiale Funktionsstörungen erklärt werden kann. Allenfalls ist für o.g. pathologische Veränderungen ein gemeinsamer embryogenetischer Ursprung verantwortlich (Haak et al. 2003; Huggon et al. 2004).

Konnten Chromosomenanomalien und Herzfehler ausgeschlossen werden, so ließ sich dennoch bei pathologischem DV-Fluss ein höheres Risiko für einen ungünstigen Ausgang der Schwangerschaft nachweisen (Matias et al. 1998; Bilardo et al. 2001).

In **monochorioten Zwillingsschwangerschaften** scheint ein abnormer DV-Blutfluss auf ein bevorstehendes fetofetales Transfusionssyndrom hinweisen (Matias et al. 2005; Sebire et al. 2000).

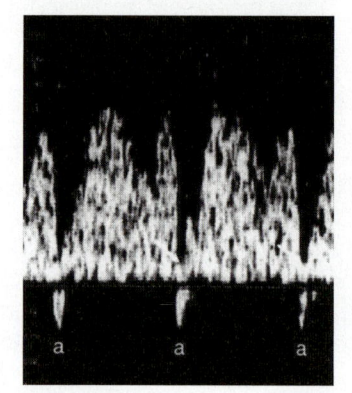

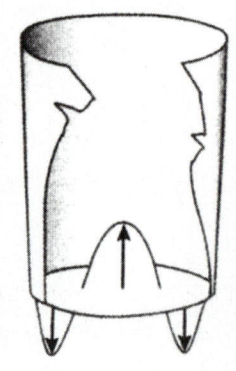

Abb. 12.7. Ductus venosus – Flussprofil: positiver neben negativem Fluss während der Vorhofkontraktion. Blutdurchflussgeschwindigkeit abgeleitet am Isthmus des Ductus venosus in der 12. SSW (*links*). Während der Vorhofkontraktion zeigt die Dopplerkurve der Flussgeschwindigkeiten einen retrograd gerichteten Fluss unter die Nulllinie (a), aber gleichzeitig ist auch noch ein vorwärtsgerichteter Fluss darstellbar. Der Grund hierfür könnte sein, dass das Geschwindigkeitsprofil durch den Gefäßquerschnitt in diesem Moment verändert ist und sowohl vorwärtsgerichteten, als auch retrograde Geschwindigkeiten beinhaltet (Kiserud 2005)

Obwohl in 2 Studien, zumindest für die qualitative Beurteilung der A-Wave, eine gute Inter- und Intraobserver-Übstimmung nachgewiesen werden konnte (Prefumo et al. 2001; Mavrides et al. 2001) bleibt diese Untersuchung auch aufgrund der Fehlermöglichkeiten (s. oben) erfahrenen Untersuchern vorbehalten (Hecher 2001). Zumindest muss, falls die Messung zu Screeningzwecken im Rahmen des 1.-Trimester-Screenings eingesetzt wird, eine spezielle Schulung mit regelmäßiger Qualitätssicherung gefordert und der Bewertungsmaßstab exakter definiert werden.

Ductus venosus – Dopplersignal

- Höchste Blutflussgeschwindigkeit im venösen System → Aliasing am Isthmus (Abgang aus V. umbilicalis)
- Messung im Aliasing, möglichst kleines Sample-Volume
- Zweigipflig danach A-Wave mit nur geringer Geschwindigkeit (Zeitpunkt der Vorhofkontraktion)
- Cave: Überlagerung mit hepatischen Venen oder V. cava inferior → falsch-negative A-Wave
- Cave: 1. Trimenon intermittierend negative A-Wave

Ductus venosus – Bedeutung

- ↑↑ Risiko für chromosomale Aberration (T 21, T 13, T 18 u.a.)
- ↑↑ Risiko für Herzfehler ± chromosomale Aberration
- (↑) Risiko für ungünstigen Ausgang der Schwangerschaft
- Ggf. Hinweis auf Entwicklung eines fetofetalen Transfusionssyndroms bei monochorialen Gemini
- Befundinterpretation häufig schwierig → Vorsicht bei Beratung
- Unabhängiger Risikoparameter in 1.-Trimester-Screening, vorerst noch nicht eingeschlossen
- Bei eindeutigen Befunden: ggf. genetische Abklärung und frühe Echokardiographie empfehlen

12.3.2 Blutflussmuster über der Trikuspidalklappe

Das mit dem gepulsten Doppler darstellbare typische Blutflussmuster über den AV- Klappen ist ab der 10. SSW charakterisiert durch eine **zweigipflige Dopplerkurve** während der Kammerfüllung; davor ist das Flussmuster monophasisch (Makikallio et al. 2005). Im späten 1. Trimenon weist die 1. Spitze (E-Welle: Early-Diastolic-Filling – frühdiastolischer Einfluss) eine etwa um die Hälfte geringere Geschwindigkeit auf als die 2. Spitze (A-Welle: Atrial-Contraction – spätdiastolisch) (► Kap. 20) (◘ Abb. 12.5b) Zum Ausschluss einer Klappeninsuffizienz wird das Sample-Volume (2-3 mm) im entsprechenden Vorhof über die Öffnung der Klappe gelegt, wobei ein 90° Winkel zur Klappenebene vorliegen soll, um möglichst einen Winkel <20° zur Blutflussrichtung zu erhalten (Huggon et al. 2003) (◘ Abb. 12.8a)

Von einer **Trikuspidalklappeninsuffizienz (TI)** (◘ Abb. 12.8e) darf nur gesprochen werden, wenn der mit dem **gepulsten Doppler** in Richtung Atrium weisende systolische Blutfluss eine hohe Geschwindigkeit (mindestens 80 cm/s) aufweist und länger als die Hälfte der Systole andauert (Dauer von mindestens 70 ms.). Die Geschwindigkeit muss eindeutig über der des Ausflusstraktes liegen, um eine Verwechslung zu vermeiden. In Aorta und A. pulmonalis liegt die Blutflussgeschwindigkeit nur bei max. 50 cm/s (◘ Abb. 12.8d). Zusätzlich ist der steile, rasche Geschwindigkeitsanstieg beweisend. In der frühen Systole kann das typische Zeichen (**frühsystolischer Klick**) des Schlusses der AV-Klappe zur Darstellung kommen. Dieses, in den Vorhof weisende spikeähnliche Signal, von nur sehr kurzer Dauer und darf nicht mit dem Vorliegen einer Regurgitation verwechselt werden (◘ Abb. 12.8c).

Grundsätzlich kann die Insuffizienz auch **farbdopplersonographisch** dargestellt werden, wobei eine Flussumkehr mit hoher Geschwindigkeit und Aliasing vorliegen muss. Ein kurzfristiger retrograder Fluss, bedingt durch den Klappenschluss, kann eine Insuffizienz vortäuschen. Die Diagnose einer Trikuspidalinsuffizienz darf in der Frühschwangerschaft nicht allein durch Farbdopplersonographie gestellt werden, da hier durch Geräteeinstellung und Gerätequalität extrem abweichende Befunde produziert werden können. (Huggon et al. 2003; Huggon 2005; Huhta 2005; Faiola et al. 2005).

Bei korrekter Technik und Interpretation sind Inter- und Intraobserver-Variabilität sehr gering (Huggon et al. 2004; Falcon et al. 2006).

Liegt eine **eindeutige Trikuspidalinsuffizienz** vor, so steigt das Risiko für Trisomie 21 wesentlich. Bei euploiden Feten mit NT <95. Perzentile lag in 0,6%, bei verdickter NT in 6,3% eine Trikuspidalinsuffizienz vor; hingegen bei Feten mit **Trisomie 21 (T 21)** in 59–67%, bei **Trisomie 18 und 13** in 58 bzw. 33%. **Strukturelle Herzfehler** wurden bei euploiden Feten in 36%, insgesamt bei 69% gefunden. Bei euploiden Feten steigt das Risiko für einen Herzfehler beim Vorliegen einer TI um das 8fache (Huggon et al. 2003; Huggon et al. 2004; Nicolaides et al. 2005; Faiola et al. 2005; Falcon et al. 2006). In der Regel bildet sich die TI im weiteren Verlauf der Schwangerschaft wieder rasch zurück.

Huggon et al. (2004) konnte zeigen, dass eine TI im 1. Trimenon weder Grund noch Folge von hämodynamischen Störungen zu diesem Zeitpunkt ist. DV- Pathologie und TI sind von einander unabhängige Parameter. Aufgrund dessen können beide Untersuchungen als zusätzliche unabhängige Parameter zur Risikokalkulation im Rahmen des 1.-Trimester-Screenings neben mütterlichem Alter, Nuchal-Translucency und Serumparametern (Papp-A, freies ß-HCG) herangezogen werden. (Falcon et al. 2006; Nicolaides et al. 2005)

Bisher gibt es noch keine eindeutige Erklärung für den zugrunde liegenden Mechanismus des veränderten Blutflusses im DV, des davon unabhängigen vorübergehenden Phänomens der Trikuspidalinsuffizienz und des Phänomens der verdickten Nackentransparenz bei erkrankten Feten. Eine zugrunde liegende gemeinsame embryogenetische Veränderung wird diskutiert.

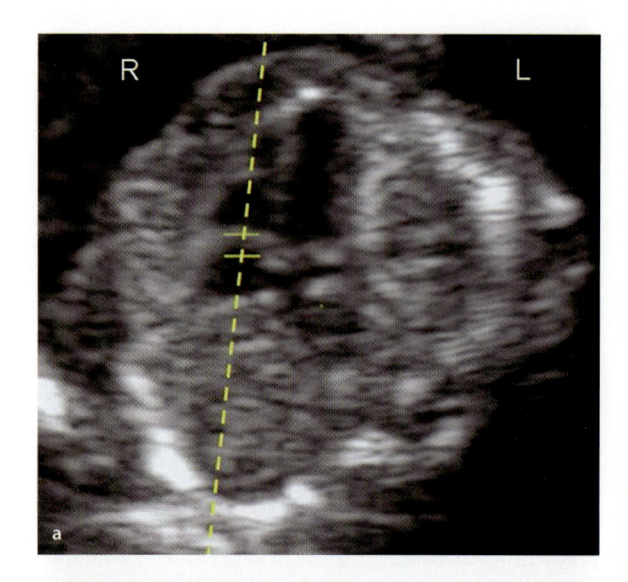

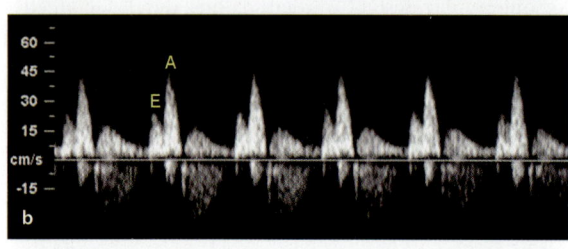

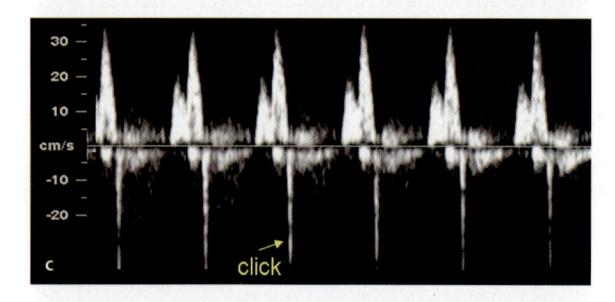

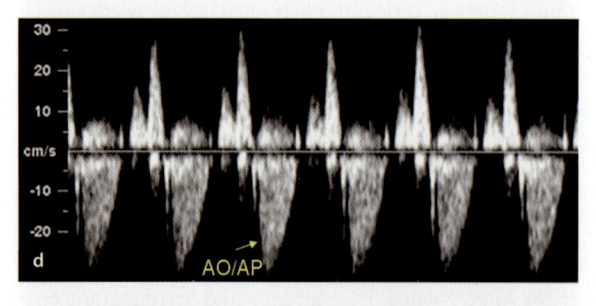

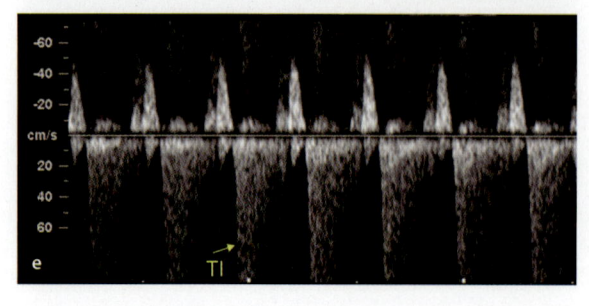

Trikuspidalinsuffizienz – Dopplersignal

- Geschwindigkeit: >80 cm/sec mit steilem Anstieg der Kurve
- Dauer: länger als halbe Systole
- Nicht verwechseln mit Schluss der AV-Klappe (Klick)
- Diagnosestellung nur durch Pulsed-Wave-Doppler
- Vorübergehendes Phänomen, verschwindet im 2. Trimenon

Trikuspidalinsuffizienz – Bedeutung

- ↑↑ Risiko für chromosomale Aberration (v.a. T 21, auch T 18, T 13 u.a.)
- ↑↑ Risiko für Herzfehler ± chromosomale Aberration
- TI und path. Ductus venosus: unabhängige Risikoparameter in 1.-Trimester-Screening
- Genetische Abklärung und frühe Echokardiographie empfehlen!

12.3.3 Farbdopplersonographie embryonaler Strukturen

Beidseits der Blase lassen sich unter Anwendung des Farbdopplers beide Nabelschnurarterien bis zum Nabelschnuransatz in ihrem Verlauf darstellen. Damit kann einerseits das Vorliegen einer singulären Nabelschnurarterie, hinweisend auf mögliche Fehlbildungen, insbesondere des Herzens, bzw. Nierenfehlanlagen, ausgeschlossen werden. Andererseits kann so die fetale Blase, die zwischen beiden Arterien lokalisiert ist, eindeutig identifiziert werden.

Im Rahmen der frühen fetalen Echokardiographie kommt neben der B-Bild-Darstellung auch die Farbdopplersonographie zur Anwendung. Einerseits lassen sich

Abb. 12.8 a–e. Doppler der Trikuspidalklappe. **a** Im apikalen Vierkammerblick wird *vorerst im B-Bild* der Einfallswinkel des Schallsignals senkrecht zur Klappenebene, parallel zur Herzachse eingestellt. Nach eindeutiger Identifizierung der Segel der Trikuspidalklappe wird das Dopplerfenster im Bereich der Klappenöffnung, minimal in den Vorhof verschoben, gelegt und *erst jetzt der gepulste Doppler* ausgelöst. Ein möglichst geringer Winkel zwischen Dopplersignal und Blutfluss (<20°) ist so gewährleistet; **b** Typisches Dopplersignal über der Trikuspidalklappe in 11+0 – 13+6 SSW mit E- und A-Wave entsprechend dem früh-, bzw. spätdiastolischen Flusses durch die AV-Klappe; **c** Der daran anschließende Schluss der AV-Klappen in der frühen Systole (frühsystolischer Klick) stellt sich als ein in den Vorhof weisender kurzer Spike dar; **d** Häufig zeigt sich während der Systole, direkt nach dem frühsystolischen Klick, das ebenfalls in den Vorhof gerichtete Signal der Aorta, bzw. der Arteria pulmonalis mit einer Maximalgeschwindigkeit von 50 cm/sec;. **e** hiervon lässt sich eindeutig die Trikuspidalinsuffizienz (TI) unterscheiden, die durch eine hohe Geschwindigkeit (>80 cm/sec), einen steilen Anstieg der Dopplerkurve und einer Dauer von mehr als der Hälfte der Systole definiert ist

neben der Kammerfüllung, die Abgänge, der Verlauf und die Größe der großen Gefäße sowie die Blutflussrichtung in den Gefäßen überprüfen. Klappenläsionen fallen durch das Aliasing über dem Defekt auf, wobei auch Größendiskrepanzen der entsprechenden Kammern oder Gefäße hinweisend sein können. Beim AV-Kanal kann neben der bei großen Defekten zu beobachtenden H-förmigen Kammerfüllung eine Regurgitation mit Aliasing an der gemeinsamen AV-Klappe zur Geltung kommen. Die Anwendung des Powerdopplers ist bei der Darstellung größerer Ventrikelseptumdefekte hilfreich (Carvalho 2004; Huggon et al. 2002; DeVore 2002).

Zur weiteren Abklärung auffälliger Strukturen kann im Einzelfall entsprechend dem 2. Trimenon eine zusätzliche Farbdoppleruntersuchung wegweisend sein (► Kap. 16).

Literatur

Alcazar J, Ruiz-Perez M (2000) Uteroplacental circulation in patients with first trimester threatened abortion. Fertil Steril 73:130-135.

Bilardo CM, Müller MA, Zikulnig L, Schipper M, Hecher K (2001) Ductus venosus studies in fetuses at high risk for chromosomal or heart abnormalities: relationship with nuchal translucency measurement and fetal outcome. Ultrasound Obstet Gynecol 17:288-194.

Borrell A (2004) The ductus venosus in early pregnancy and congenital anomalies. Prenat Diagn 24:688-692.

Borrell A, Antolin E, Costa D, Farre MT, Martinez JM; Fortuny A (1998) Abnormal ductus venosus blood flow in trisomie 21 fetuses during early pregnancy. Am J Obstet Gynecol 179:1612-1617

Boyd J, Hamilton W (1970) The Human Placenta. W. Heffer Cambridge

Brosens IA, Robertson WB, Dixon HG (1967) The physiological response of the vessels of the placental bed to normal pregnancy. J Pathol Bacteriol 93:569-579

Brosens IA, Robertson WB, Dixon HG (1972) The role of the spiral arteries in the pathogenesis of preeclampsia. In: Wynn RM, editor. Obstetrics and gynecology annual. New York: Appleton-Century-Crofts; p.177-191

Burton G, Hempstock J, Jauniaux E (2003) Oxygen, early embryonic metabolism and free radical-mediated embryopathies. Reprod BioMed Online 6:84-96

Burton G, Jauniaux E, Watson A (1999) Maternal arterial connections to the placental intervillous space during the first trimester of pregnancy: The Boyd Collection revisted. Am J Obstet Gynecol 181: 718-724

Campell S (2005) First-trimester screening for pre-eclampsia. Ultrasound Obstet Gynecol 26:487-489

Campbell S, Black R, Lees C, Armstrong V, Peacock J (2000) Doppler ultrasound of the maternal uterine arteries: disappearance of abnormal waveforms and relation to birthweight and pregnancy outcome. Acta Obstet Gynecol Scand 79: 631-634

Campbell S, Platt L (1999) The publishing of papers on first trimester Doppler. Ultrasound Obstet Gynecol 14: 159-160

Carbillon L (2006) First trimester uterine artery Doppler abnormalities predict subsequent intrauterine growth restriction Am J Obstet Gynecol 195(6): e3.

Carbillon L, Largillière C, Perrot N, Tigaizin A, Cynober E, Uzan M (2003) Hémodynamique utéroplacentaire et pratique du Doppler utérin à 12 semaines d'aménorrhée. Gynécologie Obstétrique & Fertilité 31:378-381

Carbillon L, Uzan M, Largillière C, Perrot N, Tigaizin A, Paries J, Pharazien I, Uzan S (2004) Prospective evaluation of uterine artery flow velocity waveforms at 12-14 and 22-24 weeks of gestation in relation to pregnancy outcomes and birth weight. Fetal Diagn Ther 19: 381-384

Carvalho J (2004) Fetal heart scanning in the first trimester. Prenat Diagn 24: 1060-1067

DeVore G (2002) First-trimester fetal echocardiography: is the future now? Ultrasound Obstet Gynecol 20: 6-8

Dugoff L, Lynch AM, Cioffi-Ragan D, Hobbins JC, Schultz LK, Malone FD, D'Alton ME, FASTER Trial Research Consortium (2005) First trimester uterine artery Doppler abnormalities predict subsequent intrauterine growth restriction. Am J Obstet Gynecol 193: 1208-1212

Faiola S, Tsoi E, Huggon IC, Allan LD, Nicolaides KH (2005) Likelihood ratio for trisomy 21 in fetuses with tricuspid regurgitation at the 11 to 13+6-weeek scan. Ultrasound Obstet Gynecol L 26:22-27.

Falcon O, Faiola S, Huggon I, Allan L, Nicolaides KH (2006) Fetal tricuspid regurgitation at the 11+0 to 13+6-weeek scan: association with chromosomal defects and reproducibility of the method. Ultrasound Obstet Gynecol 27:609-612.

Gembruch U, Meise C, Germer U, Berg C, Geipel A (2003) Venous Doppler ultrasound in 146 fetuses with congenital heart disease. Ultrasound Obstet Gynecol 22:345-350.

Gomez O, Martinez J, Figueras F, Del Rio M, Borobio V, Puerto B, Coll O, Cararack V, Vanrell J (2005) Uterine artery Doppler at 11-14 weeks of gestation to screen for hypertensive disorders and associated complications in an unselected population. Ultrasound Obstet Gynecol 26:490-494.

Greenwold N, Jauniaux E, Gulbis B, Hempstock J, Gervy C, Burton GJ (2003) Relationship among maternal serum endocrinology, placental karyotype, and intervillous circulation in early pregnancy failure. Fertil Steril 79:1373-9.

Haak MC, Twisk JW, Bartellings MM, Gittenberger-de Groot AC, van Vugt JM (2003) Ductus venosus flow velocities in relation to cardiac defects in first-trimester fetuses with enlarged nuchal translucency. Am J Obstet Gynecol 188: 727-33

Hamilton W, Boyd J (1966) Trophoblst in human utero-placental arteries. Nature 212: 906-908

Harrington K, Fayyad A, Thakur V, Aquilina J (2004) The value of uterine artery Doppler in the prediction of uteroplacental complicatons in multiparous women. Ultrasound Obstet Gynecol 23: 50-55

Harrington K, Goldfrad C, Carpenter RG, Campbell S (1997) Transvaginal uterine and umbilical artery Doppler examination of 12-16 weeks and the subsequent development of pre-eclampsia and intrauterine growth retardation. Ultrasound Obstet Gynecol 9: 94-100.

Hecher K (2001) Assessment of the ductus venosus flow, during the first and early second trimester: what can we expect (editorial). Ultrasound Obstet Gynecol 17: 285-287

Hollis B, Mavrides E, Campbell S, Tekay A, Thilaganathan B (2001) Reproducibility and repeatability of first-trimester uterine artery Doppler. Ultrasound Obstet Gynecol 18: 593-597

Hollis B, Prefumo F, Bhide A, Rao S, Thilaganathan B (2003) First-trimester uterine artery blood flow and birth weight. Ultrasound Obstet Gynecol 22: 373-376

Huggon I. (2005) Reviewers' Comment in Messin P, Porat S, Imbar T, Valsky DV, Anteby EY, Yagel S Ultrasound Obstet Gynecol 26(6): 610

Huggon IC, DeFigueiredo DB, Allan LD (2003) Tricuspid regurgitation in the diagnosis of chromosomal anomalies in the fetus at 11-14 weeks of gestation.Heart;89: 1071-1073

Huggon I, Ghi T, Cook A, Zosmer N, Allan L (2002) Fetal cardiac abnormalities identified prior to 14 weeks' gestation. Ultrasound Obstet, Gynecol 20: 22-29

Huggon IC, Turan O, Allan LD (2004) Doppler assessment of cardiac function at 11-14 weeks'gestation in fetuses with normal and increased nuchal translucency. Ultrasound Obstet Gynecol 24: 390-398

Huhta J (2005) Reviewers' Comment in Messin P, Porat S, Imbar T, Valsky DV, Anteby EY, Yagel S. Ultrasound Obstet Gynecol 26(6): 610

Hustin J, Jauniaux E, Shaaps J (1990) Histological Study of the materno-embryonic interference in spontaneous abortion. Placenta 11:447-486.

Jaffe R, Woods J (2004) Colour Doppler imaging and in vivo assessment of the anatomy and physiology of early uteroplacental circulation. Fertil Steril 60:293-297.

Jauniaux E, Burton GJ (2005) Pathophysiology of histological changes in early pregnancy loss. Placenta 26: 114-123

Jauniaux E, Greenwold N, Hempstock J, Gervy C, Burton GJ (2003) Comparison of ultrasound and Doppler mapping of the intervillous circulation in normal and abnormal early pregnancies. Fertil Steril 79: 100-106

Jauniaux E, Hempstock J, Greenwold N, Burton GJ (2003) Trophoblastic oxidative stress in relation to temporal and reginal differences in maternal placental blood flow in the normal and abnormal early pregnancies. Am J Pathol 162:115-25

Jauniaux E, John J, Burton GJ (2005) The role of ultrasound imaging in diagnosing and investigating early pregnancy failure. Ultrasound Obstet Gynecol 25:613-624.

Kam E, Gardner L, Loke Y, King A (1999) The role of trophoblast in the physiological change in decidual spiral arteries. Hum Reprod 14:2131-2138

Kaufmann P, Black S, Huppertz B (2003). Endovascular Trophoblast Invasion: Implications for the Pathogenesis of Intrauterine Growth Retardation and Preeclampsia. Biol Reprod 69:1-7

Kiserud T (2001) The Ductus venosus. Seminars in Perinatology 25:11-20.

Kiserud T (2005) Venous hemodynamics. In: Maulik D, Zalud I (ed) Doppler Ultrasound in Obstetrics and Gynecology, 2. Aufl. Springer, Berlin Heidelberg New York.

Kurjak A, Zalud I, Predanic M, Kupesic S (1994) Transvaginal color and pulsed Doppler study of the uterine blood flow in the first and early second trimester of pregnancy: normal versus abnormal. J Ultrasound Med 13: 43-47

Lees C (2000) Uterine artery Doppler: time to establish the ground rules. Ultrasound Obstet Gynecol 16: 607-609

Long M, Boultbee B, Begent R, Hanson M, Bagshave K (1990) Preliminary Doppler study on the uterine artery and myometrium in trophoblastic tumours requiring chemotherapy. Brit J Obstet Gynaecol 97: 686-689

Makikallio K, Jouppila P, Rasanen J (2005) Human cardiac function durng the frirst trimester f pregnancy. Heart;91: 334-8

Makikallio K, Tekay A, Jouppila P (2001) Effects of bleeding on uteroplacental, umbilicoplacental and yolk-sac hemodynamics in early pregnancy. Ultrasound Obstet Gynecol 18:352-356

Martin AM, Bindra R, Curcio P, Cicero S, Nicolaides KH (2001) Screening for pre-eclampsia and fetal growth restriction by uterine artery Doppler at 11-14 weeks of gestation. Ultrasound Obstet Gynecol 18: 583-586

Matias A, Gomes C, Flack N, Montenegro N, Nicolaides K (1998) Screening for chromosomal abnormalities at 10- weeks: the role of ductus venosus blood flow. Ultrasound Obstet Gynecol 12: 380-384

Matias A, Montenegro N, Areias JC (2004) Anticipating twin-twin transfusion syndrome in monochorionic twin pregnancy. Is there a role for nuchal translucency and ductus venosus blood flow evaluation at 11-14 weeks? Twin Res 3:65-70

Matias A, Ramalho C, Montenegro N (2005) Search for hemodynamic compromise at 11-14 weeks in monochorionic twin pregnancy: is abnormal flow in the ductus venosus predictive of twin-twin transfusion syndrome? J Matern Fetal Neonatal Med 18:79-86

Maulik D, Zalud I (ed) (2005) Doppler Ultrasound in Obstetrics and Gynecology, 2.Aufl. Springer, Berlin Heidelberg New York.

Mavrides E, Cobian-Sanchez F, Tekay A, Moscocs G, Campbell S, Thilaganathan B, Carvalho JS (2001) Limitations of using first-trimester nuchal translucency measurement in routine screening for major congenital heart defects. Ultrasound Obstet Gynecol 17:106-110.

Merz E (2002) Hämodynamische Beurteilung der Frühschwangerschaft in: Sonographische Diagnostik in Gynäkologie und Geburtshilfe Band 2:458-468.

Nicolaides KH, Bindra R, Turan O, Chefetz I, Sammar M, Meiri H, Tal J, Cuckle H (2006) Ultrasound Obstet Gynecol 27:13-17

Nicolaides KH, Spencer K, Avigdou K, Faiola S, Falcon O (2005) Multicenter study of first-trimester screening for trisomy 21 in 75821 pregnancies: results and estimation of potential impact of individual risk orientated two-stage first-trimester screening.Ultrasound Obstet Gynecol 25(3):221-226

Papageorghiou AT, Campbell S (2006) First trimester screening for preeclampsia. Curr Opin Obstet Gynecol 18(6) :594-600

Papageorghiou AT, Yu C, Bindra R, Pandis G, Nicolaides KH (2001) Multicenter screening for pre-eclampsia and fetal growth restriction by transvaginal uterine artery Doppler at 23 weeks of gestation. Obstet Gynecol 18: 441-449

Pijnenborg R, et al (1983) Uteroplacental arterial changes related interstitial trophoblast migration in early human pregnancy. Placenta 4:397-414

Pijnenborg R, Vercruysse L, Hanssens M (2006) The uterine spiral arteries in human pregnancy: facts and controversies. Placenta 27: 939-958

Prefumo F, De Basio P, Venturini PL (2001) Reproducibility of ductus venosus Doppler flow measurements at 11-14 weeks of gestation. Ultrasound Obstet Gynecol 17: 301-305

Prefumo F, Sebire NJ, Thilaganathan B (2004) Decreased endovascular trophoblast invasion in first trimester pregnancies with high-resistance uterine artery Doppler indices. Hum Reprod 19: 206-209

Robertson W, Brosens I, Dixon G. (1975) Uteroplacental vascular pathology. Eur J Obstet Gynecol Reprod Biol 5: 47-65

Schwärzler P, Holden D, Nielsen S, Hahlin M, Sladkevicius P, Bourne T (1999) The conservative management of first trimester miscarriages and the use of colour Doppler sonography for patient selection. Hum Reprod 14: 1341-1345

Sebire N, Rees H, Paradinas F, Fisher R, Foskett M, Seckl M, Newlands E (2001) Extravillus Endovascular Implantation Site Trophoblast Invasion is Abnormal in Complete versus Partial Molar Pregnancies. Placenta 22: 725-728

Sebire N, Souka A, Skentou H, Geerts L, Nicolaides K (2000) Early prediction of severe twin-to-twin transfusion syndrome. Hum Reprod 15: 2008-10

Spencer K, Yu C, Cowans N, Otigbah C, Nicolaides K (2005) Prediction of pregnancy complications by first-trimester maternal serum PAPP-A and free ß-hCG and wiht second-trimester uterine artery Doppler. Prenat Diagn 25: 949-953

Vainio M, Kujansuu E, Iso-Mustajärvi M, Mäenpää J (2002) Low dose acetylsalicylic acid in prevention of pregnancy-induced hypertension and intrauterine growth retardation in women with bilateral uterine artery notches. BJOG 109: 161-167

Vainio M, Kujansuu E, Koivisto A, Mäenpää J (2005) Bilateral notching of uterine arteries at 12 – 14 weeks of gestation for prediction of hypertensive disorders of pregnancy. Acta Obstet Gynecol Scand 84: 1062-1067

Yu C, Smith G, Papageorghiu A, Cacho A, Nicolaides K (2005) An integrated model for the prediction of preeclampia using maternal factors and uterine artery Doppler velocimetry in unselected low-risk women. Am J Obstet Gynecol 193: 429-436

Zhou Q, Lei X, Xie Q, Cardoza J (2005) Sonographic and Doppler imaging in the diagnosis and treatment of gestational trophoblastic disease: a 12-year experience.J Ultrasound Med 24: 15-24

Dopplersonographie am Termin und bei Übertragung

C. S. von Kaisenberg und K. T. M. Schneider

13.1 Fetale Risiken um den Termin und bei Übertragung – 127

13.2 Physiologische und pathophysiologische Veränderungen – 127

13.3 Termineffekt – 128

13.4 Dopplersonographie am Termin – 129

13.5 Dopplersonographie sub partu – 129

13.6 Dopplersonographie nach dem Termin und in der Übertragung (13.–17. Tag) – 130

13.7 Dopplersonographie als Vorhersagemöglichkeit einer Spontangeburt – 130

13.8 Bedeutung der Dopplersonographie für das geburtshilfliche Management um den Termin und bei Übertragung – 130

13.9 Zusammenfassung – 131

13.1 Fetale Risiken um den Termin und bei Übertragung

Bei etwa 30% der übertragenen Schwangerschaften entwickelt sich ein Postmaturitätssyndrom, das durch eine Wachstumsabflachung, eine Dehydrierung, eine Abschilferung der Epidermis, gallengefärbtes Fruchtwasser und Fingernägel, eine fortgeschrittene Verknöcherung des Schädels und das Fehlen von Vernix und Lanugohaar charakterisiert werden kann. Das mit steigendem Gestationsalter zunehmend häufigere Oligohydramnion ist mit einer Zunahme mekoniumhaltigen Fruchtwassers und Mekoniumaspiration vergesellschaftet. Gleichzeitig ist die Nabelschnur dem komprimierenden Effekt der Wehen direkter ausgesetzt als in dem »flüssigen Airbag« mit ausreichendem Fruchtwasser.

Schwangerschaften mit Übertragung unterliegen sowohl einem erheblich erhöhten Risiko eines intrauterinen Fruchttodes als auch einer ausgeprägten postpartalen fetalen Erkrankung. Unter Einschluss der neonatalen und der postpartalen Mortalitätsraten steigt das Gesamtrisiko eines Fruchttodes zwischen 37^{+0} und 43^{+0} Schwangerschaftswochen (SSW) von 0,7 auf 5,8 pro 1000 andauernde Schwangerschaften. Dies stellt eine mehr als 8fache Erhöhung des Fruchttodrisikos über einen Zeitraum von nur 6 Wochen dar (Hilder et al. 1998).

Eine weitere Studie untersuchte das Fruchttodrisiko bei Mehrlingen, welches von 1:3333 um 28 SSW auf 1:69 nach 39 SSW ansteigt. Mehrlinge haben damit um 39 SSW ein erheblich höheres Fruchttodrisiko, als übertragene Einlingsschwangerschaften mit einem Risiko von nur 1:526 (◘ Abb. 13.1). Die Autoren folgern daraus, dass Mehrlinge zwischen 37 und 38 SSW ein Fruchttodrisiko vergleichbar mit einer übertragenen Einlingsschwangerschaft besitzen, weshalb Mehrlinge spätestens zu diesem Zeitpunkt entbunden werden sollten (Sairam et al. 2002).

Für übertragene wachstumsretardierte Feten besteht das höchste Risiko eines perinatalen Fruchttodes. Die wesentliche diagnostische Herausforderung besteht in der Identifikation des Beginns der uteroplazentaren Insuffizienz und der Entstehung einer fetalen Hypoxie.

13.2 Physiologische und pathophysiologische Veränderungen

Während die Aa. uterinae beidseits keine Veränderung ihres Pulsatility-Indexes und kein Notching aufweisen, weist mit zunehmender Übertragung die A. umbilicalis eine kontinuierliche Flusswiderstandszunahme auf (Rightmire u. Campbell 1987; Fischer et al. 1991; Anteby et al. 1994). Lediglich eine Studie zeigt eine Abnahme des Widerstandes (Olofsson et al. 1997). Die A. fetalis zeigt einen leichten Flusswiderstandsanstieg, eine Verringerung der Flussgeschwindigkeit sowie das Auftreten von Notches (Rightmire u. Campbell 1987). Die A. cerebri

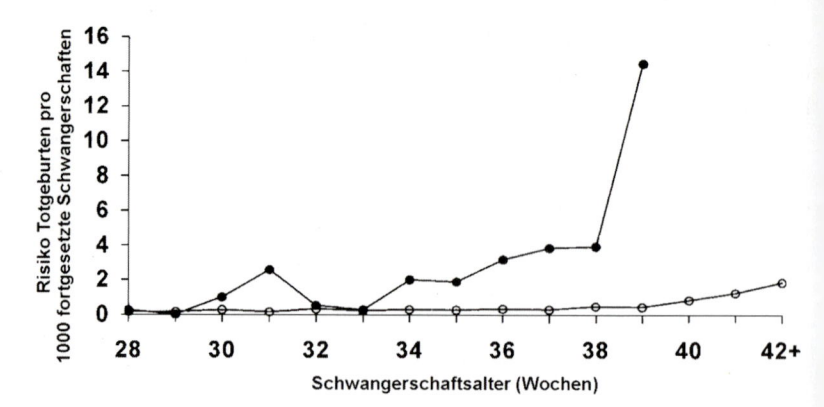

Abb. 13.1. Das schwangerschaftsalterspezifische Risiko von Totgeburten, dargestellt pro 1000 andauernde Schwangerschaften, bei Einlingen (*offene Kreise*) und Mehrlingen (*schwarze Kreise*). (Adaptiert nach Sairam et al. 2002)

media zeigt einen Abfall des Flusswiderstands (Lam et al. 2005). Bei Oligohydramnion ist der Pulsatility-Index der Aa. renales erhöht (Selam et al. 2000).

Eine Studie an 153 Fällen zwischen 41 und 43 SSW zeigte jedoch für die Mehrheit derjenigen Fälle, welche anschließend eine peripartale Asphyxie aufwiesen, normale Dopplerwerte in der A. umbilicalis, A. cerebri media und Aa. uterinae (Zimmerman et al. 1995).

In der V. cava inferior steigt der Flusswiderstand an, der Pulsatility-Index des Ductus venosus ist bei übertragenen Feten mit Oligohydramnion leicht verringert (Selam et al. 2000). Die Flussgeschwindigkeit in der V. umbilicalis steigt kontinuierlich an (Olofsson et al. 1996).

Während eine der Theorien der gestörten fetoplazentaren Zirkulation bei Übertragung von einer Form der Plazentainsuffizienz, ähnlich wie bei intrauteriner Wachstumsretardierung mit fetaler Kreislaufzentralisation und verringerter Nierendurchblutung, als Ursache des Oligohydramnions ausgeht (Veille et al. 1993), nimmt die andere eine verringerte kardiale Leistung an (Weiner et al. 1996).

13.3 Termineffekt

Der Begriff Termineffekt wurde ursprünglich von Vetter (1989) für das Auftreten eines Notches in der A. fetalis sowie eine Verringerung des Flusswiderstandes der A. cerebri media unterhalb der 10. Perzentile jenseits von 37 vollendeten SSW verwendet. Häufig wird der Begriff Termineffekt umgangssprachlich jedoch auch für eine Verringerung des Flusswiderstands der A. cerebri media jenseits des Termins verwendet. Die entscheidende Frage ist, was als physiologisch und was als pathologisch angesehen werden kann. Sicher physiologisch sind Gefäßwiderstandswerte zwischen der 10. und 90. Perzentile (80% aller Feten), wahrscheinlich sogar zwischen der 5. und 95. Perzentile (90% aller Feten). Nach dieser Definition liegen 10 bzw. 5% der Gefäßwiderstandswerte aller Feten unterhalb des Referenzbereiches.

Eine eigene prospektive Studie jenseits von 40 vollendeten SSW fand eine Azidoserate mit einem pH von <7,20 bei 6,3% des Kontrollkollektivs (10/158), jedoch bei 16,7% (7/42) derjenigen mit einem Brain-sparing-Effekt, definiert als eine Flusswiderstandserniedrigung <10. Perzentile. Die sich hieraus entwickelnde Pathologie war zwar nicht so ausgeprägt wie bei einem sich bereits früher in der Schwangerschaft entwickelnden Brain-sparing-Effekt, jedoch statistisch signifikant (Schneider et al. 1996).

Eine Verschlechterung des perinatalen Outcome jenseits von 41 vollendeten SSW zeigte sich auch bei 78 Schwangerschaften mit verringerten Flusswiderstandswerten der A. cerebri media, mit erhöhten Quotienten der systolisch bzw. diastolischen Umbilkalarterie sowie mit einer verringerten Blutflussgeschwindigkeit der A. fetalis. In dieser Studie konnten Dopplermessungen der Umbilikalarterie statistisch signifikant die spätere Notwendigkeit einer Intervention wegen drohender fetaler Hypoxie vorhersagen (Anteby et al. 1994).

Eine weitere Studie untersuchte die Korrelation von verringerten Flusswiderstandswerten mit der fetalen Sauerstoffsättigung. Dabei zeigte sich, dass die Flusswiderstandswerte in der A. cerebri media signifikant bei Feten mit einer Sauerstoffsättigung von <30% verringert waren (Sütterlin et al. 1999).

Zwischen erniedrigten Flusswiderstandswerten der A. cerebri media und der Fruchtwassermenge (Oligohydramnion) konnte ebenfalls ein Zusammenhang gefunden werden. Bei 38 Schwangerschaften nach 41 vollendeten SSW fand sich bei 10 Fällen ein Oligohydramnion, in 28 Fällen war die Fruchtwassermenge normal. Diejenigen Fälle mit Oligohydramnion zeigten einen verringerten Flusswiderstand der A. cerebri media, während die Flusswiderstände für die A. renalis und der Quotient der A. cerebri media / A. umbilicalis erhöht war. Der Flusswiderstand war in der V. cava inferior erhöht, im Ductus venosus jedoch normal (Selam et al. 2000).

Bei 49 Einlingsschwangerschaften in Schädellage jenseits von 41 vollendeten SSW zeigte sich bei 10/49 (20,4%)

ein ungünstiger Schwangerschaftsausgang. Ein Quotient der A. cerebri media / A. umbilicalis von <1.05 war der beste Vorhersagewert für einen ungünstigen Schwangerschaftsausgang. Die Sensitivität betrug 80% mit einer Spezifität von 95%, der positive Vorhersagewert 80% und der negative 95%. Die anderen klinischen Tests, wie der Fruchtwasserindex (AFI), der Non-Stress-Test (NST) und das biophysikalische Profil zeigten erheblich niedrigere Sensitivitäten in der Größenordnung von 40% oder darunter (Devine et al. 1994).

Zusätzlich fanden sich einige Studien, die keinen Zusammenhang zwischen einem ungünstigen Schwangerschaftsausgang und einem verringerten Flusswiderstand der A. cerebri media feststellen konnten (Zimmermann et al. 1995; Dubiel et al. 1997; Urban et al. 2000).

13.4 Dopplersonographie am Termin

In 4 randomisiert kontrollierten Studien in Hochrisikokollektiven, aus der Einführungsphase des CTG in die klinische Praxis, konnte kein Nachweis eines verbesserten Outcome der Neugeborenen unter CTG Überwachung erbracht werden (Flynn et al. 1982; Brown et al. 1982; Lumley et al. 1983; Kidd et al. 1985).

Die Verwendung zusätzlicher Parameter wie das Monitoring der Kindsbewegungen, des Tonus, der Atembewegungen und der Fruchtwassermenge durch Ultraschall, das biophysikalische Profil, wurde an 4 Studien analysiert. Die Schlussfolgerung der Autoren war, dass zum gegenwärtigen Zeitpunkt nicht ausreichend Daten aus randomisiert kontrollierten Studien vorliegen, um den Einsatz des biophysikalischen Profils in Hochrisiko Schwangerschaften ausreichend evaluieren zu können (Alfirevic u. Neilson 2006).

Der Einsatz einer fetalen Manipulation zur Verbesserung gängiger Methoden des antenatalen Monitorings wurde an 3 Studien mit 1100 Schwangeren untersucht. Eine fetale Manipulation verringerte nicht die Häufigkeit nichtreaktiver antenataler CTG-Aufzeichnungen (OR 1,28; 95% Confidence-Interval 0.94-1.74) (Tan u. Smyth 2006).

Der Einsatz der fetalen vibroakustischen Stimulation zur Verbesserung gängiger Methoden des antenatalen Monitorings wurde an 9 Studien mit 4838 Schwangeren untersucht. Die vibroakustische Stimulation verringerte die Häufigkeit nichtreaktiver antenataler CTG-Aufzeichnungen im Vergleich zum Kontrollkollektiv signifikant (RR 0,61; 95% Confidence-Interval 0.52-0.74). Zusätzlich verringerte sich die Länge der Aufzeichnungszeit (3 Studien, gewichtete mittlere Differenz 9,94 min., 95% CI 9,37-10,5 min.), (Tan u. Smyth 2006).

Der Einsatz der transkutanen Elektrostimulation bei durch Doppler diagnostizierter Plazentainsuffizienz zur Anregung der fetalen Durchblutung und Förderung des fetalen Wachstums kann derzeit nicht evaluiert werden, da keine ausreichenden Daten vorliegen (Say et al. 2006).

Ein Routine-Ultraschallscreening aller Schwangeren durch Ultraschall ab 24 vollendeten SSW bzw. im 3. Trimenon, in einer Analyse von 7 Studien an 25.036 Schwangerschaften, hat gezeigt, dass eine Routine-Ultraschalluntersuchung nicht zu einer Verbesserung der gesamten perinatalen Morbidität und Mortalität führt. In einer der 7 Studien führte allerdings die Berücksichtigung des Plazentagrading zu einer signifikanten Verringerung der Totgeburten. Daten für das Langzeitoutcome der Kinder bzw. zu entwicklungsneurologischen Langzeituntersuchungen fehlen allerdings (Bricker u. Neilson 2006).

Ein Routinescreening aller Schwangerer in einer Niedrigrisiko- oder unselektierten Population durch Doppler, in einer Analyse von 5 Studien an 14.338 Frauen, hat gezeigt, dass eine routinemäßige Doppleranwendung zu keinem besseren perinatalmedizinischen Ergebnis führt. Daten zu psychologischen Auswirkungen der Dopplersonographie auf die Mütter und zu entwicklungsneurologischen Langzeituntersuchungen sind rar, lassen jedoch bisher keine ungünstigen Ergebnisse erwarten ► Kap. 7 (Bricker u. Neilson 2006).

Ein Screening Schwangerer durch Doppler in Hochrisikokollektiven, in einer Analyse von 11 Studien mit insgesamt 7000 Frauen, hat gezeigt, dass der Einsatz von Doppler-Ultraschall in Hochrisikokollektiven mit Hypertonie oder Wachstumsretardierung die perinatale Mortalität verringert (OR 0,71, 95% Confidence-Interval 0,5-1,01). Die Häufigkeit von fetaler Hypoxie sub partu (OR 0,81, 95% Confidence-Interval 0,59-1,13) oder die von Kaiserschnittentbindungen (OR 0,94, 95% Confidence-Interval 0,82-1,06) war allerdings unverändert (Neilson u. Alfirevic 2006).

Zusammenfassend zeigt antepartal nur der Einsatz von Dopplersonographie in Hochrisikokollektiven eine Verringerung der perinatalen Morbidität und Mortalität. Mithilfe der vibroakustische Stimulation lässt sich die Rate falsch-positiver CTG-Muster senken.

13.5 Dopplersonographie sub partu

Die größte Analyse zur Nabelschnur-Dopplersonographie sub partu an 2700 Frauen in 8 Studien zeigt, dass die Intrapartum-Dopplersonographie ein schwacher Prädiktor eines ungünstigen Schwangerschaftsausganges ist (Farrell et al. 1999). Der im wehenfreien Intervall gemessene Flusswiderstand der A. umbilicalis korreliert invers mit einem guten Outcome der Schwangerschaft (APGAR-Scores <7 nach 1 und 5 min., Wachstumsretardierung, subpartal abnormales CTG, Azidose und Kaiserschnitthäufigkeit) (Farrell et al. 1999). Der positive Vorhersagewert ist zwar schlechter als bei der fetalen Skalpblutanalyse, dennoch wird durch den subpartalen Doppler der A. umbilicalis die schlechte Spezifität des CTG erhöht.

Eigene Doppleruntersuchungen an 54 Schwangeren sub partu zur Validierung eines pH von <7,20 aus dem Skalpblut zeigten für die Messung des RI aus der Nabelschnur eine Spezifität von 79% und einen negativen Vorhersagewert von 79% (Schneider et al. 1994).

Vergleichbare Werte konnten auch in einer weiteren eigenen Untersuchung an 105 Schwangeren gewonnen werden, bei der die Dopplersonographie sub partu nach 41 vollendeten SSW eine Spezifität von 95%, einen positiven Vorhersagewert von 25% und einen negativen Vorhersagewert von 79% zur Feststellung einer postpartalen fetalen Azidose (ph <7,20) zeigte (Schneider u. Gnirs 1996; Gnirs u. Schneider 1996).

Ein denkbarer Einsatz des Nabelschnurdopplers sub partu ist bei geschlossenem Muttermund, bei stehender, nicht gesprungener Fruchtblase, beim 2. Zwilling und bei extremer Frühgeburtlichkeit gegeben.

13.6 Dopplersonographie nach dem Termin und in der Übertragung (13.–17. Tag)

Eigene Untersuchungen zur Aussagefähigkeit antepartaler Untersuchungen jenseits von 41 vollendeten SSW hinsichtlich eines Geburts-pH <7,20 zeigen, dass
- der Fruchtwasserindex – gefolgt von der Grannum-Klassifikation der Plazenta – die höchste Sensitivität,
- die Dopplersonographie – gefolgt von dem Oxytocin-Belastungstest und dem biophysikalischen Profil – die höchste Spezifität,
- das biophysikalische Profil – gefolgt von der Dopplersonographie und dem Non-Stress-Test – den höchsten positiven prädiktiven Wert

und sowohl die Dopplersonographie als auch das biophysikalische Profil den höchsten negativen prädiktiven Wert aufweisen (Gnirs et al. 1993).

Die Betrachtung der Sequenz der Ereignisse jenseits von 41 vollendeten SSW an 105 Schwangerschaften zeigt, dass etwa 7 Tage vor einer notwendigen Entbindung wegen fetaler Komprommittierung der Flusswiderstand der Nabelschnurdoppler pathologisch wird, anschließend fallen der Fruchtwasserindex mit Oligohydramnion und pathologischem Plazentagrading auf, erst dann sinkt der Flusswiderstand der A. cerebri media. Es folgen pathologische Ausfälle des Steh-Stress-Tests, des Non-Stress-Tests, des Oxytocin-Belastungstest, des konventionellen CTG und zuletzt eine Reduktion der Kindsbewegungszahl (Schneider et al. 1996; Gnirs u. Schneider 1996).

13.7 Dopplersonographie als Vorhersagemöglichkeit einer Spontangeburt

Untersuchungen der A. cerebri media um den Termin haben Ergebnisse zur Wahrscheinlichkeit einer Geburt in Abhängigkeit vom Flusswiderstand gebracht. Bei hohem RI in der ACM >0,8 beträgt die Wahrscheinlichkeit nur 18%, dass die Geburt spontan innerhalb von 3 Tagen zu erwarten ist, bei niedrigem RI <0,66 immerhin 55% (Schaffer et al. 1999).

13.8 Bedeutung der Dopplersonographie für das geburtshilfliche Management um den Termin und bei Übertragung

Wie aus den vorherigen Analysen einzelner Komponenten der fetalen Physiologie und Untersuchungsmethoden deutlich geworden ist, handelt es sich bei Übertragung um ein komplexes Geschehen, bei der die CTG-Beurteilung, die Kindsbewegungsdauer, die Fruchtwassermenge und die Dopplersonographie als wesentliche Parameter der fetalen Überwachung für die Indikationsstellung zur Schwangerschaftsbeendigung herangezogen werden sollten.

Abb. 13.2. Vorschlag zum Management der Übertragung. Eine Einleitung ist dann indiziert, wenn entweder das CTG, der SST oder der Fruchtwasserindex pathologisch sind. Bei pathologischer Kindsbewegungsdauer (Kindsbewegungen werden nur strichförmig aufgezeichnet) oder pathologischer Dopplersonographie (PI/RI A. cerebri media <10. Perzentile, PI/RI A. umbilicalis >90. Perzentile) im Wiederholungsfall oder bei zusätzlichen pathologischen Parametern ist ebenfalls eine Einleitung indiziert

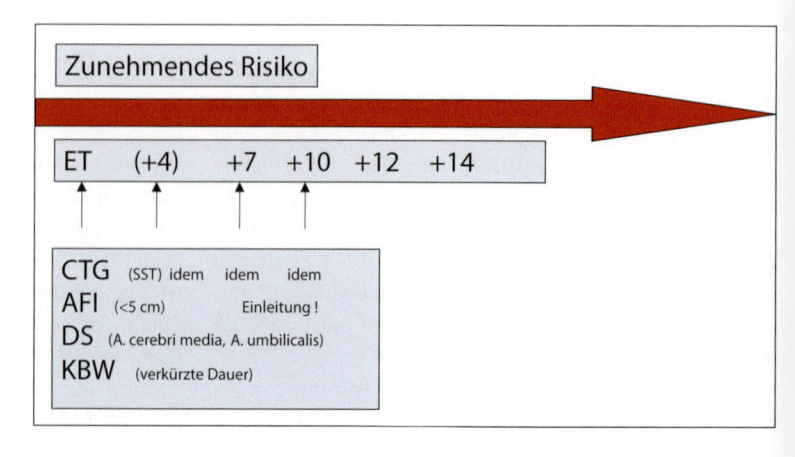

Ein Vorschlag zur Einbeziehung und Gewichtung der einzelnen Untersuchungsmethoden ist in ◘ Abb. 13.2 wieder gegeben. Eine Einleitung ist sicher bei pathologischem CTG / Steh-Stress-Test oder bei Oligohydramnion indiziert. Eine Einleitung ist auch dann indiziert, wenn im Wiederholungsfall pathologische Kindsbewegungsdauer, ein pathologischer Doppler (A. cerebri media, A. umbilicalis) oder pathologische Parameter in Kombination gefunden werden.

13.9 Zusammenfassung

Übertragene Schwangerschaften sind mit einem erhöhten Risiko eines Fruchttodes und einer fetalen Erkrankung assoziiert. Bei übertragenen Schwangerschaften mit ungünstigem Ausgang kann der Flusswiderstand der Nabelschnur erhöht oder normal sein und der Flusswiderstand der A. cerebri media erniedrigt sein. Bei übertragenen Schwangerschaften mit ungünstigem Ausgang kann zudem die Flussgeschwindigkeit der Aorta fetalis verringert sein. Bei Auftreten eines Oligohydramnions kann der Flusswiderstand der Aa. renalis erhöht sein.

Die Indikationsstellung für eine Schwangerschaftsbeendigung sollte aufgrund der IUFT-Daten alleine aufgrund der Terminüberschreitung zwischen dem 7.–14. Tag post partum erfolgen. Zusätzlich sind CTG-Pathologie, ein An- und Oligohydramnion bzw. pathologische Flusswiderstände in der A. umbilicalis und A. cerebri media häufig genutzte Indikatoren für eine Schwangerschaftsbeendigung.

Literatur

Alfirevic Z, Neilson JP (2006) Biophysical profile for fetal assessment in high risk pregnancies. The Cochrane Database of Systematic Reviews 2006, 4th Issue. Wiley, New York

Anteby EY, Tadmor O, Revel A, Yagel S (1994) Post-term pregnancies with normal cardiotocographs and amniotic fluid columns: the role of Doppler evaluation in predicting perinatal outcome. Eur J Obstet Gynecol Reprod Biol 54 (2): 93-8

Bricker L, Neilson JP (2006) Routine ultrasound in late pregnancy (after 24 weeks gestation) The Cochrane Database of Systematic Reviews 2006, 4th Issue. Wiley, New York

Brown VA, Sawers RS, Parsons RJ, Duncan SL, Cooke ID (1982) The value of antenatal cardiotocography in the management of high-risk pregnancy: a randomized controlled trial. Br J Obstet Gynaecol 89 (9):716-22

Devine PA, Bracero LA, Lysikiewicz A, Evans R, Womack S, Byrne DW (1994) Middle cerebral to umbilical artery Doppler ratio in post-date pregnancies. Obstet Gynecol 84 (5):856-60

Dubiel M, Gudmundsson S, Gunnarsson G, Marsal K (1997) Middle cerebral artery velocimetry as a predictor of hypoxemia in fetuses with increased resistance to blood flow in the umbilical artery. Early Hum Dev 47 (2):177-84.

Farrell T, Chien PF, Gordon A. (1999) Intrapartum umbilical artery Doppler velocimetry as a predictor of adverse perinatal outcome: a systematic review. Br J Obstet Gynaecol. 106(8):783-92.

Fischer RL, Kuhlman KA, Depp R, Wapner RJ (1991) Doppler evaluation of umbilical and uterine-arcuate arteries in the postdates pregnancy. Obstet Gynecol 78 (3 Pt 1):363-8.

Flynn AM, Kelly J, Mansfield H, Needham P, O'Conor M, Viegas O (1982) A randomized controlled trial of non-stress antepartum cardiotocography. Br J Obstet Gynaecol 89 (6):427-33.

Gnirs J, Schneider KTM, Möhrling D, Wilhelm O, Graeff H (1993) Dopplersonographie, Kineto-Kardiotokographie und fetale Stimulationstests bei Hochrisikoschwangerschaften. Gynäkol Geburtshilfliche Rundsch 33 (1):252-3

Gnirs J, Schneider KTM (1996) Diagnostik der fetalen Bewegungsaktivität, fetaler Stimulationstests und der Komplexitätsanalyse des fetalen EKG`s als Ergänzung der intrapartalen CTG-Überwachung. Gynäkologe 29:22-27

Hilder L, Costeloe K, Thilaganathan B (1998) Prolonged pregnancy: evaluating gestation-specific risks of fetal and infant mortality. Br J Obstet Gynaecol 105(2):169-73

Kidd LC, Patel NB, Smith R (1985) Non-stress antenatal cardiotocography-a prospective blind study. Br J Obstet Gynaecol 92(11):1152-5

Lam H, Leung WC, Lee CP, Lao TT (2005) The use of fetal Doppler cerebroplacental blood flow and amniotic fluid volume measurement in the surveillance of postdated pregnancies. Acta Obstet Gynecol Scand 84 (9):844-8

Lumley J, Lester A, Anderson I, Renou P, Wood C (1983) A randomized trial of weekly cardiotocography in high-risk obstetric patients. Br J Obstet Gynaecol 90 (11):1018-26

Neilson JP, Alfirevic Z (2006) Doppler ultrasound for fetal assessment in high risk pregnancies. The Cochrane Database of Systematic Reviews 2006, 4th Issue. Wiley, New York

Olofsson P, Saldeen P, Marsal K (1996) Fetal and uteroplacental circulatory changes in pregnancies proceeding beyond 43 weeks. Early Hum Dev 46 (1-2):1-13

Olofsson P, Saldeen P, Marsal K (1997) Association between a low umbilical artery pulsatility index and fetal distress in labor in very prolonged pregnancies. Eur J Obstet Gynecol Reprod Biol 73 (1):23-9

Rightmire DA, Campbell S (1987) Fetal and maternal Doppler blood flow parameters in postterm pregnancies. Obstet Gynecol 69 (6):891-4

Sairam S, Costeloe K, Thilaganathan B (2002) Prospective risk of stillbirth in multiple-gestation pregnancies: a population-based analysis. Obstet Gynecol 100 (4):638-41

Say L, Gülmezoglu AM, Hofmeyr GJ (2006) Transcutaneous electrostimulation for suspected placental insufficiency (diagnosed by Doppler studies). The Cochrane Database of Systematic Reviews 2006, 4th Issue. Wiley, New York

Schaffer H, Steiner H, Brunner W, Staudach A (1999) Dopplersonographie um den Geburtstermin und bei Überschreitung. Arch Gynecol Obstet 263, Suppl 2: 113-116

Schneider KTM, Gnirs J, Wilhelm O, Graeff H (1994) Doppler, fetale Skalpblutanalyse und subpartales CTG. Arch Gynecol Obstet Vol. 255, S. 30-31

Schneider KTM, Huber A, Schelling M, Gnirs J (1996) Klinischer Stellenwert einer dopplersonographisch festgestellten Sauerstoffsparschaltung des Feten. In: Feldmann UW (Hrsg) Kongressband. H.U.F. Verlag Mülheim (Ruhr), S 4–5

Schneider KTM, Gnirs J (1996) Stellenwert der Dopplersonographie sub partu. Gynäkologe 29:45-51

Selam B, Koksal R, Ozcan T (2000) Fetal arterial and venous Doppler parameters in the interpretation of oligohydramnios in postterm pregnancies. Ultrasound Obstet Gynecol 15 (5):403-6

Sütterlin MW, Seelbach-Gobel B, Oehler MK, Heupel M, Dietl J (1999) Doppler ultrasonographic evidence of intrapartum brain-sparing effect in fetuses with low oxygen saturation according to pulse oximetry. Am J Obstet Gynecol 181 (1):216-20

Tan KH, Smyth R (2006) Fetal vibroacoustic stimulation for facilitation of tests of fetal wellbeing. The Cochrane Database of Systematic Reviews 2006, 4th Issue. Wiley, New York

Urban R, Lemancewicz A, Urban J, Alifier M, Kretowska M (2000) The Doppler cerebroplacental ratios and perinatal outcome in post-term pregnancy. Ginekol Pol 71 (4):317-21

Veille JC, Penry M, Mueller-Heubach E (1993) Fetal renal pulsed Doppler waveform in prolonged pregnancies. Am J Obstet Gynecol 169 (4):882-4

Vetter K, Favre Y, Suter T, Huch R, Huch A (1989) Doppler – ultrasonographische Messung spezifischer Veränderungen der fetalen Zirkulation während der letzten 4 Schwangerschaftswochen vor der Geburt. Z Geburtshilfe Perinatol 193 (5):215–8

Weiner Z, Farmakides G, Barnhard Y, Bar-Hava I, Divon MY (1996) Doppler study of the fetal cardiac function in prolonged pregnancies. Obstet Gynecol 88 (2):200-2

Zimmermann P, Alback T, Koskinen J, Vaalamo P, Tuimala R, Ranta T (1995) Doppler flow velocimetry of the umbilical artery, uteroplacental arteries and fetal middle cerebral artery in prolonged pregnancy. Ultrasound Obstet Gynecol 5 (3):189-97

Anämie – Blutgruppensensibilisierung

H. Steiner und H. Schaffer

14.1 Einleitung – 133

14.2 Physiologie und Pathophysiologie – 133

14.3 Indikationen – 133

14.4 Untersuchungstechnik und Gefäßauswahl – 134

14.5 Diagnostische Wertigkeit und Konsequenzen – 135
14.5.1 Diagnostische Wertigkeit der Messungen an verschiedenen Gefäßen – 135
14.5.2 Hydrops – 136
14.5.3 Intrauterine Transfusion – 137
14.5.4 Praktische Anwendung – 137

14.6 Zusammenfassung – 138

14.1 Einleitung

Die Abklärung einer möglichen fetalen Anämie hat bei Blutgruppensensibilisierungen, bei anämisierenden Infektionen (Parvovirus), bei fetomaternaler Transfusion sowie bei Hinweiszeichen bei der Ultraschalluntersuchung (Hydrops fetalis) oder auffälligen, anämieverdächtigen fetalen Herzfrequenzmustern zu erfolgen. Die Diagnosestellung der Anämie erfolgt mittels Chordozentese. Sie ist zuverlässig und bietet den Vorteil der gleichzeitigen Abnahmemöglichkeit von fetalem Blut für verschiedene Labortests, um die Ursache der Anämie festzustellen bzw. eine Differenzialdiagnostik bei Hydrops durchführen zu können. Ihr Nachteil ist die Invasivität und damit das Restrisiko. Während beim sonographischen Bild des Hydrops fetalis die Chordozentese zur Diagnostik und ggf. Therapie unverzichtbar erscheint, hat sich bei nichthydropischen Feten die fetale Doppleruntersuchung ggf. in Kombination mit mütterlichen Antikörpertitern etabliert. Damit ist der Großteil der Schwangeren mit entsprechendem fetalem Anämierisiko observant nichtinvasiv zu führen. Erst bei auffälligen Dopplerergebnissen oder zwingenden mütterlichen Serumtitern ist ein invasiver Zugang notwendig.

14.2 Physiologie und Pathophysiologie

Das pathophysiologische Konzept für den Einsatz der Dopplersonographie in der Anämiediagnostik liegt im Nachweis des hyperdynamischen Kreislaufs. Um eine adäquate Sauerstoffversorgung aufrechtzuerhalten, wird im Fall der fetalen Anämie einerseits das Blutvolumen durch Steigerung der Erythropoese vermehrt, andererseits die vorhandenen (zahlenmäßig) verminderten Erythrozyten als Kompensation durch Steigerung des Cardiac-Output mit höheren Geschwindigkeiten durch das Gefäßsystem gepumpt (Huikshoven et al. 1985). Zusätzlich sinkt durch den Abfall des Hämatokritwertes die Viskosität des Blutes, was ebenfalls zu einer Steigerung der Geschwindigkeiten der Erythrozyten führt. Die Korrelation zwischen Blutviskosität und Dopplersonographie wurde bereits untersucht (Giles u. Trudinger 1986; Jouppila et al. 1986), von klinischer Bedeutung ist allerdings die Korrelation zwischen Dopplersonographie und fetalem Hämatokrit oder Hämoglobinkonzentration.

14.3 Indikationen

Eine Indikation zur Doppleruntersuchung wegen Verdachtes auf oder zum Ausschluss einer fetalen Anämie besteht wie folgt bei:

> **Indikationen zur Doppleruntersuchung bei:**
> — mütterlicher Blutgruppensensibilisierung (für die Schwangerschaft relevanter Antikörpertiter: vorwiegend Rhesus-AK, Kell-AK)
> — Verdacht auf oder gesicherter Parvovirusinfektion
> — fetomaternaler Transfusion (Kleihauer-Test)
> — anämieverdächtigen Herzfrequenzkurven (CTG)

Die Überwachung einer durch Blutgruppensensibilisierung komplizierten Schwangerschaft erfolgt primär nichtinvasiv mittels mütterlicher **Antikörpertiterbestimmung**. Ab einem vom entsprechenden Labor zu definierenden Grenzwert (je nach Test, Röhrchenmethode 1:16, ID-System 1:64) steigt die Wahrscheinlichkeit der fetalen Anämie und damit die Notwendigkeit zur weiteren Abklärung.

In Ergänzung zur Antikörpertiterbestimmung steht die **sonographische Diagnostik** zur Verfügung. Diese ist als Anämie-Frühdiagnostik nicht zufrieden stellend, weil keiner der Parameter wie Plazentadicke, Nabelvenendurchmesser, Bauchumfang oder intraperitoneales Volumen die Anämie zufrieden stellend voraussagt (Nicolaides et al. 1988; Spinnato 1992; Weiner 1994). Lediglich bei schwerer Anämie ist diese Voraussage allein mittels Ultraschall durch Nachweis der Hydropisierung des Feten verlässlich (Grannum et al. 1988). Allerdings liegt dabei der Hämatokrit des Nabelschnurblutes in den allermeisten Fällen unter 15%. Zweifellos will man, wenn möglich, nicht erst in diesem dekompensierten Stadium des Krankheitsprozesses in die Behandlung einsteigen. Darüber hinaus hat sich die Computeranalyse der fetalen Herzfrequenz bislang ebenfalls nicht als diagnostische Methode für die Anämie etabliert (Economides et al. 1992). Dagegen eignet sich die Dopplerdiagnostik auch für das prähydropische Stadium des Krankheitsprozesses.

14.4 Untersuchungstechnik und Gefäßauswahl

Bezüglich Untersuchungstechnik darf auf ▶ Kap. 3, 4 und 6 hingewiesen werden.

> **Cave**
> Bei der Diagnostik der Anämie sind die in der Pränatalmedizin überwiegend angewandten **qualitativen Signalanalysen** – zumindest beim nichthydropischen Feten – **unbrauchbar.**

Es zeigt sich anhand des Resistance-Index (RI) der fetalen Aorta kein Unterschied zwischen anämischen und nichtanämischen Feten (◘ Abb. 14.1). Auch die Widerstandsindizes der A. cerebri media und der Venen (Ductus venosus, V. hepatica dextra, V. cava inferior) zeigen keinen Unterschied (Hecher et al. 1995). Das ist dadurch begründet, dass sich bei Anämie sowohl die systolischen als auch die diastolischen Geschwindigkeiten und damit die Frequenzverschiebungen verändern. Das Verhältnis zwischen systolischen und diastolischen Frequenzmaximum bleibt zwar nicht ident, jedoch ist der Unterschied diagnostisch nicht relevant. Rightmire et al. (1986) fan-

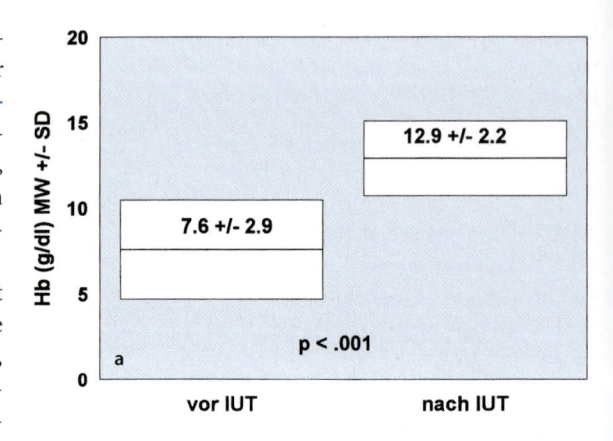

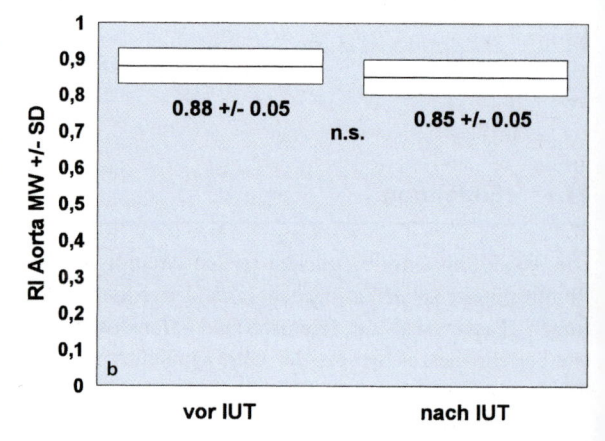

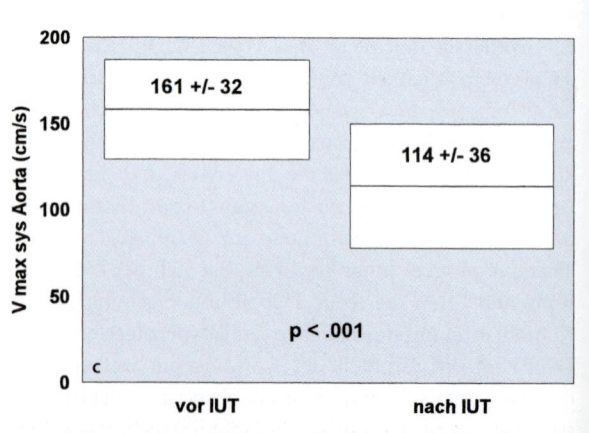

◘ **Abb. 14.1 a–c.** Einfluss der intrauterinen intravaskulären Transfusion (IUT)/der Anämie auf die Dopplerparameter anhand der Messungen an der fetalen Aorta (n=16) **a** Hämoglobinkonzentrationen in der Nabelvene, **b** RI der fetalen Aorta **c** systolische Maximalgeschwindigkeiten ($V_{max\ sys}$) der fetalen Aorta, jeweils vor und nach intrauterinen Transfusionen (*Hb* Hämoglobinkonzentration, *n.s.* nicht signifikant)

14.5 Diagnostische Wertigkeit und Konsequenzen

den auch keine Veränderung des Pourcelot-Index der Nabelarterie bei rhesussensibilisierten im Vergleich zu gesunden Feten. Allerdings beobachteten sie bei 3 hydropischen Feten die höchsten Indizes, was als Ausdruck der erhöhten Impedanz in der fetoplazentaren Zirkulation (Hydrops placentae) zu interpretieren ist.

Die pathophysiologischen Veränderungen bei Anämie sind jedoch anhand von **quantitativen** Messungen fassbar. Auf die Problematik der quantitativen Signalanalyse wurde bereits im ▶ Kap. 3 eingegangen. Prinzipiell können auch hier quantitative Messungen in Form
1. der maximalen Geschwindigkeiten (systolisches Maximum, peak velocity, $V_{max\ sys}$),
2. der über einen Herzzyklus gemittelten, maximalen Geschwindigkeiten ($V_{mean\ max}$, time average maximum velocity=TAMV),
3. der über einen Herzzyklus gemittelten, intensitätsgewichteten, mittleren Geschwindigkeiten ($V_{mean\ mitt}$, time average of spatial average velocity=TASAV) und
4. des Blutvolumens

angewandt werden. Letzteres allerdings ist mit einem höheren Messfehler durch die Schwierigkeit der korrekten Messung des Gefäßdurchmessers behaftet, was sich auch in den geringeren Korrelationskoeffizienten zeigt (Kirkinen u. Jouppila 1983).

Quantitative Messungen werden sinnvoll an den großen fetalen Gefäßen durchgeführt, an welchen eine korrekte Winkelbestimmung möglich ist. Dies sind die großen fetalen Arterien, die Aorta und A. cerebri media (ACM), sowie die Venen, die Nabelvene, die V. cava inferior und der Ductus venosus (Bilardo et al. 1989; Copel et al. 1988, 1989; Hecker et al. 1995; Kirkinen u. Jouppila 1983; Nicolaides et al. 1990; Oepkes et al. 1993; Rightmire et al. 1986; Steiner et al. 1995; Warren et al. 1987). Die für den klinischen Gebrauch notwendigen Referenzwerte für die quantitative Signalanalyse sind im ▶ Kap. 4 angeführt.

❗ Bezüglich Gefäßauswahl hat sich in erster Linie die **A. cerebri media** herauskristallisiert, weil die Messungen im Allgemeinen am leichtesten durchzuführen sowie gut reproduzierbar sind und die Korrelation zur fetalen Anämie gut ist.

Daneben ist es in Fällen, in denen die A. cerebri media nicht untersucht werden kann, sinnvoll, die fetale Aorta abzuleiten. Auch wenn dies technisch schwieriger ist, kann es ein Ersatz sein. Unserer Meinung nach ist auch bei sehr frühem Gestationsalter die Aorta ein gleichwertiger Parameter, der Sicherheitsbedenken der möglicherweise längeren Beschallung des frühen fetalen Gehirnes ausräumen kann. Prinzipiell kann auch an den fetalen Venen (Nabelvene, Ductus venosus) ein allfälliger hyperdynamer Kreislauf nachgewiesen werden. Dies wird aber in der klinischen Routine kaum angewandt.

14.5 Diagnostische Wertigkeit und Konsequenzen

14.5.1 Diagnostische Wertigkeit der Messungen an verschiedenen Gefäßen

In der Entwicklung der Anämieindikation hat man primär vor allem an der *fetalen Aorta* untersucht. In eigenen Untersuchungen fanden wir bei anämischen Feten höhere Geschwindigkeiten in der Aorta im Vergleich zu nichtanämischen Feten (Nabelvenenpunktionsdaten, ◻ Abb. 14.1). In einem größeren Kollektiv von 112 Nabelvenenpunktionen betrugen die gemittelten Maximalgeschwindigkeiten (±SD) 143,6±28,4 cm/s im Vergleich zu 112,7±29 cm/s beim Kontrollkollektiv (jeweils 21.–36. SSW, p<0,001) (Steiner et al. 1995). Es bestand eine signifikante Korrelation zwischen der Maximalgeschwindigkeit der Aorta und dem mittels Chordozentese gemessenen Hämatokrit. Die Korrelationskoeffizienten errechneten sich mit r=–0,66 (*p*<0,001) für das Gesamtkollektiv der (intrauterin, intravaskulär) transfundierten und nichttransfundierten Fälle, bzw. mit r=–0,72 (*p*<0,001) für die Ersteingriffe vor Transfusion. Eine höhere Korrelation vor intrauterinen Transfusionen im Vergleich zu Messungen nach solchen wurde auch in anderen Studien gefunden (Copel et al. 1988). Für die Praxis ist die Voraussage einer Anämie für das klinisch relevante Gestationsalter zwischen der 21. und 36. SSW wichtig (◻ Abb. 14.2). Diese war mit folgenden prädiktiven Werten möglich: Sensitivität 64%, Spezifität 74%. Positiver bzw. negativer Vorhersagewert 73 bzw. 66% bei einer Prävalenz der Anämie von 52%. Die Dopplersonographie erreicht damit zwar nicht optimale Prädiktivität, sie liegt aber im Vergleich zu den anderen nichtinvasiven Methoden, der mütterlichen Antikörpertiterbestimmung und der Sonographie, sieht man vom hydropischen Feten ab, dennoch höher.

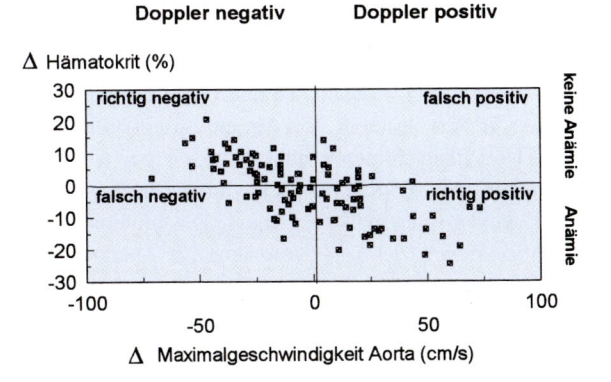

◻ **Abb. 14.2.** Dopplersonographie an der fetalen Aorta zur Diagnose der Anämie. Die Messwerte werden gestationsalterunabhängig als Differenz (D) zwischen der gemessenen Maximalgeschwindigkeit bzw. Hämatokritwert (Chordozentese) und dem gestationsalterabhängigen oberen (95%) Konfidenzlimit der Maximalgeschwindigkeit bzw. unteren (95%) Konfidenzlimit des Hämatokritwertes dargestellt (vgl. Steiner et al. 1995)

Mari fand auch in der **A. cerebri media** höhere Maximalgeschwindigkeiten bei anämischen Feten (Mari et al. 1995, 1997). Die Untersuchung an der A. cerebri media ist technisch einfach, gut reproduzierbar, und die Korrelation zum Hämoglobinwert bzw. Hämatokrit ist gut. In weiteren Untersuchungen wurde das Verfahren weiterentwickelt, sodass sich die A. cerebri media als das »Anämiegefäß« durchgesetzt hat (Mari et al. 2000; Zimmermann et al. 2002). Dabei wird die Graduierung der dopplersonographischen Ergebnisse in Risikozonen empfohlen, mittels welcher die Wahrscheinlichkeit der Anämie im Risikokollektiv der Blutgruppensensibilisierung eingeschätzt werden kann. Empfohlen wird ein Grenzwert von 1,5 MOM, respektive 1,5 SD als guter Prädiktor der relevanten Anämien (Mari et al. 1995, 2000; Scheier et al. 2004).

Auch im **venösen** Kompartment konnte die anämiebedingte hyperdyname Kreislaufsituation durch erhöhte gemittelte Geschwindigkeiten in der Nabelvene und im Ductus venosus nachgewiesen werden (Gill et al. 1984; Hecher et al. 1995; Jouppila u. Kirkinen 1984; Kirkinen u. Jouppila 1983; Oepkes et al. 1993). Demgegenüber waren in der V. cava inferior und in der V. hepatica dextra die Geschwindigkeiten nicht signifikant erhöht (Hecher et al. 1995). Offensichtlich ist die Hyperdynamik des Kreislaufes nur in den zentralen hämodynamischen Kompartments (Nabelvene, Ductus venosus) ausgeprägt. Wie in den fetalen Arterien war auch in den Venen, selbst bei ausgeprägter Anämie, keine Erhöhung der Pulsatilität festzustellen. Bei Hydropisierung des Feten wird eine Zunahme der Pulsatilität in den präkardialen Venen auch beim anämischen Feten nicht als anämiebedingt, sondern als herzinsuffizienzbedingt interpretiert (Hecher et al. 1995).

Intrakardial fanden Copel et al. (1989) sowie Rizzo et al. (1990) anhand dopplersonographischer Messungen des rechtsventrikulären, linksventrikulären und kombinierten Auswurfvolumens ebenfalls hyperdyname Verhältnisse, während in der Untersuchung von Hecher et al. (1995) die Erhöhung der Geschwindigkeiten an den AV-Klappen das Signifikanzniveau nicht erreichte. Allerdings muss bei erhöhten Flussgeschwindigkeiten und damit Flussvolumen in den großen Arterien und Venen zwangsläufig auch das Herzschlagvolumen erhöht sein, was bei fehlender Dilatation der AV-Klappenfläche durch Erhöhung der Geschwindigkeiten passieren muss. Die physiologische Rechtsdominanz des Feten war auch bei Anämie nicht verändert, der erhöhte Auswurf wurde durch Steigerung des Schlagvolumens erreicht (Copel et al. 1989).

14.5.2 Hydrops

Im Gegensatz zu nichthydropischen befinden sich **hydropische** Feten (Abb. 14.3) in unterschiedlichen Stadien der Dekompensation, sodass neben Viskositäts- und Hyperdynamiefaktoren auch die Herzleistung sowie Pfortader- und Nabelvenenhypertension aufgrund der Leberparenchymvermehrung durch die stark steigende Hämatopoese einen Einfluss auf die Geschwindigkeiten des zirkulierenden Blutvolumens haben.

Als Ausdruck dieser Einflussfaktoren und des unterschiedlichen Stadiums des Krankheitsverlaufes fanden Nicolaides et al. (1990) in einem Hydropskollektiv keine Korrelation zwischen (in diesem Fall aortalen) Geschwindigkeiten und fetalem Hämatokrit oder Hämoglobinkonzentration. Bei anämischen hydropischen Feten können die Geschwindigkeiten in der fetalen Aorta auch wieder abnehmen. Das heißt für die Praxis, dass der Grad der Anämie bei hydropischen Feten mittels Dopplersonographie nicht sicher abgeschätzt werden kann. Allerdings ist hier

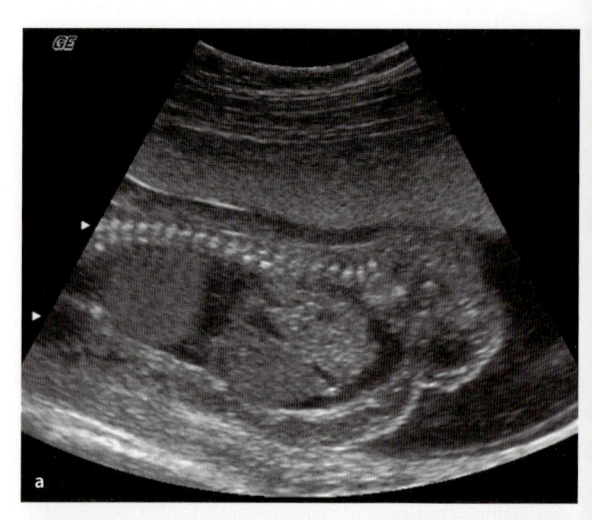

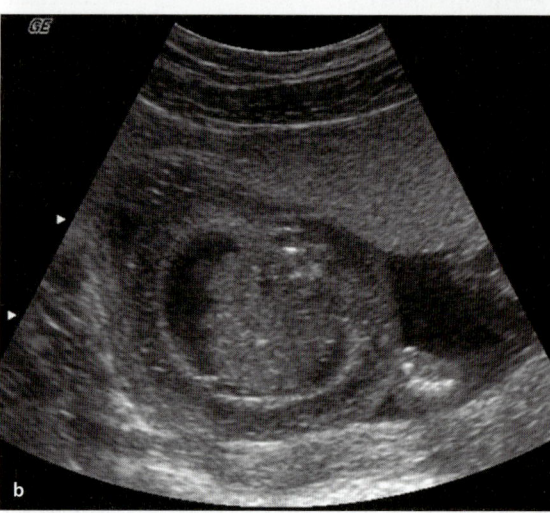

Abb. 14.3 a,b. Hydrops fetalis: Beginnend meistens mit Aszites kann die Hydropisierung bis zum universellen Hydrops mit Hautödem und Hydrothorax fortschreiten. **a** Längsschnitt des Feten. Aszites und Hydrothorax. **b** Querschnitt durch das fetale Abdomen. Aszites, ausgeprägtes Hautödem

14.5 · Diagnostische Wertigkeit und Konsequenzen

das sonographische Bild nach Ausschluss von anderen Hydropsursachen ohnehin hinweisend für den schweren Grad der Anämie. Allerdings kann man in longitudinal verfolgten Fällen auch bei hydropischen Feten aus der Zunahme oder Abnahme der Geschwindigkeiten Rückschlüsse auf den Krankheitsverlauf ziehen (Warren et al. 1987).

14.5.3 Intrauterine Transfusion

Nach intrauterinen Erythrozytentransfusionen (IUT) findet man nach Adaptierung des Kreislaufs mit Zunahme des Hämatokrits eine Abnahme der Geschwindigkeiten (◘ Abb. 14.1). Kurz nach der Transfusion können allerdings noch erhöhte Geschwindigkeiten gemessen werden, ein Steady-State ist üblicherweise nach 24 h erreicht (Oepkes et al. 1993). Dies bedeutet: Ist eine Nachblutung aus der Punktionsstelle zu befürchten oder die Hämatokrit- bzw. Hämoglobinkontrolle (Rückprobe) kann am Ende der Transfusion nicht repräsentativ gemessen werden, so kann in den Stunden nach der Transfusion dopplersonographisch eine Anämie nicht ausgeschlossen werden. Neben den Richtlinien für die Notwendigkeit einer erneuten Transfusion bei Blutgruppensensibilisierungen [Ausgangshämatokrit, Retikulozytenzahl, direkter Coombs-Test (Weiner 1994)] sind dopplersonographische Messergebnisse, d. h. neuerlich steigende Geschwindigkeiten relevant für das Timing einer Retransfusion. Vor allem aber stellt sie im Falle von therapiebedürftigen fetalen Anämien, die nicht durch Blutgruppensensibilisierung bedingt sind, und sich damit auf ein rein empirisches Vorgehen stützen, für uns ein wichtiges Diagnostikum und Managementkriterium dar. In diesem Fall kann bei Abklingen des Hydrops und Verbesserung der dopplersonographischen Befunde auf weitere invasive Eingriffe verzichtet werden, die Schwangerschaft wird im Folgenden nichtinvasiv überwacht.

Für die Überwachung von intrauterinen Transfusionen stellt in unseren Augen die Dopplersonographie ein wichtiges Verfahren dar (Steiner et al. 1995). Zum einen erscheint uns die Dopplersonographie eines gut einsehbaren Bereiches der Nabelschnur von Vorteil zu sein, wenn die Überwachung der fetalen Herzfrequenz während der Zeit der intravaskulären Transfusion bei ungünstiger Lage des Feten und schlecht zu beurteilender Herzregion Schwierigkeiten bereitet. Zum anderen kann nicht nur die Herzfrequenz beurteilt werden, sondern auch Änderungen des Widerstandes des Nabelarteriendopplersonogramms, etwa bei Einwirkungen auf die Nabelarterie (versehentliche Punktion der Arterie, Nabelschnurtamponade). Ferner kann auch die korrekte Positionierung der Punktionskanüle in der Nabelvene dopplersonographisch kontrolliert werden, indem bei der Injektion von Erythrozytenkonzentrat die Flussgeschwindigkeit entsprechend zunimmt.

14.5.4 Praktische Anwendung

In der Praxis wird bei den beschriebenen Indikationen ▶ Kap. 14.3 die A. cerebri media dopplersonographisch untersucht. Besonderes Augenmerk muss darauf gelegt werden, dass die Untersuchungen reproduzierbar sind. Überschreitet die Maximalgeschwindigkeit das 1,5fache des Medianwertes (MOM) respektive das 1,5fache der SD, ist mit einer transfusionspflichtigen Anämie zu rechnen (◘ Abb. 14.4, Mari et al. 2000; Scheier et al. 2004).

Es erscheint aber auch hilfreich, die mittleren Geschwindigkeiten (v_{mean}, TAMV) als 2. Parameter zu messen, um einerseits einen zusätzlichen Parameter für longitudinale Trends zur Verfügung zu haben und andererseits die Fehleranfälligkeit zu reduzieren, da Maximalgeschwindigkeiten von Herzschlag zu Herzschlag stärker variieren können und das Ablesen des Wertes sowohl automatisiert als auch manuell nicht einfach sein kann (Normkurven ▶ Kap. 4). In Ergänzung dazu verweisen wir auf die Messungen an der fetalen Aorta, wie beschrieben und begründet ▶ Kap. 14.4.

Die Untersuchungen müssen bei unauffälligen Werten regelmäßig – meist wöchentlich – wiederholt werden. Einzelne erhöhte Werte sind nur in ca. 50% Ausdruck einer schweren Anämie, sodass neben ergänzenden CTG-Kontrollen kurzfristige Dopplerkontrollen (ein- bis zweitägig) erfolgen müssen bevor weitere Konsequenzen gezogen werden. Ist die Dopplermessung aber reproduzierbar auffällig, wird in Abhängigkeit vom Gestationsalter vor (meist) 35 SSW für die invasive Diagnostik (Chordozentese, Transfusion) oder nach 35 Wochen für die Geburtseinleitung / Entbindung entschieden. Bei der Chordozentese können dann, je nach Indikation, Blutgruppenbestimmung, direkter Coombs-Test, Blutbild, Hämatopoeseparameter, serologische Tests wie Parvovirusdiagnostik, Proteinbestimmungen, ergänzendes fetales Labor und ggf. Karyotypisierung durchgeführt

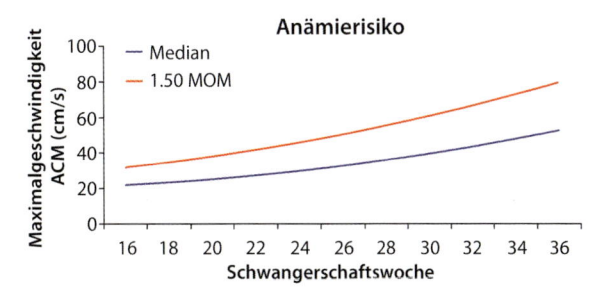

◘ **Abb. 14.4.** Normkurve der systolischen Maximalgeschwindigkeit in der A. cerebri media und Grenzwerte für das Vorliegen einer schweren fetalen Anämie: bei Überschreiten des 1,5fachen MOM-Wertes besteht das Risiko einer relevanten fetalen Anämie. (In Anlehnung an Mari et al. 2000)

werden (Weiner et al. 1991; Weiner 1993). Die Intervalle zwischen intrauterinen Transfusionen können zeitlich mittels der Dopplerverlaufskontrollen optimal bestimmt werden.

14.6 Zusammenfassung

Zusammenfassend muss herausgestrichen werden, dass die in der pränatalen Überwachung vornehmlich angewandte »qualitative« Dopplersonographie (qualitative Signalanalyse) für die Anämiediagnostik nicht anwendbar ist, sondern quantitative Messungen zu erfolgen haben. Der Nachweis der hyperdynamen Kreislaufsituation ist zumindest beim nichthydropischen Feten hinweisend auf eine Anämie. Dies kann an den großen Arterien, in erster Linie der A. cerebri media, aber auch an der fetalen Aorta sowie an der Nabelvene und am Ductus venosus erfolgen. Der Grad der Anämie korreliert signifikant mit den gemessenen Geschwindigkeiten. Beim hydropischen anämischen Kind besteht keine Korrelation der Geschwindigkeiten mit der Anämie, die Dopplersonographie wird hier als Zustandsdiagnostikum vor allem zur Überwachung der Herzleistung bzw. zur Diagnostik der Herzinsuffizienz herangezogen.

Literatur

Bilardo CM, Nicolaides KH, Campbell S (1989) Doppler studies in red cell isoimmunization. Clin Obstet Gynecol 32:719–727

Copel JA, Grannum PA, Belanger K et al. (1988) Pulsed Doppler flow-velocity waveforms before and after intravascular transfusion for severe erythroblastosis fetalis. Am J Obstet Gynecol 158:768–774

Copel JA, Grannum PA, Green JJ et al. (1989) Pulsed Doppler flow-velocity waveforms in the prediction of fetal hematocrit of the severly isoimmunized pregnancy. Am J Obstet Gynecol 161:341–344

Copel JA, Grannum PA, Green JJ et al. (1989) Fetal cardiac output in the isoimmunized pregnancy: a pulsed Doppler-echocardiographic study of patients undergoing intravascular intrauterine transfusion. Am J Obstet Gynecol 161:361–365

Economides DL, Selinger M, Ferguson J et al. (1992) Computerized measurements of heart rate variation in fetal anemia caused by rhesus alloimmunization. Am J Obstet Gynecol 167:689–683

Giles WB, Trudinger BJ (1986) Umbilical cord whole blood viscosity and the umbilical artery flow velocity time waveforms: a correlation. Br J Obstet Gynaecol 93:466–470

Gill RW, Warren PS, Kossof G et al. (1984) Umbilical venous flow in normal and complicated pregnancy. Ultrasound Med Biol 10:346–363

Grannum PA, Copel JA, Moya FR et al. (1988) The reversal of hydrops fetalis by intravascular intrauterine transfusion in severe isoimmune fetal anemia. Am J Obstet Gynecol 158:914–919

Hecher K, Snijders R, Campbell S et al. (1995) Fetal venous, arterial, and intracardiac bloow flows in red cell isoimmunization. Obstet Gynecol 85:122–128

Huikshoven FJ, Hope ID, Power GG et al. (1985) A comparison of sheep and human fetal oxygen delivery systems with use of a mathematical model. Am J Obstet Gynecol 151:449–455

Jouppila P, Kirkinen P (1984) Umbilical vein blood flow in the human fetus in cases of maternal and fetal anemia and uterine bleeding. Ultrasound Med Biol 10:365–370

Jouppila P, Kirkinen P, Puukka R (1986) Correlation between umbilical vein blood flow and umbilical blood viscosity in normal and complicated pregnancies. Arch Gynecol 237:191–197

Kirkinen P, Jouppila P (1983) Umbilical vein blood flow in rhesus-isoimmunization. Br J Obstet Gynecol 90:640–643

Mari G, Adrignolo A, Abuhamad AZ et al. (1995) Diagnosis of fetal anemia with Doppler ultrasound in the pregnancy complicated by maternal blood group immunization. Ultrasound Obstet Gynecol 5:400-405

Mari G, Rahman F, Olofsson P et al. (1997) Increase of fetal hematocrit decreases the middle cerebral artery peak systolic velocity in pregnancies complicated by Rhesus alloimmunization. J Maternal-Fetal Med 6:206–208

Mari G, Deter RL, Carpenter RL et al. (2000) Noninvasive diagnosis by Doppler ultrasonography of fetal anemia due to maternal red-cell alloimmunization. Collaborative Group for Doppler Assessment of the Blood Velocity in Anemic Fetuses. N Engl J Med. 6;342(1):9-14.

Nicolaides KH, Fontanarosa M, Grabbe SG et al. (1988) Failure of ultrasonographic parameters to predict the severity of fetal anemia in rhesus isoimmunization. Am J Obstet Gynecol 158:920–926

Nicolaides KH, Bilardo CM, Campbell S (1990) Prediction of fetal anemia by measurement of the mean blood velocity in the fetal aorta. Am J Obstet Gynecol 162:209–212

Oepkes D, Vandenbussche FP, Van Bel F et al. (1993) Fetal ductus venosus blood flow velocities before and after transfusion in red cell alloimmunized pregnancies. Obstet Gynecol 82:237–241

Rightmire DA, Nicolaides KH, Rodeck CH et al. (1986) Fetal blood velocities in Rh isoimmunization: Relationship to gestational age and to fetal hematocrit. Obstet Gynecol 68:233–236

Rizzo G, Nicolaides KH, Arduini D et al. (1990) Effects of intravascular fetal blood transfusion on fetal intracardiac Doppler velocity waveforms. Am J Obstet Gynecol 163:1231–1238

Scheier M, Hernandez-Andrade E, Carmo A, Dezerega V, Nicolaides KH (2004) Prediction of fetal anemia in rehesus disease by measurement of fetal middle cerebral peak systolic velocity. Ultrasound Obstet Gynecol 23:432-6

Spinnato JA (1992) Hemolytic disease of the fetus: a plea for restraint. Obstet Gynecol 80:873–877

Steiner H, Schaffer H, Spitzer D et al. (1995) The relationship between peak velocity in the fetal descending aorta and hematocrit in rhesus isoimmunization. Obstet Gynecol 85:659–662

Steiner H, Schaffer H, Spitzer D et al. (1995) Überwachung von Nabelschnurpunktionen und intravaskulären Transfusionen mittels Dopplersonographie. Geburtshilfe Frauenheilkd 55:204–206

Warren PS, Gill RW, Fisher CC (1987) Doppler flow studies in rhesus isoimmunization. Semin Perinatol 11:375–378

Weiner CP (1993) Umbilical pressure measurement in the evaluation of nonimmune hydrops. Am J Obstet Gynecol 168:347–352

Weiner CP (1994) Fetal hemolytic disease. In: James DK, Steer PJ, Weiner CP, Gonik B (eds) High risk pregnancy. WB Saunders, London Philadelphia, pp 783–801

Weiner CP, Williamson RA, Wenstrom KD et al. (1991) Management of fetal hemolytic disease by cordocentesis: 1. Prediction of fetal anemia. Am J Obstet Gynecol 165: 546–553

Zimmermann R, Durig P, Carpenter RJ, Mari G (2002) Longitudinal measurement of peak systolic velocity in the fetal middle cerebral artery for monitoring pregnancies complicated by red-cell alloimmunization – a prospective multi-center trial with intention to treat. BJOG 109:746-52

Dopplersonographie des venösen fetalen Kreislaufsystems

K. Hecher und W. Diehl

15.1 Anatomie und Physiologie – 139

15.2 Pathologie – 142

15.3 Klinischer Einsatz bei intrauteriner Wachstumsretardierung – 143

15.4 Hydrops fetalis und Herzerkrankungen – 144

15.5 Schlussfolgerungen – 145

15.1 Anatomie und Physiologie

Die Darstellung der venösen Blutgefäße gelingt am besten mittels Farbdopplersonographie in bestimmten sagittalen und transversalen Schnittebenen durch das fetale Abdomen. Der mittsagittale Schnitt erlaubt die beste Darstellungsmöglichkeit für den Ductus venosus, der in direkter Verlängerung der V. umbilicalis steil ansteigend zum Herz verläuft. Sein Ursprung liegt an der Stelle, wo der kranialwärts gerichtete subhepatische Verlauf der V. umbilicalis sich in einen horizontal nach rechts gerichteten, zur Vereinigung mit den Portalvenen, verändert. Die Mündungsstelle an der V. cava inferior stellt eine Erweiterung vor dem rechten Vorhof dar, in die auch die hepatischen Venen einmünden. Die V. cava inferior läuft parallel zur Wirbelsäule rechts vor der Aorta abdominalis und in ihrem letzten Abschnitt in leicht anteriorer Richtung zum rechten Vorhof (◘ Abb. 15.1). In einer schrägen Querschnittsebene durch das Abdomen lassen sich ebenfalls V. umbilicalis und Ductus venosus darstellen. Die 3 Hauptstämme der hepatischen Venen sind in einer etwas kranial gelegenen transversalen Ebene darstellbar.

Der Ursprung des Ductus venosus ist durch die Farbdopplersonographie eindeutig identifizierbar, weil es an

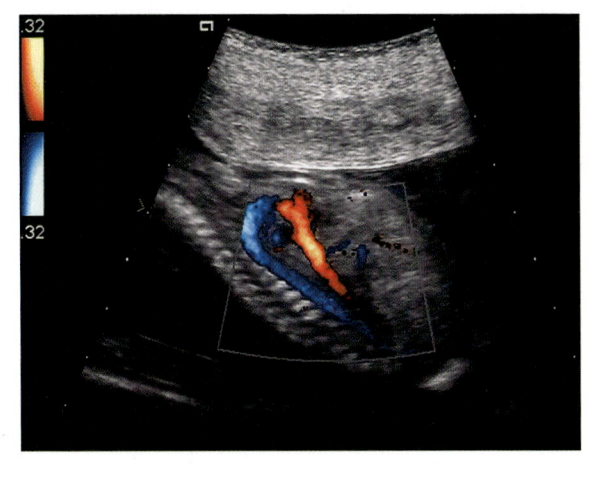

◘ **Abb. 15.1.** Sagittalschnitt durch den fetalen Thorax und das Abdomen. Der Hals ist links oben, die Wirbelsäule hinten. Sonographische Darstellung des Blutflusses in der Aorta und der V. cava inferior (*blau* Aortenbogen und deszendierende Aorta, *rot* V. cava inferior und Füllung des rechten Ventrikels)

dieser Stelle zu einem abrupten Anstieg der Blutflussgeschwindigkeiten kommt, da unter physiologischen Bedingungen ca. 25% des Blutes, welches über die Umbilikalvene von der Plazenta kommt, durch den Ductus

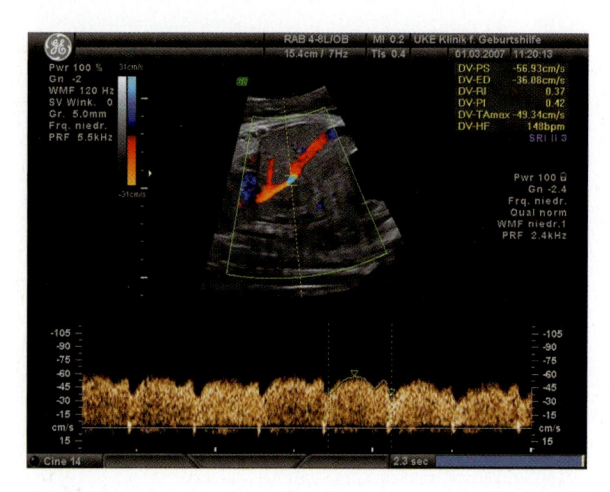

Abb. 15.2. Der venöse fetale Blutfluss ist in der Sagittalebene dargestellt (*rot*). Im B-Bild ist das Herz links und die Harnblase rechts. Der Blutfluss im Ductus venosus ist *rot* dargestellt und das Messvolumen ist in seinem proximalen Anteil platziert. Die Flusskurven im Ductus venosus zeigen eine physiologische Pulsatilität

venosus fließt. Etwa 55% des Blutflusses der Umbilikalvene werden über die linken intrahepatischen Venen in den linken Leberlappen gelenkt, und ca. 20% erreichen über die Portalvenen den rechten Leberlappen (Haugen et al. 2004).

Der Gefäßquerschnitt des Ductus venosus misst jedoch nur etwa 1/3 von dem der V. umbilicalis. Das besondere Charakteristikum des Blutflusses im Ductus venosus stellen die hohen Geschwindigkeiten entlang einem niedrigen Druckgradienten von nur 0–3 mmHg dar (Kiserud et al. 1994).

Zur Aufzeichnung der Flusskurven sollte das Messvolumen immer an der Stelle positioniert werden, wo durch die Farbdarstellung die höchsten Geschwindigkeiten angezeigt werden, d. h. an seinem Ursprung an der V. umbilicalis (Abb. 15.2). In der V. cava inferior sollte die Aufzeichnung in dem Teilstück proximal der Einmündung der Nierenvenen, jedoch distal des subdiaphragmalen venösen Zusammenflusses und in den hepatischen Venen, in einem der 3 Hauptstämme erfolgen.

Dem Ductus venosus kommt eine besondere Stellung unter den herznahen venösen Blutgefäßen zu, da durch diesen Shunt das am höchsten oxygenierte Blut von der V. umbilicalis direkt zum Herzen geleitet wird. Im herznahen Teil der V. cava inferior findet keine Durchmischung des sauerstoffarmen Blutes aus der distalen V. cava inferior und des sauerstoffreichen Blutes aus dem Ductus venosus statt. Das Blut aus dem Ductus venosus fließt vielmehr mit einer deutlich höheren Geschwindigkeit als das Blut aus der V. cava inferior und vornehmlich Richtung Foramen ovale und durch dieses direkt zum linken Herzen und in die Aorta ascendens und somit über die Koronararterien zum Myokard und über die Karotiden zum Gehirn (Edelstone u. Rudolph 1979; Schmidt et al. 1996). Im Gegensatz dazu strömt das Blut aus der distalen V. cava inferior und aus der V. cava superior zum größten Teil durch die Trikuspidalklappe in die rechte Kammer und von dort über den Truncus pulmonalis und Ductus arteriosus in die Aorta descendens (Abb. 15.3).

Die 3 Phasen der fetalen venösen Blutflusskurven sind ein Abbild der intrakardialen Druckverhältnisse (Abb. 15.3). Während der Systole (S) entsteht durch die Ausweitung der Vorhöfe der größte Druckgradient zwischen den venösen Gefäßen und dem Herzen, sodass während dieser Phase die höchsten Blutflussgeschwindigkeiten auftreten. Sie entsprechen dem 1. Gipfel der venösen Flusskurven. Nach einem Abfall folgt ein 2. Gipfel in der frühen Diastole (D), welcher der E-Welle des atrioventrikulären Einstroms entspricht. Die Druckdifferenz zwischen Vorhöfen und Ventrikel und die Öffnung der atrioventrikulären Klappen haben den passiven Einstrom des Blutes in die Ventrikel zur Folge. In der späten Diastole kommt es zum höchsten Druckaufbau in den Vorhöfen, da diese sich kontrahieren. Dies führt zur A-Welle des atrioventrikulären Einstroms. Während dieser Phase ist das Foramen ovale geschlossen und die präferenzielle Strömung des Blutes aus dem Ductus venosus vom rechten zum linken Vorhof ist unterbrochen (Schmidt et al. 1996). Die venösen Flussgeschwindigkeiten sind während dieser Phase am niedrigsten (A-Welle: A steht für »Atrial-Contraction«). In der V. cava inferior kann während dieser Phase der Blutfluss sistieren oder sogar in umgekehrter Richtung erfolgen (Abb. 15.4), also vom Herzen weg, was in den hepatischen Venen fast immer der Fall ist. Im Gegensatz dazu ist der Blutfluss im Ductus venosus im Normalfall während des gesamten Herzzyklus zum Herzen gerichtet und zeigt hohe Blutflussgeschwindigkeiten (Abb. 15.5). In der V. umbilicalis fließt das Blut deutlich langsamer und mit gleichmäßiger Geschwindigkeit ohne Pulsationen. Die Druckpulswellen, die vom Herzen entgegengesetzt zur venösen Blutstromrichtung ausgehen, verlieren hier aufgrund der abrupten Weiterstellung des Gefäßquerschnitts vom Ductus venosus zur V. umbilicalis ihre Wirkung.

Mit zunehmendem Gestationsalter nehmen auch die Blutflussgeschwindigkeiten zu, während die Pulsatilität der Flusskurven abnimmt. Diese Veränderungen im Verlauf der fetalen Entwicklung sind durch die Abnahme des plazentaren Widerstands und somit der kardialen Nachlast (Afterload) und mit einer Reifung der diastolischen ventrikulären Funktion zu erklären. Verschiedene Indizes und deren Referenzbereiche in Bezug auf das Gestationsalter wurden beschrieben: der dem Resistance-Index entsprechende Ductus-Venosus-Index [(S-a)/S] (DeVore u. Horenstein 1993), die S/a-Ratio, der Peak-Velocity-Index [(S-a)/D] und der Pulsatility-Index [(S-a)/time average

15.1 · Anatomie und Physiologie

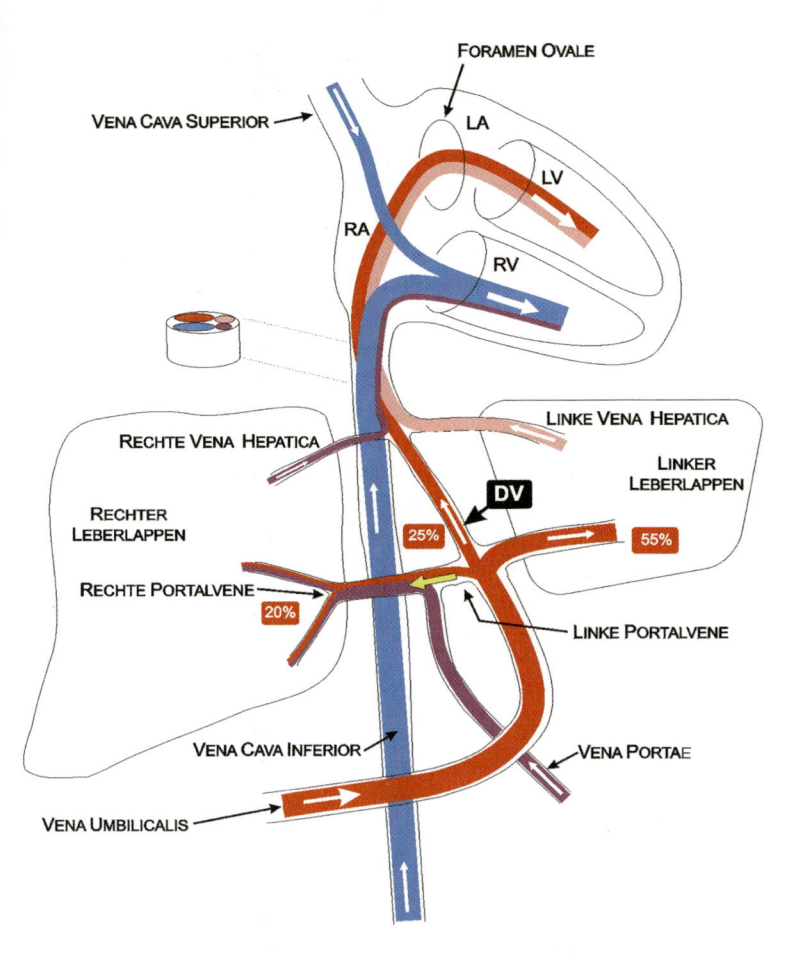

Abb. 15.3. Physiologischer venöser fetaler Blutfluss schematisch dargestellt: Das mit Sauerstoff gesättigte Blut erreicht den Ductus venosus über die Nabelschnurvene. Dort fließen 55% des Nabelvenenblutes in den linken Leberlappen und 20% erreichen den rechten Leberlappen über die Portalvenen (*gelber Pfeil*). Das oxygenierte Blut (25%) aus der Nabelschnurvene fließt über den Ductus venosus zur V. cava inferior und gelangt durch das Foramen ovale in den linken Vorhof. Ein Querschnitt durch die proximale V. cava inferior stellt die räumliche Anordnung des Blutflusses innerhalb des Gefäßes dar. *DV* Ductus venosus; *LA* linker Vorhof; *LV* linker Ventrikel; *RA* rechter Vorhof; *RV* rechter Ventrikel

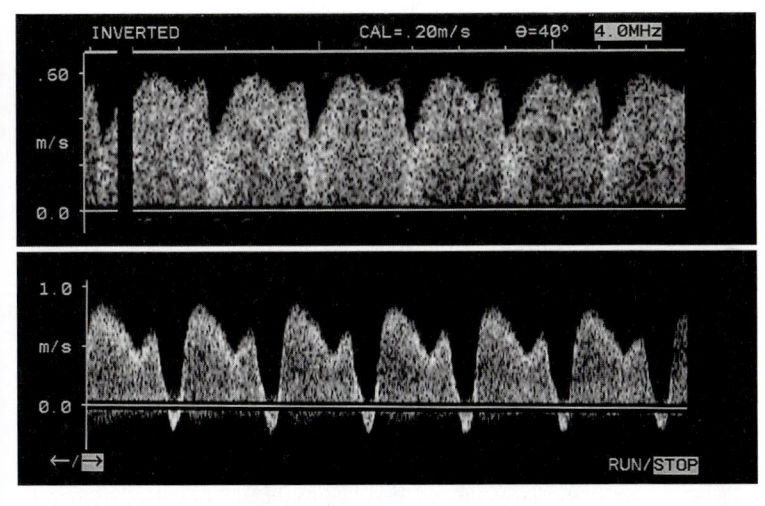

Abb. 15.4. Normale (*oben*) und pathologische (*unten*) Flusskurven im Ductus venosus. Der erste Gipfel stellt die Maximalgeschwindigkeit während der Systole dar, der zweite Gipfel das Maximum während der frühen Diastole und der Nadir zeigt die niedrigste Geschwindigkeit während der Vorhofkontraktion (späte Diastole) an. Letztere ist im Normalfall (*oben*) deutlich positiv, folglich die Flussrichtung zum Herzen gerichtet, während sie bei hochpathologischen Kurvenformen (*unten*) umgekehrt, vom Herzen weg, gerichtet ist

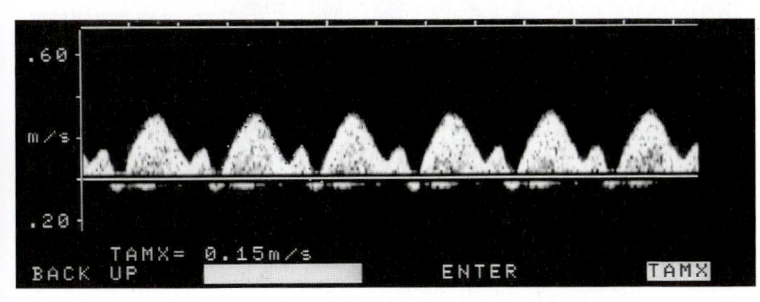

Abb. 15.5. Normale Flusskurven, wie wir sie in der V. cava inferior oder den hepatischen Venen finden. Auch hier entsprechen die höchsten Geschwindigkeiten während des ersten Gipfels der Systole, der 2. Gipfel der frühen Diastole und der in diesen Gefäßen normale minimale retrograde Blutfluss der Vorhofkontraktion während der späten Diastole

maximum velocity] (Hecher et al. 1994). Sie ermöglichen eine Quantifizierung der Flusskurvenpulsatilität und zeigen daher mit zunehmendem Gestationsalter eine signifikante Abnahme der berechneten Werte. Die höchsten Blutflussgeschwindigkeiten werden im Ductus venosus gemessen, während die Flusskurven der hepatischen Venen die größte Pulsatilität aufweisen.

15.2 Pathologie

Bei fetaler Hypoxämie oder Hypovolämie mit vermindertem Blutfluss in der V. umbilicalis findet eine Umverteilung des Blutflusses vom intrahepatischen Gefäßsystem zugunsten des Ductus venosus statt und es fließen dann bis zu 90% des umbilikalen Blutes durch den Ductus venosus. Unter extremen Bedingungen, wie verminderter Blutfluss und niedriger Druck in der Umbilikalvene oder hoher Hämatokrit, wie sie bei Feten mit ausgeprägter Wachstumsretardierung vorkommen, scheint der größte Teil des Blutes durch den Ductus venosus zu strömen und daher ist auch eine Beeinträchtigung der Perfusion der Leber zu erwarten(Kiserud et al. 1997). (◘ Abb. 15.6). Der Durchmesser des Ductus venosus erweitert sich dafür signifikant, der Blutfluss zum linken Leberlappen reduziert sich deutlich und es findet eine Umkehr des Blutflusses vom rechten Leberlappen zum Ductus venosus statt (Belloti et al. 2004; Tchirikov et al. 2006). In einer Beobachtungsstudie von 28 Feten mit pathologischen Doppler in der A. umbilicalis und Wachstumsretardierung konnte gezeigt werden, dass unter diesen Umständen ein Rückfluss des Blutes in der linken Portalvene stattgefunden hat (Kilavuz et al. 2003). Hypoxie und ein erhöhtes Afterload führen im Tierexperiment zu einer Zunahme der Amplitude der Pulsationen in der V. cava, bedingt durch das Auftreten einer Flussumkehr während der Vorhofkontraktion (Reuss et al. 1983). Der systemische arterielle Widerstand hat also einen wichtigen Einfluss auf den venösen Rückfluss und die Füllung des rechten Herzens. Ein erhöhter plazentarer Widerstand und eine periphere Vasokonstriktion, wie sie bei der fetalen Kreislaufzentralisation bei fetaler Hypoxämie auftreten, verursachen eine Erhöhung der rechtskardialen Nachlast durch einen Widerstandsanstieg in der Aorta descendens. Dadurch steigt der rechtsventrikuläre enddiastolische Druck an und es kann zur

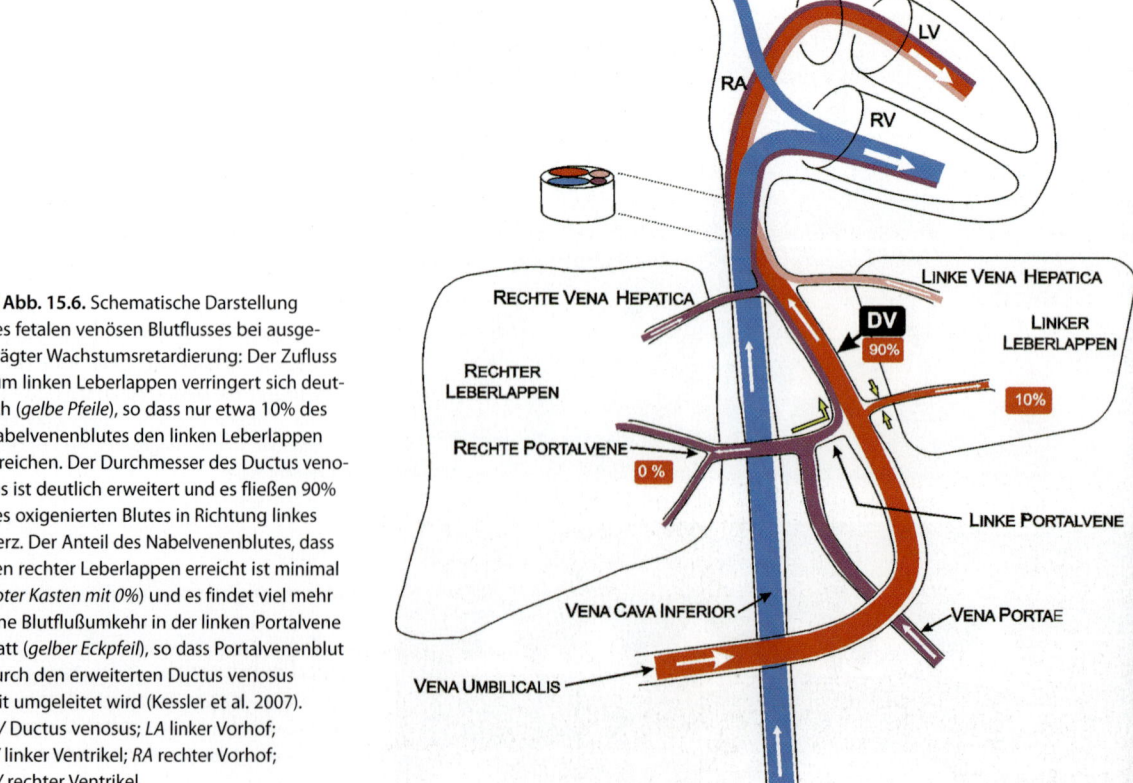

◘ **Abb. 15.6.** Schematische Darstellung des fetalen venösen Blutflusses bei ausgeprägter Wachstumsretardierung: Der Zufluss zum linken Leberlappen verringert sich deutlich (*gelbe Pfeile*), so dass nur etwa 10% des Nabelvenenblutes den linken Leberlappen erreichen. Der Durchmesser des Ductus venosus ist deutlich erweitert und es fließen 90% des oxigenierten Blutes in Richtung linkes Herz. Der Anteil des Nabelvenenblutes, dass den rechter Leberlappen erreicht ist minimal (*roter Kasten mit 0%*) und es findet viel mehr eine Blutflußumkehr in der linken Portalvene statt (*gelber Eckpfeil*), so dass Portalvenenblut durch den erweiterten Ductus venosus mit umgeleitet wird (Kessler et al. 2007). *DV* Ductus venosus; *LA* linker Vorhof; *LV* linker Ventrikel; *RA* rechter Vorhof; *RV* rechter Ventrikel

Zunahme der Pulsatilität venöser Blutflusskurven bis hin zum Auftreten von herzschlagsynchronen Pulsationen in der V. umbilicalis kommen. Allerdings ist der Frank-Starling-Mechanismus in begrenztem Ausmaß auch am fetalen Herzen wirksam. Mit der Reifung der fetalen kardialen Funktion scheint auch die zunehmende Fähigkeit zur Autoregulation gegeben zu sein. So ist das Herz des Neugeborenen in der Lage, auf eine Zunahme des Afterload mit einer Steigerung der Kontraktilität zu reagieren und dadurch das Schlagvolumen auf verschiedenen Ebenen des Afterload aufrecht zu erhalten (Klautz et al. 1995).

Andererseits kann ein erhöhtes Preload durch Volumenbelastung z. B. bei Hypervolämie und bestimmten Hydropszuständen entstehen und dadurch zu abnormen venösen Flusskurven führen. Im Tierversuch können durch intravenöse (i.v.) Flüssigkeitszufuhr an den Feten Pulsationen in der Umbilikalvene ausgelöst werden, und diese sind mit einem Anstieg des Spitzendruckes in der V. cava inferior verbunden (Reed et al. 1996). Dies bestätigt die Hypothese, dass abnormen Pulsationen venöser Blutflusskurven ein erhöhter zentralvenöser Druck zugrunde liegt.

Die erhöhte Pulsatilität der Flusskurven der V. cava inferior und hepatischer Venen wird durch eine Zunahme des retrograden Blutflusses während der Vorhofkontraktion verursacht (◘ Abb. 15.5). Im Ductus venosus nehmen die Blutflussgeschwindigkeiten während der späten Diastole ebenfalls ab und schließlich kann es auch hier zu einem Sistieren oder sogar zu einer Umkehr der Blutflussrichtung nach in Richtung V. umbilicalis kommen (◘ Abb. 15.6 u. 15.7). Herzschlagsynchrone Pulsationen in der V. umbilicalis scheinen die Prognose von Feten mit nicht immunologischem Hydrops oder schwerer intrauteriner Wachstumsretardierung zu verschlechtern. Die Mortalitätsrate lag über 60% wenn solche Pulsationen vorhanden waren, verglichen mit weniger als 20% wenn keine Pulsationen vorhanden waren (Arduini et al. 1993; Gudmundsson et al. 1991; Indik et al. 1991). Diese Ergebnisse leiten über zur Diskussion über die klinische Wertigkeit der Untersuchung des venösen Teils des fetalen Kreislaufsystems.

15.3 Klinischer Einsatz bei intrauteriner Wachstumsretardierung

Eine fetale Wachstumsretardierung aufgrund einer Plazentafunktionsstörung geht mit einem Hungerzustand des Kindes einher. Die Hypoxämie löst eine bevorzugte Durchblutung von Gehirn, Myokard und Nebennieren aus. Diese Organe stellen die wichtigsten Zentren zur Adaptation und Reaktion auf Stresssituationen dar und um den Organismus vor substanziellen Langzeitschäden zu schützen wird der Blutstrom, verglichen mit den übrigen Regionen des Körpers, bevorzugt dorthin umverteilt. Das geschieht durch eine Senkung des Widerstands in diesen zentralen Kreislaufbereichen, während der Widerstand in der Peripherie erhöht ist. Diese Kreislaufzentralisation kann als Adaptationsmechanismus angesehen werden und ist in der Lage, die Mangelernährung und Hypoxämie hämodynamisch zu kompensieren und den Zustand des Feten noch über einen gewissen Zeitraum stabil zu halten. Allerdings hat jeder Kompensationsmechanismus ein Limit und es stellt sich die Frage, welche Parameter das Erreichen dieses Limits anzeigen, idealerweise noch bevor es zu einer Notfallsituation für den Feten kommt.

Die Feten, die einem erhöhten Risiko einer intrauterinen Wachstumsretardierung ausgesetzt sind, können erfolgreich durch die Untersuchung des arteriellen umbilikalen Blutflusses identifiziert werden (Baschat et al. 2000). Die dann in Gang gesetzten Adaptationsmechanismen können im Rahmen eines engeren Monitoring erkannt und überwacht werden. Der periphere arterielle Widerstand in der Plazenta trägt früh dazu bei, eine abnehmende enddiastolische Flussgeschwindigkeit in der A. umbilicalis zu bewirken. Aber das echte Ausmaß einer Plazentainsuffizienz kann nur vollständig mit der Betrachtung des gesamten fetalen Kreislaufsystems untersucht werden. Das früheste vaskuläre Zeichen einer Wachstumsretardierung ist die Verminderung des venösen umbilikalen Flusses (Rigano et al. 2001). Erst danach folgt die Erhöhung des enddiastolischen Flusses in der A. cerebri media als manifester Brain-Sparing-Effekt. Diese frühen Veränderungen des fetalen Kreis-

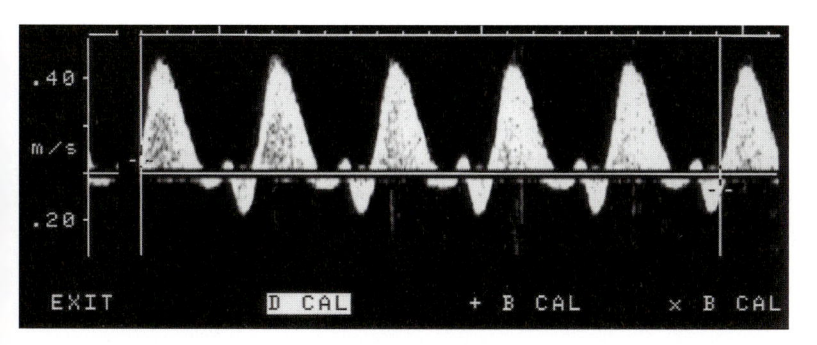

◘ **Abb. 15.7.** Pathologische Flusskurven in einer hepatischen Vene mit deutlicher Akzentuierung des retrograden Flusses während der Vorhofkontraktion. Der 2. Gipfel während der frühen Diastole zeigt nur minimale Geschwindigkeiten und auch zwischen Systole und Diastole tritt eine Flussumkehr auf (Rezipient bei einem Zwillingstransfusionssyndrom)

laufs charakterisieren den Anpassungsmechanismus des Feten. Späte Veränderungen bedeuten eine fetale Dekompensation und ein diastolischer Reverse-Flow in der A. umbilicalis, zusammen mit der voranschreitenden Zunahme der Pulsatilität im Ductus venosus bis zu einer retrograden A-Welle, sind dafür charakteristisch (Baschat u. Hecher 2004).

Da aber bisher keine Therapie einer Plazentainsuffizienz zur Verfügung steht, bleiben nur 2 Alternativen: abwartendes Verhalten bis zur Verbesserung der kindlichen Reife, mit dem Eingehen des Risikos einer zunehmenden fetalen Azidämie und eines folgenden intrauterinen Todes, oder die frühzeitige Entbindung und die Akzeptanz der durch die Frühgeburtlichkeit bedingten Risiken einer Schädigung des Kindes. Die Kombination von Prämaturität mit einer Wachstumsretardierung geht allerdings mit einem wesentlich höheren Risiko für ein schlechtes neonatales Outcome einher, als die Prämaturität allein (Garite et al. 2004). Daher spielt in diesen Schwangerschaften die Überwachung des venösen Dopplers eine wichtige Rolle. Eine multizentrische prospektive Studie konnte zeigen, dass das Gestationsalter allein eine hohe Korrelation mit dem Überleben und auch mit einem gesunden Überleben aufweist. Erst ab der 28. SSW (27+6) konnte eine signifikant höhere Überlebensrate und nach der 30. SSW (29+2) eine signifikant höhere Rate an gesundem Überleben der Neugeborenen gefunden werden. Des Weiteren konnte eine positive A-Welle im Ductus venosus als geeigneter Prädiktor für ein Überleben ohne schwerwiegende Morbidität identifiziert werden (Baschat et al. 2007). Ähnlich verliert das zu erwartende fetale Gewicht jenseits der 600 g Grenze an statistischer Relevanz für neonatale Mortalität und Feten mit über 800 g haben eine gute Chance für ein gesundes Überleben, vor allem wenn der enddiastolische Fluss im Ductus venosus noch positiv ist. Im Vergleich mit Veränderungen des umbilikalen oder zerebralen Blutflusses, die über Wochen anhalten können, treten Veränderungen des venösen Doppler erst in den späteren Phasen der durch eine Plazentainsuffizienz bedingten Wachstumsretardierung auf (Hecher et al. 2001; Ferrazzi et al. 2002). Der letzte Schritt in der Progredienz der Plazentainsuffizienz, die Negativierung der A-Welle im Ductus venosus, bedeutet ein hohes Risiko für Herz-, Leber- und generalisiertem metabolischen Versagen (Belloti et al. 2004). Ab der 27. SSW scheinen die Veränderungen im Ductus venosus als Auslöser einer Entbindung aus fetaler Indikation geeignet zu sein (Baschat et al. 2007).

Es ist wichtig zu betonen, dass nicht einzelne Messungen und Befunde überbewertet werden sollen, sondern aus der Zusammenschau der Befunde und durch Trendanalysen die bestmögliche Einschätzung der fetalen Situation zu erwarten ist. Das Ziel ist, den optimalen Zeitpunkt zur Entbindung dieser Kinder zu finden, d. h. einerseits die Schwangerschaft so weit wie möglich fortlaufen zu lassen, um zu frühe Entbindungen und dadurch induzierte und auf Prämaturität beruhende Risiken zu vermeiden und andererseits nicht zu lange zu warten um Notfallsituationen und schwere Azidämien zu verhindern.

In der GRIT-Studie (Growth Restriction Intervention Trial) wurde untersucht, ob sich die perinatale Mortalität von schwer wachstumsretardierten Feten bei sofortiger Entbindung gegenüber einem abwartenden Verhalten bei einer nicht sicher zu beurteilenden fetalen Situation (Nonreassuring-Fetal-State) unterscheidet. Die Ergebnisse zeigten keinen signifikanten Unterschied in der perinatalen Mortalität (GRIT 2003). Im Gegensatz dazu zeigten aber die Kinder in der Gruppe mit verzögerter Entbindung, bezüglich der 2-Jahres-Morbidität weniger neurologische Auffälligkeiten und Entwicklungsstörungen. Hier scheint das Gestationsalter eine wichtige Rolle gespielt zu haben (GRIT 2004).

Eine longitudinale Beobachtungsstudie hat gezeigt, dass Veränderungen im Ductus venosus, vor allem vor der 30. SSW signifikant mit einem schlechten perinatalen Outcome korrelierten (Bilardo et al. 2004). Es scheint also, dass das Monitoring mittels engmaschiger Überwachung der Veränderungen im Ductus venosus einerseits die Schwangerschaftsdauer verlängern und andererseits die Feten, die unmittelbar vor einer kardialen Dekompensation stehen, rechtzeitig identifizieren kann.

Die endgültige Antwort auf die Frage des optimalen Entbindungszeitpunktes bei ausgeprägter intrauteriner Wachstumsretardierung können nur randomisierte Managementstudien geben. In der zur Zeit laufenden TRUFFLE-Studie (Trial of Umbilical and Fetal Flow in Europe) wird untersucht, ob frühe oder späte Veränderungen des Ductus venosus, im Vergleich zur computergestützten Analyse der Kurzzeitvariation (STV) im CTG als Entbindungskriterien, zu einem besseren neurologischen Outcome (2-Jahres-Morbidität) dieser Kinder beitragen können (TRUFFLE 2007).

15.4 Hydrops fetalis und Herzerkrankungen

Bei Vorliegen kongenitaler Herzerkrankungen können normale oder abnorme venöse Blutflusskurven gefunden werden. Normale Dopplerbefunde lassen nicht in jedem Fall auf eine gute Prognose schließen. Umgekehrt gehen aber abnorme Flusskurven häufig mit der Entwicklung eines Hydrops einher, wodurch sich die Prognose deutlich verschlechtert. Auffällige venöse Flusskurven kommen häufig bei einem kongestiven Herzversagen vor, wie z. B. beim Rezipienten eines Zwillingstransfusionssyndroms (Abb. 15.7), dessen Kreislauf durch eine Hypervolämie stark belastet ist. Dadurch kann es dann auch zur Ausbildung eines Hydrops kommen.

Bei Vorliegen eines isolierten Herzfehlers, besonders wenn dieser die rechtsventrikuläre Funktion beeinträchtigt oder bei AV-Defekten, korrelierten Veränderungen des Ductus venosus mit einer erhöhten fetalen und neonatalen Mortalität (Baez et al. 2005). Die arteriellen Dopplerwerte hatten dagegen in dieser Situation kaum eine Aussagekraft bei Feten mit isolierten Herzfehlern, sie blieben stets im Normbereich.

Einerseits erlauben also Untersuchungen des venösen Blutflusses bei Herzfehlern das Risiko bezüglich der Entwicklung eines Hydrops fetalis abzuschätzen, andererseits können solche Untersuchungen beim Vorliegen eines Hydrops unbekannter Genese wertvolle Information darüber geben, ob ein kardiales Versagen diesem zugrunde liegen könnte.

Fetale Arrhythmien, wie supraventrikuläre Tachykardien oder Bradykardien aufgrund eines AV-Blockes, können ebenfalls zu einem Hydrops führen. Die Zusammenhänge zwischen dem Auftreten einer Trikuspidalinsuffizienz, abnormen venösen Flusskurven und der Entwicklung eines Hydrops wurden bei Feten mit supraventrikulärer Tachykardie untersucht (Gembruch et al. 1995). Die Trikuspidalinsuffizienz blieb noch unterschiedlich lange nach einer medikamentösen Kardioversion bei supraventrikulärer Tachykardie bestehen, die abnormen venösen Flussmuster hingegen änderten sich schlagartig, sobald die Tachykardie sistierte. Dabei zeigte sich, dass die kritische Herzfrequenz bei 210 Schlägen/min lag. Über diesem Wert kam es zum Auftreten eines nur monophasischen antegraden Flusses während der Systole, gefolgt von einem retrograden Fluss während der Diastole, darunter zeigte sich wieder ein biphasischer (S u. D) antegrader Fluss. Eine inadäquate Sauerstoffversorgung des Myokards während der Tachykardie wurde dafür und für die daraus resultierende Kardiomyopathie verantwortlich gemacht.

Ganz anders ist die Situation bei einer fetalen Anämie. Wie gezeigt werden konnte, ist die Pulsatilität venöser Flusskurven nicht erhöht (Hecher et al. 1995). Kongestives Herzversagen ist also nicht der primäre Mechanismus für das Entstehen eines Hydrops, sondern tritt erst im Endstadium einer schweren Anämie auf, wenn kardiale Adaptationsmechanismen nicht mehr ausreichend kompensieren können. Im Tierversuch konnte gezeigt werden, dass beim Hydrops bei schwerer Anämie der Druck im rechten Vorhof unverändert blieb, aber das Schlagvolumen und der koronare Blutfluss zunahmen (Davis et al. 1996). Ein Hydrops tritt in diesem Fall also nicht wegen eines Herzversagens, sondern trotz erfolgreicher kardialer Adaptation auf. Andere Mechanismen, wie z. B. ein erniedrigter kolloidosmotischer Druck, müssen dafür verantwortlich sein.

15.5 Schlussfolgerungen

Analysen der Kurven von Blutflussgeschwindigkeiten in den herznahen fetalen Venen geben wichtige Informationen über die myokardiale Funktion. Bei verschiedenen Krankheiten die entweder direkt das Herz-Kreislauf-System betreffen, wie Vitien und bestimmte Hydropsformen, oder sekundär nach einer gewissen Zeit schädigend auf die Myokardfunktion wirken, wie eine chronische, plazentar bedingte Mangelversorgung, können pathologische Flussmuster gesehen werden. Diese zeigen eine kardiale Dekompensation an. Eine Indikation zur Untersuchung des venösen Blutflusses liegt nur bei den angeführten Problemen vor, dann steht jedoch dem Erfahrenen ein wertvolles Werkzeug zur Überwachung der fetalen kardialen Funktion zur Verfügung. Das fetale Monitoring bei schwerer intrauteriner Wachstumsretardierung erfordert kurzfristige Kontrolluntersuchungen und longitudinale Trendanalysen, da individuelle Variationen dynamischer Funktionen, wie es fetale Blutfluss- und Herzfrequenzregulationen sind, keine objektivierbaren Entscheidungsgrundlagen aufgrund einmaliger Messergebnisse bieten. Ob das Management und letztendlich das Outcome dieser Schwangerschaften auch im Hinblick auf die neonatale und Langzeitmorbidität dieser Kinder verbessert werden kann, müssen kombinierte Managementstudien (z. B. TRUFFLE-Studie 2007) klären.

Literatur

Arduini D, Rizzo G, Romanini C (1993) The development of abnormal heart rate patterns after absent end-diastolic velocity in umbilical artery: Analysis of risk factors. Am J Obstet Gynecol 168:43-50

Baez E, Steinhard J, Huber A, Vetter M, Hackeloer BJ, Hecher K (2005) Ductus venosus blood flow velocity waveforms as a predictor for fetal outcome in isolated congenital heart disease. Fetal Diagn Ther 20(5):383-389

Baschat AA, Hecher K (2004) Fetal growth restriction due to placental disease. Semin Perinatol 28(1):67-80

Baschat AA, Weiner CP (2000) Umbilical artery Doppler screening for detection of the small in need of antepartum surveillance. Am J Obstet Gynecol 182:154-158

Baschat AA, Cosmi E, Bilardo CM et al. (2007) Predictors of neonatal outcome in early-onset placental dysfunction. Obstet Gynecol 109:253-261

Belloti M, Pennati G, De Gasperi C, Bozzo M, Battaglia FC, Ferrazzi E (2004) Simultaneous measurements of umbilical venous, fetal hepatic, and ductus venosus blood flow in growth-restricted human fetuses. Am J Obstet Gynecol 190:1347-1358

Bilardo CM, Wolf H, Stigter RH, Ville Y, Baez E, Visser GHA, Hecher K (2004) Relationship between monitoring parameters and perinatal outcome in severe, early intrauterine growth restriction. Ultrasound Obstet Gynecol 23:119-125

Davis LE, Hohimer AR, Giraud GD, Reller MD, Morton MJ (1996) Right ventricular function in chronically anemic fetal lambs. Am J Obstet Gynecol 174:1289–1294

DeVore GR, Horenstein J (1993) Ductus venosus index: a method for evaluating right ventricular preload in the second-trimester fetus. Ultrasound Obstet Gynecol 3:338–342

Edelstone DI, Rudolph AM (1979) Preferential streaming of Ductus venosus blood to the brain and heart in fetal lambs. Am J Physiol 237:724–729

Ferrazzi E, Bozzo M, Rigano S, Belloti M, Morabito A, Pardi G, Battaglia FC, Galan HL (2002) Temporal sequence of abnormal Doppler changes in the peripheral and central circulatory systems of the severely growth-restricted fetus. Ultrasound Obstet Gynecol 19:140-146

Garite TJ, Clark R, Thorp JA (2004) Intrauterine growth restriction increases morbidity and mortality among premature neonates. Am J Obstet Gynecol 191:481-487

Gembruch U, Krapp M, Baumann P (1995) Changes of venous blood flow velocity waveforms in fetuses with supraventricular tachycardia. Ultrasound Obstet Gynecol 5:394–399

GRIT Study Group (2003) A randomised trial of timed delivery for the compromised preterm fetus: short term outcomes and Bayesian interpretation. BJOG 110:27-32

GRIT Study Group (2004) Infant wellbeing at 2 years of age in the Growth Restriction Intervention Trial (GRIT): multicentred randomised controlled trial. Lancet 364:513-520

Gudmundsson S, Huhta JC, Wood DC, Tulzer G, Cohen AW, Weiner S (1991) Venous Doppler ultrasonography in the fetus with nonimmune hydrops. Am J Obstet Gynecol 164:33–37

Haugen G, Kiserud T, Godfrey K, Crozier S, Hanson M (2004) Portal and umbilical venous blood supply to the liver in the human fetus near term. Ultrasound Obstet Gynecol 6:599-605

Hecher K, Campbell S, Snijders R, Nicolaides K (1994) Reference ranges for fetal venous and atrioventricular blood flow parameters. Ultrasound Obstet Gynecol 4:381–390

Hecher K, Campbell S, Doyle P, Harrington K, Nicolaides K (1995) Assessment of fetal compromise by Doppler ultrasound investigation of the fetal circulation. Arterial, intracardiac, and venous blood flow velocity studies. Circulation 91:129–138

Hecher K, Snijders R, Campbell S, Nicolaides K (1995) Fetal venous, arterial, and intracardiac blood flows in red blood cell isoimmunization. Obstet Gynecol 85:122–128

Hecher K, Bilardo CM, Stigter RH, Ville Y, Hackeloer BJ, Kok HJ, Senat MV, Visser GHA (2001) Monitoring of fetuses with intrauterine growth restriction: a longitudinal study. Ultrasound Obstet Gynecol 18:564-570

Indik JH, Chen V, Reed KL (1991) Association of umbilical venous with inferior V. cava blood flow velocities. Obstet Gynecol 77:551–557

Kessler J, Rasmussen S, Kiserud T (2007) The fetal portal vein as a watershed of the fetal circulation: development during the second half of pregnancy and suggested method of evaluation (in press)

Kilavuz O, Vetter K, Kiserud T, Vetter P (2003) The left portal vein is the watershed of the fetal venous system. J Perinat Med 31:184-187

Kiserud T, Hellevik LR, Eik-Nes SH, Angelsen BAJ, Blaas HG (1994) Estimation of the pressure gradient across the fetal Ductus venosus based on Doppler velocimetry. Ultrasound Med Biol 20:225–232

Kiserud T, Stratford L, Hanson M (1997) Umbilical flow distribution to the liver and the Ductus venosus: An in vitro investigation of the fluid dynamic mechanisms in the fetal sheep. Am J Obstet Gynecol 177:86–90

Klautz RJM, Teitel DF, Steendijk P, van Bel F, Baan J (1995) Interaction between afterload and contractility in the newborn heart: evidence of homeometric autoregulation in the intact circulation. J Am Coll Cardiol 25:1428–1435

Reed KL, Chaffin DG, Anderson CF (1996) Umbilical venous Doppler velocity pulsations and inferior V. cava pressure elevations in fetal lambs. Obstet Gynecol 87:617–620

Reuss ML, Rudolph AM, Dae MW (1983) Phasic blood flow patterns in the superior and inferior venae cavae and umbilical vein of fetal sheep. Am J Obstet Gynecol 145:70–78

Rigano S, Bozzo M, Ferrazzi E, Bellotti M, Battaglia FC, Galan HL (2001) Early and persistent reduction in umbilical vein blood flow in the growth-restricted fetus: a longitudinal study. Am J Obstet Gynecol 185:834-838

Schmidt KG, Silverman NH, Rudolph AM (1996) Assessment of flow events at the Ductus venosus-inferior V. cava junction and at the foramen ovale in fetal sheep by use of multimodal ultrasound. Circulation 93:826–833

Tchirikov M, Schröder HJ, Hecher K (2006) Ductus venosus shunting in the fetal venous circulation: regulatory mechanisms, diagnostic methods and medical importance. Ultrasound Obstet Gynecol 27:452-461

TRUFFLE Study Group (2007) Lancet Protocol 02PRT/34 Trial of umbilical fetal flow in Europe: a multicentre randomised study. www.trufflestudy.org. Gesehen 25 Mai 2007

ise
Farbdopplersonographie in der Diagnostik von fetalen Fehlbildungen

R. Chaoui

16.1   Einleitung – 147

16.2   Gepulste Dopplersonographie bei fetalen Fehlbildungen – 147
16.2.1 Doppler bei der Differenzialdiagnose des Oligohydramnions – 148
16.2.2 Doppler bei Chromosomenanomalien – 148
16.2.3 Doppler bei der Differenzialdiagnose des immunologischen und nicht-immunologischen Hydrops fetalis (NIHF) – 148

16.3   Farbdopplersonographie bei fetalen Fehlbildungen – 148
16.3.1 Plazenta und Nabelschnur – 149
16.3.2 Nieren – 151

16.3.3 Gehirn – 151
16.3.4 Thorax – 152
16.3.5 Abdomen – 153
16.3.6 Tumore – 153
16.3.7 Flüssigkeitsbewegungen im Farbdoppler – 154

16.4   Schlussfolgerungen – 154

16.1 Einleitung

Die Einführung der Farbdopplersonographie in die pränatale Diagnostik hat sich Mitte bis Ende der 1980er Jahre auf das Gebiet der fetalen Echokardiographie konzentriert. Mit der Verbesserung der Geräteempfindlichkeit wurde zunehmend mehr die Dopplersonographie der fetalen und uteroplazentaren Einheit unter Hinzuziehung der Farbdopplertechnik untersucht. Dabei konnten Gefäße, wie die A. cerebri media leichter dargestellt, die Aa. uterinae zuverlässiger und reproduzierbarer abgeleitet und andere Gefäße wie A. umbilicalis und Aorta mit einem günstigen Winkel eingestellt werden. Der Beitrag der (Farb-) Dopplersonographie im Rahmen des pränatalen Fehlbildungsscreenings war lange Zeit umstritten. Erste Berichte über die Bedeutung bei der Entdeckung eines Aneurysmas der V. Galeni stammen zwar bereits aus den 1980er Jahren, aber es blieben kasuistische Beiträge. Erst mit der routinemäßigen Anwendung der Dopplersonographie, vor allem mit der Farbdoppleroption, konnte seit Anfang der 1990er Jahre eine Zunahme der Berichte beobachten werden.

Beim Einsatz der Dopplersonographie bei fetalen Fehlbildungen sollte man zwischen dem Einsatz der Farbdopplersonographie in der Entdeckung einer Anomalie und der Dopplersonographie der peripheren Gefäße (z. B. A. umbilicalis, A.. cerebri media) bei bekannter Anomalie unterscheiden. Im folgenden Kapitel sollen vor allem allgemein bekannte Ergebnisse dargestellt werden.

16.2 Gepulste Dopplersonographie bei fetalen Fehlbildungen

Die Dopplersonographie der peripheren Gefäße bei fetalen Fehlbildungen ist erstaunlicherweise relativ selten untersucht worden. Bei Fehlbildungen findet man häufiger als sonst pathologische Dopplerindizes in der Umbilikalarterie. Diese korrelieren nach Trudinger (1985) vor allem mit einem niedrigen Geburtsgewicht aber nicht mit dem Fetal-Outcome. So berichtet der Autor bei Feten mit einer schweren fetalen Fehlbildung über ein niedriges Geburtsgewicht in 28% der Fälle mit normalen Dopplerindizes, gegenüber 62% (p<0,001) bei pathologischen Dopplerwerten. In diesem Sinne soll festgehalten werden, dass keine Korrelation zwischen Schweregrad der Anomalie bzw. ihrer Prognose und den Dopplerwerten besteht. Fehlbildungen, die z. B. letal enden, wie z. B. bilaterale Nierenagenesie (Potter-Syndrom), kombinierte ventrale und dorsale Spaltbildungen oder ein thanatophorer Zwergwuchs weisen in den meisten Fällen unauffällige Dopplerwerte auf. Andererseits können bei einer schweren Beeinträchtigung der kardialen Hämodynamik, die mit einer Verminderung der Pumpleistung des Herzens einhergeht, pathologische »Indizes« gefunden werden. Vor allem gilt das für Feten mit einem Herzfehler, der durch einen nichtimmunologischen Hydrops fetalis (NIHF) kompliziert wird.

Der Einsatz der Dopplersonographie kann bei den einzelnen fetalen Fehlbildungen ebenfalls zu einer verbesserten diagnostischen Sicherheit bzw. zu einer »Funktionseinschätzung« des betroffenen Organs verhelfen. Es muss an dieser Stelle betont werden, dass solche Fälle eher im Zusammenhang mit Forschungsarbeiten bearbeitet werden und weniger für den Routineeinsatz oder den Einzelfall geeignet sind.

So fand man beispielsweise, dass die Dopplersonographie der A. cerebri media bei Feten mit einem Hydrozephalus bei der Entdeckung einer Zunahme des intrakraniellen Druckes behilflich ist (Voigt et al. 1995). Bei Feten mit einer multizystischen Nierendegeneration findet man erhöhte Indizes in der A. renalis und bei Hydronephrose korreliert der Schweregrad der Stauung mit einer Zunahme des PI.

Unabhängig von diesen Situationen, kann aber der korrekte Einsatz der Farb- und Spektraldopplertechnik bei gezielter Fragestellung zu einer Bereicherung der Diagnose führen. Daher wird im Folgenden der Stellenwert der Methode anhand einiger Krankheitsbilder erläutert.

16.2.1 Doppler bei der Differenzialdiagnose des Oligohydramnions

Einer der wichtigen Haupteinsätze der Dopplersonographie besteht in der Differenzialdiagnose der Oligo- bzw. Anhydramnie. Hier sind vor allem die Sichtverhältnisse für eine optimale B-Bild-Analyse eingeschränkt und differenzialdiagnostisch kommen meistens 4 Gruppen in Frage:
— vorzeitiger Blasensprung,
— intrauterine Wachstumsretardierung (IUGR),
— bilaterale Agenesie (Potter-Syndrom) bzw. multizystische Nierendegeneration und
— eine Gruppe von nichtspezifischen anderen Fehlbildungen.

Die Dopplersonographie ermöglicht eine gute Abgrenzung, denn während beim Potter-Syndrom und beim Blasensprung die Widerstandindizes in der A. umbilicalis im Normbereich liegen, sind sie bei der Wachstumsretardierung pathologisch. Ferner hilft der Einsatz der Farbdopplertechnik in der Darstellung der Nierenarterien, sodass trotz schlechter Sicht im B-Bild eine Agenesie der Nieren ausgeschlossen oder bestätigt werden kann.

16.2.2 Doppler bei Chromosomenanomalien

Die Dopplersonographie der Umbilikalarterie kann bei den Chromosomenanomalien pathologisch sein, denn in solchen Fällen findet man häufig eine gestörte Gefäßentwicklung in den Plazentazotten. Trudinger (1993) fand in 72% der Fälle mit einer Aneuploidie pathologische Dopplerwerte, vor allem bei Triploidie, Trisomie 18, 13 und Down-Syndrom (Trudinger 1993). Unsere Erfahrungen zeigen, dass im 2. Trimenon diese Werte oft im Normbereich liegen, dass aber in den letzten Wochen der Schwangerschaft eine Verschlechterung zu verzeichnen ist, die sogar als Nullfluss in der A. umbilicalis imponieren kann. Hier sollte daher als Faustregel gelten, dass ein Nullfluss in der A. umbilicalis, wenn er nicht mit den typischen Zeichen einer Trophoblasterkrankung wie pathologischen Werten in den Aa. uterinae, schwerer IUGR und Oligohydramnie assoziiert ist, den dringenden Verdacht auf eine Chromosomenanomalie begründet. Genauso verhält es sich in den Fällen einer Kombination aus IUGR und Polyhydramnie.

16.2.3 Doppler bei der Differenzialdiagnose des immunologischen und nichtimmunologischen Hydrops fetalis (NIHF)

Die Dopplersonographie des Herzens und der peripheren Gefäße spielt auch in der Differenzialdiagnose des NIHF eine große Rolle. Denn beim Nachweis von AV-Klappeninsuffizienz und retrograden Wellen in den venösen Gefäßen kann die kardiale Komponente erfasst und pathogenetische Mechanismen besser verstanden werden. Bei ausgeprägten Formen von NIHF kann (auch bei normaler kardialer Funktion) durch den Hydrops der Plazenta bedingt, eine Verschlechterung der Widerstandindizes in der Umbilikalarterie beobachtet werden. Die Doppleruntersuchung der A. cerebri media zeigt bei der Differenzialdiagnose ferner, ob es sich um eine Anämie handelt. Vor allem kommen neben der Blutgruppenunverträglichkeit eine Infektion mit Parvovirus B-19 (Ringelröteln) oder sehr selten die fetomaternale Transfusion in Frage. Der Doppler der A. cerebri media kann auch in der Überwachung von Feten vor und nach Transfusion angewandt werden und ist so zuverlässig, dass er in der Diagnostik der fetalen Anämie die Liley-Bestimmung aus dem Fruchtwasser abgelöst hat.

16.3 Farbdopplersonographie bei fetalen Fehlbildungen

Die Darstellung der peripheren fetalen Gefäße wurde zu Beginn der 1990er Jahre zuerst mit der herkömmlichen Farbdopplersonographie vorgenommen (Abb. 16.1, links), in dem man die Voreinstellungen der Geräte für Echokar-

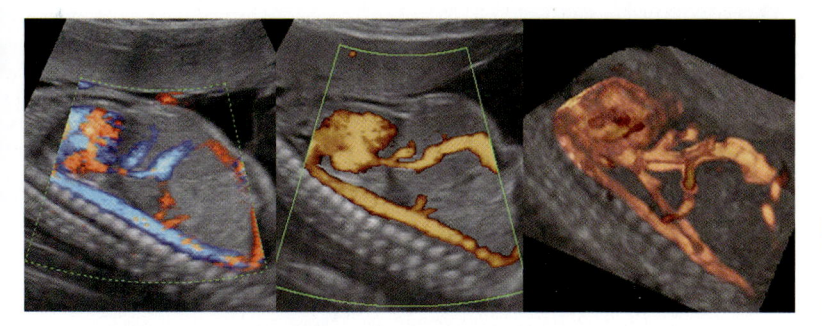

Abb. 16.1. Längsschnitteinstellung des fetalen Abdomens mit drei verschiedenen Techniken: Farbdoppler (*links*), Powerdoppler (*Mitte*) und 3-D-Powerdoppler (*rechts*)

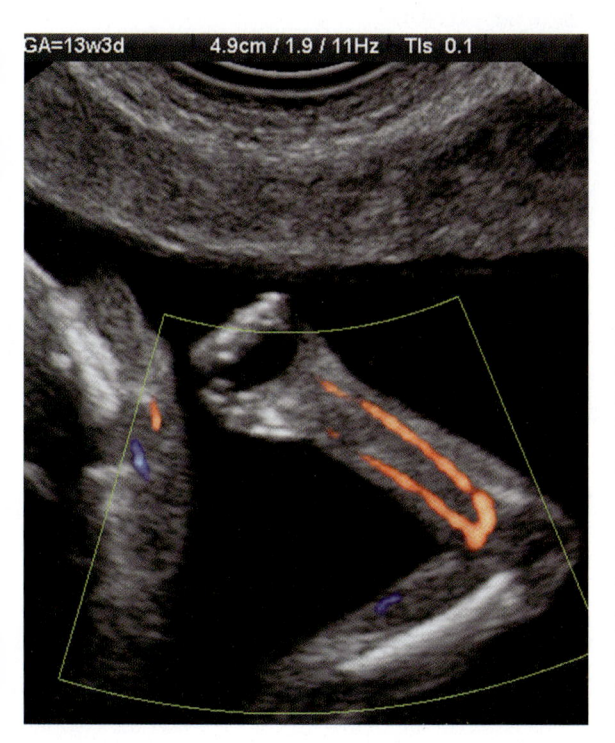

Abb. 16.2. Neuere Geräte und neue Farbdopplermethoden wie der High-Definition-Flow als Form eines digitalen Breitbandfarbdopplers ermöglichen bereits mit 13 SSW die Darstellung der Armarterien des Feten

diographie änderte. Schnell erkannte man aber, dass es für Gefäße mit niedrigen Geschwindigkeiten (ob bei Organen des Feten oder bei Tumoren der Erwachsenen) besser ist, empfindlichere Methoden einzuführen. So wurde Ende der 1990er Jahre die sog. Powerdopplersonographie eingeführt (● Abb. 16.1, Mitte), die 5-mal empfindlicher in der Darstellung von langsamen Blutflüssen als die herkömmlichen Farbdopplertechnik ist. Sie beruht nicht auf der Erkennung der Geschwindigkeiten der Erythrozyten, sondern mehr auf der Amplitude der Signale. Später kamen neuere Verbesserungen wie der bidirektionale Powerdoppler, der digitale Powerdoppler (Dynamic-Flow, High-Definition-Flow) (Heling et al. 2004) (● Abb. 16.2).

sowie auch die Anwendung der 3-D-Technik (Chaoui et al. 2001) (● Abb. 16.1, rechts). Da sich die verschiedenen Methoden ergänzen werden wir im weiteren Kapitel den Begriff »Farbdoppler« vertretend für alle oben erwähnten Methoden anwenden.

Der Stellenwert der Farbdopplerdiagnostik in der Entdeckung und Präzisierung von Fehlbildungen wurde bis auf die kasuistischen Beiträge und kleinere Studien (Chaoui et al. 2001, Heling et al. 2004) wenig wissenschaftlich untersucht. Vielmehr handelt es sich bei den Erfahrungen um Fallberichte und klinische Erfahrungen mit der Methode. Im Folgenden wird der Einsatz dieser Technik nach den unterschiedlichen fetalen Organsystemen dargestellt.

16.3.1 Plazenta und Nabelschnur

Die Farbdopplersonographie ist sehr hilfreich in der Diagnostik von Auffälligkeiten der Nabelschnur und Nabelgefäßen. So kann durch Darstellung der beiden Aa. umbilicales lateral der fetalen Harnblase (● Abb. 16.3) diese mit Sicherheit von anderen zystischen Strukturen im fetalen Abdomen abgegrenzt werden. In dieser Einstellung können einfach die Nabelschnurgefäße und ggf. die Seitenlokalisation bei Agenesie einer Umbilikalarterie (● Abb. 16.3) erkannt werden. Dies ist von Bedeutung weil die singuläre Umbilikalarterie nicht nur ein Hinweiszeichen für chromosomale Aberrationen sein kann, sondern nicht selten mit anderen Anomalien vergesellschaftet ist. Bei Nierenagenesie mit leerer Harnblase kann diese im Unterbauch mit Hilfe dieser Gefäße lokalisiert werden (● Abb. 16.3). Die Nabelschnur kann vom Ansatz am fetalen Bauch bis hin zur Insertion an der Plazenta (● Abb. 16.4) verfolgt werden. Bei Plazentaauffälligkeiten hilft die Farbdopplertechnik nicht nur in unklaren Fällen von Plazenta praevia sondern auch in der Diagnosestellung der Insertio velamentosa (● Abb. 16.5), der Vasa praevia (● Abb. 16.6), des Chorioangioms und bei unklaren intrauterinen Septen (Amnionstrang, Abgrenzung vom Uterusseptum). Bei monochorialen Zwillingsschwangerschaften können mittels Farbdopplertechnik die Verbindungsgefäße auf

Kapitel 16 · Farbdopplersonographie in der Diagnostik von fetalen Fehlbildungen

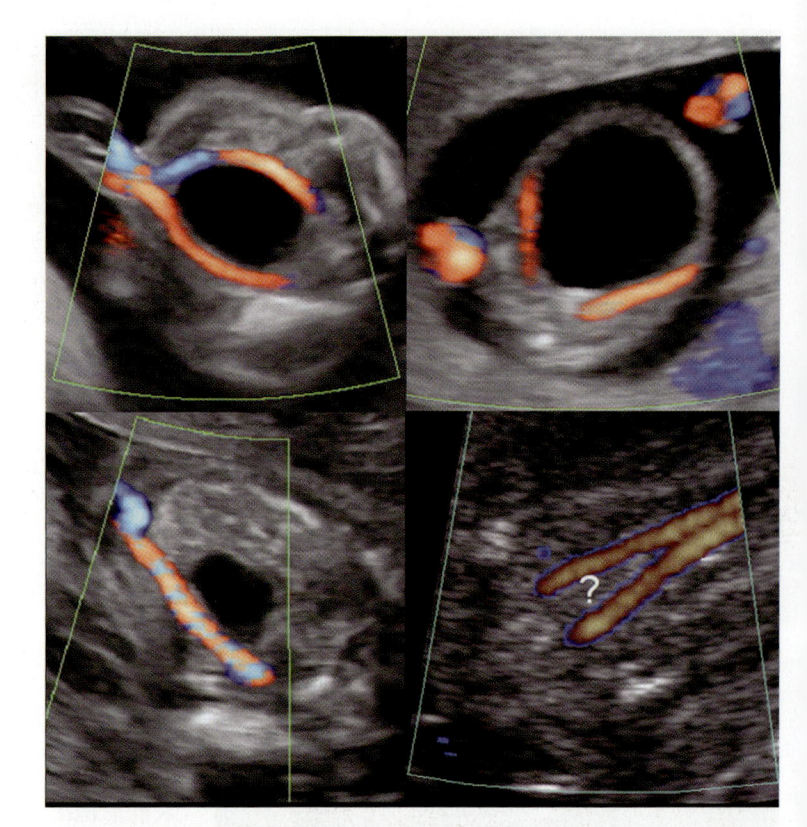

Abb. 16.3. Farbdopplerdarstellung der Harnblase mit beiden Umbilikalarterien links und rechts davon (*oben links*). Bei dem Feten oben rechts war eine große zystische Raumforderung im unteren Abdomen mit 16 SSW entdeckt worden. Die Abgrenzung durch die Umbilikalarterien lässt sie als Megazystis abgrenzen. Beim Feten (*unten links*) fehlt die rechte Umbilikalarterie und die linke ist angelegt. Beim Feten unten rechts liegt eine beidseitige Nierenagenesie vor (Potter-Syndrom). Die Harnblase zwischen beiden Umbilikalarterien ist leer

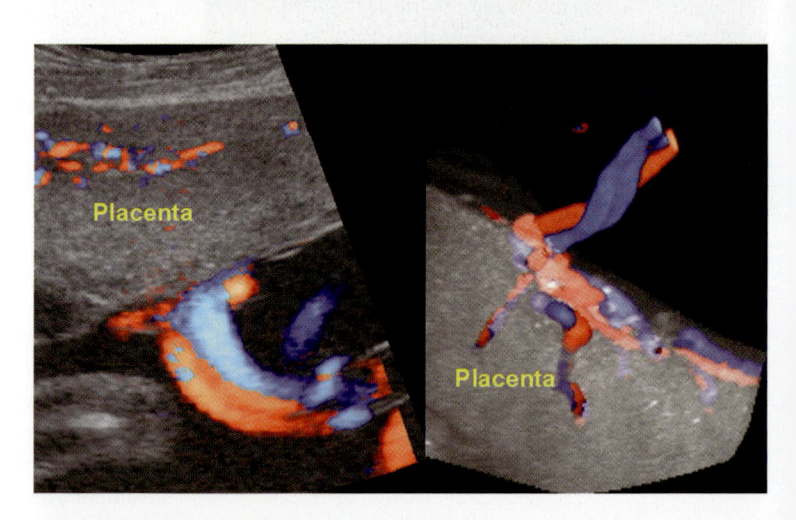

Abb. 16.4. Nabelschnuransatz zentral an der Plazenta mit Farbdoppler (*links*) und im 3-D-Farbdoppler (*rechts*)

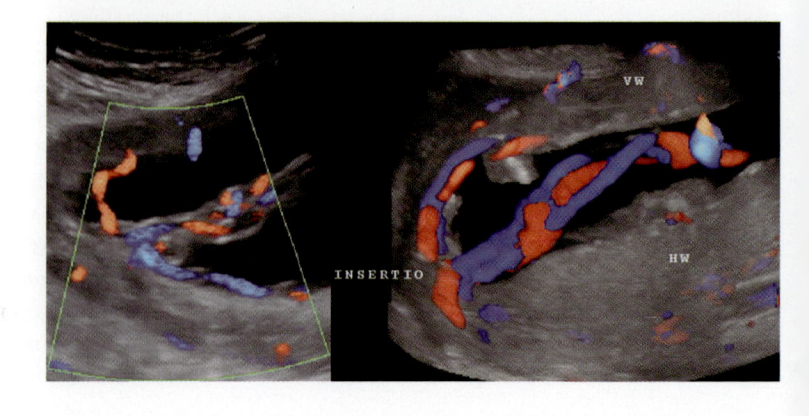

Abb. 16.5. Nabelschnuransatz als Insertio velamentosa bei einer Placenta bipartita mit Vorderwand- (*VW*) und Hinterwandanteil (*HW*). Farbdopplerbild (*links*), 3-D-Doppler-Bild (*rechts*)

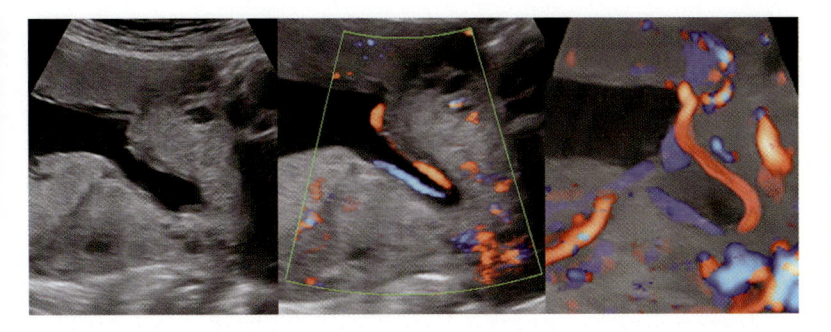

Abb. 16.6. Längsschnitt im unteren Uterinsegment unter Darstellung der Zervix mit Trichterbildung (*links*). Mit Farbdoppler findet man in den Eihäuten frei verlaufende Gefäße vor der Zervix als Vasa praevia (*Mitte*). Darstellung im 3-D-Farbdoppler (*rechts*)

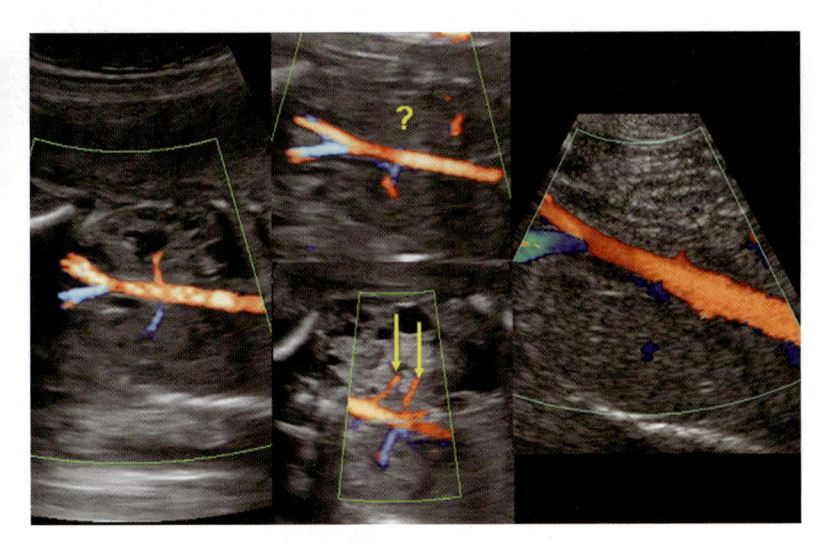

Abb. 16.7. Beim unauffälligen Feten (*links*) sieht man im Koronarschnitt die A. descendens mit dem Abgang beider Nierenarterien. Beim Feten *rechts* dagegen fällt die Oligohydramnie auf. Mit dem Doppler stellt man durch das Fehlen der Nierenarterien die Diagnose »Nierenagenesie« (Potter-Syndrom). Beim Feten *Mitte oben* fehlt eine Nierenarterie bei einer unilateralen Nierenagenesie und beim Feten *Mitte unten* handelt es sich um eine Doppelniere mit Versorgung durch 2 Gefäße (*Pfeile*)

der Plazentaoberfläche dargestellt werden. Gelegentlich fanden wir, dass die 3-D-Technik solche räumlich verlaufenden Gefäße besser darstellen kann.

16.3.2 Nieren

Die Darstellung der Nierenarterien ist eine der wichtigsten Einsatzgebiete der Farbdopplersonographie. Die beste Ebene ist der Koronarschnitt der Aorta mit der Darstellung des Abgangs der Nierenarterien aus der Aorta (◘ Abb. 16.7). Mit Hilfe dieser Einstellung können Diagnosen wie Beckenniere, Doppelniere (◘ Abb. 16.7) und Hufeisenniere, oder der einseitigen Nierenagenesie erleichtert werden. Bei Anhydramnion und Verdacht auf Nierenagenesie kann das Fehlen der Darstellung der Nierenarterien die Diagnose stützen. In dieser Einstellung sollte man darauf achten, dass in manchen nicht exakten Einstellungen fälschlicherweise andere Gefäße wie die Mesenterialarterien, die Nebennierenarterien und die Milzarterie für eine Renalarterie gehalten werden kann.

16.3.3 Gehirn

Die intrazerebralen Arterien, die mittels Farbdoppler gut zugänglich sind, sind zum einen der Circulus Willisi in einem transversalen Schnitt der Schädelbasis (◘ Abb. 16.8) und zum anderen die A. cerebri anterior mit der A. pericallosa in einem sagittalen Schnitt (◘ Abb. 16.9). Venen wie die V. Galeni und der Sinus sagittalis können unter besonderen Einstellungen dargestellt werden, vor allem können sie bei Anomalien oder bei fetaler Hypoxie stark perfundiert sein. Die Anwendung der Farbdopplersonographie ist bei zystischen Arealen im fetalen Gehirn hilfreich und ermöglicht die Differenzierung zwischen einer Porenzephalie und einem Aneurysma der V. Galeni (◘ Abb. 16.8, rechts). Ein wichtiger Beitrag zur Diagnostik der Agenesie des Corpus callosums scheint nicht nur die Darstellung der indirekten dezenten Zeichen zu sein, wie z. B. die Kranialisierung des III. Ventrikels und die Kolpozephalie, sondern auch der abnorme Verlauf der A. cerebri anterior ohne Nachweis einer A. pericallosa (◘ Abb. 16.9, rechts).

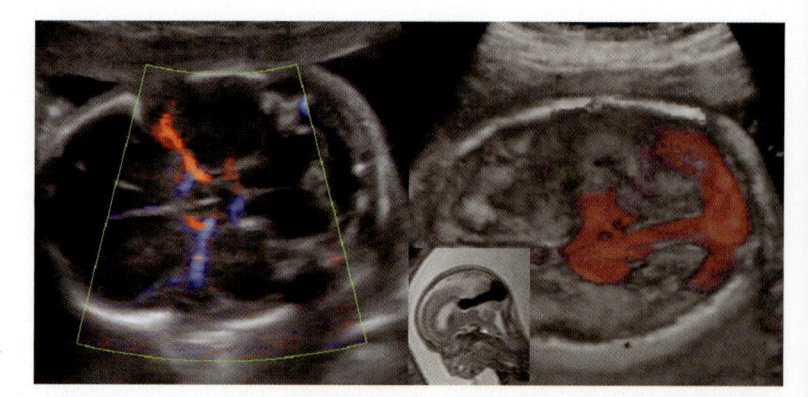

Abb. 16.8. Transversalschnitt in Höhe der Schädelbasis mit Darstellung des Circulus Willisi links. 3-D-Darstellung einer großen Dilatation der Gefäße an der Schädelbasis bei einem Aneurysma der V. Galeni rechts. In der Mitte das korrespondierende Magnetresonanztomographie- (MRT-) Bild

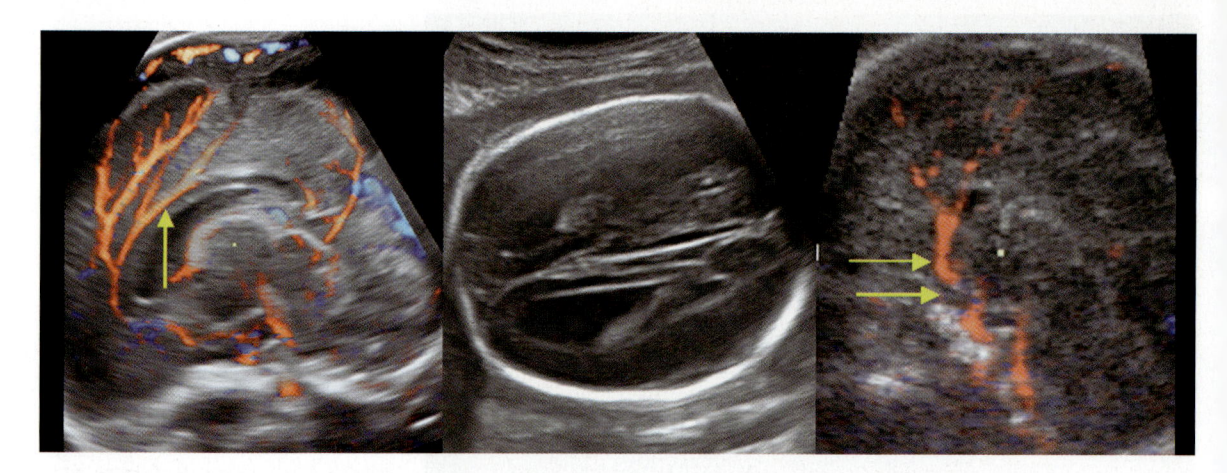

Abb. 16.9. Links ist ein Sagittalschnitt des Gehirns mit Darstellung des Corpus callosum und der darüber verlaufenden A. pericallosa (*Pfeil*), als Fortführung der A. cerebri anterior abgebildet. Beim Feten in der Mitte fällt eine Kolpozephalie mit beginnender Ventrikulomegalie auf (Transversalschnitt). Die Verdachtsdiagnose Agenesie des Corpus callosum (Balkenmangel) lässt sich im Sagittalschnitt durch die Darstellung der abnorm verlaufenden A. cerebri anterior (*2 Pfeile*) ohne A. pericallosa bestätigen. Vergleiche die Bilder rechts und links

16.3.4 Thorax

Die Farbdopplersonographie kann auch zur Differenzierung von Auffälligkeiten im Thoraxraum herangezogen werden. Unklare Zysten, eine echogene Lunge oder die Herzverschiebung sind oft wichtige Hinweiszeichen im B-Bild, die einer Differenzialdiagnostik bedürfen. Vor allem wird die Diagnose einer bronchopulmonalen Sequestration durch die Darstellung der systemischen Gefäßversorgung (Abb. 16.10) erhärtet und somit von einer kleinzystischen adenomatoiden Malformation der Lunge abgrenzbar. Auch die Abklärung intrathorakaler Strukturen bei kongenitalen Zwerchfelldefekten gelingt zuverlässig nur anhand der Gefäßverläufe. So kann die Darstellung von Leber- bzw. Milzgefäßen im Thoraxraum als Hilfe zur Feststellung der verlagerten Organe verwendet werden.

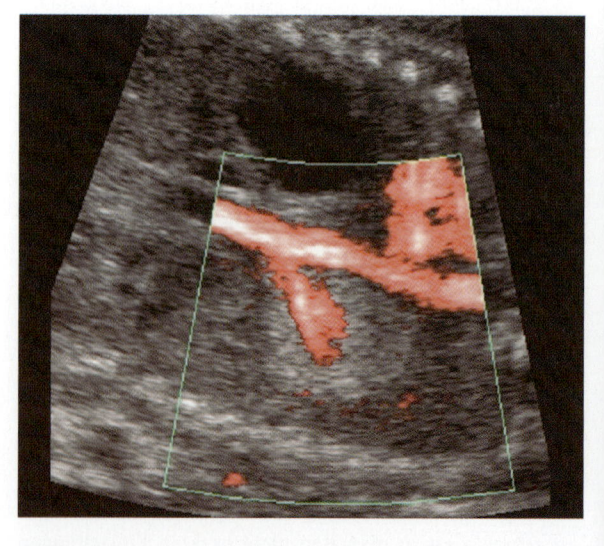

Abb. 16.10. Bei dem Feten fällt eine Echogenität im Bereich eines Lungenlappens auf. Im Längsschnitt und mit Anwendung des Powerdopplers lässt sich ein versorgendes Gefäß direkt aus der Aorta darstellen. Somit handelt es sich um eine Lungensequestration

16.3.5 Abdomen

Unklare zystische Strukturen im Abdomen können mittels Farbdoppler gelegentlich abgeklärt werden. Beispiele hierfür sind die Persistenz der rechten Umbilikalvene (Abb. 16.11), eine Fehlbildung bei der die Umbilikalvene rechts der Gallenblase verläuft. Dies kommt zwar isoliert vor, kann aber auch Teil von komplexen Fehlbildungen sein. Die Ektasie der Umbilikalvene wird oft mit einer Ovarialzyste verwechselt und kann mit dem Doppler einfach differenziert werden (Abb. 16.12). Die Differenzierung zwischen Omphalozele und Gastroschisis und die Identifikation der prolabierten Organe ist vor allem in der Frühschwangerschaft vereinfacht (Abb. 16.13).

16.3.6 Tumore

Auch bei der Differenzierung fetaler Tumore, die bereits im B-Bild diagnostiziert werden, kann die Farbdopplersonographie ihren Beitrag leisten. Beispielsweise die Darstellung der Vaskularisation des Steißbeinteratoms (Abb. 16.14), charakterisiert durch hohe Blutflüsse bei niedrigen Gefäßwiderständen, hilft zum einen, den intraabdominellen Anteil dieses Tumors abzugrenzen, zum anderen, Differenzialdiagnosen wie die Myelomeningo-

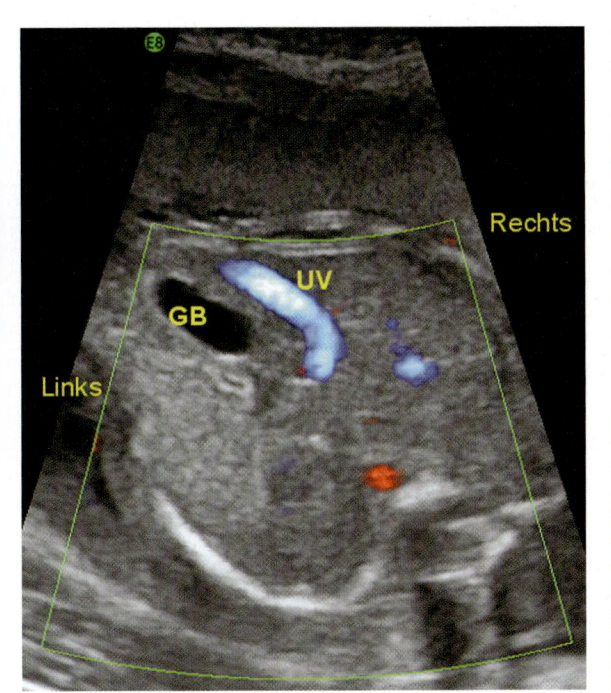

Abb. 16.11. Abdomenquerschnitt in Höhe der Gallenblase und der Umbilikalvene. Normalerweise liegt die Umbilikalvene in der Mitte und die Gallenblase rechts davon. Bei diesem Feten mit einer sog. Persistenz der rechten Umbilikalvene liegt die Gallenblase (*GB*) zentral, und die Umbilikalvene (*UV*) verläuft rechts davon. Andere Anomalien liegen nicht vor

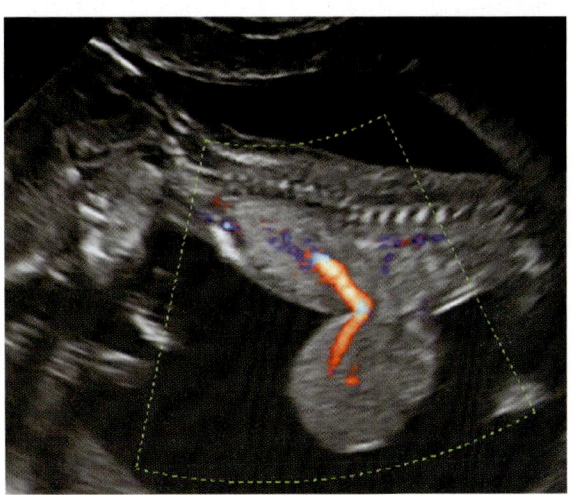

Abb. 16.13. Fetus mit Omphalozele 13. SSW. Mit Farbdoppler erkennt man die Gefäße, die durch die Leber ziehen

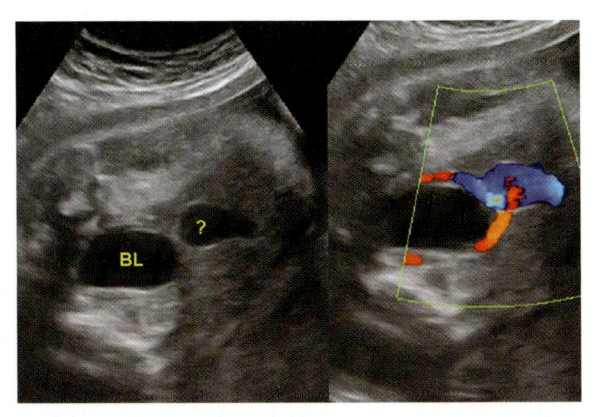

Abb. 16.12. Abdomenquerschnitt in Höhe der Harnblase (*BL*) mit dem Befund einer unklaren zystischen Struktur: Die Zyste könnte u. a. eine Ovarialzyste, eine Mesenterialzyste, eine Urachuszyste oder einfach ein Gefäß sein. Mit Farbdoppler sieht man, dass es sich bei der zystischen Struktur um eine Ektasie der Umbilikalvene handelt

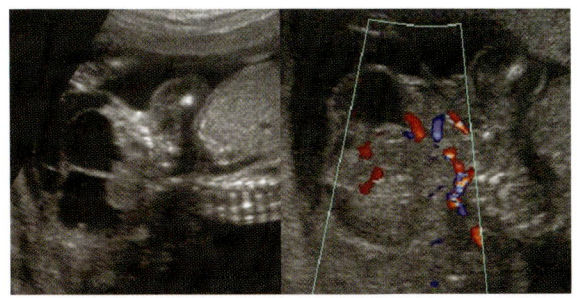

Abb. 16.14. Links sieht man im Längsschnitt des Beckens ein großes Steißbeinteratom. Im Farbdoppler rechts ist eine eher spärliche Gefäßversorgung dieses teils soliden teils zystischen Tumors darstellbar. Somit ist eine Kreislaufbelastung des Feten eher nicht zu erwarten

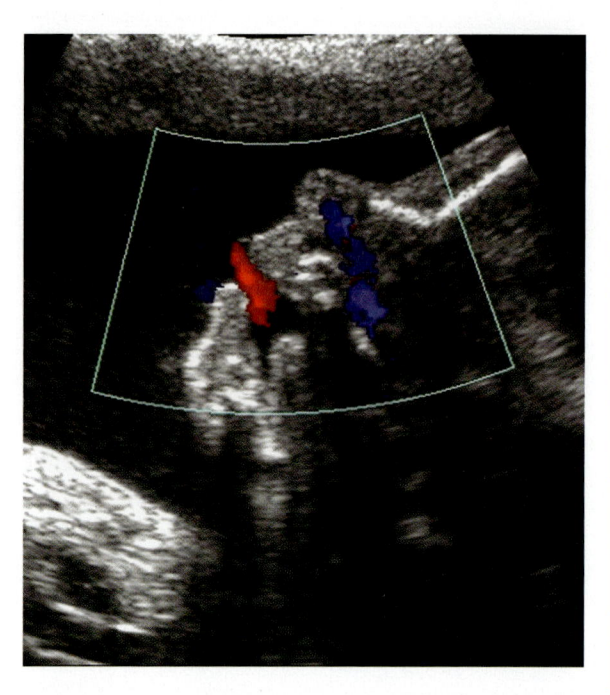

Abb. 16.15. Bei diesem Feten erkennt man die Atmung durch Mund und Nase anhand der Darstellung der Fruchtwasserbewegung mittels Farbdoppler

Tab. 16.1. Organe und die Bedeutung des Einsatzes der Dopplersonographie zur Diagnostik und Differenzialdiagnostik

Organsystem	Einsatz der Farbdopplersonographie
Nabelschnur, Plazenta	Singuläre Umbilikalarterie, Hypoplasie der Umbilikalarterie, Nabelvenenanomalien, Nabelschnur- und Plazenta- Tumor, Vasa praevia, Plazenta praevia
Niere	Hufeisen-, Becken-, Doppelniere, unilaterale Nierenagenesie, bilaterale Nierenagenesie
ZNS	Agenesie des Corpus callosum, Aneurysma der V. Galeni Enzephalozele
Abdomen	DD: Zyste im Abdomen, inkl. Umbilikalvenenektasie, Persistenz der rechten Umbilikalvene, Heterotaxiesyndrom, Tumore, Teratome, Duodenalatresie
Thorax	Zwerchfelldefekt, Lungensequester, unklare Raumforderungen
Gesicht	Lippen-Kiefer-Gaumen-Spalte, Atemflüsse, Choanalatresie

zele auszuschließen. Bei Entdeckung eines fetalen Tumors kann seine Perfusion erfasst, sowie die kardiale Situation analysiert werden (arteriovenöse [AV-] Fistel und Herzinsuffizienz). Ferner kann beim Nachweis von unklaren runden echoarmen Strukturen (Gefäß oder Zyste?) (Abb. 16.8 u. 16.12) die Farbdopplersonographie in der Differenzierung behilflich sein.

16.3.7 Flüssigkeitsbewegungen im Farbdoppler

Die Farbdopplersonographie ist aber nicht nur in der Lage Blutflüsse darzustellen, sondern auch Fruchtwasserbewegungen im respiratorischen (Abb. 16.15) und gastrointestinalen System, also auch sehr langsame Flüsse zu visualisieren. Hierdurch gelang uns in Studien zu Atembewegungen die Darstellung abnormaler oronasopharyngealer Flüsse bei Lippen-Kiefer-Gaumenspalten oder der sog. Widerstandsperistaltik bei Duodenalatresien.

16.4 Schlussfolgerungen

Zusammenfassend kann festgestellt werden, dass die Wertigkeit des Einsatzes der Farb- und Spektraldopplersonographie bei Vorliegen von fetalen Fehlbildungen vor allem in der Verbesserung der Differenzialdiagnostik liegt. In speziellen Fällen ist eine Ausschlussdiagnostik einer Fehlbildung nur mittels Farbdoppler möglich. Bei einzelnen Organauffälligkeiten und unklaren Befunden hilft der Einsatz dieser Technik aber auch in der Diagnosestellung und Präzisierung. Während im B-Bild die Struktur analysiert werden kann, vermag die Farbdopplersonographie eine Information über die Hämodynamik zu geben. Somit ist sie auf keinen Fall ein Ersatz zur B-Bild-Untersuchung eines Feten sondern vielmehr eine sinnvolle Ergänzung, d. h. eine wichtige und heutzutage nicht mehr wegzudenkende diagnostische Hilfe (Tabelle 16.1).

Literatur

Chaoui R, Kalache KD, Hartung J (2001) Application of three-dimensional power Doppler ultrasound in prenatal diagnosis. Ultrasound Obstet Gynecol 17 (1):22-29

Heling KS, Chaoui R, Bollmann R (2004) Advanced dynamic flow -- a new method of vascular imaging in prenatal medicine. A pilot study of its applicability. Ultraschall Med 25:280-284

Trudinger BJ (1993) Doppler-Ultrasound studies and fetal abnormality In: Drife JO and Donnai D (eds.): Antenatal diagnosis of fetal abnormalities. Springer Verlag, London, pp 113-125

Trudinger BJ, Cook CM (1985) Umbilical and uterine artery flow velocity waveforms in pregnancy associated with major fetal abnormality. Br J Obstet Gynecol 92:666-670

Voigt HJ, Deeg KH, Rupprecht T (1995) Zerebrale Dopplersonographie bei fetalem Hydrozephalus, Z Geburtsh Neonat 199:23-28

om
Intrapartale Dopplersonographie

J. Gnirs und K. T. M. Schneider

17.1 Einleitung – 155

17.2 Pathophysiologische Grundlagen – 156

17.3 Diagnostischer Wert dopplersonographischer Befunde sub partu – 156

17.4 Treffsicherheit der Überwachungsmethoden (CTG, FBA, Dopplersonographie) – 158

17.5 Methodenvergleich – 159

17.6 Stellenwert intrapartaler Dopplerbefunde – 160

17.7 Farbdopplersonographie – 161

17.1 Einleitung

Das CTG weist sub partu, ähnlich wie in der antepartalen Situation (▶ Kap. 18), eine relativ hohe Inter- und Intraobserver-Variabilität (bis zu 74% bzw. 29%) sowie eine hohe Rate falsch-positiver Befunde auf (je nach Outcomekriterium 40–99,8%; Gnirs u. Schneider 2006; Schneider 1994). Deshalb empfiehlt die Deutsche Gesellschaft für Gynäkologie und Geburtshilfe (DGGG) in ihren Leitlinien zur Anwendung des CTG (DGGG 2006) bei unklaren bzw. pathologischen Mustern der fetalen Herzfrequenz (FHF) die invasive Abklärung mittels fetaler Blutgasanalysen (FBA). Hierbei wird nach Stichinzision oder Skarifizierung der Haut mit einer Lanzette über eine Saugpipette bzw. Glaskapillare eine Mikroblutprobe des Kindes gewonnen.

Da die FBA nur eingesetzt werden kann, wenn der direkte Zugang zum Feten gewährleistet ist (Muttermund mindestens 2-3 cm eröffnet, vorangehendes Teil erreichbar), war die Anwendung der gut reproduzierbaren und antepartal spezifischer als das CTG mit einer chronischen kindlichen Hypoxämie korrelierenden Dopplersonographie zur Abklärung pathologischer Herzfrequenzmuster nahe liegend (Brar et al. 1989; Feinkind et al. 1989; Jörn et al. 1993). Eigenen Untersuchungen zufolge ist die Durchführung einer fetalen Skalpblutanalyse in ca. 20% der Fälle wegen eines noch verschlossenen Muttermundes, pathologischen CTG-Befunden beim 2. Zwilling oder wegen des bei Frühgeburten noch zu verletzlichen Schädels nicht durchführbar (Dumler et al. 1993).

Die Dopplersonographie trägt nach den Resultaten der heute verfügbaren prospektiv-randomisierten Studien als einziges antepartales Überwachungsverfahren bei Risikoschwangerschaften zu einer Reduzierung intrauteriner Todesfälle um 29% bei (Neilson u. Alfirevic 2006). Sie ermöglicht außerdem, unnötige Interventionen wie Hospitalisierungen, Geburtseinleitungen oder operative Entbindungen signifikant einzusparen. Im Rahmen von Cordozentesen wurde bei unauffälligen Dopplerbefunden kein Fall mit einer fetalen Hypoxämie bzw. Azidose beobachtet (Pardi et al. 1993). Dagegen sind hochpathologische Flussmuster wie ein »Zero-Flow« oder »Reverse-Flow« häufig mit fetalen Azidosen vergesellschaftet (48–100%) und diesbezüglich nur in 1% falsch-positiv (Karsdorp et al. 1994; Nicolaides et al. 1988; Schneider 1994).

In präselektierten Risikokollektiven (z. B. mit IUGR) konnte bei Belastungstests unter oxytocininduzierter Wehentätigkeit eine akute Zentralisation des fetalen Kreislaufs als Reaktion auf den hypoxischen Stress nachgewiesen werden (Li et al. 2006).

Für die intrapartale Anwendung der Dopplersonographie ist bedeutsam, dass sich im arteriellen wie venösen Gefäßsystem das Blutströmungsverhalten unter der Geburt durch Wehen zwar signifikant verändert, in wehenfreien Intervallen dagegen weitgehend den Verhältnissen in der antepartalen Situation entspricht (Fendel et al. 1987; Stuart et al. 1981, Krapp et al. 2002). Sofern die Messungen nicht während einer Wehe oder bei bereits dekompensierten Kindern erfolgen, können damit die gleichen Beurteilungskriterien genutzt werden wie vor der Geburt. Da der Gefäßwiderstand im fetoplazentaren Kompartiment mit dem Gestationsalter abnimmt, muss dieses auch sub partu bei der Bewertung der Dopplerbefunde berücksichtigt werden.

Aus Praktikabilitätsgründen erfolgten intrapartale Dopplermessungen bisher vorzugsweise in der A. umbilicalis (gepulste Duplexscanner oder Continuous-Wave-Dopplergeräte), da dieses Gefäß leicht aufzufinden ist und die Befunde gut reproduzierbar sind. So ist die Inter- und Intraobserver-Variabilität der Dopplersonographie mit 5–10% wesentlich geringer als beim CTG, wenn man sich auf die Bestimmung von Indizes (A/B-Ratio, RI, PI) beschränkt (Gnirs 1995; Gnirs u. Schneider 1996).

Nach Angabe einzelner Arbeitsgruppen waren der positive oder negative Vorhersagewert intrapartaler Doppleruntersuchungen in Kollektiven mit pathologischem Geburts-CTG bezüglich der Vorhersage einer Geburtsasphyxie bzw. Azidose extrem hoch (90–100%!). Allerdings wurden die Dopplerbefunde meist mit relativ unspezifischen Zustandsparametern wie Mekoniumabgang, operativer Entbindung wegen vermuteter Asphyxie bzw. dem APGAR-Score und seltener mit dem Nabelschnur-pH (<7,20) abgeglichen. Gerade letzterer kann jedoch stark vom Geburtsmanagement beeinflusst werden. In eigenen Studien wurden deshalb die intrapartalen Befunde der Dopplersonographie direkt mit dem Säure-Basen-Status des Kindes unter der Geburt (FBA) sowie mit Blutgasanalysen unmittelbar post partum korreliert (Schneider u. Gnirs 1996).

17.2 Pathophysiologische Grundlagen

Die fetale Versorgung wird auf kindlicher Seite durch die Funktion von Herz und Kreislauf bestimmt. Unter physiologischen Bedingungen werden hier Adaptationsmechanismen vor allem nerval vermittelt (Rr. cardiaci des N. vagus, Nn. accelerantes des N. sympaticus). Diese Steuerungsprozesse werden wiederum durch übergeordnete medulläre Zentren, Presso- und Chemorezeptorenreflexe sowie lokale Stoffwechselvorgänge im Gewebe beeinflusst. Damit werden durch permanente Feinanpassung des arteriellen und venösen Blutdrucks, des Herz-Zeit-Volumens und des zirkulierenden Blutvolumens eine adäquate Oxygenierung und ein suffizienter Stoffwechsel aufrechterhalten. Störungen in diesem physiologischen Versorgungsgleichgewicht führen zu Anpassungsvorgängen, die großteils mit geeigneten biophysikalischen Überwachungsverfahren erfasst werden können.

Die Stimulation der Chemorezeptoren des fetalen Aortenbogens führt im Tierexperiment bei arterieller Hypoxämie des Feten – also schon präazidotisch – zu reflektorischen späten Dezelerationen und zu einer grundlegenden Umverteilung des kardialen Auswurfvolumens (Aldrich et al. 1995; Manning u. Harman 1990). Die ersten dopplersonographisch nachweisbaren Kreislaufanpassungen sind noch wesentlich früher erkennbar und nehmen je nach Schwere der Versorgungsstörung pathognomonische Muster an (Arduini et al. 1992; Gnirs 1995; Schneider 1993). Nach anfänglicher Erhöhung des Gefäßwiderstands in der A. umbilicalis bzw. der Aorta fetalis (>90. Perzentile) »zentralisiert« der Fetus bei weiterer Zustandsverschlechterung, vergleichbar den Verhältnissen bei Erwachsenen im Schock, d. h. der Blutfluss zu Gehirn, Herz, Nebennieren und Plazenta nimmt zu, während dieser zu den anderen Organen und Körperpartien abnimmt (Gefäßwiderstand in A. cerebri media <10. Perzentile). Bei weiterer Hypoxämie steigt der periphere Gefäßwiderstand an bis zum dopplersonographischen Befund eines Zero-Flow oder Reverse-Flow. Ausdruck besonders schwerer fetaler Beeinträchtigungen ist das zumeist konsekutiv zu beobachtende Auftreten pathologischer Strömungsmuster im venösen System. Diese sind – in der chronologischen Abfolge von herznahen (Vena cava) zu herzfernen (Ductus venosus, Vv. hepaticae, V. umbilicalis) Gefäßen – durch eine zunehmende Pulsatilität bis hin zum Reverse-Flow und schließlich zu pulssynchronen, atemunabhängigen Pulsationen in der V. umbilicalis gekennzeichnet. Erst wenn sich eine Azidose entwickelt, kommt es zum Verschwinden der FHF-Akzelerationen (nichtreaktives CTG) (Porto 1987). Wie viel Zeit bei Auftreten der Veränderungen im venösen Kompartiment bis zu einer irreversiblen Schädigung des Feten bleibt, und ob diese in der Sequenz im Hinblick auf die Entbindungsentscheidung tatsächlich noch abgewartet werden können, ist Gegenstand aktueller Studien. Bei schwer kompromittierten Feten mit Zero- oder Reverse-Flow sind solche Flussmuster eng mit intrauterinen oder perinatalen Todesfällen korreliert (Schwarze et al. 2005).

17.3 Diagnostischer Wert dopplersonographischer Befunde sub partu

Im Rahmen einer prospektiven Studie erfolgten bei 54 Schwangeren mit pathologischem intrapartalen CTG (Meyer-Menk-Score <7; ◻ Tabelle 17.1) dopplersonographische Messungen in der A. umbilicalis (CTG: Hewlett Packard HP 8040 A/HP M1350 A; Continuous-Wave-

17.3 · Diagnostischer Wert dopplersonographischer Befunde sub partu

Doppler: Kranzbühler logidop 2 oder gepulstes Dopplersystem: Toshiba SSA 250 A; ◘ Abb. 17.1). In allen Fällen wurde jeweils gleichzeitig eine fetale Skalpblutanalyse zur weiteren Abklärung durchgeführt, wobei bei anhaltend pathologischem CTG die FBA teilweise mehrfach wiederholt wurde (insgesamt 75 Einzelmessungen). Die Beurteilung der einzelnen Untersuchungsbefunde wurde nach den Kriterien in ◘ Tabelle 17.2 vorgenommen.

◘ **Tab. 17.1.** Meyer-Menk-Score für die Beurteilung des ante- und intrapartalen CTG

	Ausgangssituation	I	II
Grundfrequenz (bpm)	<100 >180	≥100 <120 >160 ≤180	≥120 ≤160
Bandbreite (bpm) der Irregularität	≤5 sinusoidal	>5 ≤10 >25	>10 ≤25
Irregularitätsfrequenz (n/min)	<1 sinusoidal	≥1 ≤2	>2
Dezelerationen	≥25% späte, schwere variable, schweres V. Cava-S.	<25% späte, leichte bis mittelschwere variable, frühe	keine, vereinzelte leichte variable
Akzelerationen	fehlen, auch bei Stimulation	atypische Form, stimulierbar	spontane, bei Kindsbewegungen

◘ **Tab. 17.2.** Beurteilungskriterien für die angewandten intrapartalen Überwachungsverfahren (fetale Blutgasanalyse *FBA*, Meyer-Menk-Score *M.-M.-Sc.*)

	Unauffällig	suspekt	Pathologisch
M.-M.-Sc.	8–10	5–7	<4
CTG global	Kein Handlungsbedarf	Kontrollbedürftig	Handlungsbedarf
FBA	pH >7,2	pH >7,20 <7,25 (Präazidose)	pH <7,20 (Azidose)
Dopplersonographie A. umbilicalis	RI <90. Perzentile		RI >90. Perzentile

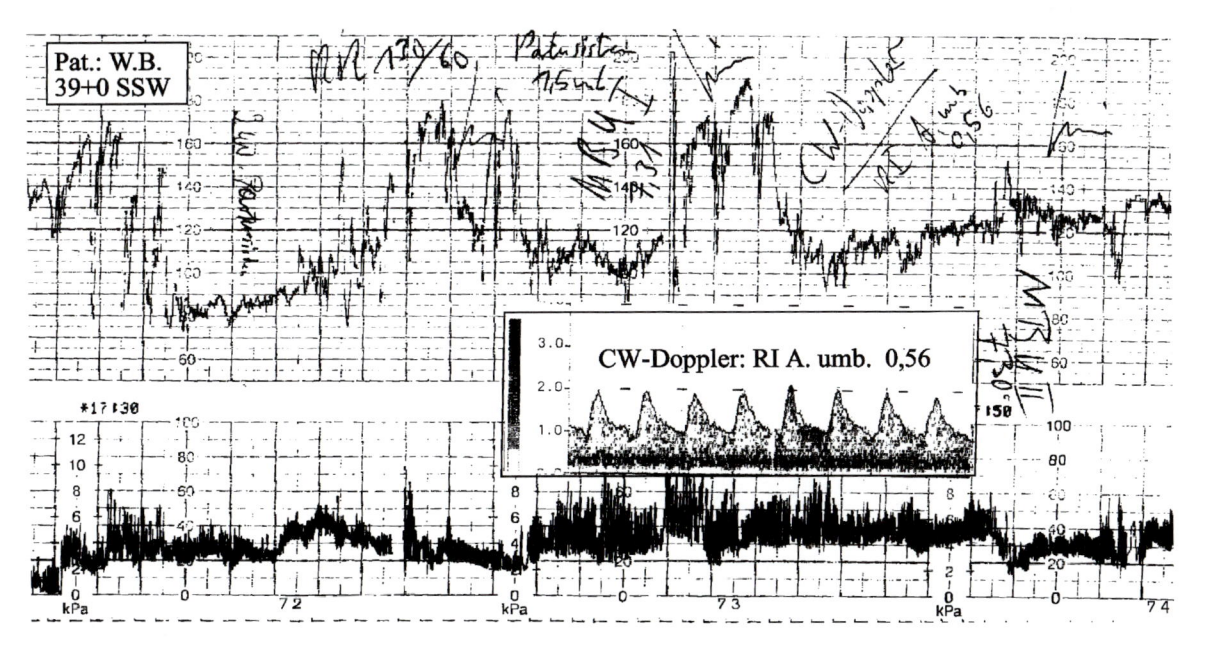

◘ **Abb. 17.1.** Dopplersonographie (Continuous-wave-Doppler, RI A. umbilicalis 0,56) und fetale Blutgasanalyse (Messung I: pH = 7,31, Messung II: pH = 7,30) bei pathologischem CTG sub partu (Meyer-Menk-Score 6). Zeitintervall bis zur Geburt 40 min. Zunächst Erholung des Feten (Meyer-Menk-Score 8), nach 32 min anhaltende Bradykardie (Forzepsextraktion: männliches Neugeborenes, 3400 g; Nabelschnur-pH 7,19; APGAR-Score 7/8/10)

Neununddreißig Prozent der Geburten wurden wegen drohender kindlicher Asphyxie operativ beendet. Aufgrund intrauteriner Reanimationsmaßnahmen oder einer Polysystolie wurde bei 59% der Gebärenden eine Bolustokolyse bzw. eine »Basistokolyse« appliziert. Das Gestationsalter lag im Median bei 40 SSW (min. 36 SSW, max. 42 SSW), die Geburtsgewichte variierten zwischen 2250 und 4450 g (Median 3300 g). Da pathologische Geburtsverläufe für die Untersuchungen ausgewählt wurden, fanden sich im Untersuchungskollektiv in 20% Geburtsazidosen und in 28% kindliche Adaptationsstörungen (APGAR <7); 11% der Neugeborenen wurden auf die Neugeborenenintensivstation verlegt. Das Zeitintervall zwischen Untersuchung und Entbindung lag im Median bei 60 min.

17.4 Treffsicherheit der Überwachungsmethoden (CTG, FBA, Dopplersonographie)

Die Kardiotokographie erfasste die meisten Fälle, bei denen eine operative Entbindung wegen einer akuten fetalen Zustandsverschlechterung erfolgte, sowie solche mit einer Geburtsazidose (Nabelschnur-pH <7,20) bzw. einem erniedrigten APGAR-Wert (<7). Bei globaler Beurteilung des FHF-Musters (Klassifizierung als unauffällig, suspekt oder pathologisch) betrug die Sensitivität 91–95%. Allerdings war hierbei die Rate falsch-positiver Befunde mit 88–91% ebenfalls sehr hoch. Erfolgte die CTG-Beurteilung standardisiert anhand des Meyer-Menk-Scores, so konnte die falsch-positive Rate um ca. 10% gesenkt werden, was jedoch auch zu einer geringfügigen Abnahme der Sensitivität führte (◘ Tabelle 17.3–17.5).

◘ **Tab. 17.3.** Treffsicherheit der Überwachungsverfahren bezüglich operativer Entbindungen wegen drohender intrauteriner Asphyxie (n=54) (fetale Blutgasanalyse *FBA*, positiver Vorhersagewert *PVW*, negativer Vorhersagewert *NVW*, Meyer-Menk-Score *M.-M.-Sc.*) (Angaben in %)

	Falsch-positiv	Sensitivität	Spezifität	PVW	NVW
CTG global	88	95	12	20	80
M.-M.-Sc.	79	86	21	41	70
FBA-pH <7,25	0	29	100	100	69
FBA-pH <7,20	0	10	100	100	64
Dopplersonographie	19	24	81	46	62

◘ **Tab. 17.4.** Treffsicherheit der Überwachungsverfahren bezüglich des Auftretens einer Geburtsazidose (Nabelschnur-pH <7,20) im Vergleich zu CTG und FBA (n=54) (Meyer-Menk-Score *M.-M.-Sc.*, positiver Vorhersagewert *PVW*, negativer Vorhersagewert *NVW*, fetale Blutgasanalyse *FBA*) (Angaben in %)

	Falsch-positiv	Sensitivität	Spezifität	PVW	NVW
CTG global	91	91	9	20	80
M.-M.-Sc.	81	82	19	21	80
FBA-pH <7,25	9	18	91	33	81
FBA-pH <7,20	2	9	98	50	81
Dopplersonographie	21	18	79	18	79

◘ **Tab. 17.5.** Treffsicherheit der Überwachungsverfahren bezüglich eines 1-Min-APGAR-Werts <7 im Vergleich zu CTG und FBA (n=54) (Meyer-Menk-Score *M.-M.-Sc.*, positiver Vorhersagewert *PVW*, negativer Vorhersagewert *NVW*, fetale Blutgasanalyse *FBA*) (Angaben in %)

	Falsch-positiv	Sensitivität	Spezifität	PVW	NVW
CTG global	90	93	10	29	80
M.-M.-Sc.	79	87	21	30	80
FBA-pH <7,25	8	20	92	50	75
FBA-pH <7,20	0	13	100	100	75
Dopplersonographie	16	33	84	46	76

Die FBA (pH <7,25) war wenig sensitiv (18–29%), wies jedoch die höchste Spezifität auf (91–100%) und war damit zur Abklärung der häufig falsch-positiven CTG-Befunde am besten geeignet.

Die Dopplersonographie stellte bezüglich der Treffsicherheit das »Bindeglied« zwischen Kardiotokographie und FBA dar. So war die Sensitivität umbilikaler Messungen des Resistance-Index (18–33%) zwar deutlich niedriger als die der FHF-Registrierungen, dafür lag die Spezifität mit 79–84% höher.

17.5 Methodenvergleich

In 87% aller Geburten war das CTG auch bei retrospektiver Analyse suspekt oder pathologisch (Meyer-Menk-Score <7), wogegen ein erhöhter Gefäßwiderstand in der A. umbilicalis (RI >90. Perzentile) lediglich in 26% und ein erniedrigter pH-Wert bei der fetalen Skalpblutanalyse (<7,25 / <7,20) nur in 11 bzw. 4% zu beobachten war. Grundsätzlich identifizieren die genannten Verfahren bei unauffälligem Testergebnis besser den unbeeinträchtigten als bei pathologischem Befund den tatsächlich azidosegefährdeten Feten (negativer Vorhersagewert 79–81%, positiver Vorhersagewert 18–50%).

Im unmittelbaren Abgleich mit fetalen Blutgasanalysen (pH <7,25 / pH <7,20) wies wiederum das CTG die höchste Sensitivität (83% / 100%), allerdings auch die höchste Rate falsch-positiver Befunde (85%) auf. Wurde zur CTG-Beurteilung der Meyer-Menk-Score genutzt, so konnte die falsch-positive Rate um 13% reduziert werden. Bei Anwendung der intrapartalen Dopplersonographie waren falsch-positive Befunde (22–24%) seltener (◘ Tabelle 17.6). Allerdings wurden 2 Fälle beobachtet, bei denen die initiale FBA bzw. die Dopplersonographie durchgehend unauffällig waren und sich dennoch bei seriellen fetalen Blutgasanalysen eine Präazidose bzw. Azidose nachweisen ließ (falsch-negative Befunde). Im direkten Vergleich mit dem Zustand des Kindes während und nach der Geburt zeigte sich, dass die Dopplersonographie bezüglich der Vorhersage einer Geburtsazidose (Nabelschnur-pH <7,20) mit 79% zwar eine höhere Spezifität als das CTG (19%) besitzt, der FBA (Spezifität je nach »Cut-Off-Wert« 91–98%) aber deutlich unterlegen ist.

Letztlich korrelierten die Blutflussmessungen in der A. umbilicalis nicht signifikant mit den Ergebnissen der FBA. Nur ein Fall mit einer intrapartalen Azidose (pH = 7,157) wies einen deutlich erhöhten Gefäßwiderstand auf (RI = 0,8; ◘ Abb. 17.2). Eine Häufung pathologischer in-

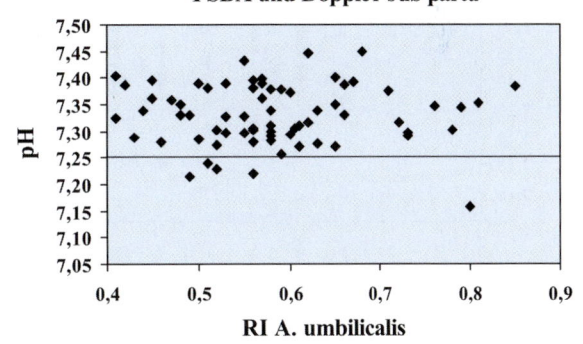

◘ Abb. 17.2. Ergebnisse fetaler Blutgasanalysen sub partu und gleichzeitig durchgeführter dopplersonographischer Untersuchungen (Einzelmessungen)

◘ Tab. 17.6. Treffsicherheit der Kardiotokographie und Dopplersonographie sub partu bezüglich eines mittels FBA diagnostizierten pH-Wertes <7,25 (n=75 Einzelmessungen; Meyer-Menk-Score M.-M.-Sc., positiver Vorhersagewert PVV, negativer Vorhersagewert NVV) (Angaben in %)

	Falsch-positiv	Sensitivität	Spezifität	PVW	NVW
CTG global	85	83	15	8	91
M.-M.-Sc.	72	83	28	9	95
Dopplersonogaphie	24	20	76	6	93

◘ Tab. 17.7. Korrelationen pathologischer Befunde der intrapartal eingesetzten Überwachungsverfahren mit verschiedenen Geburtsparametern (Neugeborenenintensivstation NICU, fetale Blutgasanalyse FBA, Asphyxie Asph, Nabelschnur NS, Korrelationskoeffizient r, nicht signifikant n.s.)

	OP Asph.	1-min-APGAR	NS-pH	NICU
CTG global	0,37[a]	n.s.	n.s.	n.s.
FBA-pH	0,43[b]	0,41[b]	0,53[b]	−0,27[c]
RI A. umbilicalis	n.s.	n.s.	n.s.	0,26[c]

[a]p<0,01; [b]p<0,005; [c]p<0,05.

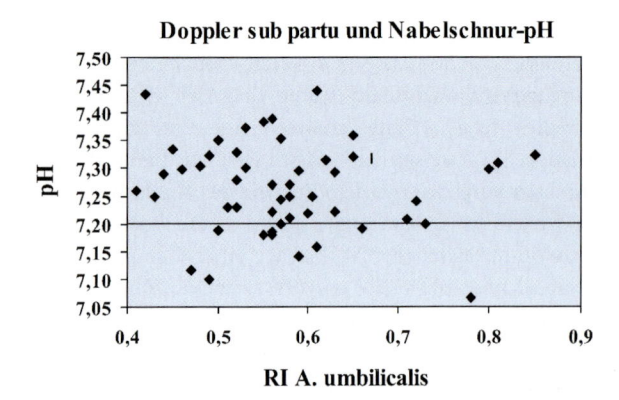

Abb. 17.3. Postpartale Nabelschnur-pH-Werte und letzte dopplersonographische Untersuchung vor der Geburt (ΔT 60 min, Median)

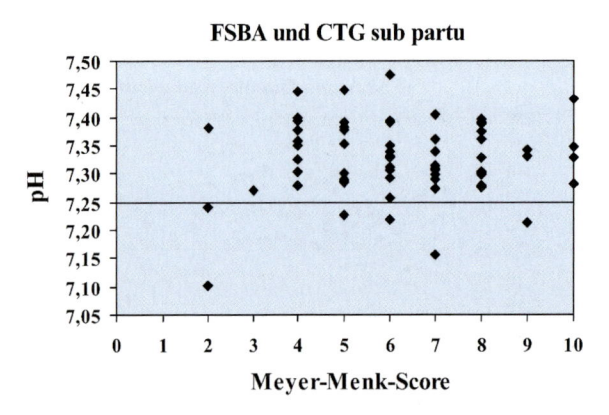

Abb. 17.4. Meyer-Menk-Score in den letzten 30 min vor Durchführung einer FBA (Einzelmessungen) und gemessener Blut-pH-Wert

trapartaler Dopplerbefunde bei den post partum azidotischen Neugeborenen war nicht festzustellen (Abb. 17.3). Auch das CTG zeigte keine gute Korrelation mit den verschiedenen neonatalen »Outcome-Parametern«. Lediglich hinsichtlich operativer Entbindungen wegen »drohender Asphyxie« konnte ein signifikanter Zusammenhang mit pathologischen FHF-Mustern beobachtet werden (r = 0,37), wobei die FBA hinsichtlich dieses Endpunktes treffsicherer war (r = 0,53; Abb. 17.4; Tabelle 17.7).

17.6 Stellenwert intrapartaler Dopplerbefunde

Die Dopplersonographie ist unter Berücksichtigung der bislang vorliegenden Untersuchungsergebnisse, zumindest bei Messungen in der A. umbilicalis, nicht zur intrapartalen Diagnose einer akuten Azidose geeignet. Die Anwendung dieses Verfahrens spiegelt sub partu eher die Versorgungsverhältnisse wider, die unmittelbar vor Geburtsbeginn bereits bestanden haben. Hieraus können gewissermaßen im Sinne eines »Labour-Admission-Tests« Hinweise auf die fetalen Reserven abgeleitet werden, die unter der Geburt durch zusätzliche Einflussgrößen, wie z. B. eine pathologische Wehentätigkeit, weiter eingeschränkt werden. Eine solche Untersuchung zu Beginn der Geburt kann evtl. zu einer noch besseren Risikoselektion beitragen.

Aus tierexperimentellen Untersuchungen ist bekannt, dass der tatsächlich messbare Gefäßwiderstand in der A. umbilicalis gut mit den Dopplerindizes (z. B. A/B-Ratio, RI) korreliert (Malcus 1991). Eine schrittweise Embolisation der Plazenta führt zu zunehmend pathologischen Blutflussmustern bis hin zum enddiastolischen Flussverlust (Forouzan 1995). Nach Amniotomie findet sich eine signifikante Abnahme des Gefäßwiderstandes in der A. cerebri media und der Nierenarterie (Fok et al. 2005).

Bei Überschreitung des Geburtstermines muss mit einem Verlust an Spezifität bei Doppleruntersuchungen gerechnet werden (Termineffekt) (Schneider et al. 1995). Dies bedeutet, dass antepartal als pathologisch einzustufende Befunde (periphere Gefäßwiderstandserhöhung >90. Perzentile, erniedrigter Gefäßwiderstand in den Gehirngefäßen <10. Perzentile = »Brain-Sparing-Effekt«) nach Überschreiten des Geburtstermines nicht in gleichem Maße mit einer fetalen Beeinträchtigung assoziiert sind (▶ Kap. 10). Umgekehrt stellt ein unauffälliger Dopplerbefund jedoch auch dann noch eine gute Rückversicherung für einen unbeeinträchtigten Feten dar.

Neuere Untersuchungen zeigten bei Abgleich der intrapartalen Dopplersonographie mit der Pulsoxymetrie bzw. mit unmittelbar post partum durchgeführten Messungen des Nabelschnur-pH-Wertes, dass eine Zentralisierung mit Erhöhung des peripheren arteriellen (A. umbilicalis) und Erniedrigung des zerebralen Gefäßwiderstandes (A. cerebri media) ab Sauerstoffsättigungen von 37-40% auftritt. Diese Verhältnisse wurden bei Unterschreitung des SO_2-Grenzwertes von 30% nochmals deutlicher. Allerdings kehrten sich die zerebralen Blutflussmuster wieder um, wenn die Sauerstoffsättigung länger als 2 min unter 30% blieb. Dies kann einerseits ein Hinweis auf eine hypoxiebedingte Gewebereaktion im Gehirn sein, andererseits lässt sich bei solch engen Zeitgrenzen nicht mit ausreichender Sicherheit zwischen gefährdeten und sicher unbeeinträchtigten Kindern diskriminieren (Siristatidis et al. 2004).

Das CTG ist als Screeningverfahren zur Erkennung einer akuten fetalen Zustandsverschlechterung bzw. Azidose wegen seiner hohen Sensitivität gut geeignet und nach wie vor die Methode der Wahl. Dem Nachteil der geringen Spezifität und der hieraus resultierenden Gefahr »unnötiger« operativer Entbindungen kann durch additive Überwachungsverfahren begegnet werden. Allerdings ist die Dopplersonographie, wie die eigenen

Ergebnisse bereits zeigten, kein geeignetes Verfahren zur Vermeidung unnötiger Interventionen. Andere Untersucher fanden selbst bei perinatalen Todesfällen nur in der Hälfte der Fälle pathologische Dopplerbefunde (Ozden et al. 1998).

Das am besten etablierte Verfahren zur Abklärung pathologischer CTG-Befunde ist die fetale Blutgasanalyse (FBA), die nach Angabe der bayerischen Perinatalerhebung (BAQ 2005) in 4,8% aller Geburten zum Einsatz kommt. Wie auch anhand eigener Untersuchungen gezeigt werden konnte, ist diese Methode hochspezifisch und bei pathologischem Testausfall mit der höchsten Rate post partum tatsächlich beeinträchtigter Kinder assoziiert. Im Gegensatz zur Kardiotokographie ist die FBA jedoch kein kontinuierliches, sondern nur ein punktuell einsetzbares Überwachungsverfahren. Damit ist bei anhaltend pathologischen FHF-Mustern eine definitive Aussage über den weiteren Geburtsverlauf nur durch serielle Messungen (mindestens jedoch eine Zweipunktmessung) möglich, da nur so ein Trend z. B. in Richtung einer fetalen Azidose erkennbar wird. Vor Einsatz der fetalen Skalpblutanalyse sollten grundsätzlich die Möglichkeiten einer verbesserten CTG-Interpretation wie Standardisierung (DGGG Leitlinien), regelmäßige Schulung des Personals oder spezifische Maßnahmen wie Kinetokardiotokographie oder (bevor invasive Maßnahmen erwogen werden) vibroakustische Stimulationstests genutzt werden. Hochpathologische CTG-Verläufe (terminale Bradykardie) bedürfen keiner weiteren Abklärung, da diese nur zu einer unnötigen Verzögerung operativer Interventionen führen würde.

Dem gelegentlich vorgebrachten Hinweis auf den invasiven Charakter der FBA und eine hierdurch erschwerte Argumentation gegenüber den betroffenen Eltern muss entgegengehalten werden, dass eine u. U. vermeidbare Sectio caesarea wesentlich invasiver ist und mit einer deutlich höheren mütterlichen Morbidität (>22%) (BAQ 2005) vergesellschaftet sein kann. Der gravierende Nachteil dieser Untersuchungsmethode liegt darin, dass nicht jeder Fall mit pathologischem Geburts-CTG einer FBA zugänglich ist. Da dann auch andere Interpretationshilfen wie die noch immer nicht ausreichend validierte fetale Pulsoxymetrie nicht anwendbar sind, muss die geburtshilfliche Entscheidung alleine aufgrund des CT-Musters getroffen werden.

Die bisher vorliegenden Untersuchungsergebnisse sprechen dafür, bei pathologischem CTG und nicht durchführbarer FBA trotz eines normalen Dopplerbefundes diese Vorgehensweise beizubehalten. Die Spezifität der intrapartalen Dopplersonographie ist mit 79% (Nabelschnur-pH <7,20) und 76–78% (FBA-pH <7,25 / <7,20) nicht hoch genug, um die geburtshilfliche Entscheidung alleine von diesem Verfahren abhängig zu machen. Die Dopplerbefunde reflektieren nach eigenen Erfahrungen und den Angaben anderer Autoren nicht den intrapartal oder post partum ermittelten pH-Wert des Kindes (Fairlie et al. 1989; Schneider u. Gnirs 1996; Stuart et al. 1993).

Es muss erst in weiterführenden Studien überprüft werden, ob überhaupt invasiv-diagnostische Maßnahmen durch Dopplermessungen im fetoplazentaren Strombett bzw. im arteriellen oder venösen Gefäßsystem des Feten eingespart werden können. Nach bisherigem Kenntnisstand sind solche Messungen bestenfalls eine Ergänzung der bereits etablierten Überwachungsmethoden sub partu, insbesondere in Situationen in denen eine FBA nicht durchführbar ist (z. B. geschlossener Muttermund, 2. Zwilling).

Dies gilt auch für Untersuchungen des Ductus venosus, der unter der Geburt von erfahrenen Untersuchern immerhin in 95% der Fälle ausreichend gut eingestellt werden kann (Krapp et al. 2002). Da pathologische Flussmuster im Ductus venosus als späte Veränderung in der vorgeburtlichen Situation sehr häufig mit fetalen Azidosen und perinatalen Todesfällen vergesellschaftet sind, ist der zu erwartende diagnostische Vorteil bei intrapartaler Anwendung solcher Messungen eher gering.

Nicht zuletzt aus forensischen Gründen sollte vorerst uneingeschränkt den Leitlinien der DGGG entsprochen und zur Abklärung pathologischer FHF-Muster die FBA genutzt werden.

17.7 Farbdopplersonographie

In der letzten Dekade wurde die farbkodierte Dopplersonographie zum Nachweis kindlicher Nabelschnurumschlingungen genutzt, die bei etwa einem Drittel aller Geburten festzustellen sind. Sie weist hierbei ante wie intra partum mit einer Sensitivität von bis zu 97% und einer Spezifität von bis zu 100% eine hohe Treffsicherheit auf. Liegen Nabelschnurumschlingungen bereits im 3. Trimenon vor, so führen diese nicht zu pathologisch veränderten Gefäßwiderstandsindizes in der A. umbilicalis oder A. cerebri media (Sherer et al. 2005). Es wird allerdings angenommen, dass Nabelschnurumschlingungen 12–40% aller pathologischen CTG-Veränderungen (insbesondere variable Dezelerationen) verursachen und zumindest bei eingeschränkter fetaler Kompensationsreserve gehäuft mit Geburtsazidosen vergesellschaftet sind (Funk et al. 1995; Herbst et al. 1997, Qin et al. 2000). In wieweit durch solche Untersuchungen jedoch nicht nur die Eltern in hohem Maße verunsichert, sondern auch Azidosen verhindert oder gar die Langzeitmorbidität betroffener Kinder verbessert werden, ist unklar. Bei prospektiven Untersuchungen fand sich in Kollektiven mit und ohne fetale Nabelschnurumschlingung kein signifikanter Unterschied hinsichtlich der geburtshilflichen Ergebnisse oder intrapartaler Komplikationen.

Literatur

Aldrich CJ, D'Antona D, Spencer JAD, Wyatt JS, Peebles DM, Delpy DT, Reynolds EOR (1995) Late fetal heart decelerations and changes in cerebral oxygenation during the first stage of labour. Br J Obstet Gynaecol 102:9–13

Arduini D, Rizzo G, Romanini C (1992) Changes of pulsatility index from fetal vessels preceding the onset of late decelerations in growth-retarded fetuses. Obstet Gynecol 79:605–610

BAQ (2005), Bayerische Arbeitsgemeinschaft für Qualitätssicherung in der stationären Versorgung, Geburtshilfe, Jahresauswertung 2005, Modul 16/1, V 8.0, 08.05.2006

Brar HS, Platt LD, Paul RH (1989) Fetal umbilical blood flow velocity waveforms using Doppler ultrasonography in patients with late decelerations. Obstet Gynecol 73:363–366

DGGG (2006) Leitlinie Nr.4.4.2, AWMF 015/036. Anwendung des CTG während Schwangerschaft und Geburt. http://www.dggg.de/leitlinien-2006/index.html. Gesehen 31 Mai 2007

Dumler EA, Gnirs J, Kolben M, Schneider KTM (1993) Anwendbarkeit und Relevanz der fetalen Skalpblutanalyse. Kritische Betrachtung von 83 Fällen im Jahr 1992. Gynäkol Geburtshilfe Rundsch 33 (1):155–156

Fairlie FM, Lang GD, Sheldon CD (1989) Umbilical artery flow velocity waveforms in labour. Br J Obstet Gynecol 96:151–157

Feinkind L, Abulafia O, Delke I, Feldman J, Minkoff H (1989) Screening with Doppler velocimetry in labor. Am J Obstet Gynecol 161:765–770

Fendel H, Fettweis P, Billet P, Werdin R, Sohn C, Giani G, Freiberg C (1987) Doppleruntersuchungen des arteriellen utero-fetoplazentaren Blutflusses vor und während der Geburt. Geburtshilfe Perinatol 191:121–129

Fok WY, Leung TY, Tsui MH, Leung TN, Lau TK (2005) Fetal hemodynamic changes after amniotomy. Acta Obstet Gynecol Scand 84: 166-169

Forouzan I (1995) Absence of end-diastolic flow velocity in the umbilical artery: a review. Obstet Gynecol Surv 50: 219–227

Funk A, Heyl W, Rother R, Winkler M, Rath W (1995) Subpartale Diagnose von Nabelschnurumschlingungen mittels farbkodierter Dopplersonographie und Korrelation zu kardiotokographischen Veränderungen während des Geburtsverlaufes. Geburtshilfe Frauenheilkd 55:623–627

Gnirs J (1995) Kineto-Kardiotokographie – Automatische Detektion der fetalen Bewegungsaktivität als integraler Bestandteil antepartualer CTG-Registrierungen und ihre Bedeutung für die fetale Zustandsdiagnostik. Habilitationsschrift, Universität München

Gnirs J, Schneider KTM (1996) Diagnostik der fetalen Bewegungsaktivität, fetaler Stimulationstests und der Komplexitätsanalyse des fetalen EKGs als Ergänzung der intrapartalen CTG-Überwachung. Gynäkologe 29:28–44

Gnirs J, Schneider KTM (2006) Geburtsüberwachung. In: Schneider H, Husslein P, Schneider KTM (Hrsg) Die Geburtshilfe, 3. Auflage, Springer Medizin Verlag, Heidelberg, S 617-658

Herbst A, Wölner-Hanssen P, Ingemarsson I (1997) Risk factors for acidemia at birth. Obstet Gynecol 90:125–130

Jörn H, Fendel H, Funk A (1993) Die Wertigkeit von Doppler-Ultraschalluntersuchungen im Rahmen des geburtshilflichen Managements bei unerwarteten Befunden im Kardiotokogramm. Geburtshilfe Frauenheilkd 53:49–55

Karsdorp VHM, van Vugt JMG, van Geijn HP, Kostense PJ, Arduini D, Montenegro N, Todros T (1994) Clinical significance of absent or reversed end diastolic velocity waveforms in umbilical artery. Lancet 344:1664–1668

Krapp M, Denzel S, Katalinic A, Berg C, Smrcek J, Geipel A, Huber G, Germer U, Gembruch U (2002) Normal values of fetal ductus venosus blood flow waveforms during the first stage of labor. Ultrasound Obstet Gynecol 19: 556-561

Li H, Gudmundsson S, Olofsson P (2006) Acute centralization of blood flow in compromised human fetuses evoked by uterine contractions. Early Hum Dev 82: 747-752

Malcus P, Hökegard KH, Kjellmer I, Lingman G, Marsl K, Rosen KG (1991) The relationship between arterial blood velocity waveforms and acid-base status in the fetal lamb during acute experimental asphyxia. J Matern Fetal Invest 1:29–34

Manning FA, Harman CR (1990) The fetal biophysical profile. In: Eden RD, Boehm FK (eds) Assessment and care of the fetus, Appleton & Lange, Norwalk, CT, pp 385–396

Neilson JP, Alfirevic Z (2006) Doppler ultrasound for fetal assessment in high risk pregnancies. The Cochrane Database of Systematic Reviews, 4th Issue, Wiley, Chichester UK

Nicolaides KH, Bilardo CM, Soothill PW, Campbell S (1988) Absence of end diastolic frequencies in umbilical artery: a sign of fetal hypoxia and acidosis. Br Med J 297:1026–1027

Ozden S, Ficicioglu C, Guner R, Arioglu P, Oral O (1998) Comparison of the intrapartum analysis of Doppler blood flow velocity waveform of the umbilical artery and fetal heart rate tracing for the prediction of perinatal outcome. J Obstet Gynaecol 18: 445-450

Pardi G, Cetin I, Marconi AM et al. (1993) Diagnostic value of blood sampling in fetuses with growth retardation. N Engl J Med 328:692–696

Porto M (1987) Comparing and contrasting methods of fetal surveillance. Clin Obstet Gynecol 30:956–967

Qin Y, Wang CC, Lau TK, Rogers MS (2000) Color ultrasonography: a useful technique in the identification of nuchal cord during labor. Ultrasound Obstet Gynecol 15: 412-417

Schneider KTM (1993) Dopplersonographie: Patientensicherheit und Einbindung der Methode in das klinische Management. Gynäkol Geburtshilfliche Rundsch 33:113–115

Schneider KTM (1994) Die Überwachung der Geburt aus forensischer Sicht. Gynäkologe 27:212–221

Schneider KTM, Gnirs J (1996) Stellenwert der Dopplersonographie sub partu. Gynäkologe 29:45–51

Schneider KTM, Huber A, Schelling M, Gnirs J (1995) Klinischer Stellenwert einer dopplersonographisch festgestellten Sauerstoffsparschaltung des Feten. In: Feldmann UW (Hrsg) Berichte 3. Kongress der Deutschen Gesellschaft für Pränatal- und Geburtsmedizin Berlin. H.U.F.-Verlag, Mülheim/Ruhr

Schwarze A, Gembruch U, Krapp M, Katalinic A, Germer U, Axt-Fliedner R (2005) Qualitative venous Doppler flow waveform analysis in preterm intrauterine growth-rstricted fetuses with ARED flow in the umbilical artery – correlation with short-term outcome. Ultrasound Obstet Gynecol 25: 573-579

Sherer DM, Sokolovski M, Dalloul M, Khoury-Collado F, Abulafia O (2005) Is fetal cerebral vascular resistance affected by the presence of nuchal cord in the third trimester of pregnancy? Ultrasound Obstet Gynecol 25: 454-458

Siristatidis C, Salamalekis E, Kassanos D, Loghis C, Creatsas G (2004) Evaluation of fetal intrapartum hypoxia by middle cerebral and umbilical artery Doppler velocimetry with simultaneous cardiotocography and pulse oximetry. Arch Gynecol Obstet 270: 265-270

Stuart B, Drumm JE, Fizgerald DE, Duignan NM (1981) Fetal blood velocity waveforms in uncomplicated labour. Br J Obstet Gynecol 88:865–870

Stuart IP, Lindow SW, van der Elst CW (1993) Fetal acidosis and Doppler velocimetry of the umbilical arteries in labor. Ultrasound Obstet Gynecol 3:256–259

Wertigkeit der Dopplersonographie im Vergleich zu anderen Überwachungsverfahren

J. Gnirs

18.1 Einleitung – 163

18.2 Pathophysiologie – 163

18.3 Biophysikalische Überwachungsmethoden – 164
18.3.1 Kardiotokographie – 164
18.3.2 Fetale Bewegungsaktivität und Verhaltenszustände – 165
18.3.3 Fetale Belastungstests – 166
18.3.4 Vibroakustischer Stimulationstest – 167
18.3.5 Das fetale Bewegungsprofil – 167
18.3.6 Computerisierte CTG-Überwachung – 170
18.3.7 Ultraschalldiagnostik – 172
18.3.8 Dopplersonographie – 174
18.3.9 Hormonelle Schwangerschaftsüberwachung – 176

18.4 Schlussfolgerungen – 176

18.1 Einleitung

In den letzten Jahrzehnten nahm die perinatale Mortalität nahezu kontinuierlich bis auf 4,8‰ ab (BAQ 2005). Diese Entwicklung war jedoch, trotz vielfältiger Bemühungen im vorgeburtlichen Überwachungsbereich, eher auf Verbesserungen der eigentlichen Geburtsüberwachung und der Neugeborenenintensivmedizin zurückzuführen. Die Rate intrauteriner Todesfälle, auf die heute 60% aller perinatalen Todesfälle entfallen, blieb in der letzten Dekade dagegen weitgehend konstant. Auch die Inzidenz spastischer Zerebralparesen blieb durch die Etablierung zahlreicher vorgeburtlicher Überwachungsverfahren unbeeinflusst und beträgt nach wie vor 1,5-2,5‰ (Paneth et al. 2006). Bis zu 70% dieser prognostisch wie forensisch besonders problematischen kindlichen Hirnschäden entstehen während der antepartalen Entwicklungsperiode (Nelson u. Ellenberg 1986; Rosen u. Dickinson 1992). Offensichtlich war die Mehrzahl der bisher für die fetale Zustandsdiagnostik genutzten Methoden nicht geeignet, rechtzeitig die gefährdeten Kinder zu identifizieren. Für eine adäquate Risikogeburtshilfe und eine nicht zuletzt ökonomisch sinnvolle Überwachungsstrategie sind die Kenntnis des diagnostischen und klinischen Wertes der Untersuchungsverfahren sowie ein konsequentes Managementkonzept unerlässlich.

18.2 Pathophysiologie

Im Zustand einer Hypoxämie bzw. Azidose sind verschiedene adaptive Reaktionen des Feten zu beobachten, die durch geeignete biophysikalische Überwachungsmethoden erfasst werden können:

- Intrauterine Sauerstoffmangelzustände führen zu einer Dysfunktion zentralnervöser Regulationsmechanismen, die sich in einer globalen Aktivitätsverminderung manifestiert (Hypotonie, Abnahme fetaler Atem- und Körperbewegungen). Die Reduktion der Körperbewegungen führt wiederum zu einem Verlust fetaler Herzfrequenzakzelerationen (nichtreaktives CTG), da deren Auftreten unmittelbar von der zugrunde liegenden Bewegungsaktivität abhängt (Manning u. Harman 1990; Gnirs 1995).
- Die Stimulation zentraler Chemorezeptoren, insbesondere im Aortenbogen, löst reflektorische späte Dezelerationen aus. Zusätzlich resultiert eine dem Schockzustand des Erwachsenen vergleichbare Blutflussumverteilung, die eine Zunahme der Durchblutung des Gehirns, des Herzens und der Nebennieren sowie eine Perfusionsverminderung in der Kreislaufperipherie (Körperoberfläche, Leber, Darm, Lunge, Nieren) bewirkt. Letztlich ist bei chronischer Hypoxämie des Feten häufig eine Abnahme der Fruchtwas-

sermenge bis zur Ausbildung eines Oligohydramnions zu beobachten, die durch die reduzierte Nierendurchblutung (fetale Oligurie) verursacht wird.

18.3 Biophysikalische Überwachungsmethoden

18.3.1 Kardiotokographie

Die Kardiotokographie ist das antepartal am häufigsten eingesetzte biophysikalische Überwachungsverfahren. Sie wird bei nahezu allen Schwangerschaften angewandt (BAQ 2005), obwohl die geburtshilflichen Fachgesellschaften (DGGG-Leitlinie 2006) das Verfahren vor der Geburt nur bei Risikoschwangerschaften, nachlassenden Kindsbewegungen und maternalen Komplikationen als indiziert ansehen (◘ Tabelle 18.1). Allerdings werden auch diese Empfehlungen nicht durch die 4 bislang vorliegenden prospektiv randomisierten Studien zum antepartalen CTG gestützt, da nicht einmal in Risikokollektiven ein signifikanter Vorteil bezüglich der perinatalen Mortalität und Morbidität nachgewiesen werden konnte (Pattison u. McCowan 2006).

Für diese ungünstige Bilanz gibt es verschiedene Gründe. Der diagnostische Wert des CTG ist durch eine hohe Rate falsch-positiver Befunde belastet (im Mittel 65%). Außerdem weist die Methode eine hohe Inter- und Intraobserver-Variabilität auf, die je nach Prüfkriterium bis zu 83 bzw. 89% erreicht (Gnirs 1995). Die nur begrenzte Reproduzierbarkeit der CTG-Diagnostik ist u. a. darauf zurückzuführen, dass die Interpretation fetaler Herzfrequenzregistrierungen (FHF-Registrierungen) nicht nach einheitlichen Kriterien erfolgt. Für die Beurteilung von Kardiotokogrammen sollten heute die aktuellen Leitlinien der DGGG (2006) berücksichtigt werden (◘ Tabelle 18.2).

◘ **Tab. 18.1.** Indikationen für eine antepartale CTG-Registrierung (DGGG Leitlinie 2006)

Maternal	Fetal
Anämie (Hb <10 g/dl oder ≤6 mmol/l)	Fetale (Tachy-)Arrhythmien bei US-Diagnostik
Blutungen während der Schwangerschaft	Dopplerbefund suspekt oder pathologisch (z. B. RI in A. umbilicalis >90. Perzentile)
Blutgruppeninkompatibilität mit Antikörpernachweis	Hydramnion (AFI > 25 cm)
Bluthochdruck (>140/90 mmHg)[a]	Oligohydramnion (Amniotic-Fluid-Index [AFI] <8 cm)[a]
Diabetes mellitus	Verminderte Kindsbewegungen
Drogenabusus (z. B. Nikotin)	Mehrlingsschwangerschaft[a]
Infektionen: virale (TORCH) und bakterielle (AIS)	Terminüberschreitung (>7 Tage)
Maternale Kreislaufinstabilität	Fetale Wachstumsrestriktion (<10. Perzentile Voigt et al. 1996)[a]
Thrombophilien und Kollagenosen[a]	
Unfall mit abdominalem Trauma oder schwerer mütterlicher Verletzung	
Tokolyse / vorzeitige Wehen / drohende Frühgeburt	

[a] primäre Doppleruntersuchung als erste diagnostische Maßnahme vorzuziehen

◘ **Tab. 18.2.** CTG-Beurteilung nach DGGG Leitlinien (2006). [Modifiziert nach Fédération Internationale der Gynécologie et d'Obstétrique (FIGO; Rooth et al. 1987) und Royal College of Obstetricians and Gynaecologists (RCOG) 2001]

Parameter	Normal	Suspekt	Pathologisch
FHF-Baseline (bpm)	110–150	100–109 151–170	<100 >170 sinusoidal[c]
Oszillationsamplitude (Bandbreite; bpm)	≥5	<5 (≥40 min) >25	<5 (≥90 min)
FHF-Akzelerationen[a]	Vorhanden, sporadisch	Vorhanden, periodisch (mit jeder Wehe)	Fehlen >40 min (Bedeutung unklar)
FHF-Dezelerationen[b]	Keine	Frühe, variable, einzelne verlängerte bis 3 min	Atypische variable, periodische, schwere variable, späte

[a] Amplitude ≥15 bpm, Dauer ≥10 s.; [b] Amplitude ≥15 bpm, Dauer ≥10 s.; [c] sinusoidale FHF 3-5 Zyklen/min Amplitude ≥10 bpm, Dauer ≥20 min; Suspekt: ein Parameter suspekt, alle anderen normal; Pathologisch: mindestens ein Parameter pathologisch oder ≥2 Parameter suspekt

18.3 · Biophysikalische Überwachungsmethoden

Außerdem werden zahlreiche Faktoren, die die fetale Herz-Kreislauf-Regulation beeinflussen, bei der CTG-Beurteilung nur bedingt oder überhaupt nicht berücksichtigt (Abb. 18.1). Wenngleich die Herzfrequenzmuster unreifer, d. h. <30 Schwangerschaftswochen (SSW) und reifer (>37 SSW) Feten deutliche Unterschiede aufweisen, wurde das Gestationsalter bislang in keinem CTG-Beurteilungsscore berücksichtigt. So finden sich FHF-Dezelerationen und eingeengte Oszillationsmuster bis zur 30. SSW häufig auch bei völlig unbeeinträchtigten Feten.

Die größte Einschränkung des antepartalen CTG besteht allerdings in der nur wenige Tage bis Stunden betragenden Vorwarnzeit (Akutmarker) (Gnirs 1995). Dieser stehen die in der klinischen Praxis üblichen Wiederholungsintervalle von 1–3 Wochen gegenüber.

18.3.2 Fetale Bewegungsaktivität und Verhaltenszustände

Für die Beurteilung physiologischer FHF-Alterationen sind die dem Herzfrequenzmuster zu Grunde liegende fetale Bewegungsaktivität und die hiermit assoziierten fetalen Verhaltenszustände von zentraler Bedeutung. Bereits nach 24 SSW wird eine unmittelbare »Koppelung« fetaler Körperbewegungen mit FHF-Akzelerationen erkennbar (Gnirs 1995; Pillai u. James 1990). Mit der weiteren Ausreifung des Feten nimmt diese noch deutlich zu, sodass nahe am Geburtstermin bei gesunden Feten 95% aller Akzelerationen durch Kindsbewegungen ausgelöst werden (Gnirs u. Schneider 2006). Diese kurzfristigeren FHF-Alterationen werden durch die 1982 von Nijhuis et al. beschriebenen fetalen Verhaltenszustände (Tiefschlaf, Aktivschlaf, Ruhig-Wach-, Aktiv-Wach-Zustand) überlagert. Diese sind durch periodisch wiederkehrende und in sich stabile Verlaufsmuster verschiedener biophysikalischer Parameter (Augenbewegungen, Körperbewegungen, FHF-Muster) charakterisiert (Abb. 18.2). Eindeutig klassifizierbare Zustände (Inter- und Intraobserver-Variabilität <15%) finden sich bei reifen Feten (>36 SSW) in ca. 80% der Registrierungen. Sie sind ein Hinweis auf die zentralnervöse Ausreifung und neuromotorische Integrität des Feten (Gnirs

Abb. 18.1. Endogene und exogene Faktoren, die das fetale Herzfrequenzmuster (FHF-Muster) beeinflussen können

KINETO-KARDIOTOKOGRAPHIE
– Fetale Herzfrequenz –

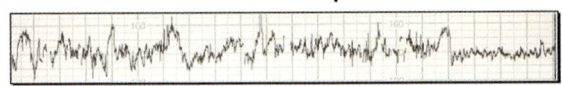

Maternal
Blutdruck
Oxygenierung
Humorale Faktoren
Körperhaltung
Pharmaka
Genussmittel
Körpertemperatur

Fetal
Gestationsalter
ZNS-Regulation
Säure-Basen-Status
Hämodynamik
Humorale Faktoren
Fehlbildungen
Infektion

Fetale Bewegungsaktivität
Fetale Verhaltenszustände
Weckreize (z.B. VAS)
Uterusaktivität

ZUSTAND	1 F	2 F	3 F	4 F
Körperbewegungen	Isolierte „Startles"	Periodisch, häufig	Nicht vorhanden	Heftig, lange andauernd
Augenbewegungen	Nicht vorhanden	Konstant vorhanden	Vorhanden	Vorhanden
FHF	Stabil, geringe Variabilität	Häufige, kleine bis mäßige Akzelerationen, große Variabilität	Stabil, mäßige Variabilität	Instabil, oft tachykard, große und lange Akzelerationen
(FHF-Muster) Beispiel	A	B	C	D

Abb. 18.2. Beurteilungsschema für die Klassifikation fetaler Verhaltenszustände. *1F* Tiefschlafzustand, *2F* Aktivschlafzustand (REM-Schlaf), *3F* Ruhig-wach-Zustand, *4F* Aktiv-wach-Zustand. (Nach Nijhuis et al. 1982)

u. Schneider 1994, 1996). Dieser verbringt nahezu 1/3 des Tages im Tiefschlaf, knapp 2/3 im Aktivschlaf und ca. 1/10 in wachem Zustand. Hiervon entfallen 1–3% auf den Ruhig-Wach-Zustand und 6–8% auf den Aktiv-Wach-Zustand, der durch lange Akzelerationen und Übergänge in Tachykardien gekennzeichnet ist.

Die während fetaler Tiefschlafperioden auftretenden silenten, nichtreaktiven Herzfrequenzmuster haben Ähnlichkeit mit denen komatöser Zustände des Erwachsenen. Solche Ruhephasen des Feten dauern meist 10–40 min (Median 21 min), im Einzelfall aber bis zu 90 min (Schneider u. Gnirs 2006; Pillai u. James 1990). **Tiefschlaf- und Aktiv-Wach-Zustände tragen in erheblichem Maße zur hohen falsch-positiv Rate des antepartalen CTG bei.** Die Differenzierung gegenüber einer fetalen Hypoxämie oder Asphyxie ist häufig schwierig.

18.3.3 Fetale Belastungstests

Wehenbelastungstest

Es war nahe liegend, unklare FHF-Muster durch additive Interpretationshilfen abzuklären. Hierzu wurde über Jahrzehnte in nahezu allen geburtshilflichen Abteilungen der Oxytocinbelastungstest (OBT) eingesetzt, zu dem bislang 189 Studien existieren. In einer Analyse von Thacker und Berkelman (1986) hatten 63% der damals 30 evaluierten Studien eine falsch-positiv Rate von mehr als 50% und 73% der Studien eine Rate falsch-negativer Befunde von mehr als 10%. Die Sensitivität lag bei akzeptabler Spezifität (>80%) mehrheitlich unter 50% (83% der Studien). Die Metaanalyse der insgesamt 4 durchgeführten prospektiv randomisierten Studien ergab keinen Benefit bezüglich der perinatalen Mortalität und Morbidität, sondern lediglich eine höhere Interventionsrate nach Anwendung des OBT (Enkin et al. 1996).

In eigenen Untersuchungen wurden Schwangerschaften mit Terminüberschreitung (>40 SSW) u. a. mittels Dopplersonographie, CTG und sonographischer Fruchtwassermetrik (FW-Metrik) überwacht. In einem Vergleichskollektiv mit gleich verteilten Risikofaktoren kam additiv zu dieser Standardüberwachung der OBT zur Anwendung. Die retrospektive Analyse ergab bei OBT-Überwachung eine doppelt so hohe Rate operativer Entbindungen wegen drohender Asphyxie (16 vs. 29%, p<0,05) sowie nahezu 3-mal so viele Geburtseinleitungen (22 vs. 60%, p<0,0001) und Geburtsazidosen (8 vs. 23%, p<0,005). Die »Vorwarnzeit« des OBT betrug dabei in Übereinstimmung mit anderen Arbeitsgruppen (Gnirs et al. 1997) lediglich 1–2 Tage und war damit deutlich geringer als die der Dopplersonographie und FW-Metrik (4,5–10 Tage).

Die Reproduzierbarkeit der Methode ist hierbei mit einer Interobserver-Variabilität bei mehr als 90% ähnlich begrenzt wie beim Non-Stress-Test (Peck 1980).

Die vorliegenden Ergebnisse sprechen aufgrund des geringen diagnostischen Wertes der Methode und des fehlenden Nachweises eines klinischen Nutzens nicht dafür, diesen unphysiologischen Test in der klinischen Routine – insbesondere zur Abklärung der wesentlich valideren, höhergradig pathologischen Dopplerbefunde (Brain-Sparing-Effekt, Zero-Flow, Reverse-Flow) – anzuwenden. Entsprechend wird die Anwendung dieser Überwachungsmethode in den aktuellen Leitlinien zur CTG-Interpretation der DGGG (2006) nicht mehr empfohlen.

Stehstresstest

Die konventionelle CTG-Überwachung erfasst den fetalen Zustand lediglich unter Optimalbedingungen. So ist die uteroplazentare Perfusion in linker Halbseitenlage am besten, kann sich bei mütterlichem Lagewechsel jedoch deutlich verändern. Daneben ist die Kontraktionsfrequenz des Uterus im Stehen 2- bis 3fach höher als im Liegen (Schneider et al. 1987). Damit hat auch die Körperhaltung der Mutter Einfluss auf das FHF-Muster (Schneider 1986).

Der sog. Stehstresstest simuliert eine physiologische Belastung des Feten, die durch Veränderungen der uteroplazentaren Perfusion bei Änderungen der mütterlichen Lage (Liegen / Stehen) zustande kommt. Nach einer CTG-Registrierung in Halbseitenlage (20 min) wird diese für weitere 10 min fortgeführt, während die Schwangere steht. Bei Auftreten spontaner Wehen erfolgt die Bewertung wie bei einem OBT, andernfalls wie bei einem Non-Stress-Test (◘ Tabelle 18.2; Gnirs 1995; Schneider et al. 1987). Nach eigenen Untersuchungen ist diese Methode hinsichtlich der diagnostischen Treffsicherheit (Spezifität

◘ **Tab. 18.3.** Kriterien für die Beurteilung des Stehstresstests

Stehstresstest (10-min-CTG im Stehen)	Normal	Pathologisch
≥3 Wehen	Undulatorischer Oszillationstyp ≥1 FHF-Akzeleration (bei fetalen Bewegungen)	Späte oder variable Dezelerationen <1 FHF-Akzeleration (bei fetalen Bewegungen)
<3 Wehen	≥1 FHF-Akzeleration (bei fetalen Bewegungen)	<1 FHF-Akzeleration (bei fetalen Bewegungen)

>85%) und der Vorwarnzeit (3 Tage) dem invasiven OBT zumindest ebenbürtig (Gnirs et al. 1993, 1997).

18.3.4 Vibroakustischer Stimulationstest

Eine weitere Möglichkeit zur Abklärung suspekter CTG-Befunde stellen **vibroakustische Stimulationstests (VAS)** mit einem handelsüblichen Elektrolarynx dar. Mit dieser Methode lässt sich weit zuverlässiger als mit anderen Stimulationsverfahren die fetale »Reaktivität« auf externe Reize überprüfen. Effektive Stimulationen des Feten werden vornehmlich bei Anwendung niedriger Schallfrequenzen (<500 Hz) mit hoher Schallintensität (110–120 dB) und bei direkter mechanischer Koppelung der Schallquelle mit der Bauchdecke (verringerter »Impedanzsprung«) erreicht. Die zu Stimulationszwecken im angloamerikanischen Sprachraum inzwischen routinemäßig eingesetzten Elektrolaryngen erfüllen diese Voraussetzungen in nahezu idealer Weise. Da die basalen, physiologischen Geräuschpegel in utero 60 dB (Streubereich 28–85 dB, Frequenzspektrum 25–500 Hz) erreichen, werden höherfrequente, rein akustische Schallsignale (z. B. Lautsprecher, Klingel) aufgrund ihrer starken Abschwächung (Impedanzsprung Luft / Gewebe) häufig »maskiert«, was eine adäquate Reizantwort des Feten unwahrscheinlich macht (Gnirs et al. 1987).

Inzwischen liegen zu dieser Testmethode 132 Studien vor, hiervon 9 prospektiv-randomisierte Untersuchungen. Die Metaanalyse dieser Studien ergab, dass sich durch vibroakustische Stimulationstests zwar die perinatale Morbidität und Mortalität nicht signifikant verbessern lassen, aber Fehlbeurteilungen potenziell pathologischer (nicht reaktiver oder eingeengter) Herzfrequenzmuster infolge fetaler Ruhezustände signifikant auf die Hälfte reduziert werden und die benötigte Untersuchungsdauer um ca. 10 min verkürzt werden kann (Gnirs et al. 1993; Gnirs u. Schneider 1994; Tan u. Smyth 2006; ◘ Abb. 18.3). So war in einer prospektiven Studie bei gesunden Feten in 86% ein Wechsel von einem Tiefschlafzustand zu einem anderen Aktivitätsmuster (mit »reaktivem CTG«) zu beobachten. Obwohl wachstumsretardierte Feten ebenfalls häufig kurzfristige Alterationen der FHF zeigten (>80%), fand sich ein länger andauernder Wechsel (>3 min) zu einem höheren Aktivitätsniveau lediglich in 27% aller Stimulationen ($p<0,001$). Eine ausbleibende Reaktion des Feten (FHF-Akzelerationen, Zunahme der Bewegungsaktivität) nach vibroakustischer Stimulation spricht für fehlende Kompensationsmöglichkeiten und eine fortgeschrittene fetale Alteration. Damit wird nach eigenen Erfahrungen in mehr als 80% dieser Fälle binnen weniger Tage eine operative Entbindung wegen einer akut einsetzenden Dekompensation des Kindes notwendig (Gnirs u. Schneider 1996).

Externe Stimulationen (antepartal vibroakustisch, intrapartal vibroakustisch oder mittels Skalpstimulation) werden heute insbesondere in den USA zur Abklärung nichtreaktiver CTG bzw. unklarer FHF-Muster sub partu von den Fachgesellschaften empfohlen (American College of Obstetricians and Gynecologists [ACOG] 2000, ACOG 2005). Dennoch sollte der Einsatz eines Elektrolarynx nicht unreflektiert erfolgen. In manchen Fällen mag eine Verlängerung der Untersuchungszeit (>40 min) schon zur Klärung beitragen, wenn z. B. eine fetale Tiefschlafphase auch unter physiologischen Bedingungen ihren Abschluss findet. Untersuchungen hinsichtlich der Wirkung extern angewandter vibroakustischen Stimulationstests ergaben bei Einsatz handelsüblicher, nicht auf geburtshilfliche Belange optimierter Elektrolaryngses eine signifikante Zunahme unsynchronisierter fetaler Aktivitätszustände nach der Reizapplikation, was auf eine zeitlich begrenzte Desorientierung der zentralnervösen Koordination des Feten hinweisen kann (Gnirs 2002). Wenngleich in systematischen Nachuntersuchungen keine kindlichen Schäden im Sinne eines akustischen Schalltraumas beobachtet wurden (Nyman et al. 1992, Gnirs 2002), sollten nicht mehr als 1- 2 kurze Schallimpulse (1-3 s) abgegeben werden.

18.3.5 Das fetale Bewegungsprofil

Eine Reduzierung falsch-positiver CTG-Befunde kann auch durch den Einsatz der Kinetokardiotokographie (K-CTG) erzielt werden. Diese Methode ermöglicht durch die zeitsynchron zum CTG erfolgende Darstellung des sog. **fetalen Bewegungsprofils** die Quantifizierung fetaler Körper- und Extremitätenbewegungen (nach Anzahl und Dauer). Im Abgleich mit der sonographischen Bewegungsregistrierung durch 2 Untersucher beträgt die Sensitivität der automatisierten Bewegungserfassung 81% und die Spezifität 98% (◘ Abb. 18.4).

Die Kenntnis der einem FHF-Muster zugrunde liegenden Bewegungsaktivität führt zu einer Verminderung falsch-positiver CTG-Befunde um 59% (Gnirs 1995). Zum einen können physiologische Tiefschlafzustände besser von atypischen FHF- und Bewegungsmustern des Feten unterschieden werden, ganz besonders vorteilhaft ist jedoch die verbesserte Zuordnung der FHF-Baseline bei fetaler Bewegungsaktivität (◘ Abb. 18.5)

Im Rahmen prospektiver Untersuchungen konnte gezeigt werden, dass es bei chronischer intrauteriner Mangelversorgung (IUGR) zur »Ökonomisierung« der fetalen Oxygenierung durch Anpassung des fetalen Bewegungsverhaltens kommt. Hierbei kommt es zu einer signifikant reduzierten Dauer der Körperbewegungen, die im Mittel bereits 2 Wochen vor einer akuten Dekompensation bzw. notfallmäßigen operativen Entbindung erkennbar ist. Als Beurteilungsgrundlage können gestationsaltersabhängige

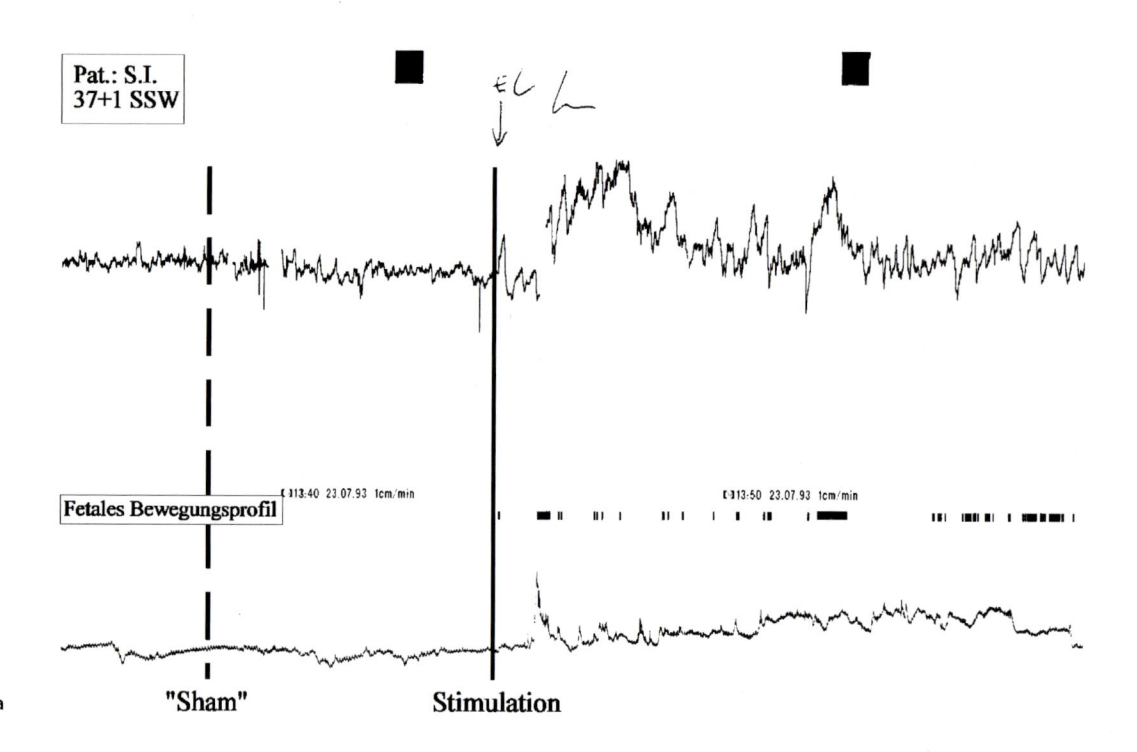

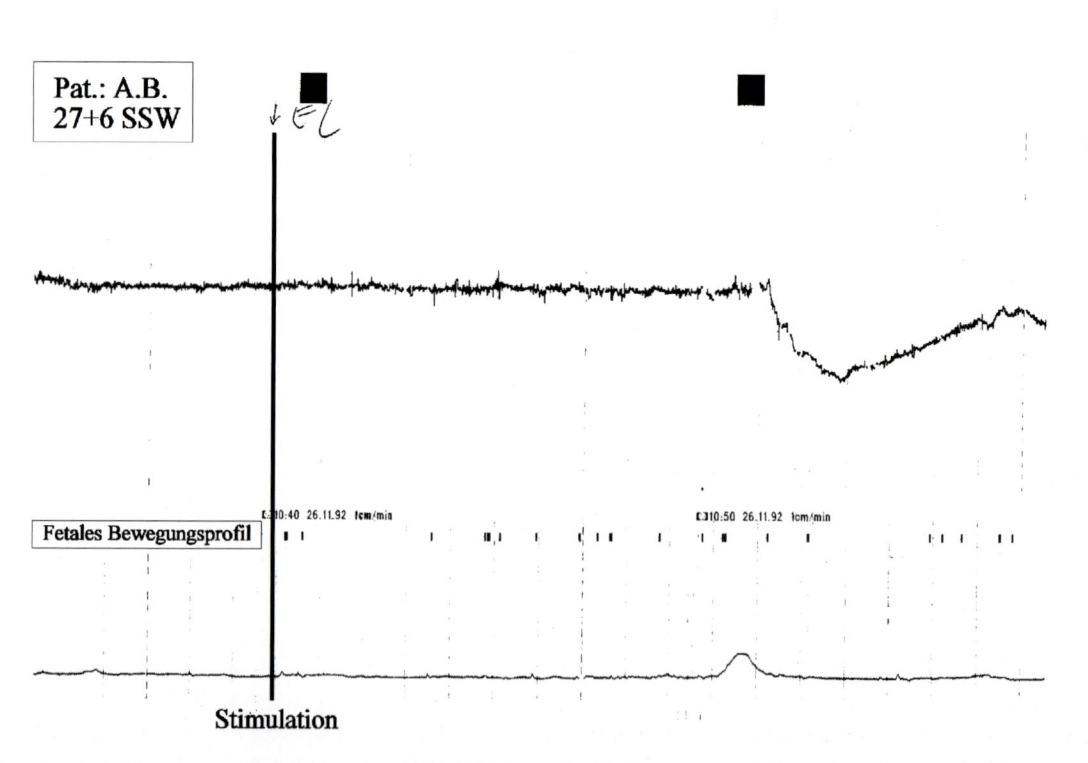

Abb. 18.3 a,b. Fetale Herzfrequenzmuster und Bewegungsaktivität nach Stimulation mit einem Elektrolarynx (Servox AG, Troisdorf), Pseudostimulation (»Sham«). **a** CTG nicht reaktiv, keine fetalen Bewegungen (Tiefschlafzustand). Keine Reaktion nach Pseudostimulation, unmittelbarer Wechsel des FHF- und Bewegungsmusters nach VAS. Schwangerschaftsverlauf: Gestationsdiabetes, IUGR <5. Perzentile; Geburtseinleitung, Spontangeburt: weibliches Neugeborenes, 1910 g, APGAR 8/9/10, Nabelschnur-pH 7,22). **b** Keine fetale Reaktion nach VAS als Hinweis auf eine fortgeschrittene Beeinträchtigung des fetalen Zustands. Im K-CTG (Kinetokardiotokographie) nur sehr kurze Einzelbewegungen; 11 min nach Stimulation ausgeprägte späte Dezeleration nach Uteruskontraktion. Schwangerschaftsverlauf: Präeklampsie, IUGR <5. Perzentile, Oligohydramnion. Mit 28+0 SSW intrauteriner Fruchttod (operative Intervention seitens der Eltern wegen der ungünstigen Prognose bei langfristig silentem CTG und schwerer Dystrophie abgelehnt); Geburtseinleitung, Spontangeburt: männliches Totgeborenes, 610 g, 2fache Nabelschnurumschlingung um den Hals

18.3 · Biophysikalische Überwachungsmethoden

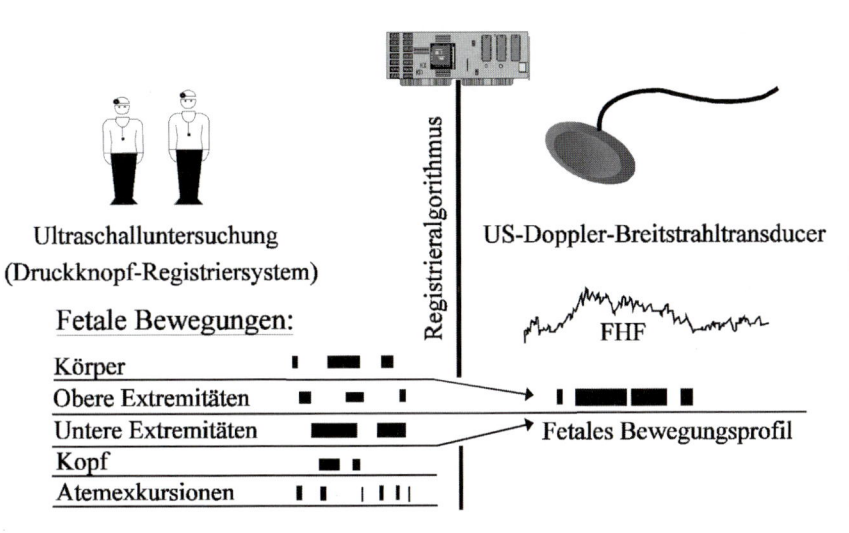

Abb. 18.4. Darstellung der für die Entwicklung des K-CTG durch 2 Untersucher erfassten Untersuchungsvariablen (fetale Körperbewegungen, Arm- und Beinbewegungen, Atembewegungen, Kopfbewegungen), von denen letztlich fetale Körper- und Extremitätenbewegungen im Bewegungsprofil ausgegeben werden (Gnirs u. Schneider 1994)

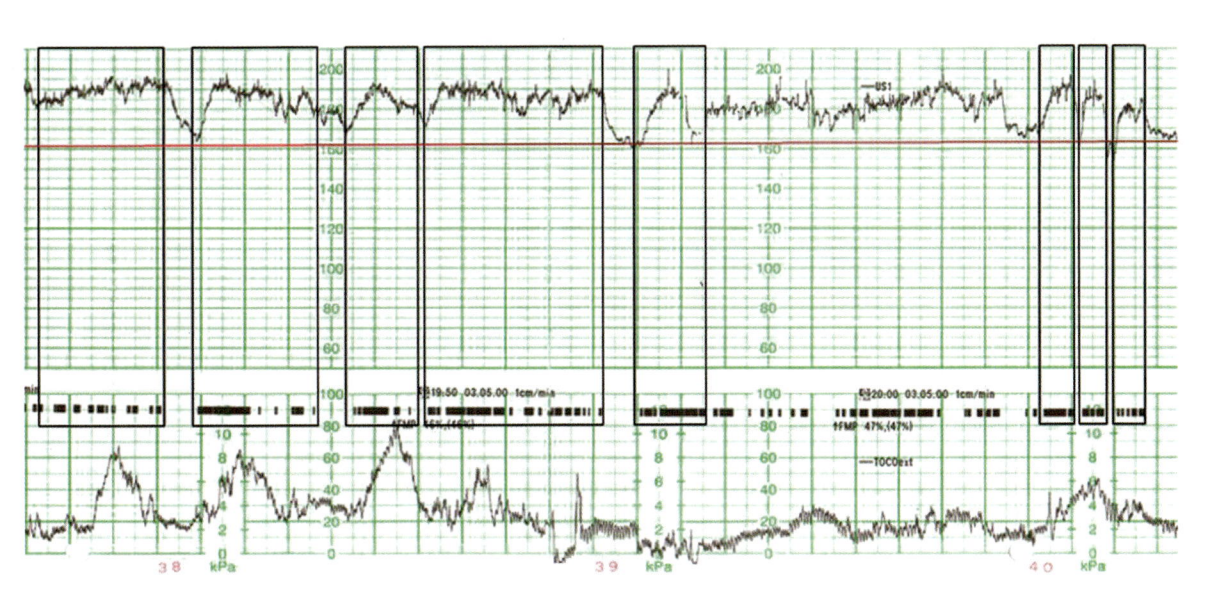

Abb. 18.5. K-CTG-Registrierung bei beginnender Wehentätigkeit (Aufnahme-CTG). Pat.: J.K., 29 J.
0- Para, 1. Gravida, 40 SSW. Deutlich erkennbare »Koppelung« fetaler Körperbewegungen mit FHF-Akzelerationen bei grenzwertiger fetaler Tachykardie des sehr aktiven Kindes. Baseline bei ca. 160 bpm. Im weiteren Verlauf problemlose Spontangeburt: weibl., 3810 g, APGAR 9/9/10, pH 7,24, BE -1,4

Perzentilenkurven herangezogen werden (Abb. 18.6a,b) (Gnirs et al. 1998). Die fetale Bewegungsaktivität erreicht bei unauffälligen Schwangerschaften ihr Maximum mit 34 SSW und nimmt dann bis zum Geburtstermin stetig ab. Für die Selektion von Risikoschwangerschaften wurde als »Cut-Off-Wert« die 5. Perzentile dieser Referenzkurven definiert. Hierbei müssen mindestens 2 konsekutive 10-min-Intervalle einer K-CTG-Registrierung eine entsprechend verminderte Bewegungsaktivität aufweisen (Tabelle 18.4).

Tab. 18.4. Kriterien für die Beurteilung des im K-CTG additiv erfassten fetalen Bewegungsprofils

Fetales Bewegungsprofil	Normal	Pathologisch[a]
Anzahl fetaler Bewegungen (≥20 min)	≥5. Perzentile	<5. Perzentile
Dauer fetaler Bewegungen (≥20 min)	≥5. Perzentile	<5. Perzentile

[a] Bezogen auf 2 konsekutive 10-min-Intervalle

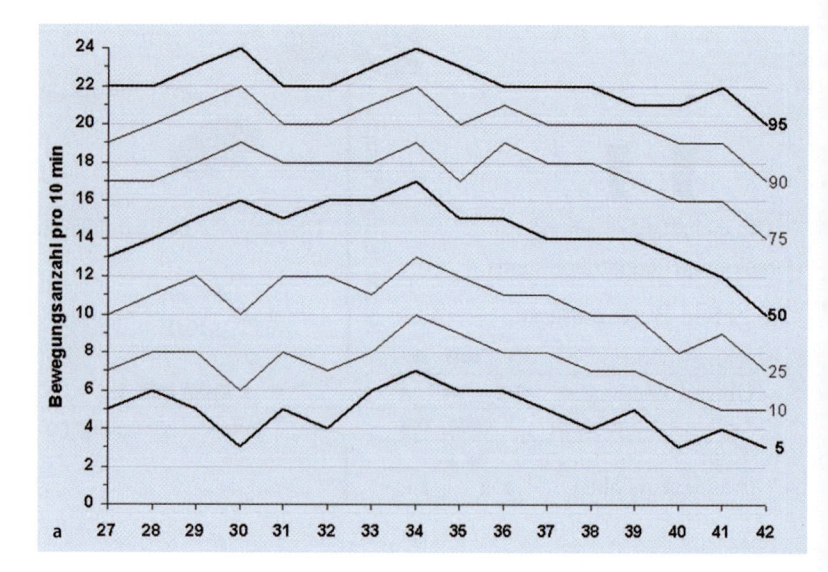

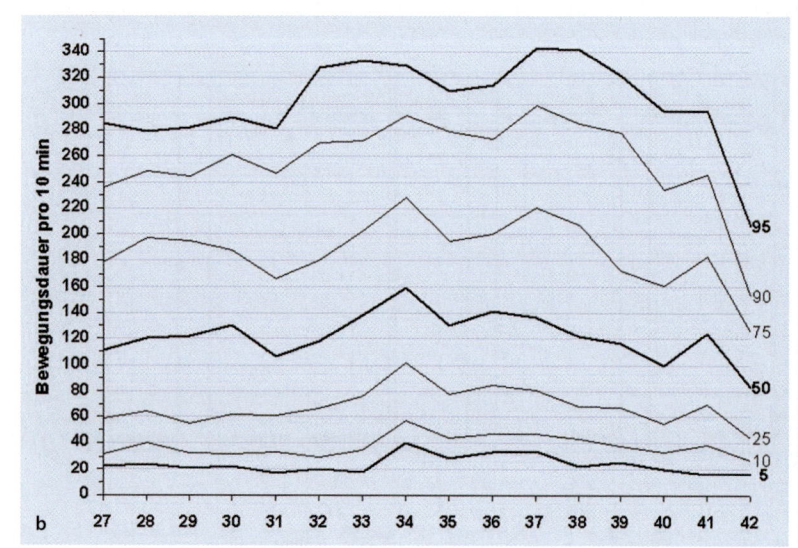

Abb. 18.6 a,b. Perzentilenkurven für die im K-CTG (Fa. Hewlett Packard HP M1350 A, HP M1353 A) registrierte Anzahl **a** und Dauer **b** fetaler Bewegungen pro 10 min Untersuchungszeit. (Gnirs et al. 1998)

Unter Berücksichtigung dieser Beurteilungskriterien liegt in Hochrisikokollektiven bezüglich der Endpunkte **Nabelschnur-pH <7,20, 5-min-APGAR-Score <7** und **operative Entbindung wegen eines »Fetal-Distress«** die Sensitivität der Methode (Bewegungsfrequenz / 20 min) bei 33, 12 bzw. 28%, die Spezifität bei 97, 97 und 98%, der positive Vorhersagewert bei 50, 66 und 98% und der negative Vorhersagewert bei 94, 72 bzw. 72% (Gnirs et al. 1998). Weisen 3 aufeinander folgende 10-Minuten-Intervalle eine normale Bewegungsfrequenz auf, so liegt der negative Vorhersagewert im Sinne einer Rückversicherung für anhaltendes fetales Wohlbefinden bei 83%, umgekehrt nimmt bei andauernder Unterschreitung der Grenzwerte für die Bewegungsanzahl über insgesamt 30 min der positive Vorhersagewert auf 91% zu.

18.3.6 Computerisierte CTG-Überwachung

Die in den letzten Jahren entwickelten Systeme zur computerisierten CTG-Analyse nutzen meist die gleichen Bewertungskriterien wie bei visueller Beurteilung durch einen Untersucher. Ihr Vorteil liegt in der standardisierten Anwendung auch komplexer Beurteilungsschemata, wodurch die bei visueller CTG-Interpretation gegebene hohe Inter- und Intraobserver-Variabilität vermieden und falsch positive Befunde reduziert werden können (Devoe et al. 2000). Außerdem werden bei einigen CTG-Interpretationsprogrammen auch mit dem Auge nur schwer erfassbare Parameter der FHF-Variabilität überprüft und Trendanalysen durchgeführt. Studien zur Auswirkung auf die perinatale Mortalität wie Morbidität sowie das klinische Management liegen noch nicht vor.

18.3 · Biophysikalische Überwachungsmethoden

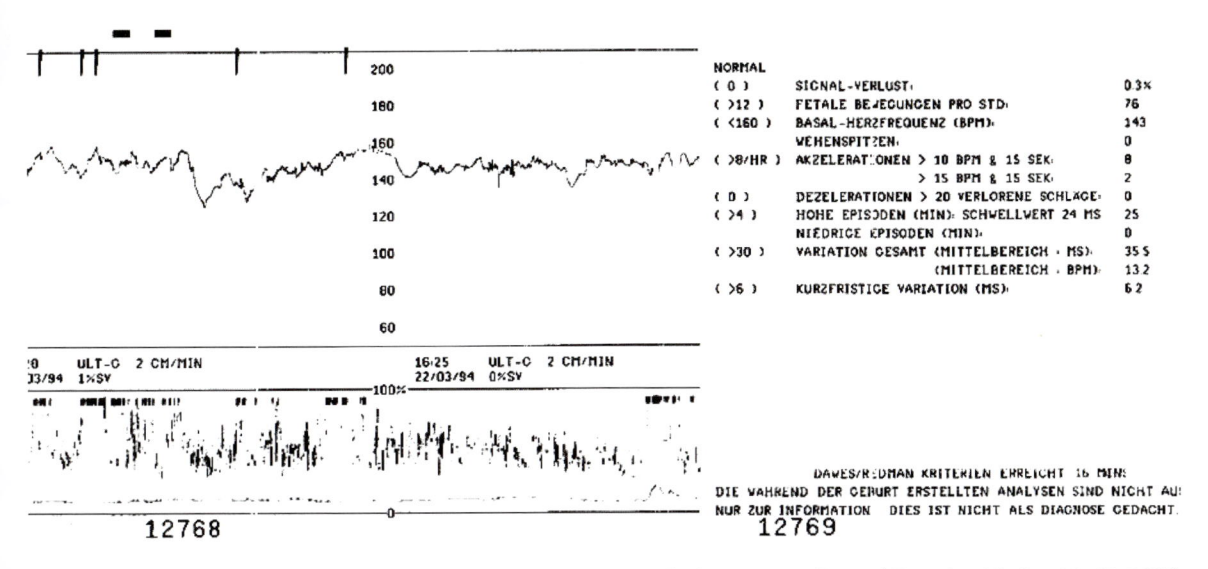

```
NORMAL
( 0 )     SIGNAL-VERLUST:                              0.3%
( >12 )   FETALE BEWEGUNGEN PRO STD:                   76
( <160 )  BASAL-HERZFREQUENZ (BPM):                    143
          WEHENSPITZEN:                                0
( >8/HR ) AKZELERATIONEN > 10 BPM & 15 SEK:            8
                         > 15 BPM & 15 SEK:            2
( 0 )     DEZELERATIONEN > 20 VERLORENE SCHLAGE:       0
( >4 )    HOHE EPISODEN (MIN): SCHWELLWERT 24 MS       25
          NIEDRIGE EPISODEN (MIN):                     0
( >30 )   VARIATION GESAMT (MITTELBEREICH · MS):       35 S
                            (MITTELBEREICH · BPM):     13 2
( >6 )    KURZFRISTIGE VARIATION (MS):                 6 2
```

DAWES/REDMAN KRITERIEN ERREICHT 16 MINS
DIE WAHREND DER GEBURT ERSTELLTEN ANALYSEN SIND NICHT AU!
NUR ZUR INFORMATION DIES IST NICHT ALS DIAGNOSE GEDACHT.

Abb. 18.7. Computerisierte CTG-Analyse nach Dawes-Redman-Kriterien, Oxford Instruments (Sonicaid Team S 8002), Pat.: S.C., 30+2 SSW, unauffälliger Schwangerschaftsverlauf, Dawes-Redman-Kriterien nach 16 min erreicht

Tab. 18.5. Dawes-Redman-Kriterien für die computerisierte Interpretation des antepartalen CTG

Signalverlust	<20%
Fetale Bewegungen	>12/h, maternale Perzeption
Basale Herzfrequenz	>115 bpm, <160 bpm
Akzelerationen	≥8/h
Dezelerationen	<20 verlorene Schläge
Hohe Episoden	≥4 min von 5 konsek. min >32 ms
Niedrige Episoden	<15 min/h < 30 ms
Gesamtvariation	>30 ms
Kurzzeitvariation	Mittlere Differenz der Pulsintervalle/min ≥6 ms

Der sicher am weitesten verbreitete System-Algorithmus nutzt die Dawes-Redman-Kriterien (Street et al. 1991, Dawes et al. 1992). Diese ausschließlich für die antepartale CTG-Überwachung (Abb. 18.7) validierte Computeranalyse des CTG hat das Ziel, den Zustand des Feten in möglichst kurzer Zeit (minimal 10 min) objektiv zu erfassen. Die Korrelation mit diversen Outcome-Kriterien zeigte, dass bei Erreichen der Dawes-Redman-Kriterien (Tabelle 18.5) ein Fetus mit großer Sicherheit nicht unmittelbar gefährdet ist.

Während unauffällige Einlinge bei Anwendung der Methode unmittelbar vor elektiven Sectiones keine signifikante Korrelation mit den Ergebnissen einer Blutgasanalyse zeigten und allenfalls durch den Nachweis von FHF-Akzelerationen mit ausreichender Bewegungsaktivität (> 21 Bewegungen/h) zuverlässig auf einen unauffälligen Gesamtzustand des Feten geschlossen werden konnte (positiver Vorhersagewert 92%), war die Kurzzeitvariabilität (<4.5 ms) zumindest in Hochrisikokollektiven mit fetaler Wachstumsretardierung noch der beste Prädiktor einer hypoxischen Gefährdung (Anceschi et al. 1999, 2004). Die nur elektronisch erfassbare Kurzzeitvariation ist die durchschnittliche absolute zeitliche Differenz zwischen konsekutiven Herzschlägen. Allerdings lag auch hier der positive Vorhersagewert bezüglich einer fetalen Azidose nur bei 33%. Es bestätigt sich zunehmend, dass mit dieser Methode in unselektierten Kollektiven, wie auch bei anderen perinatalen Überwachungsverfahren, tatsächlich gefährdete Kinder weit unzuverlässiger als bei normalem Testergebnis gesunde Kinder zu identifizieren sind. In Zusammenschau der Literatur lassen sich allerdings folgende Parameter definieren, die eine gute Rückversicherung für fetales Wohlbefinden darstellen: Kurzzeitvariation (Short-Term-Variation, STV) >4 ms, Abwesenheit sinusoidaler Rhythmen, mindestens eine Episode hoher FHF-Variation, keine tiefen bzw. wiederholten FHF-Dezelerationen, FHF-Akzelerationen bzw. fetale Bewegungen sowie Normokardie (DGGG 2006). Mit Ausnahme der Kurzzeitvariabilität sind diese Kriterien aber auch beim klassischen CTG gut verifizierbar und weisen in hohem Maße auf gute fetale Reserven hin. Nach eigenen Untersuchungen war die mittlere Vorwarnzeit bei wachstumsretardierten Feten hinsichtlich einer Sectio caesarea wegen drohender intrauteriner Asphyxie anhand der Dawes-Redman-Kriterien gegenüber der konventionellen CTG-Interpretation um einen Tag auf 2 Tage verlängert.

Dagegen lag die Vorwarnzeit der Dopplersonographie (RI in A. umbilicalis >90. Perzentile) im gleichen Untersuchungskollektiv bei 16 Tagen.

18.3.7 Ultraschalldiagnostik

Fruchtwassermetrik

Die Fruchtwassermenge nimmt von durchschnittlich 200 cm^3 mit 16 SSW kontinuierlich auf 980 cm^3 mit 34 bzw. 35 SSW zu und bis zum Geburtstermin wieder auf 800 cm^3 ab. Nach 20 SSW stellen die Nieren des Feten bzw. dessen Urin sowie exsudative Prozesse in den Lungenalveolen die hauptsächliche Produktionsquelle für das Fruchtwasser (FW) dar (Peipert u. Donnenfeld 1991). Selbst nach Überschreitung des Geburtstermins ist ein Oligohydramnion grundsätzlich als pathologisch zu bewerten.

Neben der sonographischen Vermessung des größten FW-Depots im vertikalen Durchmesser (Single-Pocket-Methode) wird heute in der klinischen Routine häufig der sog. Amniotic-Fluid-Index (AFI) eingesetzt, bei dem der Uterus auf Höhe des Nabels in 4 gedachte Quadranten eingeteilt wird und die vertikalen Durchmesser der jeweils größten FW-Nische (eine pro Quadrant) addiert werden (◘ Abb. 18.8). Die kleinen Teile (Nabelschnur, Extremitäten) werden hierbei nicht berücksichtigt. Die Summe der Einzelmessungen entspricht dem AFI, der in Abhängigkeit vom Gestationsalter anhand von Normwertkurven interpretiert werden kann (Moore u. Cayle 1990; Phelan et al. 1987). Die Inter- (3–15,4%) und Intraobserver-Variabilität (7–14%) ist bei Bestimmung des AFI relativ gering (Gnirs 1995).

Für die Vorhersage einer Azidose liegt die Sensitivität der FW-Metrik, je nach Messverfahren und Untersuchungskollektiv, bei 35–45%, die Spezifität bei 86–93%, der positive Vorhersagewert bei 38–50% und der negative Vorhersagewert bei 88–89% (Vintzileos et al. 1987; Vintzileos u. Tsapanos 1992).

Die sonographische Bestimmung der FW-Menge weist im Sinne eines »chronischen Verlaufsmarkers« früh auf eine fetale Gefährdung hin (Vorwarnzeit 8–12 Tage). Bei Terminüberschreitungen reduziert sich dieses Zeitintervall auf ca. 5 Tage. Die FW-Metrik stellt in diesem Risikokollektiv aber den sensitivsten Parameter hinsichtlich der Vorhersage einer Geburtsazidose bzw. einer operativen Entbindung aufgrund einer zu befürchtenden Asphyxie (44% / 70%) dar (Gnirs et al. 1997).

Plazentagrading

Die Beurteilung der sonomorphologischen Plazentastruktur erfolgt entsprechend der von Grannum beschriebenen Klassifikation (Grannum et al. 1979). Schwangerschaften mit einer Plazenta Grad 3 haben ein erhöhtes Risiko für das Auftreten pathologischer FHF-Muster sub partu (44%) und vorzeitiger Plazentalösungen (15%). Daneben findet sich signifikant gehäuft eine verminderte FW-Menge (Plazenta Grad 3: 17%, Plazenta Grad 0–2: 6%, p<0,005; Vintzileos et al. 1987).

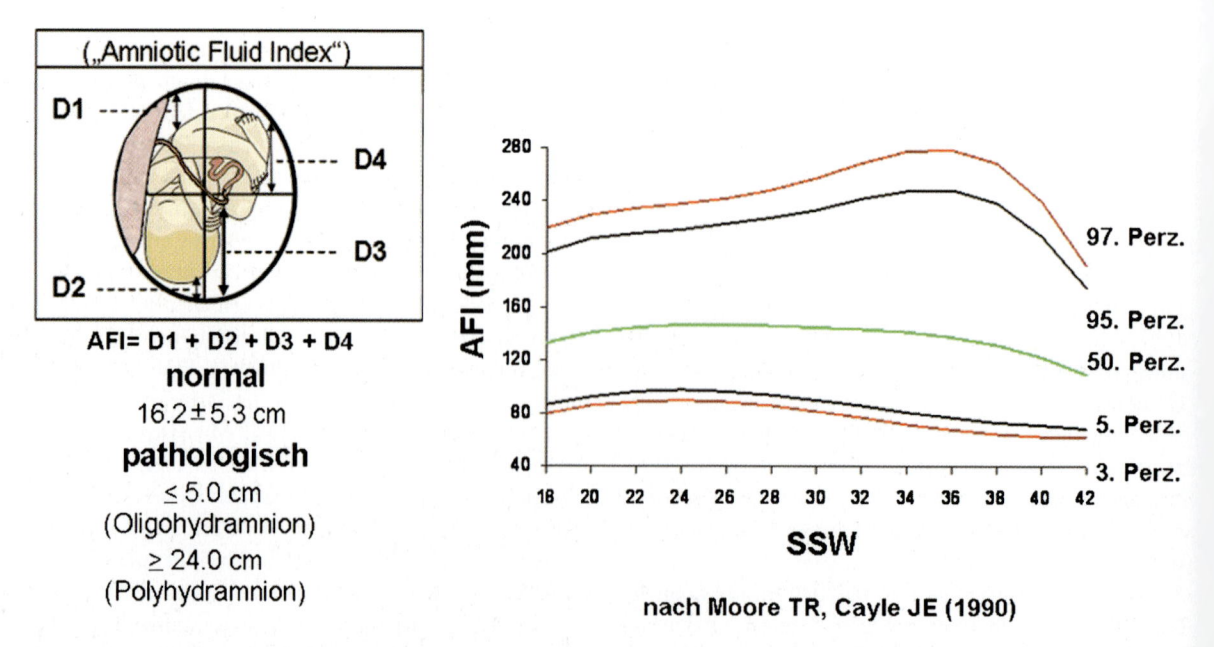

◘ **Abb. 18.8.** Kriterien für die Beurteilung des AFI: Cavum uteri auf Nabelhöhe in 4 Quadranten unterteilt, Summe der jeweils größten vertikalen Durchmesser der FW-Depots D1–D4 [cm]

Bislang existiert eine prospektiv randomisierte Studie zur routinemäßigen sonographischen Evaluation der Plazentastruktur (Neilson 1998). Der Einsatz dieses Verfahrens führte signifikant gehäuft zur Abklärung der Plazentafunktion mit Hilfe von damals noch üblichen (mittlerweile obsoleten) Östriolbestimmungen sowie zu einem evtl. zufälligen Anstieg elektiver Entbindungen wegen drohender fetaler Asphyxie. Andererseits fanden sich bei Beurteilung der Plazentastruktur und entsprechendem Management seltener als in der Kontrollgruppe grünes Fruchtwasser, erniedrigte 5-min-APGAR-Werte und perinatale Todesfälle (Neilson 1998; Proud u. Grant 1987).

Ultraschallbiometrie

Da die Ultraschallbiometrie lediglich Rückschlüsse auf das Kindsgewicht oder das fetale Wachstum zulässt, kann sie nur indirekte Hinweise auf den aktuellen Gesundheitszustand des Feten liefern (z. B. chronische Hypoxämie, Mangelversorgung). Damit trägt sie zwar zur Selektion von besonders gefährdeten Kindern bei (Sim et al. 1993), eine exakte fetale Zustandsdiagnostik erfordert allerdings immer den Einsatz weiterer Untersuchungsmethoden.

Wenngleich die Erkennung dystropher Feten die Domäne der erweiterten Ultraschallbiometrie (insbesondere Abdomenumfangsmessungen) ist, liegt je nach Prävalenz einer solchen Wachstumsstörung im untersuchten Kollektiv deren Sensitivität bei 39–50%, die Spezifität bei 74–90% und der positive Vorhersagewert bei 44–69% (Paulus 1990; Schneider 1993). Grundsätzlich sind in unselektierten Kollektiven sonographische Messungen ebenso wenig wie die Dopplersonographie als Screeningmethode zur Erkennung des untergewichtigen (SGA-) Feten geeignet (Schneider 1993; Steiner et al. 1993). Abhängig von der Art der Messparameter werden auch heute noch 25–50% der dystrophen Kinder übersehen. Nur die sonographisch erfasste Oligohydramnie und die Kopf-Abdomen-Umfangsbestimmung erreichen bei Evaluation prospektiver Studien einen positiven Vorhersagewert von 55 bzw. 62% und liegen damit über einer möglicherweise zufallsbedingten Erkennungsrate. Eine der möglichen Ursachen für die eingeschränkte Treffsicherheit der Methode mag im Mess- bzw. Schätzfehler der Ultraschallbiometrie begründet sein. So muss bei Distanzmessungen mit einem Fehler von 10–17% und für die sonographische Gewichtsschätzung mit einem Fehler von 11–20% gerechnet werden (Bistoletti 1986; Cantanzarite 1987; Hansmann et al. 1985). Nach neueren Untersuchungen erreicht der Schätzfehler zumindest bei makrosomen Kindern sogar bis zu 41% (Mehta et al. 2005). Voraussetzung für eine suffiziente sonographische Wachstumskontrolle ist in jedem Fall die korrekte Bestimmung des Gestationsalters. Ferner steigt gerade die Treffsicherheit biometrischer Ultraschalluntersuchungen deutlich in präselektierten Subkollektiven mit anamnestischen oder befundeten Risiken wie SIH, IUGR in der vorhergehenden Schwangerschaft, Nikotinabusus etc. Solche Risikofaktoren sind leicht zu diagnostizieren und finden sich immerhin bei 75% aller Schwangerschaften mit Kindern, die bei Geburt untergewichtig sind (Chambers et al. 1989; Schneider 1993).

Entsprechend neuerer Studien lässt sich die Treffsicherheit der Ultraschalldiagnostik bei der Erkennung von SGA-Kindern nicht durch zusätzliche Einbindung anderer Überwachungsverfahren wie z. B. der Dopplersonographie erhöhen (Soothill et al. 1993). Dagegen sind weitere Verbesserungen durch individuell an die jeweilige Patientin angepasste fetale Wachstumskurven zu erwarten, die verschiedene physiologische Einflussgrößen wie Größe und Gewicht der Mutter, Parität, ethnische Zugehörigkeit oder Geschlecht des Kindes berücksichtigen. Gardosi et al. (1992) konnten so 28% der unter Verwendung konventioneller Ultraschallwachstumskurven als hypotroph und

Tab. 18.6. Beurteilungsschema für den Biophysical-Profile-Score (unauffällig: 8–10 Punkte, suspekt: 5–7 Punkte, pathologisch: 4 Punkte)

Test	Score 2	Score 1	Score 0
FHF (pro 20 min Registrierzeit)	≥5 FHF-Akzelerationen, ≥15 bpm, ≥15 s	2–4 FHF-Akzelerationen, ≥15 bpm, ≥15 s	≥1 FHF-Akzeleration, ≥15 bpm, ≥15 s
Fetale Atembewegungen (FAB, pro 30 min Registrierzeit)	≥1 anhaltende Episode FAB, ≥60 s	≥1 anhaltende Episode FAB, 30–60 s	Fehlende FAB oder FAB <30 s
Fetale Großbewegungen (FGB, pro 30 min Registrierzeit)	≥3 FGB	1–2 FGB	Fehlende FGB
Fetaler Muskeltonus (pro 30 min Registrierzeit)	≥1 Episode mit Streckung und Beugung der Extremitäten und 1 Episode mit Streckung und Beugung des Körpers	≥1 Episode mit Streckung und Beugung der Extremitäten oder ≥1 Episode mit Streckung und Beugung des Körpers	Extremitäten in Streckstellung, keine Beugung, Hand geöffnet
Fruchtwassermenge (FW-Menge)	≥1 FW-Depot, ≥2 cm vertikaler Durchmesser	≥1 FW-Depot, 1–2 cm vertikaler Durchmesser	Größtes FW-Depot <1 cm vertikaler Durchmesser

22% als makrosom eingestuften Feten dem Normbereich zuordnen, während 24 bzw. 26% der mit den angepassten Perzentilen als zu klein oder zu groß beurteilten Kinder nicht erkannt und damit einem entsprechenden Risikomanagement nicht zugeführt worden wären.

Naturgemäß können Schwangerschaften, bei denen sich eine fetale Wachstumsretardierung (IUGR) entwickelt, zunächst durch Überwachungsverfahren identifiziert werden, die bei chronischer Hypoxämie die fetale Kompensation der Mangelsituation anzeigen (z. B. Dopplersonographie, Bewegungsprofil, Fruchtwassermetrik). Erst mit einer Verzögerung von durchschnittlich 8–14 Tagen, wird im Rahmen der Ultraschallbiometrie ein signifikantes Wachstumsdefizit erkennbar (Gnirs 1995).

Fetale Zustandsverschlechterung →

| Blutflussumverteilung
| Reaktivität nach Stimulation vermindert
  | Dauer fetaler Bewegungen verkürzt
    | Auftreten später FHF-Dezelerationen
      | Verlust der FHF-Reaktivität (Akzelerationsverlust)
       | Sistieren fetaler Atembewegungen
        | Anzahl fetaler Bewegungen vermindert
         | Sistieren fetaler Bewegungen
          | Muskeltonus aufgehoben

7.20   7.10   7.00   pH

Porto 1987, Vintzileos 1987, Pardi 1993, Gnirs 1995

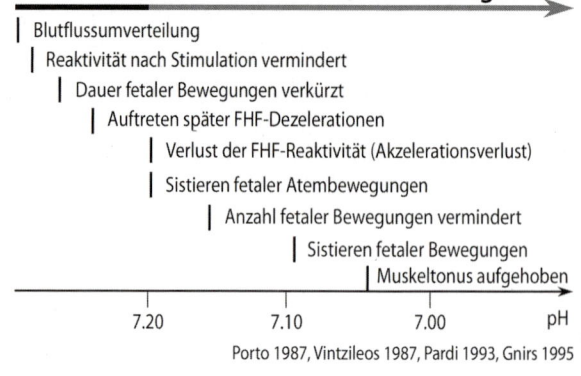

Abb. 18.9. Zustandsdiagnostik sub partu: Veränderungen biophysikalischer Parameter bei progredienter fetaler Hypoxämie/Azidose

Biophysikalisches Profil des Feten

Beim »Biophysical-Profile-Score« wird die Kombination kardiotokographischer (Non-Stress-Test) und sonographischer Untersuchungen (Quantifizierung fetaler Körper- und Atembewegungen, Beurteilung des fetalen Muskeltonus, sonographische FW-Metrik, in neuerer Zeit auch Plazentagrading) genutzt. Die Einbindung dieser Zustandsparameter impliziert letztlich auch die simultane Evaluation der sich nur bei chronischer Zustandsbeeinträchtigung im Sinne eines »Langzeitparameters« verändernden FW-Menge (Tabelle 18.4). Unabhängig von den anderen Variablen führt schon der Nachweis einer deutlich verminderten FW-Menge zu einem pathologischen Testresultat, weshalb diesem Parameter besondere Bedeutung zukommt (Vintzileos et al. 1989). Durch den Verbund von Verfahren, die eine chronische Zustandsverschlechterung wie eine akute Dekompensation des Feten anzeigen, konnte die diagnostische Treffsicherheit gegenüber der alleinigen Anwendung dieser Methoden erhöht werden. Bezüglich der perinatalen Morbidität und Mortalität liegt die Sensitivität im Mittel bei 51 und 61%, die Spezifität bei 87 bzw. 87%, der positive Vorhersagewert bei 69 bzw. 20% sowie der negative Vorhersagewert bei 95 und 98% (Thacker u. Berkelmann 1986). Bei massiver fetaler Alteration geben die kortikalen bzw. subkortikalen Zentren in umgekehrter zeitlicher Abfolge ihre Funktion auf, wie sie während der Embryonal- und Fetalentwicklung in Erscheinung traten (Porto 1987). Damit zeigt das mit 7–8 SSW aktiv werdende Funktionsareal für den fetalen Muskeltonus den Abschluss einer fetalen Zustandsverschlechterung an. Im Verbund mit den anderen Variablen des Biophysical-Profile-Score kann durch diesen Parameter vor allem der positive Vorhersagewert bezüglich einer Azidose oder perinataler Todesfälle verbessert werden (Vintzileos u. Tsapanos 1992; Abb. 18.9).

Wie bei allen Überwachungsverfahren nimmt mit zunehmend pathologischen Testresultaten die assoziierte Morbidität und Mortalität sprunghaft zu. So fand sich in entsprechenden Studien bei einem Score von 6 eine perinatale Mortalität von 3,1–6,1%, bei einem Score von 4 lag diese bei 7,6%, bei einem Score von 2 bei 15–20% und bei einem Score von 0 bei 48–60% (Manning et al. 1990; Vintzileos u. Tsapanos 1992). Andererseits weist das biophysikalische Profil je nach Prüfkriterium eine Z.n. hohe Rate falsch-positiver Befunde auf (im Mittel 67%, 0–98%; Thacker u. Berkelmann 1986), die, wie bei der antepartalen CTG-Diagnostik, vor allem auf die häufig zu beobachtenden physiologischen Ruhezustände des Feten zurückzuführen ist.

Zum klinischen Nutzen des relativ aufwendigen »Biophysical-Profile-Score« existieren im Abgleich mit der Kardiotokographie (Non-Stress-Test) derzeit 4 prospektiv randomisierte Studien. Die Metaanalyse dieser Untersuchungen ergab selbst in Risikokollektiven keine Vorteile gegenüber alleiniger Überwachung mit dem CTG, allerdings eine signifikant höhere Rate von Geburtseinleitungen (Alfirevic u. Neilson 2006). Allerdings fanden Tyrell et al. (1990) bei zusätzlicher Einbindung dieser Methode in dopplersonographisch überwachten Hochrisikokollektiven eine signifikant verminderte Zahl pathologischer 5-min-APGAR-Werte und hypoxisch-ischämischer Enzephalopathien. Im unmittelbaren Abgleich aller Variablen des »Biophysical-Profile-Score« und der Dopplersonographie mit fetalen Blutgasanalysen (Cordozentese) (Bonnin et al. 1992; Nicolaides et al. 1988; Pardi et al. 1993; Yoon et al. 1993) erwies sich die Treffsicherheit pathologischer Dopplerbefunde bezüglich der Erkennung einer fetalen Azidose, Hyperkapnie und Hypoxie als deutlich überlegen.

18.3.8 Dopplersonographie

Die Vorwarnzeit der Dopplersonographie beträgt z. B. für Messungen in der A. umbilicalis bis zu 3 Wochen (Abb. 18.8; Gnirs 1995). Die Befunde sind gut reprodu-

18.3 · Biophysikalische Überwachungsmethoden

Fetale Zustandsverschlechterung

	Tage vor Entbindung
Doppler	24–0
Fet. Bewegungsdauer	
Fruchtwassermetrik	
Biophysikalisches Profil	
US-Biometrie	
Steh-Stress-Test	
Non-Stress-Test	
„Brain sparing effect"	
„ARED Flow"	
CTG (Fischer Score)	
Fet. Bewegungsanzahl	
Fet. Muskeltonus	

Gnirs 1995

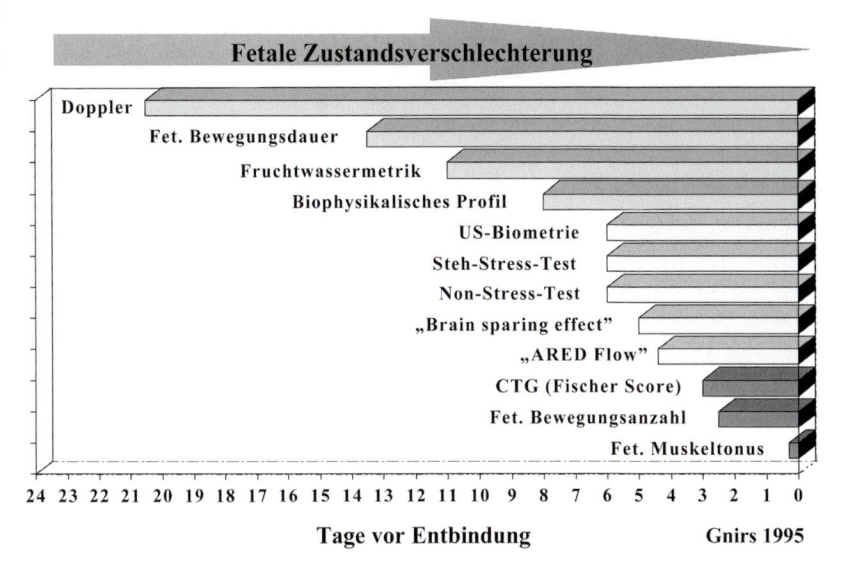

Abb. 18.10. »Vorwarnzeit« verschiedener biophysikalischer Überwachungsmethoden bis zur fetalen Dekompensation mit teilweise notfallmäßiger Entbindung bei Schwangerschaften mit schwerer fetaler Wachstumsretardierung (IUGR <5. Perzentile)

zierbar (Inter- / Intraobserver-Variabilität bei Indexmessungen 5–10%). Während die Identifizierung des SGA-Feten weiterhin die Domäne der Ultraschallbiometrie bleibt, konnte einzig die Dopplersonographie in den 11 existierenden prospektiv randomisierten Studien in Hochrisikokollektiven zu einer deutlichen Reduzierung der Rate intrauteriner Todesfälle um 29% beitragen (Alfirevic u. Neilson 2006). Dies setzt allerdings ein konsequentes Managementkonzept voraus. Ferner ergab sich eine signifikante Abnahme von Geburtseinleitungen und Krankenhauseinweisungen, sofern primär mit der Dopplersonographie und nicht mit der Kardiotokographie überwacht wurde.

Die perinatale Mortalität und Morbidität nimmt mit dem Ausmaß pathologischer Dopplerbefunde zu. Liegt bei Auftreten eines »Brain-Sparing-Effekts« die Perinatalsterblichkeit bei 1,5% und die Azidoserate bei ca. 10%, so steigt diese bei Zero- oder Reverse-Flow auf 39–75% bzw. 48–95% (Karsdorp et al. 1994; Schneider 1993a,b). Bezüglich der Azidosevorhersage ist der Befund eines Zero- oder Reverse-Flow nur in 1% falsch-positiv. Umgekehrt wurde in prospektiven Untersuchungen kein Fall mit normalen Dopplermessungen und pathologischen Befunden bei der fetalen Blutgasanalyse beobachtet (Nicolaides et al. 1988; Schneider 1993b). Hochpathologische Flussmuster (Zero- / Reverse-Flow) sind in bis zu 51% mit postpartalen Todesfällen, in bis zu 35% mit schweren Hirnblutungen und in bis zu 9% mit einer nekrotisierenden Enterokolitis (NEC) sowie entsprechender Folgemorbidität assoziiert (Karsdorp et al. 1994). Durch Einbindung von Dopplermessungen im venösen Kompartiment (Pulsationen in der V. umbilicalis / Reverse-Komponente im Ductus venosus) kann der Zeitpunkt einer fetalen Dekompensation noch präziser eingegrenzt werden. Sind diese Zeichen einer Rechtsherzinsuffizienz nachweisbar, dann muss innerhalb weniger Stunden bis Tage mit der Dekompensation des Feten gerechnet werden. Es hat sich gezeigt, dass unreife Feten (<29 SSW) einen Zero-Flow (A. umbilicalis / Aorta fetalis) ca. 1 Woche länger tolerieren als Feten von mehr als 29 SSW (Arduini et al. 1993). Im Rahmen prospektiv randomisierter Studien konnte gezeigt werden, dass die breit gefächerte Anwendung der Dopplersonographie in unselektierten oder Niedrigrisiko-Kollektiven keinen messbaren Vorteil bringt. Dagegen fanden sich die signifikanten Vorteile bei Anwendung der Methode in vorselektierten Risikokollektiven, selbst wenn komplett auf die CTG-Überwachung verzichtet wurde. Diese im Gegensatz zur rein kardiotokographischen Überwachung sehr günstigen Resultate sind u. a. darauf zurückzuführen, dass aufgrund der langen Vorwarnzeit und zuverlässigen Risikoselektion häufig früher bzw. rechtzeitig interveniert und eine fetale Notsituation vermieden werden kann. Es ist zu erwarten, dass weiterführende Studien unter kombinierter sequenzieller Nutzung der Dopplersonographie und der Kardiotokographie eine weitere Abnahme der perinatalen Mortalität und evtl. der hypoxisch-ischämischen Enzephalopathien ergeben.

Der hohen Validität von Dopplerbefunden hinsichtlich einer korrekten Vorhersage fetaler Gefahrenzustände, insbesondere bei Vorliegen eines Zero- oder Reverse-Flow, sind die Ergebnisse der jeweils zugehörigen Neugeborenenintensivstation gegenüberzustellen. Jenseits 27 SSW versterben heute noch 2,4% der Frühgeborenen, nach 32 SSW liegt die tragzeitbezogene Überlebensrate schon bei 99,4% (Bayerische Neonatalerhebung 2004). Stellt man diese Resultate dem intrauterinen Risiko bei reproduzierbarem Zero- / Reverse-Flow gegenüber, so ergeben sich außerhalb der extremen Frühgeburtlichkeit und nach Abschluss der Kortikoidlungenreifung auch bei noch unauffälligem CTG-Muster kaum Argumente für ein weiteres Zuwarten.

18.3.9 Hormonelle Schwangerschaftsüberwachung

Lange Zeit gehörte die Bestimmung biochemischer Parameter aus mütterlichem Serum oder Urin, vorzugsweise des »Human-Placenta-Lactogen« (HPL) sowie des zu 90% vom Feten stammende freie Östriol (E_3), zur Routineüberwachung von Risikoschwangerschaften. Trotz der Verfügbarkeit hochsensitiver Analyseverfahren ist die Reproduzierbarkeit und Vergleichbarkeit der Befunde eingeschränkt. So weisen die Messungen eine Variabilität infolge von Kurzzeitschwankungen von 5–10% für HPL und 10–30% für E_3 auf. Ferner ergeben sich Messdifferenzen von bis zu 40%, sofern verschiedene Assays verwendet werden (Kleinstein u. Gips 1992; Ray 1987).

Je nach Prüfkriterium und gewähltem »Cut-Off-Level« wird eine Sensitivität von 8–66% (IUGR 8–66%, operative Entbindung wegen drohender Asphyxie 17–56%, perinatale Mortalität 5–50%), eine Spezifität von 50–94%, ein positiver Vorhersagewert von 18–100% und ein negativer Vorhersagewert von 28–94% angegeben (Arabin et al. 1993; Bewley et al. 1992; Dudenhausen 1989; Spernol et al. 1989). Nicht zuletzt wegen der teilweise hohen Rate falsch-positiver (8–55%) und falsch-negativer Befunde (33–88%), jedoch auch aus Kostengründen, wurde die Anwendung hormoneller Überwachungsmethoden wieder verlassen und an deren Stelle die hinsichtlich der geburtshilflichen Ergebnisse weit effektivere Dopplersonographie als Screeningmethode für Risikoschwangerschaften in die deutschen Mutterschaftsrichtlinien aufgenommen (Ultraschallrichtlinien 1995).

18.4 Schlussfolgerungen

Berücksichtigt man die bisher vorliegenden Studien, so ergibt sich ein abgestuftes Überwachungskonzept:
- Risikoselektion (Anamnese, befundete Risiken, z. B. SIH, Präeklampsie).
- Dopplersonographische Untersuchungen im präselektierten Risikokollektiv (je nach Pathologie in Intervallen von 1–3 Wochen) sowie sonographische Kontrollen des fetalen Wachstums und der Fruchtwassermenge (lange Vorwarnzeit).
- Bei Auftreten pathologischer Befunde Verkürzung der Überwachungsintervalle (je nach Schweregrad der Pathologie Stunden bis Tage, Hospitalisierung ab »Brain-Sparing-Effekt«) aufgrund des damit deutlich erhöhten Asphyxierisikos.
- Erst in dieser Phase engmaschige CTG-Kontrollen zur Erfassung einer akuten fetalen Dekompensation, da die Dopplersonographie hierfür weniger sensitiv ist. Der OBT sollte nicht mehr angewandt werden.
- Zur Erhöhung der diagnostischen Treffsicherheit des CTG Einbindung zusätzlicher Interpretationshilfen, hierdurch Reduzierung falsch-positiver Befunde um:
  – K-CTG mit fetalem Bewegungsprofil 59%,
  – vibroakustischer Stimulationstest 48%,
  – Stehstresstest 20%.
- Evtl. Einbindung der computerisierten CTG-Analyse.
- Eine hormonelle Schwangerschaftsüberwachung ist heute als obsolet anzusehen.

Literatur

ACOG (2000) Practice Bulletin 9: antepartum fetal surveillance. Int J Gynecol Obstet 68: 175-186

ACOG (2005) Practice Bulletin 62: Intrapartum Fetal Heart Rate Monitoring. Obstet Gynecol 105: 1161-1168

Alfirevic Z, Neilson JP (1995) Doppler ultrasonography in high-risk pregnancies: Systematic Review with meta-analysis. Am J Obstet Gynecol 172:1379–1387

Alfirevic Z, Neilson JP (2006) Biophysical profile for fetal assessment in high risk pregnancies. The Cochrane Database of Systematic Reviews, 4th Issue, Wiley, Chichester UK

Anceschi MM, Piazze JJ, Vozzi G, Ruozi-Beretta A, Figliolini C, Cosmi EV (1999) Antepartum computerized CTG and neonatal acid-base status at birth. Int J Gynaecol Obstet 65: 267-272

Anceschi MM, Ruozi-Beretta A, Piazze JJ, Cosmi E, Cerekja A, Meloni P, Cosmi EV (2004) Computerized cardiotocography in the management of intrauterine growth restriction associated with Doppler velocimetry alterations. Int J Gynaecol Obstet 86: 365-370

Arabin B, Snyders R, Nicolaides KH, Versmold HK, Weitzel HK, Giffei J, Saling E (1993) Systematische antepartuale fetale Erhebungen (»Safe«). Ein Konzept für die fetale Funktionsdiagnostik bei drohender Hypoxie. Geburtshilfe Frauenheilkd 53:835–842

Arduini D, Rizzo G, Romanini C (1993) The development of abnormal heart rate patterns after absent enddiastolic velocity in umbilical artery: analysis of risk factors. Am J Obstet Gynecol 168:43–50

BAQ (2005) Bayerische Arbeitsgemeinschaft für Qualitätssicherung in der stationären Versorgung, Geburtshilfe, Jahresauswertung 2005, Modul 16/1, V 8.0, 08.05.2006

Bayerische Neonatalerhebung (2004) Deskriptive Neonatalstatistik 2004, Vers. 1.2, Bayern gesamt, BAQ 2005

Bewley S, Chard T, Grudzinskas G, Cooper D, Campbell S (1992) Early prediction of uteroplacental complications of pregnancy using Doppler ultrasound, placental function tests and combination testing. Ultrasound Obstet Gynecol 2:333–337

Bistoletti P (1986) Fetal weight prediction by ultrasound measurements. A prospective study. Gynecol Obstet Invest 22:79–83

Bonnin P, Guyot B, Bailliart O, Benard C, Blot P, Martineaud JP (1992) Relationship between umbilical and fetal cerebral blood flow velocity waveforms and umbilical venous blood gases. Ultrasound Obstet Gynecol 2:18–22

Catanzarite VA, Rose BI (1987) Ultrasound in obstetric decision making. How accurate are late ultrasound scans in gestational age and fetal weight assessment? Am J Perinatol 4:147–151

Chambers SE, Hoskins PR, Haddad NG, Johnstone FD, McDicken WN, Muir BB (1989) A comparison of fetal abdominal circumference measurements and Doppler ultrasound in the prediction of small-for-date babies and fetal compromise. Br J Obstet Gynecol 96:803–808

Dawes GS, Moulden M, Redman CWG (1992) Short term fetal heart rate variation, decelerations, and umbilical flow velocity waveforms before labour. Obstet Gynecol 80: 673-678

Literatur

Devoe L, Golde S, Kilman Y, Morton D, Shea K, Waller J (2000) A comparison of visual analyses of intrapartum fetal heart rate tracings according to the new national institute of child health and human development guidelines with computer analyses by an automated fetal heart rate monitoring system. Am J Obstet Gynecol 183: 361-366

DGGG (2006) Leitlinie Nr.4.4.2, AWMF 015/036. Anwendung des CTG während Schwangerschaft und Geburt. Frauenarzt 45: 979-989

Dudenhausen JW (1989) Schwangerschaftsüberwachung bei fetaler Wachstumsretardierung unter besonderer Berücksichtigung der hormonellen Überwachungsverfahren. In: Bolte A, Wolff F (Hrsg) Hochrisikoschwangerschaft – Diagnose, Therapie, Prognose für Mutter und Kind. Steinkopff, Darmstadt, S 65–74

Enkin MW, Keirse MJNC, Renfrew MJ, Neilson JP (1996) Guide to effective care in pregnancy and childbirth, 2nd edn. Cochrane Pregnancy & Childbirth Database 1996, 2nd Issue

Gardosi J, Chang A, Kalyan B, Sahota D, Symonds EM (1992) Customised antenatal growth charts. Lancet 339: 283–287

Gnirs J (1995) Kineto-Kardiotokographie: Automatische Detektion der fetalen Bewegungsaktivität als integraler Bestandteil antepartualer CTG-Registrierungen und ihre Bedeutung für die fetale Zustandsdiagnostik. Habilitationsschrift, Universität München

Gnirs J (2002) Läßt sich durch vibroakustische Stimulation des Feten die Zuverlässigkeit der Kardiotokographie verbessern? Gynäkol Prax 26: 613-617

Gnirs J, Boos R, Hoth H, Auer L, Schmidt W (1987) Intracavitäre Schall- und Lichtmessung im schwangeren Uterus. Arch Gynecol Obstet 242:760-762

Gnirs J, Schelling M, Dehganshoar M, Schneider KTM, Graeff H (1997) Fetale Zustandsdiagnostik bei Terminüberschreitungen: Ein Methodenvergleich unter besonderer Berücksichtigung des Wehenbelastungstests. Perinat Med 9:118

Gnirs J, Schelling M, Kolben M, Schneider KTM (1998) Referenzkurven für das fetale Bewegungsprofil. Geburtshilfe Frauenheilkd 58:355-362

Gnirs J, Schneider KTM, Möhrling D, Wilhelm O, Graeff H (1993) Dopplersonographie, Kineto-Kardiotokographie und fetale Stimulationstests bei Risikoschwangerschaften. Gynäkol Geburtshilfliche Rundsch 33 (1):309–310

Gnirs J, Schneider KTM (1994) Fetale Verhaltenszustände und Bewegungsaktivität. Gynäkologe 27:136–145

Gnirs J, Schneider KTM (1996) Diagnostik der fetalen Bewegungsaktivität, fetaler Stimulationstests und der Komplexitätsanalyse des fetalen EKGs als Ergänzung der intrapartalen CTG-Überwachung. Gynäkologe 29:28–44

Gnirs J, Schneider KTM (2006) Geburtsüberwachung. In: Schneider H, Husslein P, Schneider KTM (Hrsg) Die Geburtshilfe, 3. Aufl., Springer, Berlin Heidelberg New York Tokio, S 617-658

Grannum P, Berkowitz RI, Hobbins JC (1979) The ultrasonic changes in the maturing placenta and their relation to fetal pulmonic maturity. Am J Obstet Gynecol 133:915–922

Hansmann M, Hackelöer BJ, Staudach A (1985): Gewichtsschätzung. In: Hansmann M, Hackelöer BJ, Staudach A (Hrsg) Ultraschalldiagnostik in Geburtshilfe und Gynäkologie, Lehrbuch und Atlas. Springer, Berlin Heidelberg New York Tokio, S 162–169

Karsdorp VHM, van Vugt JMG, van Geijn HP, Kostense PJ, Arduini D, Montenegro N, Todros T (1994) Clinical significance of absent or reversed end diastolic velocity waveforms in umbilical artery. Lancet 344:1664–1668

Kleinstein J, Gips H (1992) Biochemische Überwachung der Schwangerschaft. In: Künzel W, Wulf KH (Hrsg) Klinik der Frauenheilkunde und Geburtshilfe, Bd. 4, Schwangerschaft I. Urban Issue 3, Oxford: updated Software (1998), available from: BMJ Publishing Group, London

Manning FA, Harman CR (1990) The fetal biophysical profile. In: Eden RD, Boehm FK (eds) Assessment and care of the fetus, Appleton & Lange, Norwalk, CT, pp 385–396

Mehta SH, Blackwell SC, Hendler J, Bujold E, Sorokin Y, Ager J, Kraemer T, Sokol RJ (2005) Accuracy of estimated fetal weight in shoulder dystocia and neonatal birth injury. Am J Obstet Gynecol 192: H1877-1881

Moore TR, Cayle JE (1990) The amniotic fluid index in normal human pregnancy. Am J Obstet Gynecol 162:1168–1173

Neilson JP (1998) Hormonal placental function tests. In: Neilson JP, Crowther CA, Hodnett ED, Hofmeyr GJ, Keirse MJNC, Renfrew MJ (eds) Pregnancy and childbirth module of the cochrane database of systematic reviews, available in the cochrane library. The Cochrane Collaboration; Issue 3, Oxford: updated Software (1998), available from: BMJ Publishing Group, London

Neilson JP (1998) Routine ultrasound placentography in late pregnancy. In: Neilson JP, Crowther CA, Hodnett ED, Hofmeyr GJ, Keirse MJNC, Renfrew MJ (eds) Pregnancy and childbirth module of the cochrane database of systematic reviews, available in the cochrane library. The Cochrane Collaboration; 3rd Issue, Oxford: updated Software (1998), available from: BMJ Publishing Group, London

Nelson KB, Ellenberg JH (1986) Antecedents of cerebral palsy. Multivariate analysis of risk. N Engl J Med 315:81–86

Nicolaides KH, Bilardo CM, Soothill PW, Campbell S (1988) Absence of end diastolic frequencies in umbilical artery: a sign of fetal hypoxia and acidosis. Br Med J 297:1026–1027

Nijhuis JG, Prechtl HFR, Martin CB, Bots RSGM (1882) Are there behavioural states in the human fetus? Early Hum Dev 6:177–195

Nyman M, Barr M, Westgren M (1992) A four-year follow-up of hearing and development in children exposed in utero to vibro-acoustic stimulation. Br J Obstet Gynaecol 99:685-688

Paneth N, Hong T, Korzeniewski S (2006) The descriptive epidemiology of cerebral palsy. Clin Perinatol 33:251-267

Pardi G, Cetin I, Marconi AM et al. (1993) Diagnostic value of blood sampling in fetuses with growth retardation. N Engl J Med 328:692–696

Pattison N, McCowan L (2006) Cardiotocography for antepartum fetal assessment. The Cochrane Database of Systematic Reviews, 4th Issue, Wiley, Chichester UK

Paulus WE (1990) Die prognostische Bedeutung verschiedener biochemischer und biophysikalischer Methoden der Schwangerschaftsüberwachung im letzten Trimenon unter besonderer Berücksichtigung des Dehydroepiandrosteron-Sulfat-Belastungstests und dopplersonographischen Untersuchungen der plazentaren Durchblutung. Inauguraldissertation, Universität Ulm

Peck TM (1980) Physicians' subjectivity in evaluating oxytocin challenge tests. Obstet Gynecol 56:13-16

Peipert JF, Donnenfeld AE (1991) Oligohydramnios: a review. Obstet Gynecol Surv 46:325–339

Phelan JP, Smith CV, Broussard P, Small M (1987) Amniotic fluid volume assessment with the fourquadrant technique at 36-42 weeks' gestation. J Reprod Med 32:540-542

Pillai M, James D (1990) The importance of the behavioural state in biophysical assessment of the term human fetus. Br J Obstet Gynaecol 97:1130–1134

Porto M (1987) Comparing and contrasting methods of fetal surveillance. Clin Obstet Gynecol 30:956–967

Proud J, Grant AM (1987) Third trimester placental grading by ultrasonography as a test of fetal wellbeing. Br Med J 294:1641–1647

Ray DA (1987) Biochemical fetal assessment. Clin Obstet Gynecol 30:887–898

Rooth G, Huch A, Huch R (1987) FIGO News: Guidelines for the use of fetal monitoring. Int J Gynecol Obstet 25:159–167

Royal College of Obstetricians and Gynaecologists – RCOG (2001) The use and interpretation of cardiotocography in intrapartum fetal surveillance. Evidence-based Clinical Guideline Number 8

Rosen MG, Dickinson JC (1992) The incidence of cerebral palsy. Am J Obstet Gynecol 167:417–423

Schneider KTM (1986) Das uterovaskuläre Syndrom der Schwangeren unter besonderer Berücksichtigung der aufrechten Körperhaltung. Habilitationsschrift, Universität München

Schneider KTM (1993a) IUGR – Probleme der Diagnostik. In: Schmidt W (Hrsg) Jahrbuch der Gynäkologie und Geburtshilfe. Biermann; Zülpich, S 113–123

Schneider KTM (1993b) Dopplersonographie: Patientensicherheit und Einbindung der Methode in das klinische Management. Gynäkol Geburtshilfliche Rundsch 33:113–115

Schneider KTM, Deckardt R, Graeff H, Huch A, Huch R (1987) Ist mütterliches Stehen ein physiologischer fetaler Streßtest? Arch Gynecol Obstet 242:733–735

Schneider KTM, Gnirs J (2006) Antepartale Überwachung. In: Schneider H, Husslein P, Schneider KTM (Hrsg) Die Geburtshilfe, 3. Auflage, Springer Medizin Verlag, Heidelberg, S. 561-590

Sim D, Beattie RB, Dornan JC (1993) Evaluation of biophysical fetal assessment in high-risk pregnancy to assess ultrasound parameters suitable for screening in the low-risk population. Ultrasound Obstet Gynecol 3:11–17

Soothill PW, Ajayi RA, Campbell S, Nicolaides KH (1993) Prediction of morbidity in small and normally grown fetuses by fetal heart rate variability, biophysical profile score and umbilical artery Doppler studies. Br J Obstet Gynecol 100:742–745

Spernol R, Hecher K, Szalay S (1989) Wertigkeit von fetalen Blutflussmessungen bei intrauteriner Wachstumsretardierung im Vergleich zu E_3- und HPL-Bestimmungen. Geburtshilfe Frauenheilkd 49:463–465

Steiner H, Spitzer D, Schaffer H, Batka M, Staudach A (1993) Diagnostische Wertigkeit der Dopplersonographie. Gynäkol Geburtshilfliche Rundsch 33 (1):109–112

Street P, Dawes GS, Moulden M, Redman CWG (1991) Short term variation in abnormal antenatal fetal heart rate records. Am J Obstet Gynecol 165: 515-523

Tan KH, Smyth R (2006) Fetal vibroacoustic stimulation for facilitation of tests of fetal wellbeing. The Cochrane Database of Systematic Reviews, 4th Issue, Wiley, Chichester UK

Thacker SB, Berkelman RL (1986) Assessing the diagnostic accuracy and efficacy of selected antepartum fetal surveillance techniques. Obstet Gynaecol Surv 41:121–141

Tyrrell SN, Lilford RJ, MacDonald HN, Nelson EJ, Porter J, Gupta JK (1990) Randomized comparison of routine vs highly selective use of Doppler ultrasound and biophysical scoring to investigate high risk pregnancies. Br J Obstet Gynaecol 97:909–916

Ultraschallrichtlinien (1995) Ultraschallrichtlinien. Dtsch Ärztebl 92:311–313

Vintzileos AM, Gaffrey SE, Salinger LM, Campbell W, Nochimson D (1987) The relationship among the fetal biophysical score, umbilical cord pH, and APGAR scores. Am J Obstet Gynecol 157:627–631

Vintzileos AM, Campbell WA, Feinstein SJ, Lodeiro JG, Weinbaum PJ, Nochimson DJ (1987) The fetal biophysical profile in pregnancies with grade III placentas. Am J Perinatol 4:90–93

Vintzileos AM, Campbell WA, Rodis JF (1989) Fetal biophysical profile scoring: current status. Clin Perinatol 16:661–689

Vintzileos AM, Tsapanos V (1992) Biophysical assessment of the fetus. Ultrasound Obstet Gynecol 2:33–143

Voigt M, Schneider KT, Jahrig K (1996) Analyse des Geburtengutes des Jahrgangs 1992 der Bundesrepublik Deutschland. Teil 1: Neue Perzentilwerte für die Körpermaße von Neugeborenen. Geburtshilfe Frauenheilkd 56: 550-558

Yoon BH, Romero R, Roh CR et al. (1993) Relationship between the fetal biophysical profile score, umbilical artery Doppler velocimetry, and fetal blood acid-base status determined by cordocentesis. Am J Obstet Gynecol 169: 1586–1594

Integration der Dopplersonographie in das klinische Management

K. T. M. Schneider

19.1 Einführung – 179

19.2 Historie der Einführung der Dopplersonographie in die Klinik – 179

19.3 Dopplersonographie bei wem und bei welchen Indikationen? – 180
19.3.1 Screening im Niedrigrisikokollektiv – 180
19.3.2 Screening im Hochrisikokollektiv – 180

19.4 Dopplersonographie in welchen Gefäßen? – 181
19.4.1 Uterines Gefäßsystem – 181
19.4.2 A. umbilicalis und das arterielle fetale Gefäßsystem – 182
19.4.3 V. umbilicalis und das venöse fetale Gefäßsystem – 182

19.5 Bedeutung pathologischer Blutströmungsmuster – 182

19.5.1 Uterine Widerstandserhöhung (Notch) – 182
19.5.2 Brain-Sparing- und Termineffekt – 182
19.5.3 Zero- und Reverse-Flow in der A. umbilicalis bzw. Aorta fetalis – 183
19.5.4 V. umbilicalis, venöses fetales Gefäßsystem – 183

19.6 Dopplersonographie – wann und in welchen Abständen? – 183

19.7 Die Rolle der Dopplersonographie bei exspektativem Vorgehen – 185

19.8 Die Rolle der Dopplersonographie bei der Optimierung des Entbindungszeitpunktes – 185

19.9 Zusammenfassung – 187

19.1 Einführung

Die Einführung einer neuen Methode wie die der Dopplersonographie (DS) in die Klinik läuft aus wissenschaftlicher Sicht optimalerweise in 3 Schritten ab:
1. Zunächst muss sichergestellt werden, dass eine klinisch interessierende Messung wie das Blutströmungsverhalten im fetomaternalen Gefäßsystem mit einer geeigneten Messmethode (Dopplersonographie) überprüft werden kann (Fitzgerald u. Drumm 1977; McCallum et al. 1978).
2. Im Rahmen klinischer prospektiver Studien sollte getestet werden, ob mit Hilfe dieses Messverfahrens Schwangerschaften identifiziert werden können, bei denen aufgrund eines pathologischen Blutströmungsmusters ein höheres Gefährdungsmoment bezüglich Morbidität bzw. Mortalität zu erwarten ist.
3. Anhand von vergleichenden randomisierten Untersuchungen sollte dann geprüft werden, ob die Überwachung von Schwangerschaften mit niedrigem bzw. hohem Risiko mit Hilfe der Dopplersonographie einen messbaren Vorteil hinsichtlich Morbidität, Mortalität oder Kosteneinsparung nach sich zieht (Schneider et al. 1991; Schneider 1997, 2003). Der Einsatz der Dopplersonographie hat demnach in Hochrisikokollektiven zu einer hochsignifikanten Reduktion der Morbidität und Mortalität geführt (Schneider 2003).

Bei der breiten klinischen Einführung des Kardiotokogramms (CTG) Ende der 1960er Jahre lagen noch keinerlei randomisierte klinisch kontrollierte Studien vor. Diese wurden erst 15–20 Jahre später durchgeführt und ergaben selbst im Hochrisikokollektiv keinen erkennbaren Benefit für die antepartale CTG-Registrierung. Für die Dopplersonographie als neue Methode der Zustandsbeurteilung des Feten lagen dagegen bereits zum Zeitpunkt ihrer klinischen Einführung Ende der 1980er Jahre ausreichend valide Daten zum Stellenwert dieser Methode bei der Erkennung chronisch gefährdeter Schwangerschaften vor (Alfirevic u. Neilson 1995; Divon 1995; Neilson 1999; Schneider 1997, 2003). Studien zu einem sinnvollen Zeitintervall bei der Wiederholung von Doppleruntersuchungen bei exspektativem Vorgehen oder dem Stellenwert der Methode bei der Festlegung des optimalen Entbindungszeitpunktes sind dagegen noch rar.

19.2 Historie der Einführung der Dopplersonographie in die Klinik

Die ersten Untersuchungen zur dopplersonographischen Blutströmungsmessung in der A. umbilicalis wurden 1977 von Fitzgerald u. Drumm publiziert. Sie verwendeten einen Continuous-Wave-Doppler (CW-Doppler), mit dem es noch nicht möglich war, Arterie und Vene zu diskriminieren. Bereits ein Jahr später gelang dies McCallum (1978) mit einem gepulsten Dopplerverfahren. Allerdings mussten bei beiden Vorgehensweisen die interessierenden Gefäße zuvor separat im B-Bild aufgesucht werden. Die ersten Duplexscanner wurden 1984 vorgestellt. Diese erlaubten es, durch gezielte Ansteuerung die Hälfte der im Schallkopf befindlichen Kristalle zur Erzeugung des gepulsten Dopplersignals und die andere Hälfte zum gleichzeitigen Aufbau eines B-Bildes einzusetzen. Ende der 1980er Jahre führte die zusätzliche Möglichkeit der farbkodierten Darstellung von Gefäßen (Color-Flow-Mapping) zu einem erleichterten und rascheren Auffinden insbesondere kleiner Blutgefäße. Mitte der 1990er Jahre gelang mithilfe des nahezu winkelunabhängigen Power- bzw. Angio-Mode-Doppler eine oft noch detailliertere Darstellung feiner Gefäßverästelungen, auch bei niedrigen Flussgeschwindigkeiten. Auf die Sicherheitserwägungen in Abhängigkeit von der Anwendung des jeweiligen Dopplerverfahrens wird im Kapitel Sicherheitsaspekte eingegangen (▶ Kap. 7). Die ursprünglich angestrebte Messung des Blutflussvolumens pro Zeiteinheit wurde aufgrund des erheblichen Fehlers bei der Radiusbestimmung der kleinen Gefäße, der zu einer schlechten Reproduzierbarkeit führte, weitgehend zugunsten der Messung von Gefäßwiderstandsindizes, die die systolische Maximalgeschwindigkeit zu den enddiastolischen Maximalgeschwindigkeiten in Beziehung setzt (z. B. RI-, PI-Messung), verlassen. Je nach Gefäß beträgt der inter- wie der intraindividuelle Fehler in der Messreproduzierbarkeit bei der Indexmessung <5%.

19.3 Dopplersonographie bei wem und bei welchen Indikationen?

19.3.1 Screening im Niedrigrisikokollektiv

Zahlreiche Untersuchungen zum Einsatz der Dopplersonographie, die sowohl mit CW- als auch mit PW-Dopplergeräten in der Umbilikalarterie durchgeführt wurden, zeigten, dass ein breitgestreutes Screening in einem sog. Low-risk-Kollektiv sich weder positiv auf die neonatale Mortalität noch auf die Morbidität auswirkt (◘ Tabelle 19.1), (Beattie u. Dornan 1989; Davies et al. 1992; Johnstone et al. 1993; Mason et al. 1993; Schneider et al. 1991). Dies ist v.a. durch die geringe Inzidenz an Pathologie bei risikoarmen Schwangerschaften zu erklären, deren Beeinflussung durch die Anwendung der Methode sich statistisch nicht kalkulieren lässt. Gleiches gilt für den Einsatz aller diagnostischer Verfahren zur Feststellung der fetalen Gefährdung einschließlich der Anwendung des CTG. Eine grundsätzliche Anwendung der Dopplersonographie im unausgewählten Niedrigrisikokollektiv ist daher insbesondere aus Kosten-Nutzen-Überlegungen heraus nicht zu rechtfertigen.

19.3.2 Screening im Hochrisikokollektiv

Zahlreiche prospektive Untersuchungen zur diagnostischen Wertigkeit der Dopplersonographie konnten dagegen aber zeigen, dass Störungen der uteroplazentaren Perfusion, insbesondere bedingt durch eine unzureichende 2. Trophoblastinvasion mit Ausbleiben einer Querschnittsverbreiterung der Gefäße und einer damit verbundenen Widerstandsabsenkung im plazentaren Stromgebiet, zu messbaren Änderungen des dopplersonographisch erfassten Blutströmungsverhaltens in postplazentaren und fetalen Gefäßen führen. Erkrankungen, wie die schwangerschaftsinduzierte Hypertonie (SIH) führen darüber hinaus zu typischen Veränderungen in den mütterlichen präplazentaren Uteringefäßen wie einer durch den erhöhten peripheren Widerstand bedingten frühdiastolischen Inzisur (Notch), (Harrington et al. 1991, 1996; Kurdi et al. 2004; Mires et al. 1998; Ozcan et al. 1998; Park et al. 1996). Dabei korreliert die Notch-Amplitude auch noch im 3. Trimenon mit der Rate der zu erwartenden perinatalen Komplikationen (Park et al. 2000).

Nach Risikopräselektion durch konventionelle Screeningmethoden wie Anamnese, Blutdruckmessung oder Ultraschallbiometrie führt die zusätzliche Diagnostik

◘ **Tab. 19.1.** Prospektiv randomisierte Untersuchungen zum Einsatz der Dopplersonographie[a] in »Low-Risk-Kollektiven«

Erstautor	Jahr	DS / Kontrolle	ARED [%]	Signifikante DS / Kontrolle
Beattie et al.	1989	1045/1045	?/?	Keine
Newnham et al.	1990	254/251	0/∅	1-min-APGAR <7 (32/22)
Davies et al.	1992	1246/1229	0,1/∅	DS keine
Schneider et al.	1991	482/539	0/∅	DS keine
Mason et al.	1993	1020/1005	0,3/4,8	keine
Johnstone et al.	1993	114/1175	0/∅	DS keine
Metaanalyse		5161/5244	Kein Benefit im Low-Risk-Kollektiv	

[a] DS (im Kontrollkollektiv wurde keine Dopplersonographie durchgeführt).

mütterlicher und fetaler Gefäße zu einer präziseren Erfassung des gefährdeten Kollektivs und einer positiven Korrelation mit adversem »Fetal-Outcome«. Diese Indikationen zum Einsatz der Dopplersonographie wurden in die Mutterschaftsrichtlinien eingearbeitet und sind im Folgenden (geringfügig modifiziert) wiedergegeben (Alfirevic u. Neilson 1995; Schneider 2003):

- anamnestische bzw. Befundrisiken für IUGR, anamnestische bzw. Befundrisiken für SIH
- Mehrlingsschwangerschaften (insbesondere bei diskordantem Wachstum),
- begründeter Verdacht für fetale Fehlbildung, insbesondere am Herzen,
- auffällige pathologische fetale Herzfrequenz (FHF) (insbesondere im Bereich der Frühgeburtlichkeit).

In der Auswertung der Bayerischen Arbeitsstelle für Qualitätssicherung liegt die Häufigkeit des Dopplereinsatzes nach der IUGR Indikation mittlerweile bereits an 2. Stelle.

Andere, nicht erwähnte Indikationen, wie gefäßrelevante mütterliche Erkrankungen (Thrombophilie, pathologische APC-Resistenz, Lupus erythematodes, Diabetes mellitus mit Gefäßbeteiligung) könnten ebenfalls eine dopplersonographische Untersuchung bei bestimmten Ausprägungen klinisch sinnvoll erscheinen lassen. Der generelle Einsatz der Dopplersonographie in Hochrisikokollektiven führt gegenüber nicht dopplersonographisch verfolgten Kontrollkollektiven zu einer Abnahme der intrauterinen Fruchttodrate und der perinatalen Mortalität um 30–45% (◘ Abb. 19.1), (Alvirevic u. Neilson 1995; Neilson 1999; Schneider 2003).

19.4 Dopplersonographie in welchen Gefäßen?

Wegen zahlreicher für die 1. Schwangerschaftshälfte noch typischer physiologischer Veränderungen, die zu vermeintlich pathologischen Blutströmungsmustern führen, ist die dopplersonographische Untersuchung, die das Ziel hat, den nutritiv gefährdeten Feten zu detektieren, erst ab der 20. Schwangerschaftswoche (SSW) sinnvoll.

19.4.1 Uterines Gefäßsystem

Ab der 20. SSW weisen noch ca. 15% aller Schwangerschaften eine frühdiastolische Inzisur (Notch) bzw. eine Widerstandserhöhung in den A. uterinae auf. Nach der 24. SSW werden derartige Veränderungen im uterinen Flussmuster nur noch bei 5% der Schwangeren festgestellt. Da der uterine Gefäßwiderstand Ausdruck der Widerstandserniedrigung im nachgeschalteten Gefäßbett der Plazenta ist, spiegelt ein anhaltend hoher Gefäßwiderstand eine ausbleibende bzw. ungenügende 2. Trophoblastinvasion wider. Bei der Beurteilung muss jedoch stets der Gefäßwiderstand in **beiden** Uteringefäßen berücksichtigt werden, da bei lateraler Plazentainsertion der uterine Gefäßwiderstand dieser Seite erniedrigt ist. Nach neueren Studien hat dabei eine beidseitige frühdiastolische Inzisur (Notch) einen höheren Prädiktionswert für später auftretende Schwangerschaftskomplikationen als ein einseitiger Notch bzw. nur eine Widerstandserhöhung in den Uteringefäßen. Umgekehrt erlaubt die Feststellung normaler Flussmuster in beiden Uteringefäßen mit hoher Wahrscheinlichkeit die Voraussage, dass sich keine hypertensive Gestose entwickeln wird (Harrington et al. 1991, 1996; Kurdi et al. 2004; Mires et al. 1998; Ozcan et al. 1998; Park et al. 1996, 2000).

Aus diesem Grunde empfiehlt sich diese Untersuchung, insbesondere in der 20. bis 24. SSW, bei Schwangeren mit belasteter Anamnese (z. B. Zustand nach IUGR, SIH, Präeklampsie bzw. Antiphospholipidsyndrom).

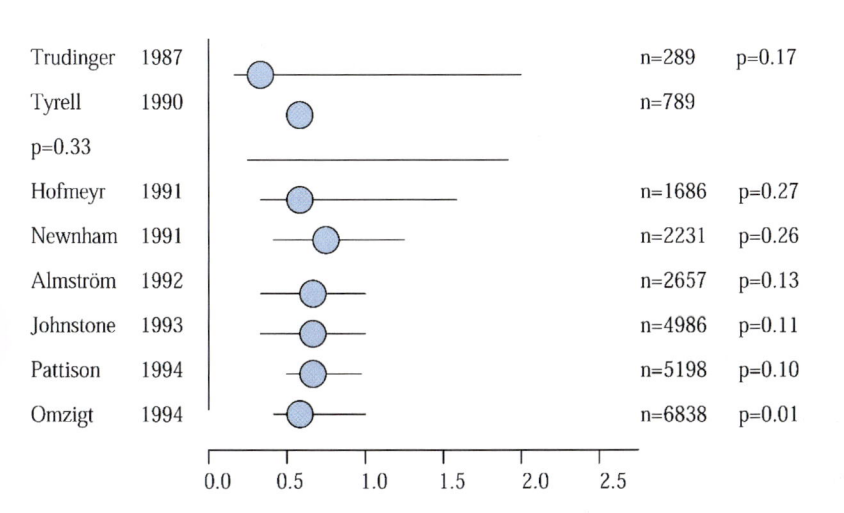

Trudinger	1987		n=289	p=0.17
Tyrell	1990		n=789	
p=0.33				
Hofmeyr	1991		n=1686	p=0.27
Newnham	1991		n=2231	p=0.26
Almström	1992		n=2657	p=0.13
Johnstone	1993		n=4986	p=0.11
Pattison	1994		n=5198	p=0.10
Omzigt	1994		n=6838	p=0.01

◘ **Abb. 19.1.** Prospektiv randomisierte Untersuchungen zum Einsatz der Dopplersonographie in »High-risk-Kollektiven«. (Modifiziert nach Alfirevic u. Neilson 1995; Divon 1995)

19.4.2 A. umbilicalis und das arterielle fetale Gefäßsystem

Bei Auffälligkeiten des Blutströmungsmusters im uterinen Gefäßsystem bzw. bei anderen oben erwähnten Indikationen, wie Verdacht auf SGA, ist es sinnvoll, die Gefäßwiderstände in der **A. umbilicales** bzw. in der **fetalen Aorta** zu bestimmen. Dabei weist die meist in einem günstigeren Dopplereinfallswinkel insonierbare Nabelschnurarterie die bessere Reproduzierbarkeit auf. Um gleichzeitig Hinweise auf Blutumverteilungsvorgänge zu erhalten, sollte, sofern die Gefäßwiderstände in den genannten Blutgefäßen oberhalb der 90. bzw. 95. Perzentile liegen, der Gefäßwiderstand in der **A. cerebri media** gemessen werden. Auch korreliert eine bei verminderter Fruchtwassermenge (AFI <5 cm) gefundene Widerstandserhöhung in der A. umbilicalis mit einem schlechteren perinatalen Ergebnis (Kywon et al. 2006).

19.4.3 V. umbilicalis und das venöse fetale Gefäßsystem

Herzfrequenzsynchrone Pulsationen in der Nabelvene (nicht zu verwechseln mit Fluktuationen die durch fetale Atembewegungen bedingt sind und meist über mehrere Herzzyklen gehen!) sind ebenso wie pathologische erniedrigte diastolische Flussgeschwindigkeiten bzw. Vorliegen eines Zero- oder Reverse-Flow im Ductus venosus Hinweise für eine drohende Rechtsherzdekomenpensation des Feten (Kiserud et al. 1991; Hecher et al. 1995; Ozcan et al. 1998; Baschat 2005).

Nicolaides konnte an über 75.000 Schwangerschaften zeigen, dass ein allgemeines NT-Screening mit PAPP-A- und β-HCG-Bestimmung bei einem errechneten Risiko <1:100 die invasive Karyotypisierung wegen der nur geringen Rate falsch-positiver Befunde rechtfertigt. Im Intermediärkollektiv der Risiken von 1:101 bis 1: 000 konnten die fehlende Verknöcherung des Nasenbeins, eine Trikuspidalregurgitation, aber auch ein Zero- oder Reverse-Flow im Ductus venosus weitere punktionswürdige Risiken selektieren (Nicolaides et al. 2005).

19.5 Bedeutung pathologischer Blutströmungsmuster

19.5.1 Uterine Widerstandserhöhung (Notch)

Auf den höheren Prädiktionswert bezüglich einer zu einem späteren Gestationsalter eintretenden SIH oder IUGR-Situation bei Vorliegen eines doppelseitigen Notch in beiden Uteringefäßen, verglichen mit dessen nur einseitigen Auftreten bzw. mit einer isolierten uterinen Widerstandserhöhung, wurde bereits hingewiesen. So konnten Park et al. (1996) im Rahmen einer prospektiven Untersuchung an 2.321 Schwangeren zeigen, dass bei Vorliegen eines erhöhten Gefäßwiderstands in den Uterinarterien im 2. Trimenon in 48%, bei unilateralem Notch in 83% und bei beidseitigem Notch in 93% spätere Schwangerschaftskomplikationen eintraten. Allgemein deuten zahlreiche Untersuchungen darauf hin, dass das Ausmaß der Widerstandserhöhung gut mit der zu erwartenden mütterlichen bzw. fetalen Morbidität und damit mit dem Gefährdungsgrad korreliert. Bei doppelseitigem uterinem Notch sind die Risiken, dass die Patientin im Verlauf der Schwangerschaft eine SIH bzw. Präeklampsie entwickelt um den Faktor 10, das Risiko einer Frühgeburt um das 4fache sowie die Gefahr einer vorzeitigen Plazentalösung um das 20fache erhöht (Agarwal et al 2004; Kurdi et al. 2004).

19.5.2 Brain-sparing- und Termineffekt

In den arteriellen Gefäßen ist eine vor dem Entbindungstermin reproduzierbar feststellbare Blutumverteilung zum Gehirn (Brain-sparing-Effekt) trotz des noch kompensatorischen Charakters bereits mit einer signifikant höheren Morbidität verknüpft (Piazze et al. 2005). In einem eigenen Kollektiv von 90 Schwangeren mit Brain-sparing-Effekt fanden sich gegenüber einer dopplersonographisch unauffälligen Kontrollgruppe (n=136) signifikant mehr Fehlbildungen (8,9 vs. 1,5%) und höhere neonatale Mortalität (3,3 vs. 0%). Die Rate an schweren Hirnblutungen und Krämpfen im Neugeborenenalter war – tendenziell aber nicht signifikant – in diesem Kollektiv ebenfalls erhöht (Schneider 1993). Bei hochpathologisch verändertem Strömungswiderstand in der Peripherie (z. B. Nullfluss in der Aorta fetalis) und gleichzeitiger Widerstandsabnahme in zerebralen Blutgefäßen, weist eine in kurzfristigen seriellen Untersuchungen zu beobachtende Redistribution mit einem erneut ansteigenden zerebralen Gefäßwiderstand eher auf eine Verschlechterung des fetalen Zustands hin. Der erneute Wiederanstieg wird in diesem Fall der Entstehung eines Hirnödems zugeschrieben.

In Terminnähe und über dem Termin wird eine Abnahme des zerebralen Gefäßwiderstands nach eigenen Untersuchungen in ca. 20% auch bei Nichtrisikoschwangeren beobachtet. Obgleich in diesem Zeitraum dieser Effekt (hier auch als Termineffekt bezeichnet) als physiologisch gilt und sein Auftreten meist nicht mit einer messbaren Pathologie in Verbindung gebracht wird, konnten wir in einer eigenen prospektiven Studie an primär Nichtrisikoschwangeren eine zwar zum Termin und in der Terminüberschreitung abnehmende Häufung pathologischer Ereignisse (wie z. B. operative Entbindung aus Gründen des »Fetal-Distress«, pathologische APGAR- bzw. Geburts-pH-Werte) nachweisen, dennoch war das Auftreten einer Widerstandserniedrigung in zerebralen Gefäßen gegenüber einem Kontrollkollektiv mit unauffälligem Dopplersonogramm mit einer signifikanten Zunahme pathologischer »Outcome-Kriterien« verknüpft (▶ Kap. 13). Im Bereich der Terminüberschreitung scheint aber dennoch ein dopplersonographisch unauffälliges Blutströmungsmuster eher eine Rückversicherung für eine ausreichende uteroplazentare Perfusion darzustellen, als dass pathologische Dopplerflussbefunde mit einer hohen fetalen Morbidität korrelieren.

Eine ganz besondere Stellung nimmt die in der A. cerebri media gemessene Maximalgeschwindigkeit ein. Sie korreliert mit dem Ausmaß einer fetalen Anämie (z. B. bedingt durch eine Blutgruppensensibilisierung oder Parvovirus-B-19-Infektion). In den meisten Fällen lassen sich hiermit die früher notwendigen Nabelschnurpunktionen oder Delta-e-Bestimmungen aus dem Fruchtwasser einsparen (Oepkes et al. 2006).

19.5.3 Zero- und Reverse-Flow in der A. umbilicalis bzw. Aorta fetalis

Das Auftreten von Zero- und Reverse-flow-Mustern ist ein seltenes Ereignis (ca. 0,5% unseres Krankenguts). Diese Muster charakterisieren einen hohen peripheren Strömungswiderstand und korrelieren in einem hohen Maße mit der fetalen Mortalität und Morbidität. In einer prospektiven Multicenteruntersuchung konnten Karsdorp et al. (1994) bei Vorliegen eines Zero-flow-Musters in der Umbilikalarterie bei 178 Feten in 14% in der Folge einen intrauterinen Fruchttod feststellen. Die Rate intrauteriner Fruchttode war bei Vorliegen eines Reverse-flow-Musters (n=67) mit 24% noch weiter erhöht. Beide Raten unterschieden sich signifikant von einem gestationsaltersgleichen, dopplersonographisch unauffälligem Kontrollkollektiv (n=214, IUFT-Rate 3%) (Karsdorp et al. 1994). Die neonatale Mortalität betrug bei Vorliegen eines »Zero-Flow« in diesem Kollektiv 41%, bei »Reverse-Flow« 75% gegenüber nur 4% im Kontrollkollektiv. Weiterhin muss bei den überlebenden Kindern mit derartigen Flussmustern mit einer – gegenüber dopplersonographisch unauffälligen Kindern – deutlich erhöhten neurologischen Handicaprate von ca. 35% gerechnet werden (Valcamonico et al. 1994; Wienerroither et al. 2001; Kutschera et al. 2002).

19.5.4 V. umbilicalis, venöses fetales Gefäßsystem

Das Gefäßwiderstandsverhalten in venösen Blutgefäßen reflektiert eine sich u. U. ankündigende Rechtsherzinsuffizienz des Feten. Diese kündigt ein Finalstadium des Feten mit unmittelbar drohender Hypoxie an. Im arteriellen Schenkel besteht zu dieser Zeit oft bereits ein Nullfluss in der fetalen Aorta und A. umbilicalis, vereinzelt bereits ein »Zero-Flow«. Deutlich sichtbare Zeichen pathologischer Flussmuster im venösen Kompartment sind das Eintreten eines Flussverlusts bzw. eines Reverse-flow-Musters im Ductus venosus, der unter Umgehung der Leber ca. 80% des oxygenierten Blutes via rechtes Herz dem fetalen Gehirn zuführt bzw. im Auftreten von herzfrequenzsynchronen Pulsationen in der Nabelvene. Nach jetzigem Kenntnisstand ist auch bei hochgradig pathologisch veränderten arteriellen Strömungsmustern, z. B. bei IUGR-Feten, noch mit einer ausreichenden Oxygenierung zu rechnen, wenn die venösen Flussmuster unauffällig sind. Hiermit gelingt es, Zeit zu gewinnen, um z. B. eine Lungenreifungsinduktion durchzuführen und den Entbindungszeitpunkt zu optimieren (Kiserud et al. 1991; Hecher et al. 1995; Ozcan et al. 1998; Baschat 2005).

19.6 Dopplersonographie – wann und in welchen Abständen?

Wie bereits oben geschildert ist bei entsprechenden anamnestischen Voraussetzungen ab der 20. SSW der Einsatz der Dopplersonographie im uterinen Gefäßbett sinnvoll. Bei pathologischen Befunden sollte eine Wiederholung nach 4 Wochen, d. h. in der 24. SSW erfolgen (weitgehender Abschluss der 2. Trophoblastinvasion). Bei persistierend pathologischen Dopplerflussbefunden in den Uteringefäßen sind – sofern noch keine erkennbare Klinik (mütterliche Hypertonie, IUGR) aufgetreten ist – 4-wöchentliche Kontrolluntersuchungen unter zusätzlicher Einbeziehung umbilikaler bzw. fetaler Gefäße (A. umbilicalis, Aorta fetalis, A. cerebri media) sinnvoll (◘ Tabelle 19.2).

Bei Überschreiten der Perzentilenbereiche (A. umbilicalis, Aorta fetalis >90. Perzentile; A. cerebri media <10. Perzentile) sind die Überwachungsintervalle zu verkürzen. Da die Entwicklung eines hochpathologischen Dopplerflussmusters in umbilikalen und fetalen Gefäßen Zottenreifungsstörungen bzw. Infarzierungen der Plazenta reflektieren, beträgt die zeitliche Entwicklung von einem unauffälligen Strömungsprofil in der Regel mehrere Wochen. Obwohl prospektive Managementstudien hierzu bislang fehlen, dürften bei alleinigem Überschreiten von Grenzperzentilwerten in einzelnen Blutgefäßen ohne erkennbare klinische Veränderungen Kontrolluntersuchungsabstände innerhalb von 1–2 Wochen ausreichend sein. Bei Vorliegen klinischer Befunde, wie z. B. mütterlicher Hypertonie, abnehmender Kindsbewegungsdauer, reduzierter Fruchtwassermenge oder Vorliegen eines IUGR-Feten, sind je nach Ausfall der dann zusätzlich sinnvollen Diagnostik (K-CTG, biophysikalisches Profil) eine weitere Verkürzung der dopplersonographischen

Tab. 19.2. Überwachungsintervalle und Zusatzdiagnostik bei Vorliegen pathologischer Blutströmungsmuster (Abteilung Perinatalmedizin Frauenklinik der TU München)

Gefäße	Flussmuster	Zusatzpathologie	Kontrollabstände	Zusatzmaßnahmen
Aa. uterinae	RI>90. Pz/Notch	Keine	Alle 4 Wochen	Ambulant, ab 24. SSW
A. umbilicalis		Ja (z. B. SIH)	Alle 2–3 Wochen	DS weiterer Gefäße
A. umbilicalis, Aorta	RI>90. Pz oder	Keine	Alle 2–3 Wochen ambulant	DS peripherer und zentraler Gefäße
A. cerebri media	RI<10. Pz	Ja (z. B. SGA)	Alle 1–2 Wochen	Stationär, K-CTG+ Zusatzdiagnostik
A. umbilicalis, Aorta	RI>90. Pz und	Irrelevant	Alle 2–3 Tage	Stationär, K-CTG+ Zusatzdiagnostik
A. cerebri media	RI<10. Pz (Brain-Sparing)			
A. umbilicalis, Aorta	Zero-Flow	Irrelevant	Täglich	Stationär, 3 bis 4-mal K-CTG + Zusatz- diagnostik, venöser Doppler
A. umbilicalis, Aorta	Reverse-Flow	Irrelevant	1- bis 2-mal täglich	Stationär, evtl. CTG-Daueruüberwachung, Zusatzdiagnostik, venöser Ductus

Überwachungsintervalle, z. B. bis auf 2-mal wöchentlich erforderlich. Im Einzelfall ist auch bereits die stationäre Aufnahme und Überwachung indiziert (◻ Tabelle 19.2).

Bei einer vor dem Entbindungstermin persistierend festgestellten Blutumverteilung zugunsten des Gehirns (Brain-sparing-Effekt) besteht auch aufgrund eigener Untersuchungen (s. oben) trotz des noch kompensierten Zustandes eine signifikant erhöhte fetale Morbidität und Mortalität. Eine stationäre intensivierte Überwachung im frühgeburtlichen Bereich <34. SSW in einem Perinatalzentrum (Level 1-3), erscheint daher indiziert. Bei Vorliegen einer intrauterinen Wachstumsretardierung würden wir in einem solchen Fall neben dem Ausschluss von Noxen (z. B. Nikotinverbot, Vermeidung körperlicher Belastungen) die eingeschränkte Bettruhe (vorzugsweise Einnahme der Seitenlage), die Durchführung einer Lungenreifungsinduktion (z. B. 2-mal 12 mg Celestan i.m.) sowie bei einem mütterlichen Hämatokrit >38 eine Hämodilution (z. B. HAES) durchführen. Eine Tokolyse mit β-Sympathikomimetika bei Vorliegen vorzeitiger Kontraktionen halten wir wegen des hierdurch auch beim Feten gesteigerten Grundumsatzes und damit einhergehenden Sauerstoffmehrverbrauchs bei Vorliegen einer Plazentainsuffizienz für eher kontraproduktiv und nicht indiziert. Zur Durchsetzung der Lungenreifung bei gleichzeitiger Wehentätigkeit scheint in solchen Fällen eine Tokolyse mit Nifedipin oder einem Oxytozinrezeptorantagonist (Atosiban) geeigneter. Die fetale Überwachung umfasst in diesen Fällen wiederholte dopplersonographische Untersuchungen im Abstand von 2–3 Tagen, K-CTG- oder Oxford-STV-Registrierungen 1–2/Tag, einmal wöchentlich Registrierung des biophysikalischen Profils, insbesondere der Fruchtwassermetrik und alle 10–14 Tage eine fetale Biometrie mit Feststellung der Wachstumstendenz.

Bei Vorliegen eines enddiastolischen Flussverlustes in der A. fetalis bzw. A. umbilicalis ist eine **stationäre Aufnahme und Überwachung in einem Perinatalzentrum** zu fordern, da die meisten dieser Fälle im Bereich der extremen Frühgeburtlichkeit auftreten bzw. aufgrund des Vorliegens weiterer Komplikationen (z. B. fetales Herzvitium) das entsprechende Umfeld eines Perinatalzentrums benötigen. Neben der bereits beim Brain-sparing-Effekt beschriebenen Maßnahmen ist wegen der deutlich erhöhten fetalen Morbidität und Mortalität eine noch weiter intensivierte Überwachung (K-CTG 3-mal täglich bis kontinuierlich, tägliche dopplersonographische Kontrollen des arteriellen (A. fetalis, A. umbilicalis, A. cerebri media) sowie des venösen Systems (Ductus venosus, V. umbilicalis) erforderlich. Neben der zur RDS- und Hirnblutungsprävention zu empfehlenden Kortikosteroidtherapie ist eine Sectiovorbereitung sinnvoll, da Feten mit diesen Flussmustern in der Regel weitere Perfusionsbeeinträchtigungen z. B. durch Geburtswehen nicht mehr tolerieren.

Ein Umkehrfluss in arteriellen Gefäßen (Reverse-Flow) ist in den meisten Fällen bereits mit einem hochpathologischen CTG-Muster vergesellschaftet. Eine rasche Entbindung erscheint daher meist unausweichlich. Im Bereich der extremen Frühgeburt ermöglicht ein noch unauffälliges venöses System nach den bis dato vorliegenden Erkenntnissen lediglich das begrenzte Abwarten, um z. B. erfolgreich über 2 Tage eine Lungenreifungsinduktion abzuschließen (◻ Tabelle 19.2). Allerdings muss hierbei betont werden, dass der venöse Doppler kein konsekutiv in der Kaskade der Perfusionsverschlechterung zwingend eintretendes Ereignis ist, sondern nur in etwa 30% der kontinuierlich überwachten Fälle gesehen wurde. Ein zu langes Abwarten birgt in solchen Fällen bei Befundverschlechterung im arteriellen Schenkel (z. B. Auftreten eines Reverse-flow-Musters, aber auch schon bei persistierendem Zero-Flow) das Absterben des Feten (Clerici et al. 2001; Ferrazzi et al. 2002; Heyna 2003; Baschat 2005).

19.7 Die Rolle der Dopplersonographie bei exspektativem Vorgehen

Die Beurteilung des fetalen Zustands ist bei Vorliegen anamnestischer bzw. klinischer Risiken (s. Mutterschaftsrichtlinien) und einem durch entsprechende Vorsorgeuntersuchungen ermittelten Risikokollektiv sowohl bezüglich ihres prädiktiven Werts hinsichtlich einer zu erwartenden fetalen Morbidität/Mortalität als auch bezüglich des Frühwarneffekts überlegen. Eigene Untersuchungen zeigten bei persistierendem Vorliegen eines Brain-sparing-Effekts nur in 30% bereits auch Auffälligkeiten im CTG, während bei Vorliegen eines Reverse-flow-Musters nahezu in 100% pathologische CTG-Muster anzutreffen sind (Schneider 1997, 2003).

Prospektive Untersuchungen in sich entwickelnden Hochrisikokollektiven (IUGR<3. Perzentile) zeigten im Vergleich verschiedener Überwachungsmethoden durchschnittlich 3 Wochen vor einer drohenden Dekompensation erhöhte Gefäßwiderstandsindizes, während alle anderen Überwachungsverfahren (z. B. CTG, US) noch unauffällige Befunde aufwiesen (Schneider 1997; Ferazzi et al. 2002). Nächsterkennbare Hinweiszeichen auf eine drohende fetale Gefährdung ergaben eine signifikante Abnahme der Kindsbewegungsdauer, gefolgt von einer auffällig reduzierten Fruchtwassermenge. Erst danach folgten die CTG-basierten Stress- und Non-Stress-Tests. Eine signifikante Abnahme der Anzahl der Kindsbewegungen bzw. ein Tonusverlust ist in der Regel bereits mit fetaler Hypoxie und Azidose vergesellschaftet und erfüllt so nicht mehr die Ansprüche für ein Frühwarnsystem bei erst beginnender fetaler Versorgungseinschränkung.

Dabei ist insbesondere bei hochpathologischen Flussmustern wie Zero- und Reverse-Flow in arteriellen wie venösen Gefäßen die Reversibilität der Flussmuster wie auch die falsch-positiv Rate (<1%) gering. Dadurch können pathologisch erscheinende CTG-Muster insbesondere im Bereich der extremen Frühgeburtlichkeit durch unauffällige Dopplerflussmessungen relativiert und so iatrogen induzierte Frühgeburtlichkeit vermieden werden. Dagegen korrelieren hochpathologische Flussmuster – insbesondere wenn im venösen System Zero- oder Reverse-flow-Muster auftreten – in hohem Maße mit einer fetalen Hypoxämie und Azidose, wie durch im Rahmen von Chordozentesen durchgeführte Blutgasanalysen gezeigt werden konnte (Nicolini et al. 1990). Arduini et al. (1993) konnten bei IUGR-Feten mit Flussverlust in der A. umbilicalis weiterhin nachweisen, dass im Bereich der extremen Frühgeburtlichkeit offenbar höhere plazentare Reserven bestehen, als beim Auftreten eines derartigen Flussmusters zu einem späteren Zeitpunkt. So entwickelten nur 7% der Feten mit einem Gestationsalter unterhalb der 27. SSW nach einem eine Woche lang bestehenden Zero-Flow in der Umbilikalarterie persistierende Spätdezelerationen, während dies jenseits der 27. SSW bei immerhin zwei Drittel der untersuchten Feten der Fall war. Ähnliche Korrelationen zur CTG-Pathologie ergaben sich bei Abwesenheit bzw. Vorhandensein von venösen Pulsationen in der Nabelvene. Auch die Präsenz eines mütterlichen Hypertonus scheint sich ungünstig auf das Vorhaben einer Schwangerschaftsprolongation auszuwirken. Andererseits gibt es Hinweise, dass die neurologische Handicaprate direkt mit dem Ausmaß der dopplersonographisch festgestellten Widerstandsveränderungen im umbilikalen Stromgebiet korreliert. So konnten Valcomonico et al. (1994) zeigen, dass bei einer 18-monatigen Nachbeobachtungszeit gestationsaltersgleiche Feten mit unauffälligem Strömungsprofil in der A. umbilicalis in 0% neurologische Handicaps aufwiesen. Dieser Anteil stieg jedoch bei pathologisch erhöhtem Gefäßwiderstand auf 12%, bei Zero- bzw. Reverse-flow-Mustern gar auf 35% an.

19.8 Die Rolle der Dopplersonographie bei der Optimierung des Entbindungszeitpunktes

Managementstudien, die den Ausfall dopplersonographischer Messungen direkt in einen klinischen Entscheidungsbaum einbezogen, um gerade beim gefährdeten Feten im Bereich der extremen Frühgeburtlichkeit den optimalen Entbindungszeitpunkt festzulegen, liegen bisher nur vereinzelt vor. Das erste hierzu publizierte Schema stammt von Skodler et al. aus dem Jahr 1989. Es sieht, je nach Ausfall und Ausmaß der Dopplersonographie, die intensivierte ambulante Überwachung bis hin zur stationären Aufnahme und Herstellen der Sectiobereitschaft vor. Die Indikation zur Schnittentbindung wurde allerdings damals, selbst bei Vorliegen eines Reverse-flow-Musters in der A. umbilicalis, ausschließlich von einem pathologischen CTG-Muster abhängig gemacht. Die erst spätere Erkenntnis der besseren Reproduzierbarkeit dopplersonographischer Messungen im Vergleich zum CTG, der in den meisten Fällen erkennbar bessere Frühwarneffekt selbst bei noch unauffälligen CTG-Mustern, die direkte Korrelation pathologischer Blutströmungsmuster mit der fetalen Morbidität und Mortalität sowie die geringe Rate falsch-positiver hochpathologischer Flussmuster, räumen der Dopplersonographie im antepartalen Zeitraum eine entscheidende Rolle bei der Planung des optimalen Entbindungszeitraums ein. Untersuchungen von Almstrom et al. (1992) zeigten bei alleiniger Überwachung von IUGR-Feten in der Schwangerschaft mit der Dopplersonographie gegenüber einem nur CTG-überwachten Kontrollkollektiv eine signifikant niedrigere Rate von antepartalen Untersuchungen, Hospitalisationen, Geburtseinleitungen, operativen Entbindungen aus Gründen eines »Fetal-Distress« ohne eine Erhöhung der fetalen Morbidität und Mortalität. Dennoch ist es selbstverständlich ratsam, zur Abrundung des klinischen Bildes alle zusätzlichen Parameter (z. B. Fehlbildungen? fetales Wachstum? Fruchtwassermenge? K-CTG, Fetal-Behavioral-States?) zur Zustandbeurteilung bei pathologischen Flussmustern zu verwenden, da in diesem Falle auch bei den Zusatzmethoden mit einer geringeren falsch-positiv Rate zu rechnen ist. Die meisten publizierten Schemata setzen die Dopplersonographie, z. B. bei der Triage des SGA-Feten ein: Bei unauffälligem Dopplerflussmuster wird ein Fetus unter der 10. Schätzgewichtsperzentile als wahrscheinlich genetisch kleiner, jedoch nicht als nutritiv minderversorgt eingestuft. Eine ambulante Kontrolle ist daher – allerdings unter 2-wöchentlicher Kontrolle des Wachstums und 2- bis 4-wöchentlicher dopplersonographischer Kontrolluntersuchung angezeigt. Bei pathologischem Blutströmungsprofil ist der Fetus dagegen als intrauterin wachstumsretardiert (IUGR) einzustufen. Eine stationäre Aufnahme in einem Perinatalzentrum, Ausschluss von Noxen, symptomatischer Therapie (z. B. Nikotinverzicht, Bettruhe) sowie eine intensivierte Diagnostik sind indiziert.

Bei der Planung des optimalen Entbindungszeitpunkts im Bereich der extremen Frühgeburtlichkeit müssen verschiedene Gesichtspunkte berücksichtigt werden:
- Durchführung der Lungenreifung zur Prävention eines RDS und von Hirnblutungen,
- Ausmaß der dopplersonographisch festgestellten Pathologie,
- Ausmaß der Begleitpathologie (CTG, fetaler Befund etc.),
- erreichtes Gestationsalter und Leistungsfähigkeit der neonatologischen Intensivstation.

Letztendlich stellt sich die Kernfrage, ob und inwieweit ein abwartendes Verhalten mehr nützt als schadet. Die Antwort auf diese Frage versuchte eine Europäische Multicenterstudie zu geben (EUROGRIT-Studie), an der 44 Europäische Zentren beteiligt waren. Wachstumsretardierte Feten, die ein hochpathologisches Flussmuster (z. B. Zero- oder Reverse-flow-Muster) bzw. ein hochpathologisches CTG aufwiesen, wurden randomisiert in 2 Gruppen eingeteilt: eine Gruppe, in der die sofortige Entbindung angestrebt wurde und in eine andere Gruppe in der exspektativ vorgegangen wurde, wenn der Geburtshelfer selbst unsicher über die Richtigkeit des weiteren Vorgehens war. Diese Unsicherheit, die beispielsweise bei diskordantem Zwillingswachstum in der 25. SSW besteht, wobei nur ein Zwilling gefährdet erscheint, wurde der Schwangeren mitgeteilt und deren Einverständnis für die Studienteilnahme eingeholt. Es wurden über 400 Schwangere randomisiert. Der zeitliche Unterschied zwischen dem abwartenden Arm und der sofortigen Entbindung betrug im Mittel nur knapp über 4 Tage. Dies ist ein zusätzlicher Hinweis für den extremen Gefährdungsgrad dieser Feten, da dies bedeutet, dass aufgrund einer zusätzlichen Befundverschlechterung sich die Geburtshelfer bereits nach diesem Zeitraum wieder sicher waren, dass die Entbindung die geeignetere Maßnahme ist. Ein Zeitraum von 4 Tagen reicht allerdings aus, um Maßnahmen wie z. B. eine Lungenreifungsinduktion durchzuführen (Thornton et al. 2004).

Das Entbindungsverhalten bei Vorliegen eines Zero- bzw. Reverse-Flow in der Nabelschnurarterie wurde zuvor in einer Pilotstudie untersucht. Es zeigt sich, dass die Mehrzahl der Zentren bei Vorliegen eines Zero-flow-Musters in der 29. bis 30. SSW die Entbindung anstreben. Das Entbindungsverhalten ist bei Vorliegen eines Reverse-flow-Musters ca. 2–3 Wochen nach links verschoben, d. h., die meisten Entbindungen erfolgen hier bereits im Mittel um die 27. SSW (Grit Study Group 1996).

Bei der Entscheidungsfindung ist einerseits die bei Zero-Flow ca. 4fach, bei Reverse-Flow ca. 11fach höhere Mortalität als bei gestationsaltersgleichen Frühgeburten mit unauffälligem Strömungsprofil sowie die etwa 35% betragende neurologische Handicaprate zu berücksichtigen (Karsdorp et al. 1994; Valcamonico et al. 1994). Gleichzeitig ist es extrem wichtig, die Leistungsfähigkeit, d. h. die Mortalitätsrate und neurologische Handicaprate der eigenen neonatologischen Intensivstation in den einzelnen Gestationsalterswochen zu kennen, da hierdurch eine objektivere Beratung möglich wird. So ist es nach eigenen Daten bereits in der abgeschlossenen 27. SSW bei einer Mortalitätsrate von 5% und eine Handicaprate <9% gegenüber den Eltern bei Vorliegen eines hochpathologischen Flussmusters kaum vertretbar, die Schwangerschaft länger zu prolongieren, als dies für die Durchführung einer Lungenreifungsinduktion notwendig ist. In der 24+0 bis 24+6 SSW ist dagegen bei einer Mortalität von 56% und einer schweren Handicaprate von ca. 33% eine abwartende Haltung eher vertretbar und sinnvoll.

Allerdings sind weitere prospektive Studien erforderlich, die insbesondere die neurologische Langzeitentwicklung einbeziehen, um eine noch differenziertere Empfehlung in Abhängigkeit von der Pathologie des jeweiligen Flussmusters, des betroffenen Gefäßsystems und dem pathologischen Ausfall der ergänzenden Überwachungs-

Vorgehen bei IUGR (TUM)

Stationäre Aufnahme

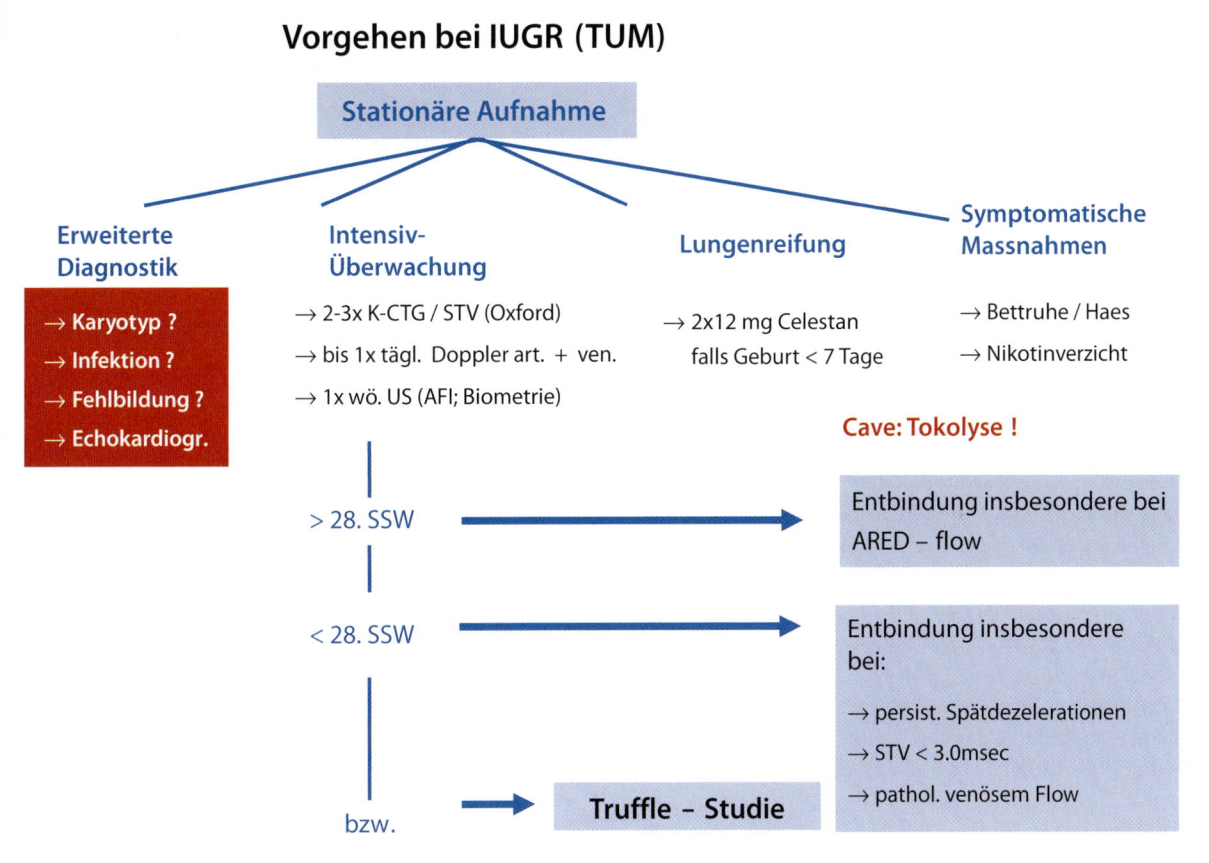

Erweiterte Diagnostik
- → Karyotyp ?
- → Infektion ?
- → Fehlbildung ?
- → Echokardiogr.

Intensiv-Überwachung
→ 2-3x K-CTG / STV (Oxford)
→ bis 1x tägl. Doppler art. + ven.
→ 1x wö. US (AFI; Biometrie)

Lungenreifung
→ 2x12 mg Celestan falls Geburt < 7 Tage

Symptomatische Massnahmen
→ Bettruhe / Haes
→ Nikotinverzicht

Cave: Tokolyse !

> 28. SSW → **Entbindung insbesondere bei ARED – flow**

< 28. SSW → **Entbindung insbesondere bei:**
→ persist. Spätdezelerationen
→ STV < 3.0msec
→ pathol. venösem Flow

bzw. → **Truffle – Studie**

Abb. 19.2. Klinisches Vorgehen bei Vorliegen eines Zero-Flow in der A. umbilicalis bei intrauteriner Wachstumsretardierung (Abteilung Perinatalmedizin Frauenklinik der TU München)

---

instrumente im jeweils erreichten Gestationsalter zu geben. In Abb. 19.2 wird das eigene klinische Vorgehen bei Vorliegen eines Zero-flow-Musters in der Umbilikalarterie bei wachstumsretardierten Feten wiedergegeben.

19.9 Zusammenfassung

Die dopplersonographische Untersuchung ist im antepartalen Bereich bezüglich der Reproduzierbarkeit und der frühzeitigen Prädiktion der fetalen Morbidität und Mortalität den anderen Überwachungsverfahren überlegen. Ein sinnvoller Einsatz erfordert allerdings die Präselektion eines Risikokollektivs durch die Anamnese bzw. die Erhebung von Befundrisiken im Rahmen der Mutterschaftsvorsorge. Ein entsprechender, evtl. um alle Mehrlingsschwangerschaften sowie um gefäßrelevante mütterliche Erkrankungsbilder (z. B. Lupus erythematodes) zu erweiternder Indikationskatalog ist eine zu fordernde Ergänzung der Mutterschaftsrichtlinien. Mithilfe des Einsatzes der Dopplersonographie in diesen Hochrisikokollektiven gelingt es, ohne Erhöhung der Interventionsrate bzw. der Morbidität die Mortalität in diesen Kollektiven um ca. 45% zu senken (Alfirevic u. Neilson 1995; Divon 1995; Neilson 1999).

Das Ausmaß der zu erwartenden Pathologie korreliert dabei direkt mit dem Ausmaß des pathologischen Blutströmungsverhaltens. Dabei ist eine Blutumverteilung zu Gehirn, Nebennierenrinde und Herzkranzgefäßen (d. h. zu lebenswichtigen Organen) bereits ein konkreter Hinweis für eine notwendige Kompensation und sollte vor dem Termin die stationäre Beobachtung zur Folge haben. Das Auftreten eines Zero- bzw. Reverse-flow-Musters ebenso wie die Entwicklung einer »Dezentralisation« bei weiterhin schlechter Perfusion in der Peripherie ein Hinweiszeichen für eine zunehmende Dekompensation des fetalen Kreislaufs. Veränderungen des venösen Dopplersignals können dabei offenbar eine entscheidende Schlüsselrolle in der Beurteilung der Notwendigkeit einer sofortigen Entbindung spielen. Ist zum Beispiel selbst bei Vorliegen eines Zero-flow-Befunds in arteriellen Gefäßen das Strömungsprofil im Ductus venosus noch unauffällig, liegt insbesondere auch im venösen System kein Zero- oder Reverse-Flow vor, kann nach den bisher vorliegenden Studien im Regelfall noch immer von einer ausreichenden fetalen Oxygenierung ausgegangen werden und unter Intensivüberwachungsmaßnahmen die Zeit des Abwartens, z. B. noch für die Durchführung einer Lungenreifungsinduktion genutzt werden. Allerdings fehlen bisher noch Langzeit-follow-up-Studien zur Bewertung des Managements bei pathologischem venösen Flussmuster bzw. befinden sich in Arbeit wie bei der multieuropäischen TRUFFLE-Studie (Lees u. Baumgartner 2005). Deshalb sollte die Einbindung des venösen Dopplers in die klinische Entscheidung derzeit noch durch additive Diagnostik z. B. Oxford-CTG, bzw. arterieller Doppler flankiert werden (Gagnon et al. 2003; Harkness u. Mari 2004, Baschat 2005; Haram et al. 2006).

Das Vorliegen eines Reverse-flow-Musters, insbesondere bei pathologischem venösen Fluss bzw. bei Pathologie zusätzlicher Überwachungsverfahren (CTG) sollte spätestens die Indikation für den dann im Regelfall erforderlichen Kaiserschnitt bei Erreichen der Überlebensfähigkeit sein. Bei der Entscheidungsfindung müssen die Leistungsdaten der Intensivstation im erreichten Gestationsalter den zu erwartenden Morbiditäts-/Mortalitätsdaten der jeweiligen Flussmusterpathologie gegenübergestellt werden. Bei klinischer Unsicherheit bezüglich der Entbindung helfen prospektive randomisierte Studien (EUROGRIT, TRUFFLE-Studie) diese Entscheidung zu optimieren.

Literatur

Agarwal N, Suneja A, Arora S, Tandon OP, Sircar S (2004) Role of uterine artery velocimetry using color-flow Doppler and electromyography of uterus in prediction of preterm labor. J Obstet Gynaecol Res 30 (6):402-408

Alfirevic Z, Neilson JP (1995) Doppler ultrasonography in high-risk pregnancies: systematic review with meta-analysis. Am J Obstet Gynecol 172:1379–1387

Almstrom H, Axelsson O, Cnattingius S (1992) Comparison of umbilical-artery velocimetry and cardiotocography for surveillance of small-for-gestational-age fetuses. Lancet 340:936–940

Arduini D, Rizzo G, Romanini C (1993) The development of abnormal heart rate patterns after absent end-diastolic velocity in umbilical artery: analysis of risk factors. Am J Obstet Gynecol 168:43–50

Baschat AA (2005) Arterial and venous Doppler in the diagnosis and management of early onset fetal growth restriction. Early Hum Dev. 81(11):877-87

Beattie RB, Dornan JC (1989) Antenatal screening for intrauterine growth retardation with umbilical artery Doppler ultrasonography. Br Med J 298:631–635

Clerici G, Luzietti R, Di Renzo GC (2001) Monitoring of antepartum and intrapartum fetal hypoxemia: pathophysiological basis and available techniques Biol Neonate 79:246-253

Davies JA, Gallivan S, Spencer JA (1992) Randomised controlled trial of Doppler ultrasound screening of placental perfusion during pregnancy. Lancet 340:1299–1303

Divon MY (1995) Randomized controlled trials of umbilical artery Doppler velocimetry: how many are too many. Ultrasound Obstet Gynecol:377–379

Ferrazzi E, Bozzo M, Rigano S, Bellotti M, Morabito A, Pardi G, Battaglia FC, Galan HL (2002) Temporal sequence of abnormal Doppler changes in the peripheral and central circulatory systems of the severely growth-restricted fetus. Ultrasound Obstet Gynecol. 19(2):140-6

Fitzgerald DE, Drumm JE (1977) Non-invasive measurement of human circulation using ultrasound: a new method. Br Med J 2:1450–1451

Gagnon R, Van den Hof M, Diagnostic Imaging Committee, Executive and Council of the Society of Obstetricians and Gynaecologists of Canada (2003) The use of fetal Doppler in obstetrics. J Obstet Gynaecol Can. 25(7):601-14

GRIT Study Group (1996) The GRIT Study Group. Europ J Obstet Gynecol Reprod Biol 67:121–126

Haram K, Softeland E, Bukowski R (2006) Intrauterine growth restriction. Int J Gynaecol Obstet. 93(1):5-12

Harrington KF, Campbell S, Bewley S, Bower S (1991) Doppler velocimetry studies of the uterine artery in the early prediction of pre-eclampsia and intra-uterine growth retardation. Eur J Obstet Gynecol Reprod Biol 42:14–20

Harrington K, Cooper D, Lees C, Hecher K, Campbell S (1996) Doppler ultrasound of the uterine arteries: the importance of bilateral notching in the prediction of pre-eclampsia, placental abruption or delivery of a small-for-gestational-age baby. Ultrasound Obstet Gynecol 7:182–188

Harkness UF, Mari G (2004) Diagnosis and management of intrauterine growth restriction. Clin Perinatol. 31(4):743-64

Heyna C (2003) Verlauf und Prognose von Schwangerschaften mit pränatal diagnostiziertem pathologischem Doppler in der A. umbilicalis. Medizinische Fakultät Charité der Humboldt-Universität zu Berlin. Dissertationsschrift

Hecher K, Campbell S, Doyle P, Harrington K, Nicolaides K (1995) Assessment of fetal compromise by Doppler ultrasound investigation of the fetal circulation. Arterial, intracardiac, and venous blood flow velocity studies. Circulation 91:129–138

Johnstone FD, Prescott R, Hoskins P, Greer IA, McGlew T, Compton M (1993) The effect of introduction of umbilical Doppler recordings to obstetric practice. Br J Obstet Gynaecol 100:733–741

Karsdorp VH, van Vugt JM, van Geijn HP, Kostense PJ, Arduini D, Montenegro N, Todros T (1994) Clinical significance of absent or reversed end diastolic velocity waveforms in umbilical artery. Lancet 344:1664–1668

Kiserud T, Eik-Nes SH, Blaas HG, Hellevik LR (1991) Ultrasonographic velocimetry of the ductus venosus. Lancet 338:1412–1414

Kurdi W, Fayyad A, Thakur V, Harrington K. (2004) Eur J Obstet Gynecol Reprod Biol. 10;117(1):20-3

Kutschera J, Tomaselli J, Urlesberger B, Maurer U, Hausler M, Gradnitzer E, Burmucic K, Muller W (2002) Absent or reversed end-diastolic blood flow in the umbilical artery and abnormal Doppler cerebroplacental ratio--cognitive, neurological and somatic development at 3 to 6 years. Early Hum Dev. 69(1-2):47-56

Kywon JY, Kwon HS, Kim YH, Park YW (2006) Abnormal Doppler velocimetry is related to adverse perinatal outcome for borderline amniotic fluid index during third trimester. J Obstet Gynaecol Res. 32(6):545-9

Lees C, Baumgartner H (2005) The TRUFFLE study-a collaborative publicly funded project from concept to reality: how to negotiate an ethical, administrative and funding obstacle course in the European Union. Ultrasound Obstet Gynecol. 25(2):105-7

Mason GC, Lilford RJ, Porter J, Nelson E, Tyrell S (1993) Randomised comparison of routine versus highly selective use of Doppler ultrasound in low risk pregnancies. Br J Obstet Gynaecol 100:130–133

McCallum WD, Williams CS, Napel S, Daigle RE (1978) Fetal blood velocity waveforms. Am J Obstet Gynecol 132:425–429

Mires GJ, Williams FL, Leslie J, Howie PW (1998) Assesment of uterine arterial notching as a screening test for adverse pregnancy outcome. Am J Obstet Gynecol 179: 317–1323

Newnham JP, Patterson LL, James IR, Diepeveen DA, Reid SE (1990) An evaluation of the efficacy of Doppler flow velocity waveform analysis as a screening test in pregnancy. Am J Obstet Gynecol 162 (2):403-10

Nicolini U, Nicolaidis P, Fisk NM, Vaughan JI, Fusi L, Gleeson R, Rodeck CH (1990) Limited role of fetal blood sampling in prediction of outcome in intrauterine growth retardation. Lancet 336:768–772

Neilson JP (1999) Doppler ultrasound in high risk pregnancies. In: Enkin MW, JNC Keirse, MJ Renfrew, JP Neilson (eds) Pregnancy and childbirth module. Oxford: Update software. (Cochrane database of systematic reviews)

Nicolaides KH, Spencer K, Avgidou K, Faiola S, Falcon O (2005) Multicenter study of first-trimester screening for trisomy 21 in 75 821 pregnancies: results and estimation of the potential impact of individual risk-orientated two- stage first-trimester screening. Ultrasound Obstet Gynecol. 25(3):221-6

Oepkes D, Seaward PG, Vandenbussche FP, DIAMOND Study Group (2006) Doppler ultrasonography versus amniocentesis to predict fetal anemia. N Engl J Med 13; 355(2):156-64

Ozcan T, Sbracia M, D'Ancona RL, Copel JA, Mari G (1998) Arterial and venous Doppler velocimetry in the severely growth-restricted fetus and associations with adverse perinatal outcome. Ultrasound Obstet Gynecol 12:39–44

Park YW, Cho JS, Kim HS, Kim JS, Song CH (1996) The clinical implication of early diastolic notch in the third trimester Doppler waveform analysis of the uterine artery. J Ultrasound Med 15:47–51

Park YW, Cho JS, Choi HM, Kim TY, Lee SH, Yu JK, Kim JW (2000) Clinical significance of early diastolic notch depth: uterine artery Doppler velocimetry in the third trimester. Am J Obstet Gynecol. 182(5):1204-9.

Piazze J, Padula F, Cerekja A, Cosmi EV, Anceschi MM (2005) Prognostic value of umbilical-middle cerebral artery pulsatility index ratio in fetuses with growth restriction. Int J Gynaecol Obstet. 91(3):233-7.

Schneider KTM (1993) Doppler-Ultraschall: Patientensicherheit und Einbindung der Methode in das klinische Management. Gynäkol Geburtshilfliche Rundsch 33 (1):113-5

Schneider KTM (1997) Indikation zur Dopplersonographie während der Schwangerschaft. Arch Gynecol Obstet 260:153–162

Schneider KTM (2003) Standards in der Perinatalmedizin – Dopplersonographie in der Schwangerschaft. Geburtshilfe Frauenheilkd 63:21–25

Schneider KTM (2007) Dopplersonographie: Sicherheitsaspekte. In: Steiner H, Schneider KTM (Hrsg.) Dopplersonographie und Geburtshilfe. Springer Berlin Heidelberg New York; (im Druck)

Schneider KTM, Amberg-Wendland D, Renz S, Fürstenau U (1991) Prospektiv randomisierte Untersuchung zum klinischen Wert der Dopplersonographie als Screeningverfahren. Gynäkol Rundschau 31:139–140

Skodler WD, Philipp K, Pateisky N, Reinold E (1989) Practical use of blood flow with pulsed ultrasound in the 3d trimester of an at-risk pregnancy. Ultraschall Med 10:230–234

Thornton JG, Hornbuckle J, Vail A, Spiegelhalter DJ, Levene M; GRIT Study Group (2004) Infant wellbeing at 2 years of age in the Growth Restriction Intervention Trial (GRIT): multicentred randomised controlled trial. Lancet. 364(9433):513-20

Valcamonico A, Danti L, Frusca T, Soregaroli M, Zucca S, Abrami F, Tiberti A (1994) Absent end-diastolic velocity in umbilical artery: risk of neonatal morbidity and brain damage. Am J Obstet Gynecol 170:796–801

Wienerroither H, Steiner H, Tomaselli J, Lobendanz M, Thun-Hohenstein L (2001) Intrauterine blood flow and long-term intellectual, neurologic, and social development. Obstet Gynecol. 97(3):449-53

Teil III Dopplersonographie am fetalen Herz

Kapitel 20   Normale Flussmuster am fetalen Herzen   – 193

Kapitel 21   Evaluierung des Cardiac-Outputs und der kardialen Dekompensation   – 203

Kapitel 22   Dopplerechokardiographie bei fetalen Arrhythmien   – 211

Kapitel 23   Farbdopplersonographie bei fetalen Herzfehlern   – 227

Normale Flussmuster am fetalen Herzen

G. Tulzer

20.1 Einleitung – 193

20.2 Grundlagen – 193
20.2.1 Untersuchungszeitpunkt – 193
20.2.2 Geräteeinstellung – 194

20.3 Doppleruntersuchung des fetalen Herzens – 195
20.3.1 Präkordiale Venen – 195
20.3.2 Foramen ovale – 196
20.3.3 Atrioventrikularklappen (Mitral- und Trikuspidalklappe) – 196
20.3.4 Semilunarklappen (Aorten- und Pulmonalklappe) – 199
20.3.5 Ductus Botalli und Aortenbogen – 201

20.4 Zusammenfassung – 201

20.1 Einleitung

Die ersten Berichte über die 2-D-Untersuchung des fetalen Herzens erschienen Anfang der 1970er Jahre. Erst Mitte der 1980er Jahre fand die Doppleruntersuchung Eingang in die Evaluierung des fetalen Herzens (Maulik et al. 1984). Diese Methode, die zusätzlich zu anatomischen auch funktionelle Informationen liefern konnte, hat sich in der Folge rasch durchgesetzt und ist heute integrativer Bestandteil jeder fetalen Echokardiographie. Zahlreiche Arbeiten haben seither den Wert der fetalen Dopplerechokardiographie bei der Evaluierung abnormaler fetaler Kreislaufverhältnisse belegt. Viele neue physiologische und pathophysiologische Kenntnisse über das menschliche fetale Herz-Kreislauf-System konnten dadurch gewonnen werden und es wurde offenkundig, dass zahlreiche Daten, die im Tierversuch gewonnen worden waren, keineswegs auf den menschlichen Feten übertragbar sind. So ist die Doppleruntersuchung des fetalen Herzens heute zu einem unverzichtbaren Instrument in der Evaluierung und Überwachung des Feten geworden, eine Methode, die sich aber noch ständig weiterentwickelt und deren Potenzial keinesfalls schon ausgeschöpft ist.

20.2 Grundlagen

20.2.1 Untersuchungszeitpunkt

Die heute zur Verfügung stehenden Ultraschallgeräte erlauben eine detaillierte Untersuchung der fetalen intra- und extrakardialen Flussmuster bei guten Schallbedingungen ab der 18. Schwangerschaftswoche (SSW). Als idealer Zeitraum zur Durchführung einer fetalen Echokardiographie hat sich die 18.–20. SSW herausgestellt, da dann in der Regel die besten Schallbedingungen herrschen. Das fetale Herz ist bereits groß genug, damit der Dopplerstrahl im 2-D-Bild exakt positioniert werden kann. Je später in der Schwangerschaft untersucht wird desto schwieriger werden meist die Schallbedingungen bedingt durch die zunehmende Entfernung des fetalen Herzens vom Schallkopf, die zunehmende Abschwächung des Ultraschalls durch mütterliches und fetales Gewebe und die abnehmende Fruchtwassermenge. Neue hochauflösende Sonden erlauben mittlerweile auch Untersuchungen im 1. Trimenon ab der 11. SSW mit erstaunlicher Genauigkeit.

> **Tipps**
> Bester Zeitpunkt für eine fetale Echokardiographie ist die 18.–22. SSW

20.2.2 Geräteeinstellung

Für die fetale kardiale Doppleruntersuchung ist aufgrund der speziellen Verhältnisse eine spezielle Einstellung des Ultraschallgerätes erforderlich. Einerseits ist bei der Untersuchung des venösen Kreislaufs (Vena umbilicalis, Ductus venosus, Vena cava inferior, Pulmonalvenen) eine hohe Sensitivität des Dopplersignals gefragt, um auch die niedrigen Flussgeschwindigkeiten gut darstellen zu können, andererseits sollen beim intrakardialen Doppler hohe Flussgeschwindigkeiten gut dargestellt und störende niedrig-frequente Signale der Herzklappenbewegung gefiltert werden. Neben den Flüssen mit niedriger Geschwindigkeit im Bereich der Vorhöfe sind in der Regel die maximalen Flussgeschwindigkeiten von Interesse. Das Dopplersignal kann aber durch die Eigenbewegungen des Herzens und der Herzklappen erheblich beeinträchtigt werden. Zudem kommt es durch die hohe Herzfrequenz zu rasch wechselnden Flussrichtungen mit hohen Flussgeschwindigkeiten. Um brauchbare Dopplersignale (sowohl mit konventionellem Doppler als auch mit Farbdoppler) zu erhalten, muss daher das Gerät entsprechend eingestellt werden und über eine bestimmte Ausrüstung verfügen.

> **Definition der Geräteausstattung**
> - Pulsed-Wave-Doppler (PW-Doppler): gepulster Doppler, singuläres Analysevolumen
> - High-Pulse-Repetition-Frequency-Doppler (HPRF-Doppler): gepulster Doppler mit hoher Pulsfrequenz zur Messung höherer Flussgeschwindigkeiten, mehrere Analysevolumina
> - Continuous-Wave-Doppler (CW-Doppler): zur Messung sehr hoher Flussgeschwindigkeiten, kein Analysevolumen

Im fetalen Herzen treten neben dem Ductus arteriosus Botalli und dem Ductus venosus die höchsten Blutflussgeschwindigkeiten auf. Selbst physiologische intrakardiale Flussgeschwindigkeiten können bereits das Nyquist-Limit eines konventionellen **PW-Doppler** übersteigen und daher nicht mehr dargestellt werden. Aus diesem Grund sind heutzutage alle Geräte mit HPRF-Doppler ausgestattet, der durch eine höhere Pulsrepetitionsfrequenz auch höhere Flüsse messen kann. Die PRF kann entsprechend der zu erwartenden Flussgeschwindigkeit am Gerät eingestellt werden (meist als »PRF« oder »Geschwindigkeit« bezeichnet), wobei eine hohe PRF für hohe und eine niedrige PRF für niedrige Geschwindigkeiten gewählt wird. Zu beachten ist hier allerdings, dass beim HPRF-Doppler stets mehrere Analysevolumina bestehen und daher die Möglichkeit besteht, dass mehrere Flüsse an unterschiedlichen Stellen gemessen werden. Für die kardiale Untersuchung sollte das Gerät zusätzlich mit einen CW-Doppler ausgestattet sein, der auch sehr hohe Flussgeschwindigkeiten (bei intrakardialen Pathologien bis 5 m/s oder mehr) analysieren kann.

Die Eigenbewegung des Herzen und der Herzklappen erzeugen niedrig-frequente Dopplersignale mit hoher Amplitude, welche das Flusssignal des Blutflusses erheblich stören. Im Gegensatz zur peripheren Doppleruntersuchung muss der High-Pass-Filter bei der kardialen Untersuchung daher relativ hoch gesetzt werden und zwar so hoch bis diese störenden Signale herausgefiltert sind (meist 400-600 Hz).

Der **farbkodierte Doppler** spielt in der fetalen Echokardiographie eine wesentliche Rolle und sollte daher zur Verfügung stehen. Er ermöglicht eine rasche Orientierung über die intra-und extrakardialen Flussverhältnisse, erleichtert das Aufsuchen von anatomischen Regionen und identifiziert rasch und sensitiv pathologische Strömungen oder Jets (Huhta et al. 1989). Die Untersuchung wird dadurch erheblich abgekürzt und sensitiver. Voraussetzung ist aber eine geeignete Geräteeinstellung, damit diese Vorteile auch voll genutzt werden können. Essenziell ist eine möglichst hohe Bildrate, um auch bei den bei Feten üblichen hohen Herzfrequenzen fließende farbkodierte Bildsequenzen zu erhalten. Der Aufbau eines farbkodierten Bildes benötigt relativ viel Zeit. Ist die Bildrate zu langsam (weniger als 20 Bilder pro Sekunde), kann es vorkommen, dass die Bewegung des Herzens stockt und Farbe (= Blutfluss) in einer Region dargestellt wird, in der gar kein Fluss vorkommt, wodurch Fehldiagnosen provoziert werden.

> **Tipps**
> Wesentliche Maßnahmen zur Erhöhung der Bildrate sind eine Verkleinerung der Breite des Farbsektors auf die zu untersuchende Region, eine Erhöhung der PRF und die Erhöhung des High-Pass-Filters zur Eliminierung der langsamen, meist nicht so bedeutenden Flussgeschwindigkeiten.
> Ein weiteres sehr nützliches Werkzeug, welches heutzutage auch schon von den meisten Geräten zur Verfügung gestellt wird, ist der sog. Cine-Loop. Beim Einfrieren des Bildes werden je nach Speichermöglichkeit die letzten Sekunden der Untersuchung gespeichert und sind nach belieben entweder als einzelne Bilder oder als Cine-Loop mit frei wählbarer Geschwindigkeit abrufbar. In der täglichen Praxis stellt dies ein sehr wertvolles Instrument dar, speziell bei schwierigen Untersuchungsbedingung wie z. B. bei sehr beweglichen Feten, da qualitativ gut registrierte Dopplerkurven oft nur über einen kurzen Zeitraum registriert werden können.

Geräteeinstellung

Dopplermessung intrakardial:
- hoher High-Pass-Filter
- hohe PRF- oder CW-Doppler
- Farbsektor möglichst schmal

Dopplermessung venös extrakardial:
- niedriger High-Pass-Filter
- niedrige PRF
- Farbsektor kann breiter sein

20.3 Doppleruntersuchung des fetalen Herzens

Zur korrekten Interpretation von kardialen Dopplerkurven sind Kenntnisse der normalen Flussmuster zur jeweiligen Gestationsperiode und deren physiologische Veränderung im Verlauf der weiteren Schwangerschaft essenziell. Eine besondere Bedeutung kommt dabei der Methodik zu mit der Dopplersignale abgeleitet werden. Schon minimale Veränderungen der Position des Analysevolumens resultieren in wesentlichen Veränderungen des Dopplersignals, sodass eine Vergleichbarkeit von Dopplerkurven nicht mehr gegeben ist.

Jeder Doppleruntersuchung sollte eine genaue 2-D-Untersuchung vorangehen mit Evaluierung von:
1. fetaler Position,
2. abdominaler und thorakaler Situs,
3. 4-Kammerblick,
4. Ausflusstrakte und
5. Aortenbogen und Ductus Botalli.

20.3.1 Präkordiale Venen

Im Bereich des rechten Vorhofs treffen die Flüsse von oberer und unterer Hohlvene zusammen. Es handelt sich um Flüsse mit relativ langsamer Flussgeschwindigkeit, außer bei fetalen Atembewegungen. Die Flussmuster der Vena cava inferior und superior sind einander sehr ähnlich und zeigen ein typisches triphasisches Muster (Abb. 20.1a). Die genaue Evaluierung der fetalen Venen wird aber an anderer Stelle dieses Buches behandelt (▶ Kap. 15). Der linke Vorhof erhält Blut aus den Lungenvenen sowie aus dem rechten Vorhof über das Foramen ovale. Mittels Farbdoppler kann der Lungenvenenfluss meist gut dargestellt und sodann mit dem gepulsten Doppler aufgezeichnet werden. Auch der Lungenvenenfluss zeigt das typische triphasische Flussmuster ähnlich der Systemvenen mit höherer Flussgeschwindigkeit während der Systole und der niedrigsten Geschwindigkeit während der Vorhof-

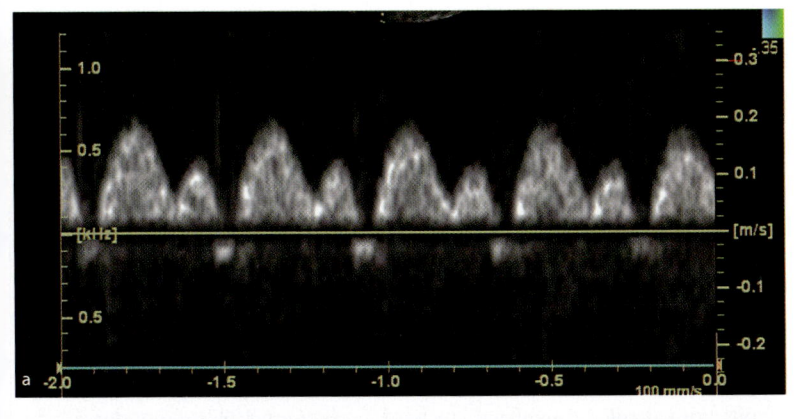

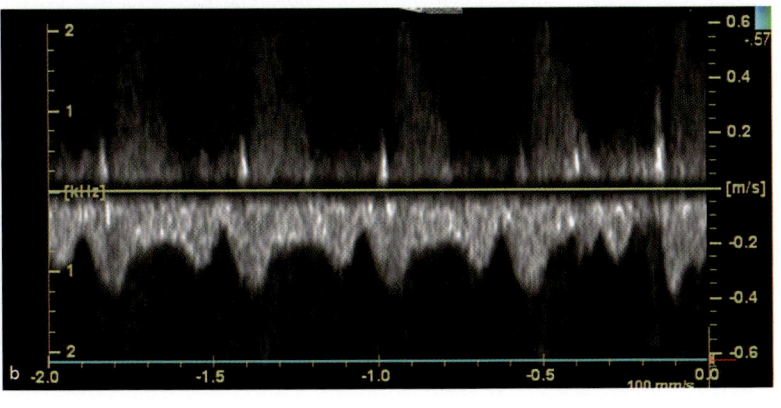

Abb. 20.1 a,b. Normales Dopplersignal des Flusses in der Vena Cava Inferior: triphasische Muster mit der höchsten Flussgeschwindigkeit während der Systole, gefolgt von einem 2. kleineren Gipfel während der frühen Diastole und einem kurzen retrograden Fluss (unterhalb der 0-Linie) während späten Diastole (= Vorhofkontraktion)(**a**). Normales Dopplersignal des Flusses in einer Lungenvene: beachte auch hier das triphasische Muster mit der höchsten Flussgeschwindigkeit während der Systole, gefolgt von einem 2. kleineren Gipfel während der frühen Diastole. Die niedrigste (aber stets antegrade) Flussgeschwindigkeit wird während der Vorhofkontraktion erreicht. Beachte oberhalb der 0-Linie das Dopplersignal einer Pulmonalarterie (**b**)

kontraktion (◘ Abb. 20.1b). Anders als bei den Systemvenen findet sich hier ein stets antegrader Fluss in Richtung linker Vorhof. Die Bedeutung dieses Dopplersignals liegt im Nachweis einer korrekten Verbindung der Lungenvenen zum linken Vorhof (Der Nachweis einer einzigen Lungenvene reicht bereits zum Ausschluss der komplett fehlmündenden Lungenvenen aus!) und dient zum Ausschluss einer relevanten Lungenvenenstenose sowie zur Erkennung einer gestörten linksventrikulären Füllung.

20.3.2 Foramen ovale

Der Fluss über das Foramen ovale kann am besten in einem lateralen 4-Kammerblick abgeleitet werden. Die Flussrichtung im normalen fetalen Herzen ist stets von rechtem Vorhof zu linkem Vorhof. Beim normalen Feten nimmt das Flussvolumen über das Foramen ovale im Verlauf der Schwangerschaft kontinuierlich von ca. 17% des Cardiac-Outputs mit 18 SSW auf ca. 31% mit 40 SSW zu (Sutton et al. 1994). Die Bedeutung dieses Dopplersignals liegt im Ausschluss eines vorzeitigen Verschlusses bzw. Stenose des Foramen ovale und im Nachweis eines Links-Rechts-Shunts bei linksseitigen Ausflusstraktbehinderungen (z. B. Aortenstenosen)

20.3.3 Atrioventrikularklappen (Mitral- und Trikuspidalklappe)

Die Dopplerkurve über den Atrioventrikularklappen (AV-Klappen) liefert uns folgende Informationen:
1. Klappeninsuffizienz
2. Klappenstenose
3. Rhythmus
4. diastolische Funktion

Die Untersuchung des Flusses über den AV-Klappen gelingt am besten in einem 4-Kammerblick mit der Herzspitze zum oder vom Schallkopf weg gerichtet, da dann der Winkel zwischen Dopplerstrahl und Flussrichtung nahe 0° beträgt. In einem derartigen Schnitt wird dann das Analysevolumen zwischen die Spitzen der AV-Klappensegel gelegt, damit die höchste Geschwindigkeit im links- oder rechtsventrikulären Einflusstrakt gemessen werden kann. Diese Einflusstrakte sind leicht trichterförmig wobei der engste Durchmesser nicht auf der Ebene des Klappenringes liegt sondern weiter distal zwischen den Spitzen der Klappensegel. Dies spielt weniger in der Frühschwangerschaft bei noch sehr kleinem Herzen eine Rolle, da das Analysevolumen in der Regel den gesamten Einflusstrakt abdeckt, wohl aber in späterem Gestationsalter wo auf die genaue Position des Analysevolumens geachtet werden muss. Denn es sollte immer nur die höchste Flussgeschwindigkeit gemessen werden, damit reproduzierbare Messungen entstehen. Dies ist wichtig für den Vergleich der Messungen mit Normalwerten sowie für longitudinale Beobachtungen bei denen man auf Veränderungen der Dopplerkurve achtet. Zur Ableitung der Dopplerkurve eignet sich hier auch der CW-Doppler, der ja entlang des gesamten Strahls die höchste und damit richtige Geschwindigkeit misst. Die Rolle des Farbdopplers beschränkt sich hier auf eine Hilfstellung zur Positionierung des Analysevolumens. Von sehr großer Wichtigkeit und nahezu unverzichtbar ist er aber bei der Suche nach Klappeninsuffizienzen.

Typische Dopplerkurven des Flusses über einer Trikuspidalklappe zeigt die ◘ Abb. 20.2a,b. Sie besteht stets aus 2 separaten Spitzen. Die 1. Spitze (E-Welle) repräsentiert den frühdiastolischen Einfluss in den Ventrikel, die 2. Spitze (A-Welle) die spätdiastolische Vorhofkontraktion. In der Frühschwangerschaft ist die E-Welle in Relation zur A-Welle noch relativ klein, die beiden Wellen nähern sich mit Fortschreiten des Gestationsalters immer mehr aneinander an. Zwischen 2 aufeinander folgenden Einflusssignalen (während der Systole) wird normalerweise kein Fluss registriert. Bei der Registrierung des Flusses über der Mitralklappe kann aufgrund der Nähe zur Aortenklappe meist der systolische Fluss im linksventrikulären Ausflusstrakt mit aufgezeichnet werden (◘ Abb. 20.3). Dies sollte keinesfalls mit einer AV-Klappeninsuffizienz verwechselt werden, denn diese würde als systolisches Signal mit sehr hoher Flussgeschwindigkeit in entgegengesetzter Richtung registriert werden, wie in ◘ Abb. 20.4 ersichtlich. Beim normalen Feten ist (anders als beim Kind oder Erwachsenen) stets die E-Welle kleiner als die A-Welle. Dies deutet darauf hin, dass beim Feten die Ventrikelfüllung weniger während der Ventrikelrelaxation sondern überwiegend während der Vorhofkontraktion erfolgt, ein Umstand der die Wichtigkeit eines intakten Sinusrhythmus unterstreicht (Veille et al. 1999).

In mehreren Arbeiten wurden Normalwerte für die diastolischen intrakardialen Flussgeschwindigkeiten erstellt (Reed et al. 1986; Tulzer et al. 1994; Hecher et al. 1994; Carceller-Blanchard u. Fouron 1993). Von der 14. bis zur 40. SSW kommt es aber zu typischen Veränderungen der Flussgeschwindigkeiten wie in ◘ Abb. 20.5 ersichtlich. Die maximalen Geschwindigkeiten der E- und A-Welle nehmen kontinuierlich zu, wobei aber die Geschwindigkeit der E-Welle deutlich rascher ansteigt, sodass sich die Spitzen der E- und A-Welle mit fortschreitendem Gestationsalter immer weiter annähern.

Man kann die Veränderung der intrakardialen Flussgeschwindigkeiten auch dahingehend interpretieren, dass die frühdiastolische Ventrikelfüllung d. h. die Compliance der Ventrikel (= die diastolische Funktion) immer besser wird. Misst man aber die Flächen unter den jeweiligen

20.3 · Doppleruntersuchung des fetalen Herzens

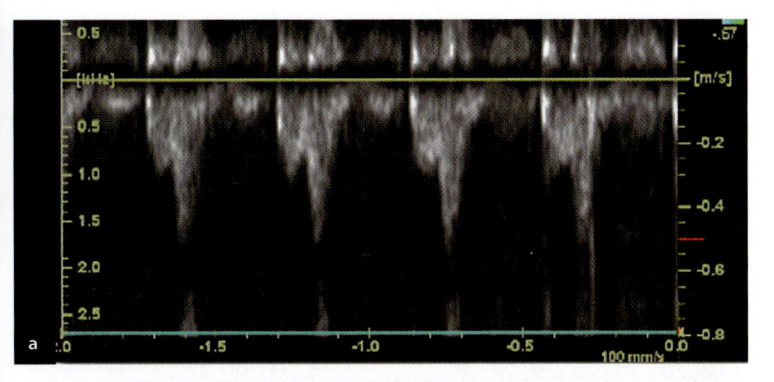

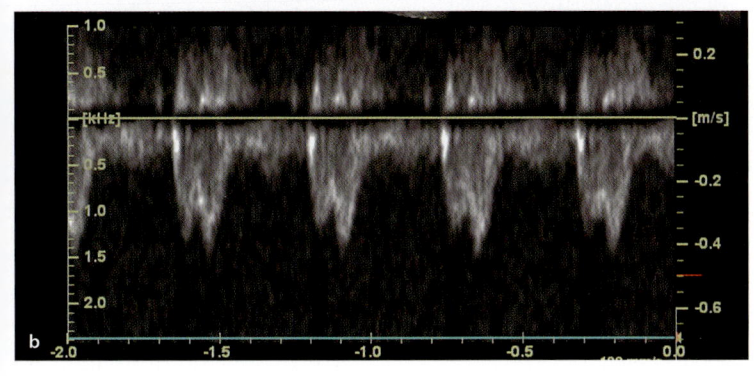

Abb. 20.2 a,b. Normales Dopplersignal des Flusses über einer Trikuspidalklappe in der 24. SSW. Beachte den deutlichen Größenunterschied von E- und nachfolgender A-Welle (**a**). Normales Dopplersignal des Flusses über einer Trikuspidalklappe in der 36. SSW. Beachte, dass jetzt die E- und A-Welle beinahe gleich groß sind (**b**)

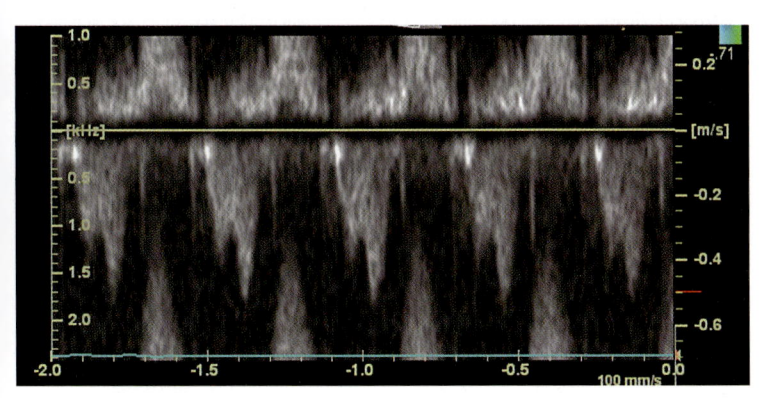

Abb. 20.3. Normales Dopplersignal des Flusses über einer Mitralklappe in der 36. SSW. Beachte, dass hier während der Systole ein Flusssignal in entgegengesetzter Richtung registriert ist, der dem Fluss im linksventrikulären Ausflusstrakt entspricht

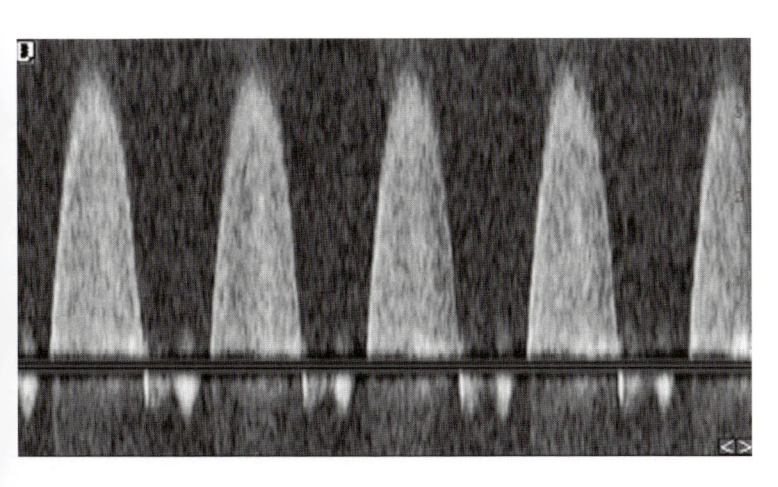

Abb. 20.4. Dopplersignal des Flusses über einer Mitralklappe mit Mitralinsuffizienz. Unterhalb der 0-Linie sind E- und A- Welle während der Diastole erkennbar, Oberhalb der 0-Linie ist während der Systole das Signal der Mitralinsuffizienz mit sehr hoher Flussgeschwindigkeit (3,7 m/s) aufgezeichnet

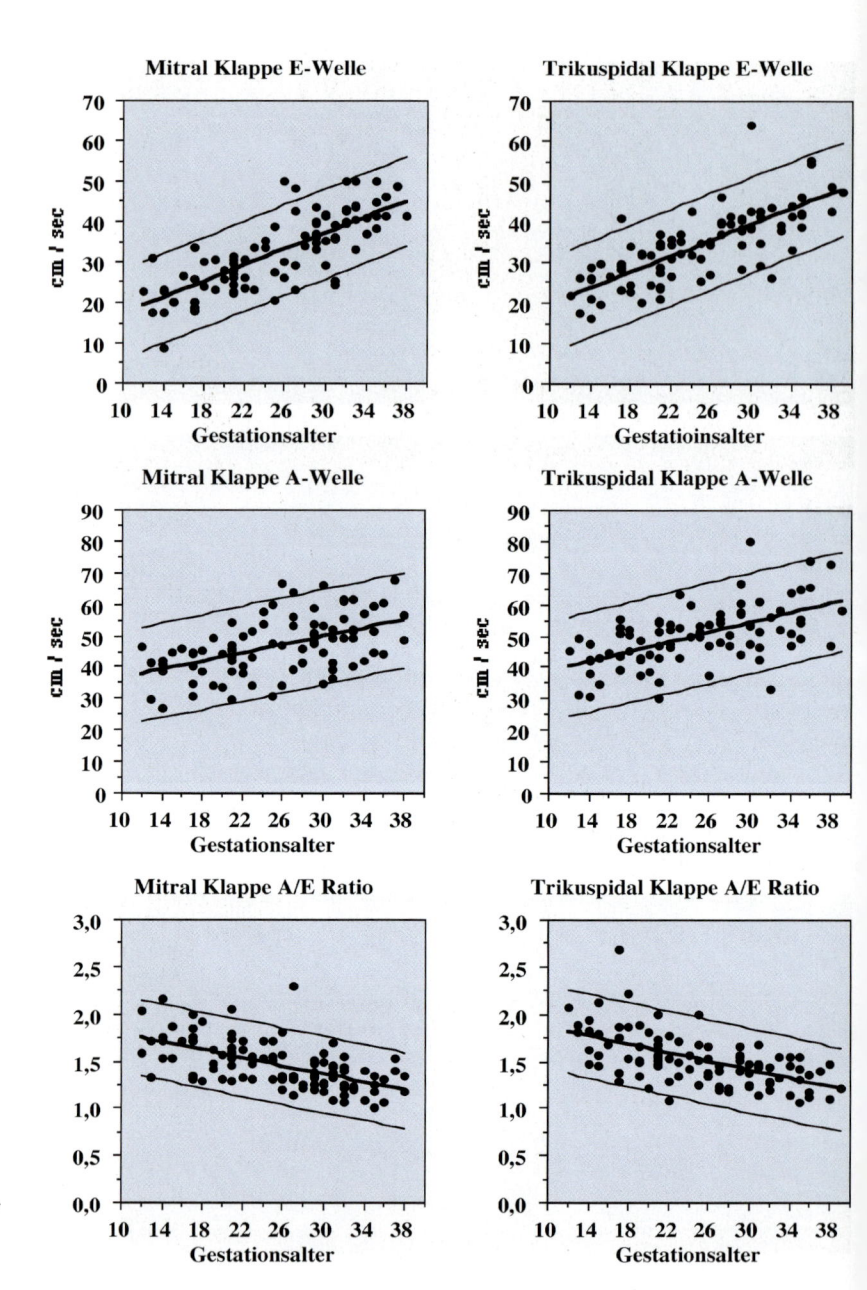

Abb. 20.5. Normalwerte von Mitral- und Trikuspidalklappendoppler im 2. und 3. Trimenon (Tulzer et al. 1994)

Dopplerkurven und bestimmt den Prozentsatz der A-Welle am gesamten Einflusssignal als Maß für den Beitrag der Vorhofkontraktion an der Ventrikelfüllung, so zeigte sich hier zwar eine leicht abnehmende Tendenz aber kein statistisch signifikanter Trend, was eher für eine weitgehend konstante diastolische Funktion während des 2. und 3. Trimenons spricht (Tulzer et al. 1994). Vergleicht man die Dopplerkurven von Mitral- und Trikuspidalklappe beim selben Feten miteinander, so zeigt sich in der Form der Kurve kein relevanter Unterschied. Mit steigender Herzfrequenz nähern sich E- und A-Welle immer weiter an bis sie ab einer Frequenz von ca. 180 nicht mehr voneinander zu unterscheiden und exakte Messungen daher auch nicht mehr möglich sind.

Wenn das Analysevolumen in den linksventrikulären Ausflusstrakt gelegt wird (zwischen Mitral- und Aortenklappe), so kann simultan der Ein- und Ausfluss aus dem linken Ventrikel registriert werden (Abb. 20.6). Dies ist sinnvoll um die Relation zwischen Vorhofkontraktion (entspricht der P-Welle im EKG) und der Ventrikelkontraktion (entspricht dem QRS-Komplex im EKG) zu dokumentieren. Auf diese Weise kann z. B. Sinusrhythmus von AV-Blockierungen unterschieden werden. Vor Beginn der Diastole besteht immer ein kurzer Zeitraum während dem alle Herzklappen geschlossen sind. (Aortenklappe bereits geschlossen – Mitralklappe noch nicht offen). Diese Zeitspanne wird als isovolumetrische Relaxationszeit (IVR) bezeichnet und stellt einen sensitiven

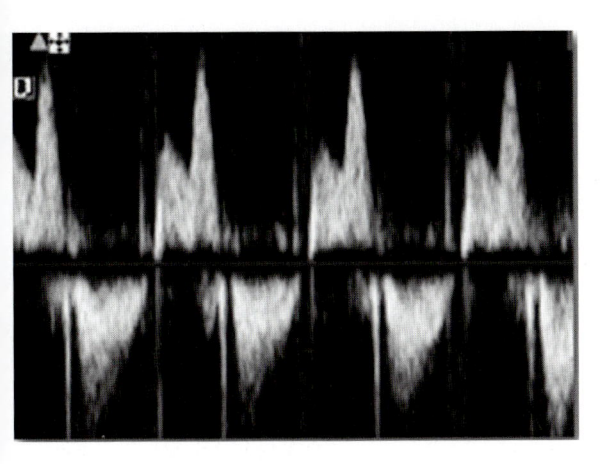

Abb. 20.6. Dopplersignal bei Positionierung des Analysevolumens im linksventrikulären Ausflusstrakt: simultane Registrierung von Ein- fluss- und Ausflussgeschwindigkeiten

Parameter der diastolischen Ventrikelfunktion dar. Bei Verschlechterung der Ventrikelfunktion kommt es zur Verlängerung der IVR über 60 ms

> **Analyse des Dopplersignals über den AV-Klappen**
>
> 1. Sind 2 gut voneinander getrennte Gipfel vorhanden? Dies spricht für einen normalen Rhythmus mit normaler AV-Überleitung.
> 2. Sind die gemessenen Geschwindigkeiten innerhalb der Norm für das Gestationsalter? Erhöhte Flussgeschwindigkeiten sprechen für eine Klappenstenose oder ein erhöhtes Flussvolumen über einer normalen Klappe (z. B. bei Anämie), erniedrigte Geschwindigkeiten für Herzinsuffizienz.
> 3. Besteht eine Klappeninsuffizienz? Hier ist der Farbdoppler dem konventionellen Doppler in der Sensitivität weit überlegen. Im normalen fetalen Herz wird eine AV-Klappeninsuffizienz nur äußerst selten gefunden (Respondek et al. 1994). Daher muss eine dokumentierte AV-Klappeninsuffizienz immer exakt weiter abgeklärt werden.

20.3.4 Semilunarklappen (Aorten- und Pulmonalklappe)

Die Dopplerkurve über den Semilunarklappen liefert uns folgende Informationen:
1. Klappenstenose
2. Klappeninsuffizienz
3. systolische Funktion
4. Herzminutenvolumen

Um reproduzierbare Dopplerkurven zu erhalten, sollte immer der Fluss exakt über der betreffenden Herzklappe gemessen werden Je nach fetaler Position können dafür verschiedene Schnitte verwendet werden (4-Kammerblick, kurze Achse, modifizierte sagittale Achsen). In jedem Fall sollte der Winkel zum Blutfluss <30° betragen. Die korrekte Position des Analysevolumens erkennt man am Vorhandensein der Öffnungs- und Schlussartefakte der Klappensegel am Beginn und Ende des Dopplersignals. Diese können auch im akustischen Signal sehr deutlich ausgemacht werden.

Die höchste Flussgeschwindigkeit im Bereich der linksventrikulären Ausflussbahn besteht innerhalb des Aortenklappenrings, da die Ausstrombahn unter- und oberhalb der Klappe einen größeren Durchmesser aufweist. Daher kann hier auch ein CW-Doppler verwendet werden. Anders ist es aber im Bereich der rechtsventrikulären Ausflussbahn. Hier kommt es zu einer kontinuierlichen Zunahme der Flussgeschwindigkeit vom Ausflusstrakt über die Pulmonalklappe bis hinein in den Pulmonalarterienhauptstamm und weiter in den Ductus arteriosus Botalli, der ja die höchste Flussgeschwindigkeit im fetalen Kreislaufsystem aufweist. Würde man auch hier einen CW-Doppler verwenden so würde man falsch-hohe Geschwindigkeiten messen und möglicherweise falsche Schlüsse ziehen. Daher soll über der Pulmonalklappe ein gepulster Doppler verwendet werden, der mit Hilfe des 2-D-Bildes und des akustischen Signals (Klappenartefakte) positioniert wird.

Der Farbdoppler hat sich für das Aufsuchen und Darstellen der sich normalerweise überkreuzenden Ausflusstrakte sehr bewährt. Er erlaubt eine gute Beurteilung des Flusses über den Semilunarklappen indem erhöhte Flussgeschwindigkeiten (Aliasing), Turbulenzen (Varianz) und Regurgitationen rasch und sensitiv erfasst werden können.

Die typische Dopplerkurve über der Aortenklappe besteht aus einem singulären Gipfel mit raschem Anstieg und anschließendem Abfall der Flussgeschwindigkeit (**Abb. 20.7**). Es kann die maximale und mittlere Flussgeschwindigkeit sowie die Zeit bis zum Erreichen der maximalen Flussgeschwindigkeit (Akzelerationszeit) und die Zeit der gesamten Ejektionsperiode gemessen werden. Die Dopplerkurve über der Pulmonalklappe ist sehr ähnlich (**Abb. 20.8**) Sie unterscheidet sich vor allem in der kürzeren Akzelerationszeit des Pulmonalisdopplers (Rizzo et al. 1990; Macado et al. 1987). Von der 14. bis zur 40. Gestationswoche steigen die Flussgeschwindigkeiten linear an, sodass eine gemessene Geschwindigkeit immer mit dem Gestationsalter korreliert werden muss, damit keine Fehldiagnosen entstehen (**Abb. 20.9**). Beim normalen Feten finden sich über der Aortenklappe stets höhere Flussgeschwindigkeiten als über der Pulmonalklappe. Dies erscheint auf den ersten Blick etwas erstaunlich, da ja bekannt ist, dass über die Pulmonalklappe ein höheres Volumen fließt als über die Aortenklappe. Der Grund für die niedrigere Flussgeschwindigkeit liegt aber im ca. 1-2 mm größeren Klappendurchmesser der Pulmonalklappe.

> **Analyse des Dopplersignals über den Semilunarklappen**
> 1. Liegt die gemessene Geschwindigkeit innerhalb der Norm für das Gestationsalter? Erhöhte Geschwindigkeiten sprechen entweder für eine Klappenstenose oder ein erhöhtes Flussvolumen (z. B. bei Anämie, Hypervolämie oder Obstruktion der anderen Ausflussbahn). Erniedrigte Flussgeschwindigkeiten sprechen für Herzinsuffizienz.
> 2. Besteht eine Klappeninsuffizienz? Ein diastolischer Rückstrom in den linken oder rechten Ventrikel ist immer abnormal und spricht für eine strukturelle oder funktionelle Pathologie.

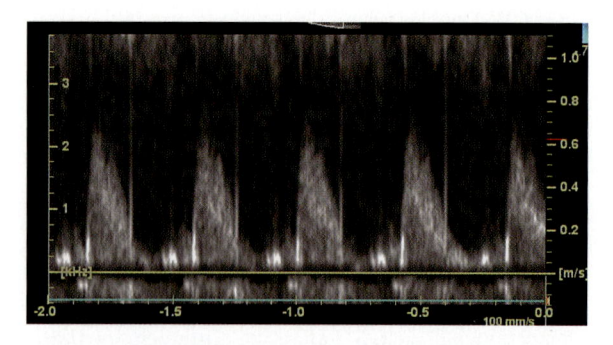

Abb. 20.7. Normales Dopplersignal des Flusses über einer Aortenklappe in der 34. SSW: beachte die Dopplerartefakte am Beginn und Ende des Signals, bedingt durch die Öffnungs- und Schlussbewegungen der Aortenklappe (Klicks). Dadurch wird eine korrekte Position des Analysevolumens über der Klappe angezeigt

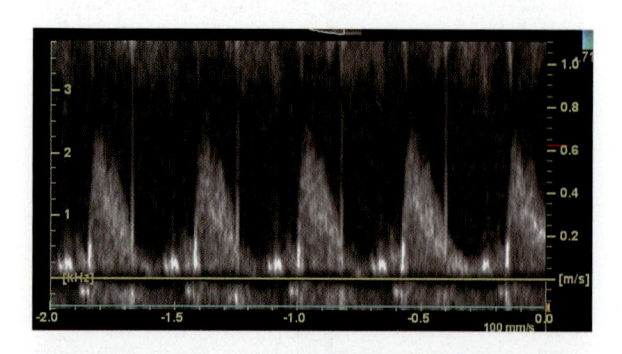

Abb. 20.8. Normales Dopplersignal des Flusses über einer Pulmonalklappe in der 34. SSW bei demselben Feten wie Abb. 20.7: Beachte hier die kürzere Akzelerationszeit und die etwas geringere Flussgeschwindigkeit

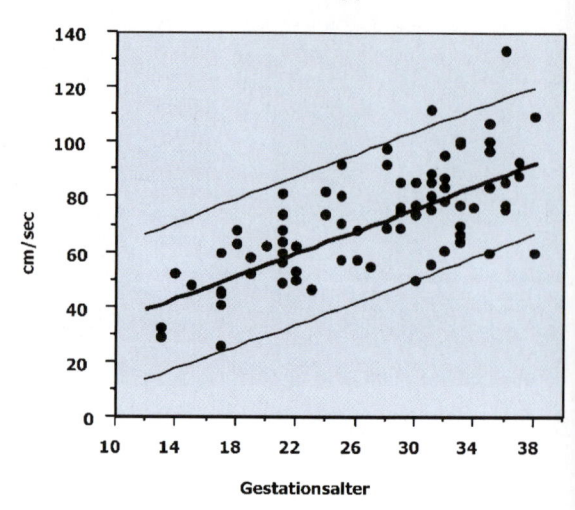

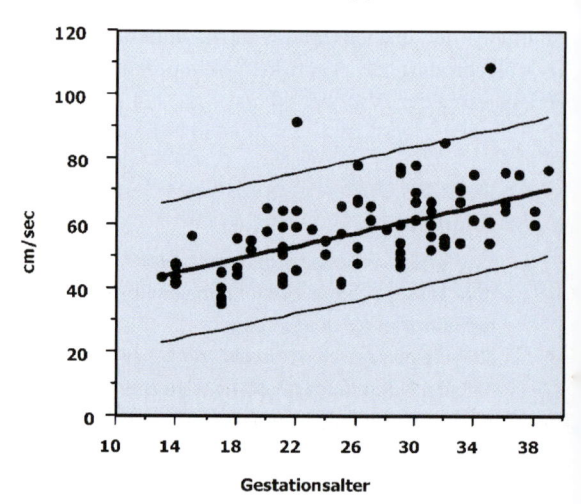

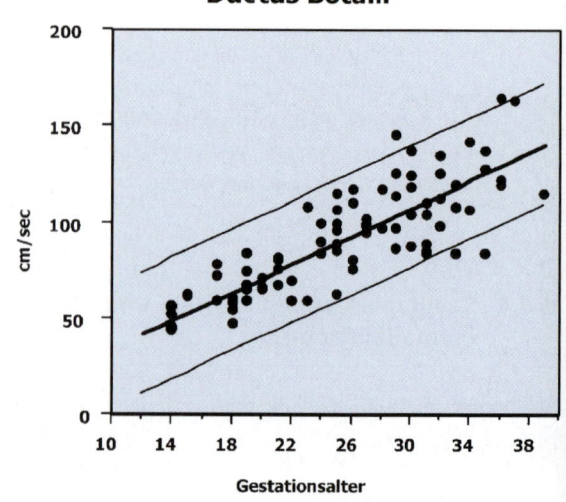

Abb. 20.9. Normalwerte von Aortenklappen-, Pulmonalklappen- und Ductus-Botalli-Doppler im 2. und 3. Trimenon (Tulzer et al. 1994)

20.3.5 Ductus Botalli und Aortenbogen

Die höchste Blutflussgeschwindigkeit innerhalb des normalen fetalen Herzkreislaufsystems findet sich im Ductus arteriosus Botalli, durch den das Blut des rechten Ventrikels von der Pulmonalarterie unter Umgehung des Lungenkreislaufes direkt in die Aorta descendens strömt (> als 50% des gemeinsamen Herzminutenvolumens). Er kann in einer modifizierten sagittalen Achse untersucht werden, in der rechtsventrikulärer Ausflusstrakt, Pulmonalarterie und Aorta descendens gleichzeitig dargestellt sind (Abb. 20.10a) oder im sog. 3-Gefäßblick, in welchem Aorten- und Ductus-Botalli-Bogen v-förmig vor der Wirbelsäule zusammenlaufen. Es besteht hier die Gefahr der Verwechslung mit dem Aortenbogen.

> **Cave**
> **Verwechslung von Aortenbogen und Ductus Botalli**
> Die beiden großen intrathorakalen Gefäßbögen des Feten unterscheiden sich
> 1. durch den Radius des Bogens (engerer Radius des Aortenbogens)
> 2. den Ursprung (Aortenbogen entspringt in der Mitte des Herzens, Ductusbogen von anterior) und
> 3. die Abgänge der Kopf bzw. Halsgefäße (= Aortenbogen).

Zur Messung der Flussgeschwindigkeit im Ductus Botalli eignen sich sowohl der PW- als auch der CW-Doppler. Sehr hilfreich ist hier wieder die Verwendung des Farbdopplers, der den Verlauf des Ductus Botalli meist deutlich besser erkennen lässt als das 2-D-Bild. Die Flussrichtung muss immer von der Pulmonalarterie zur Aorta gerichtet sein.

Das typische Dopplerspektrum zeigt am Beginn der Systole einen raschen Anstieg der Geschwindigkeit bis zum Gipfel, sodann einen raschen Abfall nahe zur Grundlinie und in der Diastole einen deutlichen antegraden Fluss in Richtung Aorta (Abb. 20.10b).

Die maximale Flussgeschwindigkeit im Ductus Botalli steigt im 2. und 3. Trimenon linear an (Mielke et al. 2000; Abb. 20.9). Der Pulsatilitätsindex allerdings bleibt in diesem Zeitraum konstant zwischen 1,9 und 3,0 (Tulzer et al. 1991). Ein niedrigerer PI spricht für eine Konstriktion des Ductus Botalli, ein erhöhter PI für einen gesteigerten Cardiac-Output.

> **Analyse des Dopplersignals des Ductus Botalli**
> 1. Sind die gemessenen Geschwindigkeiten innerhalb der Norm für das Gestationsalter? Erhöhte Flussgeschwindigkeiten sprechen für eine Ductuskonstriktion oder ein erhöhtes rechtsventrikuläres Schlagvolumen (z. B. bei Anämie, ß-Mimetika, Hypervolämie, Herzfehler), erniedrigte Geschwindigkeiten für Herzinsuffizienz.
> 2. PI <1,9: Verdacht auf Konstriktion des Ductus Botalli; PI >3,0: erhöhtes rechtsventrikuläres Schlagvolumen
> 3. Flussrichtung? Umgekehrte Flussrichtung im Ductus Botalli (von Aorta zur Pulmonalarterie) spricht für ductusabhängigen Herzfehler! (Berning et al. 1996)

20.4 Zusammenfassung

Die Dopplerechokardiographie hat unser Verständnis für die fetale Herz-Kreislauf-Physiologie wesentlich beeinflusst und erweitert. Sie ist heute ein integrativer Bestand-

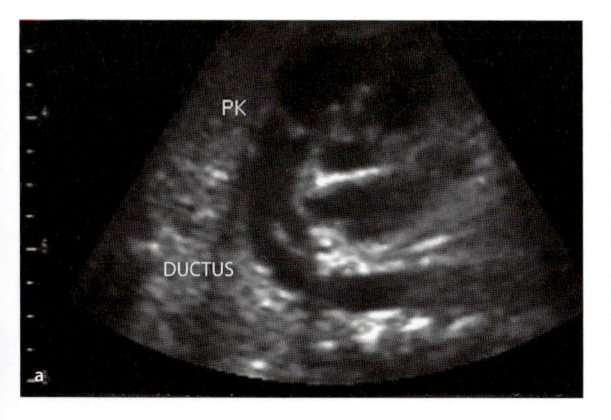

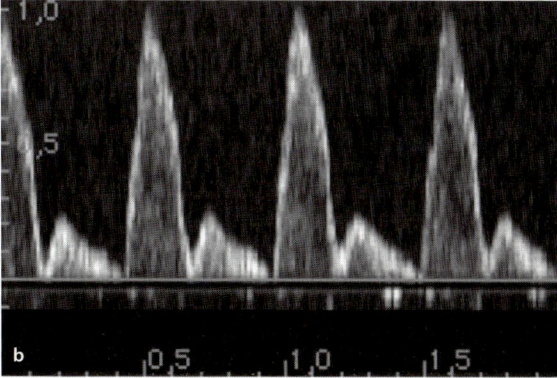

Abb. 20.10 a,b. Ductus-Botalli-Bogen (2-D-Bild): erkennbar sind im oberen Bildbereich die Pulmonalklappe (PK), dann der Pulmonalishauptstamm mit Übergang in den Ductus Botalli (a). Normales Dopplersignal des Flusses im Ductus arteriosus Botalli: Beachte die antegrade Flussgeschwindigkeit auch während der Diastole (b)

teil in der Evaluierung und Überwachung von Feten geworden. Aufgrund des raschen gemeinsamen Fortschritts der Technologie und unseres Wissens über die fetale Physiologie und Pathophysiologie sind die Möglichkeiten dieser Methode lange noch nicht ausgeschöpft.

Literatur

Berning RA, Silverman NH, Villegas MD, Sahn DJ, Martin GR, Rice MJ (1996). Reversed shunting across the ductus arteriosus or atrial septum in utero heralds severe congential heart disease. J Am Coll Cardiol 27: 481-486

Carceller-Blanchard AM, Fouron JC (1993). Determinants of the Doppler flow velocity profile through the mitral valve of the human fetus. Br Heart J, 70: 457-460

Hecher K, Campell S, Snijders R, Nicolaides K (1994) References ranges for fetal venous and atrioventricular blood flow parameters. Ultrasound Obstet Gynecol 4: 381-390

Huhta JC, Helton JG, Wood DC, Respondek M, Yoon GY (1989) Color flow mapping in the detection of fetal hemodynamic abnormalities. Dynamic Cardiovasc Imaging 2: 30-32

Macado MVL, Chita SC, Allan LD (1987) Acceleration time in the aorta and pulmonary artery measured by Doppler echocardiography in the midtrimester normal fetus. Br J Obstet Gynaecol 58: 15-18

Maulik D, Nanda NC, Saini VD (1984) Fetal Doppler echocardiography: methods and characterization of normal and abnomal hemodynamics. Am J Cardiol 53:572-578

Mielke G, Benda N (2000) Reference ranges for two-dimensional echocardiographic examination of the fetal ductus arteriosus. Ultrasound Obstet Gynecol 15 (3):219-25

Reed K, Sahn DJ, Scagnelli S, Anderson CF, Shenker L (1986) Doppler echocardiographic studies of diastolic function in human fetal heart. J Am Coll Cardiol 8: 391-395

Respondek ML, Kammermeier M, Ludomirsky A, Weil S, Huhta JC (1994). The prevalence and clinical significance of fetal tricuspid valve regurgitation with normal heart anatomy. Am J Obstet Gynecol 171: 1265-1270

Rizzo G, Arduini D, Romanini C, Mancuso S (1990) Doppler echocardiographic assessment of time to peak velocity in the aorta and pulmonary artery of small for gestational age fetuses. Br J Obstet Gynaecol 97: 603-607

Sutton MS, Groves A, MacNeill A, Sharland G, Allan L (1994) Assessment of changes in blood flow through the lungs and foramen ovale in the normal human fetus with gestational age: a prospective Doppler echocardiographic study. Br Heart J 71: 232-237

Tulzer G, Gudmundsson S, Sharkey A, Wood DC, Cohen AW, Huhta JC (1991). Doppler echocardiography of fetal ductus arteriosus: constriction versus increased right ventricular output. J Am Coll Cardiol 18: 532-536

Tulzer G, Khowsathit P, Gudmundsson S, Wood DC, Schmitt K, Huhta JC (1994) Diastolic function of the fetal heart during second and third trimester: a prospective longitudinal Doppler-echocardiographic study. Eur J Pediatr 153: 151-154

Veille JC, Smith N, Zaccaro D (1999) Ventricular filling patterns of the right and left ventricles in normally grown fetuses: a longitudinal follow-up study from early intrauterine life to age 1 year. Am J Obstet Gynecol. 180(4):849-58

Evaluierung des Cardiac-Outputs und der kardialen Dekompensation

G. Tulzer und J. C. Huhta

21.1　Einleitung – 203

21.2　Ursachen einer fetalen Herzinsuffizienz – 203

21.3　Besonderheiten des fetalen Herzens – 204

21.4　Cardiac-Output: Physiologie – 204

21.5　Diagnostik der Herzinsuffizienz – 204
21.5.1　Definition der Herzinsuffizienz beim Feten – 204

21.5.2　Direkte Bestimmung des Cardiac-Outputs mittels Dopplerechokardiographie – 204
21.5.3　Diagnose der fetalen Herzinsuffizienz – 205
21.5.4　Herzinsuffizienz-Score – 205

21.6　Zusammenfassung – 209

21.1　Einleitung

Das fetale Herz steht im Zentrum des fetalen Kreislaufs. Seine normale Funktion ist Voraussetzung für eine adäquate Blutversorgung aller fetaler Organe und der Plazenta. Schon geringe Änderungen der Herzfunktion führen zu signifikanten Veränderungen im fetalen Kreislauf und zu entsprechenden Gegenregulationen. Da die Reserven des fetalen Herzens gegenüber einem Neugeborenen- oder Erwachsenherzen deutlich eingeschränkt sind, ist eine rechtzeitige Erkennung einer drohenden Herzinsuffizienz von entscheidender Bedeutung.

21.2　Ursachen einer fetalen Herzinsuffizienz

Eine Herzinsuffizienz beim Feten kann die verschiedensten Ursachen haben. Sie steht meist am Ende einer Vielzahl von kardialen, vor allem aber auch nichtkardialen Anomalien (◘ Tabelle 21.1). Interessanterweise bleiben die auch meisten strukturellen Herzfehler bis hin zum hypoplastischen Linksherz ohne wesentliche Beeinträchtigung der Herzfunktion. Kommt es dennoch dazu so sind meist begleitende hochgradige AV-Klappeninsuffizienzen, ein Verschluss des Foramen ovale oder Ar-

rhythmien (meist eine Bradykardie) dafür verantwortlich. Natürlich können auch primäre oder sekundäre Herzmuskelerkrankungen (Myokarditis) zu einer Herzinsuffizienz führen. Häufiger ist aber die Herzfunktion durch extrakardiale Anomalien beeinträchtig, sodass bei diesen Erkrankungen (◘ Tabelle 21.1) das (strukturell normale) Herz und seine Funktion ebenfalls genau evaluiert werden muss.

◘ **Tab. 21.1.** Ursachen einer fetalen Herzinsuffizienz

Primär kardiale Ursachen	Nicht primär kardiale Ursachen
Arrhythmien (Tachykardien, Bradykardien)	Anämie
Myokarditis, Kardiomyopathien	Wachstumsretardierung
Strukturelle Anomalien (vorzeitiger Verschluss des Ductus Botalli / Foramen ovale, AV-Klappeninsuffizienz)	Extrakardiale AV-Fisteln
	Hypervolämie (Empfänger bei Zwillingstransfusionssyndrom)

21.3 Besonderheiten des fetalen Herzens

Es bestehen mehrere wesentliche Unterschiede zwischen dem fetalen und postnatalen Kreislauf. Arbeiten die Ventrikel nach der Geburt hintereinander (in Serie) so sind pränatal die Ventrikel parallel geschaltet und Lungen- und Systemkreislauf durch Kurzschlüsse (Foramen ovale, Ductus Botalli) miteinander verbunden. Dies ermöglicht dem Feten, bei Problemen im Bereich einer Herzkammer durch Blutumverteilung auf die andere Herzhälfte das Herzminutenvolumen (Cardiac-Output) ausreichend aufrechtzuerhalten. Im Extremfall kann sogar die rechte oder auch die linke Herzkammer völlig fehlen ohne dass deswegen eine Herzinsuffizienz auftritt. Während postnatal der linke Ventrikel für den Systemkreislauf verantwortlich ist, ist es pränatal der rechte Ventrikel der den größeren Teil des Systemkreislaufs versorgt.

Das fetale Herz ist auch strukturell anders aufgebaut. Es besitzt eine geringere Anzahl an T-Tubuli, sarkoplasmatischem Reticulum und Myofibrillen. Das bedeutet zusammengefasst, dass das fetale Herz pro Gramm Herzmuskelgeweben eine geringere Anzahl an kontraktilen Elementen ausweist als ein postnatales Herz. Zudem besitzt es noch keine volle Innervation.

Diese anatomischen Unterschiede bewirken daher eine schlechtere systolische und diastolische Funktion und eine schlechtere Reaktion auf adrenerge Stimulation. Es konnte zwar gezeigt werden, dass im fetalen Herzen bereits ein Frank-Starling-Mechanismus vorhanden ist (Erhöhung der Ventrikelfüllung führt auch zu einer Erhöhung des Schlagvolumens), dieser arbeitet aber auf einem deutlich geringeren Niveau als postpartal. Das fetale Herz kann somit nur einen relativ geringen Anstieg der Vorlast verkraften, bevor es dekompensiert.

21.4 Cardiac-Output: Physiologie

Generell gilt, dass das Herzminutenvolumen (Cardiac-Output) von mehreren Faktoren beeinflusst wird. Dies trifft auch auf das fetale Herz zu, allerdings aufgrund der oben beschriebenen Besonderheiten in einem anderen Ausmaß. Der Cardiac-Output ist direkt proportional zur Vorlast (Preload), zur Kontraktilität und zur Herzfrequenz. Da beim Feten, wie bereits erwähnt, eine geringere Toleranz gegenüber eines Anstiegs der Vorlast gegeben und die Kontrakilität aufgrund der anatomischen und physiologischen Besonderheiten eingeschränkt ist, kommt der Herzfrequenz eine besondere Bedeutung zu. Tatsächlich steuert der Fetus vor allem durch Anpassung seiner Herzfrequenz den Cardiac-Output. Solange ein Sinusrhythmus vorliegt, ist er in der Lage den Cardiac-Output bei Herzfrequenzen zwischen 60 und 220/min ausreichend aufrechtzuerhalten.

Indirekt proportional ist der Cardiac-Output zu einer Erhöhung der Nachlast. Beim Feten ist dies vor allem bei der hochgradigen Wachstumsretardierung (IUGR) gegeben, bei welcher durch die Reduktion des plazentaren Gefäßbetts, der periphere Widerstand ansteigt und letztendlich die Kapazität des Herzens übersteigt und zur Herzinsuffizienz führt (Hecher et al. 1995b; Makikallio et al. 2000)

21.5 Diagnostik der Herzinsuffizienz

21.5.1 Definition der Herzinsuffizienz beim Feten

Die Definition der Herzinsuffizienz beim Feten ist ähnlich der Definition bei Kindern und Erwachsenen: inadäquate Gewebeperfusion. Wenn der Cardiac-Output unter eine kritische Grenze fällt, dann können nicht mehr alle Gewebe ausreichend mit Sauerstoff versorgt werden und es werden Reflexe in Gang gesetzt, die das Überleben von lebenswichtigen Organen und damit des Feten ermöglichen sollen. Dazu zählt die Umverteilung des Cardiac-Outputs zum Gehirn und Myokard zu Lasten der Peripherie (Kreislaufzentralisation), sowie Sekretion von Katecholaminen, Vasokonstriktoren und Zytokinen (Troughton et al. 2000). Natürlich wäre es optimal, wenn man den Cardiac-Output direkt in ml/min messen könnte.

21.5.2 Direkte Bestimmung des Cardiac-Outputs mittels Dopplerechokardiographie

Um den Cardiac-Output quantitativ in ml/min zu bestimmen ist eine Messung des Klappenringdurchmessers im 2-D-Bild kombiniert mit einer Dopplermessung über der betreffenden Klappe notwendig. Prinzipiell kann dies über jeder der 4 Herzklappen, also sowohl über den AV-Klappen als auch über den Semilunarklappen durchgeführt werden. Das linksventrikuläre Schlagvolumen lässt sich daher durch Messungen über der Aorten- oder Mitralklappe, das rechtsventrikuläre Schlagvolumen durch Messungen über der Pulmonal- oder Trikuspidalklappe ermitteln. Dabei kommt, wie in der postnatalen Echokardiographie, folgende Formel zur Anwendung:

$$Q = (VTI \times HF) \times (D/2)^2$$

Q = Flussvolumen; VTI = Velocity-Time-Integral (Fläche unter der Dopplerkurve in cm);
HF = Herzfrequenz pro Minute; D = Klappenringdurchmesser in cm

Die große Limitierung für die praktische Anwendung dieser Formel besteht in der möglichen Fehlerquelle bei der

Messung des Klappenringdurchmessers. Im Gegensatz zur postnatalen Echokardiographie handelt es sich hier stets um sehr kleine Dimensionen, die nie völlig exakt gemessen werden können. Ein Messfehler wird bei Anwendung der obigen Formel aber zusätzlich noch quadriert, sodass Ergebnisse erheblich verfälscht werden können und sehr schwer reproduzierbar werden. Darüber hinaus liegt dieser Formel die Annahme zugrunde, dass der Klappenringdurchmesser kreisförmig ist und sich während der Systole nicht in Form und Größe verändert, was insbesondere bei den AV-Klappen nicht zutrifft. Trotz all dieser Probleme zeigten Vergleichstudien im Tierversuch relativ gute Korrelationen mit direkten Flussmessungen. (Schmidt et al. 1990). Beim normalen menschlichen Feten wurde so der kombinierte Cardiac-Output im Median von 425 ml/kg (Mielke at al. 2001) bzw. im Mittel von 553 ± 153 ml/min/kg berechnet (De Smedt et al. 1987). In der klinischen Praxis ist diese Art von Messung aber nicht praktikabel da sie sehr zeitaufwendig und wie erwähnt sehr fehleranfällig ist

21.5.3 Diagnose der fetalen Herzinsuffizienz

Die Diagnose der fetalen Herzinsuffizienz muss daher, ähnlich wie postnatal, in einer klinischen Art und Weise gestellt werden. Das bedeutet, dass nicht nur ein einzelner Parameter über das Vorliegen einer Herzinsuffizienz entscheidet sondern eine Kombination aus Symptomen. Postnatal spricht man von einer Herzinsuffizienz wenn Kardiomegalie, Dyspnoe, Tachykardie und Lebervergrößerung vorhanden sind. Beim Feten können eine Reihe von »Symptomen« während einer Dopplerechokardiographie evaluiert werden, mittels derer anhand eines Scoring-Systems auf das Vorhandensein einer Herzinsuffizienz geschlossen werden kann. Ein solcher Score ist von Huhta als »Cardiovascular-Profile-Score« entwickelt und publiziert worden (Falkensammer et al. 2001; Huhta et al. 2005).

21.5.4 Herzinsuffizienz-Score

Der von Huhta beschriebene »Cardiovascular-Profile-Score« vergibt für 5 verschiedene Kategorien max. je 2 Punkte. Je nach Vorliegen einer Pathologie werden dann 1-2 Punkte pro Kategorie abgezogen (Abb. 21.1). Ein derartiger Score erscheint höchst sinnvoll, weil eine Herzinsuffizienz unterschiedliche Ätiologien haben kann und je nach Ursache die Symptome daher auch in unterschiedlicher Reihenfolge auftreten können. Dieser Score umfasst die nachfolgenden Punkte

Herzgröße

Im 2-D- Bild ist eine fetale Herzinsuffizienz in erster Linie an einer Herzvergrößerung zu erkennen, wobei rechter Vorhof und rechter Ventrikel meist deutlich größer imponieren als linker Vorhof und linker Ventrikel. Beim normalen Feten bedeckt die Fläche des Herzens ca. 1/4 bis 1/3 der Thoraxfläche auf der Höhe des 4-Kammerblicks (Abb. 21.2a,b) (Chaoui et al. 1994; Respondek 1992). Zusätzlich findet sich eine zunehmende Erweiterung der Vena cava inferior (Tulzer et al. 1994).

Peripherer Doppler

Der Pulsatility-Index (PI) der Nabelarterie bzw. anderer periphere Gefäße gibt Hinweise auf den Gefäßwiderstand des jeweiligen Versorgungsgebietes. Ein hoher PI in der Nabelarterie bei gleichzeitig niedrigem PI in der Arteria cerebri anterior ist ein Zeichen einer Kreislaufzentralisa-

	Normal	- 1 Punkt	- 2 Punkte
Kardiomegalie	< 0,35	0,35 - 0,50	> 0,35
Peripherer Doppler (UA)	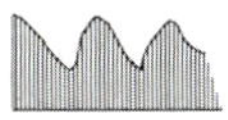	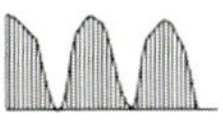	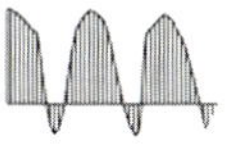
Herzfunktion	Normale Klappen RV/LV FS: > 0,28 Biphasische Füllung	Holosyst. TI oder RV/LV FS: < 0,28	Holosyst. MI oder TR dp/dt < 600 oder Monophasische Füllung
Venöser Doppler	NV DV 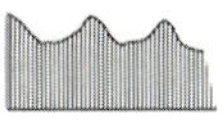	NV DV 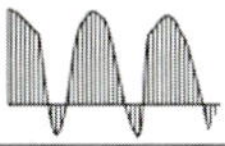	Nabelvenenpulsationen
Hydrops	Keiner	Aszites od Pleura-, Perikarderguss	Hautödem

Abb. 21.1. Fetaler Herzinsuffizienz-Score: *UA* Umbilicalarterie, *RV* rechter Ventrikel, *LV* linker Ventrikel, *TI* Trikuspidalinsuffizienz, *FS* Fractional-Shortening (Verkürzungsfraktion), *MI* Mitralinsuffizienz, *NV* Nabelvene, *DV* Ductus venosus (Huhta 2005)

Diastolische Füllung

Eine diastolische Funktionsstörung geht stets einer systolischen Funktionsstörung voraus (Labovitz u. Pearson 1987). Üblicherweise ist die Ventrikelfüllung biphasisch, d. h. sie besteht aus einer E-Welle (frühdiastolische Ventrikelrelaxation) gefolgt von einer höheren A-Welle (aktive spätdiastolische Vorhofkontraktion). Mit steigendem enddiastolischen Ventrikeldruck bei fortschreitender Herzinsuffizienz ist dieses Muster gestört, die frühdiastolische Füllung geht verloren und man erkennt nur mehr eine monophasische, kurze, spätdiastolische Füllung (◘ Abb. 21.3a,b)

Trikuspidalinsuffizienz

Eine Trikuspidalinsuffizienz findet sich fast immer bei manifester Herzinsuffizienz. Häufig aber nicht immer besteht auch gleichzeitig eine Mitralinsuffizienz. Sie kommt durch eine progrediente Dilatation des rechten Ventrikels zustande vermutlich in Kombination mit einer Änderung der Ventrikelgeometrie und somit des Trikuspidalklappenapparates. Das Vorhandensein einer Trikuspidalinsuffizienz ermöglicht es uns weitere wichtige Informationen bezüglich Ventrikelfunktion oder fetalem Blutdruck zu bekommen. Eine Trikuspidalinsuffizienz tritt keineswegs nur bei Herzinsuffizienz auf, sondern kann auch bei guter Ventrikelfunktion vorkommen z. B. bei Vitien oder bei erhöhter Nachlast wie fetaler Hypertonie, Pulmonalstenose, Ductus-Botalli-Konstriktion bzw. –Okklusion (Tulzer et al. 1991, 1992), gelegentlich aber in geringem Ausmaß ohne jegliche Pathologie (Respondek et al. 1994).

Aus der Dopplerkurve einer Trikuspidalinsuffizienz kann man 2 wesentliche Informationen gewinnen:
1. Aus der maximalen Flussgeschwindigkeit kann auf den fetalen Blutdruck zurückgeschlossen werden. Eine hohe Flussgeschwindigkeit spricht für einen hohen Druck im rechten Ventrikel (Blutdruck des Feten). Mit der oben erwähnten Formel (dp = 4 v^2) kann der Druckunterschied (dp) zwischen rechtem Ventrikel und rechtem Vorhof (ca. 5 mmHg) berechnet werden. So spricht ein hoher Rechtsventrikeldruck (>55 mmHg) bei einem Feten nahe dem Geburtstermin für eine gute Ventrikelfunktion auch wenn die Verkürzungsfraktion erniedrigt sein sollte (z. B. bei Konstriktion des Ductus Botalli), ein niedriger Druck (<40 mmHg) aber für eine Herzinsuffizienz (Hofstadler et al. 1996).
2. Aus der Form der Dopplerkurve, insbesondere an der Steilheit des Geschwindigkeitsanstiegs, kann auf die Kontraktionskraft des Myokards zurückgeschlossen werden. In der Erwachsenenkardiologie wird dieser Parameter dp/dt genannt (Druckänderung dp während einer Zeitspanne dt). Er gilt als der empfindlichste Parameter der Ventrikelkontraktion und wird

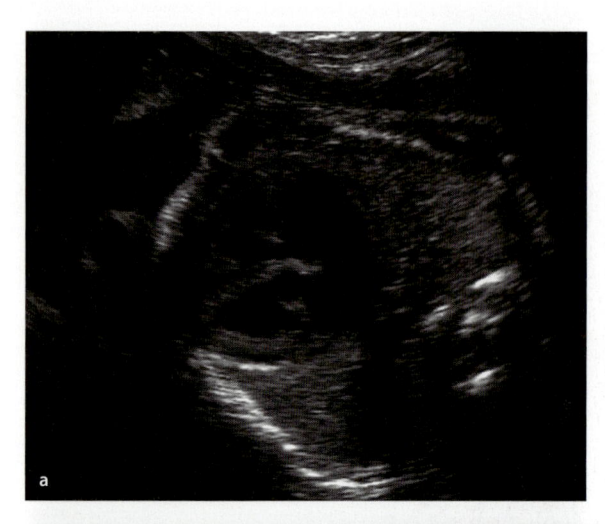

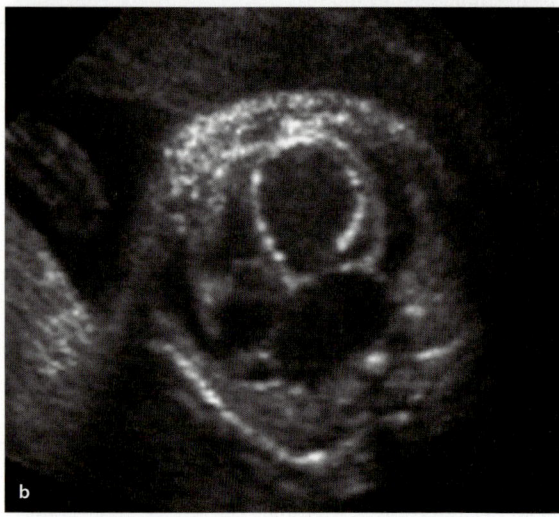

◘ **Abb. 21.2 a,b.** Beurteilung des Herzgröße. **a** Normal großes fetales Herz, die Fläche des Herzens ist kleiner als 1/3 der Thoraxfläche. **b** Kardiomegalie: Beachte, dass hier die Herzfläche mehr als die Hälfte des Thorax einnimmt

tion z. B. bei Wachstumsretardierung (Rasanen u. Huhta 1998; Rizzo et al. 1992).

Herzfunktion

Die Funktion des fetalen Myokards kann am Besten mittels der folgenden 3 Parameter bestimmt werden

Verkürzungsfraktion

Diesen in der Echokardiographie wohl etablierten Parameter erhält man indem man den Quotient aus (EDD-ESD)/EDD errechnet. EDD steht für den enddiastolischen Durchmesser und ESD für endsystolischen des jeweiligen Ventrikels. Der Normalwert soll ≥0,28 betragen. Die Messungen werden am Besten an einem M-Mode-Bild vorgenommen.

21.5 · Diagnostik der Herzinsuffizienz

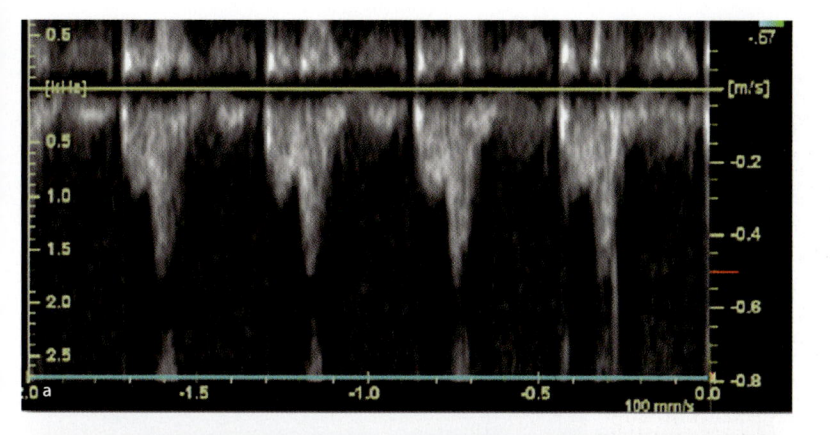

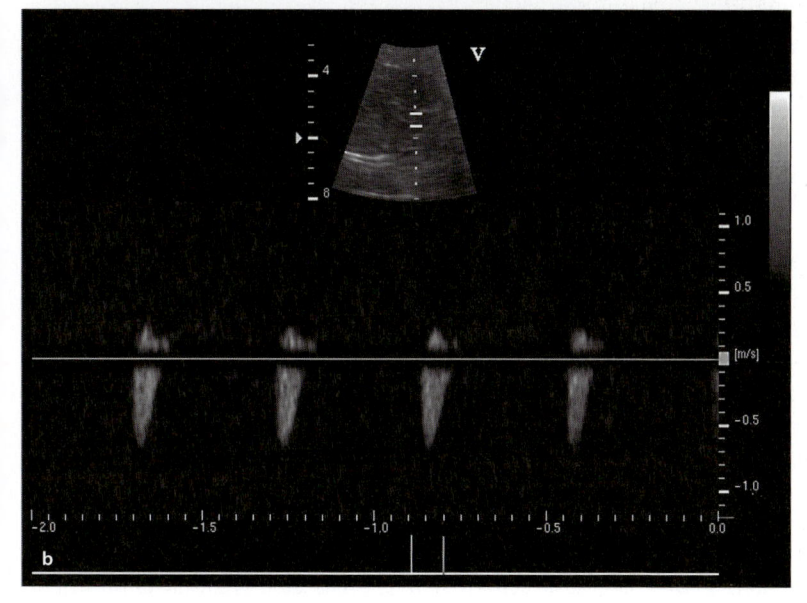

Abb. 21.3 a,b. Beurteilung der diastolischen Ventrikelfüllung. **a** Normales biphasisches Dopplersignal über einer Trikuspidalklappe mit klar erkennbarer E- und A- Welle. **b** Abnormales monophasisches Dopplersignal über einer Trikuspidalklappe. Hier fehlt die vorangehende E-Welle völlig, die diastolische Füllung ist aufgrund eines erhöhten enddiastolischen Ventrikeldrucks stark verkürzt

meist invasiv mit Herzkatheter gemessen. Beim Feten ermöglich erst das Vorhandensein einer Trikuspidalinsuffizienz die Bestimmung dieses Wertes. Bei guter Kontraktilität des Myokards wird die maximale Flussgeschwindigkeit des Trikuspidalinsuffizienzjets in sehr kurzer Zeit erreicht (steiler Anstieg der Dopplerkurve) während das schwache Myokard des herzinsuffizienten Feten den Druck nur mehr sehr langsam aufbauen kann, was in einem deutlich flacheren Anstieg der Dopplerkurve zum Ausdruck kommt. Um dp/dt exakt zu bestimmen, muss der Zeitabstand zwischen 2 Punkten beim Anstieg der Geschwindigkeit gemessen werden (zwischen 0,5 m/s = 1 mmHg und 1,5 m/s = 9 mmHg bestehen somit 8 mmHg Druckunterschied) (Abb. 21.4). Werte <600 mmHg/sec² sprechen für eine deutlich herabgesetzte Kontraktilität (Tulzer et al. 1991).

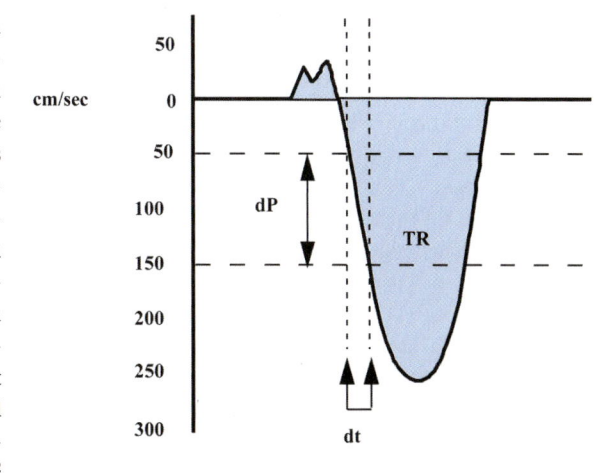

Abb. 21.4. Schematische Darstellung einer Trikuspidalinsuffizienz *TR* mit der Methodik der dp/dt-Messung zwischen 0,5 m/s (= 1 mmHg) und 1,5 m/s (= 9 mmHg)

Venöser Doppler

Pulsationen im Fluss der Nabelvene sind ein einfach zu findendes, wichtiges, aber leider spät auftretendes Zeichen einer fetalen Herzinsuffizienz (Abb. 21.5a). Gudmundsson et al. (1991) beschrieb als erster, dass Pulsationen im Nabelvenenfluss bei hydropischen Feten mit schlechtem Outcome korrelieren. Er untersuchte verschiedenste Dopplerparameter bei 18 Feten mit nichtimmunologischem Hydrops fetalis (NHIF) und fand, dass nur das Vorhandensein von Nabelvenenpulsationen eine prognostische Aussagekraft besaß. 10 von 14 Feten (71%) mit Pulsationen in der Nabelvene starben, wobei die 4 überlebenden Feten jeweils erfolgreich behandelte supraventrikuläre Tachykardien hatten. Alle 4 Feten ohne Pulsationen überlebten, wobei sich bei allen der Hydrops noch vor der Geburt spontan resorbierte (3 nachgewiesene und 1 vermutete Infektion). Weder der Nabelarteriendoppler, das Vorhandensein einer Trikuspidalinsuffizienz noch die rechtsventrikuläre Verkürzungsfraktion waren in dieser Studie von prognostischem Aussagewert. In der Gruppe mit den Nabelvenenpulsationen fanden sich zusätzlich auch deutlich veränderte Dopplerkurven in der Vena cava inferior (Abb. 21.5b). Hier zeigte sich während der Vorhofkontraktion (späte Diastole) ein deutlich vermehrter Rückwärtsfluss von im Mittel 46% des Vorwärtsflusses (normal: <12%) (Reed et al. 1990).

Um herauszufinden wie diese Pulsationen in der Nabelvene entstehen und ob sie tatsächlich eine Herzinsuffizienz anzeigen, untersuchten wir bei 24 Feten mit NIHF die Flussgeschwindigkeit über allen Herzklappen und im Ductus Botalli sowie die herkömmlichen Parameter der Ventrikelfunktion (Verkürzungsfraktion) (Tulzer et al. 1994). Diese Werte wurden zwischen den Feten mit (n = 16) und ohne (n = 8) Pulsationen verglichen. Es zeigte sich, dass Feten mit Pulsationen in der Nabelvene signifikant niedrigere Flussgeschwindigkeiten über allen 4 Herzklappen und im Ductus Botalli aufwiesen sowie niedrigere Verkürzungsfraktionen. Zudem hatten sie erheblich weitere Durchmesser der Vena cava inferior. Alle diese Parameter sprechen für ein niedrigeres Herzminutenvolumen und eine beeinträchtige biventrikuläre Funktion (Herzinsuffizienz) bei Feten mit pulsatilem Fluss in der Nabelvene.

Eine genaue Analyse der Nabelvenenpulsationen zeigt, dass es sich dabei eigentlich um Impressionen im sonst kontinuierlichen Nabelvenenfluss handelt. Der Zeitpunkt fällt auf die späte Diastole, den Zeitpunkt der Vorhofkontraktion und korreliert mit dem verstärktem Rückflusssignal in der Dopplerkurve der Vena cava inferior (Abb. 21.5b). Die Vorhofkontraktion erzeugt somit einen aufgrund der behinderten Ventrikelfüllung verstärkten Rückfluss in die Vena cava inferior mit einer Druckwelle, die sich dann über den Ductus venosus hinaus bis in die Nabelvene fortpflanzt und dort noch zu einer Beeinträch-

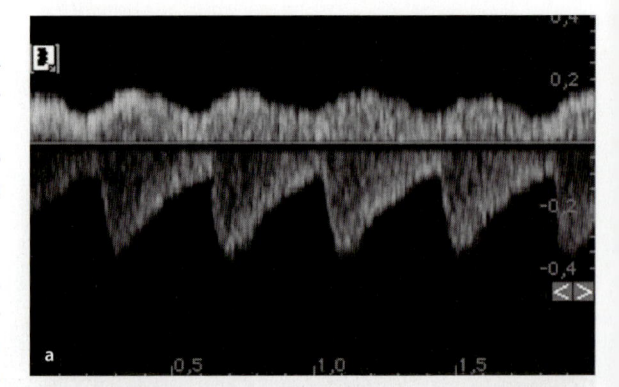

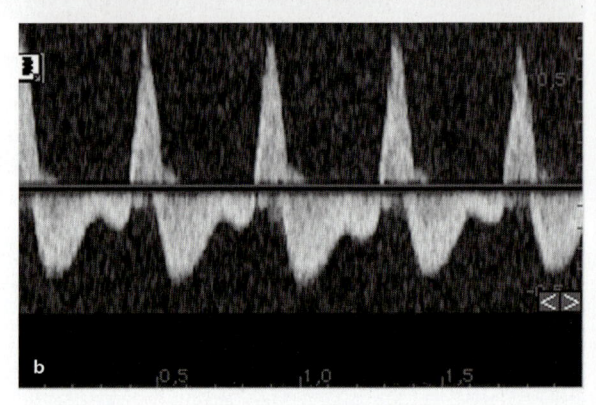

Abb. 21.5 a,b. Venöser Doppler bei fetaler Herzinsuffizienz. **a** Pulsationen in der Nabelvene. **b** Dopplerkurve in der Vena cava inferior: Beachte den vermehrten Rückstrom während der Vorhofkontraktion

tigung des Flusses und zu Pulsationen führt. Es sei hier ausdrücklich erwähnt, dass eine Trikuspidalinsuffizienz, die bei der Herzinsuffizienz häufig zu finden ist, in der Entstehung der Nabelvenenpulsationen keine Rolle spielt. In diesem Fall müssten außerdem die Pulsationen mit der Systole (Zeitpunkt der Trikuspidalinsuffizienz) zusammenfallen. In zahlreichen Arbeiten wurde mittlerweile die Wichtigkeit des venösen Dopplers in der Diagnose der fetalen Herzinsuffizienz bestätigt (Hecher et al. 1995c).

Hydrops

Ein Hydrops fetalis stellt das Endstadium einer fetalen Herzinsuffizienz dar. Dies ist ein sehr spätes Zeichen und besitzt eine schlechte Prognose, weil er nur mehr in seltenen Fällen reversibel ist. Im Frühstadium ist nur 1 Kompartiment betroffen (Aszites, Pleura- oder Perikarderguss), im Spätstadium kommt dann ein generalisiertes Hautödem hinzu.

Limitierungen des Herzinsuffizienz-Scores

Natürlich hat dieser Herzinsuffizienz-Score auch Limitierungen. So kommen z. B. verstärkte venöse Pulsationen in

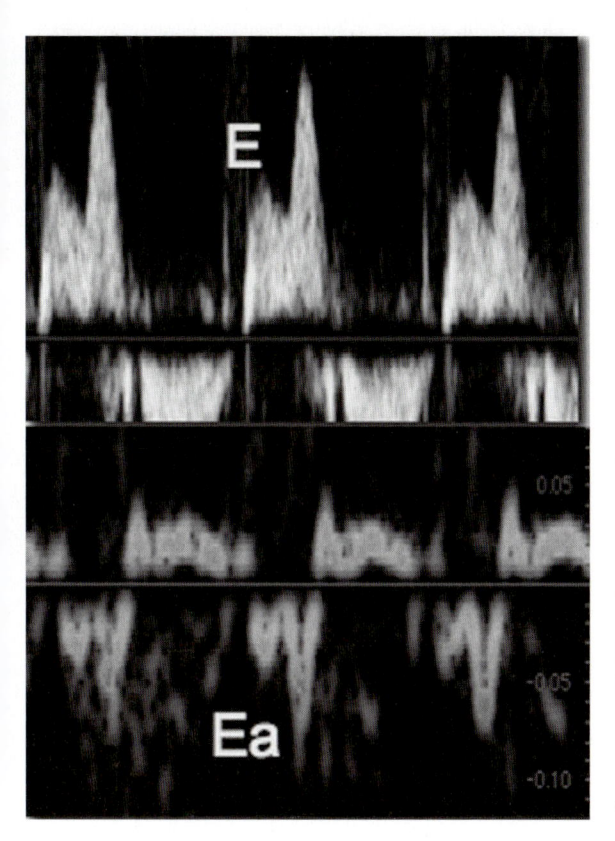

Abb. 21.6. Tissuedoppler. Normale Dopplerkurve des Flusses über einer Trikuspidalklappe (*obere Bildhälfte*); korrespondierender Tissuedoppler (*untere Bildhälfte*): Das Analysevolumen wurde im Bereich des lateralen Trikuspidalklappenannulus gelegt, die Dopplerkurve reflektiert die myokardialen Bewegungen: Diastole unterhalb der Null-Linie, Systole oberhalb der Null-Linie: Beachte die zum Blutfluss entgegengesetzte Richtung der myokardialen Bewegung und die niedrige Geschwindigkeit. Gut erkennbar ist auch die myokardiale Bewegung während der isovolumischen Kontraktion am Beginn der Systole

der Cava inferior sowie auch in der Nabelvene bei Vitien mit Rechtsherzobstruktion (Trikuspidalatresie, Pulmonalatresie mit intaktem Ventrikelseptum) fast regelmäßig vor und können über viele Wochen bis zur Geburt persistieren ohne dass anderweitige Zeichen einer Herzinsuffizienz auftreten. Insgesamt bietet dieser Score aber eine sehr zuverlässige Abschätzung einer beeinträchtigten kardialen Funktion und ist auch für die longitudinale Beobachtung von Feten mit entsprechendem Risiko geeignet.

Tissuedoppler

Eine neue Methode um die Myokardfunktion zu beurteilen ist der Tissuedoppler. In der erwachsenen Kardiologie in bestimmten Indikationen schon gut eingeführt, steht er bei der fetalen Echokardiographie noch am Anfang (Aoki et al. 2004; Tutschek et al. 2003). Hier werden mittels Doppler nicht die intrakardialen Flussgeschwindigkeiten sondern die Bewegungen des Myokards direkt gemessen. Dazu wird das Analysevolumen nahe des AV-Klappenrings positioniert und die Signale der Myokardbewegung, die eine sehr hohe Amplitude aber eine niedrige Geschwindigkeit besitzen, abgeleitet (Abb. 21.6). Einige wenige Normalwerte wurden bereits erstellt (Gardiner et al. 2005; Chan et al. 2005). Mittels farbkodiertem Tissuedoppler können die myokardialen Geschwindigkeiten jetzt auch simultan an mehreren Orten gemessen und mittels geeigneter Software dann offline analysiert werden. So ist die Generierung von Geschwindigkeitsspektren aber auch abgeleiteten Parametern wie Displacement, Strain und Strain-Rate möglich. Die neueste Entwicklung auf diesem Sektor nennt sich »Speckle-Tracking«: Hier wird anhand aufgezeichneter 2-D-Loops mittels eines speziellen Erkennungsprogramms die myokardiale Bewegung automatisch gefunden und daraus die Gewebsgeschwindigkeiten mit den oben erwähnten abgeleiteten Parameter errechnet. In der fetalen Echokardiographie steht diese Methode aber erst ganz am Anfang und hat noch keinen Eingang in den klinischen Alltag gefunden. Sie stellt aber eine für die Zukunft viel versprechende Methode dar.

21.6 Zusammenfassung

Die fetale Dopplerechokardiographie hat in der Diagnostik der fetalen Herzinsuffizienz und damit in der Überwachung des Feten bei einer Risikoschwangerschaft einen überragenden Stellenwert eingenommen und ist in dieser Indikation unverzichtbar. Pulsationen in der Nabelvene als Ausdruck einer Herzinsuffizienz sind selbst für den Ungeübten ein rasch und sicher zu erkennendes Zeichen. Erklärtes Ziel muss es jedoch sein, bereits vor dem Auftreten eines Hydrops mittels Doppler die Gefahrensituation zu erkennen und somit dem Feten zu einem besseren Outcome zu verhelfen.

Literatur

Aoki M, Harada K, Ogawa M et al. (2004) Quantitative assessment of right ventricular function using Doppler tissue imaging in fetuses with and without heart failure. J Am Soc Echocardiography 17:28-35

Chan YL, Fok WY, Wong JTH et al. (2005) Reference charts of gestation-specific tissue Doppler imaging indices of systolic and diastolic functions in the normal heart. Am Heart J 150:750-55

Chaoui R, Bollmann R, Goldner B, Heling KS, Tennstedt C (1994) Fetal cardiomegaly: echocardiographic findings and outcome in 19 cases. Fetal Diagn Ther 9:92-104

De Smedt MCH, Visser GHA, Meijboom EJ (1987). Fetal Cardiac-Output estimated by Doppler echocardiography during mid- and late gestation. Am J Cardiol 60:338-342

Falkensammer CB, Paul J, Huhta JC (2001) Fetal congestive heart failure: Correlation of Tei-Index and Cardiovascular-Score. J Perinat. Med. 29:390-398

Gardiner HM, Pasquini L, Wolfenden J et al. (2005) Myocardial tissue Doppler and long axis function in the fetal heart. Int J Cardiol 113: 39-47

Gudmundsson S, Huhta JC, Wood DC, Tulzer G, Cohen AW, Weiner S (1991) Venous Doppler ultrasonography in the fetus with non-immune hydrops. Am J Obstet Gynecol 164: 33-37

Hecher K, Snijders R, Campbell S, Nicolaides K (1995a) Fetal venous, arterial, and intracardiac blood flows in red blood cell isoimmunization. Obstet Gynecol 85: 122-128

Hecher K, Snijders R, Campbell S, Nicolaides K (1995b) Fetal venous, intracardiac, and arterial blood flow measurements in intrauterine growth retardation: Relationship with fetal blood gases Am J Obstet Gynecol 173:10-15

Hecher K, Campbell S, Doyle P, Harrington K, Nicolaides K (1995c) Assessment of fetal comprise by Doppler ultrasound investigation of the fetal circulation. Circulation 91: 129-138

Hofstadler G, Tulzer G, Altmann R, Schmitt K, Danford D, Huhta J (1996) Spontaneous closure of the human fetal ductus arteriosus- A cause of fetal congestive heart failure. Am J Obstet Gynecol 174: 879-883

Huhta JC (2005) Fetal congestive heart failure. Semin Fetal Neonatal Med 10: 542-52

Labovitz AJ, Pearson AC (1987) Evaluation of left ventricular diastolic function: clinical relevance and recent Doppler echocardiographic insights. Am Heart J 114: 836-851

Makikallio K, Vuolteenaho O, Jouppila P, Rasanen J (2000) Association of severe placental insufficiency and systemic venous pressure rise in the fetus with increased neonatal cardiac troponin T levels. Am J Obstet Gynecol 183:726-31

Mielke G, Benda N (2001) Cardiac output and central distribution of blood flow in the human fetus. Circulation103(12):1662-8

Rasanen J, Huhta JC (1998) Echocardiography in Intrauterine Growth Restriction. In: Pitkin RM, Scott JR (ed) Clinical Obstetrics and Gynecology. Lippincott-Raven, Philadelphia

Reed KL, Appleton CA, Anderson CF, Shenker L, Sahn DJ (1990) Doppler studies of vena cava flows in human fetuses – insights into normal and abnormal cardiac physiology. Circulation 81: 498-505

Respondek M, Respondek A, Huhta JC, Wilczynski J (1992) 2D echocardiographic assessment of the fetal heart size in the 2nd and 3rd trimester of uncomplicated pregnancy. European J Ob-Gyn and Repro Bio 44:185-188

Respondek M, Kammermeier M, Ludomirsky A, Weil SR, Huhta JC (1994) The prevalence and clinical significance of fetal tricuspid valve regurgitation with normal heart anatomy. Am J Ob Gyn 171:1265-70

Rizzo G, Arduini D (1991) Fetal cardiac function in intrauterine growth retardation. Am J Obstet Gynecol 165:876-88

Rizzo G, Arduini D, Romanini C (1992) Umbilical vein pulsations: a physiologic finding in early gestation . Am J Obstet Gynecol 167:665-667

Schmidt KG, Siverman NH, Van Hare GF, Hawkins JA, Cloez JL, Rudolph AM (1990) Two-dimensional echocardiographic determination of ventricular volumes in the fetal heart. Validation studies in fetal lambs. Circulation 81:325-333

Troughton RW, Frampton CM, Yandle TG, Espiner EA, Nicholls MG, Richards AM (2000) Treatment of heart failure guided by plasma aminoterminal brain natiuretic peptide (N-BNP) concentrations Lancet 355:1126-1130

Tulzer G, Gudmundsson S, Huhta JC, Wood DC, Cohen AW, Weiner S (1994). Doppler in non-immune hydrops fetalis. Ultrasound Obstet Gynecol 4:279-83

Tulzer G, Gudmundsson S, Sharkey A, Wood DC, Cohen AW, Huhta JC (1991). Doppler echocardiography of fetal ductus arteriosus: constriction versus increased right ventricular output. J Am Coll Cardiol 18: 532-536

Tulzer G, Gudmundsson S, Wood DC, Tews G, Rotondo KM, Huhta JC (1991). Doppler in the evaluation and prognosis of fetuses with tricuspid regurgitation. J Mat Fet Invest 1:15-18

Tulzer G, Gudmundsson S, Rotondo KM, Wood DC, Yoon GY, Huhta JC (1992). Acute fetal ductal occlusion in lambs. Am J Obstet Gynecol 165: 775-778

Tutschek B, Zimmermann T, Buck T, Bender HG (2003) Fetal tissue Doppler echocardiography: detection rates of cardiac structures and quantitative assessment of the fetal heart. Ultrasound Obstet Gynecol. 21(1):26-32

Dopplerechokardiographie bei fetalen Arrhythmien

U. Gembruch

22.1 Einleitung – 211

22.2 Differenzierung fetaler Arrhythmien – 211

22.3 Dopplerechokardiographische Befunde im Rahmen fetaler Arrhythmien – 213
22.3.1 Extrasystolie – 213
22.3.2 Bradyarrhythmie – 215
22.3.3 Tachyarrhythmie – 218

22.4 Zusammenfassung – 223

22.1 Einleitung

Die Inzidenz fetaler Arrhythmien wird zwischen 1 und 2% angegeben, doch ist anzunehmen, dass bis zu 10% der Feten zeitweise Arrhythmien aufweisen. Passagere Arrhythmien, fast immer Extrasystolen, werden durch die häufige Anwendung von Auskultationen, Ultraschall und Kardiotokographie in immer mehr Schwangerschaften beobachtet. Grundsätzlich werden die Arrhythmien in Extrasystolen, Bradyarrhythmien und Tachyarrhythmien eingeteilt, wobei die Grenzen der Normofrequenz bei 100 bzw. 180 Schläge/min liegen. Die Extrasystolen können supraventrikulären und ventrikulären Ursprungs sein, vereinzelt oder regelmäßig als 3:1-, 2:1- oder gar 1:1- (Bigeminus-) Extrasystolie auftreten. Die supraventrikulären Extrasystolen können im AV-Knoten blockiert sein oder übergeleitet werden und so zu einer Kammererregung führen. Die Bradyarrhythmien lassen sich in Sinusbradykardien und AV-Blockierungen II. und III. Grades einteilen. Bei den Tachyarrhythmien werden zwischen den supraventrikulären (supraventrikuläre Tachykardie sowie Vorhofflattern) und den sehr seltenen ventrikulären Tachyarrhythmien unterschieden.

22.2 Differenzierung fetaler Arrhythmien

Diagnostik und Differenzialdiagnostik der fetalen Arrhythmien erfolgen mit der M-Mode-Echokardiographie und der gepulsten Dopplerechokardiographie (Allan 1986; Allan et al. 1983; Chaoui et al. 1991; Gembruch et al. 1990; Gembruch u. Somville 1995; Kanzaki et al. 1991; Kleinman et al. 1985; Kleinman u. Copel 1993; Reed et al. 1987; Reed 1989; Stewart et al. 1983; Strasburger et al. 1986; Simpson u. Silverman 2003; Simpson 2006). Mit diesen beiden zeitlich hochauflösenden Methoden ist durch die Aufzeichnung von Wand- und Klappenbewegungen bzw. Blutflussereignissen indirekt eine Analyse der zeitlichen Beziehung zwischen atrialer und ventrikulärer Erregung möglich.

Hingegen ist mit der **transabdominalen Elektrokardiographie (EKG)** eine Differenzierung fetaler Arrhythmien nicht durchführbar. Zwar gelingt im späten 2. und 3. Trimenon in der Regel die Aufzeichnung eines transabdominalen EKG, doch werden hierbei nur die QRS-Komplexe, nicht aber die P- und T-Wellen registriert. Bei Arrhythmien unter der Geburt kann eine EKG-Aufzeichnung über eine Kopfschwartenelektrode erfolgen. Doch auch hierbei ist die Registrierung der Vorhoferregungen gelegentlich unzureichend.

Dies trifft auch für das **Kardiotokogramm** zu, dessen Signale überwiegend durch einen kontinuierlichen [Continuous-Wave-, (CW-)] Doppler gewonnen werden. Auch hier wird bei alleiniger Registrierung die Beziehung zwischen atrialer und ventrikulärer Erregung nicht erfasst. Bei der Kardiotokographie werden zur Herzfrequenzberechnung Autokorrelationsmethoden benutzt, die eine mehr oder weniger gute Annäherung zur wahren Schlag-zu-Schlag-Frequenz liefern. Die Anwendung dieser Methode sowie die interne Logik eines Kardiotokographiegeräts haben zur Folge, dass größere Herzfrequenzsprünge, d. h. stärkere Veränderungen der Zeitintervalle zwischen 2 aufeinander folgenden Schlägen als Artefakt interpretiert werden (Beall u. Paul 1986). So werden einerseits Extrasystolen nicht aufgezeichnet, andererseits bei regelmäßig aufeinander folgenden Herzrhythmusstörungen, wie bigeminalen Extrasystolen, »Pseudobradykardien« aufgezeichnet. Bei Herzfrequenzen über 220 Schlägen/min werden in der Regel die Kardiotokogramme halbiert, sodass beispielsweise eine supraventrikuläre Tachykardie von 240 Schlägen/min zu einer Frequenzkurvenaufzeichnung bei 120 Schlägen/min führt.

Die **Magnetokardiographie** registriert die elektrische Signale begleitenden Magnetfelder und erlaubt die Messung verschiedener EKG-Zeitintervalle, wie die PR-, QRS- und QT-Dauer (Hosono et al. 2002; Schneider et al. 2005; Wakai et al. 2003; Zhao et al. 2006), die echokardiographisch nicht evaluierbar sind, und liefert so wichtige Erkenntnisse über die Elektrophysiologie fetaler Arrhythmien (Kähler et al. 2001; Wakai et al. 2003). Allerdings stehen derzeit die hohen technischen Voraussetzungen dieser Methode einer breiten klinischen Anwendung im Wege (Stinstra et al. 2002).

Die **(2-D-) Real-Time-Echokardiographie (B-Mode)** zeigt zwar die Arrhythmie auf, doch ist ihre zeitliche Auflösung zu gering, um sie genau zu differenzieren. Gleiches gilt für die **farbkodierte 2-D-Dopplersonographie.** Beide Methoden dienen aber zur Steuerung des M-Mode-Strahls bzw. des »Sample-Volume« (Messvolumenzelle) des gepulsten Dopplers. Ferner ist bei Vorliegen fetaler Arrhythmien eine detaillierte 2-D-Echokardiographie sowie eine farbkodierte Dopplerechokardiographie mit Darstellung aller kardialer Strukturen und Konnektionen zum Ausschluss und Nachweis assoziierter Herzfehler unerlässlich. Auch die Folgen fetaler Arrhythmien, wie Kardiomegalie, AV-Klappenregurgitationen, Perikarderguss und Hydrops werden mit diesen beiden Methoden diagnostiziert und im weiteren Verlauf kontrolliert.

Mittels der zeitlich hochauflösenden **M-Mode-Echokardiographie** ist es hingegen möglich, sowohl die Vorhofkontraktionen als auch die Kammerkontraktionen darzustellen, ebenso die Bewegungen der atrioventrikulären (AV-) Klappen und Semilunarklappen. Aus den aufgezeichneten atrialen und ventrikulären Systolen und/oder den Öffnungsbewegungen der AV- und Semilunarklappen sind dann Rückschlüsse auf die elektrische Erregungsausbreitung möglich, insbesondere auf das Verhältnis zwischen atrialer und ventrikulärer Erregung. Ein genaues Ausmessen der Abstände zwischen den einzelnen Vorhof- und Kammersystolen erlaubt somit eine Differenzierung der Arrhythmie. Am einfachsten gelingt dies, wenn der M-Mode-Strahl, gesteuert im 2-D-Real-Time-Bild, so gelegt wird, dass er sowohl die Systolen eines Vorhofs als auch die einer Kammer aufzeichnet, beispielsweise im Vier-Kammer-Blick Vorhof- und Kammerwand kreuzt. Es können aber auch die Vorhofkontraktionen gleichzeitig mit den Öffnungsbewegungen einer Semilunarklappe aufgezeichnet werden, beispielsweise in der kurzen Achse auf Höhe des Abgangs der großen Gefäße (»circle and sausage view«), wobei der M-Mode-Strahl durch die Aortenklappe und die Hinterwand des linken Vorhofs gelegt wird. Einfacher noch lässt sich dies mit dem dualen M-Mode einiger »Phased-Array-Scanner« bewerkstelligen, womit über 2 unabhängig voneinander positionierbare M-Mode-Strahlen eine simultane Registrierung atrialer und ventrikulärer Wandbewegungen oder entsprechender Klappenbewegungen möglich ist. Neben der Differenzierung der Arrhythmie können im M-Mode-Echokardiogramm die kardialen Strukturen in den jeweiligen Phasen des Herzzyklus vermessen werden, was zur Diagnose einer Kardiomegalie und eines Perikardergusses beiträgt. Die Beurteilung der Kontraktilität ist in den Phasen eines Sinusrhythmus durch die M-Mode-echokardiographische Messung der ventrikulären Verkürzungsfraktion (»Fractional-Shortening«) möglich, in Phasen der Arrhythmie hingegen nicht sinnvoll, da dann andere Einflüsse als die myokardiale Kontraktilität die Verkürzungsfraktion entscheidend beeinflussen.

Bei der **gepulsten (Pulsed-Wave, PW-) Dopplerechokardiographie** wird wie bei der M-Mode-Echokardiographie indirekt auf den elektrischen Erregungsablauf im Herzen zurück geschlossen und zwar durch Aufzeichnung des Blutflusses, also der Folgen von elektrischer Erregung und Wandkontraktion. Die Steuerung des »Sample-Volume« erfolgt im 2-D-Echokardiogramm oder noch besser durch die direkte Darstellung des Blutflusses im Farbdopplerechokardiogramm. Der zeitliche Ablauf der ventrikulären Kontraktionen lässt sich hierbei am besten durch die Positionierung des »Sample-Volume« in dem links- oder rechtsventrikulären Ausflusstrakt darstellen. Vorhofkontraktionen lassen sich anhand ihrer hämodynamischen Auswirkungen durch Aufzeichnung des interatrialen Blutflusses über das Foramen ovale und des atrioventrikulären Einflusses über die AV-Klappen darstellen, besser noch durch Positionierung des »Sample-Volume« in die unmittelbar präkordial liegenden Venen (V. cava inferior, V. cava superior oder eine der Lebervenen), in denen die atrialen Systolen zu einem retrograden Fluss führen. Aufgrund der engen räumlichen Beziehung können bei Positionierung eines genügend großen »Sample-Volume« in den linksventrikulären Ausflusstrakt gleichzeitig der diastolische Mitralklappenfluss (E- und A- Welle) und somit die Kammer- und Vorhofkontraktionen simultan registriert werden. Bei einem physiologischen Vorwärtsfluss, auch während der Vorhofkontraktion, ist die Abgrenzung atrialer Extrasystolen anhand des Blutflussgeschwindigkeitsprofils des Ductus venosus schwieriger. Liegen die präkordialen Venen und entsprechenden Arterien relativ eng beieinander, so können durch die gepulste Dopplersonographie bei Benutzung eines größeren Fensters des »Sample-Volume« die Blutflussmuster in Arterie und Vene gleichzeitig aufgezeichnet werden, was die Differenzierung der Arrhythmie wesentlich erleichtert, da, ähnlich einem EKG, der systolische Peak des arteriellen Blutflusses dem QRS-Komplex entspricht, der »reverse« Blutfluss in der Vene während der atrialen Systole der P-Welle. Dies ist beispielsweise im oberen Abdomen möglich, wo deszendierende Aorta und V. cava inferior gemeinsam aufgezeichnet werden können, ferner im Halsbereich durch Aufzeichnung der benachbarten A. carotis und V. jugularis, tiefer durch Aufzeichnung von V. cava superior und A. ascendens oder auch im Bereich des pulmonalen Gefäßsystems, wo Arterien und Venen eng nebeneinander verlaufen (letzteres gelingt allerdings nur bei vorheriger Darstellung dieser Gefäße in der Farbdopplersonographie) (Chan et al. 1990; Fouron et al. 2003). Bei Feten mit einem linksatrialen Isomerismus verlaufen A. descendens und V. azygos im gesamten Retroperitonealraum nebeneinander. Hingegen sind Messungen in weiter peripher gelegenen Arterien und Venen, wie A. und V. umbilicalis, zur Diagnostik fetaler Arrhythmien nicht oder weniger geeignet als Messungen im Herzen oder in unmittelbarer Nähe des Herzens, da sich mit zunehmender Entfernung vom Herzen geringe Blutflussphänomene, wie bei früh einfallenden Extrasystolen mit niedrigem Schlagvolumen oder bei atrialen Kontraktionen mit geringem retrogradem Fluss in den Venen, immer schwieriger oder nicht mehr vom normalen Blutfluss abheben.

Durch dopplerechokardiographische Messungen in A. ascendens und Truncus pulmonalis können ferner maximale Geschwindigkeiten, aber auch Schlagvolumen bzw. Herzauswurf bestimmt werden, was aber wegen der hohen Ungenauigkeit von Messungen der Blutflussvolumina nur in Einzelfällen zur Verlaufbeobachtung eingesetzt wird. Intrakardiale Dopplermessungen spielen auch bei der Semiquantifizierung von AV-Klappenregurgitationen eine Rolle. Dopplersonographische Messungen im venösen System dienen ebenfalls nicht nur der Differenzierung von Arrhythmien, sondern auch der kardialen Funktionsbeurteilung.

Eine Kombination von M-Mode- und Dopplerechokardiographie ist die **farbkodierte M-Mode-Dopplerechokardiographie (MQ-Mode)**, die im gleichen M-Mode-Strahl die simultane Auszeichnung des konventionellen M-Mode-Echokardiogramms und des Blutflusses (farbkodiert dargestellt) mit dementsprechend hoher zeitlicher Auflösung erlaubt. Bei entsprechender Platzierung des M-Mode-Strahls wird eine genaue Analyse der zeitlichen Intervalle zwischen Flussereignissen in Vene, Vorhöfen, Kammern und Arterien möglich. Die gleichzeitige Aufzeichnung der Klappen- und Wandbewegungen erlaubt es, diese Flussereignissen zuzuordnen bzw. Flussereignisse den jeweiligen Phasen des Herzzyklus (Gembruch et al. 1990). So ist es mit dem MQ-Mode fast immer möglich, die zugrunde liegende Arrhythmie zu differenzieren, was im konventionellen M-Mode nicht immer gelingt, sei es aufgrund einer ungünstigen fetalen Lage oder aber auch aufgrund zu geringer Wandbewegungen der atrialen Systolen. Darüber hinaus ermöglicht die MQ-Mode-Echokardiographie eine sehr gute semiquantitative Beurteilung der Schwere einer AV-Klappeninkompetenz durch Messung der Dauer der Regurgitation im Verhältnis zur Gesamtdauer der Systole (Gembruch et al. 1990, 1993b).

Eine hohe zeitliche Auflösung bietet auch das zweidimensionale **Tissue-Velocity-Imaging** (TVI; Gewebedoppler), ebenfalls schon zur Differenzierung fetaler Arrhythmien eingesetzt (Rein et al. 2002).

22.3 Dopplerechokardiographische Befunde im Rahmen fetaler Arrhythmien

22.3.1 Extrasystolie

Fast 95% der fetalen Arrhythmien sind Extrasystolen, die meist nur vorübergehend auftreten. In der Regel sind es supraventrikuläre Extrasystolen, sehr selten ventrikuläre Extrasystolen. Manchmal wird auch eine Kombination von beiden gesehen. Als Ursache wird in der Regel eine Unreife des Reizbildungs- und Reizleitungssystems sowie der Innervation der Herzen verantwortlich gemacht. In diesem Zusammenhang können auch Medikamente, wie z. B. β-Sympathomimetika, eine Extrasystoliebereitschaft verstärken. Obwohl Herzfehler bei fetalen Extrasystolen sehr selten assoziiert sind, wohl nur bei 1–2% dieser Feten, sollten sie durch eine detaillierte Echokardiographie sicher ausgeschlossen werden. Ein Prolaps der Klappe des Foramen ovale bzw. ein Aneurysma im Bereich des Foramen ovale wurde von einigen Autoren gehäuft bei Feten mit Arrhythmien beobachtet (Rice et al. 1988; Stewart u. Wladimiroff 1988). Aufgrund der Reifung des Herzleitungssystems und der nervösen Versorgung des Herzen verschwindet der größte Teil der Extrasystolen schon während der Schwangerschaft (70–80%). Sind sie jedoch nach Geburt noch vorhanden, so verschwinden über 90% innerhalb der ersten 14 Lebenstage. Die sichere Abgrenzung einer derartig prognostisch günstigen Arrhythmie gegenüber einem AV-Block oder einer hypoxiebedingten Sinusbradykardie ist für das klinische Management von entscheidender Bedeutung. Eine intrauterine Therapie fetaler Extrasystolen (auch nicht bigeminaler) ohne AV-Überleitung, ist nicht nur nicht erforderlich, sondern aufgrund möglicher proarrhythmischer Effekte der Antiarrhythmika sogar obsolet. Die Hauptgefahr bei supraventrikulären Extrasystolen liegt darin, dass bei 1–2% dieser Feten im Laufe der Schwangerschaft supraventrikuläre Tachykardien auftreten, zumeist als Reentry-Tachykardien über eine akzessorische AV-Leitungsbahn, selten als Vorhofflattern. Diese Herzrhythmusstörungen (Kleinman u. Copel 1993) können bei längerem Bestehen zu einer kardialen Dekompensation des Feten führen. Deshalb ist zu empfehlen, bei Feten mit supraventrikulären Extrasystolen 1- bis 2-mal wöchentlich die Herzfrequenz zu kontrollieren, um das Auftreten von Tachyarrhythmien (supraventrikuläre Tachykardien oder Vorhofflattern) frühzeitig zu erkennen und zu behandeln.

M-Mode- und dopplerechokardiographisch lässt sich nicht nur zwischen supraventrikulären und ventrikulären Extrasystolen unterscheiden sondern auch bei den supraventrikulären Extrasystolen zwischen solchen ohne und mit AV-Überleitung und mit festen und unregelmäßigen Kopplungsintervallen. Es lässt sich auch berechnen, ob eine kompensatorische (in der Regel bei ventrikulären Extrasystolen) oder eine nichtkompensatorische postextrasystolische Pause (fast immer bei supraventrikulären Extrasystolen) vorliegt (◘ Abb. 22.1). Im Einzelfall können supraventrikuläre Extrasystolen in regelmäßigen Intervallen auftreten, beispielsweise als 3:1-, 2:1- oder 1:1-Extrasystolie. Letzteres ist eine sog. atriale Bigeminie, die bei AV-Blockierung (die atriale Erregung der Extrasystole trifft auf einen noch refraktären AV-Knoten) zu einer schweren ventrikulären Bradykardie um 60–80 Schläge/min führt (◘ Abb. 22.2), bei AV-Überleitung zu einer Bigeminie der ventrikulären Systolen. Nach einer postextrasystolischen Pause lässt sich im arteriellen Doppler eine erhöhte Flussgeschwindigkeit bzw. ein erhöhtes Schlagvolumen nachweisen (◘ Abb. 22.1a). Dies scheint am ehesten auf dem im physiologischen Rahmen auch beim Feten wirksamen Frank-Starling-Mechanismus zu beruhen, wobei das Schlagvolumen nach der postextrasystolischen Pause infolge einer verstärkten enddiastolischen Kammerfüllung erhöht ist. So kann das Herzzeitvolumen auch bei ausgeprägter Extrasystolie aufrechterhalten werden. Eine positive Inotropie mit verstärkter systolischer Kraftentfaltung der der postextrasystolischen Pause folgenden Kammerkontraktion scheint ebenfalls vorzuliegen, ein Phänomen, das als postextrasystolische Potenzierung bezeichnet wird (Van der Mooren et al. 1992; Reed 1989).

Ventrikuläre Extrasystolen sind sehr selten und treten fast nur im Rahmen von krankhaften Veränderungen des ventrikulären Myokards auf, beispielsweise bei myokardialer Dekompensation im Rahmen schwerer Ausflusstraktobstruktionen, bei Myokarditis oder ventrikulärem Aneurysma. Sowohl M-Mode- als auch dopplerechokar-

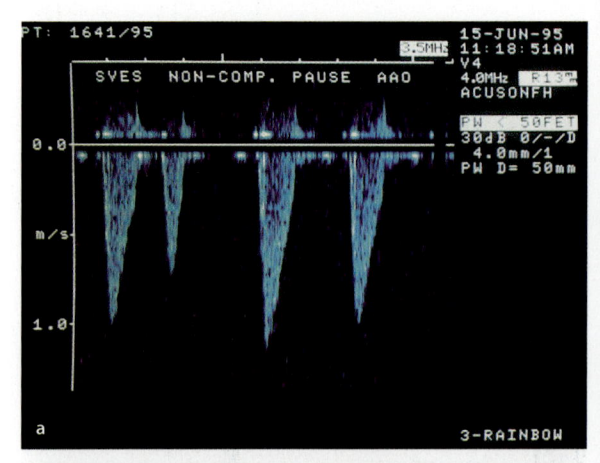

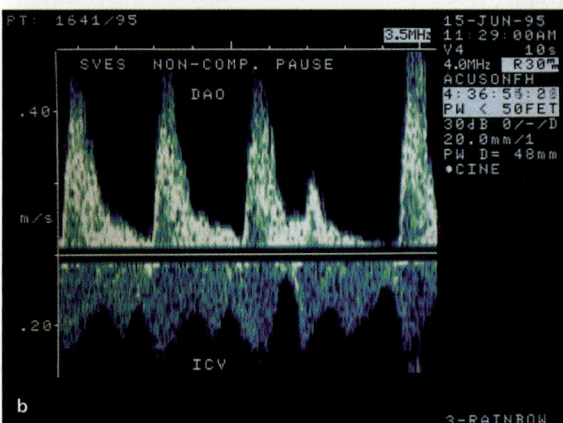

◘ **Abb. 22.1 a,b.** PW-Doppleruntersuchung in der aszendierenden Aorta (*AAO*) bei einer supraventrikulären Extrasystole (*SVES*) mit nichtkompensatorischer (*non-comp.*) postextrasystolischer Pause. Die supraventrikuläre Extrasystole wird AV-übergeleitet und führt zu einer ventrikulären Systole, erkenntlich an dem vorzeitigen Fluss in der aszendierenden Aorta mit niedriger Geschwindigkeit (niedriges Schlagvolumen der Extrasystole). Hiernach folgt eine nichtkompensatorische postextrasystolische Pause. Die nachfolgende ventrikuläre Systole zeigt eine postextrasystolische Potenzierung als Hinweis auf einen intakten Frank-Starling-Mechanismus beim Feten (**a**). Bei simultaner Aufzeichnung der Frequenzspektren der deszendierenden Aorta (*DAO*) und der V. cava inferior (*IVC*) zeigt sich die AV-übergeleitete supraventrikuläre Extrasystole im arteriellen System als vorzeitig einfallender Vorwärtsfluss relativ niedriger Geschwindigkeit. Im venösen System mit seinem biphasischen Vorwärtsfluss (systolischer und diastolischer Peak) führt die vorzeitige atriale Kontraktion zu einem Nadir direkt im Anschluss an den systolischen Peak. Der nachfolgende venöse Zyklus ist entsprechend der postextrasystolischen nichtkompensatorischen Pause verlängert (**b**)

22.3.2 Bradyarrhythmie

Sinusbradykardie

Konstante Sinusbradykardien mit Herzfrequenzen zwischen 80 und 100 Schlägen/min sind sehr selten und wurden nur in Einzelfällen beschrieben, zumeist in Assoziation mit Herzfehlern (Cameron et al. 1988; Kleinman u. Copel 1993). M-Mode- und dopplerechokardiographisch lässt sich eine Bradykardie mit normaler synchroner Beziehung und 1:1-Überleitung zwischen Vorhof- und Kammererregung darstellen. Fetalen Sinusbradykardien kann auch ein Long-QT-Syndrom zugrunde liegen, bei dem manchmal auch ventrikuläre Tachykardien oder auch AV-Blockierungen zu beobachten sind (Hofbeck et al. 1997). Deshalb sollte bei Sinusbradykardien des Feten postnatal immer ein EKG zum Ausschluss eines Long-QT-Syndroms erfolgen (Beinder et al. 2001). Durch M-Mode- und Dopplerechokardiographie lässt sich ein fetales Long-QT-Syndrom nicht diagnostizieren, weshalb bei einer persistierenden fetalen Sinusbradykardie die Indikation zu einer Magnetokardiographie besteht (Hosono et al. 2002; Schneider et al. 2005).

Abzugrenzen gegen diese Form der Sinusbradykardie sind lang anhaltende Bradykardien im präfinalen Stadium einer Hypoxie, denen im Kardiotokogramm allerdings jegliche Variabilität fehlt, bei gleichzeitigem Vorliegen entsprechender anderer Veränderungen im Rahmen des biophysikalischen Profils, die auf die schwere Hypoxie hinweisen.

An dieser Stelle soll auch darauf hingewiesen werden, dass bis an das Ende des 2. Trimenons kurzzeitige Sinusbradykardien bis hin zu Asystolien auftreten können und als Folge eines ausgeprägten parasympathischen Stimulus bei entsprechender Unreife des Reizleitungssystems und der nervösen kardialen Innervation als physiologisch anzusehen sind. Bei Diabetikerinnen kann bei niedrigen Blutzuckerwerten ebenfalls eine länger andauernde Bradykardie unter 100 Schläge/min beobachtetet werden.

AV-Blockierung

AV-Blockierungen II. Grades (Typ Wenkebach und Typ Mobitz) werden pränatal nur selten beschrieben (Kleinman u. Copel 1993; Berg et al. 2005; Jaeggi et al. 2005). Im Rahmen einer korrigierten Transposition der großen Gefäße konnte intrauterin der Übergang eines normalen Sinusrhythmus in einem AV-Block II. Grades mit nachfolgendem AV-Block III. Grades beobachtet werden, ebenso bei Feten ohne Herzfehler, aber bei maternalem anti-SSA/Ro-Antikörpernachweis (Gembruch et al. 1989a; Sonesson et al. 2004). Bei Feten mit Heterotaxiesyndrom kann bereits im 1. Trimenon ein AV-Block II. oder III. Grades auftreten (Baschat et al. 1999; Berg et al. 2005a; Gembruch et al. 1993a) (Abb. 22.3). M-

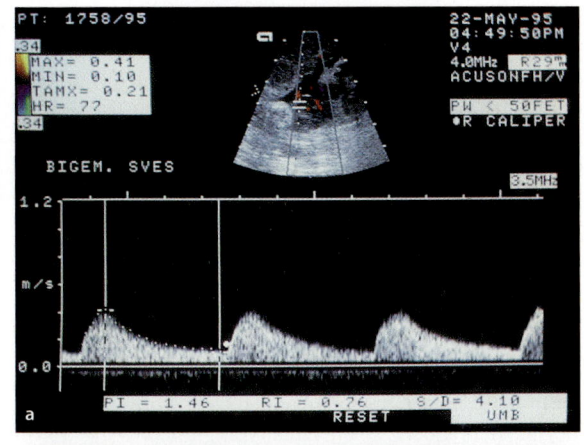

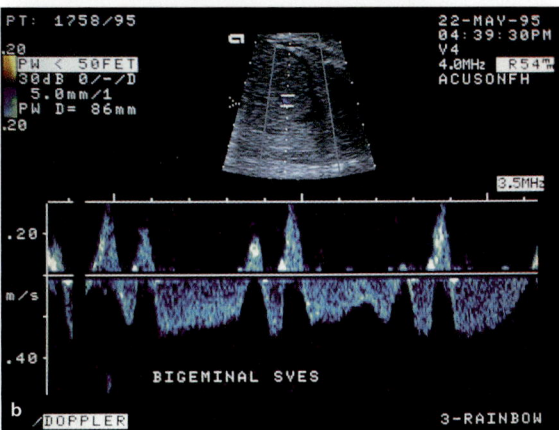

Abb. 22.2 a,b. PW-Doppler in der A. umbilicalis. Eine bigeminale supraventrikuläre Extrasystole ohne AV-Überleitung der atrialen Extrasystole führt zu einer ventrikulären Bradykardie von 77 Schlägen/min (**a**). Die PW-Doppleruntersuchung im venösen System (hier V. cava inferior) zeigt die zugrunde liegende Rhythmusstörung auf. Der antegrade Blutfluss weist zum Herz hin einen negativen Dopplershift auf, der retrograde Blutfluss vom Herz weg einen positiven Dopplershift oberhalb der 0-Linie auf. Die atrialen Systolen sind als retrograde Peaks (positiver Dopplershift, *nach oben*) erkenntlich. Am Ende des wegen der postextrasystolischen Pause länger anhaltenden Blutflusses zum Herz hin (negativer Dopplershift, *nach unten*) findet sich zunächst ein kleiner venöser Peak, der der normalen atrialen Systole entspricht. Es folgt ein der systolischen Welle im venösen Fluss entsprechender positiver Fluss, der durch einen ausgeprägten reversen Blutfluss unterbrochen wird, hervorgerufen durch die supraventrikuläre Extrasystole bzw. vorzeitige atriale Systole, die auf eine systolisch geschlossene AV-Klappe trifft und daher einen starken venösen Rückstrom hervorruft (**b**)

diographisch werden bei regelmäßigen atrialen Kontraktionen unabhängig einfallende ventrikuläre Kontraktionen registriert, fast immer mit einer kompensatorischen postextrasystolischen Pause. Die extrem selten auftretenden junktionalen Extrasystolen können allerdings zu einer Erregung des Vorhofs und der Kammer führen, sodass im M-Mode- und Dopplerechokardiogramm eine supraventrikuläre Extrasystolie mit AV-Überleitung vorgetäuscht wird.

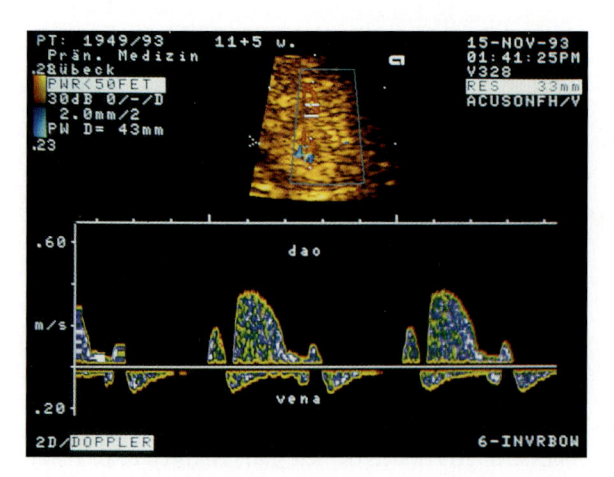

Abb. 22.3. Das »Sample-Volume« des PW-Dopplers ist so positioniert, dass der Blutfluss der deszendierenden Aorta (*DAO*) und der V. cava inferior (*IVC*) erfasst wird. So kann ein AV-Block II. Grades (Typ Mobitz) diagnostiziert werden. Die ventrikulären Systolen sind am ausgeprägten Vorwärtsfluss in der deszendierenden Aorta erkenntlich. Die atrialen Systolen führen im venösen Fluss (negativer Dopplershift) zu einem reversen Fluss, dessen Peak demgemäß in gleicher Richtung wie der Blutfluss der deszendierenden Aorta zeigt. Jeder zweite atriale reverse Blutfluss im venösen System ist durch einen Blutfluss (ventrikuläre Systole) in der deszendierenden Aorta gefolgt. Aufgrund des höheren enddiastolischen Druckes führt die atriale Systole direkt vor der Kammerentleerung zu einem stärkeren reversen Fluss, verglichen mit der atrialen Systole nach Kammerentleerung. Bei diesem Feten mit Heterotaxiesyndrom in Form eines linksatrialen Isomerismus lag bereits mit 11+4 SSW ein Hydrops vor

Mode- und dopplerechokardiographisch ist eine feste Beziehung zwischen den regelmäßig einfallenden atrialen und ventrikulären Kontraktionen nachweisbar, wobei bei einer 2:1-AV-Blockierung jede 2. Vorhofkontraktion von einer Kammerkontraktion gefolgt ist. Gerade in der Frühschwangerschaft lässt sich der Blutfluss in der deszendierenden Aorta und der V. cava inferior bei entsprechend großem »Sample-Volume« gut simultan aufzeichnen. Die Diagnose eines AV-Blocks I. Grades (verlängertes PR-Intervall) kann ebenfalls M-Mode- und dopplersonographisch erfolgen (Sonesson et al. 2004).

Zumeist tritt der AV-Block allerdings als AV-Block III. Grades oder kompletter AV-Block auf, der bei einem von 11.000–20.000 Lebendgeborenen beobachtet wird (Michaelsson u. Engle 1972; Sirén et al. 1998). Eine angeborene fehlerhafte Anordnung von Teilen des Reizleitungssystems liegt bei der »korrigierten« Transposition der großen Arterien und beim AV-Kanaldefekt mit atrialem Isomerismus vor (Ho et al. 1992). Beim kompletten AV-Block werden bei 40–50% der Feten Herzfehler gefunden (Gembruch et al. 1989; Machado et al. 1988; Schmidt et al. 1991; Berg et al. 2005a; Jaeggi et al. 2005). Am häufigsten unter den assoziierten Herzfehlern sind Heterotaxieanomalien, speziell der linksatriale Isomerismus mit AV-Kanalmalformation, der in Kombination mit einem kompletten AV-Block oft schon intrauterin zu Hydrops und Tod führt (Berg et al. 2003; Berg et al. 2005a,b; Gembruch et al. 1989; Jaeggi et al. 2005; Kleinman u. Copel 1993; Machado et al. 1988; Schmidt et al. 1991). Weit besser ist die Prognose des kompletten AV-Blocks bei einer korrigierten Transposition der großen Arterien (Berg et al, 2005; Gembruch et al. 1989; Jaeggi et al. 2005). Der AV-Block im Rahmen von Heterotaxieanomalien kann bereits im 1. Trimenon präsent sein (Baschat et al. 1999; Berg et al. 2005a,b).

M-Mode-, Doppler- und M-Mode-Dopplerechokardiographie zeigen einen regelmäßigen Vorhofrhythmus normaler Frequenz sowie einen völlig unabhängig davon schlagenden Ventrikel mit einem ebenfalls regelmäßigen Rhythmus von nur 40–60 Schlägen/min (Abb. 22.4). Dies lässt sich dopplerechokardiographisch am besten im venösen System, aber auch durch Aufzeichnung des AV-Klappenflusses demonstrieren.

In über 90% der Fälle mit kompletten AV-Block ohne Herzfehler lassen sich maternale Autoimmunantikörper nachweisen. Pathophysiologisch besonders bedeutsam scheint der transplazentare Übertritt von maternalen IgG-anti-SSA/Ro-Antikörper und auch anti-SSB/La-Antikörper zu sein (Berg et al. 2005a; Buyon et al. 1998; Litsey et al. 1985; Scott et al. 1983; Taylor et al. 1988; Watson et al. 1984). Dies führt über eine Entzündung und späteren Fibrose zur irreversiblen Zerstörung des Reizleitungssystems in den Bereichen des AV-Knotens und des His-Bündels (Clancy u. Buyon 2004; Clancy et al. 2006; Ho et al. 1986). Im Gegensatz zum AV-Block II. und III. Grades bei Herzfehlern, deren früheste Diagnose in der 11+4 SSW gestellt wurde (Baschat et al. 1999; Gembruch et al. 1993a), tritt der immunologisch bedingte komplette AV-Block erst im 2. Trimenon ab der 16.–17. SSW auf – ab dann kommt es zum plazentaren Übertritt der maternalen Autoantikörper – manchmal erst nach einem AV-Block I. und II. Grades. Selten wird beim kompletten AV-Block ohne Herzfehler das Auftreten eines Hydrops beobachtet (Berg et al. 2005a; Gembruch et al. 1989; Jaeggi et al. 2005; Kleinman u. Copel 1993; Machado et al. 1988; Schmidt et al. 1991). Wassereinlagerungen scheinen nur dann aufzutreten, wenn die ventrikuläre Frequenz die kritische Grenze von 50 Schlägen/min unterschreitet, gelegentlich auch infolge einer assoziierten Myokarditis, ausgelöst durch Bindung von Immunkomplexen am ventrikulären Myokard. Das unterschiedliche Ausmaß der begleitenden Myokarditis scheint die nicht eindeutige Korrelation zwischen ventrikulärer Frequenz und Auftreten eines fetalen Hydrops zu erklären (Berg et al. 2005a).

In Fällen mit Zeichen der fetalen Herzinsuffizienz bzw. Hydrops kann versucht werden, mit β-Sympathomimetika (Orciprenalin, Ritodrin, Terbutalin, Salbutamol) eine Steigerung der ventrikulären Frequenz zu erreichen,

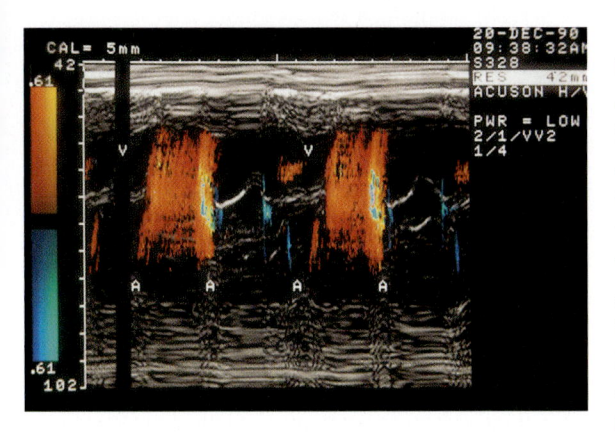

Abb. 22.4. Farbdoppler-M-Mode-Echokardiographie (MQ-Mode) bei einem Feten mit komplettem AV-Block. Der M-Mode-Strahl kreuzt die Ventrikelwand, AV-Klappe und Vorhofwand. Im M-Mode sind die Vorkontraktionen (A) unabhängig von den wesentlich selteneren ventrikulären Systolen (V) Die ventrikulären Systolen sind von einem diastolischen Einfluss vom Vorhof in die Kammer gefolgt (*rot kodierter Blutfluss*)

obwohl die für den Feten so wichtige 1:1-AV-Überleitung so nicht zu korrigieren ist. Zusätzlich könnte eine positive Wirkung auf die β-adrenergen Rezeptoren im Myokard und somit ein positiv inotroper Effekt den Erfolg dieser Behandlung in Einzelfällen erklären (Groves et al. 1995; Kleinman u. Copel 1993). Eine Begrenzung der möglichen Beeinflussung der Herzfrequenz liegt ebenfalls in dem Auftreten von mütterlichen Nebenwirkungen. Obwohl über den Erfolg der intrauterinen Therapie mit β-Sympathomimetika in Einzelfällen berichtet wurde, sind die Ergebnisse insgesamt schlecht (Berg et al. 2005a). Der Einsatz von Digoxin-Präparaten mag im Einzelfall aufgrund ihrer positiven inotropen Wirkung zum Erfolg führen (Anandakumar et al. 1996; Gembruch et al. 1989; Harris et al. 1993). Hochdosierte Steroidgaben an die Mutter und/oder Plasmapheresen zur Verminderung der maternalen Antikörperkonzentration waren in Einzelfällen erfolgreich, indem sie zur Rückbildung der fetalen Ergüsse bei Persistenz des kompletten AV-Blocks führten (Copel et al. 1995; Olàh u. Gee 1991); das Verschwinden des kompletten AV-Blocks selbst konnte hingegen nicht erreicht werden (Breur et al. 2004). Doch scheint durch die antiinflammatorische Wirkung der Kortikosteroide die Myokarditis gemindert zu werden. Eine derart eingreifende Behandlung, die relevante Auswirkungen auf die mütterliche Gesundheit (Osteoporose) sowie auf die fetale Entwicklung (neurophysiologische Entwicklung, »Fetal-Programming«) haben kann, ist allerdings nur bei Schwangeren mit einem hohen Risiko indiziert (Olàh u. Gee 1991). Schließlich wurde ein, allerdings nur kurzzeitig erfolgreiches, ventrikuläres Pacing nach Einführung einer externen Schrittmachersonde durch eine transthorakale Punktion beim Feten beschrieben (Carpenter et al.

1986). Insgesamt sind bei Auftreten eines Hydrops fetalis bei komplettem AV-Block ohne Herzfehler die Ergebnisse einer intrauterinen Therapie sehr schlecht (Berg et al. 2005a; Breur et al. 2004). Verbesserungen könnten durch eine fetoskopische Schrittmacherimplantation erreicht werden (Kohl 2003). Retrospektive Daten sprechen für einen positiven Effekt einer bereits in utero einsetzenden transplazentaren Therapie aller Feten mit immunologisch-induziertem, komplettem AV-Block mit Dexamethason, ausgelöst durch die Behandlung der begleitenden Myokarditis, auf das Überleben im Neugeborenen- und Säuglingsalter (Jaeggi et al. 2004), in einer Lebensphase, in der viele der Feten mit angeborenem AV-Block aufgrund der assoziierten schweren Kardiomyopathie trotz Schrittmacherimplantation versterben (Buyon et al. 1998; Eronen et al. 2000). Allerdings sollten erst Ergebnisse prospektiver randomisierter Studien abgewartet werden, ehe eine derartige Therapie, die auch relevante unerwünschte Wirkungen auf Mutter und Fetus beinhaltet, klinisch breit eingesetzt wird (Rosenthal et al 2005).

Aufgrund der fehlenden Reaktivität und der geringen Variabilität ist die Kardiotokographie zur antenatalen Überwachung von Feten mit komplettem AV-Block ungeeignet. Fetale Körper- und Atembewegungen scheinen die besten Parameter zu sein. Wiederholte sonographische Untersuchungen lassen das Auftreten von Wassereinlagerungen frühzeitig erkennen. Echokardiographische biometrische Messungen und dopplerechokardiographische Untersuchungen dienen zum Erkennen des Auftretens von AV-Klappeninsuffizienzen und des Abfalls der Blutflussgeschwindigkeiten sowie des Schlagvolumens als Zeichen einer myokardialen Dekompensation. Auch das Auftreten einer Pulmonalinsuffizienz gilt als Hinweis auf eine kardiale Dekompensation. Ziel der antenatalen Überwachung sollte es sein, bei frühzeitigem Nachweis einer beginnenden kardialen Dekompensation die fetale Reife zu erreichen, da die Kombination pulmonaler Probleme infolge Unreife einerseits und komplettem AV-Block andererseits eine sehr hohe neonatale Mortalität aufweist (Olàh u. Gee 1991). Darüber hinaus lässt sich im Einzelfall durch dopplerechokardiographische Messungen auch die Effektivität einer intrauterinen Therapie demonstrieren (Groves et al. 1995). So kann eine Steigerung nicht nur der Herzfrequenz, sondern auch der Blutflussgeschwindigkeiten und des Herzauswurfs nach Gabe von β-Sympathomimetika dopplerechokardiographisch gut dokumentiert werden.

Dem Auftreten eines kompletten AV-Blocks durch Zerstörung des AV-Knotens infolge einer durch maternale Autoantikörper ausgelösten Inflammation und Fibrose (Clancy u. Buyon 2004; Clancy et al. 2006) scheint die Entwicklung eines AV-Blocks I. Grades vorauszugehen. Da nur 2% der Feten von Müttern mit maternalen anti-SSA/Ro-Antikörpern einen kompletten AV-Block entwickeln (Brucato et al. 2002), werden engmaschige Messungen des atrioventrikulären Intervalls genutzt, um so gezielt bei Feten, bei denen ein AV-Block I. Grades auftritt, die eingreifende Therapie mit Dexamethason zu beginnen (Cuneo et al. 2006; Sonesson et al. 2004; Vesel et al. 2004). Hingegen ist das Risiko eines kompletten AV-Blocks bei Müttern mit anti-SSA/Ro-Antikörpern und vorherigem Kind mit komplettem AV-Block 16% für das erneute Auftreten eines kompletten AV-Blocks (Buyon et al. 1998; Solomon et al. 2003), sodass in dieser Situation auch die generelle Gabe von Dexamethason befürwortet wird.

22.3.3 Tachyarrhythmie

Die Einteilung der Tachyarrhythmien variiert in der Literatur. Einerseits ist zwischen supraventrikulären und ventrikulären Tachykardien zu unterscheiden; andererseits involvieren die häufigsten supraventrikulären Tachykardien des Feten und Neugeborenen, die atrioventrikulären Reentry-Tachykardien bei akzessorischen Bündel, das gesamte Herz, während das Vorhofflattern auf die Vorhöfe beschränkt und somit im engen Sinne »supraventrikulär« ist. Besser erscheint daher eine Beschreibung der Tachykardien gemäß der 3 getrennten Areale der elektrischen Erregung: Vorhöfe, Überleitungssystem und Ventrikel (Atrial-, Conduction-System- and Ventricular-Tachycardias) (Kothari u. Skinner 2006).

Sinustachykardie

Bei einer Sinustachykardie liegt die Basalfrequenz zwischen 180 und 200 Schlägen/min, meist mit normaler Variabilität der Frequenzkurve im Kardiogramm. β-Sympathomimetika sind ursächlich in Erwägung zu ziehen, ebenso eine maternofetale Thyreotoxikose. Im Rahmen einer maternalen und/oder intraamnialen Infektion ist die Variabilität hingegen oft stärker eingeschränkt, ebenso Dauer und Häufigkeit fetaler Atem- und Körperbewegungen. Treten diese jedoch im Rahmen einer länger anhaltenden Tachykardie mit normaler Variabilität besonders ausgeprägt auf, handelt es sich in der Regel um persistierende Akzelerationen eines »Jogging-Baby«.

Vorhofflattern

Beim Feten ist ein Vorhofflattern wesentlich seltener als eine supraventrikuläre Tachykardie. Die Assoziation mit Herzfehler allerdings scheint beim Vorhofflattern häufiger zu sein. Elektrophysiologisch liegt eine kreisende Erregung im Vorhof zugrunde, die zu einer Vorhoffrequenz zwischen 400 und 460 Schlägen/min führt. Die Kammerfrequenz ist meist langsamer und oft unregelmäßig, bedingt durch unterschiedliche und zeitlich wechselnde Grade der AV-Blockierung mit 2:1-, 3:1- oder 4:1-AV-Überleitung. Anhaltendes Vorhofflattern kann zur Hydropsentwicklung und Tod des Feten führen. Im Rahmen der besonderen fetalen Physiologie, u. a. relative Volumenbelastung, geringe ventrikuläre Compliance und Prädominanz der atrialen Kontraktion beim diastolischen Einstrom, scheint beim Vorhofflattern des Feten die fehlende 1:1-AV-Überleitung von besonderer pathophysiologischer Bedeutung zu sein. Einige atriale Systolen treffen beim Vorhofflattern auf eine geschlossene AV-Klappe und führen zu einem stärkeren reversen Blutfluss im venösen System mit entsprechender Druckerhöhung (Kleinman et al. 1985; Kleinman u. Copel 1991, 1993).

M-Mode- und dopplerechokardiographisch lassen sich atriale und ventrikuläre Tachykardien darstellen, wobei fast immer eine 2:1-, 3:1- oder 4:1-AV-Blockierung besteht. An den Vorhofwandkontraktionen und noch besser an den Flussmustern der Vv. hepaticae oder V. cava inferior lässt sich das Vorhofflattern demonstrieren, der jeweilige Grad der AV-Blockierung am besten durch eine simultane Aufzeichnung von A. descendens und V. cava inferior (◘ Abb. 22.5).

Supraventrikuläre Tachykardie als »Conduction-System-Tachycardia«

Anhaltende supraventrikuläre Tachyarrhythmien – supraventrikuläre Tachykardie (SVT) und Vorhofflattern – können zur fetalen Herzinsuffizienz unter dem Bild des Hydrops bis hin zum Tod des Feten führen. Polyhydramnie und Hydrops placentae sind meist assoziiert, im Endstadium der kardialen Dekompensation auch eine schwere Oligohydramnie. Perikarderguss und Aszites treten zumeist vor dem zunächst kranial betonten Hautödem und Pleuraergüssen auf. Durch eine medikamentöse Therapie des Feten ist es den darauf spezialisierten Zentren möglich, die Letalität der fetalen Tachyarrhythmien auf unter 5% zu senken (Gembruch 2003; Gembruch u. Holzgreve 2003; Hansmann et al. 1991; Kleinman u. Copel 1993; Krapp et al. 2002; Krapp et al. 2003; Maxwell et al. 1988; Simpson u. Sharland 1998).

Die Inzidenz supraventrikulären Tachyarrhythmien wird bei 1:4.000–5.000 Lebendgeburten geschätzt. Im Gegensatz zum kompletten AV-Block sind supraventrikuläre Tachykardien nur selten mit strukturellen kardialen Anomalien assoziiert (Ebstein-Anomalie, Pulmonalatresie und Rhabdomyome), ebenso selten mit viralen Infektionen (Zytomegalievirus, Coxsackie-B-Virus) (Gembruch 2003).

Fünfundneunzig Prozent der neonatalen und wohl auch fetalen SVT sind atrioventrikuläre (AV-) Reentry-Tachykardien, selten ist ein ektoper Fokus Ausgangspunkt der Erregung (Kleinman u. Copel 1991; Ko et al. 1992;

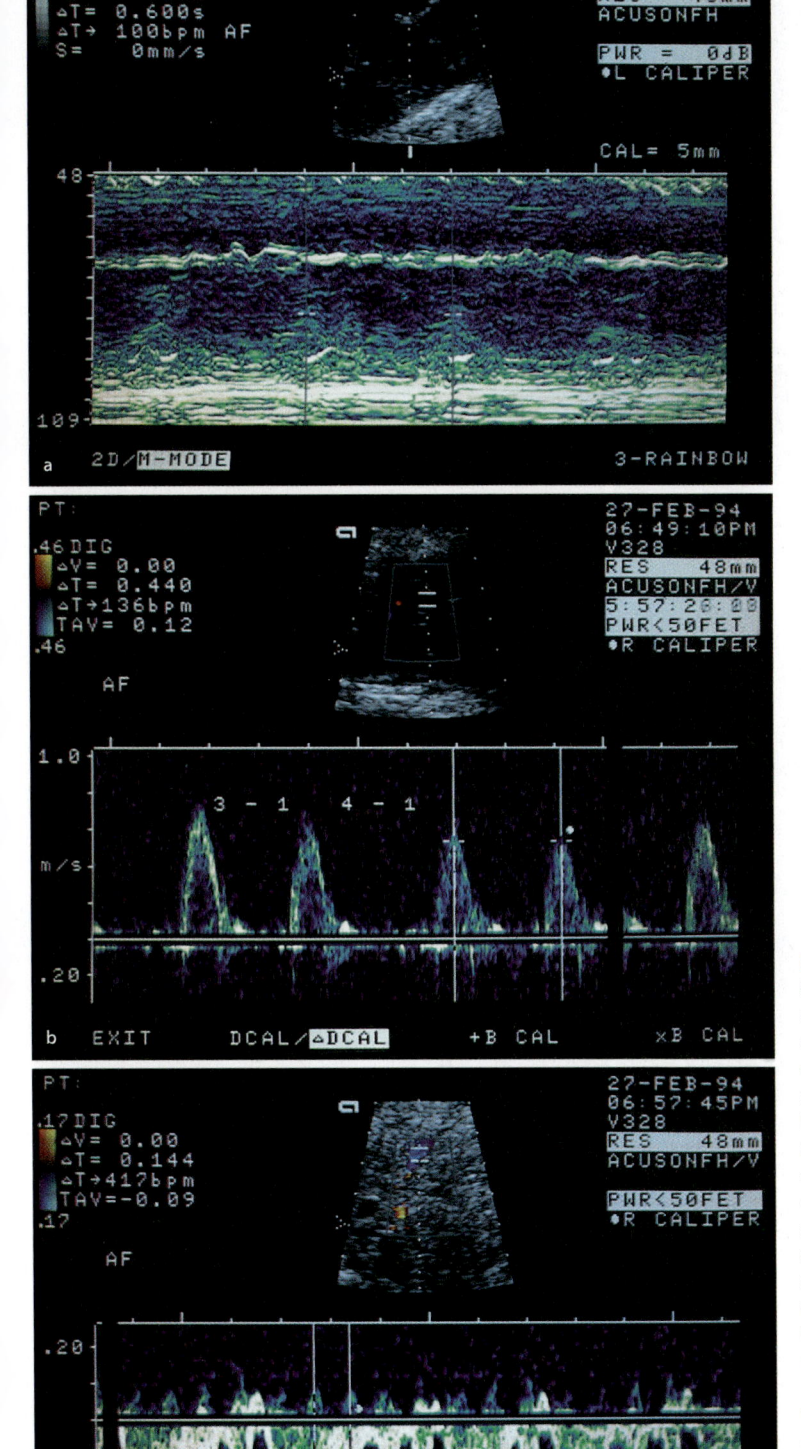

22.3 · Dopplerechokardiographische Befunde im Rahmen fetaler Arrhythmien

Abb. 22.5 a–c. a M-mode-Echokardiogramm bei Vorhofflattern mit unterschiedlicher AV-Blockierung. Der M-Mode-Strahl ist so positioniert, dass er zunächst die Vorhofwand und im unteren Teil die Ventrikelwand durchquert. So sind *oben* die rasch aufeinander folgenden Vorhofkontraktionen (ca. 420–460 Schläge/min) und *unten* die zu diesem Zeitpunkt in unterschiedlicher Folge (unterschiedliche Grade der AV-Blockierung) auftretenden ventrikulären Systolen zu sehen. **b** PW-Doppleruntersuchung in der aszendierenden Aorta. Hier wird die wechselnde Überleitung (3:1- und 4:1-AV-Überleitung) deutlich: während der 3:1-AV-Überleitung beträgt die ventrikuläre Frequenz 136 Schläge/min. **c** PW-Doppleruntersuchung in der V. cava inferior. Hier wird das Vorhofflattern mit unterschiedlicher AV-Überleitung besonders klar dargestellt. Der Blutstrom zum Herz ist auf der negativen Seite des Frequenzspektrums. Auf der positiven Seite findet sich der reverse Fluss während der Vorhofkontraktionen. Der Abstand zwischen den Vorhofkontraktionen oder genauer den reversen Peaks während der atrialen Systole ergibt, dass die Vorhoffrequenz zu diesem Zeitpunkt etwa 417 Schläge/min beträgt

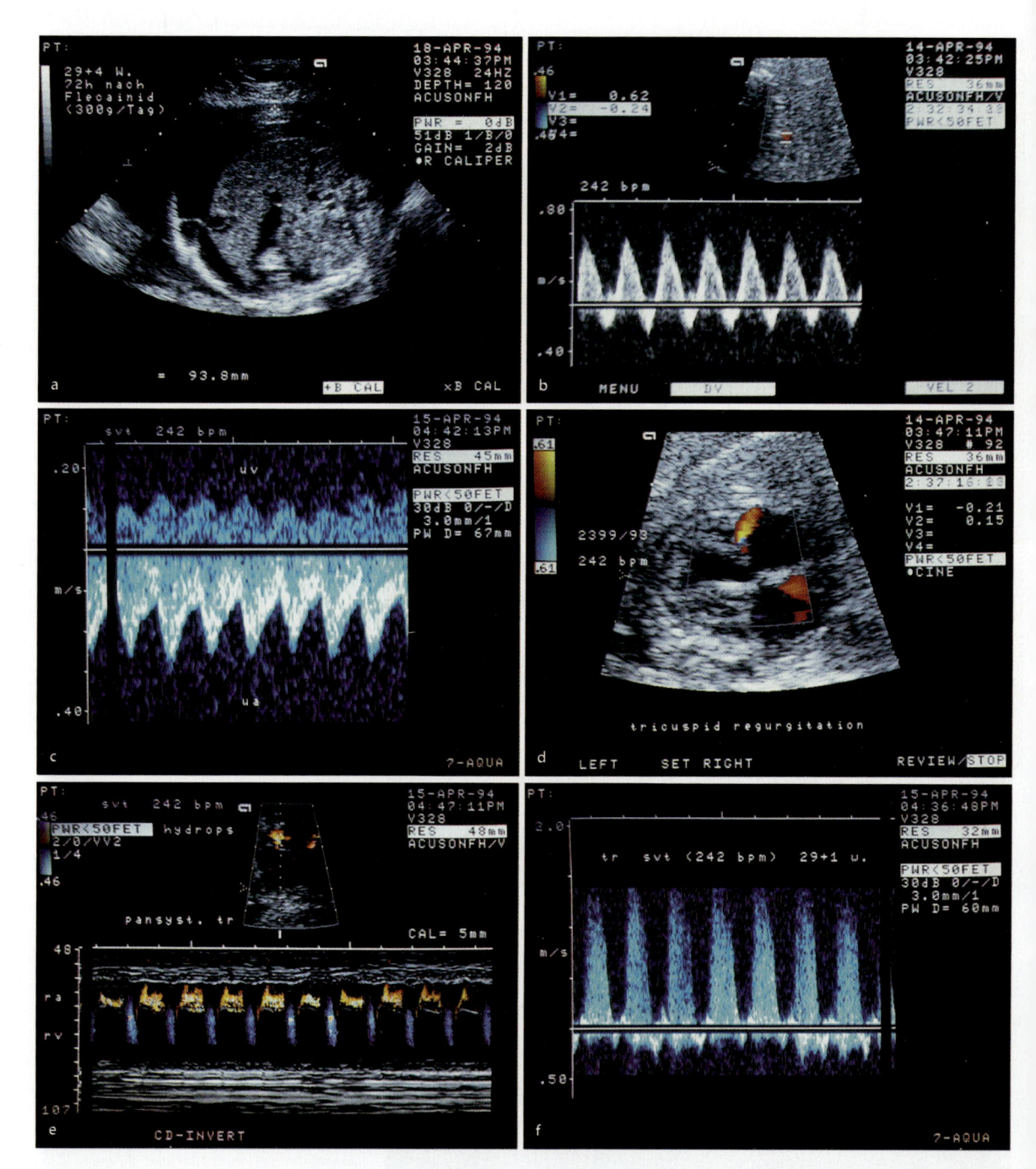

Abb. 22.6 a–f. Supraventrikuläre Tachykardie um 240 Schläge/min mit Hydrops fetalis in der 30. SSW. Auf dem Querschnittsbild des Abdomens ist ein ausgeprägter Aszites zu erkennen (a). PW-Doppleruntersuchung im Ductus venosus. Während der supraventrikulären Tachykardie von 242 Schlägen/min findet sich ein monophasischer Blutfluss zum Herz hin (positiver Dopplershift, *nach oben*) und ein reverser Blutfluss während der Diastole, sog. pulsatiler reverser Blutfluss (b). Die PW-Dopplermessung in der A. umbilicalis (*UA*) zeigt die Tachykardie an. In der Umbilicalvene (*UV*) zeigt sich ein pulsatiler Fluss, weil die Pulsationen von den zentralen präkordialen Venen durch den Ductus venosus auf die Umbilicalvenen übergeleitet werden (c). Die 4-Kammerblickeinstellung während der Tachykardie lässt die Kardiomegalie sowie eine Trikuspidalregurgitation erkennen, deren Fläche im Farbdoppler nur einen relativ kleinen Teil des rechten Vorhofs (*gelb-rot* codierter Blutfluss als Zeichen der hohen Varianz bzw. Turbulenz) (d). Die farbkodierte M-Mode-Dopplerechokardiographie (MQ-Mode) zeigt den pansystolischen Charakter der Trikuspidalregurgitation. Der Cursor ist so positioniert, dass er oben den rechten Vorhof (*RA*) und den rechten Ventrikel (*RV*) kreuzt. Der *blaue* Blutstrom markiert den stark verkürzten diastolischen Einfluss vom rechten Vorhof in den rechten Ventrikel, während der *gelb-rote* Blutstrom der pansystolischen Trikuspidalinsuffizienz entspricht (e). Die PW-Doppleruntersuchung enthüllt den turbulenten Charakter der pansystolischen Trikuspidalinsuffizienz mit hohen Spitzengeschwindigkeiten und einer ausgeprägten Spektrumverbreiterung (f).

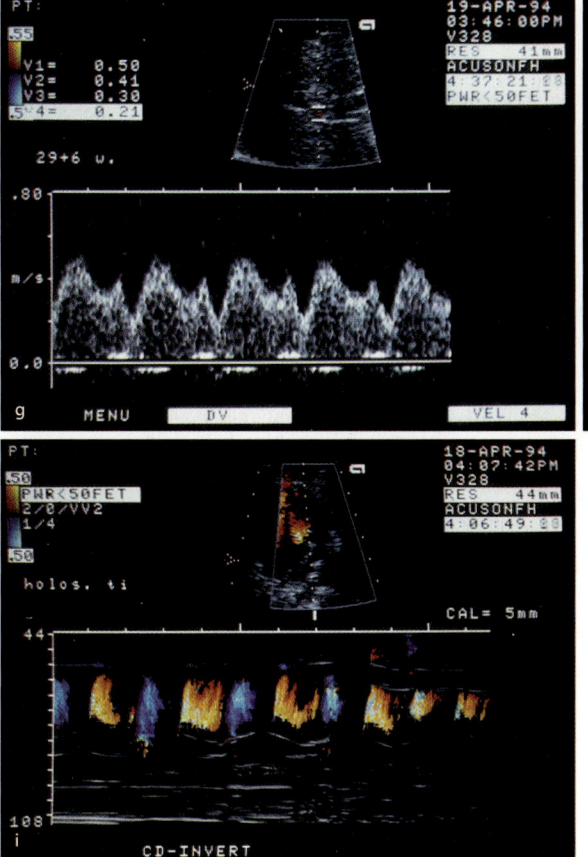

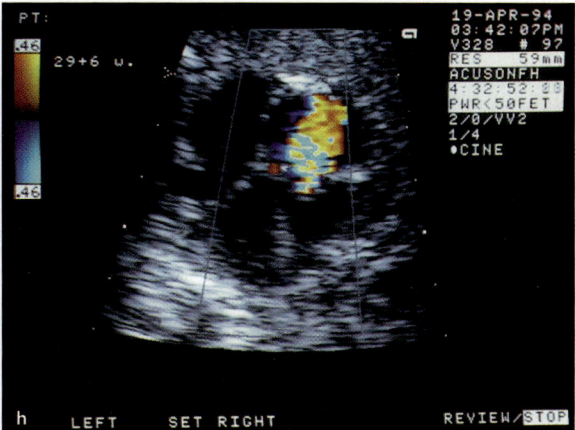

Abb. 22.6 g–i. PW-Doppler im Ductus venosus nach erfolgreicher Kardioversion der Tachykardie mit Digoxin und Flecainid in einen regelmäßigen Sinusrhythmus. Der normale biphasische Vorwärtsfluss (systolischer und diastolischer Peak) ist wieder hergestellt (**g**). Der 4-Kammerblick zeigt direkt nach der Kardioversion eine flächenmäßig weit ausgedehntere Trikuspidalinsuffizienz als während der Tachykardie, bedingt durch das jetzt höhere Schlagvolumen des Ventrikels bei fortbestehender Dilatation des Klappenrings (**h**). Das zugehörige Farbdopplerechokardiogramm – mit der gleichen Positionierung des M-Mode-Strahls wie in (**e**) – zeigt die nun deutlich längere diastolische Füllungsphase des Ventrikels (*blau* kodierter Blutstrom vom rechten Vorhof in den rechten Ventrikel) (**i**)

Naheed et al. 1996). Die Frequenz der AV-Reentry-SVT liegt zwischen 220 und 280, meist um 240 Schläge/min und ist durch Leitungsgeschwindigkeit und Länge des Erregungskreises vorgegeben. Dementsprechend lassen sich M-Mode- und dopplerechokardiographisch regelmäßige tachykarde Vorhofsystolen nachweisen, die bei einer 1:1-AV-Überleitung immer von einer Kammersystole gefolgt sind (Abb. 22.6). Die Messung der ventrikuloatrialen Zeitintervalle mittels Doppler oder M-Mode gestattet die Differenzierung der häufigen atrioventrikulären Reentry-Tachykardie via eines akzessorischen AV-Bündels (kurzes ventrikuloatriales Intervall) von seltenen, häufiger therapierefraktären junktionalen Reentry-Tachykardien und atrialen ektopen Tachykardien, die ebenfalls eine 1:1-AV-Beziehung aufweisen können, aber ein langes ventrikuloatriales Intervall aufweisen (Fouron et al. 2003; Fouron 2004; Jaeggi et al. 1998; Kothari u Skinner 2006). Elektrophysiologische Voraussetzung für das Entstehen einer AV-Reentry-Tachykardie ist das Vorliegen von 2 funktionell getrennten AV-Leitungsbahnen mit unterschiedlicher Leitungsgeschwindigkeit und Refraktärzeit (Ganz u. Friedman 1995; Kleinman et al. 1985; Kleinman u. Copel 1991, 1993). Dies kann ein funktionell getrennter, dualer bzw. längsdissoziierter AV-Knoten sein, beim Feten und in der Neonatalzeit jedoch meistens ein zusätzliches akzessorisches atrioventrikuläres Muskelbündel (Naheed et al. 1996; Kothari u. Skinner 2006). Charakteristisch ist das plötzliche Einsetzen und abrupte Abbrechen der AV-Reentry-SVT, getriggert durch Extrasystolen, die innerhalb des kritischen Kopplungsintervalls zum vorhergehenden normalen Schlag fallen. Magnetokardiographische Untersuchungen bei Feten mit supraventrikulären Reentry-Tachykardien lassen erkennen, dass auch mehrere akzessorische Bahnen vorhanden sein und unterschiedliche elektrische Ereignisse eine AV-Reentry-Tachykardie (ektope und reentrant atriale Extrasystolen, AV-Blockierung des akzessorischen Bündel) auslösen und unterbrechen können (Wakai et al. 2003). Aufgrund der Parallelschaltung des fetalen Kreislaufs führen anhaltende Tachyarrhythmien zum Bild der Rechtsherzinsuffizienz mit Aszites, Hautödem sowie Pleura- und Perikarderguss nicht aber zum Lungenödem.

Im Tierversuch führt ein ständiges atriales Pacing oberhalb einer »kritischen« Frequenz (beim Schaf-Feten um 310 Schläge/min) innerhalb von 4–48 h zum Auftreten eines Hydrops, wobei Aortendruck, arterieller pO_2

und pH gleich bleiben (Gest et al. 1990; Nimrod et al. 1987; Stevens et al. 1982). Abrupt mit Überschreiten der »kritischen« Frequenz steigt der Druck in der V. cava inferior um 75% an. Gleichzeitig wird das normale venöse biphasische Vorwärtsflussmuster pulsatil mit einem systolischen Vorwärtspeak und einem diastolischen reversen Peak (Gest et al. 1990). Schon geringe Erhöhungen des venösen Druckes führen bei Feten zu einer deutlichen Reduktion des Lymphflusses, was neben anderen Faktoren zu einer raschen extravasalen Wasseransammlung und Hydropsbildung führt (Gest et al. 1993; Gembruch u. Holzgreve 2003).

Auch beim Menschen wurde die abrupte Änderung der venösen Flussmuster beobachtet, wobei die »kritische« Frequenz des menschlichen fetalen Herzens zwischen 210 und 220 Schlägen/min zu liegen scheint (Gembruch et al. 1995). Das Vorliegen einer mit reversiblen Umbauvorgängen des ventrikulären Myokards und schwerer diastolischer und systolischer Dysfunktion im fortgeschrittenen Stadium der SVT einhergehenden »Kardiomyopathie« (Damiano et al. 1987; Packer et al. 1986; Spinale et al. 1992) scheint indirekt für den menschlichen Feten bestätigt zu sein (Gembruch et al. 1993b), und zwar durch die sehr unterschiedlich ausgeprägte kardiale Dilatation, dem möglichen Vorliegen leichter bis schwerer beidseitiger AV-Klappeninkompetenzen, im fortgeschrittenen Stadium schon während der Tachykardie, in anderen Fällen erst nach Umschlagen in den Sinusrhythmus, und durch interindividuell sehr schwankende Rückbildungszeichen von Hydrops und AV-Klappeninsuffizienz, letzteres erklärbar durch unterschiedliche Stadien der zum Zeitpunkt der medikamentös induzierten Kardioversion in einen Sinusrhythmus (Gembruch et al. 1993b; Gembruch 2003). Dementsprechend normalisieren sich auch die venösen Blutflussmuster nach Kardioversion unterschiedlich rasch und können in Einzelfällen noch über Wochen abnormal sein (Krapp et al. 1997; Gembruch et al. 1999; Gembruch 2003). Somit dient die Dopplerechokardiographie zur Schweregradeinteilung der SVT-induzierten »Kardiomyopathie« in utero, auch durch die Demonstration und Semiquantifizierung von AV-Klappenregurgitationen und durch die Darstellung oft drastisch veränderter venöser Blutflussgeschwindigkeitsprofile. Diese Einschätzung korreliert gut mit dem Intervall zwischen Kardioversion und kompletter Remission des Hydrops. In der Post-SVT-Phase lassen sich Abnahme und Verschwinden der AV-Klappenregurgitationen einerseits und Besserung der venösen Blutflussgeschwindigkeitsprofile andererseits dopplersonographisch gut demonstrieren und sprechen für eine Besserung der kardialen Funktion (Gembruch et al. 1993b; Krapp et al. 1997; Gembruch et al. 1999). Inwieweit diese Messungen zur Beurteilung des Schweregrades der SVT-induzierten »Kardiomyopathie« auch zu einer individuell angepassten Modifikation der intrauterinen Therapie, z. B. Vermeidung stärker negativ-inotrop wirkender Antiarrhythmika bei fortgeschrittenen Stadien der SVT-induzierten Kardiomyopathie, führen werden, ist noch nicht geklärt. Bei hydropischen Feten sollte sofort eine Behandlung mit Flecainid begonnen werden, das mit Digoxin kombiniert werden kann. Flecainid ist im Gegensatz zum Digoxin auch bei hydropischen Feten gut plazentagängig (Gembruch 2003; Krapp et al. 2002; Krapp et al. 2003). Auch die transplazentare und/oder direkte Behandlung des Feten mit Amiodaron, das eine nur sehr geringe negativ-inotrope Wirkung hat, ist in diesen fortgeschrittenen Fällen sofort bzw. in therapierefraktären Fällen als »second-line«- oder »third-line«-Therapie zu diskutieren (Gembruch et al. 1989b; Gembruch 2003; Jouannic et al. 2003; Strasburger et al. 2004). Bei nichthydropischen Feten mit SVT sowie Vorhofflattern führt eine alleinige Therapie mit Digoxin bei etwa 50% der Feten zu einer dauerhaften Kardioversion in einen Sinusrhythmus; gelingt dies nicht, sollte als »second-line« Flecainid, bei Vorhofflattern auch Sotalol hinzugegeben werden (Gembruch 2003; Krapp et al. 2003). Auch halten wir aufgrund der beschriebenen Veränderungen des Venenflussmusters im Einklang mit den oben angegebenen Tierversuchen alle andauernden SVT oberhalb der »kritischen« Frequenz von 210 Schlägen/min bzw. das Auftreten eines pulsatilen reversen Flussmusters in den präkordialen Venen und jedes andauernde Vorhofflattern – unabhängig von der ventrikulären Frequenz – für behandlungsbedürftig, da bei Auftreten eines Hydrops die Therapie durch herabgesetzte Plazentagängigkeit der Medikamente wesentlich erschwert wird (Gembruch 2003).

Ventrikuläre Tachykardie

Ventrikuläre Tachykardien sind beim Feten sehr selten, und nur wenige Fallbeschreibungen liegen vor. M-Mode- und dopplerechokardiographisch wird eine ventrikuläre Tachykardie bei normaler Vorhofaktivität nachgewiesen (Kleinman u. Copel 1991, 1993) (Abb. 22.7). Bei retrograder 1:1-atrioventrikulärer (AV) Überleitung ist allerdings eine Abgrenzung gegenüber einer supraventrikulären Tachykardie echokardiographisch nicht möglich. Die Differenzierung ventrikulärer Tachykardie mit 1:1-AV-Überleitung von einer supraventrikulären Reentry-Tachykardie bzw. einer ventrikulären Tachykardie mit AV-Dissoziation von einer junktionalen ektopen Tachykardie kann durch die Magnetokardiographie erfolgen (Wakai et al. 2003). An ventrikuläre Tachykardien ist zu denken, wenn die Herzfrequenz des tachykarden Feten außerhalb der für eine supraventrikuläre Tachykardie üblichen Spanne von 220–280 Schläge/min liegt, insbesondere aber dann, wenn eine AV-Dissoziation vorliegt, d. h. keine 1:1-AV Überleitung (Kleinman u. Copel 1991, 1993). Transiente ventrikuläre Tachykardien (Torsades de pointes),

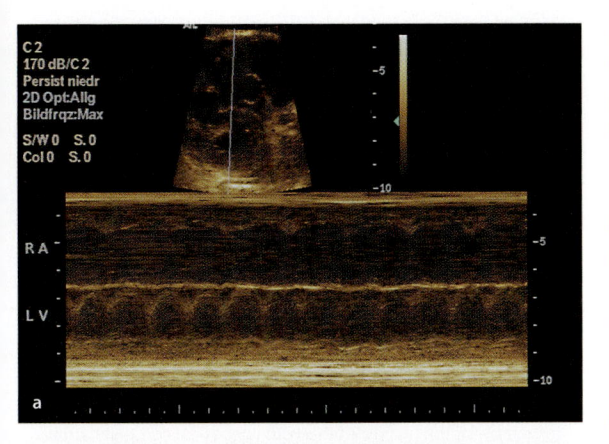

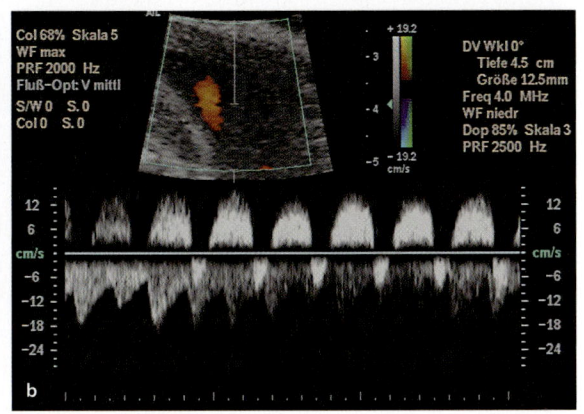

Abb. 22.7. Bei einem Feten mit einem Long-QT-Syndrom, schwerer Kardiomegalie und beginnendem Hydrops fanden sich in der 28. SSW wechselnde Rhythmen: Sinusrhythmus, AV-Blockierungen und ventrikuläre Tachykardien (Torsade de pointes) wechselnder Frequenz. **a** Das M-Mode-Echokardiogramm zeigt im Bereich der Vorhöfe einen regulären Rhythmus von 141 Schlägen/min und unabhängig davon eine ventrikuläre Tachykardie um 245 Schläge/min. **b** Auch in der Dopplersonographie, hier der Nabelschnur, zeigt sich die Dissoziation des normfrequenten atrialen und des tachykarden ventrikulären Rhythmus

gelegentlich mit einem Sinusrhythmus mit AV-Blockierungen, treten häufiger bei einem »Long-QT-Syndrom« auf, bei dem oft auch nur eine fetale Sinusbradykardie vorhanden ist (Beinder et al. 2001; Gembruch 2003; Hofbeck et al. 1997; Simpson 2006) (Abb. 22.7).

22.4 Zusammenfassung

Neben der M-Mode-Echokardiographie sind Dopplerechokardiographie und farbkodierte M-Mode-Dopplerechokardiographie aufgrund ihrer hohen zeitlichen Auflösung die wichtigsten Techniken zur Diagnostik und Differenzialdiagnostik fetaler Arrhythmien. Deren exakte Differenzierung ist entscheidend für die richtige prognostische Einschätzung und Wahl des adäquaten ante- und postnatalen Managements. Darüber hinaus liefern dopplerechokardiographische Messungen wesentliche pathophysiologische Informationen und dienen beim kompletten AV-Block und bei der Tachyarrhythmie schon jetzt zur fetalen Zustandsdiagnostik und zur Einschätzung des Effektes therapeutischer Maßnahmen. In näherer Zukunft können Verbesserungen bei der Messung von Blutflussvolumina und Herzauswurfvolumina die Möglichkeiten der Dopplersonographie bei der Überwachung und Therapie fetaler Arrhythmien erweitern.

Literatur

Allan LD, Anderson RH, Sullivan I, Campbell S, Holt D, Tynan M (1983) Evaluation of fetal arrhythmias by echocardiography. Br Heart J 50:240–245

Allan LD (1986) Manual of fetal echocardiography. MTP Press, London

Anandakumar C, Biswas A, Chew SSL, Chia D, Wong YC, Ratnam SS (1996) Direct fetal therapy for hydrops secondary to congenital atrioventricular heart block. Obstet Gynecol 87:835–837

Baschat AA, Gembruch U, Knöpfle G, Hansmann M (1999) First-trimester fetal heart block: a marker for cardiac anomaly. Ultrasound Obstet Gynecol 14:311–314

Beall MH, Paul RH (1986) Artifacts, blocks, and arrhythmias; confusing nonclassical heart rate tracings. Clin Obstet Gynecol 29:83–94

Beinder E, Grancay T, Menendez T, Singer H, Hofbeck M (2001) Fetal sinus bradycardia and the long QT syndrome. Am J Obstet Gynecol 185:743–747

Berg C, Geipel A, Smrcek J, Krapp M, Germer U, Kohl T, Gembruch U, Baschat AA (2003) Prenatal diagnosis of cardiosplenic syndromes: a 10-year experience. Ultrasound Obstet Gynecol 22:451–459

Berg C, Geipel A, Kohl T, Breuer J, Germer U, Krapp M, Baschat AA, Hansmann M, Gembruch U (2005a) Atrioventricular block detected in fetal life: associated anomalies and potential prognostic markers. Ultrasound Obstet Gynecol 26:4–15

Berg C, Geipel A, Kamil D, Knüppel M, Breuer J, Krapp M, Baschat A, Germer U, Hansmann M, Gembruch U (2005b) The syndrome of left isomerism: sonographic findings and outcomes in prenatally diagnosed cases. J Ultrasound Med 24:921–931

Breur JM, Visser GH, Kruize AA, Stoutenbeek P, Meijboom EJ (2004) Treatment of fetal heart block with maternal steroid therapy: case report and review of the literature. Ultrasound Obstet Gynecol 24:467–472

Brucato A, Doria A, Frassi M, Castellino G, Franceschini F, Faden D, Pisoni MP et al. (2002) Pregnancy outcome in 100 women with autoimmune diseases and anti-Ro/SSA antibodies: a prospective controlled study. Lupus 11:716–721

Buyon JP, Hiebert R, Copel J, Craft J, Friedman D, Katholi M, Lee LA et al. (1998) Autoimmune-associated congenital heart block: demographics, mortality, morbidity and recurrence rates obtained from a national neonatal lupus registry. J Am Coll Cardiol 31:1658–1666

Cameron A, Nicholson S, Nimrod C, Harder J, Davies D, Fritzler M (1988) Evaluation of fetal cardiac dysrhythmias with two-dimensional, M-Mode, and pulsed Doppler ultrasonography. Am J Obstet Gynecol 158:286–290

Carpenter RJ Jr, Strasburger JF, Garson A, Smith RT, Deter RL, Engelhardt HT (1986) Fetal ventricular pacing for hydrops secondary to complete atrioventricular block. J Am Coll Cardiol 8:1434–1436

Chan FY, Woo SK, Ghosh A, Tang M, Lam C (1990) Prenatal diagnosis of congenital fetal arrhythmias by simultaneous pulsed Doppler velocimetry of the fetal abdominal aorta and inferior vena cava. Obstet Gynecol 76:200–204

Chaoui R, Bollmann R, Hoffmann H, Göldner B (1991) Fetale Echokardiographie. Teil III: Die fetalen Arrhythmien. Zentralbl Gynaekol 113:1335–1350

Clancy RM, Buyon JP (2004) Autoimmune-associated congenital heart block: dissecting the cascade from immunologic insult to relentless fibrosis. Anat Rec A Discov Mol Cell Evol Biol 280:1027–1035

Clancy RM, Neufing PJ, Zheng P, O'Mahony M, Nimmerjahn F, Gordon TP, Buyon JP (2006) Impaired clearance of apoptotic cardiocytes is linked to anti-SSA/Ro and –SSB/La antibodies in the pathogenesis of congenital heart block. J Clin Invest 116:2413–2422

Copel JA, Buyon JP, Kleinman CS (1995) Successful in utero therapy of fetal heart block. Am J Obstet Gynecol 173:1384–1390

Cuneo BF, Strasburger JF, Wakai RT, Ovadia M (2006) Conduction system disease in fetuses evaluated for irregular cardiac rhythm. Fetal Diagn Ther 21:307–313

Damiano RJ, Tripp HF, Asano T, Small KW, Jones RH, Lowe JE (1987) Left ventricular dysfunction and dilatation resulting from chronic supraventricular tachycardia. J Thorac Cardiovas Surg 94:135–143

Eronen M, Sirèn MK, Ekblad H, Tikanoja T, Julkunen H, Paavilainen T (2000) Short- and long-term outcome of children with congenital complete heart block diagnosed in utero or as a newborn. Pediatrics 106:86–91

Fouron JC (2004) Fetal arrhythmias: the Saint-Justine hospital experience. Prenat Diagn 24:1068–1080

Fouron JC, Fournier A, Proulx F, Lamarche J, Bigras JL, Boutin C, Brassard M, Gamache S (2003) Management of fetal tachyarrhythmia based on superior vena cava/aorta Doppler flow recordings. Heart 89:1211–1216

Ganz LI, Friedman PL (1995) Supraventricular tachycardia. N Engl J Med 332:162–173

Gembruch U (2003) Fetal tachyarrhythmia. In: Yagel S, Silverman N, Gembruch U (eds) Fetal cardiology. Martin Dunitz, London, pp 355–371

Gembruch U, Bald R, Hansmann M (1990) Die farbkodierte M-Mode-Doppler-Echokardiographie bei der Diagnostik fetaler Arrhythmien. Geburtshilfe Frauenheilkd 50:286–290

Gembruch U, Hansmann M, Redel DA, Bald R, Knöpfle G (1989a) Fetal complete heart block: Antenatal diagnosis, significance and management. Eur J Obstet Gynecol Reprod Biol 31:9–22

Gembruch U, Holzgreve W (2003) Cardiac diseases in association with hydrops fetalis. In: Yagel S, Silverman N, Gembruch U (eds) Fetal cardiology. Martin Dunitz, London, pp 373–401

Gembruch U, Knöpfle G, Bald R, Hansmann M (1993a) Early diagnosis of fetal congenital heart disease by transvaginal echocardiography. Ultrasound Obstet Gynecol 3:310–317

Gembruch U, Krapp M, Baumann P (1995) Changes of venous blood flow velocity waveforms in fetuses with supraventricular tachycardia. Ultrasound Obstet Gynecol 5:394–399

Gembruch U, Krapp M, Germer U, Baumann P (1999) Venous Doppler in the sonographic surveillance of fetuses with suprvantricular tachycardia. Eur J Obstet Gynecol Reprod Biol 84:187–192

Gembruch U, Manz M, Bald R, Rüddel H, Redel DA, Schlebusch H, Nitsch J, Hansmann M (1989b) Repeated intravascular treatment with amiodarone in a fetus with refractory supraventricular tachycardia and hydrops fetalis. Am Heart J 118:1335–1338

Gembruch U, Redel DA, Bald R, Hansmann M (1993b) Longitudinal study in 18 cases of fetal supraventricular tachycardia: Doppler-echocardiographic findings and pathophysiological implications. Am Heart J 1993:1290–1301

Gembruch U, Somville T (1995) Intrauterine Diagnostik und Therapie fetaler Arryhthmien. Gynäkologe 28:329–345

Gest AL, Bair DK, Vander Straten MC (1993) Thoracic duct lymph flow in fetal sheep with increased venous pressure from electrically induced tachycardia. Biol Neonate 64:325–330

Gest AL, Martin CG, Moise AA, Hansen TN (1990) Reversal of venous blood flow with atrial tachycardia and hydrops in fetal sheep. Pediatr Res 28:223–226

Groves AMM, Allan LD, Rosenthal E (1995) Therapeutic trial of sympathomimetics in three cases of complete heart block in the fetus. Circulation 92:3394–3396

Hansmann M, Gembruch U, Bald R, Manz M, Redel DA (1991) Fetal tachyarrhythmias: transplacental and direct treatment of the fetus – a report of sixty fetuses. Ultrasound Obstet Gynecol 1:162–170

Harris JP, Alexson CG, Manning JA, Thompson HO (1993) Medical therapy for the hydropic fetus with congenital complete atrioventricular block. Am J Perinatol 10:217–219

Ho SY, Esscher E, Anderson RH, Michaelsson M (1986) Anatomy of congenital complete heart block and relation to maternal anti-Ro-antibodies. Am J Cardiol 58:291–294

Ho SY, Fagg N, Anderson RH, Cook A, Allan LD (1992) Disposition of the atrioventricular conduction tissues in the heart with isomerism of the atrial appendages: ist relation to congenital complete heart block. J Am Coll Cardiol 20:904–910

Hofbeck M, Ulmer H, Beinder E, Sieber E, Singer H (1997) Prenatal findings in patients with prolonged QT interval in the neonatal period. Heart 77:198–204

Hosono T, Kawamata K, Chiba Y, Kandori A, Tsukada K (2002) Prenatal diagnosis of long QT syndrome using magnetocardiography: a case reprot and review of the literature. Prenat Diagn 22:198–200

Jaeggi ET, Fouron JC, Fournier A, van Doesburg N, Drblik SP, Proulx F (1998) Ventriculo-atrial time interval measured on M mode echocardiography: a determing element in diagnosis, treatment, and prognosis of fetal supraventricular tachycardia. Heart 79:582–587

Jaeggi ET, Fouron JC, Silverman ED, Ryan G, Smallhorn J, Hornberger LK (2004) Transplacental fetal treatment improves the outcome of prenatallly diagnosed complete atrioventricular block without structural heart disease. Circulation 110:1542–1548

Jaeggi ET, Hornberger LK, Smallhorn JF, Fouron JC (2005) Prenatal diagnosis of complete atrioventricular block associated with structural heart disease: combined experience of two tertiary care centers and review of the literature. Ultrasound Obstet Gynecol 26:16–21

Jouannic JM, Delahaye S, Fermont L, Le Bidois J, Villain E, Dumez Y, Dommergues M (2003) Fetal supraventricular tachycardia: a role for amiodarone as second-line therapy. Prenat Diagn 23:152–156

Kähler C, Grimm B, Schleussner E, Schneider A, Schneider U, Nowak H, Vogt L, Seewald HJ (2001) The application of fetal magnetocardiography (FMCG) to investigate fetal arrhythmias and congenital heart defects (CHD). Prenat Diagn 21:176–182

Kanzaki T, Murakami M, Kobayashi H, Chiba Y (1991) Characteristic abnormal blood flow pattern of the inferior vana cava in fetal arrhythmias. J Matern Fetal Invest 1:35–39

Kleinman CS, Copel JA (1991) Electrophysiological principles and fetal antiarrhythmic therapy. Ultrasound Obstet Gynecol 1:286–297

Kleinman CS, Copel JA (1993) Fetal cardiac dysrhythmias: diagnosis and treatment. In: Chervenak FA, Isaacson GC, Campbell S (eds) Ultrasound in obstetrics and gynecology. Little & Brown, Boston, pp 939–951

Kleinman CS, Copel JA, Weinstein EM, Santulli TV, Hobbins JC (1985) In utero diagnosis and treatment of fetal supraventricular tachycardia. Semin Perinatol 9:113–129

Ko JK, Deal BJ, Strasburger JF, Benson DW, Donovan M (1992) Supraventricular tachycardia mechanisms and their age distrubution in pediatric patients. Am J Cardiol 69:1028–1031

Kohl T (2003) Saving the smallest hearts – cardiac intervention for structural heart disease and arrhythmias in the fetus. In: Yagel S, Silverman N, Gembruch U (eds) Fetal cardiology. Martin Dunitz, London, pp 497–517

Kothari DS, Skinner JR (2006) Neonatal tachycardias: an update. Arch Dis Child Fetal Neonanatl Ed 91:136–144

Krapp M, Baschat AA, Gembruch U, Geipel A, Germer U (2002) Flecainide in the intrauterine treatment of fetal suparventricular tachycardia. Ultrasound Obstet Gynecol 19:158–164

Krapp M, Gembruch U, Baumann P (1997) Venous blood flow pattern suggesting tachycardia-induced »cardiomyopathy in the fetus. Ultrasound Obstet Gynecol 10:32–40

Krapp M, Kohl T, Simpson JM, Sharland G, Katalinic A, Gembruch U (2003) Review of diagnosis, treament, and outcome of fetal atrial flutter compared with supraventricular tachycardia. Heart 89:913–917

Litsey SE, Noonan JA, O'Connor WN, Cottrill CM, Mitchell B (1985) Maternal connective tissue disease and congenital heart block. N Engl J Med 312:90–100

Machado MVL, Tynan MJ, Curry PVL, Allan LD (1988) Fetal complete heart block. Br Heart J 60:512–515

Maxwell DJ, Crawford DC, Curry PVM, Tynan MJ, Allan LD (1988) Obstetric importance, diagnosis, and management of fetal tachycardias. Br Med J 297:107–110

Michaelsson M, Engle MA (1972) Congenital complete heart block: an international study of the natural history. Cardiovasc Clin 4:85–101

Naheed ZJ, Strasburger JF, Deal BJ, Benson DW Jr, Gidding SS (1996) Fetal tachycardia: mechanisms and predictors of hydrops fetalis. J Am Coll Cardiol 27:1736–1740

Nimrod C, Davies D, Harder J et al. (1987) Ultrasound evaluation of tachycardia-induced hydrops in the fetal lamb. Am J Obstet Gynecol 157:655–699

Olàh KS, Gee H (1991) Fetal heart block associated with maternal anti-Ro (SS-A) antibody – current management. A review. Br J Obstet Gynaecol 98:751–755

Packer DL, Bardy GH, Worley SJ et al (1986) Tachycardia-induced cardiomyopathy: a reversible form of left ventricular dysfunction. Am J Cardiol 57:563–570

Reed KL (1989) Fetal arrhythmias: etiology, diagnosis, pathophysiology, and treatment. Semin Perinatol 13:294–304

Reed KL, Sahn D, Marx GR, Anderson C, Shenker L (1987) Cardiac doppler flows during fetal arrhythmias: physiologic consequences. Obstet Gynecol 70:1–6

Rein AJJT, O'Donnell C, Geva T, Nir A, Perles Z, Hashimoto I, Li XK, Sahn DJ (2002) Use of tissue velocity imaging in the diagnosis of fetal cardiac arrhythmias. Circulation 106:1827–1833

Rice M, McDonald R, Reller M (1988) Fetal atrial septal aneurysm: a cause of fetal atrial arrhythmias. J Am Coll Cardiol 12:1292–1297

Rosenthal E, Gordon PA, Simpson JM, Sharland GK (2005) Letter regarding article by Jaeggi et al, »Transplacental fetal treatment improves the outcome of prenatally diagnosed complete atriventricular block without structural heart disease". Circulation 111: e287–e288

Schmidt KG, Ulmer HE, Silverman NH, Kleinman CS, Copel JA (1991) Perinatal outcome of fetal complete heart block: a multicenter experience. J Am Coll Cardiol 91:1360–1366

Schneider U, Haueisen J, Loeff M, Bondarenko N, Schleussner E (2005) Prenatal diagnosis of a long QT syndrome by fetal magnetocardiography in an unshielded bedside environment. Prenat Diagn 25:704–708

Scott J, Maddison P, Taylor P, Essscher E, Scott O, Scinner R (1983) Connective tissue antibodies to ribonucleoprotein and congenital heart block. N Engl J Med 309:209–212

Simpson JM (2006) Fetal arrhythmias (Editorial). Ultrasound Obstet Gynecol 27:599–606

Simpson JM, Sharland GK (1998) Fetal tachycardias: management and outcome of 127 consecutive cases. Heart 79:567–581

Simpson J, Silverman N (2003) Diagnosis of cardiac arrhythmias during fetal life. In: Yagel S, Silverman N, Gembruch U (eds) Fetal cardiology. Martin Dunitz, London, pp 333–344

Spinale FG, Tanaka R, Crawford FA, Zile MR (1992) Changes in myocardial blood flow during development of and recovery from tachycardia-induced cardiomayopathy. Circulation 85:717–729

Sirèn MK, Julkunen H, Kaaja R (1998) The increasing incidence of isolated congenital heart block in Finland. J Rheumatol 25:1862–1864

Solomon DG, Rupel A, Buyon JP (2003) Birth order and recurrence rate in autoantibody-associated congenital heart block: implications for pathogenesis and familiy counseling. Lupus 12:646–647

Sonesson SE, Salomonsson S, Jacobsson LA, Bremme K, Wahren-Herlenius M (2004) Signs of first-degree heart block occur in one-third of fetuses of pregnant women witi anti-SSA/Ro 52-kd antibodies. Arthritis Rheum 50:1253–1261

Stevens DC, Hilliard JK, Schreiner RL et al (1982) Supraventricular tachycardia with edema, ascites, and hydrops in fetal sheep. Am J Obstet Gynecol 142:316–322

Stewart PA, Tonge HM, Wladimiroff JW (1983) Arrhythmia and structural abnormalities of the fetal heart. Br Heart J 50:550–554

Stewart PA, Wladimiroff J (1988) Fetal atrial arrhythmias associated with redundancy/aneurysm of the foramen ovale. J Clin Ultrasound 16:643–650

Stinstra J, Goldbach E, van Leeuwen P, Lange S, Menendez T, Moshage W et al. (2002) Multicentre study of fetal cardiac time intervals using magnetocardiography. Br J Obstet Gynaecol 109:1235–1243

Strasburger JF, Cuneo BF, Michon MM, Gotteiner NL, Deal BJ, McGregor SN et al. (2004) Amiodarone therapy for drug-refractory fetal tachycardia. Circulation 109:375–379

Strasburger JF, Huhta JC, Carpenter RJ, Garson A, McNamara DG (1986) Doppler echocardiography in the diagnosis and management of persistent fetal arrhythmias. J Am Coll Cardiol 7:1386–1391

Taylor PV, Taylor KF, Norman A, Griffiths S, Scott JS (1988) Prevalence of maternal Ro (SS-A) and La (SS-B) autoantibodies in relation to congenital heart block. Br J Rheumatol 27:128–132

Van der Mooren K, Wladimiroff JW, Stijen T (1992) Fetal atrioventricular and outflow tract flow velocity waveforms during conducted and blocked supraventricular extrasystoles. Ultrasound Obstet Gynecol 2:182–189

Vesel S, Mazić U, Blejec T, Podnar T (2004) First-degree heart block in the fetus of an anti-SSA/Ro-positive mother. Arthritis Rheum 50:2223–2226

Watson RM, Lane AT, Barnett NK, Bias WB, Arnett FC, Provost TT (1984) Neonatal lupus erythematosus: a clinical, serological and immunogenetic study with review of the literature. Medicine (Baltimore) 63:362–378

Wakai RT, Strasburger JF, Li Z, Deal BJ, Gotteiner NL (2003) Magnetocardiographic rhythm patterns at initiation and termination of fetal supraventricular tachycardia. Circulation 107:307–312

Zhao H, Strasburger JF, Cuneo BF, Wakai RT (2006) Fetal cardiac repolarization abnormalities. Am J Cardiol 98:491–496

Farbdopplersonographie bei fetalen Herzfehlern

R. Chaoui

23.1	Technische Voraussetzungen – 227		23.3.4	Pulmonalstenose (PS) – 230
23.1.1	Fetale Dopplerechokardiographie: Spektral- und Farbdoppler – 227		23.3.5	Aortenstenose – 231
23.1.2	Optimale Einstellung: Erst B-Bild dann Farbdoppler – 227		23.3.6	Hypoplastisches Linksherzsyndrom (HLHS) – 231
			23.3.7	Fehlbildungen des Aortenbogens – 231
23.2	Die Beurteilung des unauffälligen fetalen Herzens mit der Farbdopplersonographie – 228		23.3.8	Ventrikelseptumdefekt (VSD) – 232
			23.3.9	Atrioventrikulärer Septumdefekt (AVSD) – 232
23.3	Dopplerechokardiographische Befunde bei ausgesuchten fetalen Herzfehlern – 229		23.3.10	Fallot-Tetralogie – 233
			23.3.11	Double-Outlet-Right-Ventricle (DORV) – 233
23.3.1	Trikuspidalatresie (TA) – 229		23.3.12	Truncus arteriosus communis – 233
23.3.2	Trikuspidalklappen- (TK-) Dysplasie, Ebstein-Anomalie – 229		23.3.13	Komplette Transposition der großen Gefäße (d-TGA) – 233
23.3.3	Pulmonalatresie (PA) mit intaktem Ventrikelseptum (IVS) – 230		23.3.14	Anomalien des Körper- und Lungenvenenrückflusses – 234
			23.4	Schlussfolgerungen – 234

23.1 Technische Voraussetzungen

23.1.1 Fetale Dopplerechokardiographie: Spektral- und Farbdoppler

Die Einführung der Dopplersonographie in die geburtshilfliche Diagnostik eröffnete nicht nur neue Möglichkeiten der Erfassung des fetalen Allgemeinzustands sondern ermöglichte eine Komplettierung der kardialen Diagnostik des Feten.

Neben der Beurteilung der Struktur des fetalen Herzens im Real-Time-Bild ist es möglich, eine genaue Aussage zur Hämodynamik unter physiologischen und pathologischen Bedingungen zu bekommen. Man unterscheidet zwischen der Spektral- und der Farbdopplersonographie.

In der Spektraldopplersonographie können mittels einer Messmarke (Sample-Volume), die vom Untersucher in der gewünschten Stelle gezielt eingestellt wird, Blutflussgeschwindigkeiten in Form von Dopplerspektren abgeleitet und im Duplexbild dargestellt werden. Die Vorteile der Methode am Herzen liegen in der Möglichkeit, anhand des Dopplerspektrums absolute und mittlere Geschwindigkeiten errechnen zu können. Somit ist sowohl eine quantitative Analyse als auch eine qualitative Erfassung der intrakardialen Hämodynamik möglich.

Die Farbdopplersonographie ist im Vergleich zur Spektraldopplertechnik in vielerlei Hinsicht leichter zu handhaben. Sie verschafft eine sofortige Übersicht über die allgemeine Hämodynamik mit einem raschen Erkenntnisgewinn. Im Gegensatz zum Spektraldoppler gibt sie aber lediglich eine deskriptive Information über die Blutflüsse wider (keine Quantifizierung!). PW-, Spektral- und farbkodierter Doppler können sich dann insofern ergänzen, dass die Farbe als Orientierungshilfe herangezogen wird, um dann die Messmarke des PW-Dopplers in das gewünschte Gebiet einzusetzen und somit gezielt die Geschwindigkeiten abzuleiten.

23.1.2 Optimale Einstellung: Erst B-Bild, dann Farbdoppler

Um eine optimale Beurteilung des Herzens mittels Farbdoppler zu erreichen, sind einige Grundsätze und Geräteeinstellungen zu berücksichtigen: Die kardiale Anatomie des Feten sollte zuerst genau im B-Bild analysiert werden. Denn nur auf eine gezielte Frage kann man mittels Farbdoppler eine genaue Antwort bekommen. Die Einstellung des Gerätes hängt oft von der Struktur ab, die untersucht wird, denn am fetalen Herzen und in den zuführenden und abführenden Gefäßen herrschen unterschiedliche Blutflussgeschwindigkeiten. So liegen die Geschwindigkeiten im venösen System (Vv. cavae und Vv. pulmonales) im Bereich von ca. 10-30 cm/s, in Höhe der AV-Klappen im Bereich von ca. 40-60 cm/s und über der Semilunarklappen im Bereich von ca. 50-90 cm/s. Die entsprechende Einstellung des Geschwindigkeitsbereiches (Pulse-Repetition-Frequency, Velocity-Scale), vermag ein optimales aussagekräftiges Bild im Farbmodus zu geben (Abb. 23.1).

Man sollte dabei beachten, dass ein optimales Dopplersignal abgeleitet wird, wenn der Blutfluss und der Dopplereinfallswinkel parallel zueinander stehen, z. B. für die AV-Klappen von apikal oder basal. Wegen der hohen fetalen Herzfrequenz empfiehlt es sich, den Bild- bzw. den Farbsektor sowohl im Real-Time- als auch im Farbdopplermodus schmal einzustellen, sodass eine hohe Bildfolgefrequenz (sog. High-Frame-Rate) möglich ist. Versucht man, feine Gefäße bzw. langsame Blutflüsse darzustellen (z. B. Pulmonalvenen), so empfiehlt es sich, eine höhere Farbempfindlichkeit und einen niedrigen Wandfilter zu wählen. In der Tabelle 23.1 ist für die Farbeinstellung am Herzen eine schemenhafte Orientierungshilfe dargestellt.

 Tab. 23.1. Farbdoppler-Einstellung für die fetale Echokardiographie

	AV-Klappen / große Gefäße	Venen / kleine Gefäße
Farbgeschwindigkeit (PRF)	Hoch (30-60 cm/s)	Niedrig (10-30 cm/s)
Gain	Niedrig	Hoch
Filter	Hoch	Niedrig
Persistenz	Niedrig	Hoch
Farbauflösung	Niedrig	Hoch

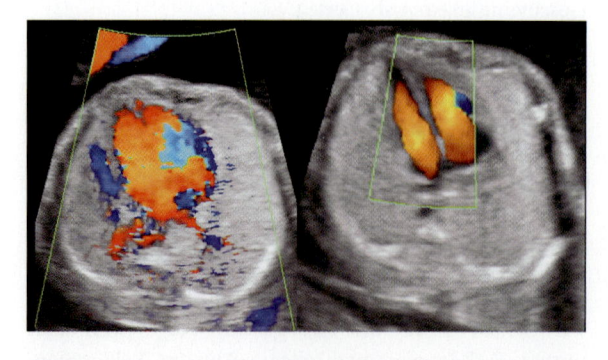

 Abb. 23.1. Die optimale Farbeinstellung ist eine Voraussetzung für das gute Bild. *Links* Suboptimale Einstellung, *rechts* das gleiche Herz nach Veränderung der Voreinstellungen

23.2 Die Beurteilung des unauffälligen fetalen Herzens mit der Farbdopplersonographie

Die Untersuchung des fetalen Herzens mittels Farbdoppler unterscheidet sich im Wesentlichen nicht von der im B-Bild (Chaoui 2003) und kann auch unter Anwendung der bekannten Ebenen optimal vorgenommen werden. Im Folgenden wird eine kurze Erläuterung zur fetalen Farbdopplerechokardiographie beschrieben. Eine ausführliche Darstellung kann Übersichtsarbeiten zum Thema entnommen werden (Abuhamad 2004; Chaoui u. McEwing 2003; Heling u. Chaoui 2006).

Bei der segmentalen Analyse des oberen Abdomens kann die Aorta (links) von der V. cava inferior (rechts) bei ausreichendem Winkel mittels Farbe durch die verschiedenen Blutflussrichtungen unterschieden werden. Stellt man von ventral her die Leber ein und kippt den Schallkopf nach kranial, so stellt sich die Konfiguration der Lebervenen mit ihrer Einmündung in die V. cava inferior sehr gut farbig dar. In einem Längsschnitt kann der Verlauf der Umbilicalvene durch die Leber, den Übergang in den Ductus venosus und die Einmündung in die V. cava inferior gut verfolgt werden. Dabei hebt sich der Ductus venosus durch seine höheren Blutflussgeschwindigkeiten (hellere Farben) von den anderen Gefäßen ab. Im Längsschnitt kann die Einmündung der Vv. cavae superior und inferior in den rechten Vorhof einfach überprüft werden.

Die Einstellung des apikalen oder basalen Vier-Kammer-Blicks in Farbe ermöglicht die beste Überprüfung der diastolischen Perfusion über die atrioventrikulären (AV-) Klappen. Hier findet man eine separate Perfusion von den Vorhöfen in den rechten und linken Ventrikel mit einer deutlichen Trennung beider durch das interventrikuläre Septum (Abb. 23.2). Im Vorhof ist in dieser Einstellung der physiologische Rechts-Links-Shunt im Bereich des intrauterin noch offenen Foramen ovale gut einsehbar, sowie unter Umständen die regelrechte Einmündung der Pulmonalvenen in den linken Vorhof.

Vom apikalen Vier-Kammer-Blick kann der Untersucher durch Kippen des Schallkopfes nach kranial den Abgang der Aorta im sog. Fünf-Kammer-Blick einstellen. Mit der Farbe kann in dieser Ebene gleichzeitig der linksventrikuläre Einfluss- und Ausflusstrakt beurteilt werden: in der Systole findet eine Perfusion vom linken Ventrikel in die Aorta statt (Abb. 23.2), während in der Diastole die Perfusion vom linken Vorhof in den Ventrikel in der anderen Farbe zur Darstellung kommt. Diese Einstellung ermöglicht nicht nur die Überprüfung der regelrechten Perfusion über die Aortenklappe sondern gleichzeitig auch den Nachweis der Kontinuität des Ventrikelseptums in der Pars membranacea subaortal mit dem entsprechenden Verlauf der Aorta (z. B. reitende Aorta?).

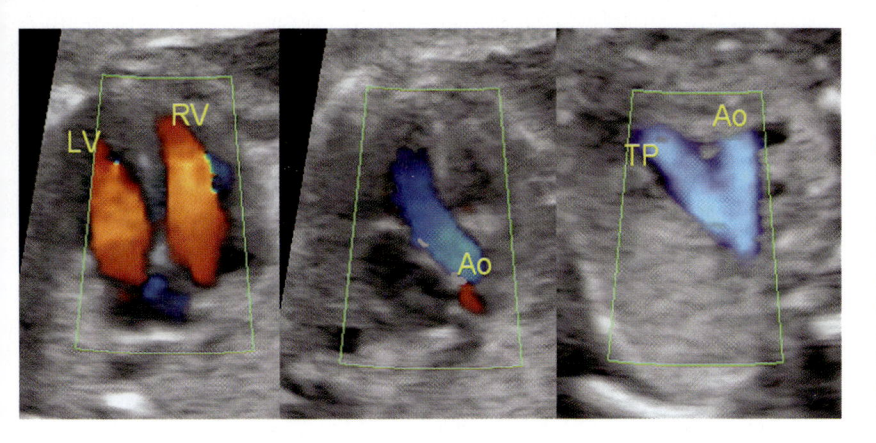

Abb. 23.2. Die 3 wichtigsten Ebenen im Farbdoppler: Vier-Kammer-Blick in der Diastole mit der Füllung des linken (*LV*) und rechten Ventrikels (*RV*) (*links*); linksventrikulärer Ausflusstrakt (Fünf-Kammer-Blick) in der Systole mit Perfusion über die Aortenklappe (*AO*) (*Mitte*); Drei-Gefäß-Trachea-Blick in der Systole mit Aorta und Truncus pulmonalis (*TP*) (*rechts*)

Von der Fünf-Kammer-Blick-Ebene kippt der Untersucher den Schallkopf weiterhin nach kranial und stellt den Abgang des Truncus pulmonalis (TP) aus dem rechten Ventrikel bzw. durch Drehung die kurze Achse dar. In dieser Ebene lässt sich in der Systole der Fluss des rechtsventrikulären Ausflusstraktes über die Pulmonalklappe optimal darstellen.

Die parallele Ebene zum Vier-Kammer-Blick nach kranial (sog. Drei-Gefäß-Blick) ermöglicht die Darstellung von TP (links), Aorta (Mitte) und V. cava superior (rechts). Durch weiteres Abkippen vom Drei-Gefäß-Blick nach kranial lässt sich der Verlauf des Aortenbogens mit dem Isthmus aortae und des TP mit dem Ductus arteriosus (Botalli) darstellen (◘ Abb. 23.2). In der späten Schwangerschaft (ca. ab 33. SSW) findet man oft im Bereich des Ductus arteriosus einen turbulenten Fluss mit Mosaikmuster als Ausdruck der beginnenden Verengung in der Vorbereitung auf den postnatalen Verschluss.

Die Einstellung des Aortenbogens gelingt in einem parasagittalen Längsschnitt links von der fetalen Wirbelsäule. Durch den Einsatz der Farbe lassen sich die 3 Stammgefäße in ihrem Abgang deutlich und leicht darstellen. Durch weiteres paralleles Abkippen des Schallkopfes kann im Längsschnitt der Abgang des TP aus dem RV mit seiner Verlängerung als Ductus arteriosus dargestellt werden.

23.3 Dopplerechokardiographische Befunde bei ausgesuchten fetalen Herzfehlern

23.3.1 Trikuspidalatresie (TA)

Bei der Trikuspidalatresie besteht keine Verbindung zwischen dem rechten Vorhof und den rechten Ventrikel.

In der Vier-Kammer-Blick-Ebene findet man im B-Bild einen fehlenden oder hypoplastischen rechten Ventrikel. Im Farbdoppler ist kein Blutfluss vom rechten Vorhof zum »rechten« Ventrikel nachweisbar. Das ganze Blut aus dem rechten Vorhof fließt durch das Foramen ovale zum linken Vorhof, um von dort in der Diastole in den linken Ventrikel zu gelangen. Im Farbdoppler ist bei diesem Herzfehler das Bild der einseitigen über den linksventrikulären Einflusstrakt erfolgenden Perfusion charakteristisch. Über einen gleichzeitig vorhandenen Ventrikelseptumdefekt (VSD) lässt sich der unidirektionale Links-Rechts-Shunt in Farbe optimal darstellen. Typisch ist dabei, dass der rechte Ventrikel sich später als der linke füllt. Für die korrekte Diagnosestellung und die Prognoseeinschätzung ist es weiterhin wichtig, die Beurteilung der großen Gefäße vorzunehmen, die entweder in regelrechter oder Transpositionsstellung abgehen. Die Farbe hilft in der Differenzierung von Aorta und TP in schwierigen Fällen.

23.3.2 Trikuspidalklappen- (TK-) Dysplasie, Ebstein-Anomalie

Während bei der TK-Dysplasie die Klappe auffällig verdickt und schlaff, aber an richtiger Stelle ansetzt, findet man bei der Ebstein-Anomalie eine mehr oder weniger ausgeprägte Verschiebung des Ansatzes der Klappe apikalwärts in den rechten Ventrikel mit eingeschränkten Bewegungen. Gemeinsam ist bei beiden Anomalien die Insuffizienz der dysplastischen Klappe, die oft zu einer ausgeprägten Dilatation des rechten Vorhofs und zur fetalen Kardiomegalie führt. Die Farbdopplersonographie hilft bei diesen Vitien vor allem in der Darstellung der Insuffizienz der Tricuspidalis (◘ Abb. 23.3).

Da diese Anomalien häufig (30–80%) mit einer Obstruktion des rechtsventrikulären Ausflusstrakts einhergehen, ist die Untersuchung der Perfusion über den TP mittels Farbdoppler von wichtiger prognostischer Bedeutung. Dabei sollte eine retrograde Perfusion über den Ductus arteriosus in den (oft hypoplastischen) TP den Verdacht auf eine Pulmonalstenose oder -atresie erwecken.

Abb. 23.3. Bei der Ebstein-Anomalie findet man im B-Bild (*links*) einen tiefen Ansatz der Tricuspidalis in den rechten Ventrikel (*RV*; *Pfeile*) oft mit einer Kardiomegalie. Im Farbdoppler folgt auf die Füllung des rechten Ventrikels in der Diastole (*Mitte*) eine schwere Trikuspidalinsuffizienz in der Systole mit Aliasing-Effekt (*rechts*)

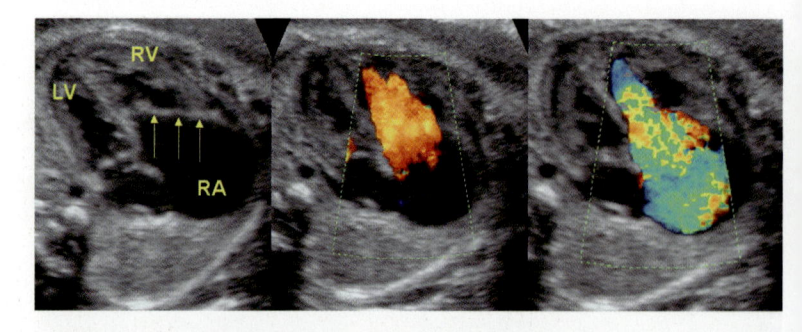

Abb. 23.4. Hypoplastischer rechter Ventrikel (*RV*) im B-Bild (*links*) mit fehlender Perfusion des rechten Ventrikels in der Diastole (*Mitte*) bei einer Pulmonalatresie mit intaktem Ventrikelseptum. Die Verdachtsdiagnose wird im Drei-Gefäß-Blick (*rechts*) bestätigt mit dem typischen Bild der retrograden Perfusion über die Pulmonalarterie (*rot*). (Abb. 23.2, rechts)

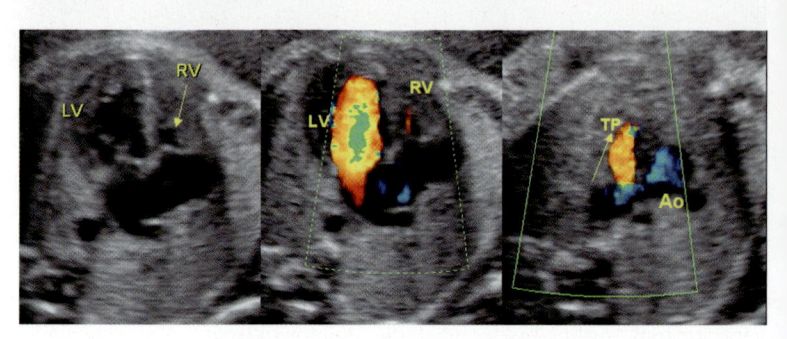

23.3.3 Pulmonalatresie (PA) mit intaktem Ventrikelseptum (IVS)

Bei dieser Reihe von Herzfehlern ist der rechte Ventrikel hypoplastisch (Abb. 23.4, links), die Pulmonalklappe atretisch und das interventrikuläre Septum intakt. Eine Pulmonalatresie kann aber auch als Teilanomalie bei komplexen kardialen Fehlbildungen vorhanden sein. Diese letzteren Formen weisen im Farbdoppler ähnliche Bilder auf. Im Vier-Kammer-Blick ist in der Diastole eine je nach Hypoplasie des RV fehlende oder stark verminderte Perfusion der Trikuspidalis nachweisbar (Abb. 23.4, Mitte). In der Systole kann dann eine Regurgitation unterschiedlichen Ausmaßes gefunden werden Die Beurteilung der Perfusion über den Truncus pulmonalis ermöglicht, eine schwere Pulmonalstenose (turbulenter antegrader Flow) von einer Atresie (nur retrograder Flow) zu differenzieren. Ferner kann in der Einstellung des Drei-Gefäß-Blicks, in der die Hypoplasie des Truncus pulmonalis auffällt, dessen retrograde Perfusion über den Ductus arteriosus dargestellt werden (Abb. 23.4, rechts).

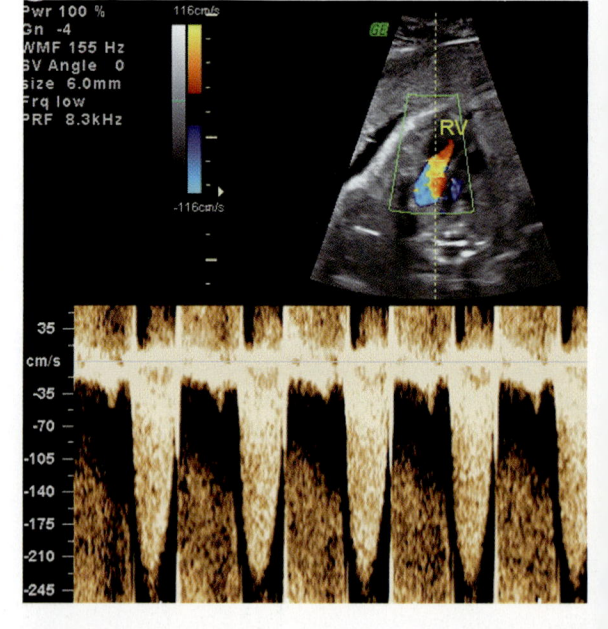

Abb. 23.5. Pulmonalstenose mit dem typischen turbulentem Flow und hohen Geschwindigkeiten. Zusätzlich lag beim Feten eine Pulmonalinsuffizienz vor

23.3.4 Pulmonalstenose (PS)

Bei der isolierten Pulmonalstenose liegt meistens die Einengung im Bereich der Pulmonalklappe vor. Die Diagnose erfolgt durch den Nachweis eines antegraden turbulenten Flows mit typischem Mosaikmuster poststenotisch über die Pulmonalklappe. Im Spektraldoppler (Einsatz eines CW-Dopplers) lassen sich dann Maximalgeschwindigkeiten von über 2 m/s ableiten (Abb. 23.5). Diese hohen Geschwindigkeiten sind aber in den Fällen mit einem VSD (z. B. bei der Fallot-Tetralogie) nicht immer zu finden. Im Vier-Kammer-Blick findet man bei der PS gelegentlich eine Trikuspidalinsuffizienz, die aber eher im letzten Trimenon nachweisbar ist.

23.3.5 Aortenstenose

Bei der Aortenstenose liegt die Einengung meistens im Bereich der Aortenklappe selbst. Während eine »einfache« Aortenstenose selten im Vier-Kammer-Blick auffällt, findet man bei der »kritischen« Aortenstenose einen dilatierten und hypokinetischen LV (Endokardfibroelastose). Die »einfache« Aortenstenose kann daher meistens nur mittels Farbdoppler entdeckt werden (Abb. 23.6, links). Dabei fällt im Fünf-Kammer-Blick ein antegrader turbulenter Blutfluss mit Mosaikmuster auf. Die Spektraldopplermessung der Maximalgeschwindigkeiten zeigt Werte (PW- bzw. CW-Doppler) von >2 m/s (Abb. 23.6, rechts).

Bei der »kritischen« Aortenstenose gelingt über die Aortenklappe der Nachweis einer antegraden Perfusion mit turbulentem Flow, wobei dieser bei Vorliegen einer schweren Endokardfibroelastose weniger ausgeprägt sein kann. Durch den erhöhten Druck im linken Ventrikel findet man in der Systole oft eine nachweisbare Mitralinsuffizienz sogar mit Links-Rechts-Shunt über dem Foramen ovale. In schweren Fällen findet man sogar eine retrograde Perfusion im Aortenbogen.

23.3.6 Hypoplastisches Linksherzsyndrom (HLHS)

Bei diesem Herzfehler findet man einen extrem hypoplastischen bis kaum nachweisbaren linken Ventrikel als Folge einer Aortenatresie und einer Mitralatresie bzw. -dysplasie (-stenose). Im Farbdoppler fällt die fehlende oder stark verminderte diastolische Füllung des linken Ventrikels sofort auf. Das Bild der einseitigen, über den rechtsventrikulären Einflusstrakt erfolgenden Perfusion ist dabei charakteristisch (Abb. 23.7). Beim HLHS erfolgt die Perfusion der brachiozephalen Arterien und der Koronararterien retrograd vom TP und Ductus arteriosus über den Isthmus aortae. Im Farbdoppler findet man im Aortenbogen und im Bereich der Aorta ascendens den

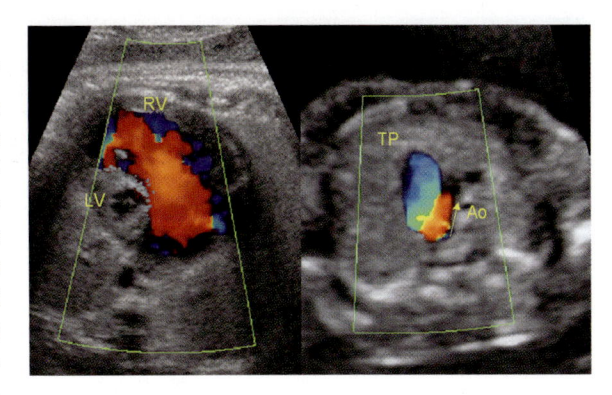

Abb. 23.7. Hypoplastisches Linksherzsyndrom in der Diastole (*links*) mit Füllung des rechten Ventrikels (*RV*) und fehlender Füllung des linken Ventrikels (*LV*). Im Drei-Gefäß-Blick (*rechts*) findet man das typische Bild der retrograden Perfusion des Aortenbogens über den Isthmus in die Aorta ascendens (*rot*). (Vergleiche Abb. 23.2, rechts)

Nachweis dieser retrograden Perfusion auf die Aortenklappe zu (Abb. 23.7, rechts).

23.3.7 Fehlbildungen des Aortenbogens

Fehlbildungen des Aortenbogens sind in ihrer Ausprägung unterschiedlich und reichen von den schweren Formen, wie der Unterbrechung des Aortenbogens, über die tubuläre Hypoplasie des Aortenbogens und die tubuläre Aortenisthmusstenose (Abb. 23.8) bis hin zur »einfachen« Aortenisthmusstenose (Coarctatio aortae, CoA) als Einengung des Abschnitts gegenüber der Einmündung des Ductus arteriosus in die Aorta descendens (sog. juxtaductale Form).

Der Beitrag des Spektral- und Farbdopplers in der Diagnostik der CoA ist nicht zufrieden stellend. Auch wenn es sich um eine »Stenose« handelt, findet man keine Turbulenzen im Isthmusbereich. Feten mit einer Aortenisthmusstenose weisen ein niedriges Flussvolumen über

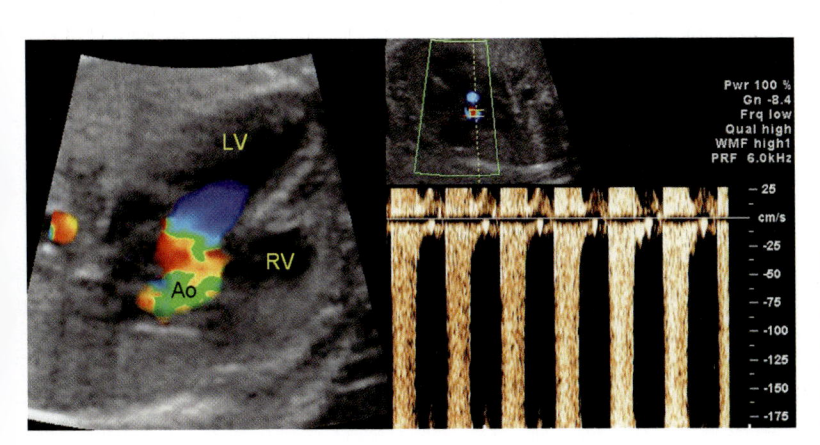

Abb. 23.6. Aortenklappenstenose mit dem typischen turbulenten Flow in der Systole mit Aliasing (*links*). Vergleiche mit dem normalen Befund in Abb. 23.2, Mitte. Im gepulsten Doppler (*rechts*) lassen sich die Maximalgeschwindigkeit nicht messen und lagen bei 250 cm/s

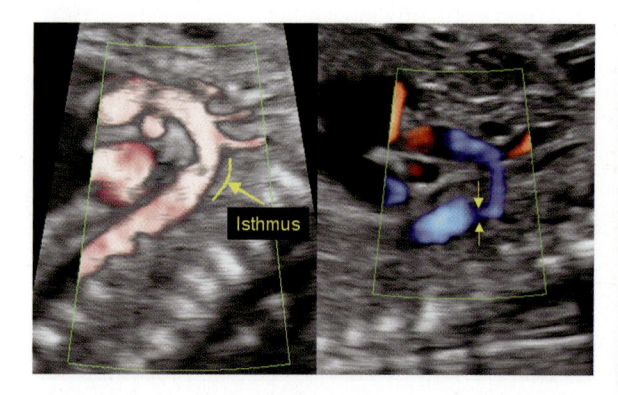

Abb. 23.8. Aorteneinstellung: normaler Aortenbogen im Powerdoppler mit dem Isthmusabschnitt (*Pfeil*) und Abgang der Stammgefäße (*links*); die gleiche Einstellung im Farbdoppler bei einer Aortenisthmusstenose mit tubulärer Hypoplasie des Aortenbogens (*rechts*). Der Übergang von der Isthmusstenose in die Aorta descendens an der Einmündung des Ductus arteriosus zeigte eine Stufe (*2 Pfeile*)

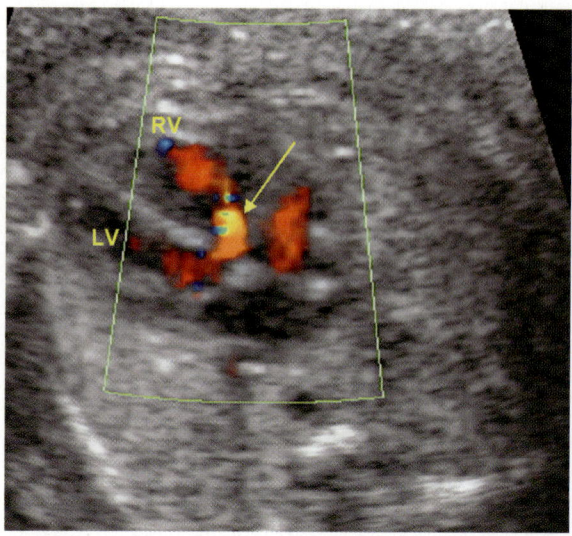

Abb. 23.10. Perimembranöser VSD mit Nachweis der Perfusion (hier Links-rechts-Shunt) in einer eher seitlichen Einstellung. Die Entdeckung erfolgte in der Einstellung des Fünf-Kammer-Blicks

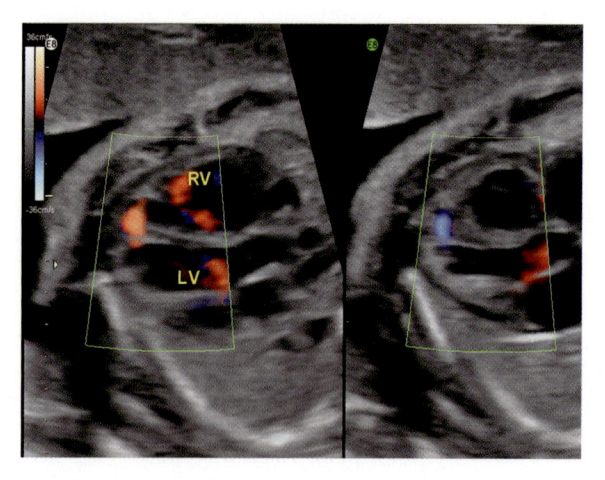

Abb. 23.9. Muskulärer VSD im B-Bild nicht sichtbar, aber im Farbdoppler mit bidirektionalem Shunt. Links-rechts-Shunt (*links*) und Rechts-links-Shunt (*rechts*)

die Aortenklappe auf, sowie eine doppelt höhere Perfusion durch die Trikuspidalklappe verglichen mit der Mitralklappe. In den Fällen jedoch, die einen ausgeprägten Befund aufweisen, z. B. bei gleichzeitigem Vorliegen eines VSD oder einer Aortenstenose, kann im Farbdoppler eine retrograde Perfusion im Isthmus nachweisbar sein.

23.3.8 Ventrikelseptumdefekt (VSD)

Beim Ventrikelseptumdefekt handelt es sich um eine Gruppe von Defekten im Bereich des Ventrikelseptums. Große fetale VSD (>3-4 mm) können bereits im B-Bild entdeckt werden. Der Farbdoppler bietet aber eine diagnostische Bereicherung in der Entdeckung oder Bestätigung von vor allem kleinen Septumdefekten (Abb. 23.9).

Trotz nahezu gleicher Drücke in beiden Ventrikeln ist ein bidirektionaler Shunt pränatal (meistens im 3. Trimenon) nachweisbar. Hiermit lassen sich auch VSD ≤2 mm entdecken. Eine Bestätigung (oder Entdeckung) eines VSD mittels Farbdoppler lässt sich ebenfalls in der seitlichen Einstellung des Herzens besser darstellen (Abb. 23.9), da der Shunt mit einem kleinen Dopplerwinkel das größte Dopplersignal gibt. Bei den perimembranösen Defekten kann ebenfalls mittels Farbdoppler am besten in der seitlichen Einstellung des Fünf-Kammer-Blicks oder in der kurzen Herzachse der Shunt über dem VSD dargestellt werden (Abb. 23.10).

23.3.9 Atrioventrikulärer Septumdefekt (AVSD)

Beim AV-Kanal liegt ein Defekt gleichzeitig im Bereich des Vorhof- und Ventrikelseptums mit Beteiligung der AV-Klappen (Abb. 23.11) vor. Mittels Farbdoppler ist im Vier-Kammer-Blick die fehlende separate Darstellung eines rechts- und linksventrikulären Einflusstrakts in der Diastole charakteristisch. Das farbige Bild in der Diastole imponiert als eine typische »H«-Form. Dabei werden mit Farbe die Blutmischungen im Bereich des Septum-Primum-Defekts (Abb. 23.11, Mitte), im Bereich der dysplastischen AV-Klappen sowie im Bereich des VSD dargestellt. Die Farbe ist bei einer solchen Diagnose weiterhin notwendig, um das Ausmaß der in der Systole oft nachweisbaren Insuffizienz der dysplastischen AV-Klappe zu beurteilen. Die Insuffizienz der AV-Klappe kann so ausgeprägt sein, dass es sogar pränatal zu einer Herzinsuffizienz und Aszitesbildung kommt.

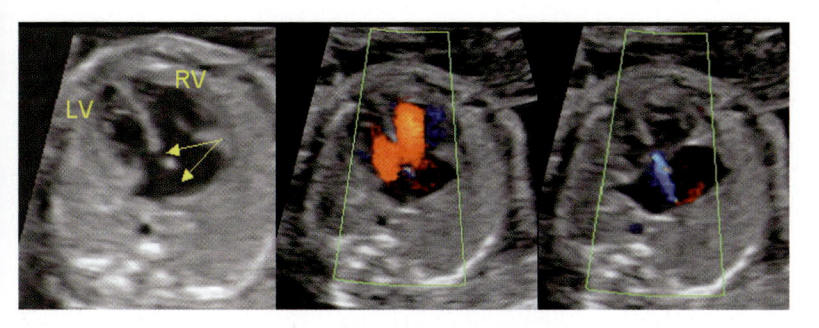

Abb. 23.11. Vier-Kammer-Blick eines AVSD (*Pfeile*) im B-Bild (*links*) und in Farbe in der Diastole (*Mitte*) mit Vermischung des Blutes aus beiden Vorhöfen und Ventrikeln und in der Systole (*rechts*) mit der Insuffizienz der gemeinsamen Klappe

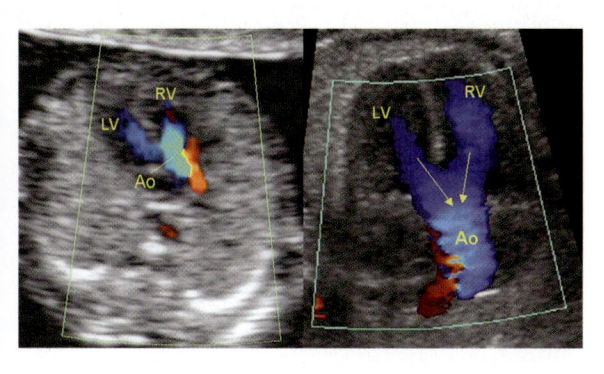

Abb. 23.12. Reitende Aorta in einer Fallot-Tetralogie mit der typischen Perfusion aus beiden rechten und linken Ventrikeln in die reitende Aorta (*AO*) bei einem Feten mit 15 SSW (*links*) und bei einem anderen Feten mit 26 SSW (*rechts*)

23.3.10 Fallot-Tetralogie

Die Fallot-Tetralogie (TOF) wird durch einen großen VSD, eine darüber reitende Aorta, eine infundibuläre Pulmonalstenose und eine (sekundärbedingte) rechtsventrikuläre Hypertrophie definiert. Die Farbdopplersonographie ist bei der Fallot-Tetralogie und ihrer Differenzialdiagnostik von großer Bedeutung. Neben der »leichten« Darstellung des VSD mittels Farbdoppler, ist das typische Bild im Fünf-Kammer-Blick zu finden mit der Perfusion der Aorta ascendens gleichzeitig von beiden Ventrikeln (Abb. 23.12). Bei der apikalen Einstellung erinnert das an eine Y-Form. Für die Differenzialdiagnostik wird in der nächsten Ebene die Perfusion des TP überprüft. Dabei können eine Pulmonalatresie mit VSD bzw. ein Truncus arteriosus communis abgegrenzt werden.

23.3.11 Double-Outlet-Right-Ventricle (DORV)

Beim DORV handelt es sich um eine Gruppe von Herzfehlern, die den Ursprung beider Großgefäße aus dem rechten Ventrikel gemeinsam haben. Die Beziehung der Gefäße zueinander ist dabei unterschiedlich, wobei häufig ein paralleler Verlauf im Sinne einer Malpositionsstellung zu finden ist. Mit dem Farbdoppler lässt sich im Vier-Kammer-Blick der (meist) große VSD darstellen. Die Darstellung des Abgangs beider großer Gefäße aus dem rechten Ventrikel ist mittels Farbdoppler oft einfacher und eindrucksvoller als mit dem B-Bild und unterstützt die Verdachtsdiagnose. Vor allem bei unklarer Gefäßanatomie kann die Differenzierung beider Gefäße durch die Darstellung der Aufzweigung beider Pulmonalarterien oder des Abgangs der Stammgefäße erleichtert werden.

23.3.12 Truncus arteriosus communis

Bei dieser Herzfehlbildung entspringt anstelle von 2 großen Arterien nur ein großes Stammgefäß (Truncus). Aus diesem Truncus gehen dann die systemischen (Aorta) und die pulmonalen Arterien sowie Koronararterien ab. Der rechte und linke Ventrikel stehen meist über einem oft großen VSD in Verbindung und drainieren beide den Truncus. Bei dieser Fehlbildung ist der Farbdoppler von großer Bedeutung. Zuerst ähneln die Befunde denen der Fallot-Tetralogie (Y-Form) mit dem wesentlichen Unterschied, dass beim Typ I die Darstellung des Abgangs des TP aus dem gemeinsamen Truncus mit der Darstellung eines antegraden Flows nachweisbar ist. Im Fünf-Kammer-Blick sind oft Turbulenzen über der Klappe des Truncus und gegebenenfalls eine Insuffizienz der Klappe zu sehen.

23.3.13 Komplette Transposition der großen Gefäße (d-TGA)

Es handelt sich um eine Fehlbildung, bei der die Aorta aus dem rechten Ventrikel und der Truncus pulmonalis aus dem linken Ventrikel entspringt bei sonst normaler Vorhof-Ventrikel-Verbindung. Die Farbdopplersonographie hilft vor allem in der schnellen Darstellung des parallelen Verlaufs beider Gefäße (Abb. 23.13), sowie in der schnellen Unterscheidung zwischen Truncus pulmonalis und Aorta. Nach der Sicherung der Diagnose hilft die Methode weiterhin für den Ausschluss der möglichen assoziierten kardialen Fehlbildungen wie eines VSD oder einer Pulmonalstenose.

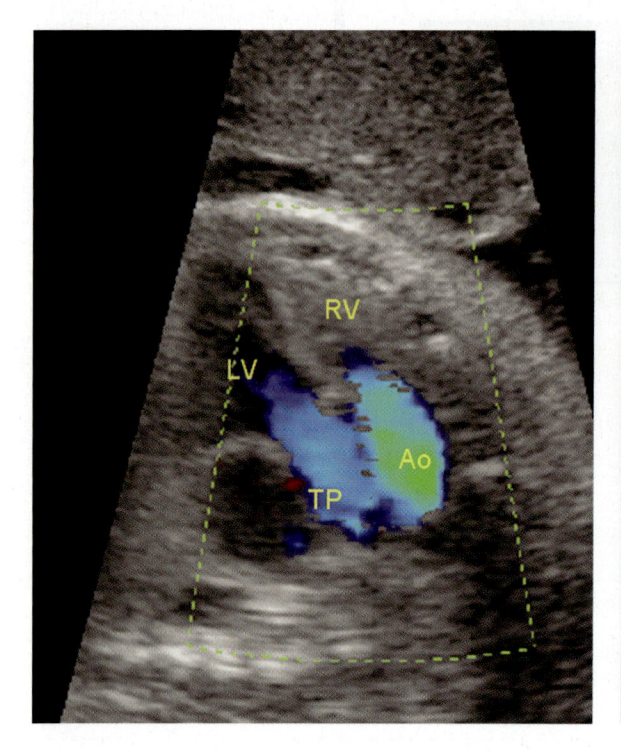

Abb. 23.13. Transposition der großen Gefäße mit dem falschen Abgang des Truncus pulmonalis (*TP*) aus dem linken Ventrikel (*LV*) und dem Abgang der Aorta (*AO*) aus dem rechten Ventrikel (*RV*). Beide Gefäße verlaufen parallel

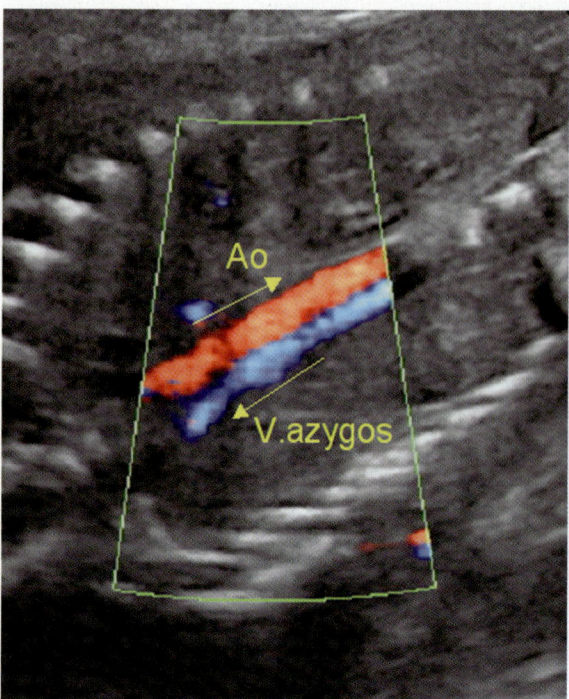

Abb. 23.14. Fetus mit einer Drehungsanomalie (hier Polysplenie, Linksisomerie). Bei dem Krankheitsbild ist die V. cava inferior intrahepatisch unterbrochen, und das abdominale venöse Blut wird über die dilatierte V. azygos drainiert. Im dem Frontalschnitt sieht man im Farbdoppler die Aorta und die dilatierte V. azygos nebeneinander mit Blutfluss in unterschiedliche Richtungen

23.3.14 Anomalien des Körper- und Lungenvenenrückflusses

Eine totale oder partielle Lungenvenenfehlmündung findet man, wenn alle oder einzelne Lungenvenen in den rechten Vorhof bzw. in die in den rechten Vorhof einmündenden Hohlvenen führen. Mit dem Farbdoppler lassen sich bei der Einstellung eines langsamen Geschwindigkeitsbereiches die Pulmonalvenen oft gut darstellen. Somit sind die unterschiedlichen Typen diagnostizierbar, obwohl isolierten Formen pränatal bisher sehr selten entdeckt wurden. Man erhofft sich, dass solche Anomalien durch die regelmäßige, systematische Einstellung der Lungenvenen im Farbdoppler entdeckt werden können.

Anomalien der Körpervenen kommen bei den verschiedenen Formen der Drehungsanomalien (Links- und rechtsseitiger Isomerismus) vor. Bei nicht nachweisbarer V. cava inferior kann eine Azygoskontinuität mit Farbdoppler als paralleles Gefäß zur Aorta (**Abb. 23.14**) dargestellt werden bis hin zu ihrer Einmündungstelle. Die Lebervenen und ihre Einmündung können genau so gut eingesehen werden wie die Pulmonalvenen.

23.4 Schlussfolgerungen

Die Farbdopplersonographie ist eine sehr nützliche Ergänzung der B-Bild-Analyse des Herzens. Sie ermöglicht im Screeningultraschall eine rasche Orientierung und einen sicheren Ausschluss einer Reihe von Herzanomalien. Bei einem vermuteten Herzfehler hilft die Farbdopplersonographie in der Präzisierung des Befundes sowie in der Prognoseabschätzung. Voraussetzung für eine gute Diagnose ist eine optimale Einstellung des Geräts wie in diesem Artikel erwähnt.

Literatur

Chaoui R (2003) Ultraschalluntersuchung des fetalen Herzens im B-Bild. Der Frauenarzt 44:618-626

Abuhamad A (2004) Color and pulsed Doppler in fetal echocardiography. Ultrasound Obstet Gynecol 24:1-9

Chaoui R, McEwing R (2003) Three cross-sectional planes for fetal color Doppler echocardiography. Ultrasound Obstet Gynecol 21:81-93

Heling KS, Chaoui R (2006) Farbdopplersonographie in der fetalen Echokardiographie. Der Gynäkologe 39:6-14

Teil IV Dopplersonographie in der Gynäkologie

Kapitel 24 Blutversorgung, Physiologie und Neoangiogenese des inneren Genitales – 237

Kapitel 25 Untersuchungsgang, Normalbefunde und Fehlerquellen in der gynäkologischen Dopplersonographie – 247

Kapitel 26 Diagnostischer Einsatz bei Adnextumoren – 259

Kapitel 27 Diagnostischer Einsatz bei anderen gynäkologischen Erkrankungen – 271

Blutversorgung, Physiologie und Neoangiogenese des inneren Genitales

R. Gruber

24.1　Kurzüberblick　– 237

24.2　Blutversorgung des Uterus und der Adnexe　– 237
24.2.1　Uterus　– 237
24.2.2　Tube und Ovarien　– 238

24.3　Physiologischer Zyklus des inneren weiblichen Genitales　– 239

24.4　Neoangiogenese im Bereich des inneren weiblichen Genitale　– 240
24.4.1　Definition　– 240
24.4.2　Historischer Rückblick　– 240
24.4.3　Formen der Neoangiogenese　– 241

24.4.4　Pathophysiologie der (Neo-) Angiogenese　– 241
24.4.5　Auswirkungen der Angiogenese auf Gefäßmorphologie und Funktion　– 244
24.4.6　Therapeutische Ansatzpunkte　– 244

24.1　Kurzüberblick

Die Blutversorgung des inneren weiblichen Genitales erfolgt über definierte Gefäße. Der Blutfluss darin unterliegt in der Zeitspanne der fertilen Phase zyklischen Schwankungen, die durch den Menstruationszyklus bzw. den zugrunde liegenden hormonellen Regelkreis gesteuert werden. Durch diesen hormonellen Auslöser werden unter anderem auch (neo-) angiogenetische Perfusionsveränderungen in der Gebärmutter und den Ovarien in Gang gesetzt, die auch dopplersonographisch erfassbar sind.

Mit Eintritt der Postmenopause und dem damit verbundenem fortschreitenden Versiegen der ovariellen Hormonproduktion verlieren auch die Stimuli auf die Durchblutung der inneren weiblichen Geschlechtsorgane an Bedeutung und Stärke, was sich dopplersonographisch in einer abnehmenden und mitunter nicht mehr detektierbaren Perfusion des Parenchyms in den oben aufgeführten Organen niederschlägt.

Es gibt zum einen die physiologische Neoangiogenese, wie sie beispielsweise während der Embryonal- und Fetalperiode, der Wundheilung oder auch zyklisch in den weiblichen Geschlechtsorganen zu beobachten ist, wobei der Prozess in diesen Konditionen zeitlich limitiert ist. Zum anderen bildet eine Neovaskularisierung jedoch auch die Grundlage und die Grundvoraussetzung für das Wachstum von Tumoren, für die Metastasierung, für entzündliche und ischämische Prozesse und für zahlreiche andere Erkrankungen, wobei in diesen Fällen die Neoangiogenese vom Organismus nur bedingt oder im Falle von Malignomen nicht mehr kontrollierbar ist. Auch diese pathologischen Gefäßveränderungen können detektiert und klinisch interpretiert werden.

24.2　Blutversorgung des Uterus und der Adnexe

24.2.1　Uterus

Die Blutversorgung des Uterus erfolgt im Wesentlichen über die A. uterina, einem Ast der A. iliaca interna. Die A. uterina gelangt im Parametrium unter Überkreuzung des Ureters an die Seitenkante der Cervix uteri. Am lateralen Rand steigt das Gefäß nach oben auf und verläuft geschlängelt zum Tubenwinkel, an welchem die Aufteilung in ihre Endäste, den R. tubarius und den R. ovaricus, erfolgt (◘ Abb. 24.1). Diese Endäste anastomosieren mit Zweigen der aus der A. abdominalis entspringenden A. ovarica, die also ihrerseits ebenso zur Blutversorgung

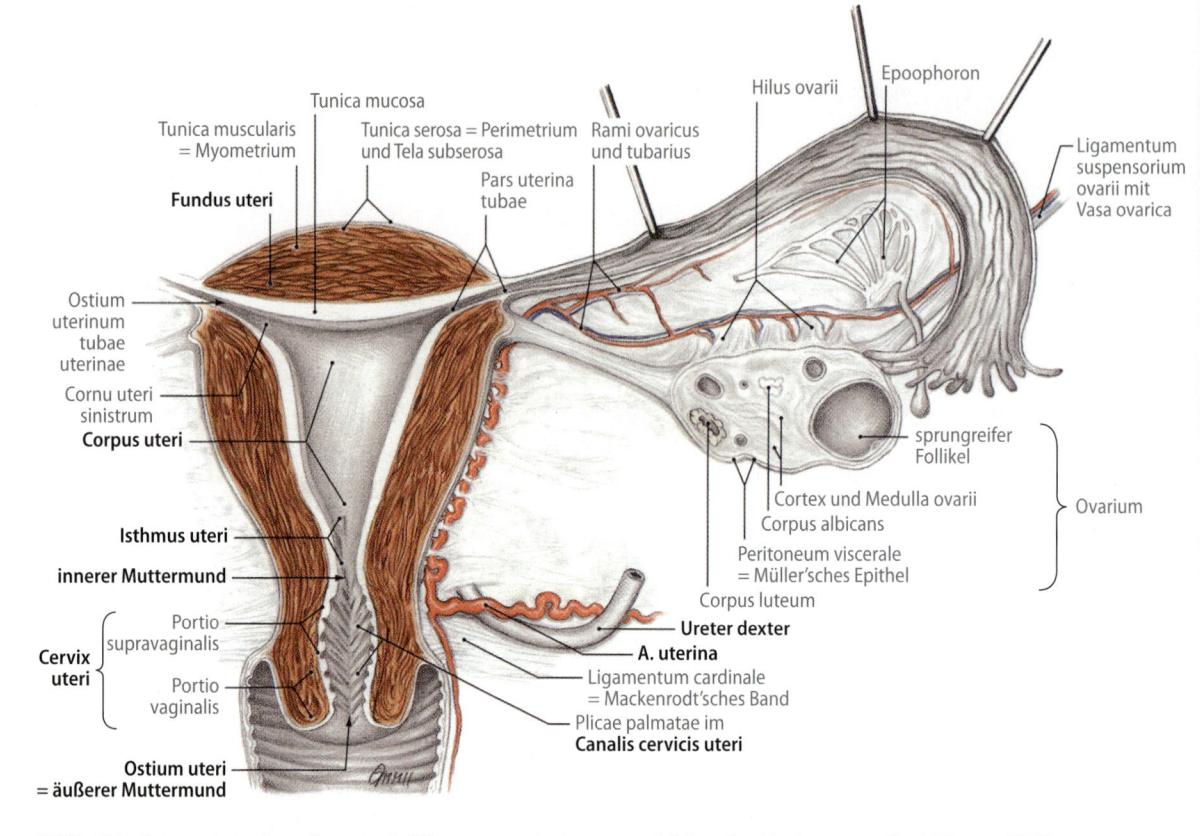

Abb. 24.1. Schematische Darstellung der Gefäßversorgung der inneren weiblichen Geschlechtsorgane (Nach Tillmann 2005)

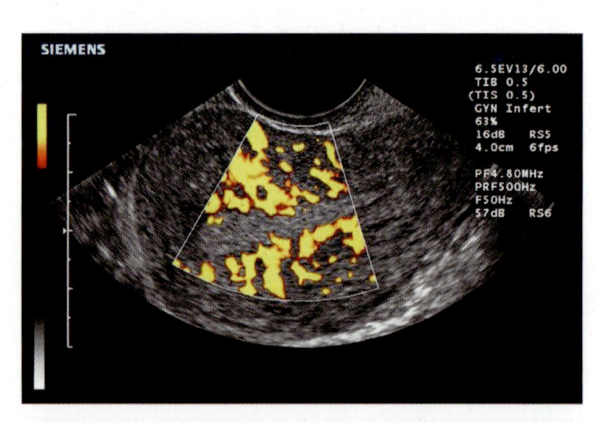

Abb. 24.2. Powerdopplerdarstellung der Radialarterien und Spiralarterien des Uterus, welche bis knapp an das Endometrium heranreichen

Die Venen der Gebärmutter verlassen den Uterus ebenfalls an seinen lateralen Rändern und verlaufen in weiterer Folge durch die Ligg. lata. Die Korpus- und Zervixvenen bilden den Plexus venosus internus, der sich in die Vv. uterinae fortsetzt, während hingegen die venösen Abflüsse aus dem Fundusbereich hauptsächlich in die Vv. ovaricae entsorgen.

24.2.2 Tube und Ovarien

Die arterielle Blutversorgung der Tube erfolgt unter ausgeprägter Anastomosenbildung einerseits über feine Zweige der A. ovarica und andererseits über den R. tubarius der A. uterina. Der venöse Blutabfluss geschieht über die gleichnamigen Venen.

Die Blutversorgung des Ovars erfolgt zum einen durch die, aus der Aorta abdominalis entspringende A. ovarica, die über das Lig. infundibulopelvicum (Lig. suspensorium ovarii) das Ovar erreicht und zum anderen durch den R. ovaricus der A. uterina, welche über das Lig. ovarii proprium zum Eierstock gelangt. Beide Arterien anastomosieren im Mesovar und entsenden zahlreiche kleine Zweige in die Markzone des Ovars. Der venöse Blutabfluss erfolgt über die gleichnamigen Venen, wobei

des Uterus beiträgt. Einen weiteren Endast der A. uterina stellt die A. vaginalis dar, die z. T. die Gefäßversorgung der Vagina übernimmt.

Die A. uterina gibt im Verlauf des Aufsteigens an der Uterusseitenkante zahlreiche Äste an das Myometrium ab, wobei in der Muskelschicht eine weitere Aufspaltung in die Radialarterien und die schleimhautnahen Spiralarterien erfolgt (Abb. 24.2).

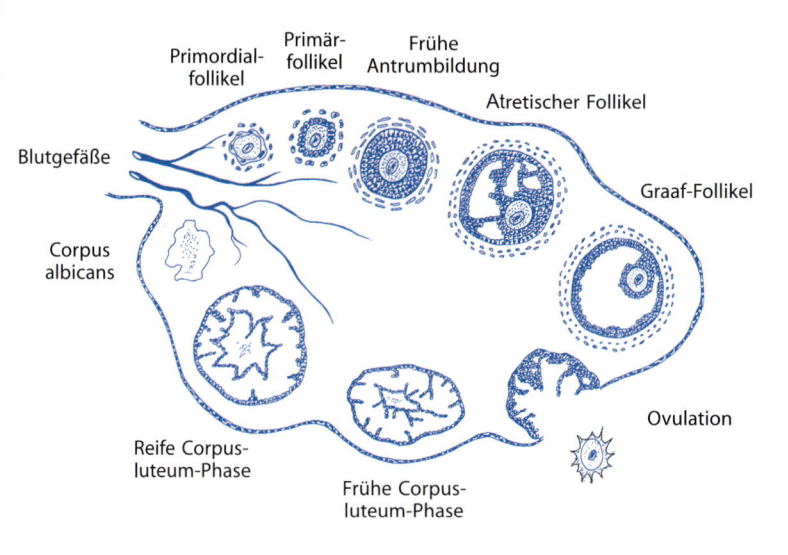

Abb. 24.3. Schematische Darstellung der zyklischen morphologischen Veränderungen im dominanten Ovar, wobei zeitgleich wachstumsfaktoreninduzierte (z. B. durch Vascular-Endothelial-Growth-Factor [VEGF]), physiologisch-angiogenetische Prozesse ablaufen, welche die Grundlage für die Follikelreifung und die Gelbkörperphase darstellen. (Aus Kaufmann et al. 2006)

die Vv. ovaricae in die V. renalis bzw. direkt in die untere Hohlvene einmünden.

24.3 Physiologischer Zyklus des inneren weiblichen Genitales

Im Zentrum der physiologischen Vorgänge im Bereich der inneren weiblichen Geschlechtsorgane steht das endokrine hypothalamohypophysäre System. Im Hypothalamus und in der nachgeschalteten Hypophyse werden übergeordnete Regulationshormone (Releasing-Hormone, FSH, LH) produziert und sezerniert, welche im nachgeschalteten Erfolgsorgan, den Ovarien, die Produktion von Sexualhormonen (Östrogene, Progesteron) induzieren, die ihrerseits wiederum morphologische und vaskuläre (neoangiogenetische) Veränderungen im Ovar selbst und im Endometrium verursachen.

Als Ausdruck des physiologischen Regelkreises der endokrin induzierten Veränderungen am inneren weiblichen Genitale fungiert der Menstruationszyklus der Frau. Die zyklische, endokrin reproduktive Funktion der Ovarien wird durch übergeordnete Gehirnzentren (Hypophysenvorderlappen, Hypothalamus) gesteuert und geregelt. Der Hypothalamus fungiert dabei als Regler, welcher während der Reproduktionsphase in einem pulsatorischen Rhythmus mit unterschiedlicher Pulsfrequenz und Pulsamplitude in der Follikelphase und Lutealphase die Gonadotropinausschüttung aus der Hypophyse stimuliert. Die ovariellen Sexualsteroidhormonkonzentrationen wirken einerseits auf den Hypothalamus über Vermittlung durch endogene Opiate und Katecholamine und andererseits durch direkte Rückkopplung auf die Hypophysenzellen bzw. auf die Sekretion von FSH und LH. Es besteht demnach ein doppelt abgesicherter Regelkreis im Sinne einer positiven oder negativen Rückkopplung, bei welchem das Ovar als primäres Stellglied im hormonellen Regelkreis des Menstruationszyklus betrachtet werden kann.

Vom Hypothalamus wird das sog. Gonadotropin-Releasing-Hormon (GnRH) freigesetzt, welches im Hypophysenvorderlappen die LH- und FSH-Produktion und Sekretion steuert.

Die zyklischen Veränderungen in den Ovarien kann man in 2 Phasen unterteilen, die durch definierte morphologische, hormonelle und vaskuläre Veränderungen charakterisiert sind (Knörr et al. 1989; Kahle et al. 1986; Abb. 24.3).

In der 1. Zyklusphase, der Follikelphase, kommt es unter FSH-Einfluss zu einem Wachstum meist mehrerer Primärfollikel über Sekundär- zu Tertiärfollikel, die sich schließlich zum sprungreifen Graaf-Follikel weiterentwickeln. Als Folge der Follikelreifung gelangen auch östrogenproduzierende Zellen, die Theca-interna-Zellen, zur Ausbildung, wodurch die Serumöstrogenkonzentration ansteigt. Etwa zur Zyklusmitte, im Regelfall am 13.–14. Tag des Zyklus, tritt, durch einen LH-Peak ausgelöst, die Ovulation ein, wodurch die 2. Phase (gestagene Phase) des ovariellen Zyklus beginnt. Diese Zeitspanne von normalerweise 14 Tagen ist gekennzeichnet durch die Ausbildung des Corpus luteum und einen langsamen Abfall der LH- und FSH-Spiegel. Im weiteren Verlauf degeneriert der Gelbkörper, was ein Versiegen der Progesteronbildung zur Folge hat. Über eine negative Rückkopplung wird eine erneute Ausschüttung von hypothalamischen Regelhormonen initiiert und dies stellt den Beginn eines neuen Zyklus dar.

Begleitend zu den morphologischen Veränderungen kommt es zu vaskulären (physiologisch-neoangiogenetischen) Alterationen am Ovar und Uterus, wovon zahlreiche Studien (Bourne et al. 1991; De Ziegler et al. 1991; Kurjak et al. 1991; Scholtes et al. 1989) Zeugnis ablegen.

Diese Durchblutungsveränderungen manifestieren sich in der periovulatorischen Periode und der nachfolgenden Gelbkörperphase in Form einer Abnahme der Gefäßwiderstandsparameter (RI, PI) im ovariellen und uterinen Gefäßbett, einer Zunahme der Gefäßdichte und des Blutflussvolumens.

> **Cave**
> Die 2. Zyklusphase kann aufgrund der physiologischen Neovaskularisierung bei der Dignitätsbeurteilung von Tumoren des inneren Genitales falsch-positive Befunde vortäuschen.
> Bei der Dignitätseinschätzung sollte deshalb immer auch die Zyklusphase mitberücksichtigt werden.

Am stärksten ausgeprägt sind diese vaskulären Veränderungen zwischen dem 13. und 21. Zyklustag sowie auf der Seite des dominanten Ovars (d. h. im Ovar mit dem Graaf-Follikel, Scholtes et al. 1989). Als Auslöser für diese Durchblutungsveränderungen werden einerseits physiologische neoangiogenetische Prozesse (Findlay 1986; Collins et al. 1991) sowie eine hormonell (Östrogen und Progesteron) induzierte Dilatation präexistenter Gefäße (De Ziegler et al. 1991; Campbell et al. 1993) diskutiert.

Bezüglich der physiologischen Referenzwerte für PI und RI sowie des zyklischen Verlaufs der Widerstandsparameter während des ovariellen Zyklus sei auf ▶ Kap. 25 verwiesen.

Die oben angeführten morphologischen und vaskulären Prozesse betreffen natürlich nur das zyklische prämenopausale Ovar, während es hingegen in der Meno- und Postmenopause durch das allmähliche Sistieren des zyklischen Charakters zu einer zunehmenden Atrophie der Ovarien kommt, was z. T. auch Folge einer Durchblutungsminderung ist (Bonilla-Musoles et al. 1995; Kupesic u. Kurjak 1993; Sladkevicius et al. 1995).

Die Zielorgane der ovariellen Steroidhormone, die Eileiter und das Endometrium, zeigen ihrerseits von diesen Hormonen abhängige typische zyklische Veränderungen.

Am Endometrium kommt es nach der Menstruationsblutung nach einer kurzen Regenerations- und Epithelisierungsphase der Zona basalis unter Östrogeneinfluss vom 5. Zyklustag an zum Aufbau einer neuen endometrialen Funktionsschicht. Das Endometrium nimmt in dieser sog. Proliferationsphase an Höhe zu und lockert sich durch Ödembildung. Gegen Zyklusmitte hin kommt es langsam zum Übergang der Proliferationsphase in die Gestagen- oder Sekretionsphase, in welcher es durch Gestageneinfluss zur gesteigerten Ausbildung von Schleimhautdrüsen und Drüsensekret für das implantationsbereite Ei kommt. Bei Ausbleiben einer Befruchtung degeneriert der Gelbkörper und durch fallende Östrogen- und Gestagenspiegel setzt die Hormonentzugsblutung (Menstruation) ein.

Neben diesen morphologischen Veränderungen kann man auch Alterationen auf vaskulärer Ebene feststellen. In Analogie zur periovulatorischen Phase des ovariellen Zyklus entstehen etwa zum selben Zeitpunkt gleichermaßen korrespondierende Prozesse im uterinen Gefäßbett. Dabei können eine höhere Gefäßdichte (höherer Visualisierungsgrad von Radial- und Spiralarterien im Farbdopplermodus) sowie eine Abnahme der Gefäßwiderstandsindizes (PI, RI), etwa einen Tag vor der Ovulation beginnend, beobachtet werden (Kupesic u. Kurjak 1993; Kurjak et al. 1991; Scholtes et al. 1989; Sladkevicius et al. 1993; Steer et al. 1990), mit einem erneuten Anstieg der Parameter einige Tage vor der Entzugsblutung.

Derartige Veränderungen der uterinen Durchblutung konnten jedoch nur bei ovulatorischen, nicht bei anovulatorischen Zyklen nachgewiesen werden, was auch Implikationen in der Infertilitätsdiagnostik nach sich zieht (Kurjak et al. 1991).

Mit Erreichen der Menopause bzw. der Postmenopause kommt es zu einer langsamen und kontinuierlich fortschreitenden Verminderung der uterinen Durchblutung, verbunden mit einem physiologischen Anstieg der Widerstandsindizes. Im uterinen Gefäßbett vollziehen sich diese Alterationen im Vergleich zum ovariellen Strombett jedoch weniger schnell und ausgeprägt (Kurjak u. Kupesic 1995).

Durch exogene Hormonsubstitutionstherapie in der Postmenopause lassen sich sowohl am Uterus als auch am Ovar diese alterungsbedingten vaskulären Prozesse wenigstens teilweise umkehren, sodass bezüglich der Durchblutungssituation nahezu prämenopausale Verhältnisse geschaffen werden können (Kurjak u. Kupesic 1995; Bonilla-Musoles et al. 1995).

24.4 Neoangiogenese im Bereich des inneren weiblichen Genitales

24.4.1 Definition

Unter Neoangiogenese versteht man den Vorgang der Neubildung von überwiegend kapillaren und zumeist amuskulären Blutgefäßen, sodass es also zu einer Zunahme der Gefäßdichte im betroffenen Gewebe und zu einer konsekutiven Mehrdurchblutung des entsprechenden Organs oder Gewebes kommt.

24.4.2 Historischer Rückblick

Der Begriff der Angiogenese wurde im Jahre 1935 von Hertig geprägt; er beschrieb damit die Ausbildung neuer Gefäße in der Plazenta.

Der Pionier schlechthin auf dem Gebiet der Erforschung der Angiogenese, insbesondere auf dem Gebiet der Tumorangiogenese, war der amerikanische Wissenschafter Judah Folkman, von dem folgender Ausspruch stammt: »Once tumor has occured, every increase in tumor cell population must be preceeded by an increase in new capillaries that converge upon the tumor« (Folkman 1985); d. h., dass jedes Tumorwachstum von der Neubildung versorgender Gefäße abhängig ist.

Eine intensive Forschung auf dem Gebiet der Angiogenese begann in den frühen 1960er Jahren, indem Tumorzellen in perfundierte Organkulturen implantiert wurden (Folkman et al. 1963).

Bei diesen anfänglichen Experimenten der Arbeitsgruppe um Folkman zeigte sich, dass ein Tumor durch Ernährung mittels Diffusion, d. h. ohne Neovaskularisation, einen Durchmesser von 1–2 mm beziehungsweise ein Volumen von 2–3 mm^3 nicht überschreiten konnte. Bereits damals stellte Folkman die revolutionäre Hypothese auf, dass das Tumorwachstum von einer durch die Tumorzellen selbst induzierten Neovaskularisation abhängig ist. Diese gewagte Hypothese fand anfänglich keine Anerkennung. Erst durch weitere Experimente in vivo (Implantation von Tumorzellen in die avaskuläre Hornhaut von Hasen mit Induktion von Gefäßneubildung) gelang es ihm, seine Hypothese zu untermauern und zu etablieren mit bis heute andauernder Gültigkeit.

Ende der 1960er Jahre wurden erste sog. angiogenetische Faktoren isoliert, die in weiterer Folge als auslösende Mechanismen für die Gefäßneubildung angesehen wurden.

24.4.3 Formen der Neoangiogenese

Man kann physiologische (natürliche) und pathologische Formen der Neoangiogenese unterscheiden. Zum einen tritt eine Gefäßneubildung bei einer Vielzahl von physiologischen Prozessen auf, wie z. B. im Rahmen des Heranreifens von Follikeln in den Ovarien (aus der Follikelflüssigkeit konnten angiogenetische Faktoren isoliert werden), bei der Ausbildung des Gelbkörpers, beim zyklischen Aufbau des Endometriums, bei der Nidation der befruchteten Eizelle im Cavum uteri, bei der Plazentaausbildung sowie während der gesamten embryonalen und fetalen Entwicklung (Reynolds et al. 1992), um nur einige Beispiele zu nennen.

Das andere Ende des Spektrums stellen pathologische Vorgänge dar, bei denen pathophysiologisch ebenfalls der Prozess der Angiogenese zum Tragen kommt. Beispiele hierfür sind entzündliche Gewebeveränderungen, die Wundheilung oder das progrediente Wachstum von Tumoren (Findlay 1986).

Beiden Formen der Angiogenese ist gemeinsam, dass sie von sog. angiogenetischen Faktoren (zelluläre Produkte mit Proteincharakter, Botenstoffe) in Gang gesetzt und von diesen auch unterhalten werden (Findlay 1986; Folkman et al. 1971; Reynolds et al. 1992). Der grundlegende Unterschied zwischen den beiden Formen ist, dass die Gefäßneubildung in den physiologischen Situationen selbstlimitierend und prinzipiell reversibel bleibt, ein Prozess, der durch ein genetisch festgelegtes Apoptoseprogramm automatisch gesteuert wird.

Bei der »malignen Tumorangiogenese« hingegen besteht ein Ungleichgewicht zwischen der Zellproliferation und der Apoptose der Tumorzellen, was normalerweise zu einem progredienten Prozess und zunehmenden Tumorwachstum bei entsprechender Gefäßneubildung führt. Aber auch Spontanremissionen und die Ausbildung von »schlafenden Tumoren« sind möglich (Findlay 1986; Folkman 1985; Carmeliet u. Jain 2000).

24.4.4 Pathophysiologie der (Neo-) Angiogenese

Vom pathophysiologischen Gesichtspunkt aus vollzieht sich die Angiogenese als schrittweiser Prozess mit folgenden wichtigsten aufeinander folgenden Phasen:
- Onkogenese auf subzellulärer DNA-Ebene im Falle von Tumoren
- Stimulierung bzw. Produktion angiogenetischer Faktoren
- eigentliche Gefäßneubildung

Aktivierung der Onkogenese

Die Tumorentstehung ist ein Mehrstufenprozess, der, je nach biologischem Typ, unterschiedlich lange Zeit (bis zu mehreren Jahrzehnten) in Anspruch nehmen kann. Die erste Stufe in der Tumorgenese wird jedoch immer von der **Onkogenese auf DNA-Ebene** verkörpert. Darunter versteht man, dass durch den physiologischen Alterungsprozess (z. B. Minderung der Leistungen des Immunsystems, verminderte Effizienz der Reparaturmechanismen der DNA) und bzw. oder durch zellschädigende Agenzien (z. B. Strahlung, Chemikalien, Viren) Mutations- und Rekombinationsereignisse (genetisch instabiler Zustand) entstehen können, die sog. möglicherweise Protoonkogene betreffen (Wick et al. 1987). Diese Protoonkogene verkörpern für die Entwicklung sehr wichtige Wachstumsgene, die jedoch dann, wenn sie nicht benötigt werden, durch Kontroll- und Regulatorgene inaktiviert werden (Wick et al. 1987). Wenn derartige Protoonkogene durch Mutationsereignisse aus ihrem »Schlafzustand« erweckt werden, hat dies fatale Folgen für den Zellstoffwechsel und die Teilungseigenschaften der Zelle im Sinne einer Verselbstständigung und eines Kontrollverlusts des Zellwachstums. Die eben geschilderte Möglichkeit der Onkogenese verkörpert jedoch lediglich eine von vielen Theorien zur Tumorentstehung, deren Aufzählung jedoch den Rahmen dieses Kapitels sprengen würde.

Aktivierung der Endothelzellen durch Mitogene

Als nächster Schritt in der Angioneogenese ist die **Produktion und Sekretion von mitogen wirkenden angiogenetischen Faktoren**, die möglicherweise auch direkte Transkriptionsprodukte der Onkogene verkörpern, denkbar. Bereits im Jahre 1971 wurde von Folkman ein erster derartiger Faktor, der Tumorangiogenesefaktor (TAF), aus Laborratten isoliert und das Postulat aufgestellt, dass für fortschreitendes Tumorwachstum derartige Faktoren unerlässlich seien (Folkman et al. 1971). Seit damals sind mehr als ein Dutzend verschiedener Faktoren isoliert und gereinigt worden, die sich experimentell allesamt als angiogenetisch und mitogen erwiesen haben. Bei diesen Faktoren handelt es sich vornehmlich um Polypeptide mittleren Molekulargewichts, daneben kommen jedoch auch Lipide und Nukleotide vor (Blood u. Zetter 1990; Folkman et al. 1987).

Aufgrund experimenteller Erfahrungen wurde die Existenz löslicher und diffusionsfähiger angiogenetischer Substanzen, die von den Tumorzellen selbst produziert und sezerniert werden und auf die kapillaren Endothelzellen des Gefäßbettes mitogen wirken, vermutet.

Die häufigsten und bekanntesten dieser angiogenetischen Faktoren sind unter anderem der VEGF, TGFα (Transforming-Growth-Factor α), PDGF (Platelet-Derived Growth-Factor), bFGF (Basic Fibroblast-Growth-Factor) oder ECGF (Endothelial-Cell-Growth-Factor) (◘ Tabelle 24.1). All diese Substanzen kommen vorwiegend in soliden Geweben vor und haben mitogene Wirkung auf kapillare Endothelzellen und glatte Muskelzellen. Der FGF wurde auch aus Gelbkörpern des Ovars isoliert. Weitere angiogenetische Faktoren, die vorwiegend aus Körperflüssigkeiten isoliert werden können, sind der Endothelium-Stimulating-Factor (ESF), Prostaglandin E1 und der Endothelial-Cell-Stimulating-Factor (ECSF). Der letztgenannte Faktor aktiviert die Kollagenase, die im Rahmen der Angiogenese durch die Zerstörung der Basalmembran, einem sehr wichtigen Schritt der Neoangiogenese, eine zentrale Rolle spielt.

Ganz entscheidend für das Auftreten der Neoangiogenese dürfte wahrscheinlich das Auftreten eines Ungleichgewichts zwischen Stimulatoren und endogenen Inhibitoren der Angiogenese sein. Dieser »angiogenic switch« genannte Prozess kann durch von Tumorzellen freigesetzte Zytokine verursacht sein und auch durch verschiedene pathophysiologische Mechanismen, wie beispielsweise Hypoxie, Entzündungen, Wundheilungsprozessen oder Diabetes mellitus.

◘ Tab. 24.1. Mediatoren und endogene Inhibitoren der Angiogenese

Mediatoren	Endogene Inhibitoren
Vascular-Endothelial-Growth-Factor (VEGF)	Interferon α,β
Angiogenin	Endostatin
Basic Fibroblast-Growth-Factor (bFGF)	Vasostatin
Acidic Fibroblast-Growth-Factor (aFGF)	Angiostatin
Epidermal-Growth-Factor (EGF)	Restin
Platelet-Derived Endothelial-Cell-Growth-Factor (PD-ECGF)	Thrombospondinfragmente
Interleukin-1,8 (IL-1,8)	Antithrombinfragment
Tumor-Necrosis Factor α (TNF-α)	Prolaktinderivat
Placental-Growth-Factor (PLGF)	Fragment von PF4
Angiopoetin 1,2	
Transforming-Growth-Factor α (TGF-α)	
Scatter-Factor (SF)	

Die »maligne« Tumorangiogenese und die physiologische Angiogenese unterscheiden sich nicht hinsichtlich des morphologischen Charakters, jedoch stark den zeitlichen Ablauf betreffend. In physiologischen Situationen, z. B. bei der Entwicklung des Corpus luteum oder bei der Follikelreifung, findet zwar eine morphologisch idente, sich nicht von der Tumorangiogenese unterscheidende Gefäßneubildung statt, jedoch mit dem wesentlichen Unterschied, dass diese sistiert, wenn der zugrunde liegende Prozess abgeschlossen ist. Die Tumorangiogenese ist dagegen im Regelfall nur selten selbstlimitierend. Wenn eine tumorinduzierte Angiogenese einmal begonnen hat, dann schreitet sie, von Ausnahmen abgesehen, solange fort, bis entweder der gesamte Tumor entfernt worden ist oder der betroffene Organismus gestorben ist (Folkman 1985).

Morphologische Stadien der Neoangiogenese

Die Neoangiogenese, das Neuwachstum kapillarer Gefäße, ist ein sehr komplexer Ablauf, der von den vorhin besprochenen angiogenetischen Substanzen initiiert wird. Die Angiogenese läuft unabhängig vom Typ des angiogenetischen Stimulus uniform ab. Ähnlich der Blutgerinnungskaskade werden mehrere konsekutive Schritte durchlaufen (Folkman 1985):

Vasodilation, Anstieg der Gefäßpermeabilität, Abbau der Basalmembran

Am Beginn erweitern sich bereits vorhandene Gefäße: Die neu gebildeten Gefäße stammen zumeist von kleinen postkapillaren Venolen oder von anderen Kapillaren, während größere Gefäße mit mehreren Schichten glatter Muskelzellen gewöhnlich keinen Ursprung kapilarer Aussprossungen und neoangiogenetischer Gefäße darstellen.

Durch die Vasodilatation nimmt die Permeabilität der Gefäßwände zu. Proteasen aus dem umgebenden Gewebe verdauen Teile des Stromas und der Basalmembran, und dies ermöglicht den aktivierten und proliferierenden Endothelzellen, eine Migration und Neuausbildung von Gefäßlumina. Die Proteinasen schaffen nicht nur Platz für die Migration der Endothelzellen sondern stimulieren auch die Freisetzung von Wachstumsfaktoren, hauptsächlich von VEGF, FGF oder HGF, welche den Prozess der Angiogenese unterhalten und weiter vorantreiben.

Endothelzellproliferation und Migration

Durch die bereits genannte Auflösung der physikalischen Barrieren (Basalmembran, extrazelluläre Matrix) kommt es in den Gefäßen, welche dem angiogenetischen Stimulus am nächsten liegen, zu einer Loslösung von Endothelzellen aus dem Zellverband und somit zur Zellmigration. Daraus resultiert eine komplexe Interaktion zwischen den wandernden Endothelzellen und den oben angeführten Wachstumsfaktoren. Es kommt zur Aussprossung von Endothelzellen und zu einer Rekrutierung von Perizyten um die wachsenden Gefäßsprossen.

Organisation der Endothelzellen und Ausbildung von Gefäßlumina

Durch die Migration und gleichzeitige Proliferation der Endothelzellen wird die zuvor aufgelöste extrazelluläre Matrix aufgefüllt, indem die nachfolgenden Endothelzellen sich auf ihrer Wanderschaft in Form von Zweierlinien ausrichten, eine Eigenschaft, die auch in vitro demonstriert werden konnte.

Die soliden Stränge formieren sich durch Interkalation und Verdünnung der Endothelzellverbände zu Gefäßlumina mit einem Durchmesser von zumeist nur wenigen Mikrometern, wobei der Durchmesser der Gefäßlumina ebenfalls durch eine Reihe verschiedener Faktoren (VEGF, Angiopoetine, Thrombospondin) reguliert wird. Des Weiteren erfolgt eine Fusion mit existierenden Gefäßen, wodurch sich letztlich ein längeres und wachsendes Gefäß auszubilden vermag.

Intussuskeptives Gefäßwachstum

Darunter versteht man die Ausbildung eines Gefäßnetzwerkes aus lediglich mit Endothelzellen ausgekleideten Gefäßen entweder durch Spaltung eines Gefäßes oder Einsetzen von Gefäßsprossen. Aus diesen Gefäßwachstumsprozessen resultieren komplexe Gefäßnetzwerke, welchen vor allem für die Ausbildung von Tumorgefäßen große Bedeutung beigemessen wird.

Als nächster Schritt folgt dann die Formierung der Gefäßsprossen zu Gefäßschlingen unter Ausbildung ausgeprägter Anastomosen, die ihrerseits wieder zum Ausgangspunkt weiterer Gefäßsprossungen werden. Auf welche Art und Weise die Anastomosierung erfolgt und durch welche Faktoren sie geregelt wird, ist unbekannt. Das vorrangige Ziel der Schlingen und Schleifen ist es, sich dem Tumor anzunähern. Als letzter Schritt folgt dann die Synthese einer neuen Basalmembran für die neuen Kapillarsprossen. Mit der Ausbildung der Basalmembran ist ein funktionstüchtiges Gefäßbett für den wachsenden Tumor gegeben. Nach der Etablierung des neuen Gefäßsystems werden die Endothelzellen gegenüber exogenen Faktoren resistent und gleichzeitig wirken die angiogenetischen Wachstumsfaktoren als »Survivalfaktoren« und verhindern eine Apoptose der neu gebildeten Endothelzellen.

> **Stadien der Neoangiogenese**
> - Onkogenese auf DNA-Ebene im Falle von Tumoren
> - Anstieg der Gefäßpermeabilität und Vasodilatation
> - Sekretion von Wachstumsfaktoren
> - Auflösung der Basalmembran bestehender Gefäße
> - Proliferation und Migration der Endothelzellen
> - Ausbildung von Gefäßlumina und Gewebeanschluss

Dauer des Gesamtprozesses

Bei Betrachtung des Gesamtprozesses scheint die Tumorangiogenese nach einem definierten Programm abzulaufen, welches darauf abzielt, ein kapillares Netzwerk für eine adäquate Blutversorgung des Tumors zu schaffen. Dieses Programm wird uniform abgespult, egal ob es sich um einen malignen Tumor, eine Entzündung oder eine physiologische Situation handelt. Die Dauer dieses Programms unterscheidet sich jedoch eklatant. Bei malignen Tumoren läuft es über Jahre oder sogar Jahrzehnte, während es bei entzündlich bedingter Neoangiogenese solange abläuft, bis die Entzündungsursache beseitigt ist. In physiologischen Situationen, z. B. im Rahmen des ovariellen Zyklus, ist die Dauer der Neoangiogenese von vornherein durch physiologische Determinanten (z. B. in Form der hormonellen Veränderungen des Zyklus) festgelegt und zeitlich limitiert.

Vor der eigentlichen Angiogenese durchläuft der Tumor eine prävaskuläre Phase, in der jedoch nur ein sehr beschränktes Wachstum bis maximal 1-2 mm möglich ist. Jedes Wachstum darüber hinaus erfordert eine angemessene Neovaskularisation.

24.4.5 Auswirkungen der Angiogenese auf Gefäßmorphologie und Funktion

Als Endresultat der kaskadenartig aufeinander folgenden Schritte der Angiogenese steht ein dichtes und chaotisch wirkendes Gefäßnetzwerk aus kapillaren Aussprossungen. Die Tumorangiogenese ist charakterisiert durch wirre und nicht ausreichend ausgereifte Gefäßnetzwerke, die in einer heterogenen Perfusion des Tumorgewebes resultieren. Die Gefäße sind dabei sehr unterschiedlich in Bezug auf ihre Lumina, sie zeigen stark gewundene und geschlängelte Verläufe, sie bilden unzählige Schleifen und Schlingen, unzählige arteriovenöse Anastomosen, Gefäßseen sowie sinosoidale (wahrscheinlich funktionslose) Gefäßstrukturen.

Schönfeld et al. führten 1994 an normalen Ovarien und einem Ovarialkarzinom im Stadium I eine digitalunterstützte 3-D-Untersuchung der Gefäßstrukturen unter Verwendung histologischer Ultradünnschnitte mit 5 µm Dicke durch. Sie stellten den Gefäßbaum als 3-D-Modell dar, an welchem die von Folkman behaupteten chaotischen und wirren Gefäßverhältnisse nachvollzogen werden konnten.

Im Farbdopplerbild manifestieren sich die oben beschriebenen Verhältnisse in Form einer starken Vaskularisierung, die sich aufgrund der Irregularität der neu gebildeten Gefäße nicht über längere Strecken verfolgen lassen und unregelmäßig angeordnet sind (Abb. 24.4).

Das Dopplersignal von angiogenetischen (muscularisarmen bis muscularisfreien) Gefäßen zeigt einen hohen diastolischen Flussanteil sowie aufgrund des Mangels bzw. des Fehlens von glatten Muskelzellen stark erniedrigte Widerstandswerte (PI, RI) im Vergleich zu Gefäßen mit glatter Muskulatur in der Gefäßwand (Abb. 24.6).

Funktionell unterscheiden sich neoangiogenetische Gefäße von normalen Gefäßen durch eine wesentlich höhere Permeabilität der kapillaren Gefäßwände (Mangel an Perizyten, veränderte Zusammensetzung der Basalmembran) und durch eine stark verminderte Gefäßstabilität.

Die Tumorangiogenese ist jener pathophysiologische Grundgedanke, welcher der Idee der Differenzialdiagnose gutartiger und maligner Tumoren mittels Dopplersonographie und farbkodierter Dopplersonographie zugrunde liegt. Maligne Tumoren sind infolge der starken Neoangiogenese in der Regel stärker vaskularisiert und weisen in diesen neu gebildeten Gefäßen auch wesentlich geringere Blutflusswiderstände als Gefäße normaler Gewebe oder benigner Tumoren. Beide Parameter, also sowohl die Gefäßdichte und deren Irregularität als auch die Höhe der Gefäßwiderstandsparameter, können mit Hilfe der farbkodierten und gepulsten Dopplersonographie beurteilt und interpretiert werden.

Eine technische Weiterentwicklung der transvaginalen Farbdopplersonographie stellt die 3-D-Farbdopplersonographie dar, eine Methode, die sich derzeit immer noch im Stadium ihrer Evaluierung befindet. Es handelt sich dabei um eine Methode, bei welcher die Durchblutung digital erfasst und in ein errechnetes Bild umgewandelt wird (Abb. 24.5). Diese Methode liefert sehr anschauliche und plastische Bilder, die die neoangiogenetischen Kriterien gut erkennen lassen.

24.4.6 Therapeutische Ansatzpunkte

Bei der Therapie von beispielsweise malignen Prozessen durch Hemmung angiogenetischer Faktoren muss sichergestellt sein, dass diese Hemmung selektiv auf neoangiogenetische Tumorgefäße wirkt, und dass gesunde Gefäße des Körpers, welche funktionell mit dem Tumor nichts zu tun haben, gleichzeitig geschont werden.

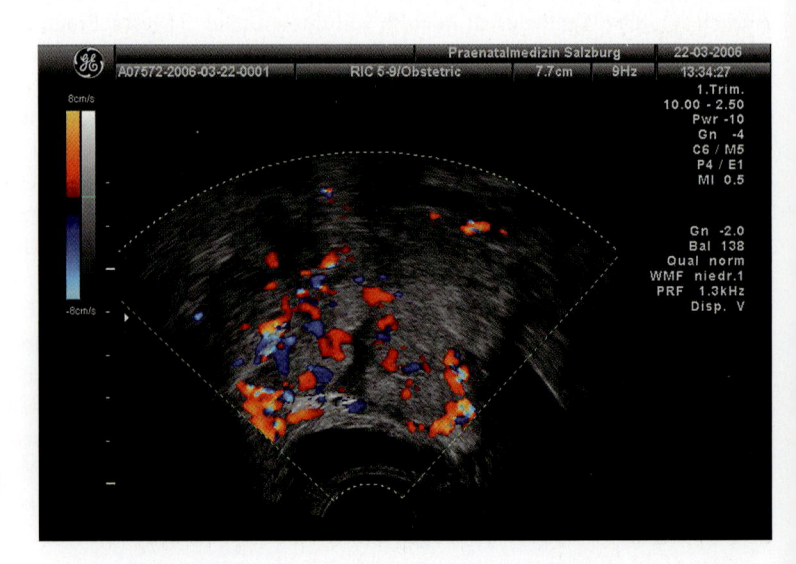

 Abb. 24.4. Farbdopplerbild eines seröspapillären Ovarialkarzinoms (Figo-Stadium IIIc) mit hoher Gefäßdichte, chaotischer Anordnung und irregulärem Verlauf der angiogenetischen Gefäße

Vor Beginn einer Behandlung muss festgelegt werden, welche Gefäße inhibiert werden sollen. Zahlreiche Angiogenesehemmer stehen zur Verfügung, wobei von den synthetischen und endogenen Inhibitoren vor allem Angiostatin und Endostatin in der Tumorforschung am besten untersucht sind.

Der Erfolgsschlüssel hinsichtlich eines guten therapeutischen Ansatzpunktes scheint in der gezielten Applikation der antiangiogenetischen Medikamente zu liegen, indem lediglich die Tumorzellen erfasst und die gesunden Zellen in gleichem Maße verschont werden. Dabei wird aktuell vor allem der Weg über Biokonjugate beschritten, auf welchem systemisch über Antikörperbindung oder Bindung der antiangiogenetisch wirksamen Medikamente an andere Liganden eine Anreicherung im Zielgewebe erzielt werden soll.

Literatur

Blood CH, Zetter BR (1990) Tumor interactions with the vasculature: Angiogenesis and tumor metastasis. Biochem Bioph Acta 1032:89–118

Bonilla-Musoles F, Marti MC, Ballester MJ, Osborne NG, Raga F (1995) Normal uterine arterial blood flow in postmenopausal women assessed by transvaginal color Doppler ultrasonograph. J Ultrasound Med 14:491–494

Bonilla-Musoles F, Marti MC, Ballester MJ, Raga F, Osborne NG (1995) Normal uterine arterial blood flow in postmenopausal women assessed by transvaginal color Doppler sonography: The effect of hormone replacement therapy. J Ultrasound Med 14:497–501

Bourne TH, Jurkovic D, Waterstone J, Campbell S, Collins WP (1991) Intrafollicular blood flow during human ovulation. Ultrasound Obstet Gynecol 1:53–59

Campbell S, Bourne TH, Waterstone J (1993) Transvaginal color blood flow imaging of the periovulatory follicle. Fertil Steril 60:433–438

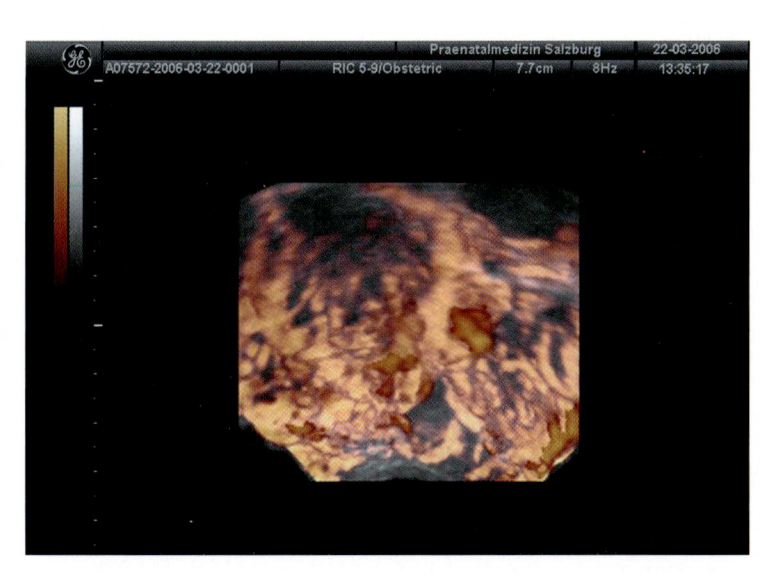

Abb. 24.5. 3-D-Farbdopplerbild des in Abb. 24.4. dargestellten Ovarialkarzinoms mit einer 3-D-Darstellung der chaotischen Gefäßversorgung in Form eines neoangiogenetischen Gefäßnetzes

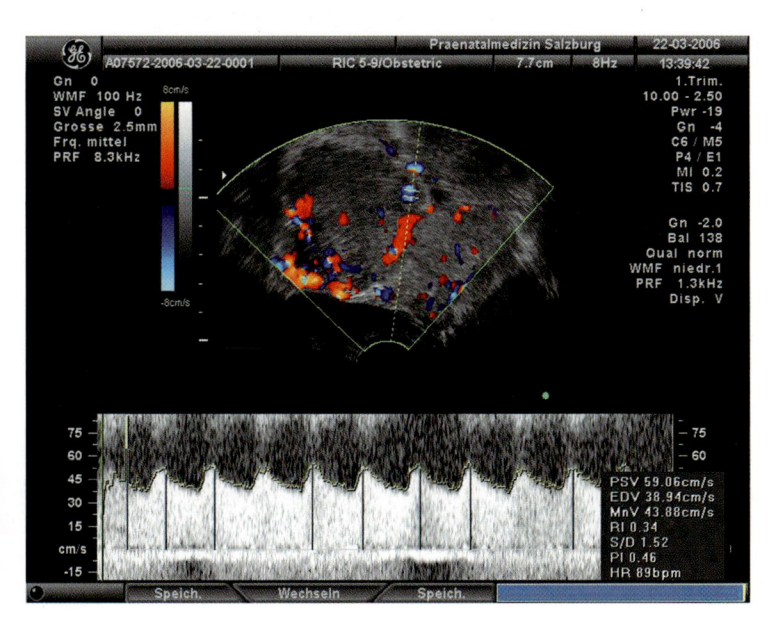

Abb. 24.6. Dopplersignal eines angiogenetischen Gefäßes im Falle des Ovarialkarzinoms der Abb. 24.6: Typisch sind eine starke diastolische Flusskomponente und daraus resultierend niedrige und malignitätsverdächtige Widerstandsparameter (RI_{min}=0,34; PI_{min}=0,46)

Carmeliet P, Jain RK (2000) Angiogenesis in cancer and other diseases. Nature (2000) 407: 249-257

Collins WP, Jurkovic D, Bourne TH, Kurjak A, Campbell S (1991) Ovarian morphology, endocrine function and intrafollicular blood flow during the periovulatory period. Hum Reprod 6:319–324

De Ziegler D, Bessis R, Frydman R (1991) Vascular resistance of uterine arteries: Physiological effects of estradiol and progesterone. Fertil Steril 55:775–779

Douglas DC et al. (2005) J Fertil u Repro 15 (4):7-15, Ausgabe für Österreich

Findlay JK (1986) Angiogenesis in reproductive tissues. J Endocrin 111:357–366

Folkman J, Lang D, Becker F (1963) Growth and metastasis of tumor in organ culture. Cancer 16:453–467

Folkman J, Merler E, Abernathy C, Williams G (1971) Isolation of a tumor factor responsible for angiogenesis. J Exp Med 133:275–288

Folkman J (1985) Tumor angiogenesis. Adv Cancer Res 43:175–203

Folkman J, Klagsbrun M (1987) Angiogenic factors. Science 235:442–447

Kahle W, Leonhardt H, Platzer W (1986) Taschenatlas der Anatomie – Innere Organe. Thieme, Stuttgart New York, S 288–302

Knörr K, Knörr-Gärtner H, Beller FK, Lauritzen C (1989) Geburtshilfe und Gynäkologie: Physiologie und Pathologie der Reproduktion. Springer, Berlin Heidelberg New York, S 32–51

Kupesic S, Kurjak A (1993) Uterine and ovarian perfusion during the periovulatory period assessed by transvaginal color Doppler. Fertil Steril 60:439–443

Kupesic S, Kurjak A (1994) Uterine and ovarian perfusion after 40. Ultrasound Obstet Gynecol 4 (1): 101

Kurjak A, Kupesic S (1995) Ovarian senescence and ist sigificance on uterine and ovarian perfusion. Fertil Steril 64:532–537

Kurjak A, Kupesic-Urek S, Schulman H, Zalud I (1991) Transvaginal color flow Doppler in the assessment of ovarian and uterine blood flow in infertile women. Fertil Steril 56:870–873

Reiffenstuhl G, Platzer W, Knapstein PG (1994) Die vaginalen Operationen. Urban & Schwarzenberg, München Wien Baltimore, S 17–23

Reynolds LP, Killilea SD, Redmer DA (1992) Angiogenesis in the female reproductive system. FASEB J 6:886–892

Schoenfeld A, Levavi H, Tepper R, Breslavski D, Amir R, Ovadia J (1994) Assessment of tumor-induced angiogenesis by three-dimensional display: Confusing Doppler signals in ovarian cancer screening? Ultrasound Obstet Gynecol 4:516–519

Scholtes MCW, Wladimiroff JW, Van Rijen HJM, Hop WCJ (1989) Uterine and ovarian flow velocity waveforms in the normal menstrual cycle: A transvaginal Doppler study. Fertil Steril 52:981–984

Sladkevicius P, Valentin L, Marsal K (1993) Blood flow velocity in uterine and ovarian arteries during the normal menstrual cycle. Ultrasound Obstet Gynecol 3:199–208

Sladkevicius P, Valentin L, Marsal K (1995) Transvaginal gray-scale and Doppler ultrasound examinations of the uterus and ovaries in healthy postmenopausal women. Ultrasound Obstet Gynecol 6:81–90

Steer CV, Campbell S, Pampiglione JS, Kingsland CR, Mason BA, Collins WP (1990) Transvaginal colour flow imaging of the uterine arteries during the ovarian and menstrual cycles. Hum Reprod 5:391–395

Wick G, Schwarz S, Förster O, Peterlik M (1987) Funktionelle Pathologie. Fischer, Stuttgart New York, S 72–82

Untersuchungsgang, Normalbefunde und Fehlerquellen in der gynäkologischen Dopplersonographie

G. Bogner

25.1 Einleitung – 247

25.2 Grundlagen – 247
25.2.1 Einstellung des Ultraschallgeräts – 247
25.2.2 Möglichkeiten der Darstellung – 248
25.2.3 Fehlerquellen – 248

25.3 Anwendungsgebiete – 249

25.4 Uterusdurchblutung – 249
25.4.1 Arteria uterina – 249
25.4.2 Color-Flow-Mapping des Uterus – 251

25.5 Ovarielle Durchblutung – 251
25.5.1 Arteria ovarica – 251
25.5.2 Color-Flow-Mapping des Ovars und dessen zyklische Veränderungen des Blutflusses – 252
25.5.3 Corpus luteum – 252

25.6 Dopplersonographische Befunde in der Frühschwangerschaft – 252
25.6.1 Normalbefund – 254
25.6.2 Anwendungsmöglichkeiten bei Schwangerschaftspathologie – 254

25.7 Postmenopause – 255

25.8 Perspektiven für die zukünftige Entwicklung – 256

25.1 Einleitung

Die Dopplersonographie in der Gynäkologie ist eine wertvolle Zusatzuntersuchung zur Beurteilung physiologischer und pathologischer Bedingungen im weiblichen Becken. Obwohl seit den 1980er Jahren des letzten Jahrhunderts daran gearbeitet wird, hat der gynäkologische Doppler im Vergleich zum geburtshilflichen Doppler – aufgrund unterschiedlicher Ursachen – bei Weitem noch nicht den Stellenwert in der Diagnose und im Management der gynäkologischen Erkrankungen erreicht. Die Dopplersonographie ist bei vielen gynäkologischen Erkrankungen ein Mosaikstein im Abklärungsschema einer gynäkologischen Erkrankung. In den seltensten Fällen ist sie der Schlüssel bzw. allein ausschlaggebend zur Diagnose. Mit den Grundlagen des Generierens reproduzierbarer dopplersonographischer Signale sowie mit den Ursachen möglicher Fehlerquellen in der Beurteilung dieser Untersuchung beschäftigt sich dieses Kapitel.

25.2 Grundlagen

Mit der transvaginalen farbkodierten farbdopplersonographischen Untersuchung in der Gynäkologie steht uns eine zwar invasive, aber nicht traumatisierende Untersuchungsmodalität zur Verfügung. Durch die beim vaginalen Ultraschall übliche leere Harnblase und durch gerätetechnische Voraussetzungen sind die Bedingungen für eine gleichzeitige dopplersonographische Zusatzuntersuchung gegeben. Die Nähe zu den zu untersuchenden Organen ist die Grundlage für eine bessere morphologische Auflösung und die Reproduzierbarkeit der dopplersonographischen Messungen (höhere Farbsensitivität zur Darstellung kleiner Gefäße).

25.2.1 Einstellung des Ultraschallgeräts

Vor der Untersuchung muss das Ultraschallgerät auf die Untersuchung der zu erwartenden Eigenschaften der Gefäße eingestellt werden. Sie können nicht mit derselben Geräteeinstellung wie in der Geburtshilfe arbeiten:
- Verwendet wird üblicherweise eine 5- oder 7,5-MHz-Vaginalsonde.
- Die Farbsensitivität (Farb-Gain) wird auf etwa 80% eingestellt: Zu hohe Farbsensitivität würde vermehrt Artefakte / Farbpixel am Bildschirm erzeugen; zu niedrige Farbsensitivität hätte einen Informationsverlust durch nicht dargestellte kleine Gefäße zur Folge.

- Der Wall-Motion-Filter wird so niedrig wie möglich eingestellt. Das oberste Limit liegt bei 100 Hz. Ein zu hoch eingestellter Filter würde die langsamen Flussgeschwindigkeiten in den kleinen Gefäßen zum Verschwinden bringen.
- Die Pulsrepetitionsfrequenz (PRF) ist abhängig von der erwarteten Blutflussgeschwindigkeit und der Tiefe des zu messenden Gefäßes (▶ Kap. 2)
- Bei gepulster Dopplersonographie ist das Sample-Volume gefäßdeckend zu wählen. Bei kleinen Gefäßen ist dies nicht immer möglich. Durch ein zu großes Dopplergate kommt es zu einer Verschlechterung der Signalqualität.
- Geschwindigkeitsmessungen (im gynäkologischen Doppler selten indiziert) sind nur winkelkorrigiert reproduzierbar.

25.2.2 Möglichkeiten der Darstellung

Grundlegend gibt es 2 Möglichkeiten, Informationen über die Durchblutung im Becken zu gewinnen: Das Color-Flow-Mapping ist jene Modalität in der qualitativ mit einem Farbfenster die Blutgefäße eines gewählten Abschnitt bzw. eines ganzen Organs zur Darstellung gebracht werden. Auf diese Weise bekommt der Untersucher einen Eindruck über die regionale Durchblutungsstärke und die Blutgefäßverteilung. Mit Unterstützung des Farbdopplers gelingt es rascher und einfacher, ein Blutgefäß anatomisch darzustellen, und dies trägt damit auch zur Verkürzung der Untersuchungszeit bei. Die Blutgefäßverteilung zeigt uns Regionen verstärkter bzw. verminderter Durchblutung in einem Organ an. Die Farbdarstellung der Blutgefäße entspricht nicht der wahren Größe, sondern erscheint – abhängig von der eingestellten Farbsensitivität – meist größer.

Die quantitative Messung der Durchblutungsstärke wird mit dem gepulsten Doppler vorgenommen. Die meisten Gefäße haben typische Flussmuster, Widerstands- und Geschwindigkeitsprofil.

25.2.3 Fehlerquellen

Es gibt im Wesentlichen 2 Arten von Fehlern, die zu Interpretationsschwierigkeiten der erhobenen Befunde führen können:

1. Technische Fehlerquellen sind untersucherabhängig und durch die Gewinnung der Dopplersignale verursacht. Auch durch Beachtung aller physikalischen und technischen Grundlagen (▶ Kap. 2) sowie optimaler Geräteeinstellung lassen sie sich beim gynäkologischen Doppler nicht komplett vermeiden. Aufgrund der kleinen Gefäße und der zum Teil niedrigen Blutflussgeschwindigkeiten bis zu wenigen cm/s sind die Signalqualität und die Reproduzierbarkeit unserer Messergebnisse eingeschränkt.
2. Biologisch bedingte Fehlerquellen sind untersucherunabhängig und werden erst durch die Interpretation ohne Berücksichtigung der biologischen Bedingungen zu Fehlern. Diese Fehlerquellen sind zum Teil durch individuelle Unterschiede zu erklären (Lage der Gefäße und damit größere Entfernung zum Schallkopf, Blutdruck und Herzfrequenz). Zum größten Teil ist

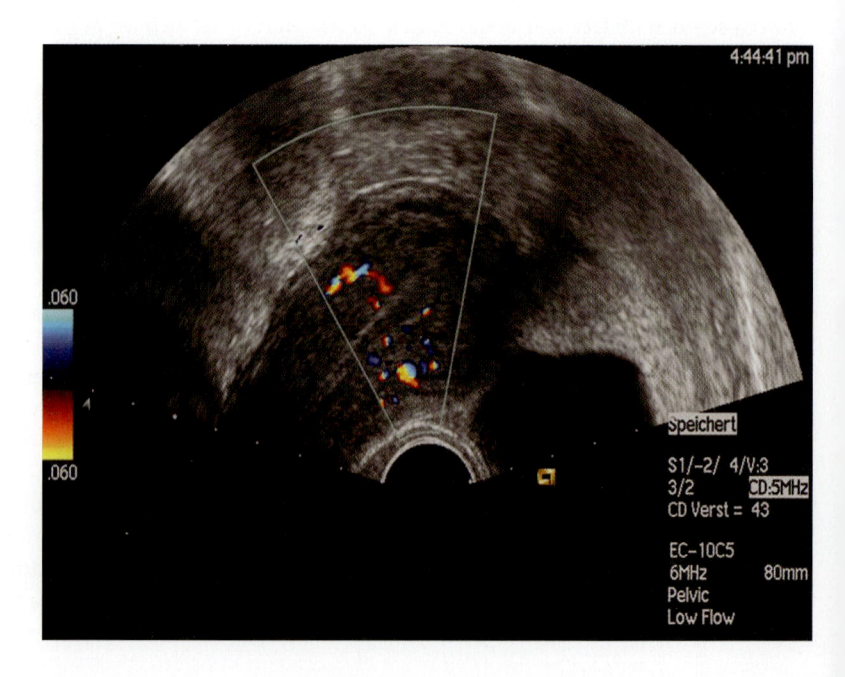

Abb. 25.1. Color-Flow-Mapping des Uterus mit anatomischer Darstellung der uterinen Gefäße. Die Blutgefäße sind bis zu den Spiralarterien im Endometrium darstellbar

die Durchblutung aber qualitativ und quantitativ durch die bekannten zyklischen Veränderungen im weiblichen Organismus unterschiedlich. Neben den zyklischen Veränderungen in Abhängigkeit vom Lebensalter (Prämenopause – Postmenopause) und den verschiedenen Phasen des Menstruationszyklus, gibt es in der Prämenopause auch tageszeitliche Schwankungen in der Durchblutung des Beckens (Zaidi et al. 1995, 1996). Daneben dürfen in der Befundinterpretation auch die hormonellen Einflüsse durch extern zugeführte Hormone nicht vernachlässigt werden.

Alle Fehlerquellen gesamt und deren komplexes Zusammenspiel führen zu Schwierigkeiten in der Interpretation der gewonnenen Untersuchungsergebnisse. Sie sind Teil der Ursachen, warum die Dopplersonographie in der Gynäkologie noch nicht den gleichen Stellenwert in der Diagnose hat wie in der Geburtshilfe.

25.3 Anwendungsgebiete

Potenzielle Einsatzgebiete der gynäkologischen Dopplersonographie sind alle Veränderungen, die zu einer Adaptierung der Durchblutung im weiblichen inneren Genitale führen. Neben der Erforschung der physiologischen Veränderungen und deren Zusammenhängen mit den endokrinologischen Schwankungen ist die Dopplersonographie in der Lage, Zustände, die mit Neovaskularität einhergehen, darstellbar und messbar zu machen. Zu diesen zählen neben der Neoangiogenese des Corpus luteum und der Schwangerschaft natürlich auch die Neoangiogenese gynäkologischer Tumore und entzündlicher Erkrankungen. Die Darstellung, Messung und Interpretation neoangiogenetischer Prozesse – im Speziellen bei pathologischen Adnexprozessen – werden an anderer Stelle ausführlich behandelt (► Kap. 26). Mit der Dopplersonographie lässt sich die Neoangiogenese eines Trophoblasten begleitend messen und beurteilen, und so können typische Befunde für die Diagnose und Verlaufskontrolle von Pathologien in der Frühschwangerschaft gefunden werden (Extrauteringravidität, Missed-Abortion, Abortus incompletus, Trophoblasttumoren). In der Reproduktionsmedizin können manche Ursachen von Infertilität und Sterilität begleitend mit dem Doppler beurteilt werden (z. B. Anovulation, Ovarialinsuffizienz, Corpus-luteum-Insuffizienz, uterine Rezeptivität oder das PCO-Syndrom, Tubendurchgängigkeit, ► Kap. 28). Für Reproduktionsmediziner, die sich mit der Methode der Dopplersonographie beschäftigt haben, wird die Dopplersonographie auch zur Überwachung im Rahmen reproduktionsmedizinischer Maßnahmen verwendet (z. B. Konzeptionsoptimum, Embryotransfer, Überstimulation).

25.4 Uterusdurchblutung

25.4.1 Arteria uterina

Die A. uterina war das erste Gefäß, das in den 1980er Jahren untersucht wurde. In den letzten Jahren – auch mit verbesserter Gerätetechnologie – rückte man immer weiter davon ab, die großen Gefäße im kleinen Becken zu messen und verlagerte den eigentlichen Messort weiter in die Peripherie, dorthin, wo man den Ort des physiologischen oder pathophysiologischen Geschehens vermutet. Es bleiben nur mehr wenige Indikationen für eine sinnvolle alleinige oder primäre Messung der A. uterina (z. B. Beurteilung der uterinen Rezeptivität, Trophoblasttumoren).

Das Auffinden der A. uterina gelingt am einfachsten, wenn man sich an folgende Systematik hält: Anlegen eines Sagittalschnitts durch den Uterus. Über den Isthmus uteri und über das Os internum der Cervix uteri wird das Farbfenster gelegt. Danach schwenkt man die sagittale Schallebene nach lateral ab, sodass diese tangential an der Uterus- bzw. Zervixkante zu liegen kommt. In der Höhe des Os internum der Cervix uteri erscheint dann das Farbsignal der A. uterina. An dieser Stelle kann, mit oder ohne Winkelkorrektur, ein Dopplersignal abgenommen werden.

Das von diesem Gefäß gewonnene Signal ist typischerweise hochpulsatil. Es weist hohe maximale und mittlere Geschwindigkeiten (time average of maximum velocity = TAMV) auf, deren Absolutwerte stark vom Menopausenstatus und der Zyklusphase abhängen. Als Richtlinie für ein typisches Signal einer prämenopausalen Frau kann eine TAMV von 15–30 cm/s angenommen werden (Sladkevicius et al. 1993). Typischerweise findet sich in diesem Gefäß am nicht schwangeren Uterus immer eine postsystolische Inzisur. Weiterhin kann man fast ausnahmslos einen diastolischen Vorwärtsfluss darstellen (◘ Abb. 25.2). Lediglich im Senium ist manchmal ein diastolischer Nullfluss zu sehen.

Als Zeichen der hohen Pulsatilität findet man hohe Werte für den Pulsatilitäts- (PI) und den Resistance-Index (RI). Als Richtwert für einen Normalbefund einer prämenopausalen Frau kann ein PI von 2–4, sowie ein RI 0,8–0,9 genommen werden.

Während des Zyklus ist die Durchblutung des inneren Genitales starken Schwankungen unterworfen, die sich an den Dopplersignalen der Aa. uterinae ablesen lassen. Zwischen der rechten und linken uterinen Arterie zeigen sich keine signifikanten Unterschiede während des gesamten Zyklus, wie sie im Vergleich dazu an den ovariellen Gefäßen nachzuweisen sind. Man kann also an diesen Gefäßen keine Unterschiede zwischen der dominanten Seite, an der sich der Graaf-Follikel, die Ovulation sowie das Corpus luteum entwickeln, und der nicht dominanten

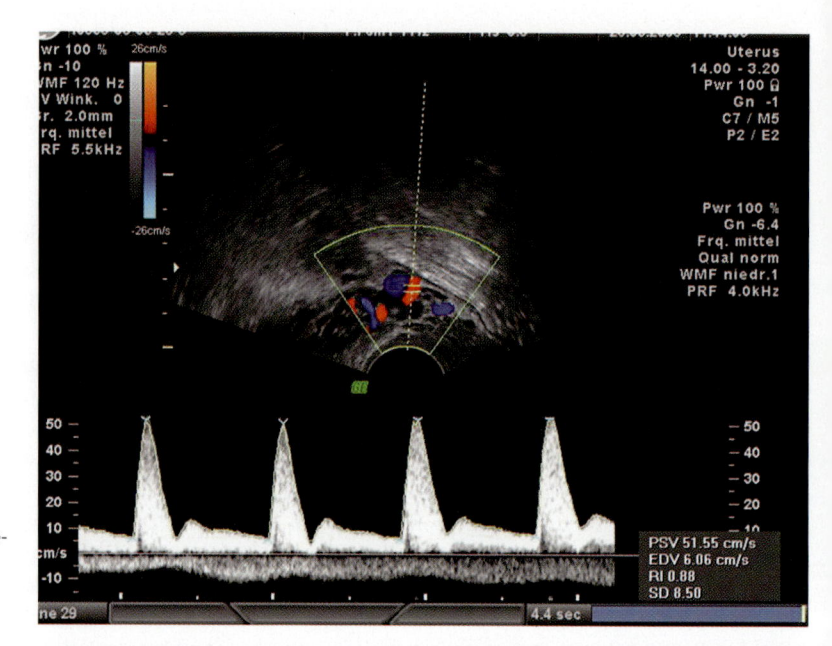

Abb. 25.2. Typisches Signal einer A. uterina. Man erkennt ein hochpulsatiles Dopplersignal mit relativ hohen Blutflussgeschwindigkeiten, eine immer nachweisbar postsystolische Inzisur (Notch) und einen relativ niedrigen diastolischen Blutfluss

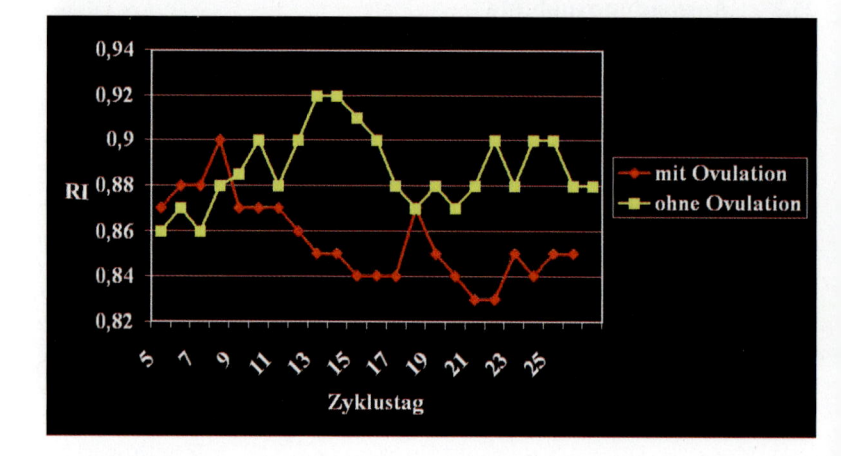

Abb. 25.3. Beispiel für typische zyklische Schwankungen des Blutflusses (RI) in der A. uterina in der Prämenopause. Man beachte die geringen Änderungen der Pulsatilität im Verlauf eines Zyklus. Zwischen den beiden Aa. uterinae gibt es keine signifikanten Unterschiede. (Nach Kurjak et al. 1991)

Seite erkennen. Bei der fertilen prämenopausalen Frau sollte der periovulatorische PI nicht >3 sein. Ein hoher Widerstandsindex (PI, RI) in der A. uterina zeigt eine eingeschränkte uterine Perfusion und damit eine reduzierte uterine Rezeptivität an (Chien et al. 2004). Reproduktionsmediziner, die sich mit dem Einsatz des Dopplers in der Reproduktionsmedizin beschäftigen, verzichten in diesen Fällen oft auf einen Embryotransfer, weil nur extrem niedrige Implantationsraten zu erwarten sind.

Die zyklischen Veränderungen der uterinen Durchblutung zeigen in der ersten Zyklushälfte hohe Gefäßwiderstände, die ab dem 13. bis zum 16. Zyklustag leicht absinken und etwa am 18. Zyklustag den tiefsten Wert erreichen (Abb. 25.3). Dieses Niveau wird etwa bis zum zweiten Drittel gehalten und bei ausbleibender Nidation und zusammenbrechender Funktion des Corpus luteum steigt der PI wieder an, bis er zu dem Ausgangsniveau der ersten Zyklushälfte zurückkehrt. Diesen Ausgangswert erreicht der PI etwa mit eintretender Menstruation (Sladkevicius et al. 1993, 1994). Der eben beschriebene Verlauf lässt sich natürlich bei der kontinuierlichen Überwachung einer Patientin besser nachvollziehen, als bei punktuellen interindividuellen Untersuchungen an verschiedenen Zyklustagen. Ein ähnlicher Verlauf zeigt sich auch anhand der maximalen und mittleren Geschwindigkeiten, d. h., parallel mit dem Anstieg des PI kommt es auch zu einer Zunahme der Geschwindigkeiten und umgekehrt. Manche Autoren beschreiben während des periovulatorischen Abfallens des PI gelegentlich kurze Anstiege des PI und der maximalen Geschwindigkeiten (Sladkevicius et al. 1993). Dies wird als indirektes Zeichen peristaltischer myometraner Kontraktionen interpretiert, wie sie zur Begünstigung der Spermienaszension und zum Transport des Ovums auftreten.

Sollte sich in der 2. Zyklushälfte eine Schwangerschaft etablieren, so steigt der PI zum Ende der 2. Zyklushälfte nicht an, sondern bleibt auf dem niedrigen Niveau. An-

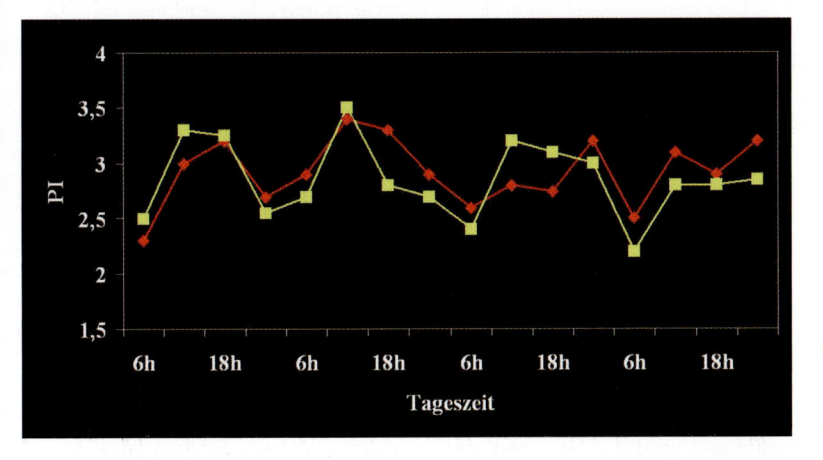

Abb. 25.4. Schwankungen des PI in Abhängigkeit von der Tageszeit. Die Messwerte beider Aa. uterinae sind eingezeichnet (Zaidi et al.1996)

hand des PI der A. uterina in der 2. Zyklushälfte können allerdings keine signifikanten Unterschiede bei ausbleibender oder stattgehabter Implantation einer Schwangerschaft festgestellt werden.

Nicht nur monatliche und tägliche Schwankungen der Durchblutung des weiblichen inneren Genitales machen die Interpretation dopplersonographischer Befunde schwer. Es gibt auch tageszeitliche Schwankungen der quantitativen Analyse der Dopplersignale an der A. uterina (Zaidi et al. 1995, 1996). Vor allem morgens finden sich signifikant niedrigere Werte für den PI und höhere für die TAMV, gemessen an der gleichen Patientin (Abb. 25.4). Als Konsequenz daraus sollte immer zu ähnlichen Tageszeiten gemessen werden.

Aus all diesen Tatsachen erkennen wir, dass eine Interpretation dopplersonographischer Befunde von zahlreichen Parametern abhängig ist. Es muss versucht werden, alle möglichen Einflüsse in die Interpretation miteinfließen zu lassen. Wenn schon die Beurteilung der physiologischen Verhältnisse so schwierig und fehleranfällig ist, wie ungleich schwerer ist die Beurteilung pathologischer Verhältnisse, wobei noch nicht einmal alle pathophysiologischen Einflussfaktoren und deren Auswirkungen auf die dopplersonographischen Befunde bekannt sind.

25.4.2 Color-Flow-Mapping des Uterus

Die Technologie des Farbdopplers ermöglicht ein schnelleres Auffinden und leichtere Identifizierung der Blutgefäße im Uterus (Abb. 25.1). Gleichzeitig bekommt man auch einen Eindruck über die Gefäßverteilung in diesem Organ. Wenn man über den Uterus ein Farbfenster mit sehr sensitiv eingestellter Farb-Gain in niedrigem Geschwindigkeitsbereich legt, kann man die Gefäße des Uterus zur Darstellung bringen: Arkadenarterien, Radialarterien und in Zyklusmitte bei guter Gerätequalität und optimaler Einstellung auch Spiralarterien. Die Stärke der Durchblutung ist natürlich auch hier abhängig vom Menopausenstatus und ist in der Prämenopause starken zyklischen Schwankungen unterworfen.

In der Zyklusmitte kann man auch von allen genannten Gefäßen Signale erhalten. Periovulatorisch gelingt es bei der fertilen Frau, die Spiralarterien bis in die obersten Schichten des Endometrium darzustellen. Die dabei ermittelten Signale zeigen von außen (Arkadenarterien) nach innen (Spiralarterien) abnehmende mittlere und maximale Geschwindigkeiten sowie eine Abnahme der Gefäßimpedanz, d. h. einen abnehmenden peripheren Widerstand (niedriger PI und RI). Ein typisches Signal einer Spiralarterie in Zyklusmitte würde etwa eine V_{max} von 2–5 cm/s und einen PI von etwa 0,6–1,2 zeigen.

25.5 Ovarielle Durchblutung

25.5.1 Arteria ovarica

Die Darstellung und Messungen an der A. ovarica werden zunehmend verlassen, da man bei verbesserter Gerätetechnologie versucht, mit den Messungen immer weiter in das Organ vorzudringen um näher an den Ort der physiologischen und pathophysiologischen Veränderungen zu gelangen. Indikationen zur Messungen des Blutflusses in der A. ovarica gibt es kaum. Die Darstellung der ovariellen zuführenden Gefäße gelingt am besten, indem man zunächst beginnt, ein Farbfenster über das Ovar oder den lateralen Anteil des Ovars zu legen. Anschließend positioniert man die transvaginale Ultraschallsonde so weit wie möglich an die Beckenwand. Nun kann man lateral des Ovars oder der darzustellenden ovariellen Struktur das Farbband des Lig. infundibulopelvicum zur Darstellung bringen. Über dieses Farbsignal legt man dann gefäßdeckend das Sample-Volumen.

Das typische Signal der A. ovarica ist ebenfalls hochpulsatil. Es finden sich, mit Ausnahme der fortgeschrittenen Postmenopause, praktisch immer ein diastolischer Vorwärtsfluss und häufig eine postsystolische Inzisur.

Ähnlich wie in der A. uterina finden sich Signale mit hohen, mittleren und maximalen Geschwindigkeiten. Da der periphere Gesamtwiderstand eher hoch ist, sind die gemessenen RI und PI auch höher. Ein typisches Signal der A. ovarica in der Prämenopause hat etwa eine mittlere Geschwindigkeit von 10–20 cm/s, einen PI von ca. 1,5 und einen RI von etwa 0,8.

25.5.2 Color-Flow-Mapping des Ovars und dessen zyklische Veränderungen des Blutflusses

Die Kenntnis der physiologischen Durchblutung des Ovars und seine zyklischen Veränderungen sind zur differenzialdiagnostischen Abgrenzung von pathologischen Zuständen wichtig. Da das Ovar Ort physiologischer Neoangiogenese ist (Corpus luteum, Graaf-Follikel), ist die Kenntnis des Zeitpunkts der dopplersonographischen Untersuchung zur Unterscheidung möglicher pathologischer Neoangiogenese wichtig. Wenn man ein Farbfenster über das Ovar legt, stellen sich die ovariellen Gefäße mit unterschiedlicher Dichte und Farbstärke dar. Am stärksten und dichtesten ist der Hilus des Ovars durchblutet. Hier finden sich die Dopplersignale mit der höchsten Geschwindigkeit und dem höchsten RI. In Richtung Peripherie und zur Ovarialkapsel hin nimmt die Gefäßdichte ab. Gleichzeitig nehmen auch die Geschwindigkeiten und die Widerstandsindizes ab.

Zyklusabhängig finden sich aber im Stroma des Ovars Stellen mit verstärkter Gefäßintensität. An diesen Stellen lassen sich hohe Geschwindigkeiten und niedrige Widerstandsindizes messen. Diese dopplersonographischen Kriterien sind Zeichen der Neoangiogenese eines sprungreifen Follikel oder eines aktiven Corpus luteum. Im Gegensatz zur malignen Neoangiogenese lassen die Gefäße aber eine Ordnung erkennen, die eine typische, für den Geübten leicht erkennbare Struktur annehmen. Beim Corpus luteum sieht man als typisches Farbsignal einen starken Farbring mitten im Ovar (◘ Abb. 25.5) oder um eine intraovariell auffällige Binnenstruktur. Es ist bekannt, dass das Corpus luteum sonomorphologisch eine Fülle von Formen und intraovarielle Veränderungen annehmen und imitieren kann. In der 2. Zyklushälfte ist das Ovar allgemein stärker durchblutet. Man kann sowohl aufgrund der Durchblutungsstärke im Color-Flow-Mapping als auch an den Aa. ovaricae zwischen einer dominanten Seite und einem nicht dominanten Ovar unterscheiden. Die intraovarielle Darstellung von Gefäßen gelingt in der Prämenopause normalerweise um den 10. bis 11. Zyklustag. Zu diesem Zeitpunkt haben die Follikel etwa eine Größe von 12–15 mm.

Die zyklischen Veränderungen der Ovarialdurchblutung der dominanten Seite wurden von der Arbeitsgruppe um Kurjak publiziert (Kurjak et al. 1991). In der ersten Zyklushälfte hat der Gefäßwiderstand, gemessen am RI, ein hohes Niveau. Einige Tage vor der Ovulation sinkt der RI und erreicht etwa am 16. Zyklustag ein Plateau, das etwa bis in die Mitte der 2. Zyklushälfte anhält, und dann – wenn keine Schwangerschaft eintritt – sukzessive bis zur Menstruation wieder ansteigt. Die 2fache Standardabweichung der gemessenen Dopplersignale reicht im ersten Drittel der 2. Zyklushälfte bis unter RI-Werte von 0,40 (◘ Abb. 25.6). Diese dopplersonographisch niedrigen Gefäßwiderstände sind als Zeichen der Neoangiogenese im Corpus luteum zu werten.

> **Cave**
> Da auch maligne Tumore niedrige Gefäßwiderstände zeigen können, sollte eine dopplersonographische Messung zum Ausschluss oder Nachweis von maligner Neovaskularität nicht in der 2. Zyklushälfte durchgeführt werden. Der ideale Zeitpunkt für eine Untersuchung wäre zwischen 5. und 10. Zyklustag.

25.5.3 Corpus luteum

Das Corpus luteum ist eine physiologische Neubildung am Ort der Ovulation. Durch die lokale Aktivität von angiogenetischen vasoaktiven Faktoren (z. B. VEGF, Zytokine) auf die primär avaskulären Granulosazellen kommt es zum Einsprossen von neuen Gefäßen. Diese – auch farbdopplersonographisch sicht – und messbaren Gefäße – zeichnen sich durch zahlreiche weite und gewundene Arteriolen und ausgeweitete Venen aus. Typisch für neoangiogenetische Gefäße haben auch diese keine Muscularisschicht in ihrer Gefäßwand. Es kommt zu einer lokalen Steigerung der Durchblutung um das 10fache. Die Regulation der Durchblutung erfolgt durch den Blutdruck und vermutlich durch Arteriolen im Bereich der Theca externa Schicht. Aufgrund der fehlenden Muskularis der Gefäße gibt es keine Autoregulation der Durchblutung. Die daraus resultierenden dopplersonographischen Befunde im gepulsten Doppler sind, neben dem typischen Bild der ringförmigen Gefäßverteilung, niedrige Widerstandsindizes und hohe Flussgeschwindigkeiten (RI ~ 0,50; Peak-Systolic-Velocity PSV ~ 20cm/sec).

25.6 Dopplersonographische Befunde in der Frühschwangerschaft

Dieses Kapitel soll nicht dazu anregen, dopplersonographische Untersuchungen in der Frühschwangerschaft durchzuführen, sondern es sollen nur die dabei feststellbaren physiologischen Veränderungen beschrieben werden. Ganz im Gegenteil sollte in der Frühschwangerschaft die

25.6 · Dopplersonographische Befunde in der Frühschwangerschaft

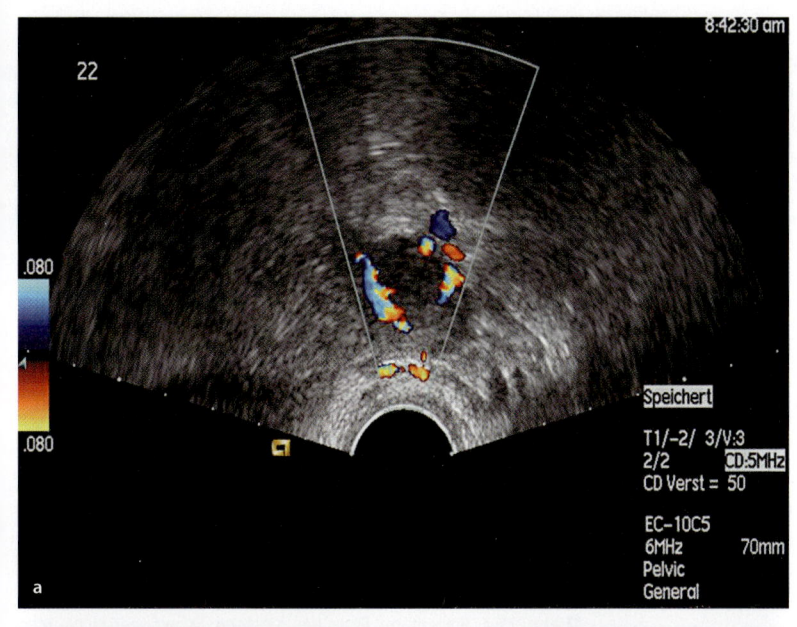

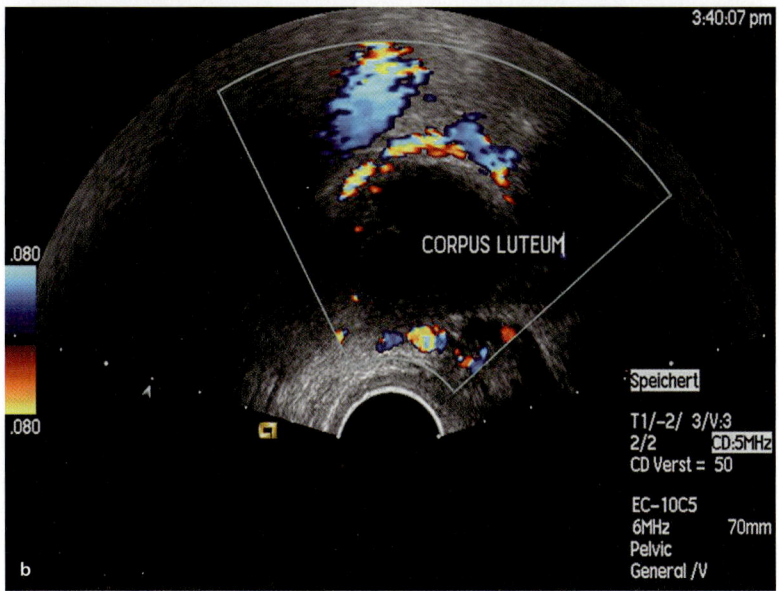

Abb. 25.5 a,b. Typisches ringförmiges farbdopplersonographisches Bild eines Corpus luteum

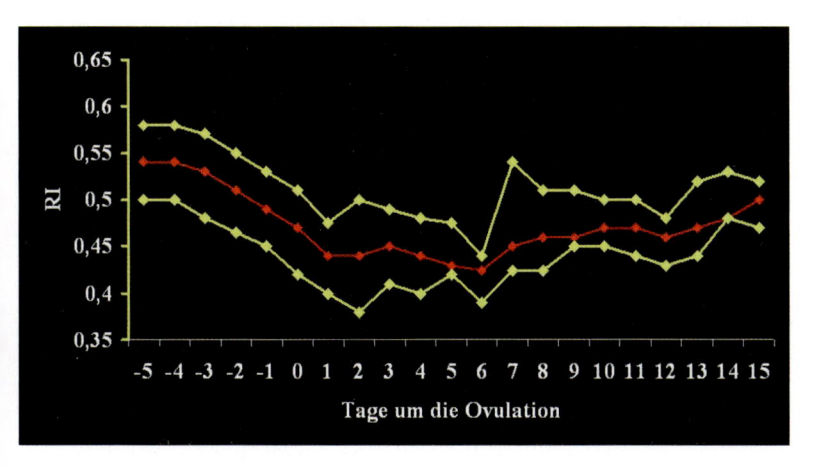

Abb. 25.6. Zyklische Veränderungen der ovariellen Durchblutung. Es werden die 2fachen Standardabweichungen angegeben. Man beachte, dass die Widerstandsindizes als Ausdruck der Neoangiogenese postovulatorisch physiologisch sehr tiefe Werte annehmen. (Nach Kurjak et al. 1991)

Dopplersonographie über dem Uterus mit größter Zurückhaltung durchgeführt werden, da eine Untersuchung im 1. Trimenon der Schwangerschaft nicht als unbedenklich gilt. Es gibt keine Indikationen für diese Untersuchungen! Sicherheitshinweise und potenzielle Anwendungsmöglichkeiten der Dopplersonographie im 1. Trimenon finden sich an anderer Stelle (▶ Kap. 7, ▶ Kap. 12).

25.6.1 Normalbefund

Als Fortsetzung der 2. Zyklushälfte findet man am dominanten Ovar ein farbdopplersonographisch sichtbares Corpus luteum graviditatis. Unter dem Einfluss des ß-HCG wird das Corpus luteum aufrechterhalten, nimmt noch an Größe zu und bleibt dann während des 1. Trimenon dopplersonographisch unverändert. Das Corpus luteum kann noch bis zur 11. Amenorrhoewoche sicht- und messbar bleiben. Parallel zur Zunahme der uteroplazentaren Durchblutung kommt es zur Abnahme der Corpus-luteum-Versorgung. Anhand messbarer Parameter lässt sich nicht zwischen einem Corpus luteum der 2. Zyklushälfte und einem Corpus luteum graviditatis unterscheiden. In beiden Fällen finden wir hohe Blutflussgeschwindigkeiten und niedrige Widerstandsindizes. Weder sonographisch noch dopplersonographisch lässt sich am Corpus luteum ein Unterschied zwischen intakten und gestörten Schwangerschaften zeigen (Frates et al. 2001).

Am Uterus zeigen sich die Folgen der zunehmenden uteroplazentaren Durchblutung: bis zur 12. SSW abnehmende Widerstandsindizes und zunehmende Flussgeschwindigkeiten in den maternalen Gefäßen (nachweisbar in graduell unterschiedlichem Ausmaß an Uterin-, Arkaden-, Radial- und Spiralarterien). An der A. uterina kann in den ersten Schwangerschaftswochen – bis etwa zur 20. SSW – immer ein postsystolischer Notch nachweisbar bleiben. Auf die Ursache und Folge einer Persistenz einer postsystolischen Inzisur und einer daraus ableitbaren Pathologie wird an einer anderen Stelle näher eingegangen (▶ Kap. 9).

Intrauterin findet man zahlreiche Gefäße mit regelmäßiger Verteilung und – falls wir dort messen würden – ebenfalls niedrige Widerstandsindizes und hohe Geschwindigkeiten. Im nicht graviden Uterus findet man normalerweise solche Blutflüsse nicht in diesem Ausmaß. Im Color-Flow-Mapping des Myometriums zeigen sich ebenfalls die verstärkte Gefäßdichte und die dadurch höhere Farbintensität gegenüber dem nichtschwangeren Zustand. Diese dopplersonographischen Befunde des chorialen Gewebes (Trophoblast) und im angrenzenden Endo- und Myometrium werden als **plazentarer Flow** bezeichnet (◨ Abb. 25.7 u. 25.8). Prinzipiell kann man qualitativ und quantitativ nicht zwischen dem Blutfluss in einem Corpus luteum und einem plazentaren Flow unter-

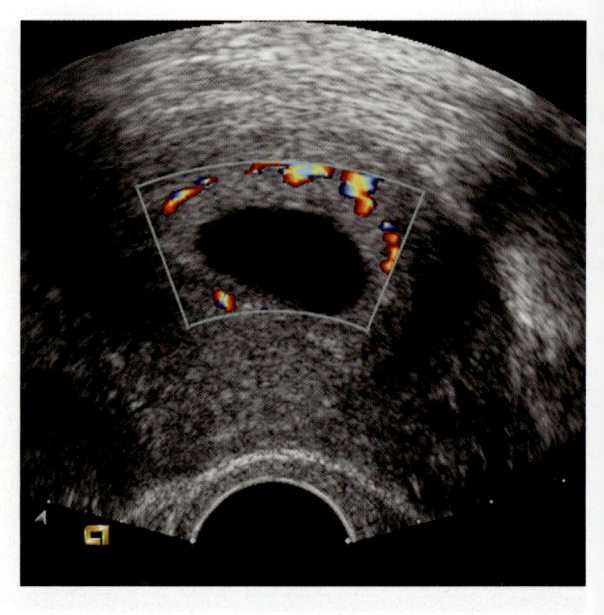

◨ **Abb. 25.7.** Plazentarer Flow bei gestörter Schwangerschaft. Man erkennt deutlich die farbdopplersonographische Ringstruktur, ähnlich einem Corpus luteum

scheiden. Auch die Gefäßverteilung zeigt zahlreiche, stark sichtbare Gefäße mit ähnlicher regelmäßiger Verteilung in beiden Fällen.

Im weiteren Verlauf des 1. Trimenons kommt es zusätzlich zum ringförmig angeordneten plazentaren Flow zum Auftreten eines intervillösen Blutflusses. Ob und wann er im 1. Trimenon auftritt wird zurzeit kontrovers diskutiert. In der Farbdopplersonographie ist er nur sehr schwer und unter günstigsten Vorraussetzungen sichtbar. Nach experimentellen Untersuchungen inklusive Dopplersonographie beginnt diese Plazentaperfusion (intervillöser Flow) in der Peripherie ab der 9. bis 12. SSW. Bis dahin sind die Spiralarterien durch einen Trophoblastpfropf klappenartig verschlossen. Diese dadurch ausgelöste lokale Hypoxämie soll eine störungsfreie Organogenese ermöglichen. Der Trophoblastwall schirmt den wachsenden Embryo vor der mütterlichen Zirkulation ab und schützt ihn dadurch vor zu hohen Sauerstoffkonzentrationen und freien Radikalen. Vorzeitiger Einbruch von maternalem Blut in den intervillösen Raum soll zur Verschlechterung des Outcome führen (subchoriale Blutungen, früher vorzeitiger Blasensprung und Wehen) (Jauniaux et al. 2005).

25.6.2 Anwendungsmöglichkeiten bei Schwangerschaftspathologie

Die Eigenschaften des plazentaren Flows lassen sich auch diagnostisch bei Schwangerschaftspathologie verwerten. Die prinzipielle Ähnlichkeit zwischen dem Flussmuster

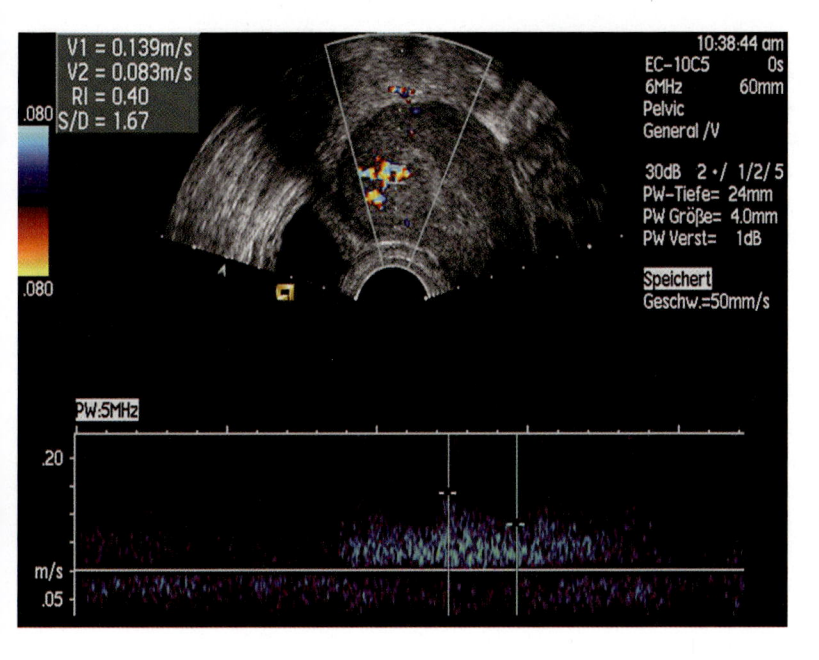

Abb. 25.8. Plazentarer Flow bei gestörter Schwangerschaft. Man sieht einen Trophoblastrest bei Abortus incompletus: starke Vaskularisation und niedere Widerstandsindizes

beim Corpus luteum und dem Trophoblasten ist bedeutsam für den diagnostischen Einsatz des Farbdopplers bei Verdacht auf eine Extrauteringravidität. Nur sehr hohe (PI>0,70) und sehr niedrige Widerstandsindizes (PI<0,40) sind bei ektoper Gravidität typisch für Gefäße in einem Trophoblasten (Atri et al.2003), kommen aber nur in 30% der Fälle vor. Im mittleren Bereich liegt die einzige Unterscheidungsmöglichkeit zwischen Trophoblast und Corpus luteum in der Lokalisation der farbdopplersonographischen Struktur. Für die Diagnose einer Tubargravidität müssen 3 Kriterien erfüllt werden:
— ein Areal mit starker Vaskularität extrauterin und extravariell (Trophoblast).
— ein Areal mit starker Vaskularität extrauterin und intraovariell (Corpus luteum).
— fehlender intrauteriner plazentarer Flow (Sensitivität 85%, negativer Prädiktionswert 97%) (Wherry et al. 2001).

Eigenschaften des plazentaren Flows lassen sich auch in der Diagnostik des Abortus incompletus anwenden. Dopplersonographisch nachweisbarer plazentarer Flow spricht für das Vorhandensein von Schwangerschaftsresiduen (Abb. 25.7) (Alcazar u. Ortiz 2002). Auch im Management des verhaltenen Abort (Missed-Abortion) lässt die Eigenschaft eines aktiven Trophoblasten im Color-Flow-Mapping Hinweise für das weitere Schicksal der Schwangerschaft zu: 80% der Schwangerschaften mit der Diagnose Missed-Abortion, die eine starke peritrophoblastäre Durchblutung zeigen, würden bei Zuwarten zu einem spontanen kompletten Abort innerhalb von einer Woche führen (Schwarzler et al.1999).

25.7 Postmenopause

In der Menopause kommt es zu Veränderungen der Durchblutung des inneren Genitales, welche sich dopplersonographisch messbar nachvollziehen lassen. An erster Stelle aller Veränderungen und damit im Vordergrund steht die Abnahme der Durchblutung und damit der dopplersonographischen Parameter. Diese Reduktion des Blutflusses ist Folge des Abfalls der weiblichen Sexualhormone im peripheren Blut, einer Änderung der Blutrheologie im Alter und einer Abnahme der Gefäßelastizität. Als weiteres hervorragendes Kennzeichen einer postmenopausalen Durchblutung gilt natürlich auch der Wegfall der zyklischen Veränderungen. Mit zunehmendem Alter kommt es zu einer fortschreitenden Abnahme der Blutflussgeschwindigkeiten in den uterinen, den ovariellen, den Radial- und Spiralarterien und einer Zunahme der Widerstandsindizes.

In den Aa. uterinae kommt es erst in der späten Postmenopause zu einem signifikanten Absinken der Gefäßimpedanz. Es verschwinden auch erst in der späten Menopause bis Senium die diastolischen Flüsse. Prinzipiell lassen sich diese Veränderungen auch bei einer durch GnRH-Analoga medikamentös induzierten Menopause nachweisen. Es wird allerdings beschrieben, dass in den induzierten Menopausen an den Aa. uterinae höhere diastolische Flüsse und nicht so tiefes »Notching« beobachtet werden (Luzi et al. 1993).

Die beschriebenen typischen dopplersonographischen Veränderungen der Postmenopause sind prinzipiell reversibel und können mit hormoneller Substitution in einem Zeitraum von 6–10 Wochen an den uterinen Gefäßen rückgängig gemacht werden. Besteht eine suffiziente hormonelle Therapie über einen längeren Zeitraum, so können im Uterus bis zum Endometrium Durchblutungswerte wie bei einer prämenopausalen Frau gemessen werden. Im Uterus können in der frühen Menopause zu einem höheren Prozentsatz Radial- und Spiralarterien gesehen und gemessen werden, die ohne hormonelle Substitution nicht mehr sicht- und messbar gewesen wären (Kurjak u. Kupesic 1995; Tabelle 25.1). Dies bedeutet allerdings nicht, dass die Dopplersonographie eine Methode ist, mit der man die Effizienz einer hormonellen Einstellung überprüfen kann. Andererseits muss man eine hormonelle Substitution anamnestisch erfassen und in die Befundinterpretation mit einfließen lassen, um nicht irrtümlich unerwartet starke Durchblutungswerte an einer sonomorphologischen Uterusveränderung als Zeichen von Neoangiogenese fehlzudeuten. Während Tamoxifen einen ähnlichen durchblutungssteigernden Effekt am Endometrium auslösen kann, wird dies bei Einnahme von Raloxifen und Isoflavonen nicht nachgewiesen (Fung et al. 2003; Chittacharoen et al. 2002; Penotti et al. 2003).

> **Cave**
> Mit der Dopplersonographie kann man vor allem am Uterus Effekte der Hormonersatztherapie feststellen. Sie ist aber nicht geeignet, eine suffiziente therapeutische Einstellung zu beurteilen.

Die Durchblutungsabnahme betrifft das Ovar in den ersten postmenopausalen Jahren stärker als den Uterus. Die ovarielle Durchblutungsabnahme ist zwar auch durch Hormonersatztherapie reversibel, aber nicht in dem Ausmaß wie die uterine (Kurjak u. Kupesic 1995). Dies lässt sich auch im 3-D-Powerdoppler quantitativ messbar darstellen (Pan et al. 2003).

Der Einsatz der Dopplersonographie dient vor allem zur Suche nach Zeichen einer Neoangiogenese bei gynäkologischer Pathologie im kleinen Becken (Ovarialtumor, Veränderung am Uterus / Endometrium). Wenn wir eine solche Untersuchung indizieren, so dient sie in erster Linie der Suche nach Zeichen und der Lokalisation von Neoangiogenese. Am postmenopausalen und senilen Genitale kommen praktisch keine Areale – weder in normalen anatomischen noch in pathologischen Strukturen – verstärkt darstellbarer Gefäße mit niedrigen Widerstandsindizes vor. Dies gilt nur unter der Einschränkung, dass das Genitale nicht unter dem Einfluss hormoneller Substitution steht.

25.8 Perspektiven für die zukünftige Entwicklung

Die weitere Entwicklung und eine Verbesserung des diagnostischen Wertes der Dopplersonographie werden vom 3-D-Farb – und Powerdoppler erwartet. Durch Einführung neuer Indizes (z. B. VFI = Vascularisation-Flow-Index) wird versucht, die räumliche Verteilung der Gefäße und die Durchblutungsintensität zu erfassen (Pairleitner et al. 1999). Von der dreidimensional digital erfassbaren und quantifizierten anatomischen Darstellung von physiologischen und pathologischen vaskulären Netzwerken erhofft man sich eine zusätzliche Information zur Voraussage von maligner Neovaskularität. Die Hoffnung, die seit Ende der 1990er Jahre in die digitale 3-D-Analyse von Gefäßen gesteckt wurde, konnte bis jetzt nicht erfüllt werden. Obwohl intensiv daran gearbeitet wird, kann bei relativ hohem technischem und mathematischem Aufwand zum jetzigen Zeitpunkt noch keine eindeutige Verbesserung in der Diagnostik festgestellt werden. Die Verwendung von Ultraschallkontrastmittel hat zwar eine optische subjektive Verbesserung der Gefäßdarstellung ermöglicht, eine höhere Sensitivität in der Erfassung von Malignität konnte aber noch nicht eindeutig belegt werden (Fleischer 2005).

Tab. 25.1. Darstellbarkeit der Gefäße des Uterus mittels Farbdoppler in der Postmenopause mit und ohne hormonelle Substitution. (Nach Kurjak u. Kupesic 1995)

Dauer [Jahre]	Radialarterien [%]	Spiralarterien [%]
Ohne hormonelle Substitution		
1–5	100	30
6–10	89	–
11–15	76	–
>16	33	–
Mit hormoneller Substitution		
1–5	100	36
>6	94	17,5

Literatur

Alcazar JL, Ortiz CA. (2002) Transvaginal color Doppler ultrasonography in the management of first-trimester spontaneous abortion. Eur J Obstet Gynecol Reprod Biol 10: 102(1):83-7

Atri M (2003) Ectopic pregnancy versus corpus luteum cyst revisited: best Doppler predictors. J Ultrasound Med 22 (11):1181-4

Chien LW, Lee WS, Au HK, Tzeng CR (2004) Assessment of changes in utero-ovarian arterial impedance during the peri-implantation period by Doppler sonography in women undergoing assisted reproduction. Ultrasound Obstet Gynecol; 23(5):496-500 Am J Obstet Gynecol 193 (1):294-301

Chittacharoen A, Theppisai U, Manonai J (2002) Transvaginal color Doppler sonographic evaluation of the uterus in postmenopausal women on daily raloxifene therapy. Climacteric 5 (2):156-9

Fleischer AC (2005) Recent advances in the sonographic assessment of vascularity and blood flow in gynecologic conditions. Am J Obstet Gynecol 193(1):294-301

Literatur

Frates MC, Doubilet PM, Durfee SM, Di Salvo DN, Laing FC, Brown DL, Benson CB, Hill JA (2001) Sonographic and Doppler characteristics of the corpus luteum: can they predict pregnancy outcome? J Ultrasound Med 20 (8):821-7

Fung MF, Reid A, Faught W, Le T, Chenier C, Verma S, Brydon E, Fung KF (2003) Prospective longitudinal study of ultrasound screening for endometrial abnormalities in women with breast cancer receiving Tamoxifen. Gynecol Oncol 91 (1):154-9

Jauniaux E, Gulbis B, Burton GJ (2005) The role of ultrasound imaging in diagnosing and investigating early pregnancy failure. Ultrasound Obstet Gynecol 25(6):342-52.Review

Kupesic SD, Kurjak A (1993) Uterine and ovarian perfusion during the periovulatory period assessed by transvaginal color Doppler. Fertil Steril 60:439–443

Kurjak A, Kupesic S (1995) Ovarian senescense and its significance on the uterine and ovarian perfusion. Fertil Steril 64:532–537

Kurjak A, Kupesic-Urek S, Schulman H, Zalud I (1991) Transvaginal color flow Doppler in the assessment of ovarian and uterine blood flow in infertile women. Fertil Steril 56:870–873

Luzi G, Coata G, Cucchia GC, Cosmi EV, Di Renzo GC (1993) Doppler studies of uterine arteries in spontaneous and artificially induced menopausal women. Ultrasound Obstet Gynecol 3:354–356

Pairleitner H, Steiner H, Hasenöhrl G, Staudach A (1999) Three-dimensional power Doppler sonography: imaging and quantifying blood flow and vascularization. Ultrasound Obstet Gynecol 14:139-43

Pan HA, Li CH, Cheng YC, Wu MH, Chang FM (2003) Quantification of ovarian stromal Doppler signals in postmenopausal women receiving hormone replacement therapy. Menopause 10 (4):366-72

Penotti M, Fabio E, Modena AB, Rinaldi M, Omodei U, Vigano P (2003) Effect of soy-derived isoflavones on hot flushes, endometrial thickness, and the pulsatility index of the uterine and cerebral arteries. Fertil Steril 79(5):1112-7

Schwarzler P, Holden D, Nielsen S, Hahlin M, Sladkevicius P, Bourne TH (1999) The conservative management of first trimester miscarriages and the use of colour Doppler sonography for patient selection. Hum Reprod 14 (5):1341-5

Sladkevicius P, Valentin L, Maršál K (1993) Blood flow velocity in the uterine and ovarian arteries during the normal menstrual cycle. Ultrasound Obstet Gynecol 3:199–208

Sladkevicius P, Valentin L, Maršál K (1994) Blood flow velocity in the uterine and ovarian arteries during menstruation. Ultrasound Obstet Gynecol 4:421–427

Wherry KL, Dubinsky TJ, Waitches GM, Richardson ML, Reed S (2001) Low-resistance endometrial arterial flow in the exclusion of ectopic pregnancy revisited. J Ultrasound Med 20 (4):335-42

Zaidi J, Collins W, Campbell S, Pittrof R, Tan SL (1996) Blood flow changes in the intraovarian arteries during the periovulatory period: relationship to the time of day. Ultrasound Obstet Gynecol 7:135–140

Zaidi J, Jurkovic D, Campbell S, Okokon E, Tan SL (1995) Circadian variation in uterine artery blood flow indices during the follicular phase of the menstrual cycle. Ultrasound Obstet Gynecol 5:406–410

Diagnostischer Einsatz bei Adnextumoren

G. Bogner

26.1 Einleitung – 259

26.2 Grundlagen – 259
26.2.1 Pathophysiologie – 259
26.2.2 Untersuchung und Dopplereigenschaften von Ovarialtumoren – 260
26.2.3 Fehlerquellen – 261

26.3 Auswertung – 261
26.3.1 Farbdoppler – 261
26.3.2 Indikationen zur Dopplersonographie in Abhängigkeit von der Sonomorphologie – 263
26.3.3 Klinische Anwendung der Dopplersonographie – 264

26.4 Fallbeispiele – 265

26.5 Praktische Hinweise – 266

26.6 Powerdoppler und 3-D-Doppler – 267

26.7 Andere Adnexerkrankungen – 267

26.1 Einleitung

Die Farbdopplersonographie gibt uns die Möglichkeit, Einblick in die Durchblutungssituation eines ovariellen Prozesses zu gewinnen. Basierend auf den grundlegenden Arbeiten von Folkman (1963, 1971, 1985, 1987) über die Tumorneoangiogenese (▶ Kap. 24) glaubte man anfangs, mit dieser Untersuchungstechnik das bis heute nicht gelöste Problem der Früherkennung von Ovarialkarzinomen lösen zu können. Seit 1989 wurden zahlreiche gynäkologische und radiologische Publikationen über den Wert der Methode mit teilweise diametralen Ergebnissen veröffentlicht. Mit der Analyse verschiedenster dopplersonographischer Parameter (z. B. Resistance-Index [RI], Pulsatilitätsindex [PI], Gefäßverteilung, Flussgeschwindigkeit), die Ausdruck und Zeichen der Neoangiogenese sind, kam man auf vollständig unterschiedliche Ergebnisse. Teilt man die gesamte Literatur auf diesem Gebiet in 3 Gruppen, so kann man zusammenfassen:
1. 55% der Autoren halten die Farbdopplersonographie für wertvoll in der Differenzierung zwischen malignen und benignen Prozessen.
2. 15% halten die Methode für unbrauchbar.
3. 30% sehen einen begrenzten Einsatzbereich für die Farbdopplersonographie in der Abklärung von Adnextumoren.

Unserer Ansicht nach liegt die Bedeutung der Untersuchungsmethode zwischen den aufgezeigten opponierenden Extrempositionen, also entsprechend der 3. Gruppe der Autoren: Es gibt Adnextumoren, die von der Beurteilung durch die transvaginale Farbdopplersonographie mehr profitieren und andere, bei welchen entweder der Zeitaufwand der Untersuchung nicht lohnt oder die Farbdopplersonographie sogar negativen Einfluss auf die Abklärung nimmt. Der Farbdoppler kann beispielsweise bei klinisch-sonographisch eindeutigen Karzinomen in Einzelfällen die Diagnosestellung verunsichern.

26.2 Grundlagen

26.2.1 Pathophysiologie

Aufbauend auf das Konzept der Tumorneoangiogenese, dass Tumorwachstum erst durch das Einsprossen von Gefäßneubildungen möglich wird, exprimiert der wachsende Tumor Angiogenesefaktoren. Diese initiieren und stimulieren einen Gefäßbaum, der den Tumor wie ein Netz durchzieht. Die Gefäße, die in der kurzen Zeit gebildet werden, sind chaotisch angeordnet, machen Kalibersprünge, AV-Kurzschlüsse bzw. Aneurysmen. Die Gefäßwand ist extrem dünn und hat keine Muskularis

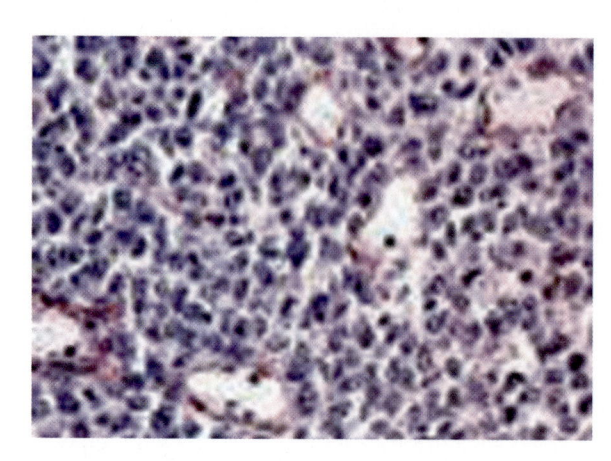

Abb. 26.1. Histologischer Schnitt durch ein Karzinom mit Tumorgefäßen: Die Gefäße sind weitgestellt, die Gefäßwand aufgrund der fehlenden Muskularis sehr dünn

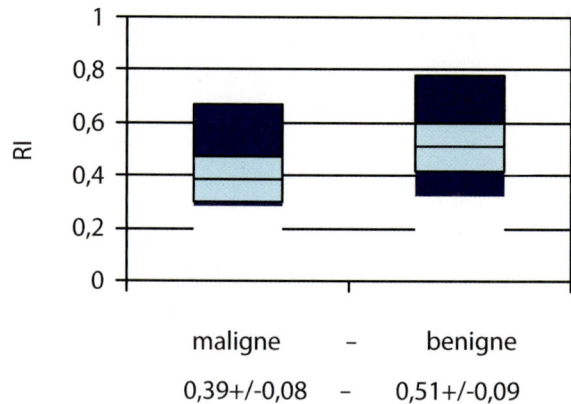

Abb. 26.2. Verteilung der RI-Werte in unserem Kollektiv (230 Adnextumore, 31 davon maligne): Obwohl statistisch signifikante Unterschiede bei den Widerstandsindizes zwischen benignen und malignen Tumoren beschrieben werden, ist die Überlappung zwischen den Standardabweichung relativ breit, sodass eine Cut-off-Linie die Dignität nicht eindeutig diskriminierend anzeigt. Die Mittelwerte und die einfache Standardabweichung sind im *Zentrum des Balkens* aufgezeigt, *darüber* und *darunter* die maximale Streubreite aller erhobenen Befund

(Abb. 26.1). Der Blutfluss in diesen Versorgungseinheiten ist erwartungsgemäß sehr groß. Es zeigen sich relativ hohe Blutflussgeschwindigkeiten bei niedrigen Gefäßwiderständen. Die enddiastolischen Geschwindigkeiten sind dadurch sehr hoch.

26.2.2 Untersuchung und Dopplereigenschaften von Ovarialtumoren

Wesentliche Grundbedingung für eine hohe Untersuchungsqualität ist eine für diese Krankheitsbilder optimale Geräteeinstellung (▶ Kap. 25). In der Prämenopause sollte die Untersuchung zwischen dem 5. und 10. Zyklustag durchgeführt werden. Bei postmenopausalen Patientinnen muss eine etwaige hormonelle Substitution in die Beurteilung miteinbezogen werden, die eine Verbesserung der Durchblutung an den ovariellen Strukturen verursachen kann. Über die Wirkung der oralen Kontrazeption auf die ovarielle Durchblutung und deren Einfluss auf die dopplersonographischen Werte sind keine gesicherten Daten bekannt.

Mit einem nicht zu großen Farbfenster wird der Adnextumor langsam durchgescant, soweit dies durch den transvaginalen Zugang möglich ist. Im Regelfall sollten bis zu einer Eindringtiefe von 5–7 cm auch kleine Gefäße und niedrige Blutflüsse registrierbar sein. Strukturen, die transvaginal nicht mehr oder mit nicht ausreichender Sensitivität erreicht werden können, können prinzipiell auch transabdominell untersucht werden. Transabdominell ist allerdings die Sensitivität zur Erfassung kleinster und niedrigster Blutflüsse reduziert. Dies schränkt den Wert und Zuverlässigkeit des transabdominellen Zugangs ein.

Nach eigenen Untersuchungen, die sich im Wesentlichen mit den Untersuchungsergebnissen anderer Arbeitsgruppen decken, haben maligne Tumoren signifikant mehr Gefäße. Es finden sich sowohl mehr arterielle, als auch venöse Gefäße. Vor allem zeigt sich aber eine deutlich chaotischere Gefäßanordnung (zahlreiche bis unzählbar viele Gefäße, subjektiv keine erkennbare Ordnung) und typischerweise findet man bei fast allen malignen Tumoren im Zentrum Blutgefäße (arteriell und venös). Bei benignen Tumoren ist dies selten zu beobachten. Bestimmt man aus den Tumorgefäßen die Widerstandsindizes, gewinnt man bei malignen Tumoren signifikant niedrigere Werte (Abb. 26.2). Die Überlappungsbereiche der gemessenen Standardabweichung zwischen malignen und benignen Tumoren sind relativ groß, sodass kein eindeutiger diskriminierender Wert als Cut-off-Level zwischen benignen und malignen Prozessen gefunden werden kann. In der Menopause liegen die durchschnittlichen RI-Werte bei Ovarialkarzinomen höher als in der Prämenopause. Es fanden sich keine Unterschiede zwischen den gutartigen Adnextumoren in Abhängigkeit vom Menopausenstatus.

> **Cave**
> Am besten diskriminieren der RI-Wert 0,40 bei Tumoren in der Prämenopause und RI 0,44 nach der Menopause zwischen benignen und malignen Prozessen. Der RI-Wert als alleiniger Parameter hat aber insgesamt eine niedere Trefferrate in der Erkennung von Ovarialkarzinomen.

Die meisten Autoren sind von der Messung der Blutflussgeschwindigkeit abgekommen, da in vielen Fällen – besonders im »dreidimensionalen Chaos« neoangiogenetischer Areale – die Flussrichtung eines Gefäßes nicht bestimmbar ist.

26.2.3 Fehlerquellen

Neben den Fehlerquellen bedingt durch falsche oder untaugliche Geräteeinstellung, die zu falsch-negativen Befunden führen, gibt es natürlich biologische Zustände des Ovars, deren Nichtbeachtung oder -erkennung falsch-positive Befunde ergeben. Mit der transvaginalen Farbdopplersonographie suchen wir nach Arealen mit Hinweis auf Neovaskularität. Aus diesem Grund sollten alle Zustände, die physiologisch oder pathophysiologisch das Phänomen der Neoangiogenese in sich tragen, differenzialdiagnostisch ausgeschlossen werden. Dies ist natürlich nicht in allen Fällen möglich, sollte aber in die differenzialdiagnostischen Überlegungen miteinbezogen werden. Folgende Differenzialdiagnosen zum suspekten Dopplerbefund sind möglich:

- Entzündungen im kleinen Becken (z. B. Tuboovarialabszess; ◘ Abb. 26.9.),
- Corpus luteum (weitgehende Vermeidung durch Untersuchungszeitpunkt vom 5. bis 10. Zyklustag),
- metabolisch aktive Adnextumore oder solche, die typischerweise Durchblutungsverhältnisse haben, die vom suspekten Doppler nicht trennbar sind: Endometriose, Dermoide (z. B. Struma ovarii), Myome,
- periovulatorisches Ovar zeigt um den Follikel neoangiogenetische Aktivität,
- Gravidität und Trophoblasterkrankungen (Extrauteringravidität, Trophoblasttumore).

Eine andere Fehlerquelle, die nicht immer vermeidbar ist, ist die Analyse eines Dopplersignals aus einem venösen Gefäß. Typische venöse Gefäße erkennt man unter anderem am »venösen« Blutflussgeräusch. Sie haben einen hohen diastolischen Fluss, einen flachen systolischen Flussgeschwindigkeitsanstieg und meist abgerundete systolische Spitzen. Sie entstehen durch die auf die Venen fortgeleiteten arteriellen Pulsationen. Typischerweise zeigen venöse Gefäße atemabhängige Blutflusssignale. Die Analyse ergibt, aufgrund der daraus ableitbaren niedrigen Widerstandsindizes, einen falsch-positiven Befund. Eine weitere Quelle falsch-negativer Befunde kann ein großer Ovarialtumor sein, dessen neoangiogenetischer Bezirk transvaginal für den Untersucher nicht erreichbar ist.

26.3 Auswertung

26.3.1 Farbdoppler

Analysiert man alle dopplersonographisch erhobenen Daten dann muss man bei Erreichen folgender Kriterien den Verdacht auf Neoangiogenese diagnostizieren:

- Es liegt ein **niedriger Widerstandsindex** vor. Als Richtwert kann ein RI von kleiner 0,45 genommen werden. Zwischen RI- und PI-Werten bestehen prinzipiell strenge Korrelationen (Gruber et al. 1996). Weil die Signalqualität im gynäkologischen Bereich schlecht und die Bestimmung des PI an diesen Signalen nicht sehr praktikabel ist, führen wir keine PI-Messungen mehr durch. In unserem eigenen Kollektiv (Gruber 1995) wäre der optimale diskriminierende Cut-Off-Wert für den PI<0,60 gelegen. Nach unseren Erfahrungen sollten allerdings in der Prämenopause niedrigere Cut-off-Level verwendet werden als in der Postmenopause, da der maligne Ovarialtumor in der Prämenopause signifikant niedrigere RI-Werte zeigt als in der Postmenopause. Wir verwenden für die Prämenopause einen Cut-Off-Wert von RI<0,40 und für die Postmenopause RI<0,44.
- Ein sehr bedeutender Hinweis für Neoangiogenese, besonders in der Postmenopause, liegt im Nachweis eines **Gefäßes in einer papillären Proliferation oder zentral in einem sonomorphologisch solid imponierenden Bezirk** (◘ Abb. 26.3). In der Postmenopause ist dies der aussagekräftigste farbdopplersonographische Befund. In der retrospektiven Analyse im eigenen Kollektiv erreichten wir allein mit diesem Befund ohne Zusatzkriterien in der Postmenopause – eine Sensitivität von 96% und eine Spezifität von 86,5%, bei einem positiven Voraussagewert von 77%. Diese guten Ergebnisse erhält man allerdings nur dann, wenn man auch rein venöse Gefäße erfasst und dokumentiert. In unserer Anfangszeit erkannten wir 2 maligne postmenopausale Adnextumore nur deshalb prospektiv nicht, weil wir dieser Tatsache zu wenig Beachtung zukommen ließen. Falsch-positive Befunde bekommen wir bei diesem Kriterium bei der Beurteilung von Myomen im Adnexbereich (▶ Kap. 27). Solide Tumoren, die sonomorphologisch Kriterien eines Myoms zeigen, profitieren somit nicht vom Farbdoppler und sollten deshalb auch ausgeschieden werden. Gefäßlokalisation mit abfallender Wertigkeit ist die periphere und septale Lage. Einen malignen Ovarialtumor, der »nur« in der Zystenwand Gefäße zeigte, fanden wir bis heute nicht.
- Die **Gefäßverteilung** wird dann als suspekt beurteilt, wenn entweder unzählbar viele Gefäße zur Darstellung kommen oder wenn die Gefäße zum überwiegenden Teil in ihrem Verlauf nicht verfolgt werden können. Dieses schlecht objektivierbare Kriterium ist überwiegend von der Erfahrung des Untersuchers abhängig (Bogner et al. 1996; ◘ Abb. 26.4).

Findet man in einem Ovarialtumor einen oder mehrere der oben genannten Befunde, muss der Verdacht auf Neoangiogenese ausgesprochen werden. Dann sollte man versuchen, Fehlerquellen auszuschließen (z. B. 2. Zyklushälfte, hormonelle Substitution, Entzündung). Bei hys-

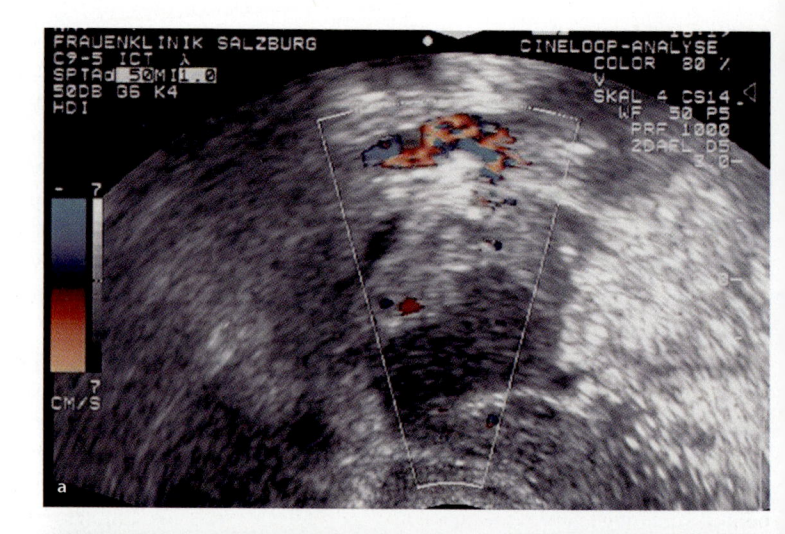

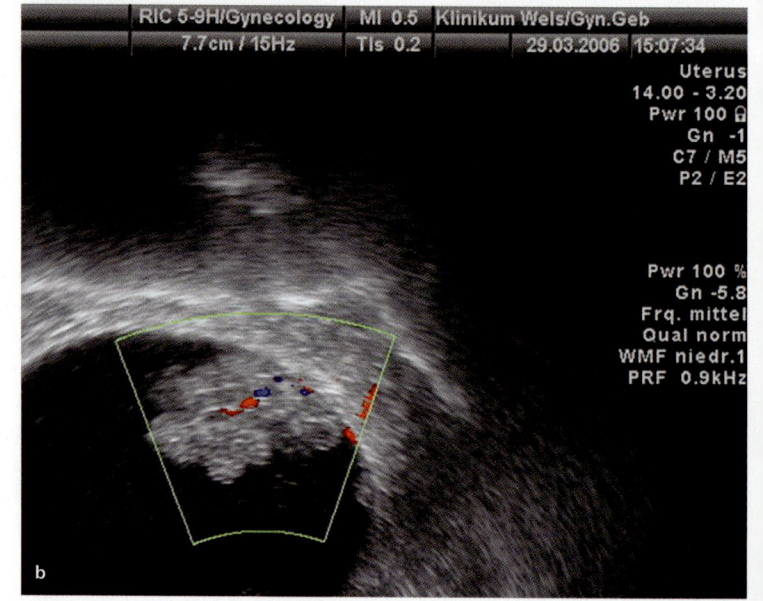

Abb. 26.3 a,b. Zentrale Gefäße sind vor allem in der Postmenopause ein guter Hinweis für eine Neoangiogenese. **a** In einer papillären Proliferation sichtbares Gefäß, aus dem auch ein Dopplersignal ableitbar war, bei einer postmenopausalen Frau mit einem 25 mm großen suspektem Ovarialbefund als Ausdruck eines Ovarialkarzinoms Stadium Ia (▶ Kap. 26.4, Beispiel 1). **b** Zentral in einem soliden Areal eines suspekten Ovarialtumor nachweisbare Gefäße (endgültige Histologie: Borderlinetumor des Ovar)

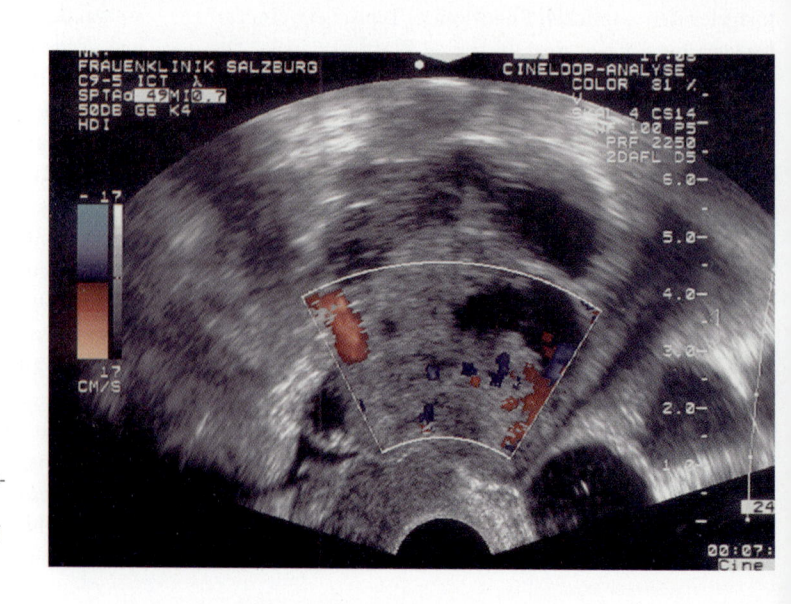

Abb. 26.4. Suspekte Gefäßverteilung bei einer perimenopausalen Frau mit einem Ovarialkarzinom Stadium IIIc. Status-post-Hysterektomie: zahlreiche über den gesamten Tumor verteilte Gefäße, die überwiegend in ihrem Verlauf nicht verfolgbar sind

Tab. 26.1. Sonomorphologische Beurteilung von Ovarialtumoren im Vergleich zum Farbdoppler (eigene unpublizierte Ergebnisse; Gesamtergebnisse in %): Während die transvaginale Sonographie (TVS) durch eine hohe Sensitivität in der Erkennung von Malignität gekennzeichnet ist, zeichnet sich die Farbdopplersonographie durch eine hohe Spezifität aus

	Sensitivität	Spezifität	Positive Korrektheit	Negative Korrektheit
TVS	96,7	85,8	51,7	99,4
Doppler	87,1	94,4	71,1	97,9

terektomierten Frauen mit unklarem Menopausenstatus oder bei Frauen in der Perimenopause soll der Befund nach 2–6 Wochen wiederholt werden, um eine Neoangiogenese durch ein Corpus luteum oder dessen Persistenz auszuschließen.

Bei Anwendung dieser Richtlinien kommen wir mit dem Farbdoppler auf eine zufrieden stellende Sensitivität von 87,1% (2 Karzinome und 2 Borderlinetumoren von 31 wurden nicht erkannt) in der präoperativen Erkennung eines Kollektivs eigener Patientinnen. Besonders hervorzuheben ist die relativ niedrige falsch-positiv Rate mit einer Spezifität von 94,4%. Präoperativ wurde am selben Kollektiv, unabhängig durch einen erfahrenen Untersucher, angelehnt an die sonomorphologischen Kriterien nach Sassone et al. (1991), die Wahrscheinlichkeit von Malignität eingeschätzt. Man kam auf diese Weise zu einer optimalen Erkennungsrate von 97% für das Ovarialkarzinom, allerdings auf Kosten einer höheren falsch-positiv beurteilten Zahl von Tumoren (◘ Tabelle 26.1). Die einfache Kombination der Sonomorphologie mit dem Farbdoppler würde die Sensitivität zwar auf 100% anheben, jedoch zu einem weiteren Ansteigen der falsch-positiv Rate führen. Die Treffsicherheit für die richtige Prognose würde dadurch sinken.

26.3.2 Indikationen zur Dopplersonographie in Abhängigkeit von der Sonomorphologie

Die transvaginale farbkodierte Dopplersonographie ist nicht nur eine Technik, die teilweise erfahrungs- und auch geräteabhängig ist, sondern sie ist auch eine sehr zeitaufwändige Untersuchung. Für eine sorgfältig ausgeführte farbdopplersonographische Untersuchung muss man im Durchschnitt mit 15–20 min. rechnen. Nicht nur um den Zeitaufwand zu reduzieren kommt man zu der Überlegung, dass nicht alle Tumoren von der Farbdopplersonographie profitieren (Gruber et al.1998). Je höher die Prävalenz einer Erkrankung (Malignität) in einem Kollektiv ist, desto höher ist sein positiver Vorhersagewert. Teilt man die sonomorphologischen Befunde von Ovarialtumoren in 3 Gruppen, ergibt sich folgendes Bild (◘ Tabelle 26.2):

1. **Überwiegend zystische Tumoren**, die anteilig die überwiegende Anzahl der Ovarialtumoren ausmachen, sind selten maligne (Prämenopause 0,3–3,1%, Postmenopause 2–7%). Nicht geklärt ist, wann man bei einer unkomplizierten Ovarialzyste von einem pathologischen Doppler spricht: Definitionsgemäß fehlen papilläre Proliferationen und solide Anteile in der Sonographie. Diese braucht man aber, um einen zentralen Gefäßnachweis zu führen. Auf der anderen Seite ist ein nachgewiesenes Gefäß in der Prämenopause in der Zystenwand kein Hinweis auf Malignität (im Vergleich dazu kann das bei einem Gefäß im Septum einer komplexen zystischen Struktur nicht sicher behauptet werden). In der Postmenopause ist jede stärkere Durchblutung prinzipiell ein suspektes Zeichen für ein Malignom.

    Im eigenen Kollektiv der prospektiv untersuchten Ovarialtumoren waren lediglich 2 Zysten aus diesem Kollektiv maligne (Gruber et al. 1998). Die Sensitivität betrug 50%. Es müssten 177 Patientinnen mit einer einfachen unkomplizierten Ovarialzyste untersucht werden, um einen malignen Befund im Farbdoppler festzustellen. Das scheint unserer Ansicht nach ein ungünstiges Verhältnis zwischen dem Aufwand (vor allem der Zeit) und dem Nutzen durch die Dopplersonographie zu sein. Diese Kosten-Nutzen-Überlegung schränkt den klinischen Wert der Dopplersonographie in diesem Kollektiv von Adnexveränderungen deutlich ein. Man kann zwar auch bei einfachen Zysten zwischen benignen und malignen Befunden unterscheiden (Oyelese et al. 2002), die dopplersonographische als auch die sonographische Untersuchung aller dieser Tumore bedeutet allerdings einen zeitlich sehr großen Aufwand, um den seltenen Fall eines malignen Geschehens zu diagnostizieren (Modesitt et al. 2003; Van Nagell et al. 2000). Bei fehlendem sonographischen Hinweis auf Malignität kann auf die Durchführung der Dopplersonographie ohne wesentliche Auswirkung auf die Erkennungsrate von Ovarialkarzinomen verzichtet werden.

2. Bei **gemischt zystisch-soliden Tumoren** liegt die Wahrscheinlichkeit bei annähernd 50%, dass sich dahinter ein Karzinom verbirgt. Durch die farbdopplersonographische Zusatzuntersuchung lässt sich der morphologisch suspekte Befund durch einen unauffälligen Dopplerbefund bei etwa zwei Drittel der untersuchten Patientinnen nicht bestätigen. In diesen Fällen kann die präoperative Diagnose besser abgeschätzt und die Treffsicherheit verbessert werden. Allerdings kommen in diesem Hochrisikokollektiv auch vereinzelt falsch-negative Befunde vor. Sollte bei Ova-

rialprozessen aus dieser Tumorgruppe klinisch oder sonomorphologisch mit hoher Wahrscheinlichkeit ein Malignom vermutet werden, darf eine etwaige durchgeführte Farbdoppleruntersuchung keine klinischen Konsequenzen nach sich ziehen. Es ist eine operative Abklärung indiziert. Nur jene Ovarialtumoren ohne dringenden Verdacht auf Malignität (z. B. eingeblutete Ovarialzyste, Dermoid, Saktosalpinx, Tuboovarialzysten, chronischer Tuboovarialabszess) können in der Praxis von einer farbdopplersonographischen Beurteilung profitieren.

3. Die kleinste Gruppe ist die, der **überwiegend soliden Tumoren**. Auch in dieser Gruppe von Ovarialtumoren finden sich etwa 50% Karzinome. Bei dieser Entität kann der Farbdoppler mit einer hohen Treffsicherheit die falsch-positiven Befunde der Sonographie auf ein Minimum reduzieren. Voraussetzung ist, dass kein Verdacht auf ein Myom vorliegt, da diese im Blick auf die Gefäßverteilung einen malignen Prozess im Farbdoppler imitieren (▶ Kap. 27). Andere Arbeitsgruppen konnten das nicht bestätigen und finden, dass die Untersuchung rein solider Adnextumoren keine wirklich substanziell zusätzliche Information zur Differenzierung benigner von malignen Tumoren bringt (Sladkevicius et al. 1995).

> **Fazit**
> — Die Sonographie ist eine sehr sensitive Untersuchung, allerdings behaftet mit hoher falsch-positiv Rate (vor allem bei gemischten und überwiegend soliden Tumoren) in der Erkennung des Ovarialkarzinoms.
> — Der Farbdoppler verbessert die Diagnostik durch ein Absenken der falsch-positiv Rate in diesem Kollektiv.
> — Der Farbdoppler ist nicht hilfreich im Einsatz bei rein zystischen Tumoren (niedere Prävalenz von Malignomen, schlechter als die transvaginale Sonographie).

Tab. 26.2. Sonomorphologische und farbdopplersonographische Ergebnisse im eigenen Patientenkollektiv. Ergebnisse aufgesplittert nach 3 sonomorphologischen Gruppen. (Nach Gruber 1996)

	Solid	Gemischt	Rein zystisch
Anzahl	14	68	177
Karzinome	7	32	2
TVS falsch-positiv	100%	61,1%	2,8%
TVS Sensitivität	100%	90,6%	50%
Doppler falsch-positiv	44,4%	38,8%	10,3%

26.3.3 Klinische Anwendung der Dopplersonographie

Die einfache Kombination Sonographie und Farbdoppler verbessert zwar die Sensitivität der Methode, aber auf Kosten der Spezifität und der Treffsicherheit. Deshalb versucht man seit Ende der 1990er Jahre durch logistisch regressive Multivarianzanalyse aller Parameter von Ovarialtumoren jene zu bestimmen, die statistisch unabhängig voneinander Prognoseparameter zur Prädiktion von Malignität sind. Dazu wurden bisher verschiedene diagnostische Modelle veröffentlicht, auf die im Einzelnen nicht eingegangen werden kann (Tailor et al. 1997; Timmermann et al. 1999; Schelling et al. 2000; Alcazar et al. 2005; Marret et al. 2005; Moszynski et al. 2006). Aufgrund der guten Praktikabilität soll das Modell von Schelling et al. (2000) herausgegriffen werden, das auch am eigenen Kollektiv getestet wurde.

Es konnte durch statistische Analyse von 63 Ovarialtumoren (41 benigne, 21 maligne) berechnet werden, dass nur wenige Parameter unabhängig voneinander Malignität anzeigen:
— solide Anteile im Tumor
— irreguläre Zystenwand
— Proliferation >3 mm
— sichtbare Infiltrationen
— zentrale Gefäße im Tumor

Alle Indizes und Messdaten von Flussgeschwindigkeiten waren statistisch nicht unabhängig. Durch 3 einfache Fragen lässt sich daraus ein einfacher Entscheidungsbaum kreieren, der eine hohe Sensitivität in der Erkennung von Malignität ermöglicht (◘ Abb. 26.5):
— Gibt es ein solides Areal oder eine papilläre Proliferation?
— Ist diese vaskularisiert?
— Befindet sich darin ein zentrales Gefäß?

Dieser Entscheidungsbaum wurde retrospektiv blind an unserem großen Kollektiv von 260 Ovarialtumoren angewandt. Damit konnte die akzeptable Sensitivität (92%) und hohe Spezifität (94%) dieser Kombination von Ultraschall und Doppler bei Ovarialtumoren bestätigt werden. Besonders augenfällig war die hohe Treffsicherheit der Methode von 93%. Die Treffsicherheit zeigte keine Abhängigkeit vom Menopausenstatus.

> **Fazit**
> — Die Realtimesonographie hat die höchste Sensitivität zur Erfassung von Malignität
> — Die Dopplersonographie kann zur Verbesserung der Treffsicherheit bei unklaren Befunden herangezogen werden und
> — vermindert in diesem Kollektiv die falsch-positiven Befunde

Alle bisher erwähnten Erkenntnisse führen zu einem guten Eindruck, welchen Stellenwert die Farbdopplersonographie im Abklärungsschema von Adnextumoren haben kann (◘ Abb. 26.6). Die Farbdopplersonographie wird in den meisten Fällen nicht den Ausschlag geben, in welche Richtung die Prognose abzuschätzen ist. Nur in ausgewählten Einzelfällen (► Kap. 26.4) gibt der Farbdoppler den entscheidenden Hinweis über die endgültige histologische Diagnose. Sie kann auf keinen Fall entscheiden, ob ein Ovarialtumor operativ abzuklären ist. Durch die verbesserte Dignitätsabschätzung kann die kombinierte Untersuchung den Hinweis über den optimalen operativen Zugangsweg geben: primär Laparoskopie versus primär Laparotomie. Mit dieser Fragestellung beschäftigte sich eine rezente prospektive Untersuchung, die bei 550 Ovarialtumoren die Farbdopplersonographie als Entscheidungshilfe zur primären Laparoskopie herangezogen hat. Low-risk-Tumoren und High-risk-Tumoren mit unauffälligem Doppler wurden primär laparoskopiert. Alle anderen wurden entweder laparotomiert oder in Bereitschaft zur Laparotomie einer Laparoskopie unterzogen. Bei 316 primär benigne eingeschätzten Tumoren war nur eine Konversion zur Laparotomie notwendig (Guerriero et al. 2005). Der Trend auch bei malignen Erkrankungen – oder Verdacht auf maligne Erkrankungen – großzügig unter Einhaltung aller onkologischen Sicherheitskriterien laparoskopisch zu operieren, wird hier auch bei Ovarialtumoren unter Miteinbeziehung des Farbdoppler sichtbar.

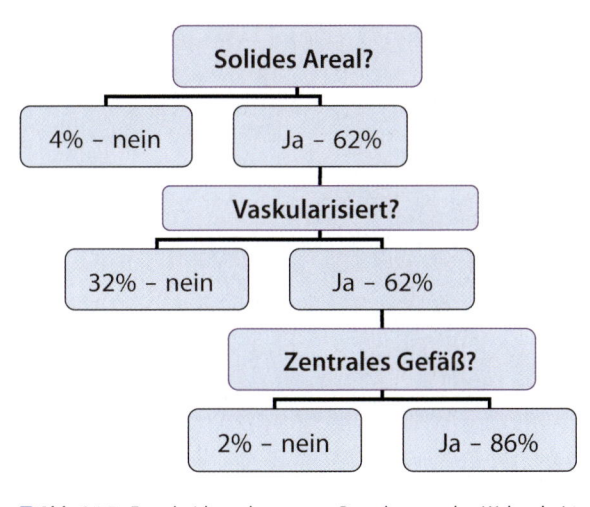

◘ **Abb. 26.5.** Entscheidungsbaum zur Berechnung der Wahrscheinlichkeit auf Malignität bei Ovarialtumoren. Neben den Antworten findet sich der Wahrscheinlichkeitswert für Malignität (über 50% bedeutet erhöhte Wahrscheinlichkeit). Im Kollektiv bedeutet das eine Sensitivität von 86%, Spezifität 93%, positiver Vorhersagewert 86%, negativer Vorhersagewert 92% (Schelling et al. 2000)

26.4 Fallbeispiele

Beispiel 1

Beschwerdefreie 57-jährige Patientin (◘ Abb. 26.3a) ohne hormonelle Substitution zeigt bei einer Routineuntersuchung einen 2,5 cm großen zystischen Adnexbefund mit einer 10 mm großen intrazystischen Struktur, die sonomorphologisch auch einem Koagel entsprechen könnte. Der Tumormarker CA-125 lag im Normbereich. Da die Patientin in der Kindheit eine perforierte Appendizitis und einige Wochen später einen Adhäsionsileus in der Anamnese hatte, wurde eine pelviskopische Klärung als nicht indiziert erachtet und die klinische Entscheidung lautete sonographische Kontrolle in 3 Monaten.

Der farbdopplersonographische Befund zeigte allerdings in dieser intrazystischen Struktur einen reproduzierbaren Flow mit einem hohen RI von etwa 0,70. Somit bestand der Verdacht auf Neoangiogenese und die Patientin wurde einer Laparotomie unterzogen.

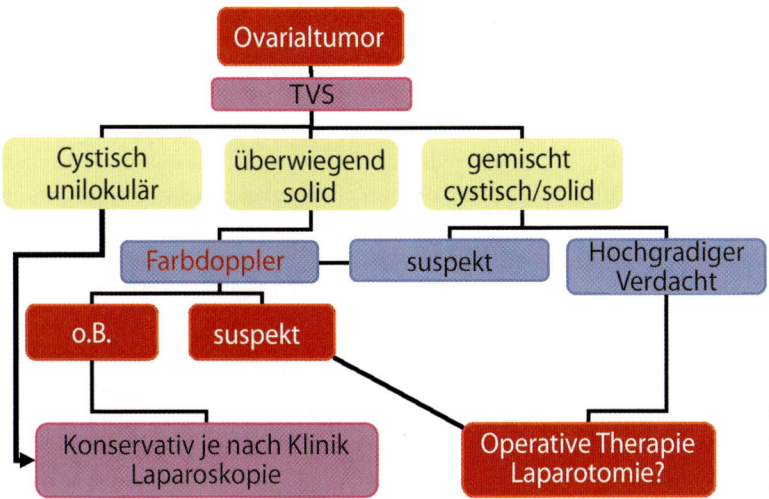

◘ **Abb. 26.6.** Möglicher Stellenwert der Farbdopplersonographie neben der transvaginalen Sonomorphologie (TVS) im Abklärungsschema von Adnextumoren

Histologischer Befund: Ovarialkarzinom Stadium Ic (im intraoperativen Schnellschnitt konnte nicht sicher zwischen einem Borderlinetumor und einem Karzinom Stadium Ia differenziert werden).

Beispiel 2

Eine 18-jährige Patientin wurde von einem peripheren Krankenhaus wegen Verdacht auf Ovarialkarzinom zugewiesen. Die Patientin war subjektiv beschwerdefrei, hatte allerdings vor 4 Wochen leichte ziehende Unterbauchschmerzen. In der TVS zeigte sich ein beidseitiger gemischt zystisch-solider Adnextumor von 5–6 cm Größe. Der Tumormarker CA-125 war stark erhöht (1822 U/ml). In der Computertomographie (CT) bestand der dringende Verdacht für ein Ovarialkarzinom.

Im Farbdoppler fand man zwar zahlreiche Gefäße, allerdings mit regelmäßiger Verteilung ohne zentrale Gefäße. In soliden Arealen (Nekrose?, Detritus?) keine Gefäße nachweisbar. Der niedrigste RI lag bei 0,44. Die Patientin befand sich in der 2. Zyklushälfte. Die Interpretation ergab keinen dringenden Verdacht auf Malignität.

Aufgrund des jugendlichen Alters, eines differenzialdiagnostisch möglichen Tuboovarialabszesses und wegen des insuspekten Farbdopplerbefunds wurde eine operative Abklärung mittels Laparoskopie in Laparotomiebereitschaft entschieden. Es bestätigte sich der Tuboovarialabszess (auch histologisch). Die Therapie bestand in einer laparoskopischen Abszesseröffnung, Spülung und Antibiotikagabe.

Beispiel 3

Eine 48-jährige Patientin (Abb. 26.7), seit 10 Jahren in der Menopause, keine HRT, subjektiv beschwerdefrei. Zustand nach Aortenklappenoperation, seither unter Marcumartherapie. Im Ultraschall findet man rechts eine 5 cm große Zyste mit einer papillärer Proliferationen bis 13 mm, keine freie Flüssigkeit. Der Tumormarker CA 12,5 ist unauffällig.

Bei der zur Operationsplanung durchgeführten Farbdopplersonographie konnte trotz längerer Bemühungen keine Durchblutung in der suspekten Proliferation nachgewiesen werden, sodass der sonographische Verdacht auf Malignität nicht bestätigt werden konnte. Auch aus diesem Grund entschied man sich zur laparoskopischen Adnexentfernung in Bereitschaft jederzeit auf eine onkologische Operation umzusteigen.

Auch intraoperativ zeigten sich die Adnexe makroskopisch auffällig mit Proliferation. Sowohl die Schnellschnittuntersuchung als auch die endgültige Histologie ergaben ein Zystadenofibrom. In diesem Fall zeigte die Farbdopplersonographie, entgegen des sonographischen und makroskopischen Befundes, die Dignität der Veränderung an und trug dazu bei, dass die Patientin ohne Laparotomie auskam.

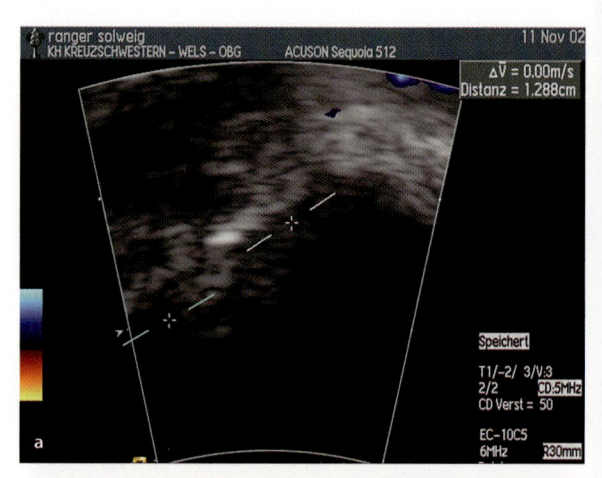

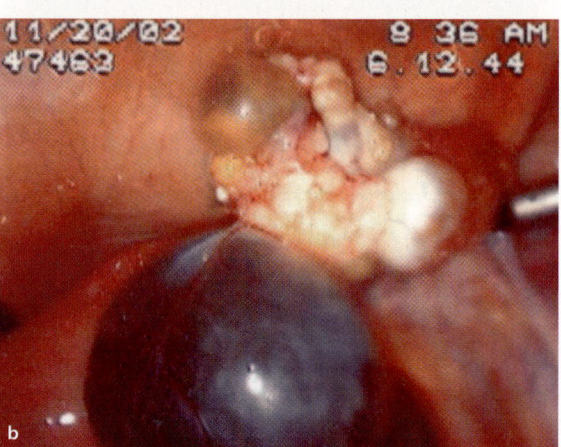

Abb. 26.7 a,b. Sonographisch suspekte Ovarialzyste mit einer 13 mm großen Proliferation. In dieser Proliferation findet sich kein Hinweis für Neoangiogenese (a) Das makroskopische Bild während der Laparoskopie. Endgültige Histologie: Zystadenofibrom des rechten Ovars (b)

26.5 Praktische Hinweise

— Findet man im Adnextumor ein Dopplersignal mit einer eindeutigen postsystolischen Inzisur, so handelt es sich dabei um ein arterielles Gefäß der Umgebung (Tubengefäß?) und nicht um ein Gefäß aus einem neoangiogenetischen Areal, auch wenn es zentral in einem Konglomerattumor liegt.

— Ist in einem Ovarialtumor trotz optimaler Geräteeinstellung kein Hinweis für ein intratumorales Gefäß zu finden, kann man mit hoher Wahrscheinlichkeit einen neoangiogenetischen Prozess ausschließen. Weder in der Literatur noch in der eigenen Erfahrung wurde bei farbdopplersonographisch absolut

gefäßlosen Tumoren ein malignes Geschehen festgestellt.
- In der Postmenopause und ganz besonders im Senium muss man jeden Adnextumor besonders sorgfältig durchscannen. Jedes intratumoral abnehmbare – auch venöse – Signal, jedes reproduzierbare Farbpixel an einer sonomorphologisch auffälligen Läsion muss als möglicher Hinweis für einen neoangiogenetischen Prozess gewertet werden.
- Bei der Untersuchung prämenopausaler und perimenopausaler Patientinnen muss man häufiger mit falsch-positiven Befunden rechnen. Wenn die Klinik oder andere Befunde zu keinem anderen Vorgehen zwingen, soll man eher davon Gebrauch machen, die Patientin postmenstruell (5.–10. Zyklustag) oder in 2- bzw. 6-wöchigen Intervallen dopplersonographisch zu kontrollieren.

26.6 Powerdoppler und 3-D-Doppler

Beide Hightech-Ultraschallverfahren (▶ Kap. 2), die in den letzten Jahren durch technische Verbesserungen in zunehmend mehr Ultraschallgeräten integriert werden, eignen sich als sekundärer Test bei Ovarialtumoren mit Verdacht auf Malignität zur Verbesserung der Treffsicherheit der Vaginosonographie. Möglicherweise führt die Untersuchung mittels Powerdoppler – aufgrund höherer Sensitivität bei der Erkennung von Blutfluss und damit Neovaskularität – zu höheren Erkennungsraten von Ovarialkarzinomen. Allerdings könnte durch die höhere Anzahl an Artefakten, die nicht die realen Durchblutungsverhältnissen widerspiegeln, die Anzahl der falsch-positiv beurteilten Ovarialtumore ansteigen. Die Ergebnisse der Untersuchungen mit dem Powerdoppler scheinen schlechter reproduzierbar (Guerriero et al. 2002). Die Untersuchungen mit Kontrastmittelverstärkung können aufgrund der gering publizierten Fallzahl noch nicht endgültig bewertet werden. Bisher zeigen sich bei Berechnungen der »Washout-Time« und den dazu gehörenden »area under the curve« nur geringe Unterschiede mit und ohne Kontrastmittel (Marret et al. 2004).

Durch die Kombination 3-D-Ultraschall und Powerdoppler erhofft man sich eine Verbesserung der Diagnostik durch die verbesserte Darstellung von Gefäßverlauf und sonographischer Zeichen von Malignität (◘ Abb. 26.8):
- Oberflächenbeurteilung, Erkennung von Tumorinfiltrationen
- Genauere Beschreibung von Größe und Volumen
- Erkennung der Abnormitäten der Tumorgefäßverteilung (AV-Shunts, Aneurysmen, Nekroselöcher, Kalibersprünge, Verwindung = Coiling, dichotome Verzweigung)

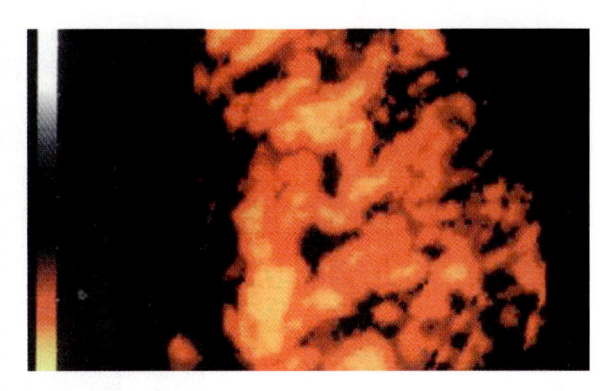

◘ **Abb. 26.8.** 3-D-Darstellung der Gefäßverteilung eines malignen Tumors mittels Powerdoppler. Man kann die chaotische Anordnung der Gefäße erkennen

Es wurden neue Parameter zur Berechnung der Tumordurchblutung eingeführt:
- Flow-Index (FI), Vascularisation-Flow-Index (VFI; Pairleitner et al. 1999), Mean-Greyness (Jarvela et al. 2003): Diese zeigen sich in Intra- und Interobserver-Vergleichen reproduzierbar
- Relative-Color, Average-Color, Flow-Measure (Testa et al. 2004, 2005)
- »end diastolic velocity distribution Slope« (DVDS; Shaharaban et al. 2004)
- Powerdoppler-Vascularity-Index (VI = Anzahl der Farbpixel pro Fläche – Anzahl der Farbpixel vom Hintergrund; Marret et al. 2005)

Die Ergebnisse der Publikationen sind widersprüchlich (Alcazar et al. 2005). Zum großen Teil berichtet man von guten Erkennungsraten von Malignität, bei allerdings geringen Fallzahlen, zum anderen Teil lässt sich die Verbesserung zur 2-D-Untersuchung nicht eindeutig belegen. Der potenzielle Vorteil der 3-D-Ultraschallangiographie scheint in der Objektivierung der visuell subjektiven Beurteilung der Durchblutungsstärke zu liegen. Mithilfe von mathematischen Modellen lässt sich daraus auch die Ordnung der neoangiogenetischen Gefäße berechnen.

26.7 Andere Adnexerkrankungen

Neben der Differenzialdiagnose zwischen benignen und malignen Adnexprozessen kann die Dopplersonographie auch im Abklärungsmanagement anderer Adnexerkrankungen herangezogen werden. Neben der Extrauteringravidität, die im ▶ Kap. 27 ausführlich beschrieben wird, ist ein klassischer pathophysiologischer Zustand der Neovaskularität der **entzündliche Prozess an den Adnexen**. In dieser Situation finden wir im kleinen

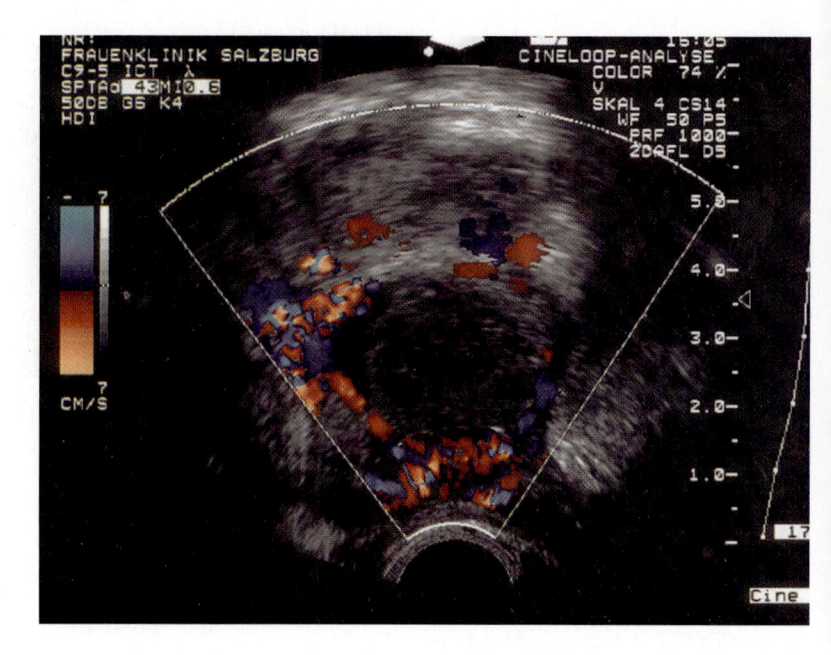

Abb. 26.9. Typisches farbdopplersonographisches Bild eines entzündlichen Tumors im Adnexbereich. Zahlreiche Gefäße mit zum Teil starken Blutflussgeschwindigkeiten, aber eher geordnetem Gefäßverlauf. Im Farbdoppler ist eine sichere Differenzierung von einem malignen Geschehen nicht möglich

Becken zahlreiche, zum Großteil regulär geordnet verlaufende Gefäße, die je nach Zustand des Geschehens Dopplersignale mit hohen mittleren Geschwindigkeiten und niedrigen Widerstandsindizes zeigen (◘ Abb. 26.9). Natürlich kann ein solcher Befund differenzialdiagnostisch nicht sicher von einem malignen Geschehen unterschieden werden. Sollte es sich aber um einen gesicherten entzündlichen Prozess handeln, eignet sich die Dopplersonographie zur Verlaufskontrolle. Reduktion der Gefäßzahl, Abnahme der mittleren Geschwindigkeiten und Zunahme der Widerstandsindizes werden als Therapieeffekt beobachtet.

Eine weitere Entität im Adnexbereich, bei der die Dopplersonographie hilfreiche Dienste leisten kann, ist die Stieldrehung einer Ovarialzyste. Zur Unterstützung der klinischen und sonomorphologischen Zeichen einer Ovarialtorsion findet man im Doppler über Ovar oder Ovarialzyste keine sicht- und messbaren Signale. Bei einer inkompletten Stieldrehung lassen sich arterielle Signale mit diastolischem Flussverlust ableiten.

Manchmal sieht man im kleinen Becken multiple kleinzystische echoleere Strukturen, die weder der Adnexe noch anderen Organen zugeordnet werden können. Mit einem einfachen Einschalten des Farbfensters (Color-Flow-Mapping) kann man arterielle und venöse Gefäße zur Darstellung bringen. In manchen Fällen sieht man ein Konvolut aus varikös erweiterten Venen im kleinen Becken. Hier ermöglicht der Farbdoppler die Blickdiagnose varikös erweiterter Beckenvenen (Varikositas pelvis).

Literatur

Alcazar JL, Merce LT, Garcia Manero M (2005) Three-dimensional power Doppler vascular sampling: a new method for predicting ovarian cancer in vascularized complex adnexal masses. J Ultrasound Med 24(5):689-96

Bogner G, Gruber R, Schaffer H, Staudach A (1996) Analyse farbdopplersonographischer Parameter zur Beurteilung der Dignität von Adnextumoren. Ultraschall Med 17:17

Bogner G, Gruber R, Steiner H, Schaffer H, Lundwall K, Staudach A (1996) Is the assessment of ovarian masses with colour doppler ultrasound dependent on training? Ultrasound Obstet Gynecol 8 (1):152

Gruber R (1995) Bedeutung der Sonomorphologie und der farbkodierten Dopplersonographie in der Diagnostik von Adnextumoren. Dissertation, Leopold-Franzens-Universität Innsbruck

Gruber R, Bogner G, Steiner H, Staudach A (1996) Reproduzierbarkeit farb-/dopplersonographischer Messungen im Rahmen der präoperativen Dignitätseinschätzung von Adnextumoren. Ultraschall Med 17:17

Gruber R, Bogner G, Steiner H, Schaffer KH, Staudach A (1998) The utilization of transvaginal colour Doppler ultrasonography evaluating adnexal masses in dependence of sonomorphology. Ultrasound Obstet.Gynecol, Vol. 12 (1):16

Guerriero S, Alcazar JL, Coccia ME, Ajossa S, Scarselli G, Boi M, Gerada M, Melis GB (2002) Complex pelvic mass as a target of evaluation of vessel distribution by color Doppler sonography for the diagnosis of adnexal malignancies: results of a multicenter European study. J Ultrasound Med 21 (10):1105-11

Guerriero S, Ajossa S, Garau N, Piras B, Paoletti AM, Melis GB (2005) Ultrasonography and color Doppler-based triage for adnexal masses to provide the most appropriate surgical approach. Am J Obstet Gynecol 192 (2):401-6

Jarvela IY, Sladkevicius P, Tekay AH, Campbell S, Nargund G (2003) Intraobserver and interobserver variability of ovarian volume, gray-scale and color flow indices obtained using transvaginal three-dimensional power Doppler ultrasonography. Ultrasound Obstet Gynecol 21 (3):277-82

Marret H, Sauget S, Giraudeau B, Brewer M, Ranger-Moore J, Body G, Tranquart F (2004) Contrast-enhanced sonography helps in discrimination of benign from malignant adnexal masses. J Ultrasound Med 23 (12):1629-39; Quiz 1641-42

Marret H, Sauget S, Giraudeau B, Body G, Tranquart F (2005) Power Doppler vascularity index for predicting malignancy of adnexal masses. Ultrasound Obstet Gynecol 25 (5):508-13

Modesitt SC, Pavlik EJ, Ueland FR, DePriest PD, Kryscio RJ, van Nagell JRJR (2003) Risk of malignancy in unilocular ovarian cystic tumors less than 10 centimeters in diameter. Obstet Gynecol 102(3):594-9

Moszynski R, Szpurek D, Smolen A, Sajdak S (2006) Comparison of diagnostic usefulness of predictive models in preliminary differentiation of adnexal masses. Int J Gynecol Cancer. 16(1):45-51

Pairleitner H, Steiner H, Hasenöhrl G, Staudach A (1999) Three-dimensional power Doppler sonography: imaging and quantifying blood flow and vascularization. Ultrasound Obstet Gynecol 14:139-43

Oyelese Y, Kueck AS, Barter JF, Zalud I (2002) Asymptomatic postmenopausal simple ovarian cyst. Obstet Gynecol Surv 57 (12):803-9

Sassone AM, Timor-Tritsch IE, Artner A, Westhof C, Warren WB (1991) Transvaginal sonographic characterization of ovarian disease: Evaluation of a new scoring system to predict ovarian malignancy. Obstet Gynecol 78:70–76

Schelling M, Braun M, Kuhn W, Bogner G, Gruber R, Gnirs J et al. (2000) Combined transvaginal B-mode and color Doppler sonography for differential diagnosis of ovarian tumors: results of a multivariate logistic regression analysis. Gynecol Oncol 77 (1):78-86

Shaharabany Y, Akselrod S, Tepper R (2004) A sensitive new indicator for diagnostics of ovarian malignancy, based on the Doppler velocity spectrum. Ultrasound Med Biol 30 (3):295-302

Sladkevicius P, Valentin L, Marsl K (1995) Transvaginal Doppler examination for the differential diagnosis of solid pelvic tumors. J Ultrasound Med 14:377–380

Tailor A, Jurkovic D, Bourne TH, Collins WP, Campbell S (1997) Sonographic prediction of malignancy in adnexal masses using multivariate regressiv analysis. Ultrasound Obstet Gynecol 10 (1):41-71

Testa AC, Ajossa S, Ferrandina G, Fruscella E, Ludovisi M, Malaggese M et al. (2005) Does quantitative analysis of three-dimensional power Doppler angiography have a role in the diagnosis of malignant pelvic solid tumors? A preliminary study. Ultrasound Obstet Gynecol 26 (1):67-72

Testa AC, Mansueto D, Lorusso D, Fruscella E, Basso D, Scambia G, Ferrandina G (2004) Angiographic power 3-dimensional quantitative analysis in gynecologic solid tumors: feasibility and reproducibility. J Ultrasound Med 23 (6):821-8

Timmermann D, Verrelst H, Bourne TH et al. (1999) Artificial neural network models for the preoperative discrimination between malignant and benign adnexal masses. Ultrasound Obstet Gynecol 13 (1):17-25

Van Nagell JR, DePriest PD, Reedy MB, Gallion HH, Ueland FR, Pavlik EJ, Kryscio RJ (2000) The efficacy of transvaginal sonographic screening in asymptomatic women at risk for ovarian cancer. Gynecol Oncol 77 (3):350-6

Diagnostischer Einsatz bei anderen gynäkologischen Erkrankungen

G. Bogner und R. Gruber

27.1 Pathologie im ersten Trimenon der Schwangerschaft – 271
27.1.1 Extrauteringravidität – 272
27.1.2 Abortus – 275
27.1.3 Trophoblasttumoren – 277

27.2 Einsatzmöglichkeiten der transvaginalen Farbdopplersonographie bei Pathologien des Uterus – 278
27.2.1 Gutartige Endometriumsveränderungen – 279
27.2.2 Leiomyom und Adenomyom – 280
27.2.3 Malignome des Uterus – 281

27.1 Pathologie im ersten Trimenon der Schwangerschaft

Die transvaginale farbkodierte Dopplersonographie ist auch im 1. Trimenon der Schwangerschaft zur Beurteilung verschiedener physiologischer und pathologischer Zustände einsetzbar. Wie bei den meisten gynäkologischen Erkrankungen ist der Farbdoppler ein Zusatzbefund im Abklärungsmanagement, der nur im Kontext mit den klinischen Befunden interpretiert werden kann. Grundlagen der Anwendung und Sicherheitsaspekte der Dopplersonographie (▶ Kap. 7) und der Physiologie der Durchblutung im 1. Trimenon werden vorausgesetzt (▶ Kap. 12 u. 25). Während sich das Kap. 12 überwiegend mit Physiologie und mit der dopplersonographischen Untersuchung des Embryos im 1. Trimenon und der daraus ableitbaren Erkenntnisse über fetale Erkrankungen beschäftigt, wird der Schwerpunkt in diesem Kapitel auf Pathologie der gestörten Schwangerschaft gelegt. Für die Anwendung des Dopplers im Management eignen sich:
1. die Extrauteringravidität,
2. die gestörte intrauterine Schwangerschaft (Abortus, Missed-Abortion) und
3. Trophoblasttumoren.

Grundlage für alle Anwendungsmöglichkeiten bei gestörten Schwangerschaften sind die dopplersonographischen Eigenschaften des Trophoblasten. Wir finden eine Kombination von Befunden, die als **plazentarer Flow** bezeichnet werden:
- Farblich stark sichtbare Areale mit zahlreichen Gefäßen (z. T. geordnet, z. T. ungeordnet), meist mit Betonung des äußeren Strukturrandes. Häufig findet man eine ringförmige Anordnung von Gefäßen, die eine große Ähnlichkeit mit einem Corpus luteum haben.
- In den dargestellten Gefäßen kann man niedrige Widerstandsindizes (RI, PI) bestimmen. Ein eindeutig und klar definierter Cut-off-Level existiert nicht. Als Richtlinie für niedrigen Widerstand kann man einen RI von ≤0,50 annehmen.
- Als weiteres Zeichen für das hohe Blutflussvolumen kann man auch hohe Geschwindigkeiten in diesen Gefäßen feststellen (peak systolic velocity = PSV; time average of maximum velocity = TAMV). Dies gelingt mitunter auch in Gefäßen mit relativ zentraler Lage.

Die genannten dopplersonographischen Befunde sind jene, die uns als Zeichen für Neoangiogenese bekannt sind. Sie sind für Trophoblastgewebe nicht spezifisch. Es gibt für den Widerstandsindex und für die Blutflussgeschwindigkeit keinen Cut-off-Level, um sie von anderen Zuständen mit niedrigem peripheren Widerstand und hohen Geschwindigkeiten zu unterscheiden. Wie schon im ▶ Kap. 25 ausgeführt, lassen sich farbdopplersonographisch keine Unterschiede zwischen pathologischem Trophoblast und normalen Schwangerschaften finden.

27.1.1 Extrauteringravidität

In den letzten Jahren und Jahrzehnten kam es zu einer ansteigenden Inzidenz von extrauterinen Schwangerschaften. Neben der Zunahme an tubaren Infektionen und häufigerer Inanspruchnahme intrauteriner Kontrazeption (IUD) ist ein Großteil auch auf die Erfolge der Sterilitätstherapie und Reproduktionsmedizin zurückzuführen. Daneben kam es auch zu einer Verbesserung der Diagnostik, sodass heute extrauterine Schwangerschaften sehr früh – bereits in einem Stadium der klinischen Beschwerdefreiheit – diagnostiziert werden können. Gemeinsam mit dem immer früheren Nachweis der Erkrankung und den modernen konservativen Behandlungsmethoden (z. B. Methothrexat) eignen sich etwa 20-25% aller diagnostizierten ektopen Schwangerschaften für ein nichtoperatives Vorgehen (konservativ medikamentös oder exspektativ) (Dialani u. Levine 2004).

Der Verdacht auf eine Extrauterinschwangerschaft (EUG) muss nach farbdopplersonographischer Untersuchung geäußert werden, wenn es gelingt Trophoblast-Flow außerhalb des Cavum uteri und neben dem Ovar darzustellen.

> ❗ Für die Diagnose ist eine dopplersonographische Trias gefordert:
> — Intrauterin kein Hinweis für plazentaren Flow (◘ Abb. 27.1)
> — Nachweis eines Corpus luteum
> — Meist auf derselben Seite wie das Corpus luteum ein extrauterin und auch extraovariell nachweisbarer Blutfluss mit niedrigem Widerstandsindex und relativ hohen Geschwindigkeiten

Zwischen Trophoblast und Corpus luteum gibt es im Doppler keine Unterschiede bei den Blutflussgeschwindigkeiten und Widerstandsindizes. Lediglich bei sehr hohen (PI >0,70) und sehr niedrigen Widerstandsindizes (PI <0,39) lässt sich ein Trophoblast vermuten. Das ist allerdings nur in etwa 30% der Eileiterschwangerschaften nachweisbar (Atri 2003).

Welchen diagnostischen Zugewinn bringt die dopplersonographische Untersuchung?

Die Erkennungsrate der Extrauteringravidität ist – vor allem bei gleichzeitiger Bestimmung des ß-HCG – sehr hoch (95-98%). Die Erkennungsrate durch die Dopplersonographie liegt nur bei 83-88%. Das hängt zum Großteil damit zusammen, dass die Untersuchung von der sonomorphologischen Darstellbarkeit eines suspekten Trophoblasten abhängt. Die direkte sonomorphologische Darstellung des extrauterinen Trophoblasten gelingt nur in 50–80% (Bonilla-Musoles et al. 1995; Tekay u. Jouppila 1992). Aus diesem Grund reicht bei eindeutiger Befundkonstellation eine Diagnose durch klinische Un-

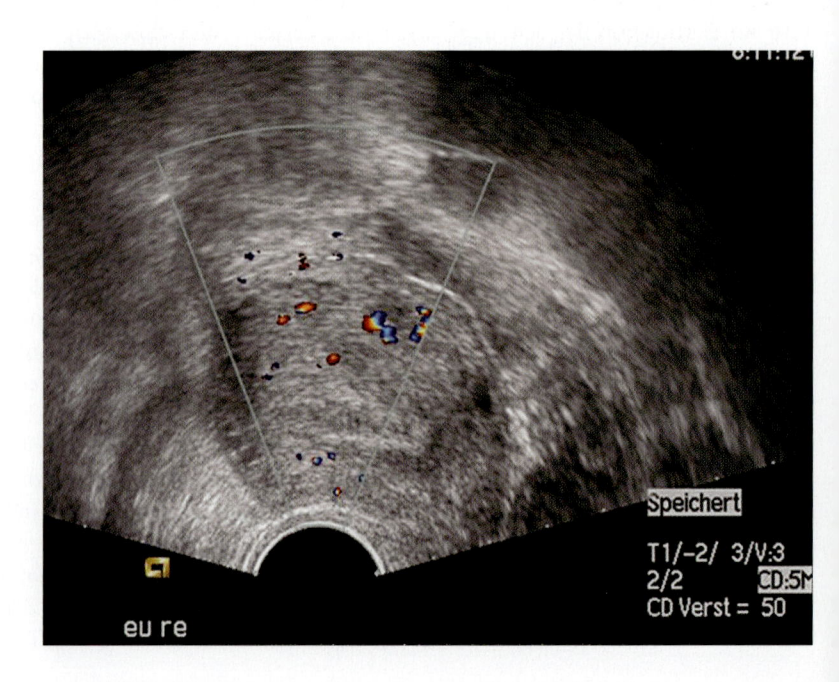

◘ Abb. 27.1. Beispiel eines Uterus bei bestehender extrauteriner Gravidität. Im Farbdoppler erkennt man die starke Gefäßversorgung des Myometriums und im Endometrium keinen Hinweis für Neoangiogenese, wie bei einem intrauterinen Trophoblast zu erwarten wäre

tersuchung mit Vaginosonographie aus. In solchen Fällen kann auf die Dopplersonographie verzichtet werden.

Die falsch-positive Rate der Farbdopplersonographie (Spezifität 90-99%) ist aber niedriger als die der Sonographie (50-90%). Die Durchführung der Dopplersonographie bringt bei Nachweis der typischen Trias die Befundbestätigung eines klinischen Verdachts bereits zu einem Zeitpunkt, in dem der serologische β-HCG-Titer noch nicht bekannt ist. Ein weiterer diagnostischer Benefit der Methode ist, dass es mit dem Farbdoppler durchaus gelingt, sonomorphologisch unklare extraovarielle Adnexprozesse deutlicher als Regionen von Neoangiogenese darzustellen. In manchen Fällen kann ein Trophoblast, der zuvor als unklarer sonomorphologischer Befund interpretiert wurde, überhaupt erst durch die Zusatzinformation des Farbdoppler eindeutig sicht- und darstellbar sein. Ein Screening mit aufgedrehtem Farbdoppler nach einer neoangiogenetischen Struktur scheint aber nicht sinnvoll.

Eine besondere diagnostische Bedeutung hat der Nachweis oder das Fehlen eines intrauterinen Trophoblastrests. Durch den dopplersonographischen intrauterinen Nachweis eines Trophoblasten im Grenzbereich zwischen Endometrium und Myometrium kann mit einem negativen Prädiktionswert von 97% eine ektope Schwangerschaft ausgeschlossen werden (Wherry et al. 2001).

Eignet sich die Dopplersonographie für die Verlaufskontrolle oder Therapiekontrolle?

Nach den publizierten Studien eignen sich etwa 20–25% aller EUG für ein konservatives Management, von denen etwa die Hälfte bis zwei Drittel auch ohne Therapie ausheilen. Bei spontan degenerierenden und regredienten EUG werden neben fallenden β-HCG-Werten bis zum Ende der 7. Schwangerschaftswoche (SSW) statistisch signifikant höhere RI und PI im Corpus luteum, nach der 7. SSW höhere Widerstandsindizes im Trophoblasten beschrieben (Tabelle 27.1). In dieser Studie wurde durch eine histologische Untersuchung der extrauterine Trophoblast retrospektiv verglichen (Bonilla-Musoles et al. 1995). Die Untersuchung zeigt uns prinzipiell, dass die Farbdopplersonographie in der Lage ist, über die Aktivität der Schwangerschaft und des Trophoblasten Auskunft zu geben. Im klinischen Alltag ist diese Methode allerdings nicht anwendbar.

Besser anwendbar scheinen die Untersuchungsergebnisse einer deutschen Arbeitsgruppe über die dopplersonographischen Zeichen für Vitalität eines extrauterinen Trophoblasten (Kemp et al. 1997). Sie konnte zeigen, dass der Nachweis von mehr als 3 Gefäßen um den Trophoblasten mit histologischen Zeichen von Vitalität korrelieren (Abb. 27.2). Bei Tubaraborten lassen sich keine Gefäße mehr nachweisen. Ob uns der Doppler im Falle einer degenerierenden Extrauteringravidität ein besserer Prognoseparameter als das fallende β-HCG sein wird, ist allerdings noch nicht ausreichend an großen Kollektiven und bis heute auch noch nicht prospektiv untersucht worden. Bei dem Drittel der EUG, die trotz fallendem β-HCG in der pelviskopischen Sanierung mündeten, lag in einem Großteil der Fälle als pathophysiologisches Substrat ein Tubarabort vor. Ob dieser dopplersonographisch prospektiv erkannt werden kann, ist noch ungeklärt.

Beispiel

Zur Veranschaulichung die typischen Dopplerbefunde bei Verdacht auf Extrauteringravidität. Die Dopplersonographie hat in diesem Fall zwar nicht entscheidend die Diagnosefindung oder das weitere Vorgehen beeinflusst, sie zeigt aber die typische dopplersonographische Trias (Abb. 27.3):

Eine 30-jährige Frau mit einer normalen Spontangeburt und blander gynäkologischer Anamnese kommt

Tab. 27.1. Dopplersonographische Befunde bei Extrauteringraviditäten (EUG). Vor dem Ende der 7. Amenorrhöwoche finden sich bei den spontan degenerierenden EUG im Corpus luteum ein statistisch signifikant niedrigerer RI und PI im Corpus luteum, nach der 7. Amenorrhöwoche sieht man einen niedrigeren RI und PI im Trophoblasten der regredienten EUG. (Nach Bonilla-Musoles et al. 1995)

	Tag <49 pm.				Tag >49 pm.			
	Wachsend	+/– SD	Rückbildend	+/– SD	Wachsend	+/– SD	Rückbildend	+/– SD
α-HCG	2921	882	598	127	3802	717	1221	566
RI, Chorion	0,43	0,02	0,47	0,04	0,39	0,02	0,5	0,06
PI, Chorion	0,65	0,03	0,79	0,04	0,6	0,04	0,92	0,14
RI, Corpus luteum	0,44	0,01	0,58	0,04	0,47	0,03	0,47	0,03
Pi, Corpus luteum[a]	0,66	0,03	0,89	0,08	0,72	0,07	0,42	0,25

[a] Statistisch signifikanter Unterschied.

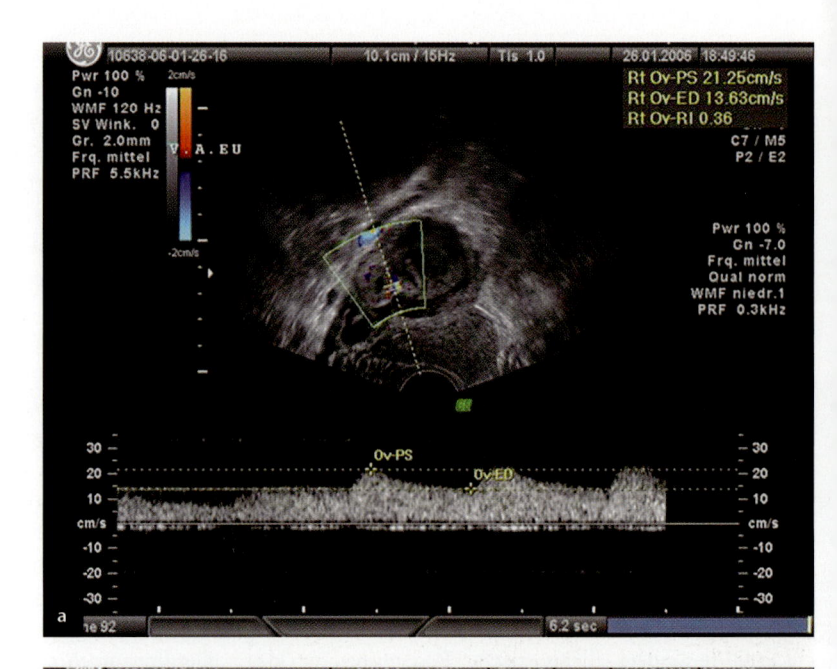

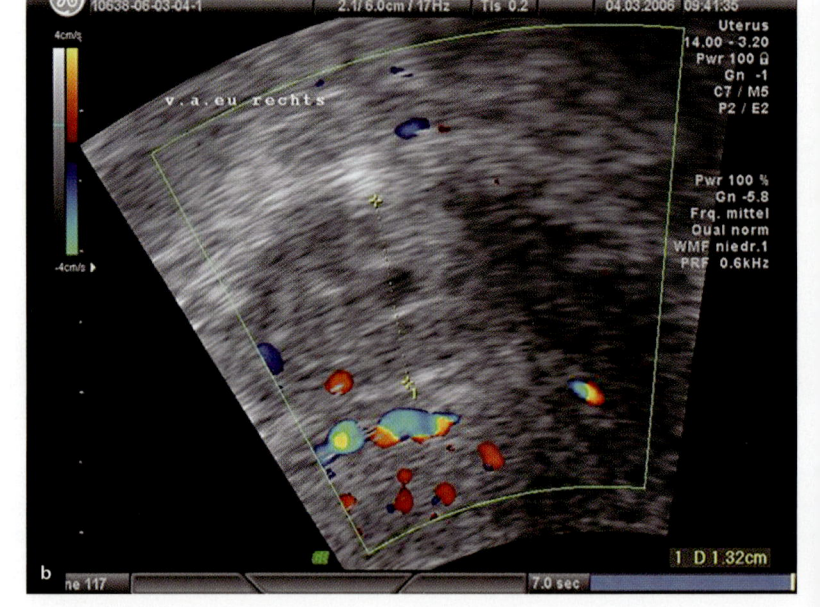

Abb. 27.2 a,b. Dopplersonographisches Bild einer vitalen Extrauteringravidität: starke Durchblutung mit Nachweis von mehr als 3 Gefäßen, aus denen auch Signale ableitbar sind (**a**); Bild einer avitalen Tubargravidität: kaum Gefäße darstellbar (**b**); die am Bild sichtbaren Gefäße befinden sich außerhalb der sonographischen Struktur

in der 2. Schwangerschaft mit Schmerzen in der 6. Amenorrhöwoche (5+2 SSW) zur Untersuchung. Der gynäkologische Palpationsbefund war unauffällig. Die vaginale Sonographie zeigt ein Endometrium mit 16 mm Höhe, intrauterin keinen Gestationssack, im Douglas keine freie Flüssigkeit, im Bereich der rechten Adnexe den sonographischen Befund eines vermutlichen Corpus luteum. Daneben ist eine sonographische ringartige Struktur von 20 mm Durchmesser darstellbar. Der Schwangerschaftstest ist positiv, die quantitative Bestimmung des ß-HCG im Serum ergab 795 IU/ml. Vom klinischen Befund war eine tubare Gravidität möglich, eine normale intrauterine Schwangerschaft nicht ausgeschlossen. Es wurde eine ambulante Kontrolle in 2 Tagen vereinbart. Nach 2 Tagen ist das ß-HCG auf 557 IU/ml gesunken, der klinisch und sonographische Befund unverändert. Die extraovarielle Ringstruktur ist nicht sicher sonographisch darstellbar, sodass der klinische Verdacht eines frühen Abortus gestellt wurde. Differenzialdiagnostisch konnte eine Eileiterschwangerschaft nicht ausgeschlossen werden. Aus diesem Grund wurde eine zusätzliche dopplersonographische Untersuchung durchgeführt: Wie in den Abbildungen sichtbar, kommt eine typische dopplersonographische Trias zur Darstellung. Daraus wurde der Schluss der Diagnose einer avitalen Tubargravidität gezogen und aufgrund der kompletten Beschwerdefreiheit der Patientin eine medika-

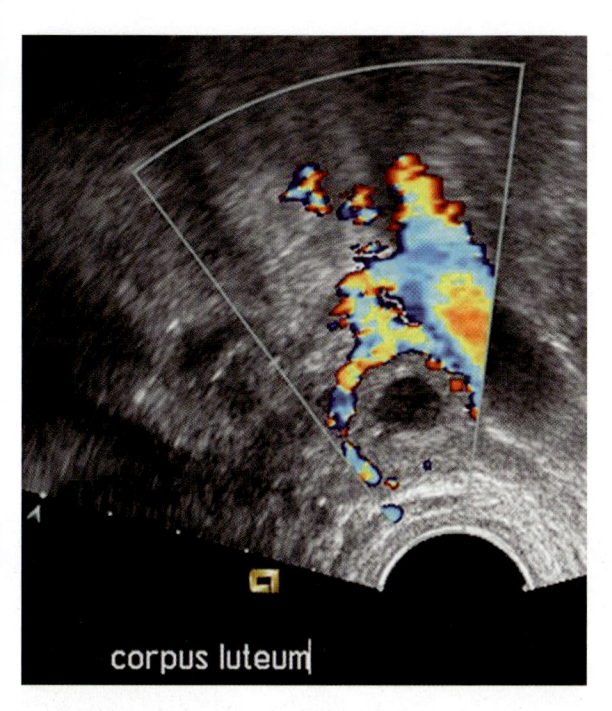

Abb. 27.3. Fallbeispiel eines typischen Dopplerbefundes bei Extrauteringravidität: ein Corpus luteum, davon unabhängig ein sonographisches Areal mit vermuteten Trophoblasten. Intrauterin kein Hinweis für Neoangiogenese als Zeichen einer fehlenden Schwangerschaftsanlage ◘ Abb. 27.1

mentöse Therapie mit Methothrexat (50 mg/m² Körperoberfläche i.m.) vereinbart. Zum Zeitpunkt des vereinbarten Therapiebeginns am nächsten Tag wurde die Patientin symptomatisch, zeigte in der Sonographie reichlich intraperitoneale Flüssigkeit und rechts eine Hämatosalpinx, sodass die Indikation zur sofortigen Laparoskopie mit Tubotomie rechts gestellt wurde. Der sonographische Verdacht der Hämatosalpinx konnte in der Laparoskopie mit einer frischen Blutung auch bestätigt werden. Der weitere postoperative Verlauf war unauffällig.

> **Fazit**
>
> Zusammenfassend ist die Dopplersonographie bei der EUG eine nicht traumatisierende Zusatzuntersuchung, die – wenn vorhanden – sofort verfügbar ist, gut reproduzierbare Ergebnisse bringt und eine niedere falschpositive Rate im Vergleich zur Sonographie zeigt. Man bekommt auch einen Eindruck über die Vitalität des Trophoblasten. Der Nachteil bzw. die Einschränkung dieser Untersuchungsmodalität in dieser Indikation ist, dass keine eindeutige Verbesserung in der Diagnostik trotz höheren technischen Aufwands nachzuweisen ist. Sie ist sowohl abhängig von der Erfahrung des Untersuchers als auch von der sonographischen Darstellbarkeit des extrauterinen Trophoblasten.

27.1.2 Abortus

Bei den verschiedenen Formen der Fehlgeburten finden wir typische dopplersonographische Befunde. Nicht alle lassen sich im klinischen Alltag sinnvoll anwenden. Zum Beispiel ist bekannt, dass Frauen mit Blutungen im 1. Trimenon mit einem erhöhten Fehlgeburtsrisiko behaftet sind. Bei solchen Schwangerschaften lassen sich neben signifikant niedrigeren β-HCG-Werten auch höhere Widerstandindizes in der A. uterina nachweisen (Sieroszewski et al. 2001). Durch das Fehlen eindeutiger Cut-off-Levels dieser Ergebnisse lässt sich kein unmittelbarer Nutzen aus diesem Wissen ziehen. Auch das Corpus luteum als schwangerschaftserhaltendes Organ – wie bereits anhand der regredienten EUG demonstriert – eignet sich prinzipiell für die Untersuchung der hämodynamischen Veränderungen mittels transvaginalem gepulstem Farbdoppler. Bei Schwangerschaften mit aktivem Trophoblast finden wir im Corpus luteum graviditatis niedrige Widerstandindizes und hohe Flussgeschwindigkeiten (Achiron et al. 1993, 1995). Es konnte in einigen publizierten Arbeiten gezeigt werden, dass bei Schwangerschaften mit gestörter Trophoblastfunktion (Missed-Abortion) signifikant höhere Widerstandindizes gemessen werden können als bei Schwangerschaften mit intakter Trophoblastfunktion (intakte Gravidität, Abortus imminens, aber auch bei der Windmole) (◘ Tabelle 27.2). Andere Arbeitsgruppen konnten keinen Unterschied zwischen intakten und gestörten Schwangerschaften finden (Frates et al. 2001). Eine klinische Anwendungsmöglichkeit dieser Fakten zeichnet sich bis zum heutigen Zeitpunkt noch nicht ab.

Bei Abortus incompletus, Blutungen im Wochenbett mit Verdacht auf Plazentarest oder inkomplette Curettage kann das in der Vaginalsonographie suspekte Areal mit Verdacht auf Trophoblastrest dopplersonographisch untersucht werden. Wenn sich bei Zuständen post partum oder nach einem Abort ein Verdacht auf Plazentarest ergibt, konnte gezeigt werden, dass die Dopplersonographie eine diskriminierende Rolle spielen kann (◘ Abb. 27.4). Finden sich in den auffälligen Arealen zahlreiche Gefäße und in diesen niedrige Widerstandindizes, vor allem an den angrenzenden Myometrium (Cut-Off-Level etwa RI ≤0,45), wäre dies eine Bestätigung für einen sonographisch vermuteten Trophoblastrest. Andernfalls könnte durch die dopplersonographische Unterstützung evtl. auf die eine oder andere Curettage verzichtet werden (Achiron et al. 1993). Den möglichen Platz der Dopplersonographie im Abklärungsschema bei Verdacht auf Trophoblastrest wird im Flussdiagramm in ◘ Abb. 27.5 dargestellt. Dieses Vorgehen konnte auch prospektiv gültig bei der Abklärung eines intrauterinen Plazentarests getestet werden (Alcazar u.Ortiz 2002).

Bei postpartal auftretenden Blutungen ist es manchmal schwierig festzulegen, ob durch eine Curettage noch

Tab. 27.2. Unterschiede in der Aktivität des Corpus luteum bei Graviditäten verschiedener Qualität. Lediglich bei der »Missed-Abortion« konnte ein statistisch signifikant höherer RI im Corpus luteum gefunden werden. (Nach Alcazar et al. 1996)

	Anzahl	Flow entdeckt [%]	RI
Intakte Gravidität	85	76,4	0,50±0,10
Abortus imminens	19	78,9	0,52±0,10
Blighted-Ovum	6	83,3	0,42±0,06
Missed-Abortion[a]	13	76,9	0,57±0,05[a]

[a] $p<0,05$

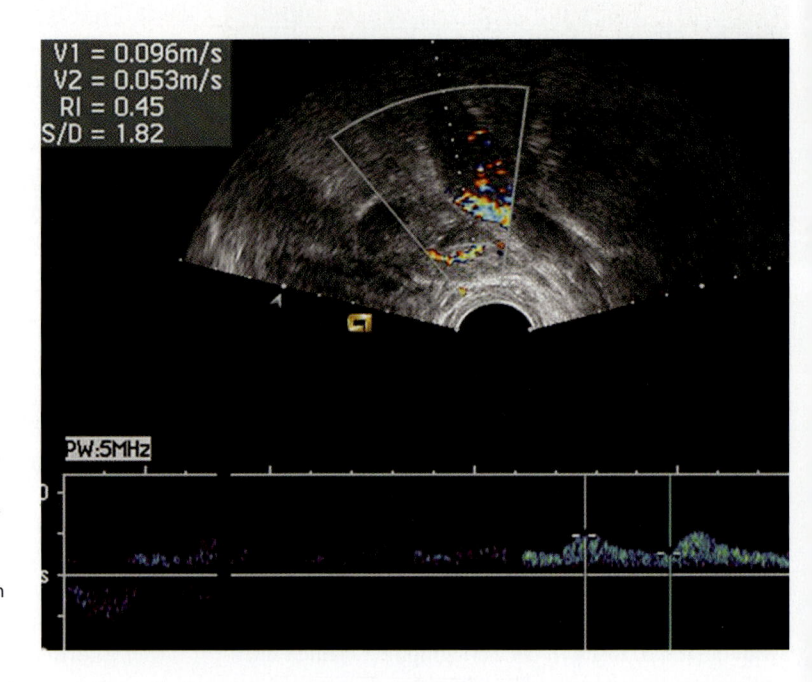

Abb. 27.4. Unterschied des dopplersonographischen Widerstandsindex zwischen Patientinnen mit und ohne Trophoblastrest nach Abortus. Nach Untersuchungen von Achiron et al. (1993) kann bei allen Fällen, in denen ein RI < 0,45 gemessen wird, mit einem persistierenden Trophoblasten gerechnet werden

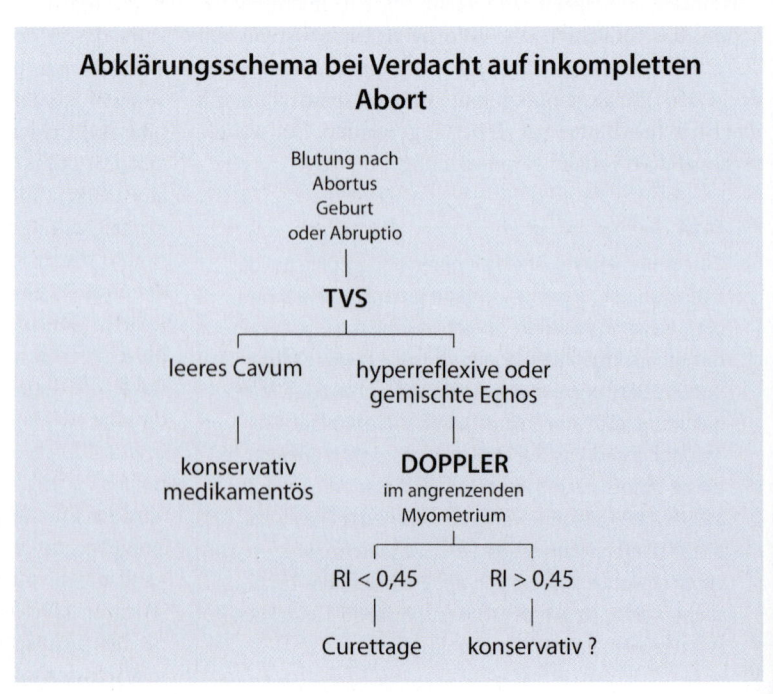

Abb. 27.5. Stellenwert der Dopplersonographie in der Suche nach Trophoblastresten nach Abort oder Geburt. Widerstandsindex < 0,45 an der Grenze zwischen Endometrium und Myometrium bedeutet die klinische Konsequenz einer Curettage. Ohne Verdacht auf Trophoblastrest entscheidet die gesamte klinische Situation über das weitere Prozedere, Curettage scheint nicht zwingend notwendig zu sein (Alcazar u. Ortiz 2002)

Abklärungsschema bei Verdacht auf inkompletten Abort

Blutung nach Abortus Geburt oder Abruptio
↓
TVS
├── leeres Cavum → konservativ medikamentös
└── hyperreflexive oder gemischte Echos → **DOPPLER** im angrenzenden Myometrium
    ├── RI < 0,45 → Curettage
    └── RI > 0,45 → konservativ ?

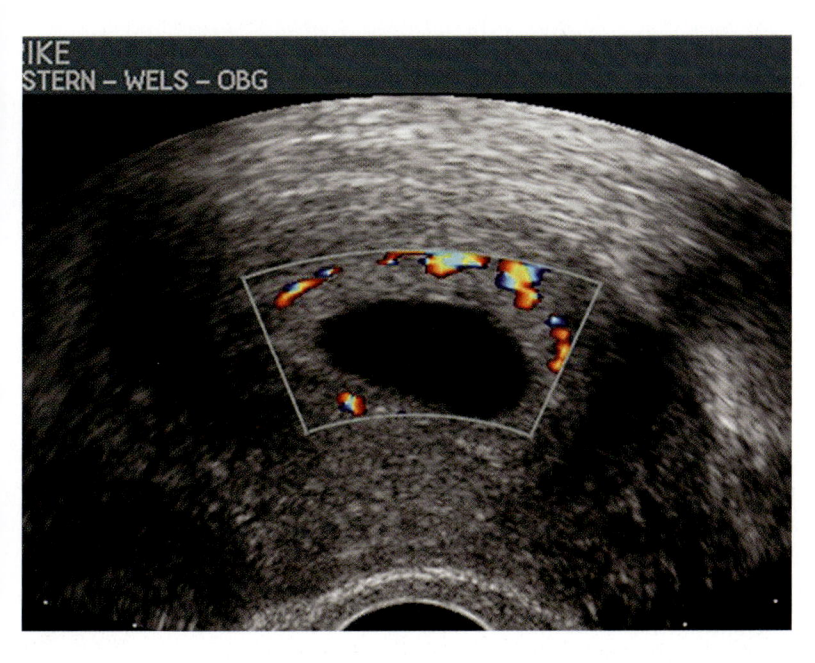

Abb. 27.6. Gestörte Schwangerschaft (Missed-Abortion), die im Farbdoppler einen stark pulsatilen Farbring um den Trophoblasten aufweist. In dieser Situation kann in 80% mit einem spontanen kompletten Abortus innerhalb der nächsten 7 Tage gerechnet werden

Tab. 27.3. Spontaner Schwangerschaftsausgang bei abwartendem Management und gestörter Schwangerschaft im 1. Trimenon. Komplette Fehlgeburten n [%]. (Nach Luise et al. 2002)

	Pat. [%]	Nach 7 Tagen	Nach 14 Tagen	Tag 46
Abortus incompletus	221 [49]	117 [53]	185 [84]	201 [91]
Missed-Abortion	138 [31]	41 [30]	81 [59]	105 [76]
»Windei«	92 [20]	23 [25]	48 [52]	61 [66]
Gesamt	451 [100]	181 [40]	314 [70]	367 [81]

Plazentareste zu entfernen sind. Im Vergleich Ultraschall, Farbdoppler, Infektionsparameter und serologisch bestimmtes β-HCG hat sich die Kombination aus sonomorphologisch festgestellten intrauterinen Echos mit verstärkter Durchblutung in der Farbdopplersonographie als am hilfreichsten zur präoperativen Entdeckung von Residuen erwiesen (Van Den Bosch et al. 2002).

Missed-Abortion

Achtzig Prozent aller gestörten Schwangerschaften würden innerhalb eines Monats nach Diagnose als komplette Fehlgeburt (Abortus completus) enden, und es wäre in diesen Fällen – vorausgesetzt man nimmt diese Wartezeit in Kauf – möglich, auf eine Curettage zu verzichten. Innerhalb einer Woche nach einem Abortus incompletus ist in 50% aller Fälle noch Trophoblastrest nachweisbar. Nur bei 25-30% der Patientinnen mit verhaltenem Abort (Missed-Abortion) tritt innerhalb von einer Woche ein komplette Fehlgeburt ein (Luise et al. 2002; Tabelle 27.3). Mittels Doppler kann man die Prognose, ob innerhalb einer Woche spontane Fehlgeburtsbestrebungen eintreten werden, beurteilen. Es konnte nachgewiesen werden, dass bei einem verhaltenen Abort, der im Farbdoppler starke subchoriale pulsatile Durchblutung zeigt, die Wahrscheinlichkeit eines kompletten spontanen Abortes innerhalb von einer Woche auf 80% ansteigt (Schwarzler 1999). Das Komplikationsrisiko (Residuen, Blutungen, Infektion) ist in beiden Gruppen (mit und ohne Curettage) gleich hoch. Frauen, die ggf. auf eine Curettage verzichten wollen, kann mit dieser Methode eine zusätzliche Entscheidungshilfe für oder gegen einen Eingriff gegeben werden (Abb. 27.6).

27.1.3 Trophoblasttumoren

In Ostasien ist die Inzidenz von Trophoblasttumoren deutlich höher als in Europa. Aus diesem Grund gibt es auch dort die meiste Erfahrung und zahlreiche Publikationen zum Thema Dopplersonographie bei diesen Entitäten. Diese Tumoren sind besonders gefäßreich und können zu einer Zerstörung der normalen Gefäßarchitektur des Uterus führen. Die dabei auftretende oder persistierende Neoangiogenese ist gekennzeichnet durch hohe Flussgeschwindigkeiten und niedrige Widerstandsindizes bereits in den zuführenden uterinen Gefäßen. Es werden Korrelationen zwischen der intrauterinen Hämodynamik und dem klinischen Verlauf des Tumors beschrieben. Das Gefäß, das die Blutumverteilung und das gesteigerte Blutvolumen am besten repräsentiert ist die A. uterina.

In der Diagnose eignet sich die transvaginale Dopplersonographie zur Unterstützung der etablierten Methoden (z. B. TVS, β-HCG). Es gelingt mit der Farbe äußerst eindrucksvoll den Trophoblasttumor darzustellen. Andererseits können mit dem Farbdoppler metastatische Absiedlungen im kleinen Becken mit einer ähnlichen Sicherheit lokalisiert und gemessen werden wie mit der Beckenangiographie. Nach Mitteilung einiger Autoren ist die Reproduzierbarkeit von Trophoblasttumoren mittels Farbdoppler so gut, dass auf eine Beckenangiographie zum Staging verzichtet werden kann (Chan et al. 1995).

Mit der Dopplersonographie bekommt man auch den ersten Eindruck von der Prognose der Erkrankung. Es werden gute Korrelationen zwischen dem Erstbefund und dem Ansprechen auf eine Chemotherapie beschrieben (hierfür werden die Widerstandsindizes und Maximalgeschwindigkeiten in den Aa. uterinae gemessen) (Zhou et al. 2005).

Parallel zum β-HCG-Verlauf kann man durch den Nachweis eines Anstiegs des Gefäßwiderstands und durch das Absinken der maximalen Flussgeschwindigkeiten in den Aa. uterinae zur Norm das Ansprechen auf die Chemotherapie dokumentieren. Bleiben trotz sinkender β-HCG-Werte die hämodynamischen Veränderungen wie bei einem aktiven Trophoblasttumor erhalten, kann dies ein Hinweis auf einen persistierenden arteriovenösen Shunt sein.

27.2 Einsatzmöglichkeiten der transvaginalen Farbdopplersonographie bei Pathologien des Uterus

> Die transvaginale Farbdopplersonographie hat sich seit Mitte der 1980iger Jahre als Möglichkeit im Rahmen der diagnostischen Abklärung gynäkologischer Entitäten etabliert, wobei zu Beginn hauptsächlich vaskuläre Veränderungen während des Menstruationszyklus und die präoperative Dignitätseinschätzung von ovariellen Tumoren Studiengegenstand waren (Bourne et. al. 1989; Kurjak et al. 1989).
> Mit zunehmender Erfahrung im Umgang mit dieser Modalität wurden auch die potenziellen Pathologien des Uterus zum Gegenstand wissenschaftlicher Untersuchungen, wobei die prinzipiellen Einsatzmöglichkeiten, das diagnostische Potenzial und letztlich auch die Grenzen der transvaginalen Farbdopplersonographie (TV-CDS) evaluiert wurden.
> Folgende Uteruspathologien sollen dabei abgehandelt werden:
> - Gutartige Endometriumveränderungen
> - Benigne Tumore des Myometriums (Leiomyom, Adenomyom)
> - Malignome des Uterus

Unter Betrachtung der oben angeführten Aufzählung der zu untersuchenden klinischen Veränderungen geht es in erster Linie um die Differenzierung beziehungsweise Differenzialdiagnose von benignen, suspekten und malignen Veränderungen der Gebärmutter und sich daraus ergebende mögliche Auswirkungen von Farbdopplerbefunden auf das klinische Management.

Um mittels Farbdopplersonographie eine klinische Einschätzung einer Uteruspathologie vornehmen zu können, werden diverse farbdopplersonographische Parameter beurteilt und interpretiert, mit dem Ziel, prinzipiell zwischen einem unauffälligen (benignen) und malignitätsverdächtigem Durchblutungsmuster zu unterscheiden (◘ Tabelle 27.4).

Eine weitere Grundbedingung für die Interpretation von farbdopplersonographischen Untersuchungsergebnissen ist die Kenntnis der Normalbefunde der Gebärmutterdurchblutung, deren Veränderungen während des Zyklus und in der Menopause (▶ Kap. 25) sowie die Auswirkungen exogener Faktoren (wie beispielsweise eine Hormonersatztherapie oder Tamoxifentherapie) auf die uterinen Durchblutungsverhältnisse (Bonilla-Musoles et al. 1995; Achiron et al. 1995; Botsis et al. 2006; Post et al. 2001).

◘ Tab. 27.4. Farbdopplersonographische Kriterien in der Differenzialdiagnose maligner und benigner gynäkologischer Prozesse

Suspekt	Insuspekt
Hohe Gefäßdichte	Fehlende Gefäße, niedrige Gefäßdichte
Zentrale (tumorinnere) Gefäße	Periphere (am Tumorrand befindliche) Gefäße
Ungeordnete Gefäßarchitektur	Verfolgbare, geordnete Gefäße
Niedrige Widerstandsindizes (RI, PI)	Hohe Widerstandsindizes (RI, PI)

27.2.1 Gutartige Endometriumveränderungen

Eine eindeutige morphologische Zuordnung von benignen und malignen Endometriumbefunden mittels Transvaginalsonographie ist selbst sehr erfahrenen Untersuchern nicht immer möglich, was sich bei Durchsicht der Literatur in Form von Sensitivitätswerten zwischen 80–100 % niederschlägt (Weber et al. 1998; Machtinger et al. 2005; Minagawa et al. 2005).

Endometriumpolypen

Endometriumpolypen erhalten ihre Blutversorgung aus terminalen kleinen Ästen des uterinen Gefäßbettes und weisen zumeist eine spärliche bis mäßige Gefäßversorgung im Randbereich der polypösen Struktur auf (◘ Abb. 27.7), wobei die ableitbaren Dopplersignale immer eine diastolische Flusskomponente und eine mittelhohe Pulsatilität des RI im Bereiche von 0,50 oder mehr aufweisen.

Eine potenzielle Fehlerquelle, vor allem bei postmenopausalen Patientinnen, stellt eine Tamoxifentherapie bei Brustkrebspatientinnen dar und zwar in der Weise, dass eine Tamoxifentherapie eine Inzidenzzunahme von Endometriumpolypen bis zu einer Rate von 40% bewirken kann (Botsis et al. 2006; Achiron et al. 1995; Lahti et al. 1993), während andere Studien diese Korrelation nicht haben finden können (Cohen et al. 1993).

Neben diesen morphologischen Veränderungen konnten unter Tamoxifentherapie auch vaskuläre Veränderungen im Sinne einer Zunahme des subendometrialen Blutflusses und einer Abnahme des RI festgestellt werden, was eine fälschlicherweise suspekte Einschätzung von Farbdopplerbefunden nach sich ziehen kann (Achiron et al. 1995).

Endometriumhyperplasie

Das Endometrium in der Postmenopause präsentiert sich im Normalfall als schmales Echo im Cavum uteri. Eine Verdickung beziehungsweise eine Zunahme der Endometriumhöhe bezeichnet man als Hyperplasie, wobei jedoch weder für die Postmenopause noch für die Prämenopause einheitliche Richtwerte bzw. Grenzwerte für eine Endometriumhyperplasie existieren (Kazandi et al. 2003; Montgomery et al. 2004; Phillip et al. 2004; Clark et al. 2006; Brun et al. 2006; Getpook u. Wattanakumtornkul 2006).

Bei hoch aufgebautem Endometrium findet man im Farbdoppler deutlich erniedrigte Werte für den RI im Vergleich zu Frauen mit normaler Endometriumhöhe (Achiron et al. 1996).

Der Altersgipfel für die adenomatöse Hyperplasie liegt zwischen dem 45.–50. Lebensjahr.

Typischerweise findet sich im hyperplastischen Endometrium eine reguläre Gefäßarchitektur und die Dopplersignale gelangen überwiegend im peripheren bzw. Randbereich des Endometriums zur Darstellung.

> **Cave**
> **Mögliche Fehlerquellen bei der Endometriumbeurteilung**
> ▬ Alter bzw. Menopausenstatus
> ▬ Hormonersatztherapie
> ▬ Tamoxifentherapie
> ▬ Geräteeinstellung

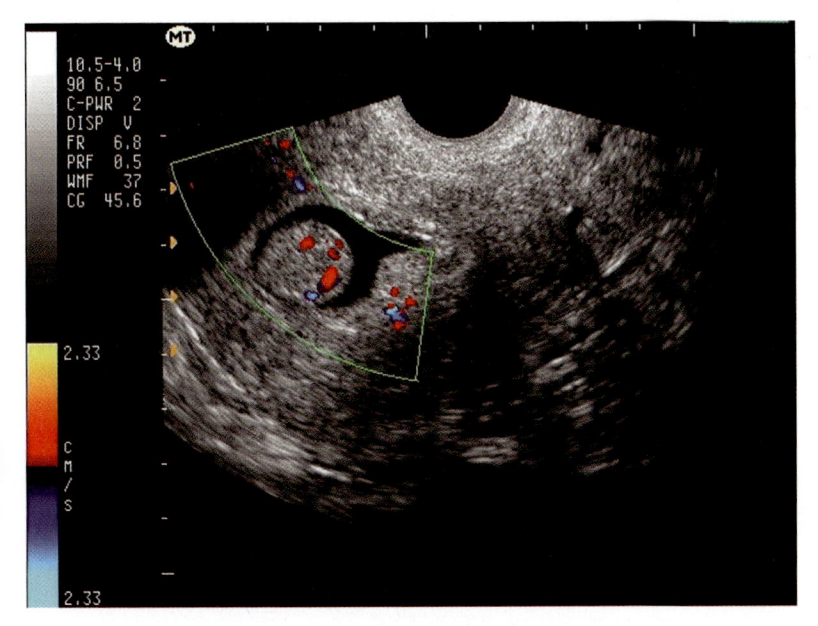

◘ **Abb. 27.7.** Farbdopplerbild eines endometrialen Polypen mit mäßiger Perfusion. Innerhalb und im Randbereich der polypösen Struktur finden sich deutlich detektierbare Blutgefäße

27.2.2 Leiomyom und Adenomyom

Die konventionelle transvaginale Sonographie liefert sehr charakteristische Bilder von Leiomyomen und Adenomyomen, anhand derer – zusammen mit der topographischen Zuordnung (uterin bzw. extrauterin) – eine Differenzierung in den meisten Fällen sehr gut möglich ist. Die Sensitivitätsangaben in der Literatur schwanken von 86–96,1%, während die Schwankungsbreite der Spezifität 80–98% beträgt (Fedele et al. 1992; Bazot et al. 2002).

Bei der Differenzialdiagnose von Leiomyomen und Leiomyosarkomen gibt es hingegen keine eindeutigen und verlässlichen sonomorphologischen Kriterien. Typische Zeichen von Leiomyosarkomen, wie sehr rasches Wachstum oder ausgedehnte zentrale Tumornekrosen, können ebenso gut bei Leiomyomen mit starker Wachstumstendenz beobachtet werden.

Bei der Farbdopplerbeurteilung dieser gutartigen Tumoren des Uterusmyometriums gelangen im Wesentlichen dieselben Dopplerparameter wie beim Endometrium zur Anwendung (◘ Tabelle 27.4).

Leiomyome und Adenomyome unterscheiden sich farbdopplersonographisch in erster Linie im Gefäßbaum bzw. in ihrer Gefäßarchitektur (Hirai et al. 1995; Kurjak u. Kupesic 1995; Sladkevicius et. al. 1995).

Leiomyome besitzen charakteristischerweise periphere, also im Rand- und Kapselbereich angeordnete, Blutgefäße (◘ Abb. 27.8a), während zentrale Gefäße üblicherweise fehlen, aber dennoch auch vorkommen können, insbesondere bei prämenopausalen Patientinnen. Die

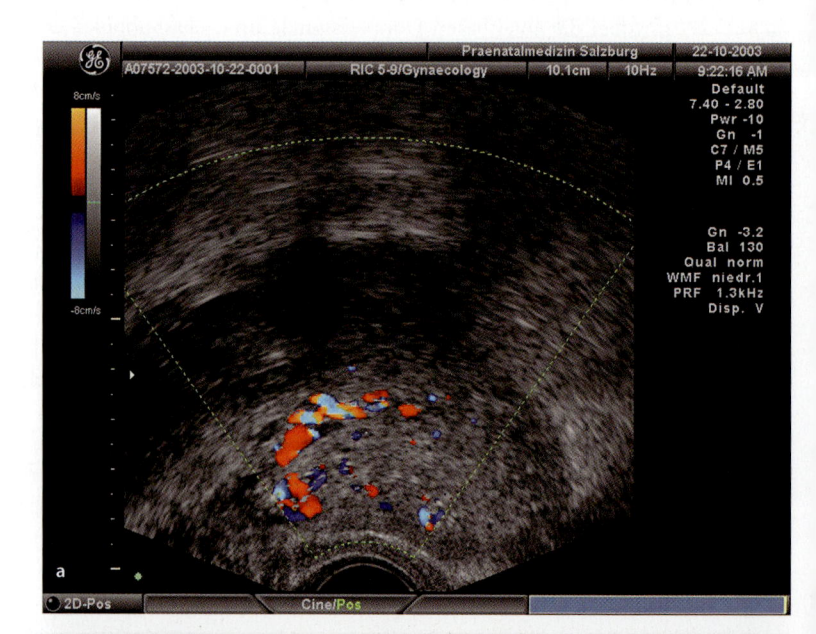

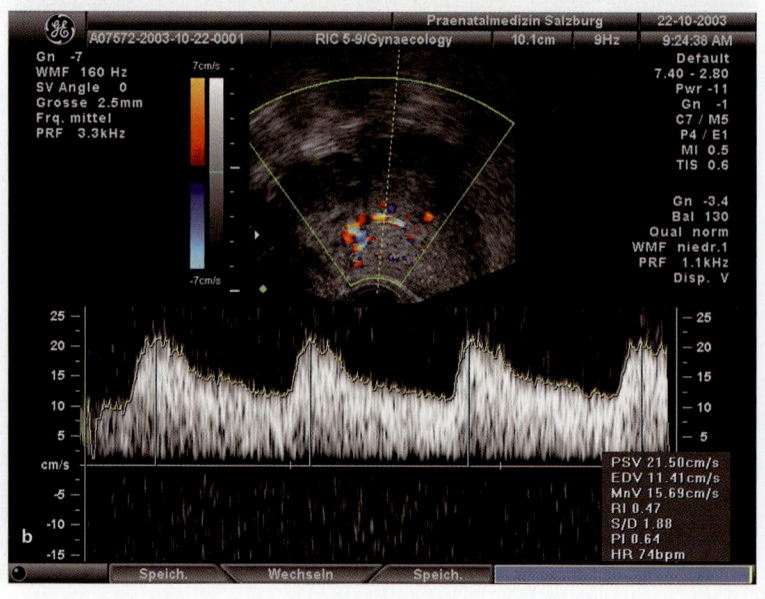

◘ **Abb. 27.8 a,b.** Farbdopplerbild eines Leiomyoms mit typischem Durchblutungsmuster: Die stärkste Durchblutung findet sich im Kapselbereich und im peripheren Randbereich des Tumors, während sich nur vereinzelt zentrale Gefäße darstellen lassen (a) Die Pulsatilität mit einem RI von 0,47 und PI von 0,64 findet sich im mittelhohen Bereich (b)

Pulsatilität der Myomgefäße bewegt sich im mittelhohen Bereich mit RI-Werten zwischen 0,50-0,70 (◘ Abb. 27.8b). Bei Patientinnen mit Myomen fanden sich erhöhte Fließgeschwindigkeiten des Blutes und verminderte RI- und PI-Werte in den Aa. uterinae, womöglich ein Ausdruck für die Wachstumstendenz von Myomen.

Bei Adenomyomen hingegen findet sich wesentlich häufiger zentraler Flow, wobei es jedoch zwischen beiden Formen zu Überlappungen kommt. Bezüglich der Widerstandsindizes (RI_{min}, PI_{min}) und der Flussgeschwindigkeiten des Blutes unterscheiden sich Leiomyome und Adenomyome nicht signifikant, die Widerstandsindizes für den RI bewegen sich in einem durchschnittlichen Bereich von 0,5–0,7 und für den PI von 0,8–1,2. Erniedrigte Widerstandsindizes finden sich in Fällen von Myomen mit ausgedehnten Nekrosen und degenerativen oder entzündlichen Veränderungen.

Des Weiteren wurden bei beiden Tumortypen innerhalb ein- und desselben Tumors extreme Schwankungen der Widerstandsindizes festgestellt, sodass die Festlegung von Cut-off-Werten zum Zwecke einer Differenzierung praktisch unmöglich ist. Bei der Differenzialdiagnose Leiomyom oder Adenomyom (klinisch relevant bei der Indikationsstellung zu einer GnRH-Therapie) mittels der Farbdopplersonographie unter Anwendung der Widerstandsindizes wurden in der Literatur Sensitivitätswerte von 80–91% und Spezifitäten von 60–63% angegeben.

> **Differenzialdiagnose: Leiomyom oder Adenomyom**
> - Keine Verbesserung der Genauigkeit durch Farbdoppler
> - Myome haben typische Rand – bzw. Kapselgefäße
> - Adenomyome haben häufiger zentrale Gefäße
> - Farbdoppler ist keine Screeningmethode

Zusammenfassend beurteilt spielt die TV-CDS in der Differenzialdiagnose von Leiomyomen und Adenomyomen insofern keine Rolle, da die konventionelle TVS methodisch einfacher und mindestens ebenso gut möglich ist und die diesbezüglich aufwändigere Farbdopplersonographie nur in vereinzelten Fällen eine diagnostische Zusatzinformation zu Tage fördert.

27.2.3 Malignome des Uterus

Endometriumkarzinom

Das Endometriumkarzinom verkörpert in den meisten Industrieländern die häufigste Krebsform des weiblichen Genitaltraktes. Die Tendenz steigt vorwiegend aufgrund des Lifestyles der »hoch entwickelten Zivilisationen« und der steigenden Lebenserwartung. Die Inzidenz für das Endometriumkarzinom in Westeuropa liegt bei rund 25 Fällen pro 100.000 Frauen.

Zurzeit stellt die konventionelle transvaginale Sonographie (TVS) die Methode der Wahl in der präoperativen Diagnostik des Endometriumkarzinoms dar. Mit Hilfe dieser Methode können die Endometriumhöhe und die Sonomorphologie der Schleimhaut sehr gut beurteilt werden. Nachteilig bei dieser Methode sind zum einen die relativ niedrige Spezifität (viele falsch-positive Fälle) und zum anderen die mangelnde Differenzierbarkeit von Polypen und der Hyperplasie des Endometriums und maligner Endometriumbefunde. Bei Durchsicht der Literatur werden mit Hilfe der TVS Sensitivitätswerte von 62–99% und Spezifitätswerte von 50–89% erreicht (Bourne et al. 1991; Karlsson et al. 1993; Osmers et al. 1989; Minagawa et al. 2005; Machtinger et al. 2005).

Durch die Einführung der TV-CDS erhoffte man sich vor allem eine Verbesserung der Spezifität der TVS und als Folge auf das klinische Management eine Senkung der Rate unnötiger invasiver Eingriffe (Hysteroskopie und fraktionierte Curettage).

Das pathogenetische Grundprinzip, welches der Anwendung der TV-CDS zugrunde liegt, ist das Prinzip der Neoangiogenese (▶ Kap. 24). Darunter versteht man, dass Tumoren für ihr expansives Wachstum eine entsprechend mitwachsende Gefäßversorgung benötigen, die zumeist aus dünnwandigen und muskelschwachen Blutgefäßen besteht, die dem Blutstrom einen geringeren Widerstand entgegensetzen, was sich theoretisch einerseits in einer vermehrten Perfusion des Tumors als auch in einer Abnahme des Gefäßwiderstandes (RI, PI) manifestiert.

Die wichtigsten Dopplerparameter, die beim Korpuskarzinom und bei allen übrigen Pathologien des Uterus bestimmt und in weiterer Folge als malignitätsverdächtig oder insuspekt interpretiert werden, sind in ◘ Tabelle 27.4 zusammengefasst.

Bei Durchsicht der dazu publizierten Studien wird man eindrucksvoll mit der Unsicherheit konfrontiert, mit welcher Endometriumkarzinome mithilfe der TV-CDS beurteilt werden. Es gibt bis heute keine eindeutigen Richtlinien oder Empfehlungen, welcher Dopplerparameter oder welche Kombination an Parametern sich am besten für die Diagnose und Differenzialdiagnose von Uteruspathologien eignet. Zusätzlich zeigen sich in den einzelnen Studien teilweise eklatante Unterschiede hinsichtlich der Cut-off-Werte für die Differenzierung maligner und benigner Prozesse. In den verschiedenen Publikationen werden für die TV-CDS unter Heranziehung der verschiedensten Dopplerparameter Sensitivitätswerte von 34–99% und Spezifitätswerte von 66–100% angegeben (◘ Tabelle 27.5). Diese Werte erscheinen mit der TVS vergleichbar (Bourne et al. 1991; Carter et al. 1994; Kurjak et al. 1993; Sladkevicius et al. 1994; Minagawa et al. 2005; DeSmet et al. 2006).

Tab. 27.5. Literaturübersicht hinsichtlich der Wertigkeit der Farbdopplersonographie in der Diagnostik des Endometriumkarzinoms

Autorengruppe	Patientenanzahl	Sensitivität [%]	Spezifität [%]
Bourne et al. (1990)	54	99	87
Kurjak et al. (1993)	750	91	87
Carter et al. (1994)	122	34	73
Sladkevicius et al. (1994)	138	87	66
Amit et al. (2000)	60	86	89
Emoto et al. (2002)	71	72	
Alcazar et al. (2003)	91	79	100
Sawicki et al. (2005)	90	89	94

Bei eigenen Untersuchungen stellte sich in Analogie zu Ovarialkarzinomen heraus, dass die Beurteilung der Gefäßarchitektur der beste Differenzierungsmarker beim Endometriumkarzinom ist. Zentrale, im Inneren des Tumors befindliche Gefäße (○ Abb. 27.9), vor allem in der Postmenopause (hierbei genügen bereits einige wenige Farbpixel im Farbdopplerbild) und oder unzählige und vor allem auch unregelmäßig angeordnete Gefäße sind hochverdächtig auf ein malignes Geschehen. Dieser Parameter hat jedoch den Nachteil, dass er der Subjektivität und damit dem Erfahrungsgrad des jeweiligen Untersuchers unterworfen ist. Der niedrigste gemessene PI (PI_{min}) und RI (RI_{min}) zeigten hingegen geringere Validitätswerte, und es stellte sich im individuellen Fall auch das Problem, einen praktikablen Cut-off-Level für die Widerstandsindizes festzulegen.

Zudem kommt hinzu, dass die Farbdopplersonographie im Vergleich zur TVS relativ **fehleranfällig** ist. Neben grundlegenden Fehlern bei der Geräteeinstellung und der Abnahme der Dopplersignale können die Messergebnisse zusätzlich durch eine **Hormonsubstitutionstherapie (HRT)** oder **Tamoxifentherapie** wesentlich beeinflusst werden.

Unter einer HRT kommt es nicht nur zu einer Zunahme der Endometriumhöhe, sondern auch zu signifikanten Abnahme des RI und des PI (Bonilla-Musoles et al. 1995; Lazar et al. 2004) sowie zu einer Steigerung der Gefäßdichte, was zu Fehlinterpretationen (falsch-positive Fälle) führen kann.

Eine weitere mögliche Fehlerquelle besteht bei Patientinnen, die unter einer Tamoxifentherapie stehen. Tamoxifen bewirkt in endometrialen und myometrialen Gefäßen fakultativ sehr niedrige Widerstandsindizes, sodass Durchblutungsverhältnisse ähnlich einem Korpuskarzinom imitiert werden können. In einer dazu vorliegenden Studie aus dem Jahre 1995 (Achiron et al. 1995) betrug die Rate falsch-positiver Fälle unter Tamoxifentherapie 30%.

Zusammenfassend muss aufgrund der Literatur über die TV-CDS bei Endometriumkarzinomen und aufgrund eigener Erfahrungen konstatiert werden, dass diese der TVS in ihrer diagnostischen Wertigkeit unterlegen ist und zum jetzigen Zeitpunkt bestenfalls in individuellen Fällen eine ergänzende Modalität darstellen kann. Für eine Screeningmethode ist die TV-CDS zu wenig sensitiv, spezifisch und fehleranfällig.

> **Wertigkeit der Farbdopplersonographie bei Endometriumkarzinom**
> - Keine geeignete Screeningmethode für das Endometriumkarzinom
> - Diagnostischer Benefit lediglich in vereinzelten Fällen (in Kombination mit TVS)
> - Keine generellen Konsequenzen für das klinische Management aufgrund von Farbdopplerbefunden bei suspekten Endometriumsbefunden
> - Farbdopplersonographie ist fehleranfällig und methodisch aufwändig im Vergleich zur TVS

Leiomyosarkom

Das Leiomyosarkom stellt mit einer Inzidenz von ca. 0,7 pro 100.000 Frauen im Alter über 20 Jahren einen sehr seltenen malignen Prozess des weiblichen Genitaltraktes dar, hat jedoch aufgrund des biologischen Verhaltens eine sehr schlechte Prognose.

Farbdopplersonographische Kriterien von Leiomyosarkomen sind eine stark erhöhte, vor allem zentral lokalisierte Gefäßdichte und eine ungeordnete Architektur der Gefäße (Kurjak u. Kupesic 1995; Emoto et al. 2002; Szabo et al. 2002; ○ Abb. 27.10) sowie teilweise hohe Blutflussgeschwindigkeiten als Ausdruck für Malignität (Hata et al. 1997).

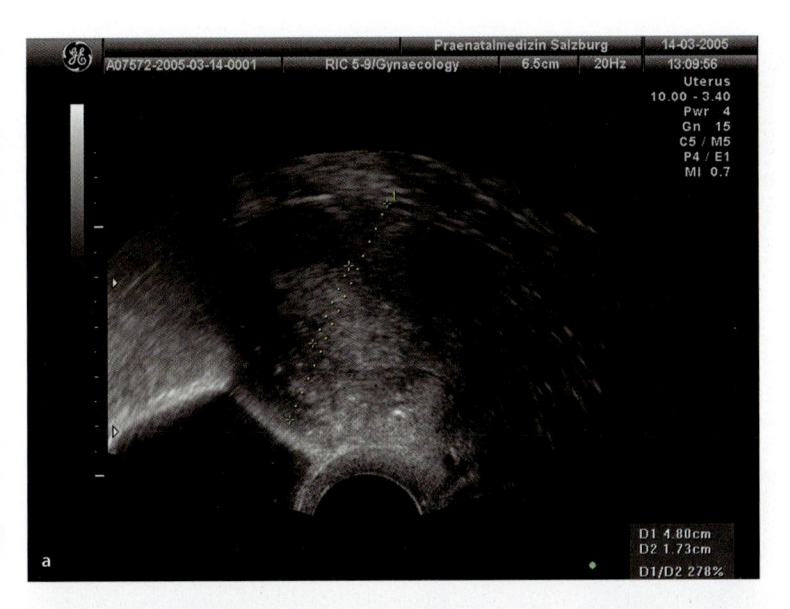

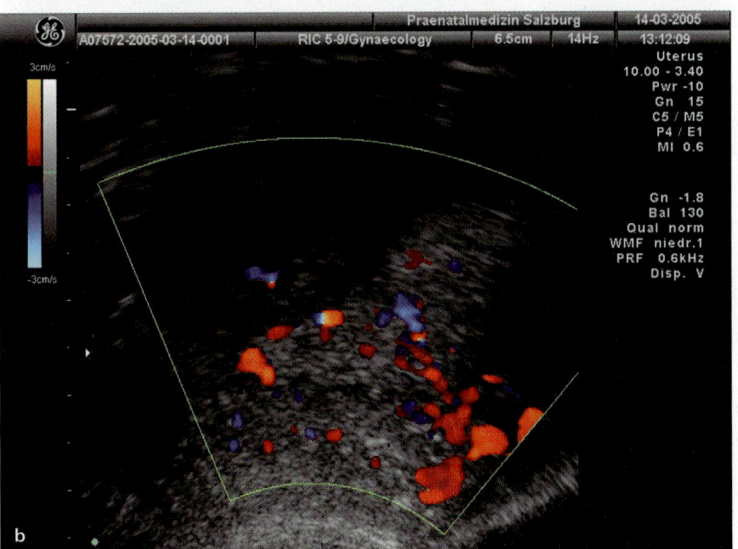

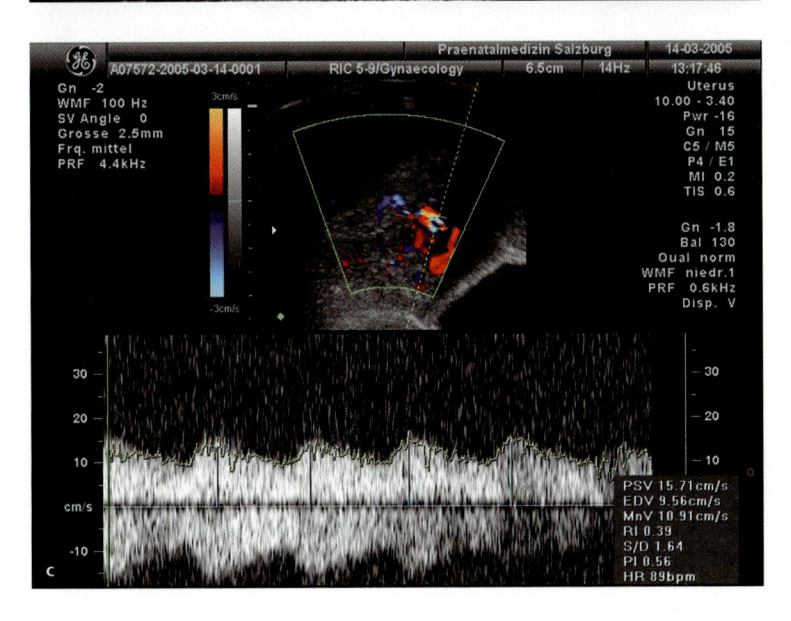

27.2 · Einsatzmöglichkeiten der transvaginalen Farbdopplersonographie bei Pathologien des Uterus

Abb. 27.9 a-c. Vaginalsonographisches Bild des Endometriums einer postmenopausalen 75-jährigen Frau mit PMP-Blutung bei Endometriumkarzinom im Stadium FIGO 1c: 17 mm hohes und hyperreflexives Endometrium mit unscharfer Begrenzung zum Myometrium (**a**). Dazugehöriges Farbdopplerbild mit – für ein postmenopausales Endometrium – sehr stark ausgeprägter intratumoraler (innerhalb des Endometriums) Durchblutung als Zeichen der malignen Neoangiogenese (**b**). Das zugehörige Dopplersignal eines endometrialen Randgefäßes weist einen sehr niedrigen Blutflusswiderstand mit einem RI von 0,39 auf, ebenso ein Zeichen für eine abnorme Neovaskularisation (**c**)

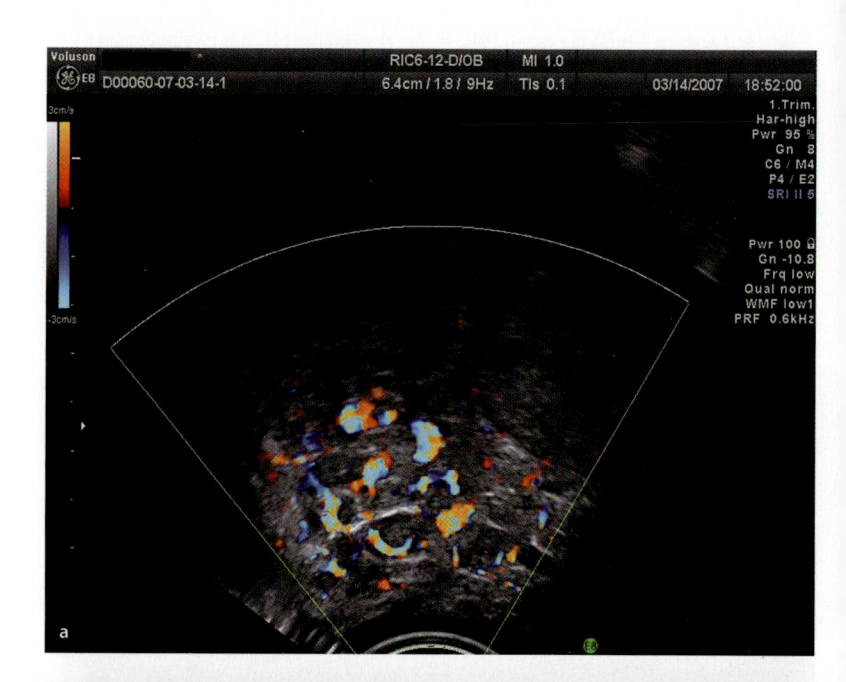

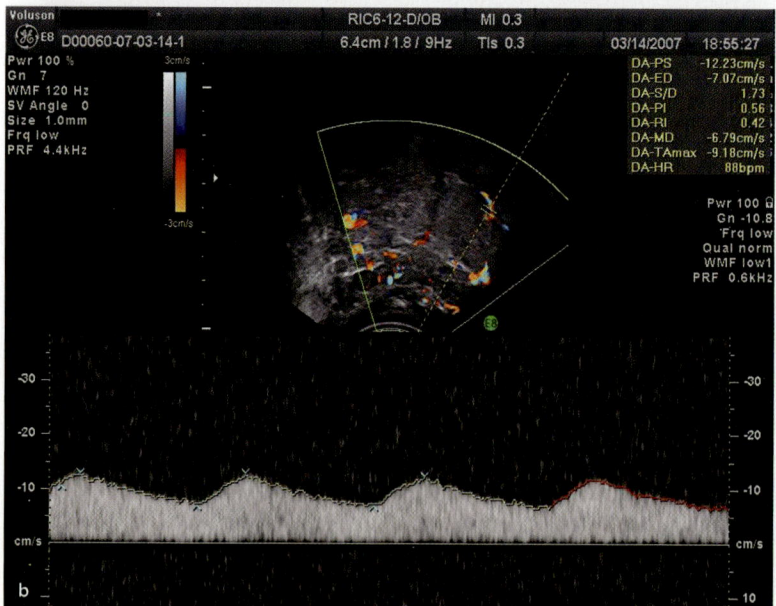

Kapitel 27 · Diagnostischer Einsatz bei anderen gynäkologischen Erkrankungen

Abb. 27.10 a,b. Farbdopplerbild eines Leiomyosarkoms mit sehr ausgeprägter Perfusion und chaotischer, irregulärer Anordnung der Tumorgefäße (**a**). Die Dopplersignale zeigen sehr niedrige Widerstandindizes mit einem RI von 0,42 (**b**)

Tab. 27.6. Literaturübersicht hinsichtlich der Wertigkeit der Farbdopplersonographie in der Differenzialdiagnostik vom Leiomyomen und Leiomyosarkomen

Autorengruppe	Patientenanzahl	Sensitivität [%]	Spezifität [%]
Kurjak et al. (1995)	2010 (10 Sarkome)	90,9	99,8
Hata et al. (1997)	46 (5 Sarkome)	80,8	97,6
Emoto et al. (2002)	k. A.	71,7	94
Szabo et al. (2002)	117 (12 Sarkome)	67	88

In den meisten dieser Studien konnten keine signifikanten Unterschiede für die RI_{min}- und PI_{min}-Werte zwischen Myomen und Sarkomen festgestellt werden, sehr wohl jedoch für die maximale Flussgeschwindigkeit (V_{max}), wobei mit einem Cut-Off-Wert von 41 cm/s die Validität mit einer Sensitivität von 80% und einer Spezifität von 97,6% (Hata et al. 1997) beziffert wird. Bei den Uterussarkomen stellen die sehr niedrige Inzidenz und Prävalenz ein statistisches Problem dar, das durch eine Multicenterstudie beseitigt werden könnte.

Zusammenfassend beurteilt scheint die TV-CDS in der Unterscheidung von Leiomyomen und Sarkomen ein gewisses Potenzial zu haben, eine endgültige Beurteilung ist jedoch aufgrund der zu geringen Datenmenge zu dieser Entität noch nicht möglich, sodass aktuell noch kein klinisch-diagnostischer Einsatz möglich ist.

Zervixkarzinom

Bei der Diagnosestellung des Zervixkarzinoms spielen weder die TVS noch die TV-CDS eine bedeutende Rolle, was sich darin spiegelt, dass zu dieser Entität nur wenige Daten verfügbar sind (Carter et al. 1994; Wu et al. 2000; Alcazar et al. 2003; Testa et al. 2004). Selbst bei fortgeschrittenen Zervixkarzinomen ließen sich in diesen Studien teilweise in lediglich der Hälfte der Fälle auffällige Blutflussmuster feststellen, obwohl klinisch Zervixkarzinome oft eine sehr starke Perfusion aufweisen. Daraus ergeben sich inakzeptable Werte für Sensitivität und Spezifität dieser Methode im Felde der Diagnostik von Zervixkarzinomen.

Literatur

Achiron R, Goldenberg M, Lipitz S, Mashiach S (1993) Transvaginal duplex Doppler ultrasonography in bleeding patients suspected of having residual trophoblastic tissue. Obstet Gynecol 81:507–511

Achiron R, Grisaru D, Galan-Porat N, Lipitz S (1996) Tamoxifen and the uterus: An old drug tested by new modalities. Ultrasound Obstet Gynecol 7(1996): 374-378

Achiron R, Lipitz S, Sivan E, Goldenberg M, Horovitz A, Frenkel Y, Mashiach S (1995) Changes mimicking endometrial neoplasia in postmenopausal, tamoxifen-treated women with breast cancer: A transvaginal Doppler study. Ultrasound Obstet Gynecol 6:116–120

Alcazar JL, Castillo G, Minguez JA, Galan MJ (2003) Endometrial blood flow mapping using transvaginal power Doppler sonography in women with postmenopausal bleeding and thickened endometrium. Ultrasound Obstet Gynecol 21 (6):583-8

Alcazar JL, Laparte C, Lopez-Garcia G (1996) Corpus luteum blood flow in abnormal early pregnancy. J Ultrasound Med 15:645–649

Alcazar JL, Ortiz CA (2002) Transvaginal color Doppler ultrasonography in the management of first-trimester spontaneous abortion. Eur J Obstet Gynecol Reprod Biol 102(1):83-7

Alcazar JL, Castillo G, Jurado M, Lopez-Garcia G (2003) Intratumoral blood flow in cervical cancer as assessed by transvaginal color Doppler ultrasonography: Correlation with tumor characteristics. Int J Gynecol Cancer 13 (4):510-4

Amit A, Weiner Z, Ganem N, Kerner H, Edwards CL, Kaplan A, Beck D (2000) The diagnostic value of power Doppler measurements in the endometrium of women with postmenopausal bleeding. Gynecol Oncol 77 (2): 243–7

Atri M (2003) Ectopic pregnancy versus corpus luteum cyst revisited: best Doppler predictors. J Ultrasound Med 22 (11):1181-4

Atri M, Chow CM, Kintzen G, Gillett P, Aldis AA, Thibodeau M, Reinhold C, Bret PM (2001) Expectant treatment of ectopic pregnancies: clinical and sonographic predictors. Am J Roentgenol 176 (1):123-7

Bazot M, Darai E, Rouger J, Detchev R, Cortez A, Uzan S (2002) Limitations of transvaginal sonography for the diagnosis of adenomyosis with histophathological correlation Ultrasound Obstet Gynecol 20 (6): 605-11

Bonilla-Musoles FM, Ballester MJ, Tarin JJ, Raga F, Osborne NG, Pellicer A (1995) Does transvaginal color Doppler sonography differentiate between developing and involuting ectopic pregnancies? J Ultrasound Med 14:175–181

Bonilla-Musoles F, Marti MC, Ballester MJ, Raga F, Osborne NG (1995) Normal uterine arterial blood flow in postmenopausal women assessed by transvaginal color Doppler sonography: The effect of hormone replacement therapy. J Ultrasound Med 14:497–501

Botsis D, Christodoulakos G, Papagianni V, Lambrinoudaki I et al. (2006) The effect of raloxifene and tibolone on the uterine Blood flow and endometrial thickness: a transvaginal Doppler study. Maturitas 20; 53 (3):362–8

Bourne TH, Campbell S, Steer CV, Royston P, Whitehead MI, Collins WP (1991) Detection of endometrial cancer by transvaginal ultrasonography with color flow imaging and blood flow analysis: A preliminary report. Gynecol Oncol 40:253–259

Bourne TH, Campbell S, Steer CV, Whitehead MI, Collins WP (1989) Transvaginal colour flow imaging: A possible new screening technique for ovarian cancer. Br Med J 299:1367–1370

Brown DL, Doubilet PM (1994) Transvaginal sonography for diagnosing ectopic pregnancy: Positivity criteria and performance characteristics. J Ultrasound Med 13:259–266

Brun JL, Descat E, Boubli B, Dallay D (2006) Endometrial hyperplasia: A review. J Gynecol Obstet Biol Reprod 35 (6):542–50

Cacciatore B, Korhonen J, Stenamn UH, Ylöstalo P (1995) Transvaginal sonography and serum hCG in monitoring of presumed ectopic pregnancies selected for expectant management. Ultrasound Obstet Gynecol 5:297–300

Carter JR, Lau MF, Saltzman AK (1994) Gray scale and color flow Doppler characterization of uterine tumors. J Ultrasound Med 13:835–840

Chan FJ, Chau MT, Pun TC, Lam C, Ngan HYS, Wong RLC (1995) A comparison of colour Doppler sonography and the pelvic arteriogram in assessment of patients with gestational trophoblastic disease. Br J Obstet Gynecol 102:720–725

Clark TJ, Neelakantan D, Gupta JK (2006) The management of endometrial hyperplasia: an evaluation of current practice. Eur J Obstet Gynecol 125 (2):259-64

Cohen I, Rosen D, Trepper R et al. (1993) Ultrasonographic evaluation of the endometrium and correlation with endometrial sampling in postmenopausal patients treated with Tamoxifen J.Ultrasound Med 5:275–278

DeSmet F, De Brabanter J, Van den Bosch T, Pochet N et al. (2006) New models to predict depth of infiltration in endometrial carcinoma based on transvaginal sonography. Ultrasound Obstet Gynecol 27(6):664-71

Dialani V, Levine D (2004) Ectopic pregnancy: a review. Ultrasound Q 20 (3):105–17

Emoto M, Tamura R, Shirota K, Hachisuga T, Kawarabayashi T (2002) Clinical usefullness of color Doppler ultrasound in patients with endometrial hyperplasia and carcinoma. Cancer 94(3):700-6

Fedele L, Bianchi S, Dorta M, Zanotti F, Brioschi D, Carinelli S (1992) Transvaginal ultrasonography in the differential diagnosis of adenomyoma versus leiomyoma. Am J Obstet Gynecol 167:603–606

Frates MC, Doubilet PM, Durfee SM, Di Salvo DN, Laing FC, Brown DL, Benson CB, Hill JA (2001) Sonographic and Doppler characteristics of the corpus luteum: can they predict pregnancy outcome? J Ultrasound Med 20 (8):821-7

Getpook C, Wattanakumtornkul S (2006) Endometrial thickness screening in premenopausal women with abnormal uterine bleeding. J Obstet Gynaecol Res 32 (6):588-92

Hata K, Hata T, Maruyama R, Hirai M (1997) Uterine sarcoma: Can it be differentiated from uterine leiomyoma with Doppler ultrasonography? A preliminary report. Ultrasound Obstet Gynecol 9:101–104

Hirai M, Shibata K, Sagai H, Sekija S, Goldberg BB (1995) Transvaginal pulsed and color Doppler sonography for the evaluation of adenomyosis. J Ultrasound Med 14:529–532

Jauniaux E, Johns J, Burton GJ (2005) The role of ultrasound imaging in diagnosing and investigating early pregnancy failure, a review. Ultrasound Obstet Gynecol 25 (6):613-24

Kazandi M, Aksehirli S, Cirpan T, Akercan F (2003) Transvaginal sonography combined with saline contrast sonohysterography to evacuate the uterine cavity in patients with abnormal uterine bleeding and postmenopausal endometrium more than 5 mm. Eur J Gynaecol Oncol 24(2): 185-90

Kemp B, Funk A, Hauptmann S, Rath W. (1997) Doppler sonographic criteria for viability in symptomless ectopic pregnancies. Lancet 349 (9060):1220-1

Karlsson B, Granberg S, Wikland M, Ryd W, Norström A (1993) Endovaginal scanning of the endometrium compared to cytology and histology in women with postmenopausal bleeding. Gynecol Oncol 50:173–178

Kurjak A, Kupesic S (1995) Transvaginal color Doppler and pelvic tumor vascularity: lessons learned and future challenges. Ultrasound Obstet Gynecol 6:145–159

Kurjak A, Shalan H, Sosic A, Benic S, Zudenigo D, Kupesic S, Predanic M (1993) Endometrial carcinoma in postmenopausal women: Evaluation by transvaginal color Doppler ultrasonography. Obstet Gynecol 169:1597–1603

Kurjak A, Zalud I, Jurkovic D, Miljan M (1989) Transvaginal color Doppler for the assessment of pelvic circulation. Acta Obstet Gynecol Scand 68:131–135

Lahti E, Blanco G, Kaupilla A, Apaja-Sarkkinen M, Taskinen PJ, Laatikainen T (1993) Endometrial changes in postmenopausal breast cancer patients receiving Tamoxifen. Obstet Gynecol 81:660–664

Lazar F, Costa-Paiva L, Pinto-Neto AM, Martinez EZ (2004) Caritid and uterine vascular resistance in short-term hormone replacement therapy postmenopausal users. Maturitas 20; 48(4):472-8

Luise C, Jermy K, May C, Costello G, Collins WP, Bourne TH (2002) Outcome of expectant management of spontaneous first trimester miscarriage: observational study. BMJ 324(7342):873-5

Machtinger R, Korach J, Padoa A, Fridman E et al. (2005) Transvaginal ultrasound and diagnostic hysteroscopy as a predictor of endometrial polyps: risk factors for premalignancy and malignancy: Int J Gynecol Cancer 15 (2):325-8

Minagawa Y, Sato S, Ito M, Onohara Y, Nakamoto S, Kigawa J (2005) Transvaginal ultrasonography and endometrial cytology as a diagnostic schema for endometrial cancer: Gynecol Obstset Invest 59 (3):149-54

Montgomery BE, Daum GS, Dunton CJ (2004) Endometrial hyperplasia: a review. Obstet Gynecol Surv 59 (5):368-78

Osmers R, Völksen M, Rath W, Teichmann A, Kuhn W (1989) Vaginosonographische Messungen des postmenopausalen Endometriums zur Früherkennung des Endometriumkarzinoms. Geburtshilfe Frauenheilkd 49:262–265

Phillip H, Dacosta V, Fletcher H, Kulkarni S, Reid M (2004) Correlation between transvaginal ultrasound measured endometrial thickness and histophathological findings in Afro-Caribbean women with post-menopausal bleeding. J Obstet Gynaecol 24 (5):568-72

Post MS, Van der Mooren MJ, Van Baal WM, Neele SJ et al. (2001) Raloxifene reduces impedance of flow within the uterine artery in early postmenopausal women: a year randomized, placebo-controlled, comparative study. Am J. Obstet Gynecol 185 (3):557-62

Sawicki V, Spiewankiewicz B, Stelmachow J, Cendrowski K (2005) Color Doppler assessment of blood flow in endometrial cancer. Eur J Gynaecol Oncol 26 (3):279-84

Schwarzler P, Holden D, Nielsen S, Hahlin M, Sladkevicius P, Bourne TH (1999) The conservative management of first trimester miscarriages and the use of colour Doppler sonography for patient selection. Hum Reprod 14(5):1341-5

Sieroszewski P, Suzin J, Bernaschek G, Deutinger J (2001) Evaluation of first trimester pregnancy in cases of threatened abortion by means of doppler sonography. Ultraschall Med 22(5):208-12

Sladkevicius P, Valentin L, Marsal K (1994) Endometrial thickness and Doppler velocimetry of the uterine arteries as discriminator of endometrial status in women with postmenopausal bleeding: A comparative study. Am J Obstet Gynecol 171:722–728

Sladkevicius P, Valentin L, Marsal K (1995) Transvaginal Doppler examination for the differential diagnosis of solid pelvic tumors. J Ultrasound Med 14:377–380

Szabo I, Szantho A, Csabay L, Csapo Z, Szirmai K, Papp Z (2002) Color Doppler ultrasonography in the differentiation of uterine sarcomas from uterine leiomyomas. Eur J Gynaecol Oncol 23(1): 29-34

Tekay A, Jouppila P (1992) Color doppler flow as an indicator of trophoblastic activity in tubal pregnancies detected by transvaginal ultrasound. Obstet Gynecol 80:995-9

Testa AC, Ferrandina G, Distefano M, Fruscella E, Mansueto D et al. (2004) Color Doppler velocimetry and three-dimensional color power angiography of cervical carcinoma Ultrasound Obstet Gynecol 24 (4):445-52

Van Den Bosch T, Van Schoubroeck D, Lu C, De Brabanter J, Van Huffel S. Timmerman D (2002) Color Doppler and gray-scale ultrasound evaluation of the postpartum uterus. Ultrasound Obstet Gynecol 20 (6):586–591

Weber G, Merz E, Bahlmann F, Rosch B (1998) Evaluation of different transvaginal sonographic diagnostic parameters in women with postmenopausal bleeding. Ultrasound Obstet Gynecol 12 (4):265-70

Wherry KL, Dubinsky TJ, Waitches GM, Richardson ML, Reed S (2001) Low-resistance endometrial arterial flow in the exclusion of ectopic pregnancy revisited. J Ultrasound Med 20 (4):335-42

Wu YC, Yuan CC, Hung JH, Chao KC, Yen MS, NG HT (2000) Power Doppler angiographic appearance and blood flow velocity waveforms in invasive cervical carcinoma. Gynecologic Oncology 79 (2):181-6

Zhou Q, Lei XY, Xie Q, Cardoza JD (2005) Sonographic and Doppler imaging in the diagnosis and treatment of gestational trophoblastic disease: a 12-year experience. J Ultrasound Med 24(1):15-24

**Teil V Dopplersonographie
in der Reproduktionsmedizin**

Kapitel 28   Dopplersonographie in der Reproduktionsmedizin   – 289

> # Dopplersonographie in der Reproduktionsmedizin

D. Grab

28.1 Einleitung – 289

28.2 Tubenfaktor – 290

28.3 Ovarielle Perfusion – 290

28.4 Uterine Perfusion – 293

28.5 Dopplersonographie zur Optimierung
der assistierten Reproduktion – 299

28.1 Einleitung

Der unerfüllte Kinderwunsch betrifft ungefähr 10–15% aller Partnerschaften. Die Ursachen sind häufig multifaktoriell bedingt: Neben primär ovariellen, hypothalamisch-hypophysären, extragenital endokrinen, psychogenen, immunologischen, genetischen, tubaren, uterinen, zervikalen und vaginalen Sterilitätsursachen fallen zahlenmäßig zunehmend andrologische und nicht abklärbare Faktoren (»idiopathische Sterilität«) ins Gewicht. In 30% der Fälle liegen Sterilitätsursachen bei beiden Partnern vor.

Neben einer eingehenden Anamnese, der Messung der Basaltemperatur und der Durchführung eines Spermiogramms stehen zur weiteren Abklärung folgende diagnostische Verfahren zur Verfügung:
- B-Mode-Untersuchungen (Follikulometrie, sonographische Messung der Endometriumdicke und Analyse der Endometriumtextur)
- Dopplersonographie (hämodynamische Untersuchungen, Pertubation mit Ultraschallkontrastmitteln)
- Blutanalysen (Hormonbestimmungen)
- Radiologische Verfahren (Hysterosalpingographie)
- Operative Verfahren (diagnostische Pelviskopie und Chromopertubation)

Die Grundlagen für dopplersonographische Untersuchungen des inneren weiblichen Genitales wurden von Taylor et al. (1985) geschaffen: Den Autoren gelang es, transabdominal mittels gepulster Dopplersonographie uterine und ovarielle Blutströmungsprofile abzuleiten und sie anhand ihrer Topographie und ihrer typischen Kurvenformen von anderen Blutgefäßen des kleinen Beckens zu unterscheiden.

Einen weiteren Fortschritt stellte die Entwicklung dopplerfähiger Transvaginalsonden dar. Feichtinger et al. (1988) konnten sowohl uterine als auch ovarielle Blutgefäße vom Scheidengewölbe aus überlagerungsfrei darstellen und die uterine und ovarielle Durchblutung unter physiologischen und pathophysiologischen Bedingungen untersuchen.

Der Einsatz der farbkodierten Dopplersonographie ermöglicht die nahezu anatomisch exakte Darstellung der Blutgefäßversorgung im kleinen Becken (Fleischer 1991; Bourne 1991). Mittels dieser Technologie können uterine und ovarielle Blutgefäße rasch aufgefunden und dargestellt werden. Darüber hinaus können mit der Untersuchungsmethode auch interventionelle Verfahren wie die Tubendurchgängigkeitsprüfung durchgeführt werden (Hünecke et al. 2000).

Die Anwendung des Angiomode ermöglicht darüber hinaus die Darstellung des subendometrialen Blutflusses. Mit diesen neueren Untersuchungsverfahren lässt sich der

Blutfluss entweder im Schnittbildverfahren (2 D) oder in einem definierten Gewebsblock (3 D) nicht nur visualisieren sondern zusätzlich auch die Perfusion des Endometriums oder der Ovarien mit einer guten Intra- und Interobserver-Reproduzierbarkeit quantifizieren (Schild et al. 2000; Raine-Fenning et al. 2004; Merce et al. 2005).

28.2 Tubenfaktor

Die tubare Sterilität stellt mit etwa 25% eine der häufigsten Sterilitätsursachen dar. Daher gehört der Nachweis der freien Tubenpassage neben dem Messen der Basaltemperatur und dem Erstellen eines Spermiogramms des Partners zu den basalen Untersuchungen bei der Abklärung des unerfüllten Kinderwunsches. Konventionelle Methoden wie Pertubation, Hysterosalpingographie mit Röntgenkontrastmitteln oder laparoskopische Chromopertubation sind mit methodischer Ungenauigkeit, Strahlenbelastung oder Invasivität verbunden. Eine Alternative bietet sich mit der sonographischen Darstellung der Tubendurchgängigkeit an. Dabei wird mittels eines intrauterin eingelegten Katheters (Abb. 28.1) die Passage von Ultraschallkontrastmittel (Echovist, Schering, Berlin) durch die Tube sonographisch dargestellt (Abb. 28.2). Durch die zusätzliche Kombination mit der gepulsten Dopplersonographie wird eine Objektivierung der Befunde erreicht, die bei der alleinigen B-Mode-Analyse ausschließlich der individuellen Beurteilung des Untersuchers unterliegen (Abb. 28.3). Hünecke et al. (2000) fanden in einem Kollektiv von 210 Patientinnen, dass die sonographische und dopplersonographische Darstellung der Tubenpassage mit Ultraschallkontrastmitteln in 94% der Fälle mit den anschließend laparoskopisch erhobenen Befunden übereinstimmten.

28.3 Ovarielle Perfusion

Die Untersuchung der ovariellen Perfusion umfasst folgende Parameter:
1. Farbdopplersonographische Darstellung der Stromaarterien (Abb. 28.4)
2. 3-D-Darstellung des Gefäßnetzes (Abb. 28.5)
3. Spektralanalyse der Hüllkurven der Stromaarterien und der periovariellen Arterien (Abb. 28.6) mit
   – Resistance-Index (RI)
   – Pulsatility-Index (PI)
   – V_{max}
   – V_{mean}

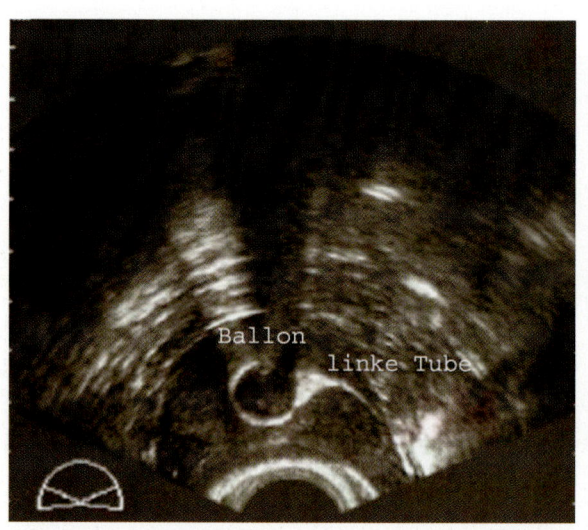

 Abb. 28.2. Darstellung des intramuralen Anteils der linken Tube mit Echovist. Intramuraler Tubenverschluss rechts

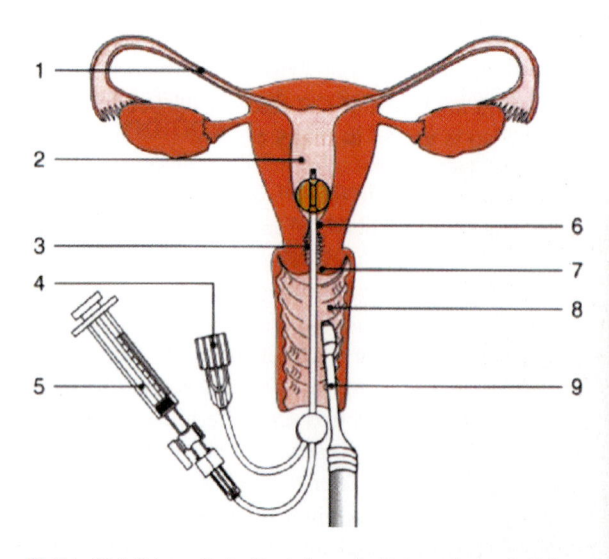

 Abb. 28.1. Schematische Darstellung der Untersuchung der Tubendurchgängigkeit mit Ultraschallkontrastmittel (Echovist) (1) Tube (2) Cavum uteri (3) Zervikalkanal (4) Stutzen zum Auffüllen des Ballons (5) Spritze mit Ultraschallkontrastmittel (6) Ballonkatheter (7) Portio (8) Vagina (9) Vaginalsonde

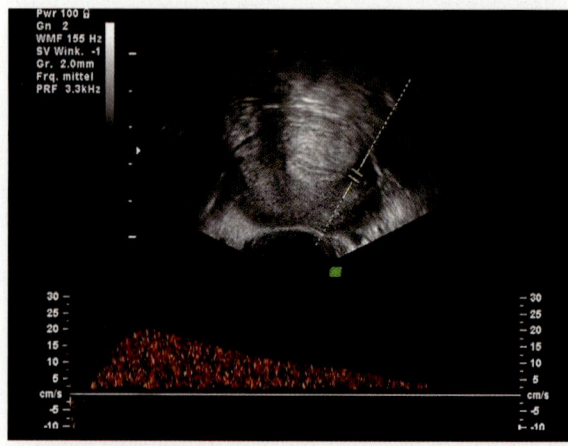

 Abb. 28.3. Dokumentation der freien Tubendurchgängigkeit mit dem Spektraldoppler

28.4 · Uterine Perfusion

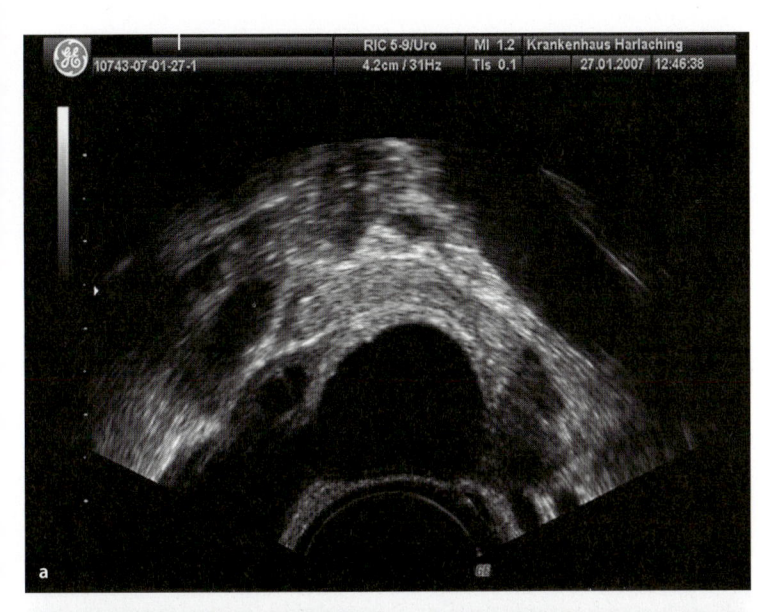

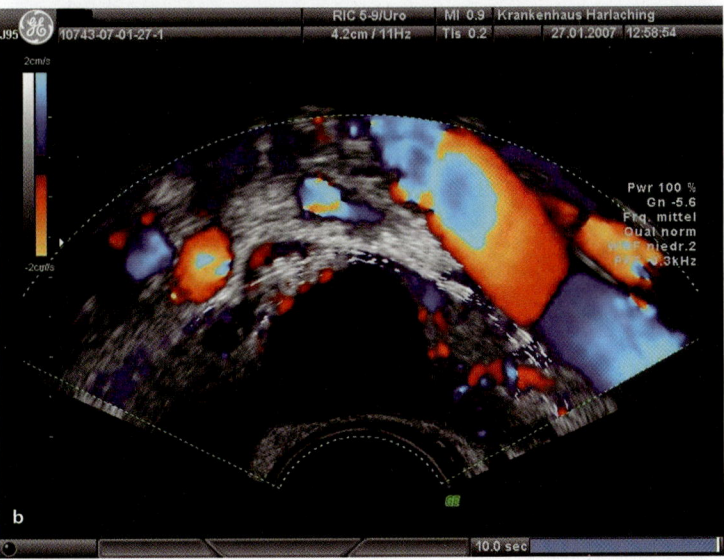

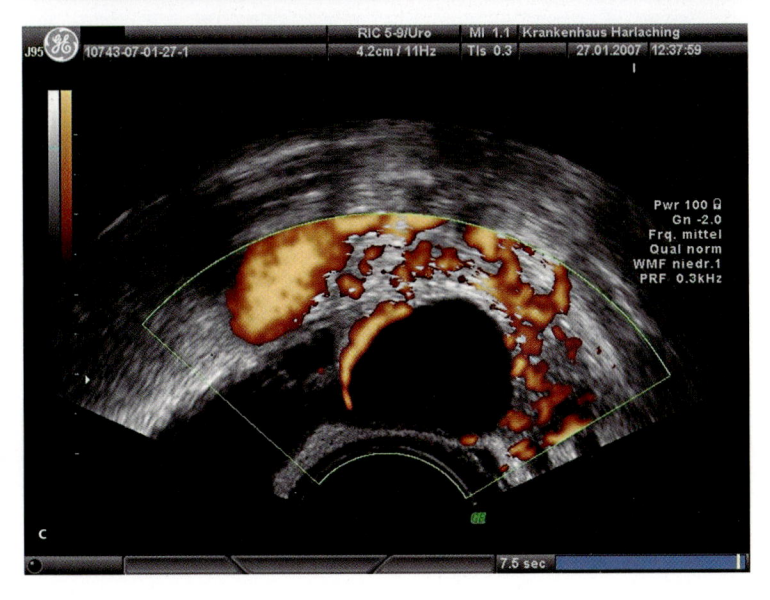

291   28

Abb. 28.4 a–c. Darstellung eines Ovars mit sprungreifem Follikel (a) im B-Mode (b) mit Farbdoppler (c) im Angiomode

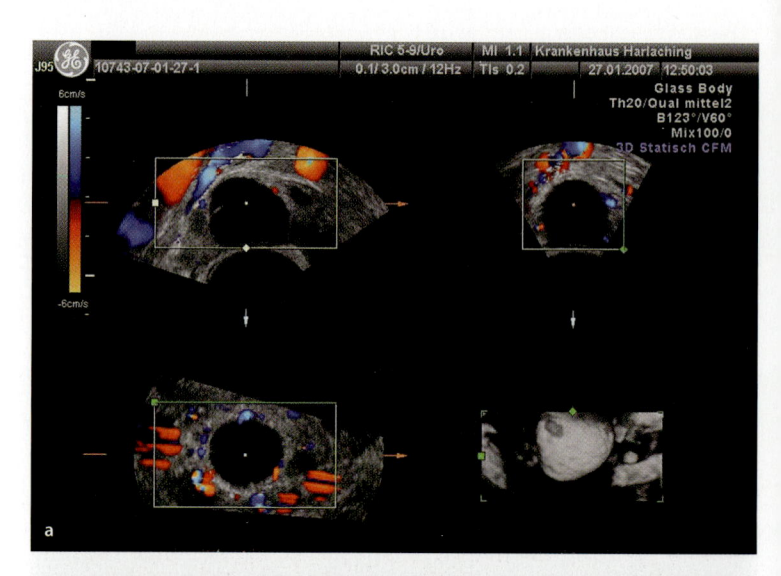

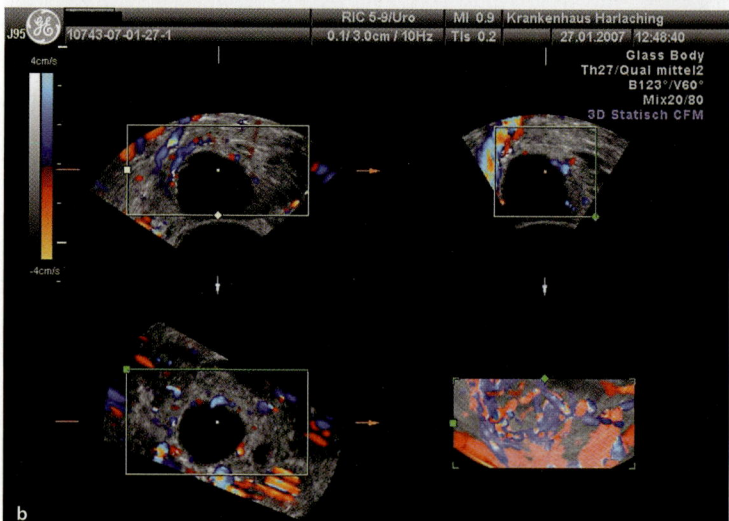

Abb. 28.5 a,b. Dreidimensionale Rekonstruktion der perifollikulären Gefäße im 3-D-Inversionsmodus (**a**) und Glass-body-Modus (**b**)

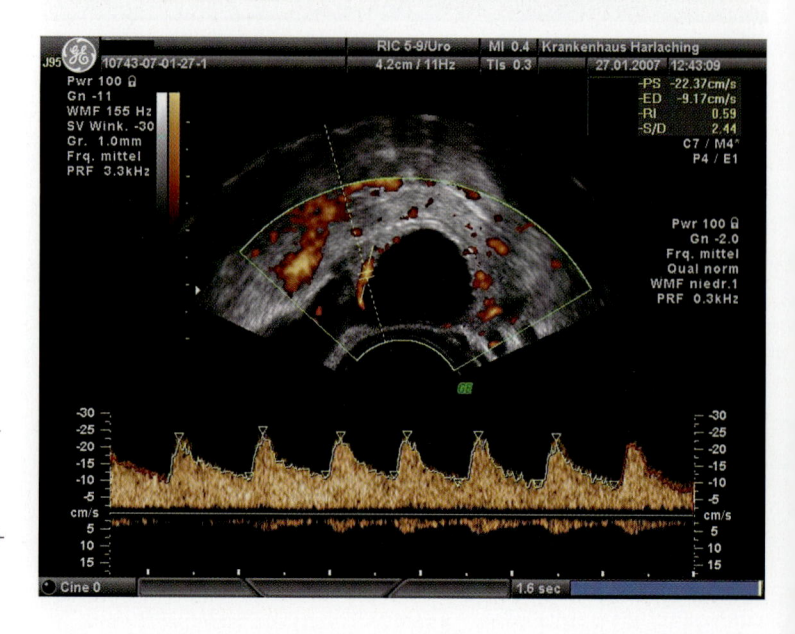

Abb. 28.6. Hüllkurvenanalyse der perifollikulären Gefäße. Das Doppler-Gate ist gefäßdeckend mit einem Einstrahlwinkel von 30° positioniert. Aus der Hüllkurve wurden folgende Parameter berechnet: systolische Geschwindigkeit (*PS*), enddiastolische Geschwindigkeit (*ED*), Resistance-Index (*RI*), S/D-Ratio

Die ovarielle Stromaperfusion und die Stimulierbarkeit der Ovarien mit Gonadotropinen sind positiv miteinander korreliert. Allerdings ist die klassische Spektralanalyse der Hüllkurven für klinische Zwecke weniger geeignet: Im eigenen Untersuchungsgut lag der RI der Stromaarterien unabhängig von der Stimulierbarkeit und der Schwangerschaftsrate bei 0,5 (Sterzik et al. 1989; Grab 1994). Auch neuere, mit Farbdoppler und Angiomode durchgeführte Untersuchungen ergaben für semiquantitative Parameter (RI, PI) keine klinisch brauchbaren Ergebnisse (Ng et al. 2005). Für die klinische Beurteilung der Stromaperfusion sind quantitative Untersuchungen erforderlich: Zaidi et al. (1996) zeigten an einem Kollektiv von 150 Patientinnen, dass die gemittelte systolische Blutströmungsgeschwindigkeit bei den Patientinnen mit stimulierbaren Ovarien signifikant höher war als in der Gruppe mit unzureichender Reaktion auf die hormonelle Stimulierung. Dabei wurden zunächst die Areale mit der höchsten Perfusion anhand der Farbintensität aufgesucht und in diesen Arterien mittels gepulstem Doppler die Blutströmungskurven aufgezeichnet. Bei Patientinnen mit regelrechter Stimulierbarkeit der Ovarien lagen V_{max} der Blutströmungskurven im ovariellen Stroma bei 10,2 cm/s (+-5,8) im Vergleich zu 5,2 cm/s (+-4,2) bei den Ovarien mit unzureichender Stimulierbarkeit. Engmann et al. (1999) konnten an einem Kollektiv von 88 Patientinnen zeigen, dass die quantitative Messung der ovariellen Stromaperfusion den wichtigsten prädiktiven Faktor für die ovarielle Stimulierbarkeit darstellt. Oyesnaya et al. (1996) fanden in einem In-vitro-Fertilisations- und Embryotransfer-Kollektiv (IVF-ET-Kollektiv) eine positive Korrelation zwischen der Oozytenausbeute und dem vaskulären Index der Follikel. Dieser Index wurde definiert als das Verhältnis der Follikel mit einem nachweisbaren pulsatilen Muster zur Gesamtzahl der Follikel. Mithilfe derartiger Messungen könnte der Zeitpunkt der HCG-Gabe optimiert werden. Mittels Power-Mode und 3-D-Rekonstruktion kann das gesamte Gefäßnetz des Ovars visualisiert und semiquantitativ beurteilt werden: Vlaisavljevi et al. (2003) fanden bei der 3-D-Darstellung der Follikeldurchblutung einen Zusammenhang zwischen dem vaskulären Gefäßnetz der Follikel und der Qualität der Oozyten. Offenbar korreliert die perifollikuläre Durchblutung in stimulierten Zyklen mit den späteren Schwangerschaftsraten: Shresta et al. (2006) teilten die mittels Angiomode dargestellte perifollikuläre Durchblutung in 5 Perfusionsklassen ein (Tabelle 28.1): Bei einer gut ausgeprägten Perfusion lagen die klinischen Schwangerschaftsraten bei 47% vs. 12% bei eingeschränkter Perfusion. Aus den Daten kann man schließen, dass die Blutströmungsgeschwindigkeiten im ovariellen Stroma und die farbdopplersonographische Rekonstruktion der perifollikulären Durchblutung wichtige prädiktive Faktoren für die Stimulierbarkeit der Ovarien und die Qualität der Oozyten darstellen. Damit können dopplersonographische Untersuchungen zur Optimierung reproduktionsmedizinischer Maßnahmen herangezogen werden: Coulam et al. (1999) empfehlen, bei der Follikelpunktion für eine IVF bevorzugt Follikel mit einer ausgeprägten Vaskularisationszone und hohen perifollikulären Blutströmungsgeschwindigkeiten auszuwählen.

Tab. 28.1. Beurteilung der perifollikulären Durchblutung mittels Perfusionsklassen. (Nach Shresta et al. 2006)

Blutflussklasse	Perifollikuläre Blutgefäße
0	Nicht darstellbar
1	In 1-25% des Follikelumfangs darstellbar
2	In 26-50% des Follikelumfangs darstellbar
3	In 51-75% des Follikelumfangs darstellbar
4	In 76-100% des Follikelumfangs darstellbar

28.4 Uterine Perfusion

Die Untersuchung der uterinen Perfusion umfasst folgende Parameter:
1. Farbdopplersonographische Darstellung des aszendierenden Astes der A. uterina (Abb. 28.7) und der Spiralarterien (Abb. 28.8)
2. Spektralanalyse der Hüllkurven (Abb. 28.9) mit
   - Resistance-Index (RI)
   - Pulsatility-Index (PI)
   - V_{max}
   - V_{mean}
3. Darstellung des subendometrialen Gefäßnetzes mit farbkodierter Dopplersonographie oder Angiomode (Abb. 28.10) mit folgenden Parametern:
   - Vascularization-Index (VI)
   - Flow-Index (FI)
   - Vascularization-Flow-Index (VFI)

Der Erfolg sämtlicher reproduktionsmedizinischer Maßnahmen hängt entscheidend davon ab, ob die Embryonen auf ein implantationsfähiges Endometrium treffen (Abb. 28.11). Paulson et al. (1990) kommen aufgrund theoretischer Berechnungen zu dem Schluss, dass in hormonell stimulierten Zyklen die mangelnde Rezeptivität des Endometriums für zwei Drittel aller Therapiefehlschläge verantwortlich ist.

Histologische Untersuchungen zeigen, dass unterschiedliche Stimulationsprotokolle zu einer differierenden Verteilung pathologischer Endometriumsbefunde führen, wobei vor allem bei Verwendung von Clomifen ein beträchtlicher Anteil der Endometrien unterschied-

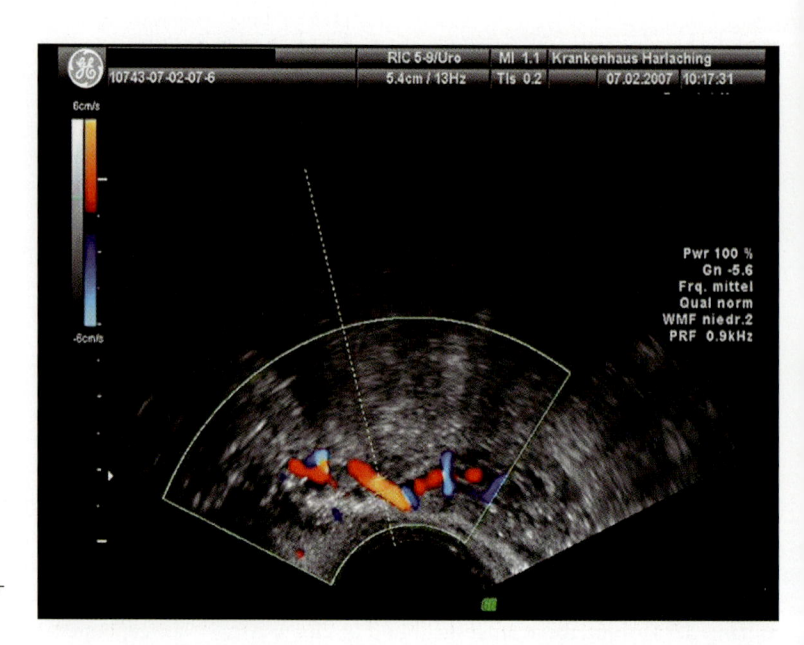

Abb. 28.7. Farbkodierte Darstellung des aszendierenden Hauptastes der A. uterina parasagittal in Höhe der Cervix uteri

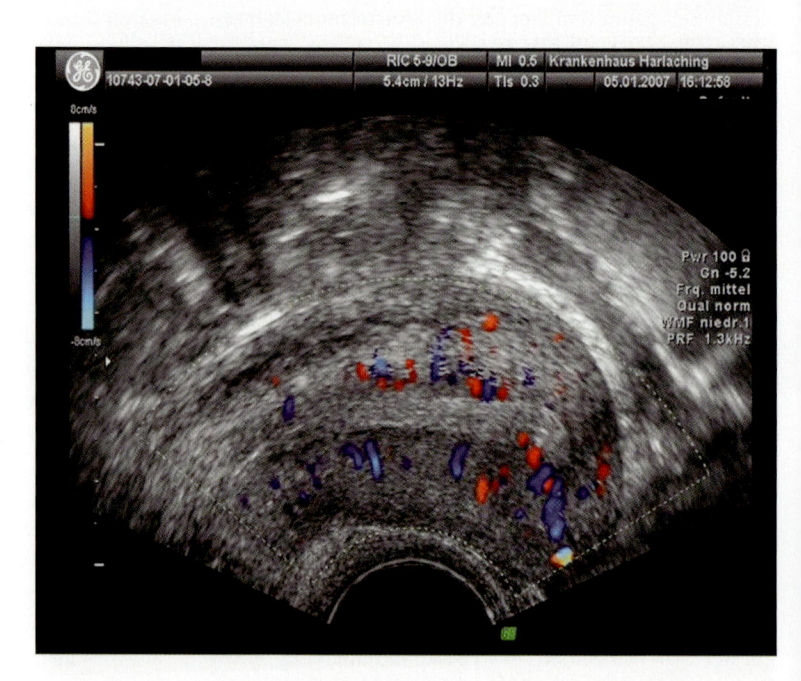

Abb. 28.8. Farbkodierte Darstellung der Spiralarterien

lich schwere Funktionsstörungen bis hin zur kompletten Atrophie aufwies (Wentz 1980; Dallenbach et al. 1987; Sterzik et al. 1988). Dallenbach et al. (1987) halten auf der Grundlage dieser Daten die histologische Untersuchung einer Endometriumbiopsie für ein wesentliches Element der Sterilitätsabklärung und -therapie. Der Nachteil der histologischen Untersuchung ist die damit verbundene Invasivität.

Die Wertigkeit der sonomorphologischen Untersuchung des Endometriums im Rahmen des Zyklusmonitoring von Sterilitätspatientinnen wird im Schrifttum kontrovers diskutiert. Zwar ist mittels hochfrequenter Transvaginalsonden heute eine sonoanatomisch korrekte Darstellung des Endometriums möglich (Cornet et al.1986), auf der Grundlage der bisher vorliegenden Daten bleibt aber offen, ob die Sonographie eine klinisch brauchbare prognostische Aussage in Bezug auf die Implantationsfähigkeit des Endometriums erlaubt (Isaacs et al. 1996; Sterzik et al. 1997). Eigene Untersuchungen zeigten, dass weder die Endometriumdicke noch die Endometriumstruktur den histologischen Befund zuverlässig widerspiegeln (Grab 1994).

Ovar und Uterus stellen die einzigen Organe dar, in denen beim Erwachsenen auch unter physiologischen Be-

28.4 · Uterine Perfusion

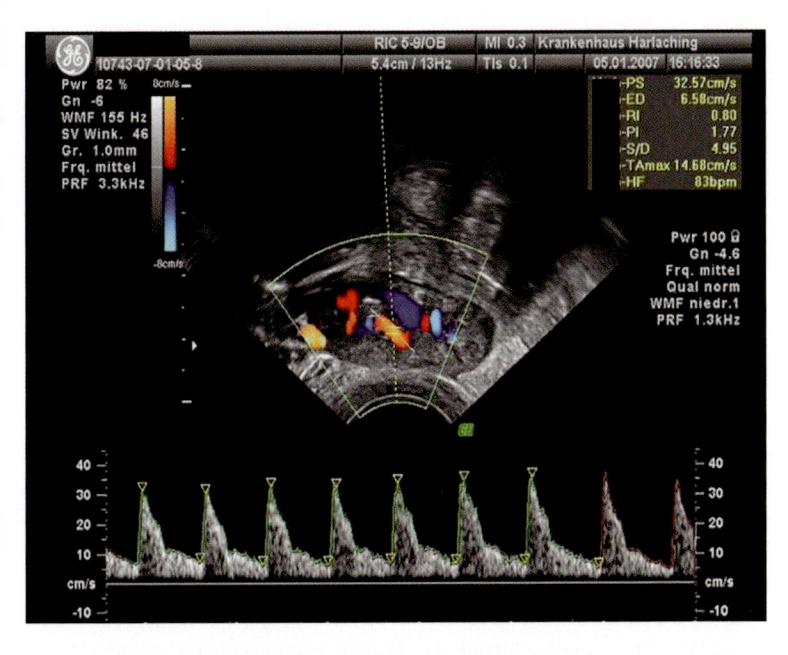

◘ **Abb. 28.9.** Hüllkurvenanalyse der A. uterina: Das Doppler-Gate ist gefäßdeckend mit einem Einstrahlwinkel von 46° platziert. Aus der Hüllkurve wurden folgende Parameter berechnet: systolische Geschwindigkeit (*PS*), enddiastolische Geschwindigkeit (*ED*), Resistance-Index (*RI*), Pulsatility-Index (*PI*), S/D-Ratio, mittlere Geschwindigkeit über einen Herzzyklus (*TA$_{max}$*) und die Herzfrequenz (*HF*) berechnet

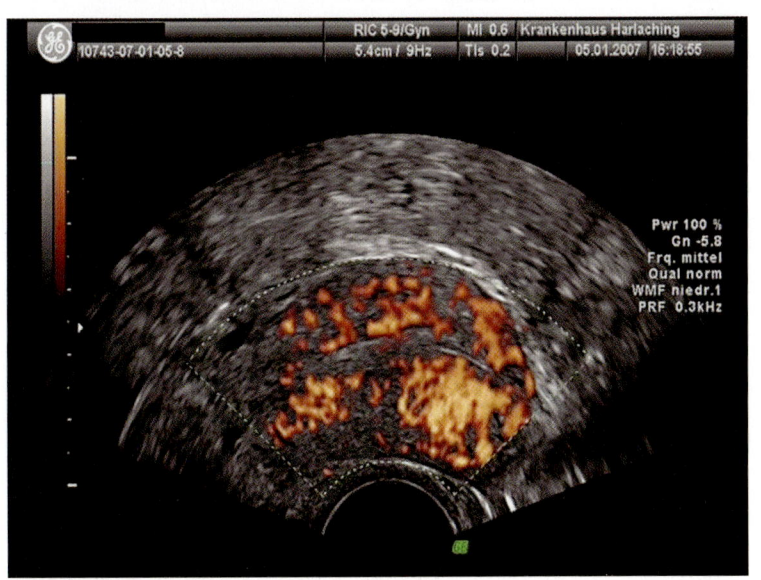

◘ **Abb. 28.10.** Darstellung der Spiralarterien und der subendometrialen Perfusion mit Angiomode

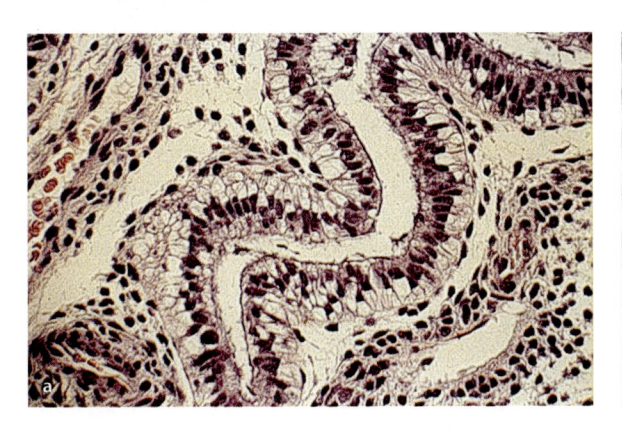

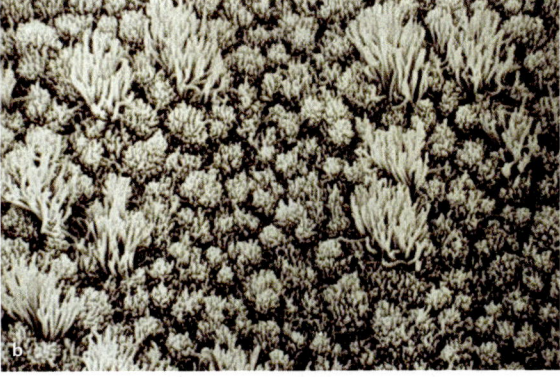

◘ **Abb. 28.11 a,b.** Zyklusgerechte Endometriumbiopsate (Sekretionsphase); Lichtmikroskopie, Vergrößerung 240fach (**a**) Elektronenmikroskopie, Vergrößerung 1250fach (**b**)

dingungen eine nennenswerte Neoangiogenese stattfindet. Die Blutströmungskurven uteriner Arterien spiegeln die Gefäßarchitektur der nachgeschalteten Endstrombahn wider. Darüber hinaus bestehen Assoziationen zum Funktionszustand der nachgeschalteten Arteriolen: Vasokonstriktionen können zu charakteristischen Veränderungen der Blutströmungsprofile führen (Mo et al. 1988).

Neuroanatomische Untersuchungen zeigen, dass die uterine Durchblutung durch ein komplexes, sexualsteroidsensitives Substrat gesteuert wird (Owman et al. 1983, 1986; Traurig u. Papka 1992). Dabei konnten zusätzlich zu den klassischen Neurotransmittern Noradrenalin und Acetylcholin eine Anzahl von Neuropeptiden mit Wirkung auf die Gefäßwand uteriner Arterien (◘ Abb. 28.12) identifiziert werden (Ottesen et al. 1983; Hansen et al. 1988; Tenmoku et al. 1988). Die Dopplersonographie bietet die Möglichkeit, die uterine und ovarielle Durchblutung unter dem Einfluss endogener und exogen zugeführter Sexualhormone zu untersuchen. Derartige Messungen können zu einem besseren Verständnis führen, wie vaskuläre Prozesse in die reproduktionsbiologische Pathophysiologie involviert sind (Bourne 1991; Bourne et al. 1996). Sie bieten darüber hinaus die Möglichkeit, einfach und noninvasiv die Wirkung von medikamentösen Therapieschemata auf die uterine und ovarielle Hämodynamik zu messen.

Ob uterine Blutströmungsmuster eine Zyklusdynamik aufweisen, wird in der Literatur kontrovers diskutiert. Die bisher vorliegenden Daten legen die Vermutung nahe, dass es in Zyklusmitte zu einer gesteigerten Perfusion von Uterus und Ovar kommt (Feichtinger et al. 1988; Goswamy u. Steptoe 1988; Steer et al. 1990; Kurjak et al. 1991). Feichtinger et al. (1988) kommen aufgrund von wiederholt im Spontanzyklus durchgeführten transvaginalen Messungen in uterinen Blutgefäßen zu dem Schluss, dass der RI am Zyklusanfang und -ende höher liegt als in Zyklusmitte, ohne dass diese Aussage bei einer sehr kleinen Fallzahl statistisch untermauert werden konnte. Goswamy u. Steptoe (1988) fanden bei 16 Probandinnen einen Abfall des uterinen vaskulären Widerstands im Zyklusverlauf. Steer et al. (1990) führten bei 23 Patientinnen transvaginal farbkodierte dopplersonographische Untersuchungen durch. Die Autoren leiten aus ihren Messungen ab, dass ein komplexer Zusammenhang zwischen hormonellen und hämodynamischen Parametern besteht. Der niedrigste PI uteriner Arterien wurde in dieser Untersuchung in der Sekretionsphase beobachtet, während in Zyklusmitte zum Zeitpunkt des Östrogengipfels der PI kurzfristig anstieg. Im Gegensatz dazu beschreiben Battaglia et al. (1990) bei 19 mit Clomifen/HCG- oder HMG/HCG-stimulierten Patientinnen einen Abfall des PI im Verlauf der Proliferationsphase und einen Anstieg in der Lutealphase. Demgegenüber fanden Scholtes et al. (1989) bei der transvaginalen Untersuchung von 16 Patientinnen mit regelmäßigen Zyklen, dass der PI uteriner Arterien nur marginal in die an ovariellen Blutströmungsmustern beobachteten zyklischen Schwankungen involviert ist. Long et al. (1989) konnten für den PI uteriner Blutströmungsprofile keine signifikanten Unterschiede zwischen prä- und postovulatorisch gemessenen Werten finden.

In unserem eigenen Untersuchungskollektiv trat periovulatorisch eine diskrete, jedoch statistisch signifikante Zunahme der Widerstandsindizes auf. Quantitative Messungen ergaben – unabhängig vom Zyklusstadium im Median – eine weitgehend konstante systolische Maximalgeschwindigkeit von etwa 40 cm/s (Grab et al. 1992).

Bei der Bewertung der Daten muss berücksichtigt werden, dass im Spontanzyklus die uterine Durchblutung einer zirkadianen Rhythmik zu unterliegen scheint: Zaidi et al. (1996) fanden bei Messungen in der späten Proliferationsphase morgens einen signifikant höheren PI und eine signifikant niedrigere Blutströmungsgeschwindigkeit als am Abend.

Von verschiedenen Arbeitsgruppen wurden Vergleichsuntersuchungen zwischen hormonell stimulierten und unbehandelten Zyklen durchgeführt.

Battaglia et al. (1990) nahmen an einem Kollektiv von 10 spontan ovulierenden Kontrollpersonen und 19 Patientinnen, die im Rahmen einer geplanten IVF mit Clomifen/HCG oder HMG/HCG stimuliert wurden, vergleichende dopplersonographische Untersuchungen der uterinen Durchblutung vor. Bis auf 2 Fälle im stimulierten Kollektiv mit stark erhöhten Widerstandswerten, bei denen es zu einem vorzeitigen Östradiolabfall kam, war die Proliferationsphase sowohl im behandelten als auch im unbehandelten Kollektiv durch einen Abfall des PI gekennzeichnet. Die Indexwerte waren im stimulierten Kollektiv höher als in der Kontrollgruppe. Zwischen dem 7. und 13. Zyklustag fiel der PI im behandelten Kollektiv von 5,2 (+- 0,8) auf 3,4 (+- 0,8) und in der Kontrollgruppe von 4,4 (+- 0,6) auf 2,3 (+- 0,3).

Uterine Blutgefäße

Vasokonstriktion **Vasodilatation**

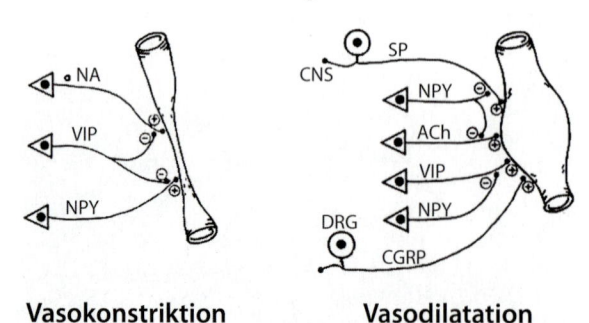

◘ Abb. 28.12. Einfluss verschiedener Neurotransmitter auf den Gefäßwandtonus der A. uterina. (*Ach*) Acetylcholin (*aNA*) Noradrenalin (*VIP*) vasoaktives intestinales Polypeptid (*SP*) Substanz P (*CGRP*) calcitonin gene-related polypeptide. (Modiziert nach Traurig u. Papka 1992)

Im Gegensatz dazu waren im eigenen Untersuchungsgut nach Gonadotropinstimulation die Widerstandswerte niedriger und die Blutströmungsgeschwindigkeiten höher als in den vorausgegangenen unstimulierten Zyklen. Dabei erwies sich der PI als statistisch aussagekräftiger als der RI. Der Unterschied zwischen den beiden Indizes ist methodisch bedingt: Aufgrund der in den PI eingehenden Größen können Kurven mit aufgehobenen oder stark erniedrigten diastolischen Flüssen mit diesem Parameter besser differenziert werden als mit dem RI (McParland u. Pearce 1990). Die Zunahme der Blutströmungsgeschwindigkeiten und die Abnahme des PI nach Gonadotropinbehandlung sind durch die wesentlich höheren Östradiolspiegel in den behandelten Zyklen erklärbar (DeZiegler et al. 1991). Der im Gegensatz dazu von Battaglia et al. (1990) beschriebene höhere PI im stimulierten Kollektiv ist möglicherweise durch die Versuchsanordnung bedingt: Die Messungen wurden nicht am gleichen Kollektiv, sondern in 2 unterschiedlich zusammengesetzten Gruppen erhoben. Damit entsprechen Kontrollgruppe und behandelte Gruppe in der zitierten Studie möglicherweise nicht der gleichen Grundgesamtheit. Darüber hinaus wurden in der betreffenden Studie 2 unterschiedliche Stimulationsverfahren (Clomifen/HCG bzw. HMG/HCG) angewandt. Unsere eigenen Ergebnisse zeigen nach hormoneller Stimulation mit Gonadotropinen einen niedrigeren vaskulären Widerstand in der A. uterina als im Spontanzyklus.

Tekay et al. (1995) fanden bei 9 Patientinnen mit ovariellem Überstimulationssyndrom im Vergleich zu 21 stimulierten Kontrollpatientinnen keine Veränderung in der uterinen oder ovariellen Durchblutung. Nach Abklingen der Symptome war der PI der A. uterina bei den 5 Patientinnen, die schwanger geworden waren, jedoch signifikant niedriger als bei den nicht schwangeren Kontrollen.

Klinisch bedeutsam ist die von den meisten Arbeitsgruppen beschriebene Korrelation dopplersonographischer Parameter zur Implantation:

Goswamy et al. (1988) fanden in einem selektionierten Kollektiv mit 4 oder mehr IVF-Versuchen eine signifikant niedrigere Schwangerschaftsrate als bei Patientinnen mit weniger Therapieversuchen. Dopplersonographische Untersuchungen der uterinen Durchblutung zeigten in diesem Kollektiv in 48% der Fälle eine eingeschränkte uterine Perfusion. Die Einordnung der Flusskurven erfolgte auf der Basis einer vorausgegangenen Studie an 16 Probandinnen (Goswamy u. Steptoe 1988) nach qualitativen Kriterien, je nach Vorhandensein und Form des diastolischen Flusses. Dabei wurde ein inkompletter oder kompletter diastolischer Flussverlust als eingeschränkte und ein durchgehender diastolischer Fluss als normale uterine Perfusion beurteilt. Goswamy u. Steptoe (1988) fanden nach Vorbehandlung der Patientinnen mit Östradiolvalerat in 31 von 38 Fällen eine Verbesserung der uterinen Perfusion und konnten in 15 Fällen bei der anschließenden IVF eine Schwangerschaft erzielen.

Unsere eigene Arbeitsgruppe konnte mittels transvaginaler Ableitung der A. uterina zeigen, dass bei IVF-Patientinnen der vaskuläre Widerstand bei den Patientinnen mit erfolgreicher Implantation niedriger war als bei den Therapieversagern (Grab et al. 1989; Sterzik et al. 1989; Grab 1994). Am Tag der Follikelpunktion abgeleitete uterine Blutströmungsprofile waren bei den Patientinnen, bei denen die Therapie glückte, signifikant niedriger als bei Patientinnen mit fehlgeschlagener Implantation. Inzwischen liegen Ergebnisse weiterer Studien vor, die diesen Befund bestätigen (Strohmer et al. 1991; Steer et al. 1992; Spernol et al. 1993; Cacciatore et al. 1996; Tekay et al. 1995; Bloechle et al. 1997; Chien et al. 2004). Salle et al. (1998) haben die uterine Durchblutung neben sonomorphologischen Kriterien in einen Score zur Vorhersage der uterinen Rezeptivität integriert.

Die Daten sprechen dafür, dass Implantationsrate und PI negativ miteinander korreliert sind (◘ Abb. 28.13). In der Mehrzahl der publizierten Studien wurden oberhalb eines kritischen Grenzwertes in der Größenordnung von 3–3,5 keine Schwangerschaften registriert (◘ Tabelle 28.2). Während unterhalb dieses Grenzwertes, aufgrund der breiten Überlappung beider Kollektive (schwanger / nichtschwanger) für eine prognostische Aussage, keine ausreichende Trennschärfe erreicht wird, sprechen die Ergebnisse dafür, dass eine hochgradig eingeschränkte uterine Perfusion eine bedeutsame Sterilitätsursache darstellen kann.

Die klinische Wertigkeit hämodynamischer Untersuchungen in der Beurteilung der endometrialen Rezeptivität konnte durch die Möglichkeit, die Spiralarterien und den subendometrialen Blutfluss darzustellen, weiter verbessert werden. Schild et al. (2000) bestimmten in einem Kollektiv

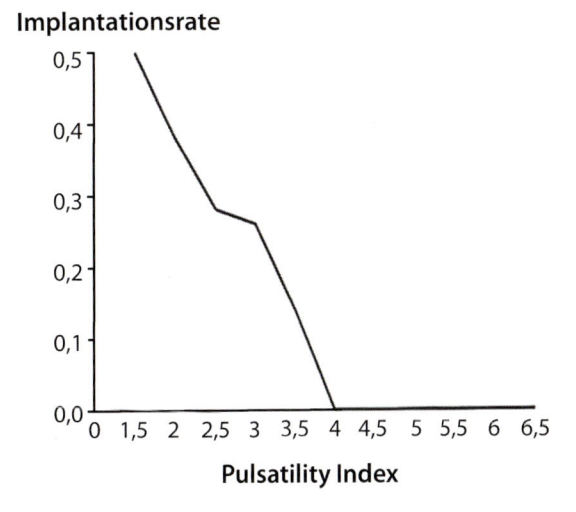

◘ Abb. 28.13. Implantationsrate in Abhängigkeit vom Pulsatility-Index (*PI*)

Tab. 28.2. Assoziation zwischen Implantation und vaskulärem uterinem Widerstand; Zusammenstellung der publizierten Studien, (k.A.) keine Angabe (n.s.) nicht signigikant

Autoren	n	Schwangerschaftsrate [%]	RI		p	PI		p	Keine Implantation bei
			Schwanger	Nicht schwanger		Schwanger	Nicht schwanger		
Strohmer et al. (1991)	105	12	k.A.		–	2,32±0,84	2,84±1,29	<0,05	k.A.
Steer et al. (1992)	82	34	k.A.		–	2,08±0,43	2,62±0,85	<0,05	PI >3
Spernol et al. (1993)	117	17	k.A.		–	1,86±0,48	2,11±0,55	<0,55	PI >3,09
Favre et al. (1993)	185	21	k.A.		–	2,80±0,48	2,90±0,55	n.s.	PI >3,55
Grab (1994)	124	22	0,81±0,0	0,84±0,08	<0,05	2,25±0,61	2,82±1,16	<0,05	RI >0,95 oder PI >3,5
Cacciatore et al. (1996)	200	35	0,85±0,04	0,87±0,04	<0,05	2,45±0,54	2,66±0,39	<0,05	RI >0,95 oder PI >3,3
Zaidi et al. (1996)	139	25	k.A.		–	2,52±0,50	2,64±0,80	n.s.	k.A.
Tekay et al. (1996)	32[a]	13	k.A.		–	3,33 (2,04-3,91)	3,02 (2,13-6,72)	n.s.	PI >4
	25	36				2,47 (1,52-3,77)	2,38 (1,79-4,87)	n.s.	
Aytoz et al. (1997)	70	19	k.A.		–	2,33±0,4	2,28±0,41	n.s.	k.A.
Chien et al. (2004)	317	29	0,84±0,05	0,87±0,14	0,04	2,29±0,43	2,53±0,72	0,003	k.A.

[a] Embryotransfer nach Kryokonservierung

Tab. 28.3. Parameter zur Quantifizierung der Gewebeperfusion (Schild et al. 2000)

Messparameter	Berechnung
Vaskularisation-Index (VI)	Farbwerte/(Gesamtzahl Voxels-Background)
Flow-Index (FI)	Intensitätsgewichtete Farbwerte/Farbwerte
Vascularisation-Flow-Index (VFI)	Intensitätsgewichtete Farbwerte/(Gesamtzahl Voxels-Background)

von 75 Patientinnen, bei denen nach einem einheitlichen Stimulationsverfahren eine IVF durchgeführt wurde, am ersten Tag der hormonellen Stimulation folgende Parameter: Endometriumdicke, Endometriumvolumen, PI der A. uterina und die systolische Maximalgeschwindigkeit in der A. uterina. Darüber hinaus wurden mit dem Farbhistogramm-Modus des Ultraschallgerätes (Voluson 530D, Kretz, Zipf, Österreich) der Vascularization-Index (VI), der Flow-Index (FI) und der Vascularization-Flow-Index (VFI) bestimmt (◘ Tabelle 28.3). Dabei charakterisiert der VI die Gefäßdichte und der FI die Intensität des Blutflusses. Der VFI setzt die Perfusion und die Vaskularisation miteinander in Beziehung. Zwar konnte die Arbeitsgruppe in 2 unterschiedlichen Kollektiven die im Schrifttum publizierten Daten nicht reproduzieren: Weder RI oder PI der Aa. uterinae noch die Darstellbarkeit von Spiralarterien wiesen eine Korrelation zur Rezeptivität des Endometriums auf (Schild et al. 2000, 2001), dennoch erwiesen sich hämodynamische Parameter als bedeutsame Prognosefaktoren. Sämtliche subendometrialen Parameter zeigten eine gute Korrelation zur Rezeptivität des Endometriums. Die Patientinnen mit erfolgreicher Implantation (n = 15) unterschieden sich signifikant von der Gruppe, bei denen keine Schwangerschaft erzielt werden konnte (n = 60), wobei der VFI die höchste Trennschärfe zwischen den Gruppen aufwies (Schild et al. 2000).

Aus eigenen Befunden und den im Schrifttum publizierten Daten kann man schließen, dass hochgradig erhöhte Widerstandswerte uteriner Flussprofile (◘ Abb. 28.14) und ein erniedrigter subendometrialer Blutfluss eine mangelnde Rezeptivität des Endometriums widerspiegeln. Rubinstein et al. (1999) empfehlen vor der Durchführung einer IVF die Behandlung mit Low-dose-Aspirin (100 mg täglich): Die Arbeitsgruppe konnte an einem Kollektiv von 298 Patientinnen, von denen jeweils die Hälfte entweder Aspirin bzw. Plazebo erhalten hatte, am Tag der HCG-Gabe in der Verumgruppe einen signifikant niedrigeren

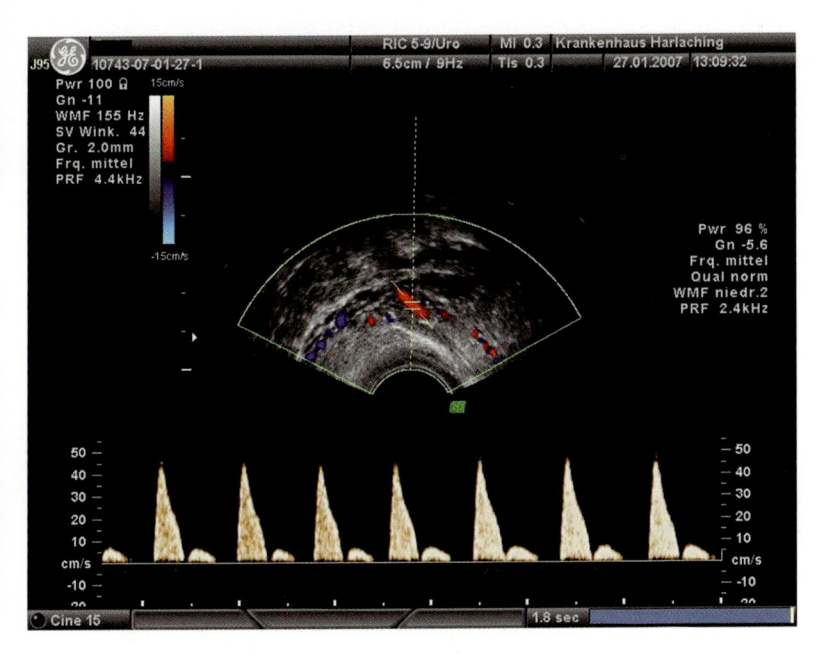

Abb. 28.14. Blutströmungsprofil einer A. uterina mit einer hochgradigen Perfusionsstörung

PI messen als in der Plazebogruppe (1,22+-0,34 vs. 1,98+-0,58, p<0.05) und erzielte in der Verumgruppe signifikant höhere Schwangerschaftsraten. In einer neueren Untersuchung konnten diese Befunde zwar nicht bestätigt werden, allerdings handelt es sich bei dieser Untersuchung um ein kleineres vorselektiertes Kollektiv (n = 60), bei dem nur 80 mg Aspirin verwendet wurden (Lok et al. 2004). Derzeit kann in Anbetracht der noch spärlichen und teilweise widersprüchlichen Datenlage noch keine verbindliche Therapieempfehlung abgegeben werden.

Zusammenfassend zeigen die bisher durchgeführten Studien, dass dopplersonographische Untersuchungen der A. uterina und die Quantifizierung der subendometrialen Durchblutung eine mangelnde Rezeptivität des Endometriums aufdecken können. Darüber hinaus ermöglichen die Untersuchungen die einfache und noninvasive Kontrolle der hämodynamischen Auswirkungen von Therapiemaßnahmen zur Verbesserung der Perfusion.

28.5 Dopplersonographie zur Optimierung der assistierten Reproduktion

Die sonographische Untersuchung des Cavum uteri sowie die visuelle und dopplersonographische Beurteilung der Tubendurchgängigkeit unter Gabe von Ultraschallkontrastmitteln gehören heute zur Basisuntersuchung bei der Abklärung der Sterilität. Diese Untersuchungsmethoden haben die früher zur Standarduntersuchung gehörenden radiologischen Verfahren (Hysterosalpingographie) weitgehend ersetzt. Bei leerer Anamnese (keine klinischen Anhaltspunkte für Endometriose, keine Adnexitis in der Vorgeschichte) ist sie zur Abklärung des Tubenfaktors die Methode der Wahl. Die diagnostische Pelviskopie mit Chromopertubation kann man heute auf Patientinnen mit Risikoanamnese oder mit Symptomen beschränken.

Blutflussmessungen im Stroma supprimierter Ovarien lassen zudem Rückschlüsse auf deren Stimulierbarkeit zu (Engmann et al. 1999). Eine erniedrigte Vaskularisation des ovariellen Stromas charakterisiert ein Kollektiv mit einer verminderten ovariellen Stimulierbarkeit. Die Erfolgsaussichten reproduktionsmedizinischer Maßnahmen können in diesem Kollektiv durch Modifikationen der Stimulationsprotokolle verbessert werden (Karande 2003). Da die Ausbildung des periovariellen Gefäßnetzes positiv mit der Qualität der Oozyten korreliert, kann die Darstellung der periovariellen Perfusion mit Farbdoppler oder Angiomode außerdem als Selektionskriterium für die Eizellen dienen, die einer IVF unterzogen werden.

Dopplersonographische Messungen der uterinen Durchblutung können zur Beurteilung der Rezeptivität des Endometriums herangezogen werden. Hohe uterine Gefäßwiderstände in der A. uterina oder in den Spiralarterien sowie eine unzureichende Ausbildung des subendometrialen Gefäßnetzes charakterisieren ein Kollektiv mit deutlich eingeschränkten Fertilitätschancen. Die eigenen Messungen sowie die in der Literatur publizierten Daten weiterer Arbeitsgruppen deuten darauf hin, dass eine uterine Minderperfusion ein bedeutsames Implantationshindernis darstellen kann. Bei einer hochgradigen Minderperfusion ist von einer so geringen Implantationswahrscheinlichkeit auszugehen, dass es nicht ratsam ist, ohne eine entsprechende Vorbehandlung eine IVF durchzuführen. Man sollte bei diesen Paaren auch den Verzicht auf reproduktionsmedizinische Maßnahmen erwägen, insbesondere nach mehreren frustranen Therapieversuchen.

Literatur

Aytoz A, Ubaldi F, Tournaye H, Zolst P, Van Steirtghem A, Devroey P (1997) The predictive value of uterine artery blood flow measurements for uterine receptivity in an intracytoplasmic sperm injection program. Fertil Steril 68:935-7

Battaglia C, Larocca E, Lanzani A, Valentini M, Ganazzani AR (1990) Doppler ultrasound studies of the uterine arteries in spontaneous and IVF stimulated cycles. Gynecol Endocrinol 4:245-250

Bloechle M, Schreiner TH, Küchler I, Schürenkämper P, Lisse K (1997) Colour Doppler assessment of ascendent uterine artery perfusion in an in-vitro ferilization-embryo transfer programme after pituitary desensation and ovarian stimulation with human recombinant follicle stimulating hormone. Hum Reprod 12:1772-77

Bourne TH (1991)Transvaginal color Doppler in gynecology. Ultrasound Obstet. Gynecol 1:309-312

Bourne TH, Hagström HG, Hahlin M, Josefsson B, Granberg S, Hellberg P et al. (1996) Ultrasound studies of vascular and morphologic changes in the human corpus luteum during the menstrual cycle. Fertil Steril 65:753-758

Cacciatore B, Simberg N, Fusaro P, Tiitinen A (1996) Transvaginal Doppler study of uterine artery blood flow in in vitro fertilisation-embryo transfer cycles. Fertil Steril 66:130-134

Chien LW, Lee WS, Tzeng CR (2004) Assessment of changes in uteroovarian arterial impedance during the peri-implantation period by Doppler sonography in women undergoing assisted reproduction. Ultrasound Obstet Gyncecol 23:496-500

Cornet D, Giacomini P, Pereira-Coelho A, Salat-Baroux J (1986) Etude échographique de l'épaisseur de l'endomètre au cours des cycles spontanés et stimulés: applications à la fécondation in vitro. J Gynecol Obstet. Biol Reprod 15 :621-625

Coulam CB, Goodman C, Rinehart JS (1999) Colour Doppler indices of follicular blood flow as predictors of pregnancy after in-vitro fertilization and embryo transfer. Hum Reprod 14:1979-82

Dallenbach CH, Sterzik K, Dallenbach-Hellweg G (1987) Histologische Endometriumbefunde bei Patientinnen am Tage eines geplanten Embryo-Transfers. Geburtsh Frauenheilk 47:623-629

DeZiegler D, Bessis R, Frydman R (1991) Vascular resistance of uterine arteries: physiological effects of estradiol and progesterone. Fertil Steril 55:775-79

Engmann L, Sladkevicius P, Agrawal R, Bekir JS, Campbell S, Tan SL (1999) Value of ovarian stromal blood flow velocity measurement after pituitary suppression in the prediction of ovarian responsiveness and outcome of in vitro fertilization treatment. Fertil Steril 71:22-28

Favre RK, Bettahar G, Grange J, Ohl E, Arbogast L et al. (1993) Predictive value of transvaginal uterine Doppler assessment in an in vitro fertilization program. Ultrasound Obstet Gynecol 3:350-353

Feichtinger W, Putz M, Kemeter P (1988) Transvaginale Doppler-Sonographie zur Blutflussmessung im kleinen Becken. Ultraschall Med 9 (1):30-6

Fleischer AC (1991) Ultrasound imaging – 2000: assessment of uteroovarian blood flow with transvaginal color Doppler sonography, potential clinical applications in infertility. Fertil Steril 55:684-691

Goswamy RK, Steptoe PC (1988) Doppler ultrasound studies of the uterine artery in spontaneous ovarian cycles. Hum Reprod 3:721-726

Goswamy RK, Williams G, Steptoe PC (1988) Decreased uterine perfusion- a cause of infertility. Hum Reprod 3:955-959

Grab D (1994) Zur Rezeptivität des Endometriums: Stellenwert der Sonographie und Dopplersonographie im unbehandelten Menstruationszyklus und nach hormoneller Stimulation. Habilitationsschrift, Ulm

Grab D, Sasse V, Terinde R, Sterzik K (1989) Der vaskuläre Widerstand der Aa. uterinae als prognostisches Kriterium für eine erfolgreiche Implantation? Fertilität 5:61-64

Grab D, Sterzik K (2000) Optimierung der assistierten Reproduktion durch Einsatz der Farbdopplersonographie. In: Schmidt W, Kurjak A (Hrsg) Farbdopplersonographie in Gynäkologie und Geburtshilfe. Thieme, Stuttgart

Grab D, Stoijc S, Königbauer U, Sterzik K (1992) Uterine Blutströmungsprofile im Spontanzyklus von Sterilitätspatientinnen. Fertilität 8:1-4

Hansen V, Schifter S, Allen J, Maigaard S, Forman A (1988) Effects of human calcitonin gene-related peptides and substance P on human intracervical arteries. Gynecol Obstet Invest 25:258-261

Hünecke B, Kleinkauf-Houcken A, Lindner C, Braendle W (2000) Überprüfung der Tubendurchgängigkeit mittels gepulster und farbkodierter Duplexdopplersonographie. In: Schmidt W, Kurjak A (Hrsg) Farbdopplersonographie in Gynäkologie und Geburtshilfe. Thieme, Stuttgart

Isaacs JD, Wells DS, Williams DB, Odem RR, Gast MJ, Strickler RC (1996) Endometrial thickness is a valid monitoring parameter in cycles of ovulation induction with menotropins alone. Fertil Steril 65:262-266

Kurjak A, Kupesic-Urek S, Schulman H, Zalud I (1991) Transvaginal color flow Doppler in the assessment of ovarian and uterine blood flow in infertile women. Fertil Steril 56:870-873

Karande VC (2003) Managing and predicting low response to standard in vitro fertilization therapy. A review of the options. Treat Endrocrinol 2:257-72

Lok IH, Yip SK, Cheung LP, Yin Leung PH, Haines CP (2004) Adjuvant low-dose aspirin therapy in poor responders undergoing in vitro fertilization: a prospective, randomized, double-blind, placebo-controlled trial. Fertil Steril 81:556-61

Long MG, Boultbee JE, Hanson ME, Begent RHJ (1989) Doppler time velocity waveform studies of the uterine artery and uterus. Br J Obstet. Gynaecol 96:588-593

McParland P, Pearce JM (1990) Doppler studies in pregnancy. Rec Adv Obstet. Gynaecol 16:43-73

Merce LT, Gomez B, Engels V, Bau S, Bajo JM (2005) Intraobserver and interobserver reproducibility of ovarian volume, antral follicle count, and vascularity indices obtained with transvaginal 3-dimensional ultrasonography, power Doppler angiography, and the virtual organ computer-aided analysis imaging programm. J Ultrasound Med 24:1279-87

Mo LYL, Bascom PAJ, Ritchie K, McCowan LME (1988) A transmission line modelling approach to the interpretation of uterine Doppler waveforms. Ultrasound Med Biol 14:365-376

Ng EHY, Tang, OS, Chan CCW, Ho PC (2005) Ovarian stromal blood flow in prediction of ovarian during in vitro fertilization treatment. Hum Reprod;20:3147-51

Ottesen B, Gerstenberg T, Ulrichsen H, Manthorpe T, Fahrenkrug J, Wagner G (1983) Vasoactive intestinal polypeptide (VIP) increases vaginal blood flow and inhibits uterine smooth muscle activity in women. Eur J Clin Invest 13:321-324

Owman C, Alm P, Sjöberg NO (1983) Pelvic autonomic ganglia: structure, transmitters, function and steroid influence. In: Elfvin LG (ed) Autonomic Ganglia. Wiley, New York, pp 125-143

Owman C, Stjernquist M, Helm G, Kannisto P, Sjöberg NO, Sundler F (1986) Comparative histochemical distribution of nerve fibres storing noradrenaline and neuropeptide Y (NPY) in human ovary, fallopian tube, and uterus. Med Biol 64:57-65

Oyesanya OA, Parsons JH, Collins WP, Campbell S (1996) Prediction of oocyte recovery rate by transvaginal ultrasonography and color Doppler imaging before human chorionic gonadotropin administration in in vitro fertilization cycles. Fertil Steril 65:806-809

Paulson RJ, Sauer MV, Lobo RA (1990) Embryo implantation after human in vitro fertilization: importance of endometrial receptivity. Fertil Steril 53:870-875

Raine-Fenning NJ, Campbell BK, Clewes JS, Kendall NR, Johnson IR (2004) The interobserver reliability of three-dimensional power Doppler data aquisition within the female pelvis. Ultrasound Obstet Gynecol 23:501-8

Rubinstein M, Marazzi A, de Fried EP (1999) Low-dose aspirin treatment improves ovarian responsiveness, uterine and ovarian blood flow velocity, implantation, and pregnancy rates in patients undergoing in vitro fertilization: a prospective, randomized, double-blind placebo-controlled assay. Fertil Steril 71:825-9

Salle B, Bied-Damron V, Benchaib M, Desperes S, Gaucherand P, Rudigoz RC (1998) Preliminary report of an ultrasonography and colour Doppler uterine score to predict uterine receptivity in an in-vitro fertilization programme. Hum Reprod 13:1669-73

Schild RL, Holthaus S, d'Alquen J, Fimmers R, Dorn C, ver der Ven H, Hansmann M (2000) Quantitative assessment of subendometrial blood flow by three-dimensional-ultrasound is an important predictive factor of implantation in an in-vitro fertilization programme. Hum Reprod 15:89-94

Schild RL, Knobloch C, Dorn C, Fimmers R, van der Ven H, Hansmann M (2001) Endometrial receptivity in an in vitro fertilization program as assessed by spiral artery blood flow, endometrial thickness, endometrial volume, and artery blood flow. Fertil Steril 75:361-6

Scholtes MCW, Wladimiroff JW, van Rjien HJM, Hop WCJ (1989) Uterine and ovarian flow velocity waveforms in the normal menstrual cycle: a transvaginal Doppler study. Fertil Steril 52:981-985

Shresta SM, Costello MF, Sjoblom P, McNally G, Bennett M, Steigrad SJ, Hughes GJ (2006) Power Doppler ultrasound assessment of follicular vascularity in the early follicular phase and its relationship with outcome of in vitro fertilization. J Ass Reprod Gen 23:161-69

Spernol R, Hecher K, Schwarzgruber J, Szalay S (1993) Doppler-Flow-Messungen in der A. uterina: Ein Prognosefaktor für den Erfolg bei der Behandlung durch IVF? Ultraschall in Med 14:175-177

Steer CV, Campbell S, Pampiglione JS, Kingsland CR et al. (1990) Transvaginal colour flow imaging of the uterine arteries during the ovarian and menstrual cycles. Hum Reprod 5:391-395

Steer CV, Campbell S, Tan et al. (1992) The use of transvaginal color flow imaging after in vitro fertilization to identify optimum uterine conditions before embryo transfer. Fertil Steril 57:372-376

Sterzik K, Dallenbach CH, Schneider V, Sasse V, Dallenbach-Hellweg G (1988) In vitro fertilization: the degree of endometrial insufficiency varies with the type of ovarian stimulation. Fertil Steril 50:457-462

Sterzik K, Grab D, Sasse V, Hütter W, Rosenbusch B, Terinde R (1989) Doppler sonographic findings and their correlation with implantation in an in vitro fertilization program. Fertil Steri. 52:825-828

Sterzik K, Grab D, Schneider V, Strehler EJ, Gagsteiger F, Rosenbusch BE (1997) Lack of correlation between ultrasonography and histologic staging of the endometrium in in vitro fertilization (IVF) patients. Ultrasound Med Biol 23:165-70

Strohmer H, Herczeg C, Plöckinger B, Kemeter P, Feichtinger W (1991) Prognostic appraisal of success and failure in an in vitro fertilization program by transvaginal Doppler ultrasound at the time of ovulation induction. Ultrasound Obstet Gynecol 1:235-40

Taylor KJW, Burns PN, Wells PNT, Conway DI, Hull MGR (1985) Ultrasound doppler flow studies of the ovarian and uterine arteries. Br J Obstet Gynecol 92:240-246

Tekay A, Martikainen H, Jouppila P (1995) Doppler parameters of the ovarian and uterine blood circulation in ovarian hyperstimulation syndrome. Ultrasound Obstet Gynecol 6:50-53

Tenmoku S, Ottesen B, O'Hare MMT, Sheikh S et al. (1988) Interaction of NPY and VIP in regulation of myometrial blood flow and mechanical activity. Peptides 9:269-275

Traurig H, Papka RE (1992) Autonomic efferent and visceral sensory innervation of the female reproductive system: special reference to the functional roles of nerves in reproductive organs. In: Maggi CA (ed) Autonomic Nervous System, Vol. 6: Nervous Control of the urogenital system. Harwood Academic Publishers, London

Vlaisavljevi V, Reljic M, Gavri Lovrec V, Zazula D, Sergent N (2003) Measurement of perifollicular blood flow of the dominant preovulatory follicle using three-dimensional power Doppler. Ultrasound Obstet Gynecol 22:520-6

Wentz A (1980) Endometrial biopsy in the evaluation of infertility. Fertil Steril 33:121-124

Zaidi J, Barber J, Kyei-Mensah A, Bekir J, Campbell S, Tan SL (1996) Relationship of ovarian stromal blood flow at the baseline ultrasound scan to subsequent follicular resonse in an In Vitro Fertilisation programm. Obstet Gynecol 88:779-84

Teil VI Dopplersonographie in der Mammadiagnostik

Kapitel 29 Dopplersonographie in der Mammadiagnostik – 305

Dopplersonographie in der Mammadiagnostik

M. Schelling und H. Madjar

29.1 Einleitung – 305

29.2 Pathophysiologischer Hintergrund – 306

29.3 Apparative Voraussetzungen, Messtechnik, diagnostische Kriterien, Kontrastmittel – 306

29.4 Sonographische und dopplersonographische Dignitätsbeurteilung – 307

29.5 Ausblick – 312

29.6 Zusammenfassung – 315

29.1 Einleitung

Das Mammakarzinom ist mit steigender Inzidenz die häufigste maligne Erkrankung der Frau. Wie bei anderen Tumorarten kann in erster Linie die frühe Erkennung der Tumore zu einer Reduktion der Mortalität führen. Bei diesen Bemühungen zur frühen Diagnostik steht die Einführung der mammographischen Screeninguntersuchung an erster Stelle.

Die Mammasonographie erreichte bisher keinen befriedigenden Stellenwert als Screeningmethode angesichts der unzureichenden Sensitivität bei klinisch okkulten Prozessen und der eingeschränkten Standardisierbarkeit der Methode. Als diagnostisches Verfahren zur Beurteilung von Herdbefunden, alleine oder in Ergänzung zur Mammographie, hat sie sich aber durchgesetzt. Insbesondere in der – röntgenologisch oft problematischen – dichten Brust in der Prämenopause ermöglicht die Sonographie eine im Vergleich zur Mammographie genauere Differenzierung von Befunden. Sie bietet weiterhin eine wesentliche Unterstützung bei Tumorzellaspiration und Stanzbiopsie.

Der farbkodierte, gepulste Doppler wurde als Weiterentwicklung des bis dahin verwendeten Continous-Wave-Dopplers Ende der 1980er Jahre erstmals von verschiedenen Forschergruppen zur Differenzierung von Brusttumoren eingesetzt (Adler et al. 1990; Cosgrove et al. 1990). Seither wurde eine große Anzahl von Studien zu diesem Thema veröffentlicht, deren Ergebnisse sich jedoch zum Teil erheblich widersprechen. Als Gründe für diese inhomogenen Studienergebnisse werden einerseits die begrenzte Sensitivität und Spezifität der Methode, andererseits die Anwendung unterschiedlicher Dopplergeräte sowie Bewertungsparameter der verschiedenen Arbeitsgruppen vermutet (Lee et al. 1995; Madjar et al. 1994). Einzelne Bewertungsparameter erzielen in der Regel nur eine unbefriedigende diagnostische Diskriminierung. Daher muss eine Kombination valider Kriterien zur diagnostischen Beurteilung herangezogen werden. Außerdem muss die Dopplersonographie als Additivum zur B-Mode-Sonographie betrachtet werden. Die Informationen beider Verfahren ergänzen sich also im Idealfall und führen zu einer Gesamtbeurteilung.

Neben der Dignitätsbeurteilung von Mammatumoren zeichnen sich weitere diagnostische Möglichkeiten der farbkodierten Dopplersonographie ab. Mammakarzinome sind in der Regel gefäßreich, der Grad dieser durch Angiogenesefaktoren vermittelten Neovaskularisierung korreliert mit der Invasivität des Tumors und der Prognose der Patientinnen. Die Dopplersonographie bietet potenziell die Möglichkeit, das Ausmaß dieser Neoangiogenese nichtinvasiv und prätherapeutisch zu erfassen. Diese Anwendungsgebiete sind bislang jedoch noch nicht etabliert, sondern werden gegenwärtig unter Studienbedingungen geprüft. Weiterhin wird untersucht, inwieweit Signalverstärker (»Ultraschallkontrastmittel«) eine Verbesserung der diagnostischen Wertigkeit der Dopplersonographie im Bereich der Onkologie bewirken können.

29.2 Pathophysiologischer Hintergrund

Das Einsprossen von Blutgefäßen in Tumore (Neoangiogenese) spielt für die lokale und systemische Ausbreitung des Mammakarzinoms eine bedeutende Rolle (Folkman et al. 1971). Die Neubildung von Gefäßen wird dabei durch angiogenetische Faktoren des Tumors (z. B. EGF, Epidermal-Growth-Factor), aber auch der Gefäßendothelien vermittelt (z. B. VEGF, Vascular-Endothelial-Growth-Factor). In diesem Zusammenhang ist auch die Begünstigung der Neoangiogenese durch eine Unterversorgung des Gewebes mit Sauerstoff (lokale Hypoxie) zu sehen. Neovaskularisierung ermöglicht einerseits die lokale Proliferation und Invasion von Tumorzellen. Andererseits ist durch den Anschluss des Tumors an das Gefäßsystem die Voraussetzung für eine hämatogene Metastasierung gegeben.

Die Gefäße in malignen Tumoren unterscheiden sich in ihrer Morphologie jedoch von den Gefäßen in normalen Geweben oder benignen Neoplasien. Am Ende der kaskadenartig verlaufenden Schritte der malignen Neoangiogenese steht ein dichtes und ungeordnetes Gefäßnetzwerk aus kapillaren Aussprossungen. Die Gefäße weisen dabei ein sehr unterschiedliches Lumen auf (»Kalibersprünge«), zeigen stark gewundene und geschlängelte Verläufe sowie unzählige arteriovenöse Anastomosen und sinusoidal aufgeweitete Gefäßstrukturen. Aufgrund eines veränderten Gefäßwandaufbaus (Verlust der Tunica muscularis, inhomogene Endothelstruktur, verminderte Gefäßstabilität) kommt es zu einem gegenüber normalen Blutgefäßen veränderten Strömungsverhalten. Gefäßdilatationen und Anastomosen können zu einer Abnahme des Strömungswiderstandes und Beschleunigung der Flussgeschwindigkeit führen. Intravasale Thrombosierungen können dagegen eine Widerstandserhöhung zur Folge haben.

Die farbdopplersonographische Darstellung und Analyse von Blutgefäßen gelingt mit hochauflösenden und sensitiven Systemen auch im Bereich kleiner Gefäßdurchmesser und niedriger Flussgeschwindigkeiten. Auflösungsbedingt kommen dabei zwar eher die dem Kapillargebiet vorgeschalteten Gefäße zur Darstellung, ein enges Zusammenspiel zwischen dieser Gefäßebene und dem kapillaren Gebiet der neoangiogenetisch entstandenen Gefäße ist jedoch anzunehmen. Für eine dopplersonographisch gestützte Unterscheidung benigner und maligner Neoplasien stehen dabei die Unterschiede bei der Gefäßdichte, der Gefäßanordnung sowie dem Blutströmungsverhalten zur Diskussion.

29.3 Apparative Voraussetzungen, Messtechnik, diagnostische Kriterien, Kontrastmittel

Wie in anderen Organsystemen können auch bei der Mammadiagnostik die Farbdopplersonographie (ggf. mit Angio- oder Power-Mode) sowie der gepulste Doppler mit Frequenzspektrumanalyse zur Anwendung kommen. Für die sensitive Erfassung kleiner Gefäße und niedriger Strömungsgeschwindigkeiten ist der Angio- oder Power-Mode prinzipiell besser geeignet. Allerdings kann das Signal derzeit noch nicht quantitativ ausgewertet werden. Außerdem entstehen oftmals Artefakte, die schwierig zu interpretieren sind. Meist wird daher der Farbdoppler eingesetzt. Dieser visualisiert mittels Farbkodierung der (durch die intravasale Strömung entstehenden) Dopplerfrequenzshifts die Gefäße im Untersuchungsgebiet. Das Flussprofil in diesen so lokalisierten Gefäßabschnitten kann mit dem Duplex-Mode gezielt gemessen und analysiert werden.

Die Sensitivität bzw. der Schwellenwert der Gefäßerfassung hängt von verschiedenen Faktoren ab. In erster Linie ist hier die **Gerätetechnik** mit den Limitationen bezüglich Schallfrequenz und dem räumlichen Auflösungsvermögen zu nennen. Kapillaren und auch direkt präkapillär gelegene Gefäße können derzeit ohne Kontrastverstärkung nicht erfasst werden. Die Empfindlichkeit der Geräte genügt aber in der Regel zur Gefäßerfassung unterhalb der Sichtbarkeitsgrenze im bildgebenden B-Mode. Es handelt sich damit um zuführende Tumorgefäße mit Durchmessern zwischen 0,1 und 1,0 mm.

Auch bei der Anwendung modernster und sensitiver Geräte ist zu bedenken, dass die Empfindlichkeit zur Registrierung niedriger Flusssignale ganz wesentlich von der **Geräteeinstellung** abhängt. Niedrige Flussvolumina und Flussgeschwindigkeiten in kleinen Gefäßen können nur mit einer möglichst niedrigen Pulsrepititionsfrequenz (PRF) erfasst werden. Eine hohe Bandbreite an Flussgeschwindigkeiten erfordert eine ständige Anpassung dieser PRF während der Untersuchung. Die Signalverstärkung (Gain) ist möglichst hoch, jedoch noch unterhalb der Schwelle zur Artefaktentstehung zu wählen, der Hochpassfilter sollte möglichst niedrig (<100 Hz) liegen.

Die Farbdopplersonographie ist aufgrund der durch Bewegung entstehenden Artefakte keine Screeningmethode. Die vollständige Durchuntersuchung der Brust ist daher nicht sinnvoll. Vielmehr muss durch die B-Mode-Sonographie ein Areal identifiziert werden, in dem die Gefäßinformationen dann gezielt mit der Dopplersonographie erfasst werden. In der Regel handelt es sich dabei um einen sonographischen Herdbefund, seltener um ein mammographisch oder magnetresonanztomographisch auffälliges Areal ohne sonographisches Korrelat.

Für die optimale **Untersuchungstechnik** sollte der Schallkopf mit möglichst wenig Druck angekoppelt werden, da sonst die Gefahr einer Gefäßkompression und damit eines Signalverlustes besteht. Das Farbdopplerfenster sollte zur Erhöhung der Sensitivität möglichst klein gehalten werden. Zur vollständigen Erfassung eines sonographischen Herdbefundes wird der Transducer langsam über das entsprechende Areal geführt.

Die **Beurteilungskriterien** der farbkodierten Dopplersonographie sind derzeit qualitativ oder semiquantitativ (Madjar et al. 1994, 1997). Möglich sind die Beurteilung der Gefäßverteilung (zentrale Gefäße, periphere Gefäße, von peripher nach zentral penetrierende Gefäße) und der entsprechenden Gefäßanzahl sowie die qualitative Beschreibung der Gefäßmorphologie (geordneter Gefäßverlauf, chaotisches Gefäßbild).

Bei der quantitativen Ableitung von Strömungssignalen sollte das Echofenster gefäßdeckend und zentral positioniert werden, der Winkel zwischen Gefäßachse und Schallachse möglichst klein sein (<60°) und die abgeleitete Hüllkurve möglichst bildfüllend, gleichförmig und ohne Hintergrundrauschen zur Darstellung kommen. Im Sinne einer möglichst maximalen Signalsensitivität sollte der Triplex-Mode vermieden werden. Analog zur Hüllkurvenbeurteilung im geburtshilflichen Bereich stehen zur Flussanalyse die Flussgeschwindigkeiten (maximale systolische Flussgeschwindigkeit V_{max}, maximale enddiastolische Flussgeschwindigkeit V_{min}, maximale mittlere Flussgeschwindigkeit V_{mean}) und die daraus sich ableitenden Widerstandsindizes (A/B-Ratio, Resistance-Index RI, Pulsatility-Index PI) zur Verfügung. Unbedingt ist vor der Verwertung von absoluten Flussgeschwindigkeiten eine Winkelkorrektur erforderlich. Diese muss bereits während der Messung dem Gefäßverlauf entsprechend eingeblendet und angepasst werden. Insgesamt ist die quantitative Analyse kleiner Tumorgefäße, verglichen beispielsweise mit geburtshilflichen Messungen, deutlich problematischer und oftmals schwieriger zu reproduzieren.

Die Durchblutung der Brust kann außerdem unter verschiedenen physiologischen Bedingungen (z. B. Alter, Gefäßstatus, Körpertemperatur) und hormonellen Einflüssen (z. B. Zykluszeitpunkt, prä- oder postmenopausale Situation) variieren (Weinstein et al. 2005). Die im Rahmen entzündlicher Prozesse beobachtete Angiogenese kann von der Neoangiogenese maligner Tumoren ohne klinische Differenzierung nicht verlässlich unterschieden werden. Eine individuelle Normierung der Durchblutung ist durch die vergleichende Untersuchung von betroffener und nichtbetroffener Brust denkbar. Mit den aufwändigen und zeitintensiven Messverfahren ist dies jedoch derzeit nicht praktikabel. Allerdings sollten die genannten Einflussfaktoren bei der Interpretation des Untersuchungsergebnisses bedacht werden.

Seit einigen Jahren kommen intravenös verabreichbare **Ultraschallkontrastmittel** zum Einsatz, die den Signal-Rausch-Abstand erhöhen (z. B. Levovist der Fa. Schering). Aufgrund der Erhöhung der Echogenität des Blutes durch die applizierten Mikropartikel können Gefäße dargestellt werden, die ohne Kontrastverstärkung nicht erkennbar sind. Das Ausmaß der Signalverstärkung sowie die Zeitspanne von Applikation bis zur Registrierung der Signalverstärkung können analysiert werden. Ein Problem stellt derzeit die für eine zuverlässige Beurteilung erforderliche schnelle und möglichst genaue Quantifizierung der Dopplersignale dar. Zukünftig könnte hier die mittlerweile verfügbare quantitative Analyse eines 3-D-Datensatzes zu reproduzierbaren Ergebnissen führen. Durch die bildanalytische Ermittlung des Verhältnisses von Farbvolumen zu Gewebevolumen lässt sich die Gesamtdurchblutung einer »region of interest« (ROI) und deren zeitabhängige Veränderung nach Kontrastmittelapplikation definieren.

29.4 Sonographische und dopplersonographische Dignitätsbeurteilung

Die Farbdopplersonographie ist eine nichtinvasive Methode, die in der Lage ist, die diagnostische Wertigkeit der Sonographie bei Brustbefunden zu steigern. Wenn auch die Aussage der Dopplersonographie auf funktionellen Aspekten beruht (anders als die B-Mode-Sonographie, die morphologische Charakteristika von Brusttumoren beurteilt), können beide Untersuchungsverfahren nur gemeinsam und in Ergänzung zueinander beurteilt werden (Pinero et al. 2003).

Die verschiedenen dopplersonographischen Kriterien und ihre charakteristischen Unterschiede bei benignen und malignen Neoplasien sind in Tabelle 29.1 zusammengefasst.

Tumorgefäße können zentral, exzentrisch oder peripher lokalisiert sein. Eine hohe intratumorale Gefäßdichte spricht dabei primär für ein malignes Geschehen. Allerdings sind auch Umstände wie eine zentrale Nekrotisierung oder ein hoher Binnendruck in derben Karzinomgeweben zu beobachten, die das Bild eines gefäßarmen Tumors trotz zuvor abgelaufener maligner Neoangiogenese ergeben können. Es sollten daher auch periphere Gefäße, deren Verlauf auf den Tumor gerichtet ist (radiärer Verlauf), mit in die Bewertung des Gefäßreichtums eines Herdbefundes eingehen (Abb. 29.1). Intratumoral sind bei Malignomen oftmals Gefäßabbrüche bzw. ein sehr unzusammenhängendes Gefäßbild zu beobachten. Benigne Neoplasien weisen dagegen oftmals deutlich weniger Gefäße auf, die bogig um den Herdbefund laufen. Narben sind in der Regel avaskulär (Abb. 29.2). Insgesamt ist die

Tab. 29.1. Dopplersonographisch beurteilbare Parameter und ihre überwiegende Ausprägung bei benignen und malignen Neoplasien (V_{max} = systolische Maximalgeschwindigkeit; V_{min} = enddiastolische Maximalgeschwindigkeit, V_{mean} = mittlere Maximalgeschwindigkeit, RI = Resistance-Index, PI = Pulsatility-Index)

Parameter	Suspekt	Unsuspekt
Gefäßzahl	Hoch	Niedrig
Gefäßverteilung	Bevorzugt zentrale Gefäße, radiärer / penetrierender Verlauf	Bevorzugt periphere Gefäße, tangentialer Verlauf
Gefäßmorphologie	Gefäßabbrüche, »chaotischer« Gefäßverlauf, turbulente Strömung	Bevorzugt geordneter Gefäßverlauf und lineare Strömung
V_{max}, V_{mean}	Hoch	Niedrig
V_{min}	Niedrig	Hoch
AB-Ratio, RI, PI	Hoch	Niedrig

Abb. 29.1. Farbdopplersonographische Gefäßdarstellung (*oben*) sowie das entsprechende Strömungssignal im gepulsten Doppler (*unten*) bei einem Fibroadenom (*links*) und einem papillären Mamakarzinom (*rechts*)

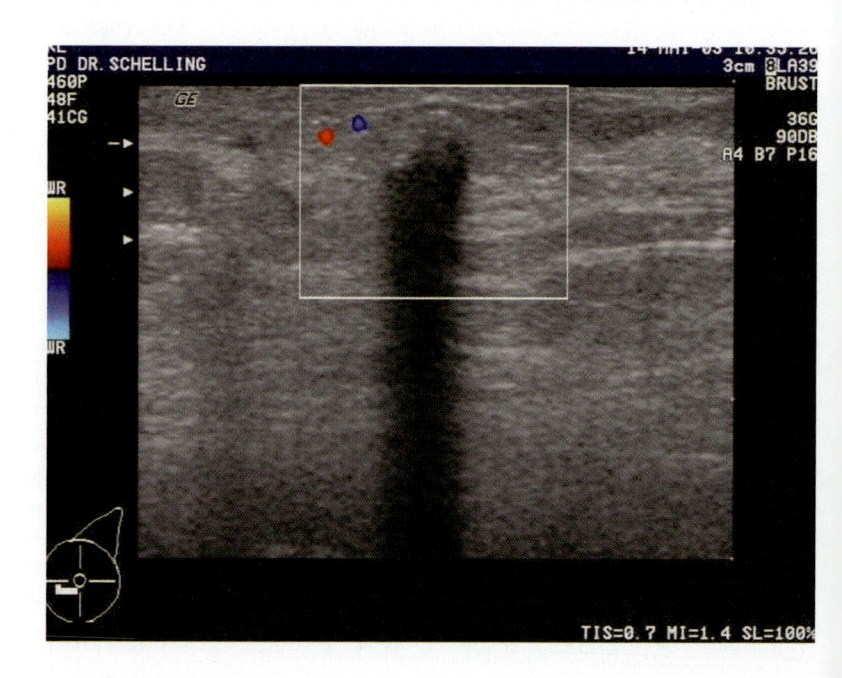

Abb. 29.2. Fehlender Gefäßnachweis in einem Narbenareal nach Mama-PE

29.4 · Sonographische und dopplersonographische Dignitätsbeurteilung

Tab. 29.2. Vergleich der Sensitivität, Spezifität und Validität von Parametern der Sonographie, der Dopplersonographie sowie der Kombination beider Methoden nach Anwendung der multiplen logistischen Regression. PI gesamt = PI aller gemessenen Gefäße, RI gesamt = RI aller gemessenen Gefäße, V_{max} gesamt = systolische Maximalgeschwindigkeit aller gemessenen Gefäße

	Kriterien	Sensitivität [%]	Spezifität [%]	Validität [%]
Sonographie	Begrenzung, Randkontur, zentrale Auslöschung	88	96	91
Dopplersonographie	PI gesamt, RI gesamt	85	79	83
Kombination Sonographie und Dopplersonographie	Begrenzung, zentrale Auslöschung, PI gesamt, Vaskularisation, V_{max} gesamt	97	96	97

Beurteilung der Gefäßmorphologie aufgrund der geringen Größe der Strukturen und dem oftmals nur in kurzen Abschnitten darstellbaren Gefäßverlauf schwierig.

Bei kleinen Befunden gelingt die dezidierte Gefäßdarstellung oftmals nicht. In solchen Fällen imponiert eine verstärkte Durchblutung unter Umständen nur durch eine erhöhte Dichte von Farbpixeln. Die subjektive Einschätzung der Gefäßdichte ist über dieses Kriterium jedoch sehr störanfällig, da insbesondere im Bereich schwacher Signale die auftretenden Artefakte bei Bewegung oder suboptimaler Geräteeinstellung ins Gewicht fallen. Außerdem lässt der alleinige Nachweis von Blutfluss keine verlässliche Differenzierung zu, da bei sorgfältiger Untersuchung auch in den meisten benignen Befunden Durchblutung zu finden ist.

Malignome weisen in den intratumoralen Gefäßen in der Regel höhere Flussgeschwindigkeiten und höhere Gefäßwiderstände auf. Eine gesicherte pathophysiologische Erklärung für diese Charakteristika, die sich von anderen Tumorarten, wie z. B. dem Ovarialkarzinom unterscheiden, steht derzeit noch aus. Es wird jedoch vermutet, dass der vergleichsweise hohe Binnendruck in Mammakarzinomen sowie das gehäufte Auftreten von Gefäßabbrüchen und Thrombosierungen einerseits für die Widerstandserhöhung und vermehrte arteriovenöse Shunts sowie ein auf kapillarer Ebene insgesamt größeres Gefäßnetz andererseits für die hohen Flussgeschwindigkeiten verantwortlich sind. Problematisch bei der diagnostischen Verwertung dieser Unterschiede sind die generell störanfällige quantitative Messung kleiner Gefäße (z. B. durch erschwerte Winkelkorrektur) sowie die hohe Variabilität der genannten Parameter auch innerhalb eines Tumors. Die selektive Messung nur eines Gefäßes berücksichtigt diese Gegebenheiten nicht. Die genauere Analyse durch Messung möglichst vieler Gefäße und entsprechender Auswertung, z. B. in Form von Mittelwertbildung oder Summation der Flussgeschwindigkeiten ist zeitaufwändig und wenig praktikabel.

Welche dopplersonographischen Kriterien für die Dignitätsbeurteilung nun am besten geeignet sind, ist bisher noch immer nicht definitiv geklärt. Auch existieren noch keine zuverlässigen Untersuchungsstandards. Es ist also zunächst notwendig, möglichst viele messbare Parameter zu erfassen und in einer Datenanalyse die härtesten Kriterien zu selektieren. Dabei ist hervorzuheben, dass eine isolierte Betrachtung der Dopplersonographie ohne die zugrunde liegenden sonomorphologischen Informationen wenig sinnvoll ist. In die Gesamtbeurteilung eines Herdbefundes sollten also die gewichtigsten Parameter beider Verfahren eingehen.

Im Rahmen einer Studie zur Wertigkeit der Sonographie und Dopplersonographie bei der Dignitätseinschätzung von Mammatumoren haben wir analog zu anderen Arbeitsgruppen versucht, die Gewichtung der jeweiligen Faktoren zu ermitteln (Schelling et al. 1997).

In der univariaten Analyse wurden dabei alle zur Verfügung stehenden sonographischen und dopplersonographischen Parameter auf ihre isolierte Aussagekraft bzgl. der Dignitätseinschätzung von Tumoren überprüft. Unter Verwendung der multiplen logistischen Regression wurden alle signifikanten Parameter beider Untersuchungsmethoden zusammengestellt und die voneinander unabhängigen Kriterien ausgewählt. In Tabelle 29.2 sind die Sensitivitäten und Spezifitäten beider Methoden sowie deren Kombination miteinander verglichen. Die alleinige sonographische Untersuchung erzielte eine Treffsicherheit (Validität) von 91%, die alleinige dopplersonographische Bewertung der Befunde zeigte eine Validität von 83%. Die Kombination beider Methoden führte bei 84 von 87 Patientinnen zu einer richtigen Dignitätseinschätzung der untersuchten Brusttumore, entsprechend einer Sensitivität von 97%, einer Spezifität von 96% und damit einer Validität von 97%. Die Parameter Randstruktur, Schallschatten, Nachweis von Vaskularisation, PI sowie die systolische Maximalgeschwindigkeit waren dabei statistisch signifikante und voneinander unabhängige Faktoren.

Damit erwiesen sich die Sonographie und die Farbdopplersonographie bei tastbaren Brustbefunden als diagnostische Methoden mit hoher Validität. Durch Kombination und Gewichtung einzelner Parameter kann dabei die diagnostische Treffsicherheit beider Methoden noch verbessert werden.

Abb. 29.3. Flussdiagramm für eine praktische Anwendung der in der multiplen logistischen Regression unterschiedlich gewichteten sonographischen und dopplersonographischen Parameter. Die Prozentzahlen geben die Wahrscheinlichkeit für das Vorliegen von Malignität bei Erfüllung der entsprechenden Kriterien an. V_{max} gesamt = systolische Maximalgeschwindigkeit aller gemessenen Gefäße, PI gesamt = PI aller gemessenen Gefäße

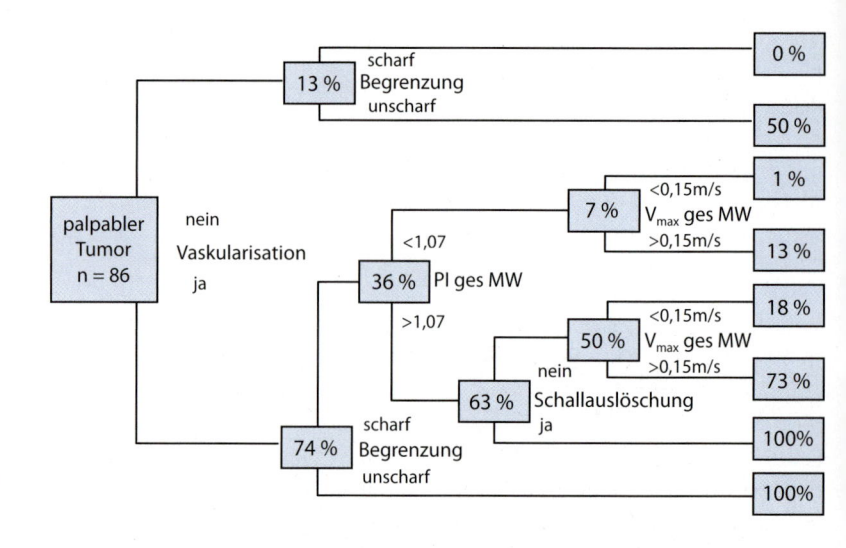

Tab. 29.3. Vergleich der Sensitivität, Spezifität und Validität der retrospektiven und prospektiven Beurteilung von Brusttumoren mit der **kombinierten Sonographie und Dopplersonographie** entsprechend dem Diagnoseflussmodell

	Sensitivität [%]	Spezifität [%]	Validität [%]
Retrospektiv (n=89)	97	96	97
Prospektiv (n=94)	99	74	93

Für die praktische Anwendung dieser Gewichtung wurde ein Flussmodell entworfen, das nach Beurteilung der relevanten Kriterien eine Wahrscheinlichkeit für das Vorliegen von Malignität wiedergibt (■ Abb. 29.3).

Dieses System wurde bereits an 94 Patientinnen prospektiv getestet. Dabei ergab sich eine Sensitivität von 99%, eine Spezifität von 74% und damit eine Treffsicherheit von 93% (■ Tabelle 29.3). Einschränkend ist natürlich bei diesen Kollektiven zu erwähnen, dass es sich ausschließlich um palpable Tumoren handelte, um die Übereinstimmung von untersuchtem und exzidiertem Gewebe zu gewährleisten. Hierdurch ergeben sich relativ hohe Sensitivitäten der Methode.

Insgesamt konnte durch die vorliegenden Untersuchungen gezeigt werden, dass die Dopplersonographie, auch unter streng statistischen Gesichtspunkten, tatsächlich eine Verbesserung der diagnostischen Treffsicherheit der Sonographie erzielt.

Zuverlässige und vor allem auch interindividuell reproduzierbare Referenzwerte für die einzelnen Parameter existieren allerdings bisher nicht und sind aufgrund der biologischen Variabilität verschiedener Neoplasien und den großen Überlappungen der Normbereiche auch nicht zu erwarten. Allerdings kann in vielen Fällen auch die alleinige und einfach zu erzielende Information über vorhandene oder fehlende Gefäßversorgung (z. B. Gefäßnachweis in »eingebluteter Zyste«, welcher diese Diagnose widerlegt; ■ Abb. 29.4) einen wichtigen diagnostischen Beitrag liefern.

Die Hauptindikation für die **Axillasonographie** ist die Frage eines pathologischen Lymphknotenbefalls bei vorliegendem Mammakarzinom bzw. die Erkennung eines regionären Rezidivs. Bei der Untersuchung der Axilla sollte, ähnlich wie bei der Mamma, ein systematischer Untersuchungsgang verfolgt werden, um eine lückenlose Erfassung des Abflussgebietes zu gewährleisten. Axilläre Lymphknoten sind physiologischerweise aufgrund ihrer geringen Größe und des Schallverhaltens, das sich nur unwesentlich vom umgebenden Fettgewebe unterscheidet, sonographisch oft schwer zu identifizieren. Normale Lymphknoten können mit 7,5 MHz im Level I in ca. 20%, im Level II in ca. 15% und im Level III sogar nur in ca. 10% dargestellt werden. Sie zeigen sonographisch typischerweise eine echoreiche Markstruktur und eine echoarme Rindenstruktur und weisen eine ovaläre Form auf. Metastatisch befallene Lymphknoten zeigen dagegen im Idealfall einen Verlust dieser Architektur, sind homogen hypoechogen, vergrößert, von rundlicher Form und ggf. fixiert (■ Abb. 29.5). Ein sicheres sonographisches Kriterium für Malignität existiert jedoch nicht. Insbesondere eine Mikrometastasierung entzieht sich aufgrund der fehlenden architektonischen Veränderungen der sonographischen Diagnose. Andererseits können Lymphknoten reaktiv vergrößert sein (z. B. nach Mamma-PE, bei entzündlichen oder Systemerkrankungen) und so Malignität vortäuschen.

Die Sensitivität für den sonographischen Nachweis von axillären Lymphknotenmetastasen beträgt insgesamt knapp 70%, bei T1-Stadien und der damit erhöhten Wahrscheinlichkeit für eine Mikrometastasierung lediglich ca. 50%. Bei Vorliegen eines Mammakarzinoms und dem

29.4 · Sonographische und dopplersonographische Dignitätsbeurteilung

sonographischen Nachweis morphologisch veränderter und vergrößerter Lymphknoten besteht ein Risiko für den histologischen Metastasennachweis von ca. 85% bis zu 100% (nach Hergan et al. 1996).

Die (farb-) dopplersonographische Untersuchung von sonographisch nachweisbaren Lymphknoten kann nur einen zusätzlichen Aspekt bezüglich der Dignitätseinschätzung liefern. Normale Lymphknoten weisen in der Regel eine Gefäßversorgung ausschließlich über den LK-Hilus auf. Hier sind oft venöse und gelegentlich auch arterielle Gefäße eng benachbart darstellbar. Maligne veränderte Lymphknoten dagegen zeigen häufig eine Gefäßversorgung auch über die Peripherie, irreguläre Gefäße ziehen dabei von allen Richtungen in das Lymphknotenzentrum

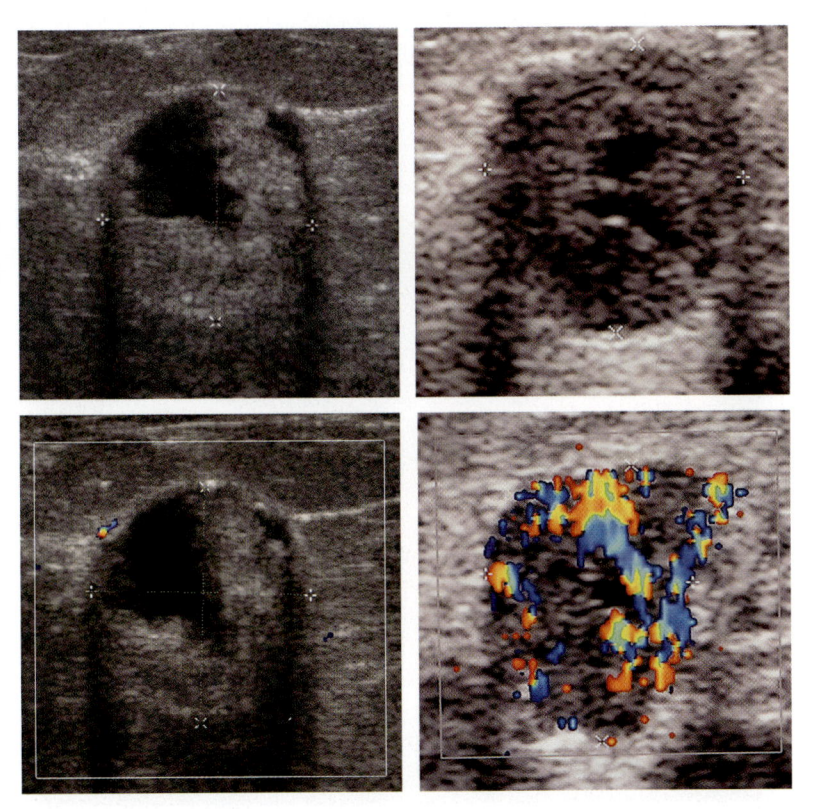

Abb. 29.4. Sonographische (*oben*) und dopplersonographische (*unten*) Darstellung eines invasiv-duktalen Mammakarzinoms (*rechts*) sowie einer eingebluteten Zyste (*links*). Während die Sonographie in beiden Fällen kein malignomtypisches Bild ergibt und eher an Einblutungen in Zysten denken lässt (regelmäßig und scharf begrenzte Herdbefunde mit teilweise retrotumoraler Schallverstärkung und lateraler Schallabschwächung), zeigt die farbdopplersonographische Gefäßdarstellung eine massive Durchblutung des malignen Befundes, passend zu der anschließend operativ bzw. histologisch gesicherten Diagnose. Im Gegensatz dazu gelingt in dem benignen Befund links erwartungsgemäß kein Gefäßnachweis

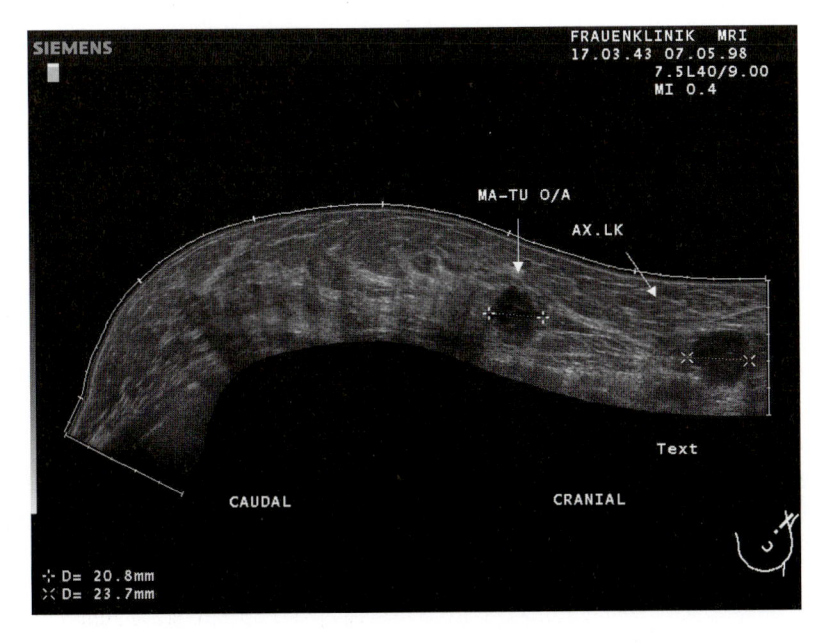

Abb. 29.5. Mammakarzinom: simultane Darstellung von Primärtumor und metastatisch befallenem axillären Lymphknoten (SieScape, Siemens). Der positive Lymphknoten ist vergrößert, hat seine typische Architektur verloren und weist eine rundliche Form mit einem echoarmen Zentrum auf

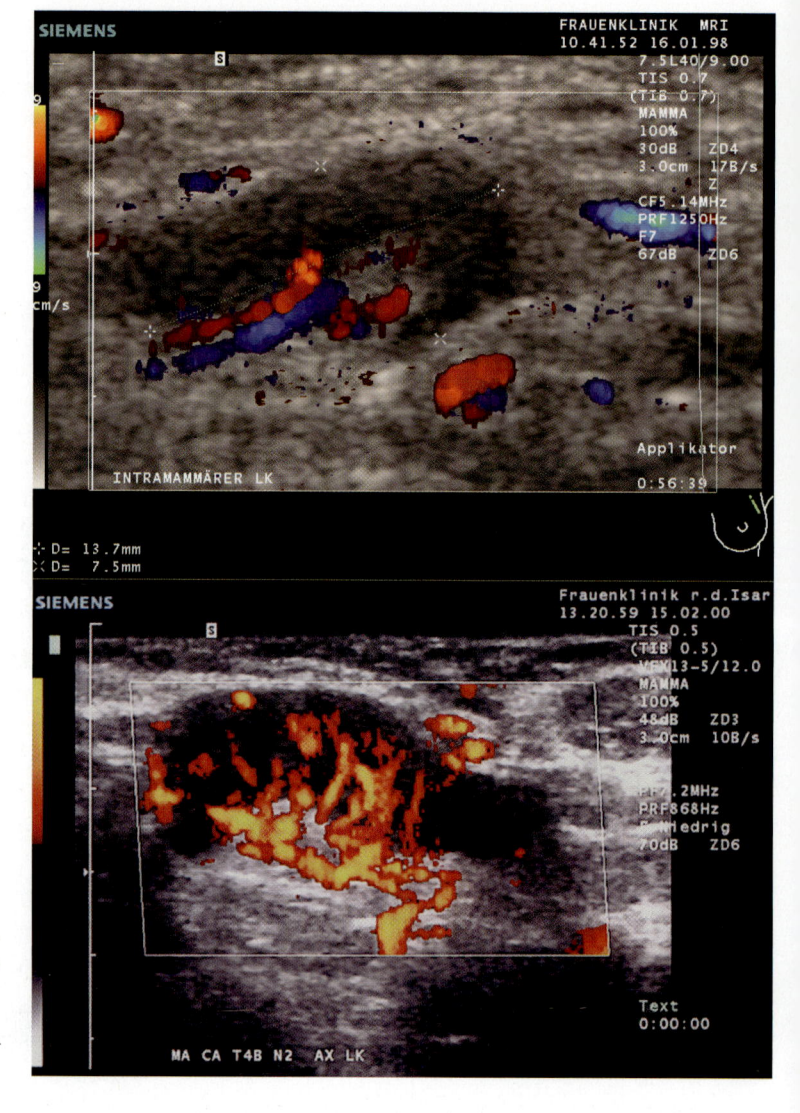

Abb. 29.6. Dopplersonographische Gefäßdarstellung bei negativem, jedoch reaktiv vergrößertem axillären Lymphknoten (*oben*) und bereits sonomorphologisch suspektem positiven Lymphknoten (*unten*). Während bei dem negativem Lymphknoten die Gefäßversorgung über den Hilusbereich erfolgt, ziehen bei dem metastatisch befallenem Lymphknoten von verschiedenen Richtungen Gefäße ins Zentrum

(**Abb. 29.6**). Dieses Bild ist jedoch meist nur bei ausgedehntem Befall mit bereits erfolgter Kapselüberschreitung und Tumorinvasion ins benachbarte Fettgewebe anzutreffen. Über typische Veränderungen der quantitativen Flussparameter (Widerstand, Flussgeschwindigkeiten) existieren keine einheitlichen Angaben (Esen et al. 2005; Santamaria et al. 2005).

29.5 Ausblick

Eine erhöhte Gefäßdichte deutet daher auf rasche Tumorausbreitung und eine schlechte Prognose für die Patientin hin (Weidner et al. 1991). Dieser prognostische Aspekt der Neovaskularisierung kann sowohl direkt mit dem mikromorphologischen Nachweis der Tumorgefäße (Obermair et al. 1994) als auch indirekt mit der quantitativen Bestimmung von Angiogenesefaktoren im Tumorgewebe (Toi et al. 1996) belegt werden (**Abb. 29.7**). Dabei ist die Neovaskularisierung ein teilweise unabhängiger Faktor und korreliert nicht mit Prognosefaktoren wie Tumorgröße oder Rezeptorstatus wohl aber mit dem Nodalstatus und Proliferationsmarkern wie dem c-erbB2.

Wie bereits angeführt kann die an histologischen Präparaten untersuchte Gefäßdichte im kapillaren Bereich dopplersonographisch nicht erfasst werden. Bei der Verwertung dopplersonographisch messbarer Tumorgefäße konnte dennoch eine signifikante Korrelation der systolischen Maximalgeschwindigkeit (V_{max}) mit dem Nodalstatus beobachtet werden (höhere Geschwindigkeiten bei nodalpositiven Tumoren), kein Zusammenhang ergab sich dagegen zwischen der V_{max} und Micro-Vessel-Count (MVC), Tumorgröße oder Rezeptorstatus (Lee et al. 1996).

Neben der prognostischen Wertigkeit der farbkodierten Dopplersonographie ist auch eine prädiktive Funktion

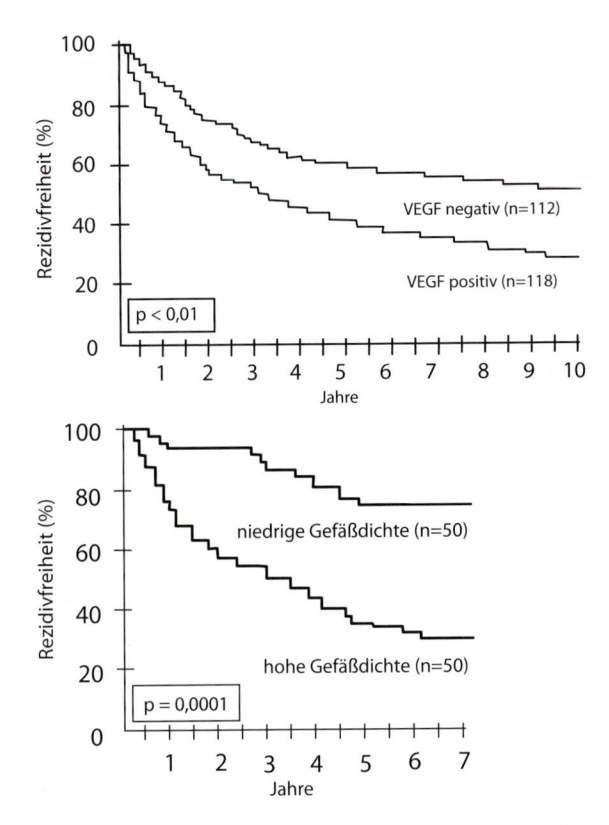

Abb. 29.7. Prognostische Bedeutung der Neoangiogenese. Die Zeitdauer der Rezidivfreiheit ist unter anderem abhängig sowohl von der mikromorphologisch bestimmten Gefäßdichte im Tumor (MVC = micro vessel count) als auch von dem Nachweis des angiologisch wirksamen VEGF (vascular endothelial growth factor). (Nach Obermair et al. 1994; Toi et al. 1996)

hängigkeit und Gewichtung der einzelnen Faktoren zu prüfen.

Die Rationale eines effektiven **Therapiemonitoring** bei der primären (neoadjuvanten) Chemotherapie des Mammakarzinoms ist die möglichst frühzeitige Erfassung eines Ansprechens oder Versagens der Therapie. Dadurch können unnötige toxische Therapien (z. B. Lebensqualität, Kosten) vermieden werden. Bei gegebener Operabilität wird bei frühem Erfassen des Nichtansprechens eine unnötige Verschiebung der Operation und damit weitere Größenzunahme des Tumors oder sogar Metastasierung während der Therapie verhindert.

Bisher beruht das Therapiemonitoring bei neoadjuvanter Chemotherapie lediglich auf morphologischen Veränderungen (Größenveränderung bei Palpation, Mammographie, Sonographie, MR). Die Wirkung einer systemischen tumortoxischen Therapie spielt sich jedoch zunächst auf einer funktionellen Ebene ab. Zelltod und Nekrose bewirken eine Abnahme des Tumorstoffwechsels und konsekutiv der Durchblutung. Diese Vorgänge können auf Stoffwechselebene durch die Positronenemissionstomographie (PET) mit der Erfassung des Glukosestoffwechsels und auf Gefäßebene durch die Dopplersonographie mit der Erfassung der Tumordurchblutung aufgezeigt werden. Sonographisch zeigt sich unter Chemotherapie häufig eine zunehmende Unschärfe im Bereich des Tumorrandes. Entsprechend der Wirkung der Chemotherapie ist im Verlauf die Bildung einzelstehender »Tumornester« im Bereich des ehemaligen Herdbefundes zu beobachten. Gelegentlich ist auch die Einschmelzung des Tumors mit konsekutiver Größenabnahme des Herdbefundes nachzuweisen. Diesen Veränderungen geht in der Regel eine Abnahme der dopplersonographisch darstellbaren Durchblutung des Tumors voraus. Dabei kommt es in erster Linie zu einer Reduktion der Anzahl vor allem der kleinen Gefäße, die durch die zunehmende Nekrose im Tumorbereich zu erklären ist (Seymour et al. 1997; Vallone et al. 2005). Bei den quantitativen Dopplerparametern ist eine Abnahme der systolischen Maximalgeschwindigkeit sowie eine Zunahme der enddiastolischen Flussgeschwindigkeit und damit Widerstandsabnahme zu beobachten.

Ob die farbkodierte Dopplersonographie tatsächlich die frühzeitige Beurteilung eines Therapieansprechens ermöglicht, bleibt jedoch noch bis zum Vorliegen größerer Studien auch im Vergleich mit der PET noch offen. Eine weitere potenzielle Einsatzmöglichkeit ist im Rahmen einer antiangiogenetischen Therapie denkbar. Hier sind die intratumoralen Gefäße mit ihren Besonderheiten der malignen Neoangiogenese das Ziel von Antikörpern, die zu einer Thrombosierung der Gefäßabschnitte und Nekrose des hierüber versorgten Tumorgewebes führen (z. B. Anti-VEGF-Antikörper Bevacizumab). Die dopplersonographische Quantifizierung der Tumordurchblu-

denkbar. Aggressives lokales Wachstum gut durchbluteter Karzinome korreliert mit Lymphknotenmetastasierung und Gefäßinvasion bzw. Metastasierung. Möglicherweise liefert die dopplersonographisch erfasste Hypervaskularisierung zusammen mit anderen Parametern einen Hinweis auf eine manifeste Lymphknotenmetastasierung. Damit könnte unter Umständen das Ausmaß der Erkrankung zum Zeitpunkt der Diagnosestellung präziser definiert werden, was ebenfalls zu einer individuellen Therapiegestaltung beitragen kann.

In einer eigenen Untersuchung konnten wir die signifikanten Faktoren bezüglich der Vorhersage N0 (ohne) / N1 (mit axillärem Lymphknotenbefall des Mammakarzinoms) eingrenzen (Tabelle 29.4). Sowohl die Gefäßzahl als Funktion der Neoangiogenese als auch die systolische Maximalgeschwindigkeit der dopplersonographisch untersuchten Tumorgefäße zeigten sich als signifikante Diskriminatoren bezüglich des Nodalstatus. Die weiteren signifikanten Parameter sind ebenfalls der Tabelle zu entnehmen. An einem größeren Kollektiv und mittels multivariater Analyse bleibt allerdings noch die Unab-

tung könnte hier das Ansprechen der Therapie bereits vor einer Änderung der Tumormorphologie dokumentieren.

Die größte Einschränkung der dopplersonographischen Beurteilung der Neovaskularisierung ist die problematische Quantifizierbarkeit der Gefäßdichte. Diesbezüglich werden in die 3-D-Volumenkalkulation hohe Erwartungen gesetzt (Fleischer 2005). Die Auswertung eines 3-D-Datensatzes erlaubt eine systematische Schnittbildanalyse oder Volumenberechnung und damit Informationen über die Gesamtdurchblutung eines Areals (Abb. 29.8). Ob eine solche Optimierung der dopplersonographischen Erfassung von Tumordurchblutung zu

Tab. 29.4. Anamnestische, klinische, sonographische und dopplersonographische sowie histologische bzw. tumorbiologische Faktoren des Primärtumors bei 115 Patientinnen mit (N1) und ohne (N0) axillären Lymphknotenbefall des Mammakarzinoms. Univariate Analyse (Chi^2-Test, Mann-Whitney-U-Test)

Parameter	N1	N0	Signifikanz
Alter (Jahre MED)	58	57	n.s.
Menopausenstatus (% PMP)	75%	72%	n.s.
Klinischer Nodalstatus (% N1)	23%	47%	p=0,015
Tumorgröße (ml MED)	1,59 ml	3,96 ml	p=0,000
Nachweis Vaskularisation (%)	96%	100%	n.s.
Gefäßzahl (MED)	4	5	p=0,025
Gefäßzahl (MW)	4,22	6,73	p=0,025
V_{max} ges MW (MED)	0,16 m/s	0,21 m/s	p=0,007
PIges MW (MED)	1,40	1,61	n.s.
Grading (% G3/G4)	51%	72%	n.s.
Rezeptorstatus (% R-)	19%	22%	n.s.
MIB-1 (% MW)	18%	19%	n.s.
uPA (ng/mg MW)	3,32	3,66	n.s.
PAI-1 (ng/mg MW)	12,96	16,14	n.s.

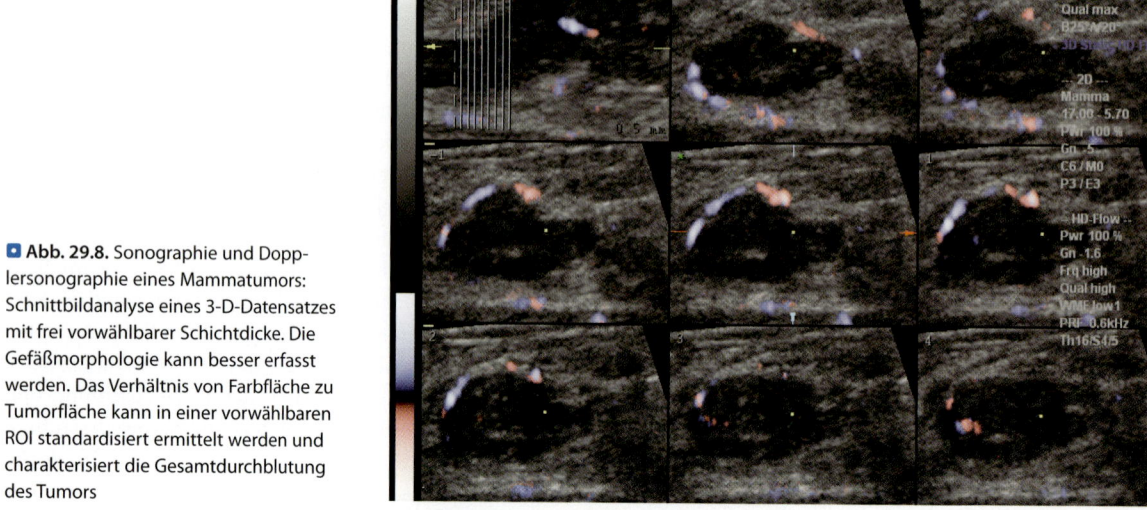

Abb. 29.8. Sonographie und Dopplersonographie eines Mammatumors: Schnittbildanalyse eines 3-D-Datensatzes mit frei vorwählbarer Schichtdicke. Die Gefäßmorphologie kann besser erfasst werden. Das Verhältnis von Farbfläche zu Tumorfläche kann in einer vorwählbaren ROI standardisiert ermittelt werden und charakterisiert die Gesamtdurchblutung des Tumors

verlässlicheren Ergebnissen bezüglich Dignitätseinschätzung oder Prognose führt, ist durch zukünftige Studien zu klären.

29.6 Zusammenfassung

Die farbkodierte Dopplersonographie bietet ein relativ weites Feld potenzieller Anwendungen bei der Dignitätsbeurteilung und erweiterten Diagnostik von Mammatumoren. Doppersonographische Beurteilungskriterien sind dabei die qualitative und quantitative Bewertung von Gefäßdichte und Gefäßmorphologie sowie die Analyse von Flussprofilen bezüglich der Gefäßwiderstände und Strömungsgeschwindigkeiten. Trotz dieser Potenziale muss die gegenwärtige Bedeutung der Methode auch kritisch betrachtet werden. Daher liefert die Dopplersonographie von Mammabefunden seltener »harte« Daten, sondern bietet vielmehr Anhaltspunkte, die in das Mosaik der Gesamtdiagnostik einzufügen sind.

Literatur

Adler DD, Carson PL, Rubin JM, Ouinn-Reid D (1990) Doppler ultrasound color flow imaging in the study of breast cancer; preliminary findings. Ultrasound Med. Biol 16:553-559

Cosgrove D, Bamber J, Davey J, McKinna JA, Sinnet HD (1990) Colopler signals from breast tumors. Radiology 1761:75-80

Esen G, Gurses B, Yilmaz MH, Ilvan S, Ulus S, Celik V, Farahmand M, Calay OO (2005) Gray scale and power Doppler US in the preoperative evaluation of axillary metastases in breast cancer patients with no palpable lymph nodes. Eur Radiol 15:1215-1223

Fleischer AC (2005) Recent advances in the sonographic assessment of vascularity and blood flow in gynecologic conditions. Am J Obstet Gynecol 193:294-301

Folkman J, Merler E, Abernathy C, Williams G (1971) Isolation of a tumor factor responsible or angiogenesis. J Exp Med 133:275-288

Hergan K, Haid A, Zimmermann G, Oser W (1996) Präoperative Axillasonographie beim Mammakarzinom: Wertigkeit der Methode im Routinebetrieb. Ultraschall Med 17:14-17

Lee SK, Lee T, Lee KR, Su YG, Liu TJ (1995) Evaluation of breast tumors with color doppler imaging: a comparison with image-directed doppler ultrasound. Journal of clinical ultrasound 23:367–373

Lee WJ, Chu JS, Huang CS, Chang MF, Chang KJ, Chen KM (1996) Breast cancer vascularity: Color Doppler sonography and histopathology study. Breast Cancer Res Treat 37:291-298

Madjar H, Prömpeler H, Wolfahrt R, Bauknecht T, Pfleiderer A (1994) Farbdopplerflussdaten von Mammatumoren. Ultraschall in Med 15:69-76

Madjar H, Sauerbrei W, Prömpeler HJ, Wolfarth R, Gufler H (1997) Color Doppler and duplex flow analysis for classification of breast lesions. Gynecol Oncol 64:392-403,

Obermair A, Czerwenka K, Kurz C, Kaider A, Sevelda P (1994) Tumorale Gefäßdichte bei Mammatumoren und ihr Einfluss auf das rezidivfreie Überleben. Chirurg 65:611-615

Pinero A, Reus M, Illana J, Duran I, Martinez-Barba E, Canteras M, Parrilla P (2003) Palpable breast lesions: utility of Doppler sonography for diagnosis of malignancy. Breast 12:258-263

Santamaria G, Velasco M, Farre X, Vanrell JA, Cardesa A, Fernandez PL (2005) Power Doppler sonography of invasive breast carcinoma: does tumor vascularization contribute to prediction of axillary status? Radiology 234:374-380

Schelling M, Gnirs J, Braun M, Busch R, Maurer S et al. (1997) Optimized differential diagnosis of breast lesions by combined B-mode and color Doppler sonography. Ultrasound Obstet Gynecol 10:48-53

Seymour MT, Moscovic EC, Walsh G, Trott P, Smith IE (1997) Ultrasound assessment of residual abnormalities following primary chemotherapy for breast cancer. Br J Cancer 76:371-376

Toi M, Taniguchi T, Yamamoto Y, Kurisaki T, Suzuki H, Tominaga T (1996) Clinical significance of the determination of angiogenetic factors. Eur J Cancer 32A:2513-2519

Vallone P, D'Angelo R, Filice S, Petrosino T, Rinaldo M, De Chiara A, Gallipoli A (2005) Color-doppler using contrast medium in evaluating the response to neoadjuvant treatment in patients with locally advanced breast carcinoma. Anticancer Res 25:595-599

Weidner N, Semple JP, Welch WR, Folkman J (1991) Tumor angiogenesis and metastasis--correlation in invasive breast carcinoma. N Engl J Med 324:1-8

Weinstein SP, Conant EF, Sehgal CM, Woo IP, Patton JA (2005) Hormonal variations in the vascularity of breast tissue. J Ultrasound Med 24:67-72

Anhang

A1 Empfehlungen zu den Inhalten der Kolloquien zur
Dopplersonographie und zur fetalen Echokardiographie – 319

A2 Häufige Prüfungsfragen bei der KV-Prüfung
(fetomaternales Gefäßsystem) – 321

A3 Dokumentationsbogen – 323

A4 Referenzkurven – 325

Empfehlungen zu den Inhalten der Kolloquien zur Dopplersonographie und zur fetalen Echokardiographie

T. Schramm

1 Duplexsonographie des fetomaternalen Gefäßsystems – 319

2 Duplexsonographie des weiblichen Genitalsystems – 320

3 Fetale Echokardiographie – 320

Die Prüfungen bzw. Kolloquien bestehen aus einem praktischen und einem theoretischen Teil.

1 Duplexsonographie des fetomaternalen Gefäßsystems

1. Praktischer Teil
Einstellung, Untersuchung und Auswertung der fetalen Gefäße
- A. umbilicalis
- A. cerebri media

sowie fakultativ der
- A. descendens
- V. umbilicalis und des
- Ductus venosus

Einstellung, Untersuchung und Auswertung der
- A. uterina oder einer
- A. arcuata

Für eine bestandene praktische Prüfung sollten insgesamt 3 Gefäße mit guter Signalqualität eingestellt worden sein.

2. Theoretischer Teil
- Physiologie des uteroplazentaren Kreislaufs
- Technische Grundlagen der CW- und PW-Dopplersonographie
- Beschreibung der Untersuchungsmethodik, Untersuchungsfehler (z. B. Winkeleinstellung, Wandfilter)
- Definition der Blutflussindizes (A/B-Quotient, RI, PI)
- Indikationen zur Dopplerunteruntersuchung
- Pathophysiologie des uteroplazentaren Kreislaufs
- Interpretation vorgelegter pathologischer Flussmuster sowie Angabe der diagnostischen Validität, klinischen Konsequenzen bzw. diagnostischen und therapeutischen Vorgehensweisen
- Biologische Sicherheit und Untersuchungsdauer

2 Duplexsonographie des weiblichen Genitalsystems

1. Praktischer Teil

Einstellung, Untersuchung und Auswertung der
- Aa. Uterinae und einer
- A. ovarica

sowie fakultativ eines
- endometrialen und/oder
- ovariellen Stromagefäßes

Darstellung der Organvaskularisation des Uterus bzw. eines Ovars mittels Farbdopplersonographie
Für eine bestandene praktische Prüfung sollten insgesamt 2 Gefäße jeweils des Uterus und eines Ovars mit guter Signalqualität eingestellt worden sein.

2. Theoretischer Teil
- Physiologie des uterinen und ovariellen Kreislaufs
- Zyklusabhängige Veränderungen
- Beschreibung der Veränderungen im Klimakterium und der Postmenopause
- Einflüsse der Hormonsubstitution
- Technische Grundlagen der CW- und PW-Dopplersonographie
- Beschreibung der Untersuchungsmethodik, Untersuchungsfehler (z. B. Winkeleinstellung, Wandfilter)
- Definition der Blutflussindizes (A/B-Quotient, RI, PI)
- Indikationen zur Doppleruntersuchung
- Pathophysiologie des uterinen und ovariellen Kreislaufs bei genignen und malignen Neubildungen
- Interpretation vorgelegter pathologischer Flussmuster sowie Angabe der diagnostischen Validität, klinischen Konsequenzen bzw. Vorgehensweisen

Dopplersonographische Darstellung und Erläuterung der Blutflussspektren
- AV-Ebene
- Klappenebene der beiden großen Arterien
- Ductus arteriosus, fakultativ
- Große Venen

2. Theoretischer Teil
- Physiologie des fetalen Herzens und des Kreislaufs
- Methoden und technisch-physikalische Grundlagen der fetalen Echokardiographie
- Indikationen zur erweiterten fetalen Echokardiographie
- Epidemiologie der Herzfehler
- Definition und Erläuterung der klinischen Relevanz und Konsequenzen typischer Herzfehler (z. B. AV-Kanal, hypoplastisches Linksherzsyndrom, singulärer Ventrikel, Ebstein-Anomalie, Fallot-Tetralogie, d-TGA)
- Interpretation vorgelegter pathologischer Befunde (Videoquiz)
- Differenzierung fetaler Arrhythmien sowie Angabe der klinischen Konsequenzen (z. B. fetale Tachyarrhythmien, kompletter AV-Block)
- Beschreibung der diagnostischen Validität der fetalen Echokardiographie
- Biologische Sicherheit und Untersuchungsdauer

3 Fetale Echokardiographie

1. Praktischer Teil

B-Bild- und farbdopplersonographische Darstellung einschließlich biometrischer Messungen
- Vier-Kammer-Blick mit AV-Klappen
- Linksventrikulärer Ausflusstrakt mit Aortenklappe
- Rechtsventrikulärer Ausflusstrakt mit Pulmonalklappe und Ductus arteriosus
- Aortenbogen mit Arm-Kopf-Gefäßen
- Einmündung der Vv. cavae, fakultativ
- Einmündung der Lungenvenen
- M-Mode-Darstellung der Vorhof- und Kammerebene

▼

Häufige Prüfungsfragen bei der KV-Prüfung (fetomaternales Gefäßsystem)

- Welche Indikationen zur Doppleruntersuchung kennen Sie? (Mutterschaftsrichtlinien)
- Würden Sie weitere Indikationen für sinnvoll erachten?
- Welche Voraussetzungen für eine valide Messung müssen gegeben sein?
- Welche Bedeutung hat eine fetale Tachykardie/Bradykardie für die Messung des Gefäßwiderstands?
- Welche Voraussetzungen sollten gegeben sein, um ein optimales Dopplersignal zu erhalten?
- Welche Auswirkungen haben starke Kindsbewegungen auf die dopplersonographische Messung?
- Welche Rolle spielt die mütterliche Körperhaltung für das Ergebnis der dopplersonographischen Messung?
- Welche Bedeutung hat ein für den Gefäßquerschnitt zu schmal gewähltes Sample-Volumen?
- Welche Bedeutung hat der Gefäßwandfilter bei der Messung?
- Welche Bedeutung hat der Dopplereinfallswinkel?
- Welche Bedeutung hat die Pulsrepetitionsfrequenz?
- Was bedeutet ein sog. Aliasing?
- Welcher Ultraschallmodus kann am ehesten Bioeffekte hervorrufen (Ultraschall-B-Mode, M-Mode, kontinuierlicher Doppler, Color-Flow-Mapping, gepulster Doppler)?
- Welche Bioeffekte kennen Sie?
- Was ist ein thermischer Index?
- Was ist ein mechanischer Index?
- Welche Maßnahmen ergreifen Sie um Bioeffekte gering zu halten?
- Bevorzugen Sie bei der Messung der A. cerebri media die schallkopfnahe oder die schallkopfferne Hemisphäre?
- Gibt es thermische Effekte bei der Anwendung der Dopplersonographie im diagnostischen Bereich?
- Welche Rolle spielt die Dopplersonographie in der ersten Schwangerschaftshälfte?
- Welche Rolle spielt die Dopplersonographie am fetalen Herzen?
- Wo sind die idealen Messorte für die Aa. uterinae, A. umbilicalis, A. fetalis, A. cerebri media?
- Welche Bedeutung hat ein uteriner Notch vor der 24. SSW?
- Welche Bedeutung haben erhöhte Gefäßwiderstände in den Uteringefäßen bzw. ein doppelseitiges Notching jenseits der 24. SSW?
- Welche Überwachungs- und klinische Konsequenzen ziehen Sie aus einem doppelseitigen Notch jenseits der 24. SSW?
- Welche Bedeutung hat ein diastolischer Null-Fluss in der A. umbilicalis vor der 20. SSW?

- Zu welcher Zusatzdiagnostik veranlasst Sie die Feststellung eines diastolischen Null-Flusses im 3. Trimenon?
- Welche Flussveränderungen weisen auf eine drohende Rechtsherzinsuffizienz hin?
- Wie können pulsatile Flussveränderungen in der V. umbilicalis von venösen Fluktuationen durch »Fetal-Breathing« unterschieden werden?
- Warum sind dopplersonographische Messungen in der A. fetalis in Terminnähe oft schlechter reproduzierbar als in der A. umbilicalis?
- Skizzieren Sie eine Kaskade chronologisch sich verschlechternder Blutflussmuster!
- Welche Blutflussmuster sind im Regelfall persistierend und irreversibel?
- Welches Gefäß weist physiologischerweise ein Reverse-Flow-Muster auf?
- Wie könnte man einen rhythmischen Reverse-Flow in der A. umbilicalis bei ansonsten überwiegend positivem enddiastolischen Fluss interpretieren?
- Was bezeichnet man als Brain-sparing-Effekt?
- Wann tritt dieser relativ häufig auf?
- Welche Bedeutung hat ein Brain-sparing-Effekt bei Terminüberschreitung?
- Könnten Sie aus Dopplersignalen auch im Bereich der Terminüberschreitung eine Rückversicherung über die kindliche Nichtgefährdung erhalten?
- Welche Bedeutung hat der Schallkopfdruck bei der Messung des Blutflussmusters in der A. cerebri media?
- Ab welchem Blutflussmuster halten Sie eine stationäre Einweisung für erforderlich?
- Bei welchen Fehlbildungen ist die Farbkodierung hilfreich?
- Wie interpretieren Sie die Anwesenheit eines Oligohydramnions bei gleichzeitigem Vorliegen eines ausgeprägten Brain-sparing-Effekts?
- Welche Bedeutung spielt die Dopplersonographie in der Überwachung von Mehrlingsschwangerschaften?
- In welchen Intervallen würden Sie eine Patientin mit intrauteriner Wachstumsretardierung und Vorliegen eines Brain-sparing-Effekts dopplersonographisch überwachen?
- Wie sehen Sie die Wertigkeit von CTG-Mustern und dopplersonographischen Befunden im Bereich der extremen Frühgeburtlichkeit?
- Welche Flussmuster bzw. zusätzlichen Parameter wären für Sie ausschlaggebend für eine Entbindung eines wachstumsretardierten Feten vor der 32. SSW?
- Welche Bedeutung haben Flussgeschwindigkeitsmessungen bei der fetalen Anämiediagnostik?
- Beschreiben Sie welche Untersuchungsverfahren im Regelfall am frühesten eine kindliche Gefährdung anzeigen (Ultraschall, Hormonuntersuchungen, CTG, Doppler)?
- Welchem Verfahren (CTG, Doppler) räumen Sie im Bereich der Frühgeburtlichkeit die höhere Prädiktivität in der Vorhersage der kindlichen Gefährdung ein?
- Können dopplersonographische Messungen Nabelschnurkomplikationen bzw. Plazentalösungen mit hoher Treffsicherheit vorhersagen bzw. ausschließen?

Dokumentationsbogen

A3

Dokumentation – Dopplersonographie Datum ....

Patientendaten

Name, Vorname ....
Geburtsdatum ....
Parität ....
SSW ....

Indikation

☐ V. a. IUGR
☐ Anamn. IUGR
☐ V. auf SIH
☐ Anamn. SIH
☐ Susp. CTG
☐ Erstunters.

☐ V. auf Fehlbildg.
☐ Mehrlings-SS
☐ Gynäk. Tumor
☐ ....
☐ Path. Doppler
☐ Verlaufsunters.

Gefäße / Meßwerte

Gefäß	RI	Perz	A/B	Perz	PI	Perz	brain sp	zero flow	rev. flow	notch	Pulsat.
Art. ut. re.											
Art. ut. li.											
Art. umb.											
Vena umb.											
Duct. ven.											
Aorta fet.											
Art. cer. m.											

Bilddokumentation

Befundung / Procedere

☐ o.B. ☐ pathologisch
☐ Kontrolle in ....
☐ Stationäre Aufnahme
☐ Weitere Maßnahmen: ....

Normkurven (s. Rückseite)

Untersucher ....

KTM Schneider 1/2007

# Referenzkurven

A4

Doppler-Referenzkurven

von H. Schaffer
Landesfrauenklinik Salzburg
Vorstand: Prim.Univ.Prof.Dr.A.Staudach

Fetale Aorta
95% Konfidenzintervall n=427 (RI)

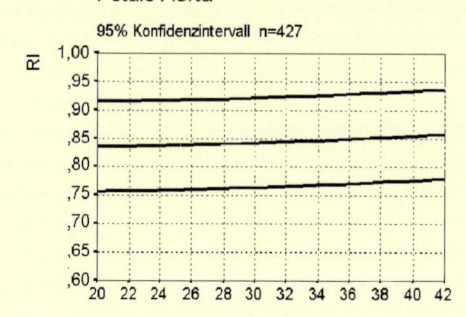

Fetale Aorta
95% Konfidenzintervall n=422 (PI)

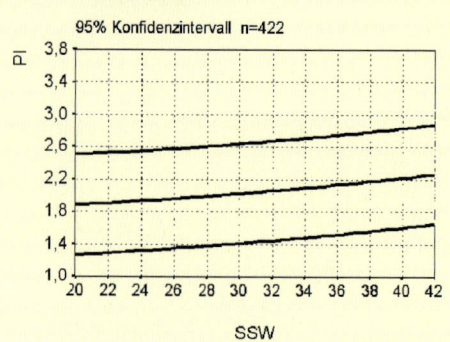

A. cerebri media
95% Konfidenzintervall n=470 (RI)

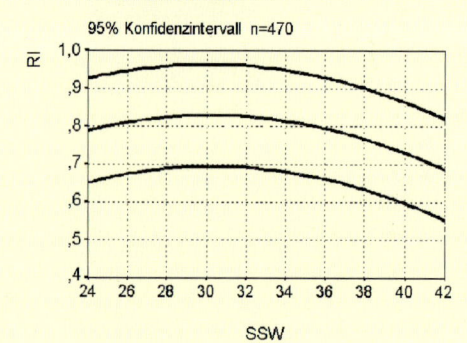

A. cerebri media
95% Konfidenzintervall n=470 (PI)

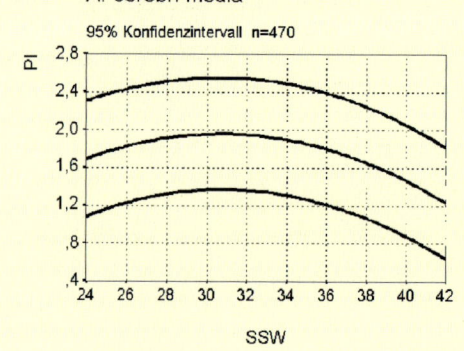

A. umbilicalis
95% Konfidenzintervall n=525 (RI)

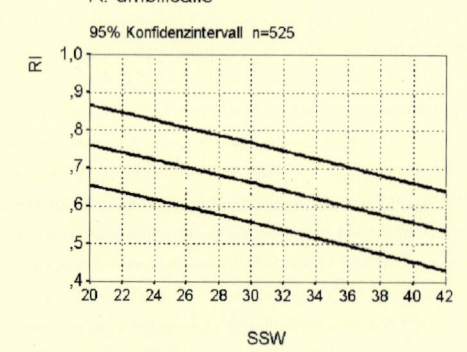

A. umbilicalis
95% Konfidenzintervall n=517 (PI)

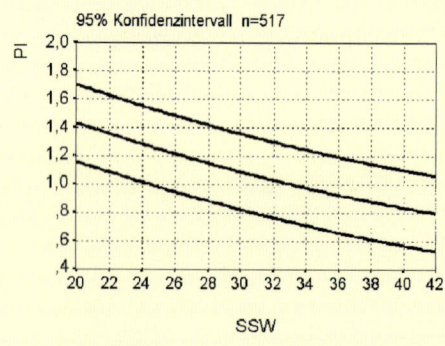

A. uterina
95% Konfidenzintervall n=237 (RI)

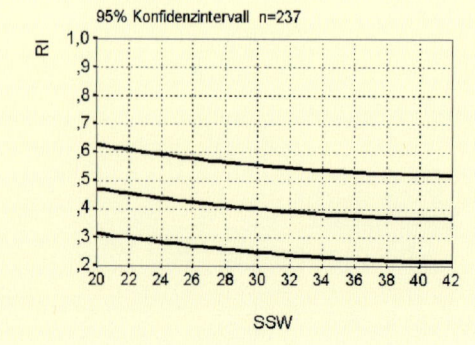

A. uterina
95% Konfidenzintervall n=233 (PI)

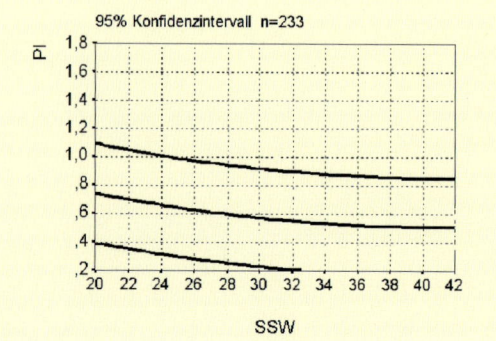

Doppler-Referenzkurven

von H.Schaffer
Landesfrauenklinik Salzburg
Vorstand: Prim.Univ.Prof.Dr.A.Staudach

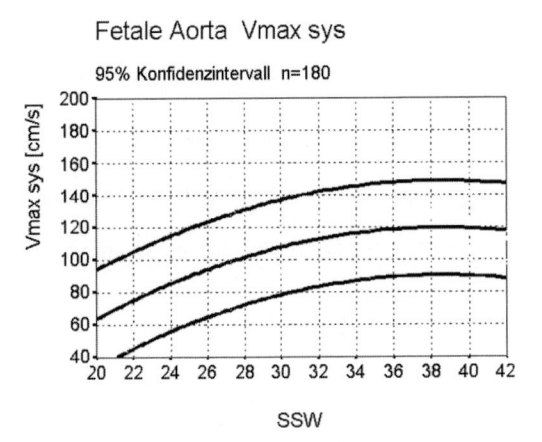

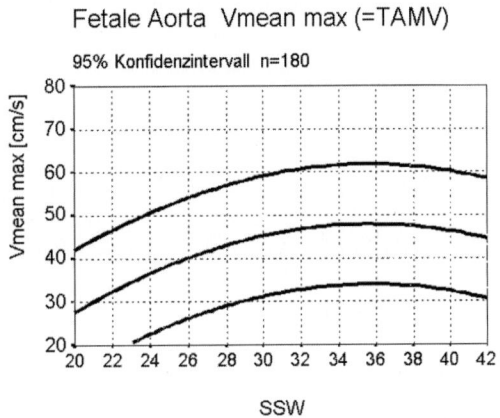

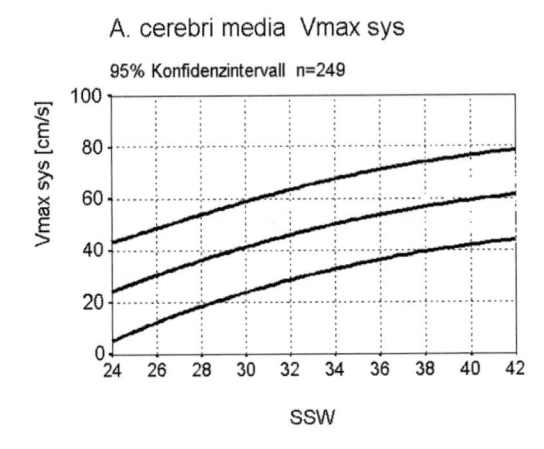

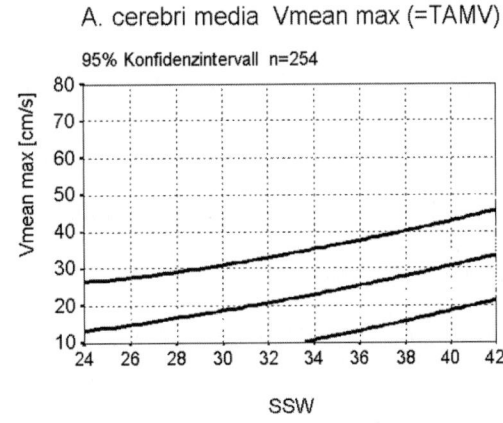

Fetale Aorta Vmax sys
95% Konfidenzintervall n=180

Fetale Aorta Vmean max (=TAMV)
95% Konfidenzintervall n=180

A. cerebri media Vmax sys
95% Konfidenzintervall n=249

A. cerebri media Vmean max (=TAMV)
95% Konfidenzintervall n=254

Blutflußklassen Doppler-Referenzkurven
von H.Schaffer Landesfrauenklinik Salzburg
Vorstand: Prim.Univ.Prof.Dr.A.Staudach

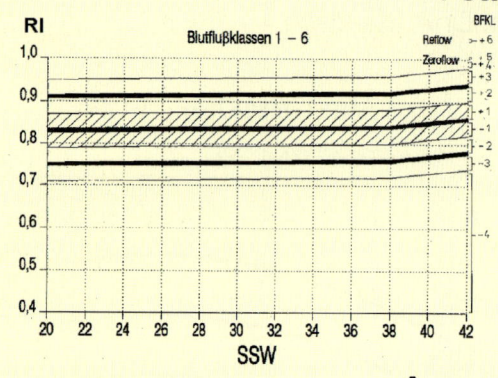

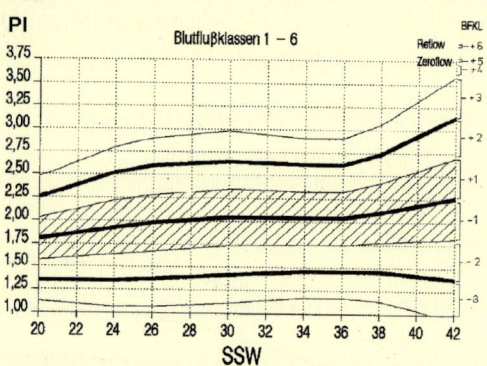

Fetale Aorta

A. cerebri media

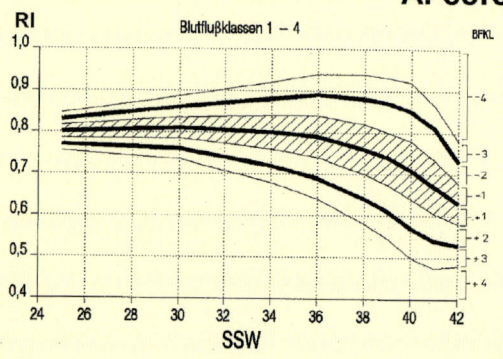

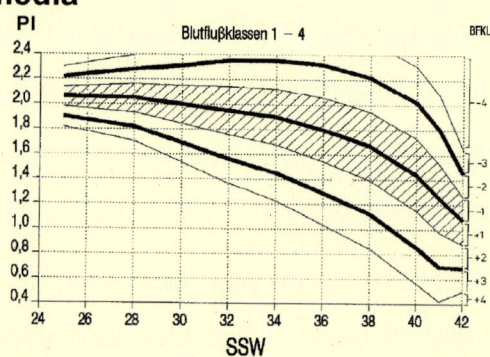

A. umbilicalis

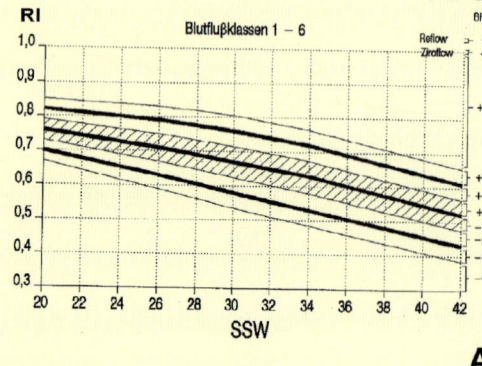

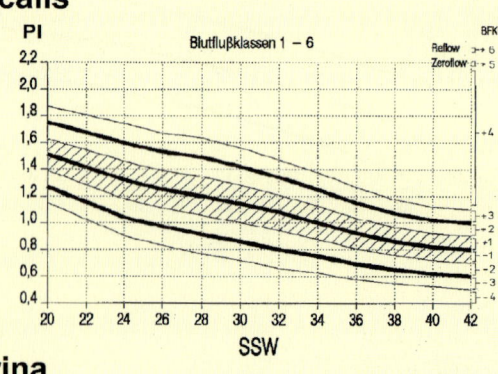

A. uterina

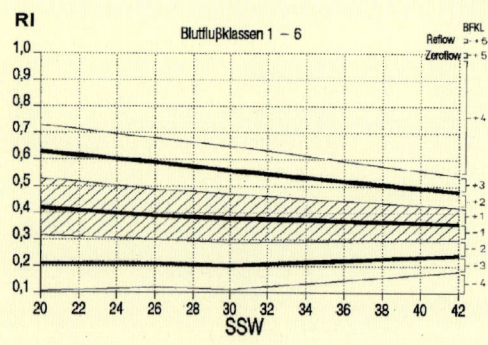

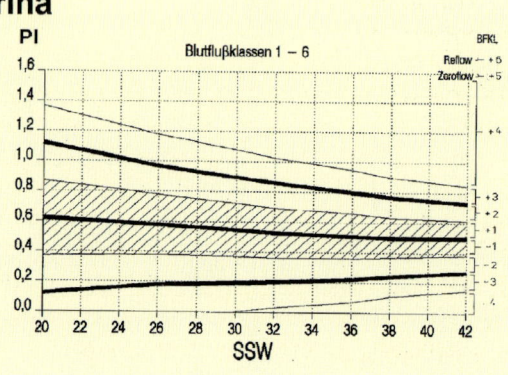

Stichwortverzeichnis

A

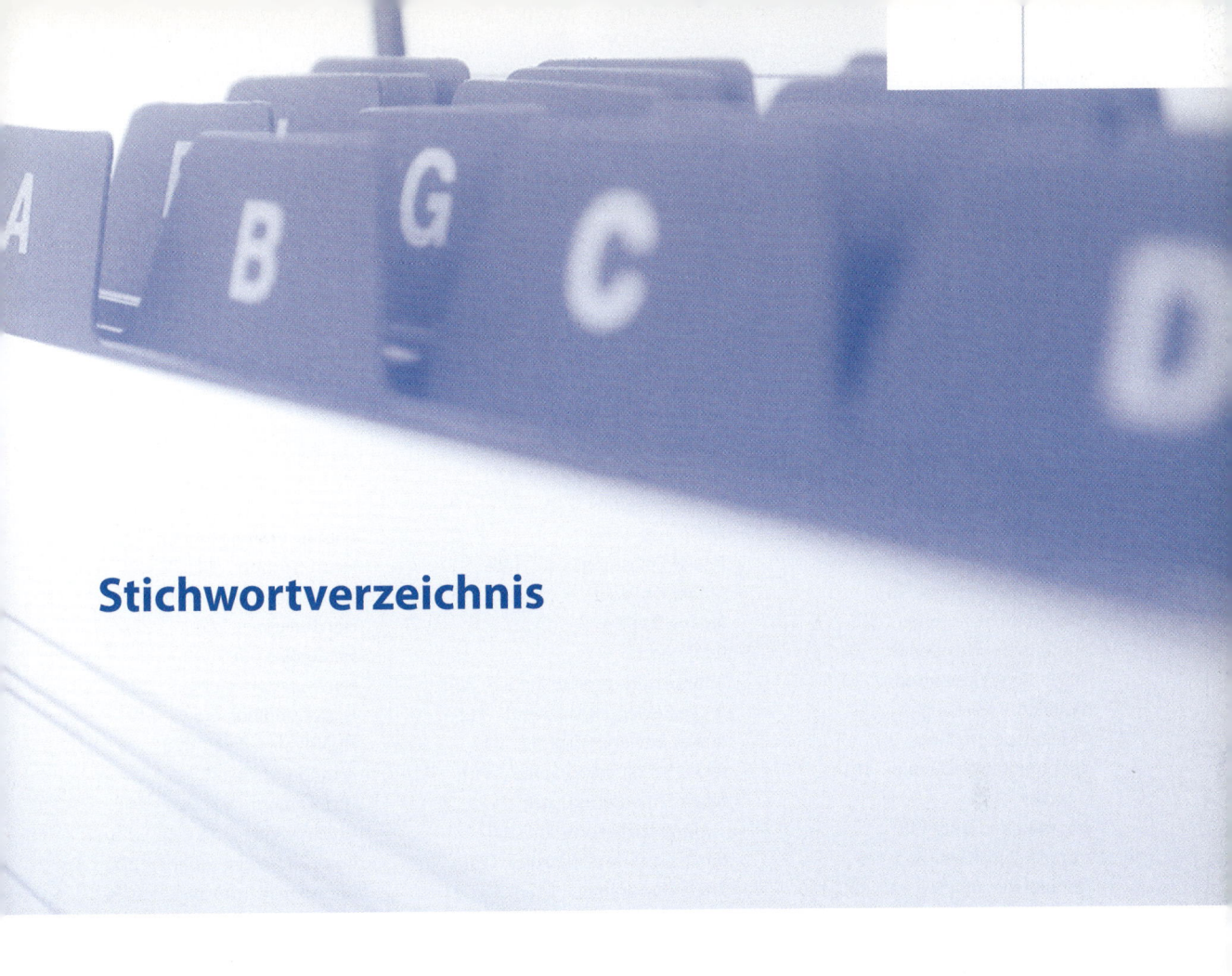

A-Mode-Verfahren 14
A. cerebri media 127, 136
A. fetalis 127
A. hepatica 106
A. umbilicalis 29, 106, 127, 182, 183
A. uterina 29, 116, 119, 120
A/B-Ratio 24
Aa. renales 128
Aa. uterinae 127
abnorme Plazentation 84
Acardius acranius 104
Acceleration-Time 23
Adenomyom 280
akustischer Output 63
ALARA–Prinzip 68
Aliasing 40
Amniotic-Fluid-Index 77
Anastomosen 105
Aneuploidie 148
Angiogenesefaktoren 259
Anomalien, extrakardiale 203
Anwenderempfehlungen 68
Aorta fetalis 183
Arkadenarterien 84
Arteria arcuata 29
Arteria cerebri anterior 96
asymmetrisches Wachstum 75
Ausgangsleistung 61
Auswirkungen auf den Feten 64
AV-Block 217
AV-Klappeninsuffizienz 199
Axillasonographie 310

B

β-HCG 273
B-Mode 59, 63
B-Mode-Verfahren 14
Beeinflussung, thermische 64
Belastungstest, fetaler 166
Bewegungsaktivität, fetale 165
Bewegungsprofil, fetales 167
Bildfolgefrequenz, hohe 228
Bioeffekte 59, 62
biophysikalisches Profil 129, 174
Blut, fetales 4
Blutfluss 9
Blutflussklassen 26
Blutflussmuster 21, 123
– pathologisches 9
Blutflussvolumen 23
Blutumverteilung 78
Brain-sparing-Effekt 182, 184

C

Cardiac-Output 133, 204
Cardiovascular-Profile-Score 205
Chordozenteseergebnisse 77
Chorion frondosum 3
chronische Hypertension 85
circle and sausage view 212
Color-Flow-Mapping 59
computerisierte CTG-Überwachung 170
Conduction-System-Tachycardia 218
Continous Wave 16
Corpus callosum 151
Corpus luteum 252
CTG 158

CTG-Überwachung, computerisierte 170
CW-Doppler 16, 63, 196

D

D. venosus 106
Dawes-Redman-Kriterien 171
Decidua basalis 3
defekte Plazentation 115
Diabetes mellitus 10
Diagnostik beim IUGR-Feten 77
diagnostischer Wert 156
diagnostische Kriterien 306
diastolischer Flussverlust 78
diastolische Flussumkehr 78
digitaler Powerdoppler 149
Dignitätsbeurteilung 307
diskordantes Wachstum 101
Doppler 16
Dopplergleichung 48
Dopplersignal, venöses 26
Dopplersonographie 15, 158, 180
– intrapartale 155
– wann? 183
Dopplersonographie am Termin 127, 129
Dopplersonographie bei Übertragung 127
Dopplersonographie sub partu 129
Dopplerspektrum 16
Dottersack 114
Druckanstieg, intrazerebraler 98
Ductus arteriosus Botalli 8
Ductus venosus (DV) 34, 120
Ductus venosus Arantii 6
Durchblutung, uterine 8
durchschnittliche Intensität 61
Dynamic-Flow 149

E

Echokardiographie, fetale 319
Einheit, maternofetoplazentare 3
Elektrokardiographie (EKG) 211
Empfehlungen zur Geräteeinstellung 68
enddiastolische Maximum 23
Endometriumhyperplasie 279
Endometriumkarzinom 281

Endometriumpolypen 279
extrakardiale Anomalien 203

F

Farbdoppler 18
Farbdopplersonographie 161
– embryonaler Strukturen 124
Farbdopplerverfahren 63
Farbsensitivität 247
FBA 158
fetaler Belastungstest 166
fetaler Kreislauf 6
fetales Blut 4
fetale Aorta 31
fetale Arteria cerebri media 32
fetale Bewegungsaktivität 165
fetales Bewegungsprofil 167
fetale Echokardiographie 319
fetale Entwicklung nach Ultraschallexposition 66
fetale Gewichtsschätzung 75
fetale Hypoxämie 142
fetale Vena cava inferior 35
fetale Verhaltenszustände 92
fetale Zustandsverschlechterung 174, 175
fetofetales Transfusionssyndrom 105
fetoplazentarer Kreislauf 3, 6
FFTS 106
Flussumkehr, diastolische 78
Flussverlust, diastolischer 78
Follikel 239
Frank-Starling-Mechanismus 214
Frequenz, kritische 222
Fruchtwassermenge 77
Fruchtwassermetrik 172
Frühschwangerschaft 113

G

Gefäße 181
Gefäßsystem
– uterines 181
– venöses fetales 183
Gefäßwiderstand 25
gekreuzte Nabelschnurumschlingungen 104
gepulster Doppler 17, 59, 63
Geräteeinstellung 306

Gerätetechnik 67, 306
Gewichtsschätzung, fetale 75
Gonadotropin-Releasing-Hormon 239
GRIT-Studie 144
Größen
– mechanische 62
– thermische 62

H

häufige Prüfungsfragen 321
Heart-Sparing 94
Herzfehler, struktureller 123
Herzfunktion 203
Herzgröße 205
Herzminutenvolumen 204
High-Definition-Flow 149
High-Frame-Rate 228
Hirnödem 96
Histogramm 21
Hochpassfilter 18
hohe Bildfolgefrequenz 228
hormonelle Schwangerschaftsüberwachung 176
HRT 282
Hypertension, chronische 85
Hypophysenvorderlappen 239
Hypothalamus 239
Hypoxämie, fetale 142

I

Impedanz 13
Implantation 297
In-vitro-Fertilisation 293
Index, thermischer 65
Indikationen 180
Insertio velamentosa 105
Intensität, durchschnittliche 61
Intensitätsgrößen 62
intervillöser Raum 114
intrapartale Dopplersonographie 155
intrauterine Mangelentwicklung 10
intrauterine Transfusion 137
intrauterine Wachstumsrestriktion 73
intrazerebraler Druckanstieg 98
intrazerebrale Pathologie 98
2. Invasion 5
Inzisur (Notch), postsystolische 84
Inzisur (Notching), postsystolische 39

isovolumetrische Relaxationszeit (IVR) 198
IUFT 80
IUGR 73, 74, 120, 187

K

Kardiotokographie 164
Kavitationseffekte 60
Kavitationswirkung 65
Kinetokardiotokographie 165
klinisches Management 179
klinische Untersuchung 75
Kolloquien 319
Kontrastmittel 306
Konvexscanner 14
Korrekturformel 50
Kreislauf
– fetaler 6
– fetoplazentarer 3, 6
– maternoplazentarer 5
Kriterien, diagnostische 306
kritische Frequenz 222

L

Leiomyom 280
Leiomyosarkom 282
Linearscanner 14
Lungenvenen 195

M

M-(Motion)-Mode-Verfahren 14
M-Mode 59, 63
Mammakarzinom 305
Management, klinisches 179
Mangelentwicklung, intrauterine 10
maternofetoplazentare Einheit 3
maternoplazentarer Kreislauf 5
Maximalgeschwindigkeiten 21
Maximum
– enddiastolisches 23
– systolisches 23
mechanische Größen 62
Mehrlingsschwangerschaften 101
Messtechnik 306
Missed-Abortion 277

monochoriale Zwillinge 105
Morbidität, perinatale 73
Mortalität 73
MQ-Mode 213
Mutagenität 65
Mutterschaftsrichtlinien 101

N

Nabelschnurumschlingungen, gekreuzte 104
Nabelvene 106
Nachlast 206
– rechtskardiale 142
Neovaskularisierung 240
Nierenagenesie 151
NIHF 148
Nyquist-Frequenz 17
Nyquist-Limit 17, 54

O

Oligo-/Anhydramnie 148
Onkogenese 241
Optimierung des Entbindungszeitpunktes 185
Output, akustischer 63

P

Pathologie, intrazerebrale 98
pathologische Blutflussmuster 9
Perfusionsstörungen, uteroplazentare 77
perinatale Morbidität 73
Plazentafunktion 9
Plazentagrading 172
Plazentainsuffizienz 9
Plazentalösung, vorzeitige 118
Plazentareifung 6
Plazentarest 275
Plazentation
– abnorme 84
– defekte 115
Polyhydramnion-Oligohydramnion-Sequenz 105
postsystolische Inzisur (Notch) 84
postsystolische Inzisur (Notching) 39

Powerdoppler 19
– digitaler 149
prädisponierende Risiken 76
Präeklampsie 10, 116, 118, 120
Preload 204
Primärwirkungen 64
Profil, biophysikalisches 129, 174
Prüfungsfragen, häufige 321
Pulsatility-Index 24
Pulsation 143
Pulsed-Mode 61
Pulsrepetitionsfrequenz (PRF) 248
Pulsrepititionsfrequenz 17
PW-Doppler 17

Q

qualitative Signalanalyse 23
quantitative Signalanalyse 23

R

räumliche Spitzenintensität 61
Real-time-Darstellung 14
rechtskardiale Nachlast 142
Redistribution 96
Reentry-Tachykardien 218
Referenzkurven 325
Resistance-Index 23
Rezeptivität, uterine 297
Rhesusinkompatibilität 10
Risiken, prädisponierende 76
Routine-Ultraschall 129
Routinescreening 76, 129

S

Sample-Volume (Gate) 40
Schallausbreitung 60
Schalldruck 59
Schallfenster 60
Schallintensität I 13
Schallkopfdruck 42
Schallwellengeschwindigkeit 60
Schwangerschaftsüberwachung, hormonelle 176
Screening 86, 119
Screening im Hochrisikokollektiv 180

Screening im Niedrigrisikokollektiv 180
Sektorscanner 14
Sekundärwirkungen 64
SGA 73
SGA-Fetus 73
Sicherheitsaspekte 59
Sicherheitsempfehlungen 66
Signal-Rausch-Verhältnis 50
Signalanalyse
– qualitative 23
– quantitative 23
SIH 118
Sinustachykardie 218
small for gestational age 73
Sparschaltung 93
spätes 1. Trimenon 116
spatial average velocity 21
Speckle-Tracking 209
Spektralfenster 21
Spiralarterien 115, 116
Spitzenintensität, räumliche 61
Stehstresstest 166
Steißbeinteratom 153
Stieldrehung einer Ovarialzyste 268
Stimulation, vibroakustische 129
Stimulationstest, vibroakustischer 167
Störsignal 49
Strompuls 21
strukturelle Herzfehler 123
Studien bei Mehrlingen 102
Subduralhämatom 98
sub partu 156
symmetrisch wachstumsretardierte Feten 74
Synzytiotrophoblast 4
systolisches Maximum 23

T

Tachykardie, ventrikuläre 222
Technik der Blutflussmessung 29
Teratogenität 65
Termineffekt 92, 128, 182
Thermaleffekt 113
thermischer Index 65
thermische Beeinflussung 64
thermische Größen 62
time average of spatial average velocity 21
Tissue-Velocity-Imaging 213
Tissuedoppler 209

Transfusion, intrauterine 137
Transfusionssyndrom, fetofetales 105
TRAP 104
Trikuspidalklappe 106, 123
Trikuspidalklappeninsuffizienz 123
1. Trimenon 113
– spätes 116
Triplex-Mode 19
Trophoblasterkrankung 115
Trophoblasttumore 278
Trophoblastzellinvasion 113
TRUFFLE-Studie 144
Tubendurchgängigkeit 290
Tumoren
– zystisch-solide 263
– zystische 263

U

Ultraschallbiometrie 173
Ultraschallexposition 59
Ultraschallkontrastmittel 307
Ultraschall, 3-D 63
Ultraschallwellen 13
Untersuchung, klinische 75
uterines Gefäßsystem 181
uterine Durchblutung 8
uterine Rezeptivität 297
uterine Widerstandserhöhung (Notch) 182
uteroplazentare Perfusionsstörungen 77

V

V. Galeni 98
V. hepatica 106
V. portae sinistra 106
V. umbilicalis 182, 183
Vasa praevia 149
Vasa prävia 105
Venae hepaticae 35
Vena umbilicalis 35
venöses Dopplersignal 26
venöses fetales Gefäßsystem 183
ventrikuläre Tachykardie 222
Veränderungen, zyklische 250
Verhaltenszustände 165
– fetale 92

Verkürzungsfraktion 208, 212
Via dextra 8
vibroakustischer Stimulationstest 167
vibroakustische Stimulation 129
Vorhofflattern 218
vorzeitige Plazentalösung 118

W

Wachstum
– asymmetrisches 75
– diskordantes 101
Wachstumsrestriktion, intrauterine 73
Wachstumsretardierung 116
Wall-Motion-Filter 18, 40, 248
Wehenbelastungstest 166
Wellenlänge 60
Wert, diagnostischer 156
Wertigkeit 163
Widerstandserhöhung (Notch), uterine 182

Z

Zero- und Reverse-Flow 183
Zervixkarzinom 285
Zottenreifung 6
Zustandsverschlechterung, fetale 174, 175
Zwillinge, monochoriale 105
Zwillingsschwangerschaft 122
Zwischenzottenraum (intervillöser Raum) 6
zyklische Veränderungen 250
zystisch-solide Tumoren 263
zystische Tumoren 263
Zytotrophoblast (Langhans-Zellschicht) 4